JN218724

ストロムの薬剤疫学

Textbook of Pharmacoepidemiology

| 監修 |

京都大学大学院医学研究科薬剤疫学 教授
川上浩司

慶應義塾大学薬学部医薬品開発規制科学 教授
漆原尚巳

京都大学大学院医学研究科臨床統計学 特定教授
田中司朗

| 監訳 |

京都大学学際融合教育研究推進センター
井出和希

医薬品医療機器レギュラトリーサイエンス財団
古閑 晃

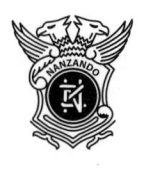

南 山 堂

Textbook of pharmacoepidemiology 2nd edition
edited by Brian L. Strom, Stephen E. Kimmel, Sean Hennessy.

Japanese translation rights arranged with John Wiley & Sons Limited
through Japan UNI Agency. Inc., Tokyo

監修

川上浩司　京都大学大学院医学研究科薬剤疫学　教授
漆原尚巳　慶應義塾大学薬学部医薬品開発規制科学　教授
田中司朗　京都大学大学院医学研究科臨床統計学　特定教授

監訳

井出和希　京都大学学際融合教育研究推進センター
古閑　晃　医薬品医療機器レギュラトリーサイエンス財団

翻訳 (五十音順)

青木事成	京坂侑土	瀬戸佳穂里	野村香織
赤沢　学	草間真紀子	宋　林	堀　さやか
新井是宣	桑内亜紀	高田洋平	前田　玲
井内田科子	口羽　文	高野佑真	松下泰之
今井　匠	佐々木まどか	田中佐智子	松嶋由紀子
岩破將博	佐藤泉美	種村菜奈枝	松本彩月
上村夕香理	佐藤亮平	成田勇介	宮崎大地
漆谷　隼	篠﨑奈穂	中島慶太郎	宮崎卓矢
大西佳恵	島崎啓輔	中條麗櫻	宮本義久
加藤大輔	柴田奈津実	長井耕太	
木下琢也	新沢真紀	野間久史	

— Preface to Japanese Edition —

We are honored to have our book translated into Japanese. Pharmacoepidemiology is a rapidly developing field. It is of crucial importance that it has a strong presence in countries as important as Japan, and we have been excited to see it grow rapidly in Japan. We are delighted that our book has been chosen to assist further in this development. We would like to thank Drs. Koji Kawakami, Hisashi Urushihara and Shiro Tanaka, who have made this possible. We hope that all our Japanese colleagues will find this book useful in their pursuit of a better understanding of Pharmacoepidemiology. Of course, we would be delighted to receive any suggestions for how it could be improved, so they can be incorporated into any future editions.

Brian L. Strom, M.D., M.P.H.

Stephen E. Kimmel, M.D., M.S.C.E.

Sean Hennessy, Pharm.D., Ph.D.

―監修・監訳の序―

このたび，"Textbook of Pharmacoepidemiology" 第2版の日本語翻訳版を読者のお手許に届けることができることは望外の喜びである．

"Textbook of Pharmacoepidemiology" は，最初に出版されてから版を重ね，時代とともに質量ともに大変充実したものとなっている．薬剤疫学の総論からはじまり，米国におけるデータソース，各種の方法論と網羅的な解説がなされることにより，初学者から上級者まで満足できる内容になっているといえよう．

さて，私自身は，臨床現場の疑問（クリニカルクエスチョン）を研究可能なかたち（リサーチクエスチョン）へと変換して，各種の医療系データベースなどを用いて臨床研究を実施する臨床疫学研究を根幹として，特に薬剤の安全性，有効性，使用実態，経済性，生活の質などを評価する領域を薬剤疫学と定義している．

日本では，ここ数年，臨床研究法による薬剤などの評価のための介入研究（臨床試験）の厳格化や，費用対効果に基づく医療や医薬品の経済評価などを踏まえ，また，昨今の法令の改正や当局からのガイドライン公表により，薬剤の安全性評価を，データベースを解析することを基軸に実施するという方向性となりつつある．このように，臨床研究をめぐる環境は大きな変革期を迎えている．一方で，2016年の個人情報保護法の改正，文部科学省，厚生労働省による「人を対象とする医学系研究に関する倫理指針」の改訂，さらに2017年4月には「医療分野の研究開発に資するための匿名加工医療情報に関する法律」が成立した．このように，まさにITの進歩による大規模データ時代に対応した，薬剤疫学研究を中心とした観察研究のための基盤整備は順調に進んでいる．

今後，医療現場を源泉としたリアルワールドデータから，薬剤疫学研究の成果を通じたリアルワールドエビデンスを創出するという流れは，学問としても医療における実装としても本格化していくであろう．読者諸兄におかれては，本書を糧に，薬剤のアウトカム研究や適正使用などを通じた医療の向上や社会貢献に役立てていただければと願う．

2019年9月

京都大学大学院医学研究科薬剤疫学　教授

川上 浩司

ストロムの "Pharmacoepidemiology" の初版が発行されたのは23年前であるが，それはまさしく画期的な出来事であった．初版の序文には，薬剤疫学は新しい分野であり，この分野の少数の開拓者に加わる新しい世代の薬剤疫学者が登場してきたと記されていた．その後の23年間に，実際に薬剤疫学分野は発展を遂げ，もはや「新しい」と呼ばれるには値しなくなった．「新しい世代」の科学者の多くは（本書の編集者2名を含む），今や「中年の」薬剤疫学者である．薬剤疫学は学問としての歴史は比較的短いにもかかわらず，その小史と現在の状況を再検討すると，本書の目的が明らかになるであろう．

薬剤疫学は当初，臨床薬理学と疫学を融合させた学門として誕生した．薬剤疫学は多くの人を対象とした医薬品の使用や効果について研究し，疫学の方法を臨床薬理学の重要な領域に応用する学問である．この分野は，ある製品が承認された後に実施される医療用製品（すなわち，医薬品，生物学的製剤，医療機器）の市販後調査の基盤となる科学や医療用製品の効果に関する研究に相当する．近年，薬剤疫学の研究領域が拡大し，ほかにも多くの種類の研究を含むようになっている．

ストロムの "Pharmacoepidemiology" の初版が発行されて以来，薬剤疫学分野は大幅に拡大している．本書の初版を執筆しているときに生まれた最初のアイデアである国際薬剤疫学会（International Society of Pharmacoepidemiology）は，主要な国際科学団体へと成長し，現在では54ヵ国から1,460名以上の会員を抱えている．また，毎年実施される学術集会には1,200名以上が参加し，学術集会開催時には多くの活発な委員会が開催される．また，学術集会には科学者団体，そして学会誌も参加し，大きな成功を収めている．さらに，多くの著名な専門雑誌が薬剤疫学に関する論文が掲載されることを歓迎している．疫学の主流分野で科学の新たな進歩が起こると，薬剤疫学分野でも，同様にそうした進歩は速やかに採用・応用され，さらに発展するのである．われわれは臨床薬理学分野の一領域としても組織化されてきており，具体的には米国臨床薬理学会（American Society for Clinical Pharmacology and Therapeutics）の医薬品安全性科学部門（Drug Safety Scientific Section）となっており，また薬剤疫学は臨床薬理学会資格認定試験の必須分野でもある．

国際的大手製薬企業の大部分は，薬剤疫学，ファーマコエコノミクス，QOL研究における取り組みを体系化・統率するために専門の部署を設立してきた．薬剤の安全性が危機的状況にあると叫ばれ続けている状況は，薬剤疫学の必要性を浮き彫りにする．一部の先見の明がある製造企業は，危機的状況が生じた後でデータの収集を開始するのではなく，疑問が生じたときにすぐにデータを利用できるように，「予防的な」薬剤疫学研究を開始している．薬剤疫学デー

タは現在，規制当局の意思決定にルーチンに使用されており，多くの政府機関は自ら薬剤疫学プログラムを開発・展開している．新薬の販売に際して，薬剤の便益／リスクのバランスを改善する手段として，現在，規制当局からリスク評価・リスク緩和戦略が義務付けられているため，製薬企業はこの要求に応じる方法を模索しているところである．健康保険での還付の正当性を示すため，または薬剤使用の正当性を示すためには，ある薬剤が費用対効果に優れていることが証明されていなければならないとする要件が，多くの国や地方自治体の医療制度や，保険会社の制度に加えられてきた．医学部，薬局，公衆衛生団体の多くが薬剤疫学の研究プログラムを作成しており，一部では薬剤疫学の専門家がどうしても必要であるとの要求に応えて薬剤疫学トレーニングプログラムを開始している．薬剤疫学研究資金は現在潤沢であり，トレーニングに対する条件付きサポートも利用可能である．

　米国では，50 州のメディケイドプログラムそれぞれで薬剤使用レビュープログラムが法律によって義務付けられており，マネジドケア組織の多くでも同様に実施されてきた．それから数年を経た現在では，薬剤使用レビュープログラムの効用に疑問が投げかけられている．さらに，米国医療施設認定委員会では現在，国内の全医療施設に対して副作用モニタリングプログラムと薬物使用評価プログラムを義務付けており，全医療施設が薬剤疫学研究所の小規模版と化している．一部には世界保健機関やロックフェラー財団が薬剤疫学に関心を示したことが刺激となり，発展途上国でさえ薬剤疫学に大きな関心を寄せている．さらに，世界中で一般市民の個人情報保護に関する関心が高まっていることから，薬剤疫学研究を実施することが，はるかに難しくなっている．

　近年では，鎮痛薬により心筋梗塞が発症したとする訴訟が相次いだため，薬剤の規制と組織に新たに大幅な変化がなされた．これは，鎮痛薬を通常に使用して見つかったのではなく，長期予防試験で発見された．例えば，米国食品医薬品局（Food and Drug Administration；FDA）は医薬品市販後の新たな規制上の権限を与えられており，センチネル・イニシアチブ（Sentinel Initiative）の策定を開始し，そこでは 1 億人を超える住民を対象に医薬品の安全性監視を実施するプログラムを実施している．さらに，メディケア加入者の処方箋薬をカバーするための米国連邦プログラムであるメディケア・パート D が導入された 2006 年 1 月 1 日以降には，世界最大の医療制度であるかもしれないメディケアに加入する住民約 2,500 万人の新しいデータベースが薬剤疫学に加わった．米国で「比較効果研究」という新たな動きが起こった．この「比較効果研究」は多くの点で，薬剤疫学における長年の経験と欧州でのはるかに長い経験から学んだものである．これらの発展は薬剤疫学分野での大きな変化の前触れである．

　要約すると，薬剤疫学分野は大きな発展を遂げ，かなり成熟してきている．薬剤疫学分野の発展と成熟に歩調を合わせ，ストロムの "Pharmacoepidemiology" も一緒に発展・成熟してきた．したがって，ストロムの "Pharmacoepidemiology" は同分野の包括的な情報源といえる．薬剤疫学分野の発展を反映したかのように，ストロムの "Pharmacoepidemiology" 第 4 版は初

版に比べページ数が2倍以上になった！ 第5版では追加を行うために，不要な部分を思い切って削除することで，そうした発展を避けようと懸命に努力した.

それでは，なぜ "Textbook of Pharmacoepidemiology" が必要なのだろうか. それはまさに薬剤疫学分野が発展しているから必要なのである. その発展により，またその発展と歩調を合わせた姉妹書であるストロムの "Pharmacoepidemiology" の発展は，教科書よりも参考書として使用するのに適した書籍となっていった. さらに，薬剤疫学を学んでいる人からのニーズが高まっており，トレーニングプログラムの数も増えている. したがって，薬剤疫学分野の成熟により，（ストロムの "Pharmacoepidemiology" のような）包括的なアプローチと，より集中的なアプローチの両方が必要になっている. そのため，"Textbook of Pharmacoepidemiology" は学生のニーズに合わせ，ストロムの "Pharmacoepidemiology" を改訂した縮刷版として計画された. 学習支援を利用して，コア科目に重点的に取り組むことにより，学生は恩恵を得られると考えている.

"Textbook of Pharmacoepidemiology" はこのニーズを満たそうとしており，学生に重点的な教育のリソースを提供しようと意図している. 本書があらゆるレベルの学生，すなわち，大学の上級生，大学院生，博士研究員，薬剤疫学を学んでいるその他の人たちにとって有益な教科書となることを望んでいる. こうした目標を達成するために，ストロムの "Pharmacoepidemiology" を大幅に短くし，学生にとって必要な部分を重点的に取り上げ，一部の章を削除し，それ以外の章を短くした. ほとんどの章で事例を提示し，すべての章にキーポイントをつけた. 各章には推薦図書の一覧もつけた.

それでは，なぜ改訂するのか. ストロムの "Pharmacoepidemiology" 第5版をみると，第5版ではほとんどの章が完全に改訂されていた. 多くの新たな執筆者とともに新しく10章が加わった. 初版は単に情報が古くなりつつあったのである.

特に，薬剤疫学の方法や同分野の強みと限界を重点的に取り上げようとする一方で，参考書としては重要であっても，学生にとってはそれほど重要ではない技術仕様書の一部は最小限にとどめた. したがって，PART I「薬剤疫学概論」の最初の5章は薬剤疫学という学問の中心部について解説しており，重要なポイントをつけたことと，推薦図書一覧を掲載したことを除いては，ストロムの "Pharmacoepidemiology" と本質的に変わりはない. ストロムの "Pharmacoepidemiology" の複数の章の縮刷版として，異なる観点（学術機関，産業界，規制当局，および法制度）に立った薬剤疫学に関する章も加えた. PART II は「薬剤疫学のデータソース」を取り上げており，ファーマコビジランスによる自発報告システムおよび薬剤疫学研究のその他のアプローチに関する重要な章が含まれている. また，PART II には自動集積データベースの例について大幅に短縮された章が含まれており，各データベースの内容を詳細に紹介するのではなく，これらデータソースの強みと限界について取り上げている. PART III は，薬剤疫学をより専門的に専攻する学生にとって重要であると考えた「薬剤疫学方法論の専門的課

題」を概説している．これらの方法すべての専門家になろうとする学生はいないかもしれないが，こうした方法は薬剤疫学者全員が知っておくべき重要な知識の塊である．さらに，未来にどのようなキャリアが待っているかは誰もわからず，またこれらの方法を利用して他人を助けるために，いつお呼びがかかるかわからない．PART Ⅳは結論を述べており，薬剤疫学の「専門的な応用」を紹介している．また新米の研究者がキャリアを考える上で常に重要な考慮事項である未来に関する推測を紹介している．

薬剤疫学は成熟途上であるかもしれないが，同分野が発展を続け，予測不可能な未来の出来事に応えることができる限り，多くの刺激的な機会ややりがいが待ち受けている．正式な授業で薬剤疫学を学ぶ学生や，「リアルワールド」で遭遇する課題を解決するために薬剤疫学を学ぶ人たちの両方にとって，本書が有用な入門書として，またリソースとして役立つことを望んでいる．もちろん，われわれは常に自らの専門分野を学ぶ者であり，本書を作成するプロセスはわれわれにとっても有益であった．本書がみなさんにとってよい刺激となり，有益であることを期待する．

Brian L. Strom, M.D., M.P.H.

Stephen E. Kimmel, M.D., M.S.C.E.

Sean Hennessy, Pharm. D., Ph.D.

目 次

PART I

薬剤疫学概論

第1章 | 薬剤疫学とは

「薬が欲しいと望むことは，おそらく人とそのほかの動物を区別する最も特徴的なことであろう」
1891年　Sir William Osker

はじめに

　ここ数十年の間，現代医学はかつてなかったほどの強力な薬学的な治療選択肢の恩恵を受けてきた．その結果，医療従事者はよりよい医療を患者に提供することが可能となったものの，同時により大きな危害を与える可能性も増した．また，莫大な数の医薬品製造業者に対する製造物責任訴訟が起こされるようになり，それには適切なものも不適切なものもあった．実際，薬事規制の歴史はそのまま重大な副作用（adverse drug reaction；ADR）による「惨事」の歴史でもある．各々の薬事法改正は，蔓延する副作用に対する政治的対応であった．1998年の研究によると，米国では毎年10万人が副作用のために死亡し，150万人が入院していると推定された．ただし副作用の20〜70％は予防可能と考えられる．薬が引き起こし得る害は，本書のテーマである薬剤疫学という分野の発展にもつながった．最近では薬剤疫学の分野は拡大し，副作用以外の多くの問題も扱うようになった．

　薬剤疫学という領域に何が含まれ，何が含まれないのかを明らかにするため，本章は薬剤疫学を定義し，ほかの関連分野と区別することから始める．その後，米国の経験を例として，どのように薬事規制がこの新たな学問分野の発展につながったかを示しながら，薬事規制の歴史を簡潔にかつ抜粋しつつ論じる．次に，薬剤疫学および医薬品の市販後調査の利用を正しい視点から捉えるために，現行の新薬承認の薬事規制プロセスを概説する．最後に，薬剤疫学の科学的かつ臨床的な貢献の可能性を探る．

薬剤疫学の定義

　薬剤疫学とは大規模集団における医薬品や医療製品の使用と効果に関する研究である．薬剤疫学（pharmacoepidemiology）という用語には明示的に，「薬剤」（pharmaco）と「疫学」（epidemiology）の2つの要素が含まれている．この新たな学問分野に何が含まれ，何が含まれないのかを正しく認識し，理解するためには，薬剤疫学が扱う領域をほかの関連分野の領域と比較することが役に立つ．最初に，薬剤疫学の領域を臨床薬理学と比較し，ついで疫学と比較する．

1 | 薬剤疫学と臨床薬理学

　薬理学は薬の効果に関する学問である．そして臨床薬理学は人における薬の効果に関する学問である（p.52, 4章も参照）．したがって，薬剤疫学は臨床薬理学の範囲に入るとみなすことができる．薬の使用の最適化を目指した臨床薬理学の中心原理の1つは，目の前の特定の患者のニーズに合わせ治療を個別化することである．この治療の個別化には，その患者に特有のリスク／ベネフィット比の決定が必要である．そのためには，処方者が当該薬の潜在的な有益作用（beneficial effects）と有害作用（harmful effects）を認識していること，患者の臨床状態によって良好な治療成績を得られる確率にどのように影響するかを知っていることが必要である．例えば，重度の感染症かつ重度の肝機能障害を有し，軽度の腎機能障害である患者を考えてみる．感染症の治療にゲンタマイシンを使用するかどうかを検討するとき，ゲンタマイシンには腎疾患発症を引き起こす確率がわずかにあることを知っているだけでは十分ではない．優れた臨床医であれば，肝機能障害のある患者では肝機能正常の患者よりこの副作用の発現リスクが高いことを認識すべきである．薬剤疫学は，どのような薬でも有益作用と有害作用に関する情報を提供する際に有用であり，ある特定の患者に特定の薬を使用する際のリスク／ベネフィットバランスのよりよい評価を可能にする．

　臨床薬理学は伝統的に薬物動態学と薬力学の2つの領域に分けられる．薬物動態学とは薬の投与量と血清または血液中での到達濃度との関係に関する学問で，薬の吸収，分布，代謝，排泄を扱う．薬力学とは薬物濃度と薬の効果との関係に関する学問である．この2つの分野を合わせると，あるレジメンに従い薬が投与された患者で観察される効果を予測することができる．薬剤疫学はこの両方の分野の要素を包含しており，あるレジメンに従った薬の投与によって達成される効果を研究する．薬剤疫学では通常，薬物濃度の測定を必要としない．しかし，薬剤疫学は医療現場における，シメチジン服用中の患者にアミノフィリンを併用すると悪心を引き起こしやすいかといった調査などで，薬物動態の解明に用いることも可能である．とはいえ，これはこれまでのところ比較的新

規のアプローチである.

　特に，薬剤疫学の主たる関心は副作用の研究である．従来，副作用は薬の通常の薬理学的作用が過剰に発現した結果であるもの，時にタイプ A 反応と呼ばれるものと，それに対して通常ではない副作用，いわゆるタイプ B 反応の 2 つに分類されている．タイプ A 反応はありふれており，用量依存的で，予測可能であり，重大にはなりづらいという傾向がある．通常は単に薬を減量することで対処ができる．この種の副作用は，次の 3 つの特徴のいずれかに該当する人に発現する傾向がある．第 1 は，通常必要とされる量より多い量の薬を投与されたかもしれない人である．第 2 は，通常用量を投与されたかもしれないが，薬の代謝または排泄速度が異常に遅いかもしれない人で，そのために薬物濃度が高くなり過ぎてしまう（p.52，第 4 章も参照）．第 3 に，薬物濃度は正常であったかもしれないが，何らかの理由で薬に対する感受性が過剰な人である（p.322，第 14 章参照）.

　これに対してタイプ B 反応はまれであり，用量に依存しない，予測しづらい，より重大になりやすい，という傾向がある．通常は薬の投与中止を必要とする．タイプ B 反応はいわゆる過敏症反応または免疫反応に起因する可能性がある．または，それ以外の薬に対する特異体質による反応の可能性もあり，遺伝的な過敏性（例：グルコース -6- リン酸脱水素酵素欠損症，p.322，第 14 章参照）やその他の機序によるとされている．ともあれ，タイプ B 反応は，予測や検出することも最も困難であり，副作用に関する多くの薬剤疫学研究の主な焦点となっている.

　副作用を研究する典型的な手法の 1 つとして，時にファーマコビジランス[*1] と呼ばれる薬と関係のある罹病または死亡の自発報告の収集が行われている（p.132，第 7 章を参照）[*2]．しかし，同じ薬効分類に属する薬同士で効果を比較する試みもそうであるが，副作用の症例報告から薬との因果関係を決定することは問題がある（p.307，第 13 章参照）．このため学術機関の研究者，産業界，米国食品医薬品局（Food and Drug Administration；FDA），法律家は，疫学領域と向き合うことになる．具体的には，副作用（adverse effects）の研究は有害事象（adverse events）の研究で補強されてきた．前者の副作用の研究では，研究者は疑わしいとされる症例報告を調査し，先行する薬の曝露により実際に有害なアウトカムが引き起こされたかどうかについて，個別に，主観的な臨床判断を試みる．後者の有害事象の研究では，調査対象の有害なアウトカムが，曝露を受けた集団において曝露していない集団より高い頻度でみられるかを検討するため，比較対照をおいた研究が実施される．この臨床薬理学と疫学という学問分野の融合により新たな学問分野である薬剤疫学が登場するに至った.

＊ 1：医薬品安全性監視.
＊ 2：ただし，ファーマコビジランスは薬剤疫学の全体を指すために使用されることもある.

2 ｜ 薬剤疫学と疫学

　疫学は人間集団における疾患の分布と原因を調べる研究である．薬剤疫学とは大規模集団における薬や医療機器の使用と効果に関する研究であるため，必然的に疫学の範疇に入る．疫学もまた歴史的に 2 つの基本領域に分けられる．始まりは，大規模集団における感染症，すなわち疫病の研究であった．その後に範囲が広がり慢性疾患の研究を含むようになった．薬剤疫学は慢性疾患に対する疫学手法を用いて薬の使用と効果を研究する．薬剤疫学的手法は医薬品の市販前に実施される臨床試験にも活用され役立つが，この手法の主な適用は薬の市販後である．すなわち，薬の市販後調査の領域で主として活用されている．しかしながら，近年の薬剤疫学者の関心領域はかなりの広がりをみせている．後の章で示すように，現在薬剤疫学は，ある薬が最初に発見，合成された時点から薬としての販売が終了するまでのライフサイクル全体を通じて重要とみなされている．

　このように，薬剤疫学は臨床薬理学と疫学を橋渡しする比較的新しい応用分野である．その研究の着眼点は臨床薬理学から，研究手法は疫学から取り入れたものである．いい換えると，臨床薬理学に含まれる領域への疫学手法の応用である．実際の応用にあたっては，分野に特有な研究手法のアプローチが多数開発され，特有の方法論的課題が多数生じている．これらが，本書の主要なテーマである．

薬剤疫学の歴史

1 ｜ 過去の法令

　米国の医薬品規制の歴史は大部分の先進国と同様であり，安全かつ有効な医薬品のみを入手可能とし，適切に製造・販売行為がなされることが保証されるような政府の取り組みへの関与の拡大が反映されている．米国での最初の法律は 1906 年に可決された純正食品・薬品法（Pure Food and Drug Act）であり，当時の食品と薬の粗悪品や不正表示に対応したものであった．販売制限はなく，市販薬の有効性・安全性の証明は要求されていなかった．この法律では単に，粗悪品や不正表示品を市場から回収する権限が連邦政府に与えられたのみであった．立証責任は連邦政府側にあった．

　1937 年には，マセンギル社が溶媒としてジエチレングリコールを用いたスルファニルアミドのエリキシル剤を販売し，その結果として 100 人以上が腎不全のため死亡した．これに対し米国議会は 1938 年食品・医薬品・化粧品法（Food, Drug, and Cosmetic Act）を可決した．この法律で非臨床毒性試験が初めて要求された．また，製造者は薬の安全性に関する臨床データを収集し，これを市販する前に FDA に提出することが要求さ

れた．FDA には販売に異議を唱える 60 日間が与えられ，異議がなければ販売が開始された．有効性の証明は要求されなかった．

1950 年代初期にクロラムフェニコールが再生不良性貧血を引き起こす可能性がわかるまで，副作用に対する注意はほとんど払われなかった．1952 年に副作用に関する最初の教科書が出版された．同年に米国医師会薬剤・化学評議会が最初の公的な薬の副作用の登録制度（レジストリ）を設立し，薬で誘発された血液障害の症例の収集を開始した．1960 年代，FDA は副作用報告の収集を開始し，病院を拠点とした新しい医薬品モニタリング計画に資金を提供した．ジョンズホプキンス大学病院およびボストン共同医薬品調査プログラムでは，院内モニターの利用を考案し，病院内で使用される薬の短期的効果を調査するコホート研究を実施した．この手法は後にフロリダ大学シャンズ教育病院に移転された．

1961 年冬，全世界規模で忌まわしい「サリドマイド禍」が起きた．サリドマイドはおだやかな睡眠薬として販売されており，同じ薬効分類に属するほかの薬と比較して明白な長所はなかった．市販後まもなく，それまでごくまれであった先天異常のあざらし肢症（四肢の全部または一部の欠損，ときにひれ足状となる）の頻度が劇的に上昇した．疫学研究により，原因はサリドマイドの子宮内曝露であることが明らかにされた．英国ではこの薬禍の結果として 1968 年に医薬品安全性委員会（The Committee on Safety of Medicines）が設立された．後に世界保健機関は，この委員会やほかの国の同様の医薬品監視機構から情報を収集し，照合するための部局を設立した（p.132，第 7 章参照）．

米国ではサリドマイドの販売が許可されなかったため，幸運にもこの薬禍を逃れることができた．しかし「サリドマイド禍」はあまりに衝撃的であったため，米国でも規制が変更された．具体的には，1962 年にキーフォーバー・ハリス改正法（Kefauver Harris Amendment）が可決された．この改正によって薬の安全性の証明の要件が強化され，ヒトでの試験を実施する前により多くの非臨床薬理試験および毒性試験が要求されることとなった．これら非臨床試験からのデータは，臨床試験を開始する前に新薬臨床試験実施申請（Investigational New Drug；IND）の中で FDA に提出することが要求された．臨床試験については 3 つの明確な相が定義され，これについては後に詳述する．また，臨床での評価には「その薬はそれが意図する効果を有するか，または有すると表されている効果を，薬が有することを示す実質的証拠」の要件が新たに追加された．「実質的証拠」とは，「適切な対照を置き，よく管理された比較研究であり，臨床研究を含む」と定義された．具体的には，市販前に薬の有効性を実証するためのランダム化臨床試験を要求するものとして一般的に解釈されている．この新たな手続きにより，FDA が正式に承認を与えるまで薬の販売が延期されることにもつながった．いくらかの修正が加えられてはいるが，今日の米国でもこれらの事項が承認要件とされている．また，この改正法では，1938 年から 1962 年に承認されたすべての薬について有効であるか否かの再評価

が要求された．結果として導入された薬効再評価（Drug Efficacy Study Implementation；DESI）プロセスは米国国立科学アカデミーの全米研究審議会がFDAとの契約による支援を受けて実施し，数年を要して完了した．DESIプロセスの結果，多くの無効な薬および配合剤が米国の市場から撤退させられた．これらのすべての変化により，いわゆるドラッグ・ラグと呼ばれる承認プロセスの大きな遅延に帰結し，それに伴って医薬品開発費用が増大した．しかし，販売されている薬は以前よりおそらくはるかに安全であり，より有効性に優れているであろう．

2 │ 医薬品に関する危機とそれに対する規制措置

　医薬品規制がより厳格な手続きになったにもかかわらず，その後数年間にわたり重大な副作用が続発した．亜急性脊髄視神経症（Subacute Myelo-Optic-Neuropathy；SMON，通称スモン）はクリオキノールが原因であることが日本で確認された．この薬は1930年代初期から販売されていたものの，このような重症の神経反応の原因となることは1970年まで発見されなかった．1970年代には子宮頸部および膣の明細胞腺がんやその他の生殖器奇形が，20年前のジエチルスチルベストロールへの子宮内曝露に起因することが確認された．1970年代半ばには，プラクトロールを原因とした皮膚粘膜眼症候群が，薬の上市から5年後に英国で発見された．1980年には，チクリナフェンが肝疾患による死亡の原因となることが確認された．1982年にはベノキサプロフェンが同じ作用をもつことが認められた．続いて，別の非ステロイド性消炎鎮痛薬であるゾメピラックによってアナフィラキシー様反応のリスクが上昇すると確認された．重篤な血液障害とフェニルブタゾンとの関係が明らかとなった．小腸穿孔の原因はインドメタシンの特定の徐放性製剤であることが確認された．ベンデクチン®はつわりの治療に用いられる配合剤であったが，裏付けとなる妥当な科学的根拠がないにもかかわらず，催奇形物質であると主張する訴訟のために，市場から回収された（p.500，第22章内「薬剤に起因する出生時奇形の研究」参照）．急性側腹部痛および可逆性の急性腎不全の原因がスプロフェンであることが確認された．イソトレチノインはそれが誘発する先天異常により米国の市場からほぼ撤去された．好酸球増加・筋痛症候群は特定の銘柄のL-トリプトファンと関係があるとされた．トリアゾラムは1979年にオランダで異常な数の中枢神経系副作用と関連があると考えられ，それ以外の国では1990年代初期に同様の問題があることが発見された．シリコン乳房インプラントは米国の数百万人が美容整形目的で使用しているが，がん，リウマチ性疾患やほかの多くの問題の原因となると告発され，乳房切除後の乳房再建目的を除き使用が制限された．ヒトインスリンは最初に販売された新しいバイオ医薬品の1つであるが，後に考えられないほど多くの低血糖症を引き起こしたと告発された．フルオキセチンは重要かつ商業的に成功した主要な新規精神系疾患用薬の1つであったが，後に自殺念慮との関連が告発されたためその市場の大部分を失った．ニュージー

ランドで蔓延した喘息による死亡の原因としてフェノテロールが突き止められ，後にほかの吸入 β 刺激薬にも小規模ながらも同様のリスクがある可能性がデータから示唆された．メドロキシプロゲステロンのデポ剤についてはがんの原因となる可能性が提起されたため，米国では当初の避妊目的での販売承認申請が拒否されたが，多くの研究が実施され，最終的に承認された．不整脈と抗ヒスタミン薬のテルフェナジンおよびアステミゾール投与との関係が示された．分娩後のブロモクリプチン投与に起因する高血圧，発作，脳卒中が示された．テマフロキサシンは多くのさまざまな副作用と関係があるとされた．ほかの事例として，アモキシシリン・クラブラン酸配合剤による肝毒性，ブロムフェナクによる肝毒性，カルシウム拮抗薬によるがん，心筋梗塞，胃腸出血，シサプリドの相互作用に伴う不整脈，デクスフェンフルラミンおよびフェンフルラミンによる原発性肺高血圧症および心臓弁膜症，ケトロラクに関連する胃腸出血，術後出血，死亡やほかの多くの副作用，ミベフラジルとの複数の薬物相互作用，比較的新しい経口避妊薬による血栓症，シルデナフィルによる心筋梗塞，トラマドールに伴うてんかん発作，ビタミン K によるアナフィラキシー反応，トログリタゾンによる肝毒性，ロタウイルスワクチンによる腸重積症があげられる．

　最近起こった医薬品による危機は次のような疑いに基づくものであった．アロセトロンによる虚血性大腸炎，セリバスタチンによる横紋筋融解症，ラパクロニウムによる気管支けいれん，ジプラシドンによる多形性心室頻拍，フェニルプロパノールアミンによる出血性脳卒中，ライム病ワクチンによる関節痛，筋痛，神経障害，炭疽ワクチンによる多発性の関節およびその他の症状，痘瘡ワクチンによる心筋炎および心筋梗塞，ロフェコキシブによる心臓発作および脳卒中など．

　重大な副作用は変わらず新薬の悩みの種であり，実際に過去数十年における頻度は増えてはいなくとも減ってはいない．1980 年以降だけでも，合計 36 種類の経口処方薬が米国の市場から撤退している（アロセトロン－2000 年，アプロチニン－2007 年，アステミゾール－1999 年，ベノキサプロフェン－1982 年，ブロムフェナク－1998 年，セリバスタチン－2001 年，シサプリド－2000 年，デキスフェンフルラミン－1997 年，エファリズマブ－2009 年，エンカイニド－1991 年，エトレチナート－1998 年，フェンフルラミン－1998 年，フロセキナン－1993 年，グレパフロキサシン－1999 年，レボメタジル－2003 年，ルミラコキシブ－2007 年，ミベフラジル－1998 年，ナタリズマブ－2005 年，ノミフェンシン－1986 年，ヒドロモルフォン－2005 年，ペモリン－2005 年，ペルゴリド－2010 年，フェニルプロパノールアミン－2000 年，プロポキシフェン－2010 年，ラパクロニウム－2001 年，リモナバント－2010 年，ロフェコキシブ－2004 年，シブトラミン－2010 年，スプロフェン－1987 年，テガセロッド－2007 年，テルフェナジン－1998 年，テマフロキサシン－1992 年，チクリナフェン－1980 年，トログリタゾン－2000 年，バルデコキシブ－2007 年，ゾメピラック－1983 年）．ロタウイルスおよびライ

ム病予防として認可されたワクチンも，安全性の懸念のため回収された（p.480，第22章内「ワクチンの安全性に関する薬剤疫学研究における専門的な方法論的課題」参照）．さらに，1990年から2004年の間に，少なくとも15種類の心疾患を適用としない薬（アステミゾール，シサプリド，ドロペリドール，グレパフロキサシン，ハロファントリン，ピモジド，プロポキシフェン，ロフェコキシブ，セルチンドール，シブトラミン，テルフェナジン，テロジリン，チオリダジン，レバセチルメタドール，ジプラシドン）が，心疾患関連の懸念のため重大な規制措置の対象となった．

1993年以降，薬の安全性の問題への対処として，FDAはこれまでの自発報告制度から副作用の自発報告を収集するMedWatch制度に変更し，その一環としてLabel（添付文書）改訂を毎月通知している（p.132，第7章参照）．1999年半ばまでは安全性に関するLabel改訂の数は毎月20～25件であったのに対し，2009年の安全性に関するLabel改訂（枠囲み警告，警告，禁忌，使用上の注意，副作用）の数は月当たり19～57件であった．

米国会計検査院の調査によると，承認された薬の51%で，承認前に検出されていない重篤な副作用が発生する．また，新たに上市された薬の当初の推奨用量は不適切であることが多く，市販後における監視と修正が必要なことが認識されている．

上にあげた事例の一部では，薬と副作用との関連は納得がいくほどのものではなかったが，こういった多くの非難を受けて，関係した薬は市場から撤退されるに至った．しかし興味深いことに，市場からの撤退は，必ずしも薬が販売されていたすべての国で実行されたわけではない．こうした不利益をもたらす発見の大部分は訴訟につながり，一部では医薬品製造業者やその従業員に対する刑事責任追及にまで至った事例もあった（p.82，第6章参照）．

3 | 医薬品の危機に対する法的措置

1980年代まで，FDAは財源不足により医薬品の承認が遅く，米国は欧州と比較して「ドラッグ・ラグ」に悩まされていると懸念があった．医薬品の審査・承認プロセスの迅速化に役立てるために，1992年に「処方箋薬ユーザーフィー法」（Prescription Drug User Fee Act；PDUFA）が議会で可決され，FDAが新薬承認申請の審査のため製薬企業に手数料を課すことが可能となった．時限立法であるPDUFAは議会で幾度も再承認されており，PDUFA II－FDA近代化法（1997年），PDUFA III－公衆衛生の確保ならびにバイオテロへの準備および対策法（2002年），PDUFA IV－FDA改革法（FDAAA-PL 110-85，2007年），PDUFA V－FDA安全および革新法（2012年）がある．PDUFAの目標は，FDAが優先審査薬の承認申請の90%以上の審査を6ヵ月以内，また通常審査薬の承認申請の審査の90%以上を12ヵ月（PDUFA I）または10ヵ月（PDUFA II，III，IV）以内に完了できるようにすることである．PDUFA IIでは製薬企業からの手数料

（ユーザーフィー）徴収の再承認に加え，医薬品開発に要する時間を短縮するために，ある条件下では適切な対照群を置いた臨床試験のみによる承認申請を受けつけることが認められた．結果的に，1990 年代には 550 を超える新薬が FDA に承認される枠組みができた．

しかし，1998 年に FDA で医薬品承認審査に従事する職員数は 1,400 人であったのに対し，安全性監視の担当者はわずか 52 人であった．外部委託した安全性研究への FDA の支出はわずか 2,400 万ドルであった．このような状況下で，前述したように医薬品の危機が増加した．PDUFA が継続して再承認された結果，著しい変化がみられた．PDUFA Ⅲ では，初めて安全性への懸念に対応するため，FDA が少ないながらも手数料の一部を市販後安全性監視に使用することを認めた．

しかしこのとき，米国議会および国民の間で，FDA による医薬品の承認が早過ぎるのではないかとの懸念が生じてきた．FDA の規制上の任務を補完し，FDA よりもさらに広範囲の任務を担う独立した医薬品安全性委員会を求める動きもあった．この委員会は医薬品安全性の危機を調査してその防止策を探し，医師による薬の不適切な処方，教育研修の必要性，薬剤疫学の分野での新たな手法の開発などの課題を扱うとされた．

FDA による市販後の医薬品安全性問題の管理に関し繰り返し懸念が示された結果，薬のリスク評価プロセス全体が系統的に見直された．2006 年に米国会計検査院が市販後の医薬品安全性に関する FDA の意思決定の組織構造および有用性についての報告を発表し，2007 年には米国医学研究所による独立した調査結果が発表された．現行の制度の重要な弱点として，FDA の新薬審査部と医薬品安全性部の間で安全性に関する問題点の相互伝達ができていないこと，FDA が進行中の市販後調査を追跡できていないこと，科学諮問委員会における FDA 医薬品安全性部の役割があいまいであること，必要なデータを得る研究の実施を製薬企業に指示する FDA の権限が限られていること，FDA の医薬品安全性関係の職員による勧告が守られないという FDA の組織風土の問題，諮問委員の利益相反があげられた．この医学研究所の報告書は PDUFA Ⅳ の内容に強く影響した．

実際，PDUFA Ⅳ の可決に伴い，FDA の権限は大幅に増強され，市販後研究を要求する権限が付与されるとともに，この要求が満たされない場合は重い罰金を科すことが可能となった．さらに，次の特定任務のために資金は大幅に増加した．(i) 疫学研究における最良の実践およびデータ取得への資金提供（2008 年度に 700 万ドル，2012 年度に 950 万ドルに増額），(ii) 新薬の販売名の審査への資金提供（2008 年度に 530 万ドル，2012 年度に 650 万ドルに増額），および (iii) リスク管理およびコミュニケーションへの資金提供（2008 年度に 400 万ドル，2012 年度に 500 万ドルに増額）（p.544，第 22 章内「効果比較研究」も参照）．新たな PDUFA 資金のほかの使い道としては，特定目的に適した組織横断的な市販後 IT システムを開発，実装する計画がある．それにはメドウォッチ・プラス・ポータル，FDA 有害事象報告システム（Adverse Event Reporting System；

AERS），センチネルシステム（仮想全米医薬品安全性システム，p.464，第22章参照）や，取り違えや投薬過誤のリスク上昇につながり得る，予定される医薬品販売名称間の綴りまたは音の類似性を発見するための表音・表記法分析システムが含まれる．

4 | 医薬品の危機から生じた薬剤疫学の理論的展開

1960年代のいくつかの出来事が薬剤疫学の領域の始まりを示すと考えることができる．1962年に導入されたキーフォーバー・ハリス改正法により，新薬の承認申請には本格的な安全性試験が要求されることとなった．このキーフォーバー・ハリス改正法の一環としてFDAが実施したDESIプログラムでは，改正法成立以前に承認された古い薬について本格的な有効性試験が要求された．これらの要求により新たな専門知識と新たな研究方法の需要が生み出された．また，1960年代半ばには，一連の薬剤使用実態研究が発表された．この研究は医師がどのように薬を使うかについての最初の記述的情報であり，不適切な処方の頻度およびその決定要因についての一連の研究が開始された（p.473，第22章内「医師処方の評価および改善」も参照）．

1970年代前半には，薬の副作用に関する懸念に対応するために医薬品疫学ユニット（現スローン疫学センター）が設立された．これは，病院を拠点としたボストン共同医薬品調査プログラムの手法を拡張したものであり，入院患者の生涯の医薬品曝露歴を収集し，病院におけるケースコントロール研究に利用している．1976年には，処方箋薬使用合同委員会が設立され，これは当時の薬剤疫学の最先端を総括し，将来に向けた勧告の作成を委託された学際的な専門家委員会であった．コンピュータオンラインメディケイド分析・サーベイランスシステム（Computerized Online Medicaid Pharmaceutical Analysis and Surveillance System；COMPASS®）は1977年に初めて設置され，メディケイドの保険請求データを用いた薬剤疫学研究が実施された（p.163，第9章参照）．英国では1980年，処方イベントモニタリングという革新的な仕組みとともに医薬品サーベイランス研究ユニット（現在の名称は医薬品安全性研究トラスト）が設置された．これらはそれぞれが，薬剤疫学の分野への大きな貢献を果たしてきた．これらを含めたさらに新しいアプローチについては本書のPART IIで論じる．

上述した医薬品の危機の例の中には重篤な，かつまれな薬の作用があり，これらの経験によって，多数の患者を対象とし薬の作用を検討する新規手法の探索を促進することとなった．具体的には副作用（adverse effect）の研究から有害事象（adverse event）の研究への移行とともに，有害反応（adverse reactions）を検討するために新しいデータ供給源と新しい方法の使用が増加した．米国臨床薬理学会は1990年に販売促進目的の市販後調査研究の利用に関する方針を発表し，国際薬剤疫学会（International Society for Pharmacoepidemiology；ISPE）は1996年に「米国内における医薬品，医療機器およびワクチンについての疫学研究の実施に関するガイドライン」を発表し，2007年に改定し

た．1990年代終わり以降には，薬剤疫学研究もまた患者情報の守秘義務に関する懸念により悩まされることになる（p.346，第15章も参照）．

　また，薬による多くの患者に対するリスクの大部分は，古い薬で生じる既知の反応に由来するとの認識も増えつつある．患者の健康を大きく損なう原因となり得る医薬品の過小使用，過剰使用および有害事象や医療過誤に関する懸念に対処するため，1997年FDA近代化法の下で治療学教育・研究センター（Centers for Education and Research on Therapeutics；CERTs）という新しい企画が承認された（PDUFA II を再承認した法律の一部として）．医療研究・品質調査庁（Agency for Healthcare Research and Quality；AHRQ）がこの企画を運営するために選ばれ，1999年以降，2002年，2006年および2007年にセンターを追加しながら最大14の治療学教育・研究センターに資金を供給してきた（p.544，第22章内「効果比較研究」参照）．ただし，センター数は以後6センターまで減少している．

　1990年代後半以降，CERTs プログラムを通じて AHRQ の支援を受けた研究および教育活動は学術機関で行われる．この CERTs 施設は治療学の研究を実施し，薬の新しい使用法，薬のより効果的な使用法，薬の新たな用法または併用に伴うリスクを探索する．医薬品に関する研究成果の普及のための教育モジュールおよび教材の開発も行っている．1980年代半ば以降の米国における消費者に向けた薬の直接広告の展開に伴い，根拠に基づく情報を提供し一般大衆および医療従事者を教育する CERTs の役割は特に重要になった．

　薬に関する研究の別の推進力は，2003年メディケア制度改革法に基づく権限（1013項）に由来しており，この法令では医療製品およびサービスのアウトカム，臨床的な比較有効性，妥当性に関する科学的情報を受益者に提供することが定められている．それに応じて，AHRQ は研究機関による薬やほかの治療法およびサービスの有用性，安全性および実用性に関する研究の実施を支援するため，2005年に「有用性決定についての十分なエビデンス開発のためのネットワーク（Developing Evidence to Inform Decisions about Effectiveness；DEcIDE）」を設立した．

　薬剤疫学に関連するもう1つの大きな新しい取り組みはリスクマネジメントである．薬の中には有効性を最大限とし，リスクを最小限に抑えるための薬の使用方法の積極的な管理を通じてのみリスク／ベネフィットバランスが容認可能となるといった認識が増大している．それに応じて，1990年代終わりには FDA によるリスクマネジメント計画の要求から FDA 医薬品安全性・リスクマネジメント諮問委員会までを含む新たな取り組みが進行し，2005年にはリスク最小化および管理指針が発行された（p.82，第6章および p.464，22章参照）．

　薬剤疫学に関連するもう1つの取り組みは，患者安全運動である．米国医学研究所の報告書「人は誰でも間違える：より安全な医療システムの構築」には，(a)「見かけ上

単独の事象または誤ちであってもほとんどは複数因子の寄与が集積したものである」，
(b)「誤ちを防止し，患者安全の改善には，誤ちを引き起こす状態を修正するための系統的な試みが必要である」，(c)「問題は人々が悪いのではなく，よりシステムを安全にする必要があることである」と述べられている．この枠組みでの懸念は標準を満たさなかったり，不注意なケアというよりも，最も訓練された，最も頭脳明晰で最も有能な医療従事者や患者でも，誤ちを犯すことがあるという点である．この観点からの重要な研究課題は，人が過誤を犯す状況，過誤の種類，可能なときは過誤を完全に予防するために導入するシステムの種類を問うものである．予防できない過誤を特定し，危害を及ぼす前に効果的かつ速やかに取り除く．特に医薬品については，入院患者の 2.4 ～ 6.5％に有害事象が発現し，入院期間が 2 日間延長し，患者 1 人当たり 2,000 ～ 2,600 ドルの費用増加となる．1993 年に米国内の死亡の 7,000 例以上が投薬過誤に起因するとされた．これらの推定値には議論があるものの，これらの過誤を抑えることの全体的な重要性に疑いはない．AHRQはこの問題を認識し，100 を超えるプロジェクトに対してピーク時には年間 5,000 万ドルを超える大規模な新しい補助金計画を開始した．この計画のうち投薬過誤に特化したプロジェクトは一部のみであるものの，投薬過誤は明らかに関心の中心であり，多くの人々にとって重要である（p.522，第 22 章内「投薬過誤研究における薬剤疫学の利用」参照）．

　1990 年代と，特に 2000 年代にかけて，薬剤疫学の分野では新たな変化がみられ，薬剤使用実態と副作用のみを重視するところから，薬の有益作用の研究への薬剤疫学の利用，薬の作用の研究への医療経済学の適用，生活の質研究，メタアナリシスといった他の関心領域も含まれることとなった．これらの新たな焦点は本書の PART Ⅲ で詳細に論じる．

　また，併用ホルモン補充療法によって心筋梗塞のリスクは低下するのではなく上昇すると示した女性の健康イニシアチブ Women's Health Initiative 研究の結果の発表に伴い，市販後の薬の安全性を検討するにあたり非実験的な方法にのみ依存することへの懸念が拡大している．その結果，市販後調査の一環として大規模なランダム化臨床試験の実施が増加した．薬の開発時に使用される代替指標では真の臨床的アウトカムの全体像を完全に描くことができるとは限らないため，この点は特に重要である．

　最後に，米国のオバマ政権の発足に伴い，効果比較研究（comparative effectiveness research；CER）に膨大な関心が寄せられた．CER は 2009 年に効果比較研究連邦連絡協議会によって次のように定義された．

　　「リアルワールド（実社会）」における疾病の状態を予防，診断，治療，監視するための異なる介入および（治療）戦略の有益性と有害性を比較する研究の実施と統合．CER の目的は，患者，臨床医やその他の意思決定者が示すニーズに応じて，特定の状況下にある患者に対しどの介入が最も効果的かについてのエビデンスに基づく情報を入手し，普及させることにより，ヘルスアウトカムを改善していくことである．

　この定義によれば，CER には（1）エビデンスの統合，（2）エビデンスの生成，（3）エビデンスの普及の3つの重要な要素が含まれる．一般的には，CER は大規模な医療事務もしくは電子カルテデータベースの観察研究（p.163，第9章参照），または医療現場での大規模臨床試験（p.364，第16章参照）を用いて実施する．英国は長年にわたり CER に注力しており，健康増進，疾病の予防と治療に関する国内ガイドラインの提供を担当する独立組織の英国国立医療技術評価機構（National Institute for Health and Clinical Excellence；NICE）がある．一方で，オバマ政権は連邦政府の刺激策の一環として CER のため11億ドルの予算を組み込み，以後も年間数億ドルを支援する計画である．CER は薬剤疫学と完全に重なるものではないが，科学的手法は非常に近い．薬剤疫学では，医薬品の使用と効果を評価する．CER の研究者は，実社会にてある治療法の安全性およびベネフィットを別の治療法と比較する．CER では薬のみならずそれ以外の治療法を扱うことができる点で薬剤疫学を超えた範囲を扱う．その一方で，薬剤疫学は別の曝露との比較だけではなく，曝露ありの患者と曝露なしの患者を比較した研究も含む点で，CER の範囲を超える．しかし現在までに，CER で実施された研究の大部分が薬剤疫学の範囲内で実施されている（CER に関する詳細な考察については p.464，第22章参照）．

現在の医薬品承認プロセス

1 │ 米国における医薬品承認

　1990年代半ば以降，年間の新薬の承認数は減少しているのに対し，1つの薬を市販するまでの費用は急速に上昇した．製薬業界の開発費の総計は1999年の240億ドルから2002年には320億ドルに増加し，2008年の研究開発費は652億ドルに達した．上市に成功した1つの薬を発見して開発する費用は2004年の8億ドル以上から増加し，現在では推定13億から17億ドルである．多額の研究開発費に加え，この総費用のうちかなりの部分は，後に論じるように市販前および市販後の各相で新薬を評価するための規制要件によっても決定される．

　現在の米国およびほかの先進国における医薬品承認プロセスには，非臨床動物実験の後に3つの臨床開発の相が含まれる．第 I 相試験は通常少数の健常者のみを対象として実施され，薬を初めて人に投与する試験である．一般的に第 I 相試験は臨床薬理学者により実施され，人での代謝と安全な用量範囲を確認し，人で特有にみられる非常に一般的な毒性反応を有する薬物を取り除くために行われる．

　第 II 相試験も一般的に臨床薬理学者によって実施され，標的疾患を有する少数の患者を対象とする．通常，第 II 相試験で初めて患者に薬が投与される．例外は細胞毒性薬の

ような，非常に毒性が強いため健常者への投与は倫理的でないと判断される薬である．この種の薬では，第Ⅰ相試験でも，患者を対象とする．第Ⅱ相試験の目標は，薬力学と比較的よくみられる副作用に関する情報を追加収集し，有効性に関する初期情報を得ることである．具体的には，第Ⅱ相試験の結果を用いて第Ⅲ相試験にて，より厳密に検討する1日用量およびレジメンを決定する．

　第Ⅲ相試験は薬の有効性を厳密に評価することおよび毒性に関する追加情報を得ることを目的として，より多くの患者を対象として治験責任医師の監視の下で実施される．第Ⅲ相試験のうち少なくとも1件はランダム化臨床試験でなければならない（p.364，第16章参照）．FDAの基準を満たすためには，ランダム化臨床試験のうち少なくとも1件は米国内で実施しなければならない．一般的に，第Ⅲ相では500〜3,000人の患者が薬に曝露する．薬の有効性がこれよりずっと少ない症例数で証明される場合であっても，あまりみられない副作用を検出するためにこの規模の患者集団への投与が必要である．例えば，3,000例を組み入れた試験では，投与患者1,000例につき少なくとも1件発現する副作用を検出力95％で検出することができる．別の例として，500例を組み入れた試験では，投与患者1,000例につき6件以上発現する副作用を検出力95％で検出することになる．これより低い頻度で発現する副作用は，第Ⅲ相までの市販前試験で検出できる可能性は低い．薬効の検出に必要な症例数については第3章（p.38）で詳細に論じる．最近では，医薬品安全性に対する関心が高まるに従い，申請資料で市販前に3,000例を十分に超える症例数を確保することも時折ある．しかし，第3章（p.38）の症例数の算出および付録A（p.575）からわかるように，症例数を追加したとしても，大部分の市販前試験の範囲を大幅に超えておそらく30,000例まで増やさない限り，副作用に関する追加情報が得られることはほとんどない．

　最後に，第Ⅳ相試験は市販後の薬の効果の評価である．本書の大部分はここに費やされている．

2 | 他国における医薬品承認

　米国以外の新薬の規制および承認のシステムは，先進国の間であっても非常に多様であり，また特に先進国と発展途上国の間では大きく異なる．大部分の先進国では，少なくとも医薬品開発の全般的プロセスは米国のプロセスに類似するのに対し，その実践は非常に異なる．WHOが実施した10ヵ国の医薬品規制の比較分析では，国家医薬品政策に関する文書にしてもすべての国にあるわけではないと判明した．製品登録，認可，製品審査，臨床試験承認，市販後調査，製造所の査察までの全範囲の機能を担う単独の政府機関によって医薬品の規制が一元管理されている国もあれば，薬事機能がさまざまな政府機関に分散されている国もある．例えばオランダでは，保健・福祉・スポーツ省が認可の機能を担い，保健医療監視局が製造全般実務を査察し，医薬品評価委員会が製品

の評価と登録，副作用の監視を行う．国によって異なる特徴としてはほかに，薬事的判断の政治的影響力からの自律の度合いがある．大部分の国の医薬品規制は行政機関内部の部局によって実施される．この機能が政府当局からの干渉を受けない委員会や理事会によって遂行される国もある（例：オランダ）．WHO が調査したすべての国で医薬品登録が要求されていたものの，安全性および有効性を証明する資料の要件が異なっている．国独自の評価を実施する国もあれば，多くの発展途上国など WHO の評価やほかの情報源に依存する国もある．WHO の調査対象となった国のうちキプロス以外の 9 ヵ国では臨床試験の実施の規制が確認されたものの，副作用の報告における医療従事者の関与の度合いが異なった．市販前および市販後データの量的または質的分析を重視する度合いにも各国間に差がみられた．

さらに，欧州域内では各国が独自の規制当局を有しており，例えば英国では 2003 年に旧医薬品庁（Medicines Control Agency；MCA）と医療機器庁（Medical Devices Agency；MDA）が合併してできた医薬品医療用製品規制庁（Medicines and Healthcare Products Regulatory Agency；MHRA）となった．また，1998 年 1 月以降，欧州連合内部の医薬品登録および承認は，EU 加盟国の国内医薬品許可機関から欧州医薬品審査庁（European Medicines Evaluation Agency；EMEA，1993 年設立）による中央審査に移行した．この中央審査方式を円滑にするため，EMEA は医薬品承認の調和を推進した．調和の目標は欧州内に単一の医薬品市場を形成し，承認までの時間を短縮することであったが，調和後の安全性規準は例えばスウェーデンなどの国が好む厳密な規準をゆるめ，患者の安全について妥協するものだという懸念が表明された．現在，EMEA は欧州医薬品庁（European Medicines Agency；EMA）と改称されている．EMA は欧州連合の分権的な組織であり，医薬品の科学的評価および監視の責任を負う．こうした機能は EMA の医薬品委員会（Committee for Medicinal Products for Human Use；CHMP）が遂行する．EMA による医薬品販売承認はすべての欧州連合加盟国で有効であるものの，承認薬の安全性監視および EMA との情報共有については個々の国の医薬品規制機関が責任を負う．

薬剤疫学の可能な貢献

薬剤疫学は依然として比較的新しい学問分野であるものの，それが可能な貢献は現在では十分に認識されている．一部の貢献はすでに明らかである（**表 1.1**）．実際，FDA が承認時に市販後の研究を要求した医薬品の割合は 1970 年代には約 1/3 であったのに対し，1990 年代には 70％ 以上であった．現在，上述した 2007 年の FDA 改革法（FDAAA-PL 110-85）が可決された後，FDA にはこの種の研究の完了を要求する権利がある．こ

表 1.1 ● 薬剤疫学の貢献の可能性

(A) Information which supplements the information
available from premarketing studies—better
quantitation of the incidence of known adverse and
beneficial effects
　a. Higher precision
　b. In patients not studied prior to marketing, e.g., the elderly, children,
　　　in pregnant women
　c. As modified by other drugs and other illnesses
　d. Relative to other drugs used for the same indications

(B) New types of information not available from premarketing studies
　1. Discovery of previously undetected adverse and beneficial effects
　　　a. Uncommon effects
　　　b. Delayed effects
　2. Patterns of drug utilization
　3. The effects of drug overdoses
　4. The economic implications of drug use

(C) General contributions of pharmacoepidemiology
　1. Reassurances about drug safety
　2. Fulfillment of ethical and legal obligations

の節では，はじめに市販以前に得られる情報を補完するものとしての薬剤疫学研究の可能性について論じ，ついで市販前には得られない，医薬品の市販後薬剤疫学研究から得られる新たな種類の情報について論じる．最後に，このような薬剤疫学研究によって得られる一般的で，おそらく最も重要な貢献について論じる．それぞれ事例を用いて，最初に市販前研究で入手可能な関連情報について手短に分析し，市販後研究がどのように市販前の情報を補完するかを説明する．

1 ｜ 補完される情報

　薬の作用に関する市販前研究では必然的に症例数が限られる．市販後には非実験的疫学研究を実施し，実施中の治療の一環で投与された薬の作用を評価する．このような研究では，市販前研究での被験者数よりはるかに多い患者のデータについて，費用効果的に優れた集積が可能であり，薬の副作用および有効性の発現率を市販前より高い精度で測定できる（p.38，第3章参照）．例えば，プラゾシンは上市の時点で初回投与時に用量依存的な失神を引き起こすことが判明していたものの，FDAは製造業者に対し，市販後調査研究を実施してより精度の高い発現率を求めるように要請した．近年，一部の特別な事例では，市販後調査として実施し，活用することにより，特定の極めて重要な薬をより迅速に承認するという試みが行われている．おそらく最もよく知られた例はジドブジンである．すでに述べたように，市販後に利用可能な大きな症例数により，適正な投与量を高精度で決定することも可能となる．

　市販前の研究はあまりに人為的な環境になりがちである．通常，多くは倫理的理由のため，市販前に実施される研究には重要な患者の部分集団が組み込まれない．この例として高齢者，小児，妊婦があげられる．これらの集団における薬の作用は一般的に薬の

市販後に実施される研究を待たなければならない.

また，測定するアウトカム変数の説明のつかない変動を抑制するためや，群間の差が真に存在した場合にそれを検出する確率を上げるといった，統計学的効率性の理由から，一般的に市販前臨床試験には可能な限り均質な被験者が求められる．これらの理由のため，併存疾患のある人，ほかの薬を投与されている人などの特定の患者は多くの場合，除外される．市販後研究では併存疾患や併用薬などの要因が薬の作用をどのように変化させるかを調査でき，さらに投薬レジメン，アドヒアランスなどの差の影響も検討できる．例えば，点眼薬であるチモロールは市販後に心ブロックや喘息の多くの重篤な事象の原因となるとされ，その死亡例は 10 例を超える．心血管系または呼吸器系の基礎疾患のある患者は市販前研究から除外されていたため，この作用は市販前に検出されていなかった.

最後に，医薬品の販売承認を得るために，製造業者は薬の全体的な安全性および有効性を評価する必要があるものの，同じ効能・効果のほかの利用可能な薬と比較し安全性および有効性を評価する必要はない．逆に，重篤な感染症や悪性腫瘍など，倫理的にプラセボの投与ができない疾患を除き，一般的にはプラセボ対照を設定した研究を実施することが好ましいと考えられ，必須とすらみなされている．この選択には多数の理由がある．第 1 に，新薬がプラセボより有効であると示すことは，ほかの有効な薬より有効と示すより簡単である．第 2 に，新薬の効果が標準治療薬と同じであると実際に証明することはできない．新薬が別の有効な薬に劣らないと示した研究は，新薬がプラセボより優れているとの保証とはならない．単に，実際には標準治療薬に劣ることが検出できなかったということもあり得る．新薬の有効性がほかの有効な薬より高いとの証明を要求することができたとしても，この基準は満たしておらず満たす必要がないとされている．それでも最適化された医療には，ある薬の作用について同効能の代替薬と比較した情報が必要である．この情報はしばしば，薬の市販後に実施される研究を待たなければならない．実際，すでに述べたように，これは効果比較研究（CER）における新たな焦点を構成する主要な要素である（p.464，第 22 章参照）.

2 | 市販前研究では得られない新しい種類の情報

上述したとおり，市販前研究は必然的に症例数が限られる（p.38，第 3 章参照）．市販後研究で追加される症例数により，薬剤誘発性の無顆粒球症など薬のまれな，しかし重要な作用の研究が可能となる.

市販前研究は必然的に時間が限られる．市販前研究は終わらせなければ，薬は決して販売されない．対照的に市販後研究では，子宮内でジエチルスチルベストロールに曝露した女性で 20 年後に発現したまれな膣および子宮頸部の明細胞腺がんなど，薬の遅発性の作用の研究が可能となる.

　製薬企業が医薬品の販売を計画するときに最大限努力するにもかかわらず，医師の処方パターンおよび患者の薬剤使用実態を市販前に予測することは多くの場合できない．薬が実際にどのように使用されるか，そして使用パターンの変化の決定要因についての研究は，薬の上市後にしか実施できない（p.464，第 22 章内「薬剤使用実態研究」および「医師の処方の評価および改善」も参照）．

　ほとんどの場合，市販前研究は選ばれた患者を綿密に調査して実施される．この患者集団では重大な過量投与が起こることはまれである．このため，極端に高い用量を摂取した場合の薬の作用の研究は，市販前にはほぼ不可能である．このときも，市販後の薬剤疫学研究を待たなければならない．

　最後に，社会が医療ケアのコストに敏感になったのは，過去 10 ～ 20 年に過ぎないが，医療経済学の手法が薬剤使用の費用の面からの評価に適用されるようになった．薬剤使用のコストの検討には，薬自体のコストそのもの以外の検討が必要なのは明らかである．薬の副作用によって医療ケアが追加されたり，さらに入院に至ったりした場合には，副作用のコストは薬自体のコストよりかなり高くなる可能性がある．逆に，薬の有益作用によって必要な医療ケアが削減され，薬自体のコストよりはるかに大きなコスト削減となることもあり得る．薬剤使用実態の研究と同様，薬剤使用の経済的意義は市販前に予測は可能であるものの，厳密には市販後にのみ研究することが可能である（p.132，第 7 章参照）．

3 │ 薬剤疫学の一般的な貢献

　最後に，薬剤疫学のできる一般的な貢献について論じることは重要である．学術研究者にせよ臨床医にせよ，薬剤疫学から得られる薬の作用および薬のコストに関する新しい情報に最も関心を寄せている．確かに，大衆および政界から最も注目をあびる知見である．しかし，新しい情報，特に新しい副作用に関しての情報はあまり得られない．これは期待外れの結果ではなく，実際には非常に心強い結果である．薬の安全性の再確認は，薬剤疫学研究ができる最も重要な貢献の 1 つである．これに関連して，製造業者か規制当局のいずれかの研究依頼者が存在するかもしれない未発見の問題を探すことで，組織の責務を倫理的に，責任をもって果たしていることが再確認される．製造物責任訴訟の時代においては，これは重要な保証手段である．薬が副作用の原因であるかどうかを変えることはできず，原因であるとの事実はやがて明らかになる．変えることができるのは，製造業者が副作用の検出のためできる限りのことを行い，その行動に過失がなかったか否かについての認識である．

重要なポイント

- 薬剤疫学とは大規模集団における薬や医療機器の使用と効果に関する研究である．臨床薬理学に含まれる内容領域を研究するために疫学の方法を応用する．

- 薬剤疫学の歴史とは増加する副作用の告発の歴史である．多くは自発報告システムから生じ，その後に関連性を証明する，または否定する本格的な研究が実施される．

- 医薬品承認プロセスは本来限定された情報しか得られず，そのため薬の副作用のうち，まれなもの，遅発性のもの，ハイリスク集団特有のもの，処方医や患者の薬の誤用によるものなどを上市前に検出することはできない．

- 薬剤疫学は，薬の安全性および有用性に関し市販前研究では得られない情報への貢献ができる．

参考文献

- Califf RM (2002) The need for a national infrastructure to improve the rational use of therapeutics. Pharmacoepidemiol Drug Saf 11: 319–27.
- Caranasos GJ, Stewart RB, Cluff LE (1974) Drug-induced illness leading to hospitalization. JAMA 228: 713–17.
- Cluff LE, Thornton GF, Seidl LG (1964) Studies on the epidemiology of adverse drug reactions. I. Methods of surveillance. JAMA 188: 976–83.
- Crane J, Pearce N, Flatt A, Burgess C, Jackson R, Kwong T, et al. (1989) Prescribed fenoterol and death from asthma in New Zealand, 1981–83: case–control study. Lancet 1: 917–22.
- Erslev AJ, Wintrobe MM (1962) Detection and prevention of drug induced blood dyscrasias. JAMA 181: 114–19.
- Geiling EMK, Cannon PR (1938) Pathogenic effects of elixir of sulfanilimide (diethylene glycol) poisoning. JAMA 111: 919–26.
- Herbst AL, Ulfelder H, Poskanzer DC (1971) Adenocarcinoma of the vagina: association of maternal stilbestrol therapy with tumor appearance in young women. N Engl J Med 284: 878–81.
- ISPE (2008) Guidelines for good pharmacoepidemiology practices (GPP). Pharmacoepidemiol Drug Saf. 17: 200–8.
- Joint Commission on Prescription Drug Use (1980) Final Report. Washington, DC.
- Kimmel SE, Keane MG, Crary JL, Jones J, Kinman JL, Beare J, et al. (1999) Detailed examination of fenfluramine-phentermine users with valve abnormalities identified in Fargo, North Dakota. Am J Cardiol 84: 304–8.
- Kono R (1980) Trends and lessons of SMON research. In: Soda T, ed., Drug-Induced Sufferings. Princeton, NJ: Excerpta Medica, p. 11.
- Lazarou J, Pomeranz BH, Corey PN (1998) Incidence of adverse drug reactions in hospitalized patients: a meta-analysis of prospective studies. JAMA 279: 1200–5.
- Lenz W (1966) Malformations caused by drugs in pregnancy. Am J Dis Child 112: 99–106.
- Meyler L (1952) Side Effects of Drugs. Amsterdam: Elsevier.
- Miller RR, Greenblatt DJ (1976) Drug Effects in Hospitalized Patients. New York: John Wiley & Sons, Inc.
- Rawlins MD, Thompson JW (1977) Pathogenesis of adverse drug reactions. In: Davies DM, ed., Textbook of Adverse Drug Reactions. Oxford: Oxford University Press, p. 44.
- Strom BL (1990) Members of the ASCPT Pharmacoepidemiology Section. Position paper on the use of purported postmarketing drug surveillance studies for promotional purposes. Clin Pharmacol Ther 48: 598.
- Strom BL, Berlin JA, Kinman JL, Spitz PW, Hennessy S, Feldman H, et al. (1996) Parenteral ketorolac and risk of gastrointestinal and operative site bleeding: a postmarketing surveillance study. JAMA 275: 376–82.
- Wallerstein RO, Condit PK, Kasper CK, Brown JW, Morrison FR (1969) Statewide study of chloramphenicol therapy and fatal aplastic anemia. JAMA 208: 2045–50.
- Wright P (1975) Untoward effects associated with practolol administration. Oculomucocutaneous syndrome. BMJ 1: 595–8.

第2章 薬剤疫学研究に使用する研究デザイン

　薬剤疫学は臨床薬理学領域への疫学手法の応用である．それゆえ，薬剤疫学特有のアプローチおよび方法論的問題点を理解するためには，疫学の基本原則も理解しなければならない．本章では，まず，疫学研究で用いる一般的な研究方法の概要を述べる．続けて，研究をデザインする際に起こり得る誤差（errors）の種類について考察する．次に，「関連性を示すための因果関係判定の基準」，すなわちある特定の研究で立証された関連から，因果関係の有無をどのように決定するかについて論じる．最後に，疫学研究，または実際の臨床研究で使用可能な具体的な研究デザインについて論じる．次章では，あらゆる研究で使用されるが，特に薬剤疫学研究で，重要視される症例数の設定について述べる．本章と次章は，疫学の初心者に対する導入部分として記載しており，より詳細な情報は，ほかの疫学や臨床疫学の参考書を参照されたい．最後に，第4章では薬剤疫学の一領域である臨床薬理学の基本原則について論じる．

科学的な研究方法の概要

　リサーチクエスチョンを検討するための研究方法には，三段階のプロセスがある（図2.1）．第一段階は，研究対象の群を選択することである．研究対象とは，リサーチクエスチョンの答えを見つけるために実施する研究において検討されるデータの供給源を指し，患者のみならず，動物，生体細胞なども該当する．第二段階は，研究対象から得られた情報を一般化し，一般集団における結論を導きだす．この結論が「関連」と呼ばれる．第三段階では，一般化により得られた「関連」から科学的理論や因果関係に関する結論を導きだす．各段階について，順番に述べる．

　研究は，研究集団を代表するような個人を選択して実施される．研究対象者は，理論的には，ある定義された集団からランダムに抽出されたサンプルでなければならない．例えば，エナラプリルの降圧効果を検討するランダム化臨床試験を実施する際，合計40人の中年高血圧男性を，エナラプリル投与群またはプラセボ投与群にランダムに割り付けて投与し，6週間後に血圧を観測する．実薬（エナラプリル）の投与を受けた20人の

血圧はプラセボ投与の 20 人より大きく低下すると想定される．この例では，理論的には，40 人の研究対象者が，中年高血圧男性集団から無作為に抽出されたサンプルとなる．しかし，現実には，研究サンプルが潜在的な標的母集団の真のランダムなサンプルであることはほとんどない．なぜならば，標的母集団に属する個人をすべて識別した上でその中からランダムに抽出することは，理論上不可能なためである．しかし通常，研究サンプルは標的母集団のランダムに抽出されたサンプルであるものとして扱われる．

この研究結果が得られた時点で，エナラプリルは中年高血圧男性の血圧を降下させるとの一般化を行いたくなる．しかし，この観測結果が単に偶然によって生じたのか，すなわちランダムな変動によって起こったか否かを調査しなければならない．研究で観測されたアウトカムが単なる偶発的な出来事であった場合，40 人の別の研究対象者からなるサンプルを選択したとき同じ観測結果は得られないかもしれない．より重要なことは，すべての中年高血圧男性の理論的集団全体を対象に研究できる者は存在しないということである．観察された事象が偶発的か否かの検討には，統計学的検定を用いることができる．これによって研究者はこの研究で観測されたアウトカム（2 つの研究グループで認められた差）が単なる偶然によって生じた確率を数量化することができる．この確率の測定を適切に実施する明確な規則と手法が統計学という学問である．検討している研究の結果が「統計学的有意差」を示した場合（すなわち，偶発的な出来事である確率を除外した），関連があることになる．偶発的事象によって，目的とする知見が得られたか否かを評価するプロセスは統計的推論と称され，科学的方法における統計学的検定の大きな役割を表す．

統計学的有意差がない場合，図 2.1 のプロセスは停止される．関連が存在する場合，エナラプリルが一般的な降圧薬であると述べるために，さらに研究の結果を一般化することを試みる．これは科学的推論または生物学的推論と称されるものであり，結果は因果関係に関する結論，「エナラプリルを投与した患者の集団では実際に血圧が降下した」

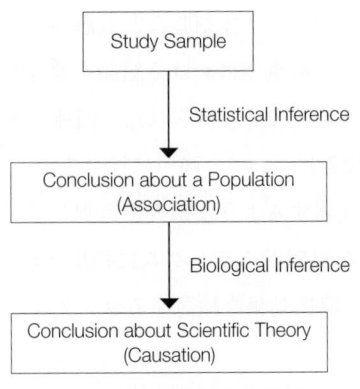

図 2.1 ● 科学的方法の全体像

となる．しかしながら，この結論を導くためには，女性，小児，高齢者などの該当する研究対象者に組み込まれていない集団に対する一般化が必要となる．本事例では，一見この一般化が適切なようにみえるが，常にそうとは限らない．統計的推論とは異なり，生物学的推論には明確な量的規則はない．むしろ，学術論文中のほかのすべての関連データを踏まえて手元のデータを検討し，主観的判断を下すことが必要である．この判断の際には，後述する「関連の因果的性質の基準」を参考にできるが，まずは，研究の実施において起こり得る誤差の種類と，関連の種類を説明することで，因果的関連を正しい視点からとらえることとする．

研究を実施する際に起こり得る誤差（errors）の種類

研究で観測される関連には，基本的に4種類ある（**表2.1**）．研究の基本的目的はこの4種類を区別することである．

第1に，当然ながら，関連なしというものである．

第2に人為的な関連，すなわち疑似的な，虚偽の関連である．これは偶然かバイアスという2つのメカニズムのうちいずれかによって起こる．偶然とは系統的でない，すなわちランダムな変動である．科学における統計学的検定の目的はこれを評価することであり，研究で観測された結果が純粋に偶然により生じた確率を推定する．

人為的な関連ができるもう1つのメカニズムがバイアスである．疫学でのバイアスという用語の使用法は社会一般とは異なる．疫学者にとってバイアスとは系統的な変動であり，2つの研究グループの処置または評価が一貫して異なる様式である．この一貫した違いによって，実際には存在しない見かけの関連が生じることがある．当然，真の関連が隠されることもある．

潜在的なバイアスには多くの種類がある．例えば，研究助手が研究者の仮説を認識している面接研究について考えてみる．研究助手は上司を喜ばせようとして，一方の研究グループでの面接では他方のグループの面接より注意深く調査するかもしれない．この面接者がどの程度注意深く調査するかという違いにより，見かけの，しかし虚偽の関連

表2.1 ● 検討対象の因子の間における関連の種類

1. None (independent)
2. Artifactual (spurious or false)
    a. Chance (unsystematic variation)
    b. Bias (systematic variation)
3. Indirect (confounded)
4. Causal (direct or true)

が生じることがあり，面接者バイアスと呼ばれるものである．別の例として，先天異常のある小児と先天異常のない小児を比較する薬剤誘発性の先天異常の研究があげられる．先天異常のある小児の母親は妊娠中に摂取した薬についての面接に際し，自身の不幸な経験のため妊娠中の薬物摂取について健康な小児の母親より正確に思い出す可能性がある．この先天異常のある小児の母親での強化された思い出しのため，薬物曝露と先天異常との間に虚偽の表面的な関連が生じることがある．この系統的な思い出しの違いは，思い出しバイアスと呼ばれる．

　なお，一旦バイアスが入ると，修正することはできないということに注意する必要がある．これは研究を誤った結果に導き得る研究デザインの誤りを意味する．重要なのは，統計学的に有意な結果であってもバイアスの防止策とはならないという点である．誤った答えの非常に高精度の測定結果を得ることはある！　唯一のバイアス防止策は，適切な研究デザインである（薬剤疫学研究におけるバイアスに関する詳細な考察についてはp.442，第21章参照）．

　第3に，間接的な，または交絡した関連を得ることがある．交絡変数または交絡因子とは，研究におけるリスク因子とアウトカムのどちらでもなく，独立にリスク因子とアウトカム両方に関連があるような，見かけ上の関連を生じたり現実の関連を隠したりする変数のことである．例えば，肺がんのリスク因子についての研究で指先が黄色いことと肺がん発症との間に強い関連が認められたとする．明らかにこれは因果的関連ではなく，喫煙によって交絡した間接的な関連である．具体的には，喫煙によって指先が黄色くなるとともに，肺がんが発生する．この例はわかりやすいが，交絡の例の大部分はそうではない．研究のデザインに際し，検討対象のリスク因子または検討対象のアウトカム変数との関連があり得る，あらゆる変数を考慮し，潜在的な交絡変数として取り扱う計画を立てなければならない．好ましくは，表2.2に掲げた技法のいずれかを用いると，変数を具体的に制御することが可能となる（薬剤疫学研究における交絡に関する詳細な考察についてはp.442，第21章参照）．

　最後の4番目が，真の因果的関連が存在することである．

　このように，研究にはランダム誤差，バイアス，交絡の3種類の誤差が生じる可能性がある．ランダム誤差の確率は統計学を用いて定量化することができる．バイアスは適切

表2.2 ● 交絡を制御するアプローチ

1. Random allocation
2. Subject selection
   a. Exclusion
   b. Matching
3. Data analysis
   a. Stratification
   b. Mathematical modeling

な研究のデザインによって防止する必要がある．交絡は研究のデザインまたは解析で制御することができる．この3種類の誤差を排除できた場合，真の因果的関連が残される．

関連の因果的性質の基準

「関連の因果的性質の基準」は Sir Austin Bradford Hill によって初めて提案されたものの，以後さまざまな形で，それぞれいくらか修正されて述べられている．おそらく，最もよく知られた説明は 1964 年に発表された最初の喫煙と健康に関する米国公衆衛生総監報告書である．この基準を**表2.3**に順不同で示した．これらのうち，ある関連が因果的関連であるために絶対的に必要とされる項目はない．同様に，その1項目を満たせば必ず因果的関連とみなされるという項目もない．本質的に，基準の項目が多く存在するほど，関連が因果的関連である可能性も高い．該当する項目が少ないほど，関連が因果的関連である可能性も低くなる．それぞれについて順番に考察する．

表2.3の最初に掲げた基準は既存情報との整合性または生物学的妥当性である．これは，文献中のほかの種類の情報を踏まえ，関連が道理にかなうか否かを指す．ほかの種類の情報としては人を対象としたほかの研究からのデータ，ほかの関連する課題についての研究からのデータ，動物実験からのデータ，*in vitro* 研究からのデータ，科学的・病態生理学的理論があげられる．上記の例を使用すると，指が黄色いことが肺がんの原因というのは明らかに生物学的に妥当ではなく，交絡の存在の手掛かりとなる．喫煙と肺がんとの関連の例を使用すれば，紙巻きたばこの煙は動物実験データに基づき既知の発がん物質である．人では頭頸部，膵臓，膀胱のがんの原因となることがわかっている．紙巻きたばこの煙は肺内にも入り，問題の組織が直接曝露する．このため，紙巻きたばこが肺がんの原因であるというのは確かに生物学的に妥当である．特定の研究で認められた関連が過去に得られた情報に基づき道理にかなう場合は非常に心強く，因果的関連であると考えがちである．しかし明らかに，この基準が常に満たされることを要求することはできない．そうでなければ科学の大躍進はなかったはずである．

表2.3 ● 関連の因果的性質の基準

---

1. Coherence with existing information (biological plausibility)
2. Consistency of the association
3. Time sequence
4. Specificity of the association
5. Strength of the association
   a. Quantitative strength
   b. Dose-response relationship
   c. Study design

表2.3の2番目の基準は関連の一致性である．科学の特徴は再現性であり，知見が現実であるならば別の設定でも再現が可能でなければならない．これには地理的に異なる設定，異なる研究デザイン，異なる集団などが含まれる．例えば，紙巻きたばこと肺がんの場合，関連性は現在多くのさまざまな研究で，異なる場所で，異なる研究デザインを用いて再現されている．再現性を必要とすることは，1回だけ報告された知見は信じるべきではないということである．研究者にも読者にもわからないエラーが起こっている可能性がある．

3番目の基準は時系列（time sequence）—効果の前に原因があること—である．これは一見明白であるものの，時系列が決定できない研究デザインがある．例えば，医学生200人の教室の調査を実施し，現在ジアゼパムを服用しているかどうか，不安であるかどうかを尋ねた場合，ジアゼパムの使用と不安との間に強い関連が認められるかもしれない．しかしこれはジアゼパムが不安の原因であることを意味しない！　これは生物学的に妥当な解釈ではないことから明白であるものの，この種の横断研究でどの変数が最初に起こり，どの変数が次に起こったかを区別することはできない．紙巻きたばこと肺がんの例では，通常は肺がんの前に喫煙があるのは明らかである．順序が逆であるならば，患者は喫煙できるまで十分長く生存しないためである．

表2.3に掲げた4番目の基準は特異性である．これは，想定される効果が起こらずに原因が存在したことがあるか否か，想定される原因なしで効果が起こったことがあるか否かの疑問である．生物学においては，感染性疾患がときに例外となるものの，この基準が満たされることはほとんどない．麻疹は麻疹ウイルスなしで発症することはないものの，この例であっても，麻疹ウイルスに感染した全員が臨床的な麻疹を発症するわけではない．確かに，喫煙者の全員が肺がんになるわけではなく，肺がん患者のすべてが喫煙者というわけではない．たばこ産業が喫煙は肺がんの原因として証明されていないと主張しようとして強調する大きなポイントである．4番目の基準はほとんど満たされないとして，一部の論者は省略することすらある．しかしこの基準が満たされた場合，関連が因果的であるとの結論の極めて強力な裏付けとなる．

表2.3の5番目の基準は関連の強さである．これには数量的強さ，用量反応性，研究デザインの3つの概念が含まれる．それぞれについて順番に考察する．

関連の量的強さは効果の大きさを指す．この評価には，2つの研究グループの間で観測された差の規模が大きいか否かを尋ねる．量的に大きな関連が生じるのは，因果的関連による，または大きな誤差による場合のみである．大きな誤差は研究の方法を評価すれば明らかである．量的に小さな関連であっても因果的である場合もあるが，研究の方法を評価しても見つからない微妙な誤差から関連が生じた可能性もある．従来，疫学では相対リスク2.0未満の関連は弱い関連とみなす．確かに，喫煙と肺がんとの関連は強い関連であり，研究では10.0から30.0の相対リスクが示される．

用量反応関係は臨床薬理学で極めて重要でよく使用される概念であり，疫学でも同様

に使用される．曝露の強度が上昇したときに検討対象の疾患のリスクが上昇した場合，用量反応関係が存在する．これと同等なのが期間反応関係であり，曝露期間が長いときに疾患のリスクが上昇した場合に存在するとされる．用量反応関係または期間反応関係の存在は，関連が実際に因果的関連であることを強く示唆する．確かに，喫煙と肺がんの例では，毎日の喫煙本数が多いほど，または喫煙年数が多いほど，肺がん発症のリスクが高まることが繰り返し示されている．

　最後に，研究デザインは2つの概念，すなわち研究が適切にデザインされているか否か，問題の研究にどの研究デザインが使用されているかを指す．適切にデザインされているか否かというのは，本章であげた3種類の誤差，すなわち研究がランダム誤差，バイアス，交絡のいずれかの影響を受けるか否かを意味する．**表 2.4** は疫学研究，または実際の臨床試験に通常使用される研究デザインを示す．表には研究デザインを階層的に示した．表の一番下に記載されたデザインから上に向かうほど，研究の実施は困難になるものの，説得力は増す．言い換えると，表の一番上に記載したデザインを用いた研究によって示された関連は，一番下にあるデザインを用いた研究で示された関連より因果的関連である可能性が高い．喫煙と肺がんとの関連は複数の適切にデザインされた研究で，すなわち傾向分析，ケースコントロール研究，コホート研究を用いて再現されている．しかし，後述するように研究デザインの「キャデラック」ともいうべき最高級品のランダム化

表 2.4 ● 疫学研究デザインの長所と短所

Study	Design Advantages	Disadvantages
Randomized clinical trial (Experimental study)	Most convincing design	Most expensive
	Only design which controls for unknown or unmeasurable confounders	Artificial
		Logistically most difficult
		Ethical objections
Cohort study	Can study multiple outcomes	Possibly biased outcome data
	Can study uncommon exposures	More expensive
	Selection bias less likely	If done prospectively, may take years to complete
	Unbiased exposure data	
	Incidence data available	
Case-control study	Can study multiple exposures	Control selection problematic
	Can study uncommon diseases	Possibly biased exposure data
	Logistically easier and faster	
	Less expensive	
Analyses of secular trends	Can provide rapid answers	No control of confounding
Case series	Easy quantitation of incidence	No control group, so cannot be used for hypothesis testing
Case reports	Cheap and easy method for generating hypotheses	Cannot be used for hypothesis testing

臨床試験を用いては示されていない．この点も，たばこ産業が使用する大きな擁護論である．当然，人を喫煙する，しないにランダムに割り付け，それぞれの群を 20 年間追跡してアウトカムを観測することは倫理的ではなく，研究運営的にも実行可能ではない．

因果関係の問題については薬物有害反応の自発報告のプロセスに関連した第 7 章，症例報告中の因果関係の決定に関連した第 13 章でより詳細に考察する．

疫学研究デザイン

研究デザインの概念を詳しく説明するために，**表 2.4** のデザインのそれぞれについて，表内の一番下から上に向かって順に考察する．

1 ｜症例報告

症例報告は単に単独の患者で観測された事象の報告である．薬剤疫学においては，症例報告は通常，ある薬に曝露し，特定のアウトカム（通常は有害）を生じた患者について記述する．例えば，経口避妊薬を服用していて肺塞栓症が発生した若齢の女性についての症例報告が発表されることがある．

症例報告は，より厳格な研究デザインを用いて検討するべき薬の影響に関する仮説を生成するのに有用である．しかし症例報告では，報告された患者が曝露による，または疾患からの特徴のどちらであるかはわからない．確かに，有害なアウトカムが薬の曝露に起因するのか，曝露に関係なく発生していたのかを決定することは通常できない．そのため，因果関係に関して声明を述べるために症例報告が用いられるのは非常にまれである．例外は，アウトカムが非常にまれであり，かつ，曝露に非常に特徴的であり，曝露歴がはっきりしなくてもその曝露に起因する可能性が高いとわかる場合である．このような例としては子宮内でジエチルスチルベストロールに曝露した若齢女性における腟の明細胞腺がんがあげられる．もう 1 つの例外として，疾患の原因が非常に予測しやすく，治療によって疾患の経過に明白な変化が生じる場合がある．この例としては，治療しなければほぼ全例が死亡に至る連鎖球菌性心内膜炎のペニシリンによる治癒があげられる．症例報告が因果関係の実証に特に役立つのは，治療によって可逆的な疾患の経過が変化する，すなわち曝露が停止したときは患者が未治療の状態に戻り，再治療が可能であり，治療を繰り返したときは変化が再現されるという場合である．長時間作用型の麻薬であるメサドンの過量投与によって昏睡状態にある患者を考えてみる．この患者に麻薬拮抗薬であるナロキソンを投与し，直ちに覚醒した場合，ナロキソンが麻薬拮抗薬として実際に有効であることが強く示唆される．ナロキソンの消失に伴い患者が再び昏睡状態に陥り，再度ナロキソンが投与された場合に患者が再び覚醒したとする．このこ

とは，特に数回繰り返された場合，ナロキソンが麻薬拮抗薬として実際に有効であることの強力な証拠となる．しかし，過去に副作用が発現した患者に同じ薬を投与することは一般的に医師が避けるため，この種の投与—再投与という状況は比較的まれである．この問題点については第7章および13章で詳細に考察する．

2 ｜ ケースシリーズ

ケースシリーズは単一の曝露を受けた患者の集積であり，その臨床アウトカムが評価され，記述される．単独の病院や診療機関から報告されることが多い．それとは別に，単一のアウトカムに至った患者の集積であり，先行する曝露を調査したというケースシリーズもある．例えば，肺塞栓症を発症した年齢50歳未満の女性の連続症例100例を観察し，そのうち30例で経口避妊薬の服用が確認されたといった場合である．

薬の市販後，関係のある2つの目的に対してケースシリーズは最も有用である．第1に，副作用の発生の定量に役立つ．第2には，薬の上市前の研究対象集団より大きな集団で特定の副作用が発生しないと確認するのに役立つ．プラゾシンについては第1の目的でいわゆる「第IV相」市販後調査研究が実施されており，プラゾシンによる初回投与時の失神の発生の定量化が行われた．シメチジンの「第IV相」市販後調査研究は第2の目的で実施された．メチアミドは無顆粒球症を誘発するため米国外では市販後に市場撤退した H_2 受容体阻害薬である．シメチジンはメチアミドの化学的類縁体であるため，シメチジンでも無顆粒球症が誘発されるという懸念があった．いずれの例でも，製造業者はMRに対して，市販後調査研究に参加するように医師を勧誘することを要請した．参加した医師は薬剤を処方した患者を新たなシリーズに登録した．

この種の研究では，研究の目的によって異なるが，患者が特定の曝露または特定の疾患を有する人の典型であることの確実性が高い．しかし対照群がないため，患者の記述のうちどの特徴が曝露またはアウトカムに独特であるのかを知ることはできない．例として，特定の1病院からのある疾患の患者100例のケースシリーズがあり，全例が年齢60歳以上の男性であったとする．この場合，その疾患が年齢60歳以上の男性であることと関連があるとの結論に至るかもしれない．しかしこのケースシリーズが米国退役軍人局病院，すなわち患者の大部分が年齢60歳以上の男性である病院から選定されていることがわかれば，結論が正しくないことは明らかである．先にあげた肺塞栓症と経口避妊薬の例では，肺塞栓症の女性の30%が経口避妊薬を服用していた．しかしこの情報は，肺塞栓症の発生率が予測されるより高いのか，同じであるか，低いのかを決定するには不十分である．この理由のためケースシリーズも因果関係の決定にあまり役立つとはいえないものの，ある疾患またはある曝露を有する患者の臨床的な特徴を得ることはできる．

3 | 傾向分析

　傾向分析は別名「生態学的研究」ともいい，原因と想定される曝露の傾向と，想定される疾患の傾向を検討し，これらの傾向が一致するか否かを検定する．傾向は経時的にも，地理的な境界をまたいでも検討することができる．言い換えると，単独の地域のデータを分析して経時的に傾向がどのように変化したかを検討したり，単独の時期のデータを分析して地域間や国の間でデータがどのように異なるかを検討したりする．この研究には人口動態統計がよく使用される．例としては，経口避妊薬の販売データを調査し，人口動態統計の記録を用いて静脈血栓塞栓症による死亡率と比較することができる．このような研究が実際に実施されたとき，静脈血栓塞栓症による死亡率が経口避妊薬の売上と並行して増加する．ただし出産年齢の女性にのみこの増加が認められ，それ以上の年齢の女性や，年齢を問わず男性には認められない．

　傾向分析は仮説を肯定または否定する証拠を迅速に得るのに有用である．しかし，このような研究では個別のデータがなく，集積されたグループのデータのみが使用される（例：ある地域での年間売上データと同じ地域での年間の死因別死亡率との関係）．したがって交絡変数を制御することができない．このため傾向分析では，疾患の傾向と一致する傾向を示した曝露の中でどの因子が真の原因であるかを区別することができない．例えば，米国の肺がん死亡率は女性で増加中であり，現在では女性のがん死亡原因の第1位となっている．これは確かに1960年代までの女性の喫煙率の増加と合致し，このため喫煙と肺がんとの関連を裏付けるとみなすことができる．しかし，現在は家庭外で働く米国女性が増加しているため，特定の職業的曝露と肺がんとの関連にも合致する．

4 | ケースコントロール研究

　ケースコントロール研究は疾患を有するケースと疾患がないコントロールを比較し，先立つ曝露の違いを探す研究である．例としては，静脈血栓塞栓症を発症した若齢女性のケースを選択し，静脈血栓塞栓症でないコントロールと比較して先立つ経口避妊薬の使用の違いを探すことがあげられる．このような研究は複数実施されており，一般的には経口避妊薬と静脈血栓塞栓症との強い関連が立証されている．

　ケースコントロール研究は，同じケースとコントロールを用いて潜在的リスク因子としての曝露を何項目でも検討することができるため，単独の疾患について複数の原因の候補を検討したいときに特に有用である．また，疾患を有するケースの十分な数が保証されるため，比較的まれな疾患の研究にも特に役立つデザインでもある．ケースコントロール研究を用いると，コホート研究よりも著しく少ない症例数でまれな疾患を研究できる（p.38，第3章参照）．例えば，ジエチルスチルベストロールと膣の明細胞腺がんとの古典的研究では，コホート研究であれば数千例の曝露例を要したはずであるのに対して，ケー

ス8例とコントロール40例しか必要としなかった.

　一般的にケースコントロール研究では曝露に関する情報が後ろ向きに，すなわち過去に起こった事象を再現することによって収集される．潜在的リスク因子への過去の曝露に関する情報を収集するには，一般的には診療記録の抽出，質問票への回答または面接が用いられる．したがってケースコントロール研究には，後ろ向きに収集された曝露情報の妥当性に関して限界がある．また，コントロールの適切な選択は困難な課題であり，適切なコントロール選択であっても選択バイアスが生じ，ひいては正しくない結論に至る可能性がある．とはいえ，ケースコントロール研究が適切に実施されたとき，それに続く適切に実施されたコホート研究またはランダム化臨床試験により，一般的にはケースコントロール研究の結果が追認される．したがってケースコントロール研究のデザインは薬剤疫学研究に非常に有用なアプローチである.

5 ｜ コホート研究

　コホート研究とは，定められた集団の部分集団を識別して経時的に追跡し，アウトカムの違いを探す研究である．一般的にコホート研究は曝露した患者と曝露していない患者の比較に使用される．ただし，ある曝露と別の曝露との比較にも使用される．例えば，経口避妊薬を使用する出産年齢女性とほかの避妊法を使用する出産年齢女性とを比較し，静脈血栓塞栓症の頻度の違いを探すことがあげられる．このような研究が実施されたとき，傾向分析およびケースコントロール研究を用いてすでに認められていた経口避妊薬と静脈血栓塞栓症との関係が，実際に改めて確認される．コホート研究は検討対象の事象と同時進行する前向き研究として実施することも，検討対象のアウトカムがすでに発生した後に診療記録，質問票，面接などを用いて過去の事象を再現する後ろ向き研究として実施することもできる.

　コホート研究とケースコントロール研究との大きな違いは，患者を研究に組み入れる基盤にある（図2.2）．ケースコントロール研究の患者は疾患の有無に基づいて集められ，その後で先立つ曝露が検討される．コホート研究の患者は曝露の有無に基づいて集められ，その後で疾患の経過が検討される.

　コホート研究には，ケースコントロール研究を悩ませる大きな問題，すなわち疾患がないコントロール群を選択する困難なプロセスがないという大きな長所がある．また，前向きコホート研究は，後ろ向きに収集されたデータの妥当性の問題とも無縁である．これらの理由のため，コホート研究により立証された関連はケースコントロール研究により示された関連より因果的関連である可能性が高い．さらにコホート研究は，単独の曝露，特に比較的まれな曝露から至り得る複数のアウトカムを研究するときに特に有用である．このため，新たに販売した薬で起こり得るあらゆる影響に注目する市販後調査に特に役立つ．しかし，比較的まれなアウトカムを検討する場合，コホート研究は著しく大きな

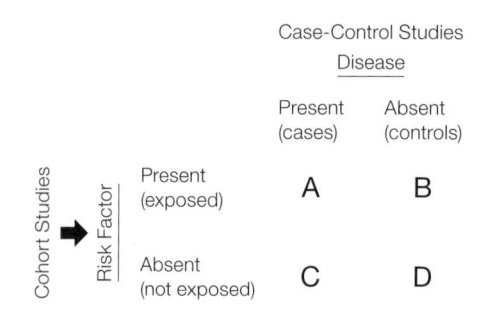

図 2.2 ● コホート研究とケースコントロール研究では同様の情報が得られるが，
異なる方向からデータ収集を行うことになる
（Strom BL (1986) Medical databases in post-marketing drug surveillance.
Trends in Pharmacological Sciences 7: 377–80 より許可を得て転載）

症例数を要することがある（p.38，第 3 章参照）．また，前向きコホート研究は，遅発性
の薬の影響を検討するためには長い期間を必要とする．

6 ｜ ケースコントロール研究とコホート研究の解析

　図 2.2 に示すとおり，ケースコントロール研究とコホート研究のいずれも，同じ基本的
情報の提供を意図しており，相違は情報の収集方法である．2 つの研究から報告される
重要な統計量は相対リスク（relative risk）である．相対リスクとは非曝露グループのア
ウトカムの発生率に対する曝露グループのアウトカムの発生率の比である．相対リスク
が 1.0 を超える場合，曝露群では検討対象の疾患のリスクが非曝露群より大きいか，曝露
によって疾患が誘発されるようにみえることを意味する．相対リスクが 1.0 未満の場合，
曝露群の疾患のリスクが非曝露群より小さいか，曝露によって疾患が防止されるように
みえることを意味する．相対リスクが 1.0 である場合，曝露群と非曝露群の疾患のリスク
は同じ，すなわち曝露と疾患との間に関係がないようにみえる．

　相対リスクはコホート研究の結果から直接算出することができる．しかしケースコン
トロール研究では，疾患を有するケースが抽出された曝露集団および疾患がないコント
ロールが抽出された非曝露集団の数を決定することはできない．ケースコントロール研
究の結果からは曝露した人と曝露していない人の疾患発生率に関する情報を得ることが
できない．したがって，ケースコントロール研究の結果から相対リスクを直接算出する
ことができない．その代わりとして，ケースコントロール研究の結果から一般的にはオッ
ズ比（odds ratio）が報告される．これは検討対象の疾患が比較的まれであるとき相対リ
スクに近似する推定値である．ケースコントロール研究は一般的にまれな疾患の研究に
使用されるため，オッズ比と相対リスクは一般的にほぼ一致し，ケースコントロール研
究の結果は実際にはオッズ比であるにもかかわらず広い意味で相対リスクと称されるこ
とが多い．

相対リスクとオッズ比のいずれも，p値とともに報告することができる．p値を用いると相対リスクが 1.0 から統計的に有意に離れているか否かを確認することができ，すなわち 2 つの研究グループの間の差がランダムな変動によるものか，現実の関連を表すと考えられるものかを確認することができる．

または，そしておそらく好ましくは，相対リスクおよびオッズ比は，理論的な集団全体の真の相対リスク値が存在する可能性が最も高い数値範囲を示す信頼区間とともに報告することができる．おおよその概念として，相対リスクの周辺の 95％信頼区間とは，真の相対リスクがこの区間の下限から上限までの範囲に入っていることを 95％の確率で信じることができるという意味である．相対リスクの周辺の 95％信頼区間に 1.0 が含まれない場合，その知見は p値 0.05 未満で統計学的に有意である．しかし信頼区間からは p値よりはるかに多くの情報が得られる．例として，相対リスク（95％信頼区間）が 1.0（0.9 ～ 1.1）となった研究は，関連の存在する可能性が非常に低いことを明らかに示している．相対リスク（95％信頼区間）が 1.0（0.1 ～ 100）となった研究では，関連の存在の肯定にしても否定にしてもほとんど情報が得られていない．それでも，この 2 つの研究はいずれも相対リスク 1.0，p値 0.05 超として報告される．別の例として，相対リスク（95％信頼区間）が 10.0（9.8 ～ 10.2）となった研究ではリスクが 10 倍になることが高い精度で数値化されており，同時に統計学的に有意でもある．相対リスク（95％信頼区間）が 10.0（1.1 ～ 100）となった研究では，リスクが上昇すること以外の情報はほとんど得られていない．それでも，この 2 つの研究はいずれも相対リスク 10.0（$p<0.05$）として報告される．最後の例として，相対リスク（95％信頼区間）が 3.0（0.98 ～ 5.0）となった研究では関連の存在が強く示唆されるのに対し，相対リスク（95％信頼区間）3.0（0.1 ～ 30）が示された場合は関連の存在は示唆されない．それでも，この 2 つの研究はいずれも相対リスク 3.0（$p>0.05$）として報告される．

最後に，コホート研究から算出できるものとして超過リスク（excess risk）があり，別名リスク差（risk difference），ときに寄与リスク（attributable risk）と呼ばれる．相対リスクとは非曝露グループの発生率に対する曝露グループの発生率の比であるのに対し，超過リスクは発生率間の算術的な差である．因果関係の課題の検討では相対リスクのほうが重要である．超過リスクは曝露による疾患発生率の増加を表すため，関連が公衆衛生に対する影響力を検討する際は超過リスクのほうが重要である．例えば，経口避妊薬には若齢女性における心筋梗塞発症との強い関連がある．しかし 20 代の非喫煙女性における心筋梗塞のリスクは非常に低いため，そのリスクが 5 倍になったとしても公衆衛生上は重要ではない．これに対して 40 代女性のリスクは 20 代女性より高く，特に喫煙者でもある場合には高い．このため，40 代の女性は安易に経口避妊薬を使用してはならない．

相対リスクと同様に，超過リスクは発生率が求められないケースコントロール研究か

ら算出できない．ほかの統計量と同様に，2つの研究グループ間の差が偶然に生じたものか否かを確認するためにp値を算出することができる．超過リスクの信頼区間も算出することができ，同様に解釈できる．

7 ｜ ランダム化臨床試験

　最後に，実験研究とは，個々の参加者が受ける治療を研究者が制御する研究であり，患者を研究グループにランダムに割り付け，ランダム化臨床試験を実施することが一般的である．例えば理論的には，性的にアクティブな女性に経口避妊薬を投与する群と避妊薬を投与しない群にランダムに割り付け，以後の静脈血栓塞栓症の発生率が異なるか否かを観察する．このアプローチの大きな強みはランダム割り付けであり，これは未知または測定不能な潜在的な交絡変数について研究グループ間の同等性を確保できる唯一の方法である．この理由のため，ランダム化臨床試験により立証された関連は，これまでに論評したほかの研究デザインを用いて示された関連より因果的関連である可能性が高い．

　しかしランダム化臨床試験であっても，問題がないわけではない．上に述べたランダム化臨床試験では経口避妊薬を投与する群または避妊薬を投与しない群とに割り付けているが，この研究デザインの使用に内在する大きな問題が示されている．倫理的，研究運営上，実施不可能であるのは明白である．また，ランダム化臨床試験は費用を要し，人工的である．薬の有効性を立証するため市販前にすでに実施されていることから，市販後は不要とされる傾向がある．薬剤疫学研究では，主として薬の有効性の追加研究として用いられることが多い．しかし，ランダム化臨床試験はほかのデザインの判断の基準となる絶対標準である．実際，併用ホルモン補充療法によって心筋梗塞のリスクは低下するのではなく上昇すると示した女性の健康イニシアチブ（the women's health initiative）研究の結果の公表に伴い，市販後の薬の安全性を検討するにあたり非実験的な方法にのみ依存することへの懸念が増大しており，市販後調査の一環として大規模臨床試験を利用する例が出てきている（p.364，第16章参照）．

考　察

　上述のように，薬剤疫学においてはさまざまな研究デザインを使用することができ（**表2.4**），各デザインにはそれぞれの長所と短所がある．症例報告，ケースシリーズ，傾向分析，ケースコントロール研究，コホート研究は，実験研究と区別するためにまとめて観察研究または非実験的研究と称されている．非実験的研究とは研究者が治療をコントロールせず，単にあるがままの医療の結果を観察し評価する研究である．症例報告，

ケースシリーズ，傾向分析は記述研究と称されてもいる．ケースコントロール研究，コホート研究，ランダム化臨床試験にはすべて対照群があり，分析疫学研究と呼ばれる．分析疫学研究のデザインは，研究対象者が選択される方法と，研究に用いられるデータが収集される方法に基づき，2つの主要な方式に分類される（表2.5）．研究対象者をどのように採用するかの観点から，ケースコントロール研究はコホート研究と対比することができる．具体的には，ケースコントロール研究では疾患の有無に基づき研究対象者を選択するのに対し，コホート研究では曝露の有無に基づき選択する．この観点からは，ランダム化臨床試験はコホート研究の一部分とみなすことができ，あるがままの医療を単に観察するのではなく研究者が治療の割り付けを制御するコホート研究の一種である．時間の観点からは，データは検討対象の事象と同時進行して前向きに収集したり，検討対象の事象がすでに発生した後に後ろ向きに収集したりする．後ろ向きに収集する場合，診療記録，質問票，面接を用いて過去に起こった事象を再現する．1つの時点のみを検討する時間的な概念のない横断研究としてもデータを収集することができる．原則的に，コホートまたはケースコントロール研究は上記の時間枠のいずれを用いても実施することができるが，前向きのケースコントロール研究はまれである．研究者が，施行する治療を制御できる唯一の方法であるランダム化臨床試験は前向き研究である．

　本章に提示した用語は本書全体で使用する予定であるが，おそらく疫学者の大部分が使用する用語である．しかし残念ながら，これらの研究デザインの大部分でほかの用語も使用されている．表2.5には医学文献中に使用された同義語の一部も示した．同じ用語が，著者によっては別の概念を表すために使用されることがある．例えば，本書では時間感覚を指すために「後ろ向き研究」と「前向き研究」の用語の使用を予定している．しかし表2.5から明らかなように，過去には一部で「後ろ向き研究」の用語がケースコントロール研究を指すために，「前向き研究」の用語がコホート研究を指すために使用され，表に示した分類体系に内在している2つの概念が混同される．別に，「後ろ向き研究」の用語が非実験的研究全般を指すこともあれば，あらゆる嫌いな研究を指すための嘲りの言葉として使用していると見受けられる例もある！残念ながら，学術論文を読む場合，著者が意図している用法を確認する方法はない．しかし，用語法より重要なのは，用語の根本的な概念である．この概念を理解することで，読者は自身が快適と感じるどのよ

表2.5 ● 疫学研究デザイン

A. Classified by how subjects are recruited into the study
　1. Case-control (case-history, case-referent, retrospective, trohoc) studies
　2. Cohort (follow-up, prospective) studies
　　a. Experimental studies (clinical trials, intervention studies)
B. Classified by how data are collected for the study
　1. Retrospective (historical, nonconcurrent, retrolective) studies
　2. Prospective (prolective) studies
　3. Cross-sectional studies

うな用語法でも選択することができる.

結　論

　本章に提示した資料により，それぞれの研究デザインには科学的進歩の中で適切な役割があることが理解されれば幸いである．一般的に，科学は**表 2.4** の下から上に向けて，関連を示唆するのに有用な症例報告およびケースシリーズから関連の探索に有用な傾向分析およびケースコントロール研究へと進む．最終的に，研究課題が投資に値し，結果が得られるまでの遅れを許容できる場合，コホート研究およびランダム化臨床試験を実施し，関連の最終的な評価を行う.

　例えば，経口避妊薬が静脈血栓塞栓症の原因であるか否かの課題に関しては，最初に症例報告およびケースシリーズにより関連が示唆され，傾向分析および一連のケースコントロール研究によってより詳細な探索が進められた．後に，経口避妊薬の重要性，使用女性の数，使用者が主として健康な女性であるという事実のため，長期的な大規模コホート研究 2 件への投資が行われた．この課題は，実行可能ではない，または倫理的ではないという点を除けば，ランダム化臨床試験への投資にも値すると考えられる．これに対してサリドマイドが市販されたとき，ほかの睡眠薬がすでに利用可能であり，大躍進ではなかった．曝露した患者でのあざらし肢症の症例報告の後にケースコントロール研究および傾向分析が実施された．副作用が極めて悲惨であり，独自の重要性がない薬であったため，コホート研究やランダム化臨床試験の結果を待つまでもなくサリドマイドは市場から撤去された．最終的には後ろ向きコホート研究が実施され，臨界期に曝露した群と臨界期以外に曝露した群が比較された.

　しかし一般的には，臨床，規制，商業的，司法上意思決定が，決定の時点での利用可能な最良の証拠に基づいている必要がある．Sir Austin Bradford Hill（1965）から引用する.

　すべての科学的研究は―観察的にせよ実験的にせよ―不完全である．すべての科学的研究は進歩する知識によって覆されたり，修正されたりする．それでも，すでにもっていた知識を無視したり，所定の時間に要求されていると思われる行動を延期する自由が与えられるわけではない.

　Robert Browning が問うように，世界が今夜終わるとだれが知るだろうか？　そのとおり．しかし得られている証拠に基づき，われわれの大部分は明日 8 時 30 分にいつもどおり出かける準備をする.

重要なポイント

- さまざまな種類の潜在的バイアスにより，科学研究に人為的な関連を生じることがある．その例として面接者バイアス，思い出しバイアス，交絡があげられる．

- 曝露とアウトカムとの間に関連があるか否かを検討した研究では，関連なし，人為的関連（偶然またバイアスによる），間接的関連（交絡による），真の関連の 4 種類の関連が観察される．

- ある関連が因果的か否かを主観的に判定するために，関連の因果性の評価には一連の基準を用いることができる．この基準とは生物学的妥当性，一致性，時系列，特異性，量的強さである．

- 研究デザインの選択肢を実施が困難になるものの説得力が強くなる順にあげると，症例報告，ケースシリーズ，傾向分析，ケースコントロール研究，後ろ向きコホート研究，前向きコホート研究，ランダム化臨床試験である．

- 曝露とアウトカムの関連は相対リスク比（コホート研究），オッズ比（ケースコントロール研究），信頼区間，p 値により報告される．寄与（超過）リスクも用いられることがある．

参考文献

- Bassetti WHC, Woodward M (2004) Epidemiology: Study Design and Data Analysis. 2nd ed. Boca Raton, Florida: Chapman & Hall/CRC.
- Bhopal RS (2008) Concepts of Epidemiology: Integrating the Ideas, Theories, Principles and Methods of Epidemiology. 2nd ed. New York: Oxford University Press.
- Fletcher RH, Fletcher SW (2005) Clinical Epidemiology: The Essentials. 4th ed. LippincottWilliams &Wilkins.
- Friedman G (2003) Primer of Epidemiology. 5th ed. New York: McGraw Hill.
- Gordis L (2009) Epidemiology. 4th ed. Philadelphia, PA: Saunders.
- Hennekens CH, Buring JE (1987) Epidemiology in Medicine. Boston, MA: Little Brown.
- Hill AB (1965) The environment and disease: association or causation? Proc R Soc Med 58: 295–300.
- Hulley SB, Cummings SR, Browner WS, Grady D, Newman TB (2006) Designing Clinical Research: An Epidemiologic Approach. 3rd ed. Baltimore, MD: Lippincott Williams &Wilkins.
- Katz DL (2001) Clinical Epidemiology and Evidence-based Medicine: Fundamental Principles of Clinical Reasoning and Research. Thousand Oaks, CA: Sage Publications.
- Kelsey JL, Whittemore AS, Evans AS (1996) Methods in Observational Epidemiology. 2nd ed. New York: Oxford University Press.
- Lilienfeld DE, Stolley P (1994) Foundations of Epidemiology. 3rd ed. New York: Oxford University Press.
- MacMahon B (1997) Epidemiology: Principles and Methods. 2nd ed. Hagerstown MD, Lippincott-Raven.
- Mausner JS, Kramer S (1985) Epidemiology: An Introductory Text. 2nd ed. Philadelphia, PA: Saunders.
- Rothman KJ (2002) Epidemiology: An Introduction. New York: Oxford University Press.
- Rothman KJ, Greenland S, Lash TL (2008) Modern Epidemiology. 3rd ed. Philadelphia, PA: Lippincott Williams&Wilkins.
- Sackett DL, Haynes RB, Tugwell P (1991) Clinical Epidemiology: A Basic Science for Clinical Medicine. 2nd ed. Boston, MA: Little Brown.
- Sackett DL (1979) Bias in analytic research. J Chronic Dis 32: 51–63.
- Strom BL (1986) Medical databases in post-marketing drug surveillance. Trends in Pharmacological Sciences 7: 377–80.
- Szklo M, Nieto FJ (2006) Epidemiology: Beyond the Basics. Sudbury, MA: Jones & Bartlett.
- US Public Health Service (1964) Smoking and Health. Report of the Advisory Committee to the Surgeon General of the Public Health Service. Washington DC: Government Printing Office, p. 20.
- Weiss NS (1996) Clinical Epidemiology: The Study of the Outcome of Illness. 2nd ed. New York: Oxford University Press.
- Weiss NS, Koepsall T, Koepsell TD (2004) Epidemiologic Methods: Studying the Occurrence of Illness. New York: Oxford University Press.

第**3**章 | 薬剤疫学研究における
サンプルサイズの設計

はじめに

　第1章では，通常は市販前の臨床開発の段階で，500〜3,000人が試験に参加し，薬剤を使用すると述べた．このとき，薬剤に曝露した人1,000人のうち，1〜6人に発生する副作用を95％の確かさで検出できる．これは合理的な水準であるように考えられるが，薬剤疫学研究の計画において考慮されるべき重要な問題を提起している．すなわち，薬剤疫学研究ではこの市販前に蓄積された情報に意味のある情報を追加するためには，さらに十分な数の対象者を組み入れる必要があるが，この大規模なサンプル数が必要であるという要求は，研究運営上，費用対効果の面での障害となってしまう．このような問題により，近年では，本書のPART Ⅱで紹介するような薬剤疫学研究のデータ収集における新しい方法論が開発されている．

　薬剤疫学研究のサンプルサイズを評価するための方法は，すでに完了した研究に対するものであるか，計画中の研究に対するものであるかによって若干異なる．すでに完了した研究については，観測された結果が統計的に有意なものであった場合，サンプルサイズは対象となった差の検出において十分であったと考えられる．一方で，有意なものでなかった場合には，次の2つの方法をとることができる．1つ目は，その研究のサンプルサイズでは除外されてしまう最小の群間の差を決めるために，結果の信頼区間を検討できる．別の方法として，新たに研究を計画する場合と同じ方法を用いて，同様の方法でアプローチもできる．このような仕方で有意な所見が得られなかった臨床試験を解釈する場合，計算図表が読者の助けとなる．

　これに対して，本章では，新たに研究を計画する段階で，適切なサンプルサイズを見積もるための方法を解説する．具体的には，研究を実施する上でサンプルサイズが不足してしまうという問題を避けるために，薬剤疫学研究を実施する上で必要最小限のサンプルサイズを計算する方法について述べる．はじめにコホート研究，ついでケースコントロール研究，ケースシリーズについてのサンプルサイズ設計方法を解説する．また，それぞれのデザインにおいて，サンプルサイズの計算を行うための数表をいくつか示す．

コホート研究におけるサンプルサイズの設計

　コホート研究での必要なサンプルサイズは，その研究に何を期待しているのかによる．コホート研究のサンプルサイズを計算するには，次の5つの変数を特定することが必要となる（表3.1）．

　はじめに，研究で許容することができるα，すなわち第1種の過誤（type I error）を特定しなければならない．第1種の過誤とは，比較するグループ間に実際には差がないときに，誤って差があると判定してしまう確率である．診断検査に例えると，第1種の過誤は偽陽性の所見にあたる．第1種の過誤をより大きく許容するなら，必要なサンプルサイズは小さくなる．逆に，第1種の過誤を許容する水準を厳しくするほど，すなわちαを小さく設定するほど必要なサンプルサイズは大きくなる．慣習的に，αは0.05に設定されることが多いが，常に正しいとは限らない．なお，αは片側か両側のいずれかに設定する必要がある．もし研究群のうちの，ある群で疾患が起こりやすいことが疑われ，このことのみを検出したい場合には，αは片側に設定する．一方，もし研究群のいずれかの群で疾患が起こりやすく，どちらの方向の結果にも興味があるならば，αは両側に設定する．αを片側にするか両側にするかを決めるためには，自身の予想と反対方向に統計的な有意差が得られた場合にどのように対応するかを考えるべきである．例えば，ある薬剤によって冠動脈疾患による死亡のリスクが低下するという予想があったとき，それに反して，冠動脈疾患による死亡率が上昇したという結果が得られた場合を考えてみよう．「おや，意外な結果だ．しかし，この結果は信じられるだろう」と思うのであれば，両側検定を行うのがよい．逆に，「この結果は信じられない．この研究では，たまたま対象となった薬剤の使用グループに，期待されていた冠動脈疾患の減少がみられなかっただけだ」と思うのであれば，片側検定を行えばよい．一般的には，保守的な選択肢として，どちらの方向の結果も起こり得ると仮定して両側検定が用いられる．

　コホート研究におけるサンプルサイズの設計で特定しなければならない2番目の変数

表 3.1 ● サンプルサイズ設計に必要な情報

For cohort studies	For case–control studies
1. α or type I error considered tolerable, and whether it is one-tailed or two-tailed	1. α or type I error considered tolerable, and whether it is one-tailed or two tailed
2. β or type II error considered tolerable	2. β or type II error considered tolerable
3. Minimum relative risk to be detected	3. Minimum relative risk to be detected
4. Incidence of the disease in the unexposed control group	4. Prevalence of the exposure in the undiseased control group
5. Ratio of unexposed controls to exposed study subjects	5. Ratio of undiseased controls to diseased study subjects

は，研究で許容できる β，すなわち第2種の過誤（type II error）である．第2種の過誤とは，比較するグループ間に実際には差が存在するのに誤って「差がない」と判定してしまう確率である．言い換えると，第2種の過誤確率とは，真に存在する差を見逃してしまう確率である．診断検査に例えると，偽陰性の所見にあたる． β を1から引いたものが検出力であり，実際に存在する差を検出できる確率となる．ここでも，第2種の過誤確率を許容する水準が緩やかであるほど，すなわち β が大きいほど，必要なサンプルサイズは小さくなる．一般的には，β は 0.1（検出力 90%）または 0.2（検出力 80%）に設定されることが多いが，これも当然ながら常にこれらの水準に設定する必要はない．β は常に片側である．

サンプルサイズの算出で特定しなければならない3番目のパラメータは，検出したい最小の効果サイズ（minimum effect size）である．コホート研究においては，これは相対リスクの大きさに対応する．検出したい相対リスクが小さいほど，必要なサンプルサイズは大きくなる．なお，この計算で使用される相対リスクの値は，研究者がその研究で期待する相対リスクを用いることがある．これは誤りである．なぜならば，臨床的に重要であると考えられる実際の相対リスクが，この想定された値よりも小さい場合，計算されたサンプルサイズでは，それを検出するには不十分である，ということが起こるからである．例えば，リスク比 2.5 を検出するデザインでサンプルサイズを設計した場合に，真のリスク比の大きさが 2.2 だったとしたら，統計的に有意な所見として検出できない可能性を受け入れなければならない．

コホート研究では，ある曝露の有無に基づいて対象者を選択し，それぞれのグループ（曝露グループ，非曝露グループ）において，対象となる疾患の発生率を調べる．これによって特定しなければならない4番目の変数は「非曝露グループで期待されるアウトカムの発生率」である．ここでも，より多数のことを調べる場合，より大きなサンプルサイズが必要となる．関心のあるアウトカムの発生がまれであるほど必要なサンプルサイズは大きくなる．

5番目の特定すべき変数は，曝露グループの対象者1人に対し非曝露グループのコントロールを何人研究に含めるかである．一般的には，検出力は，曝露グループと非曝露グループの対象者の数が同数の場合に最大となる．しかしながら，曝露者の人数はしばしば限られてしまうということもよくあり，関心のある相対リスクを検出するための十分な検出力が見込めない場合がある．このような場合には，コントロールの人数のみを増やすことで検出力を大きくすることができる．例えば，コントロールを2倍にする，すなわち曝露グループ1人につき2人のコントロールを組み入れることにすると，検出力は単純に2倍にはならないものの，かなり増加する．曝露グループ1人につき3人のコントロールを組み入れると，検出力はさらに増加する．しかしながら，曝露グループに対するコントロールの数の比を 2:1 から 3:1 に増加させたときの検出力の増分は，1:1

から2：1に増加させたときの増分よりも小さい．すなわち，コントロールのサンプルサイズを増加するごとに，単調に検出力は増加するものの，その増分は次第に小さくなる．このため，曝露グループ1人につき3〜4人より多くの比でコントロールを組み入れる，効率上の便益はほとんどない．例えば，コントロールにおけるイベント発生率が0.01というアウトカムについて，相対リスク2.0を検出するα＝0.05の研究デザインを考えよう．これらの設定のもとでは，曝露グループ2,319人，コントロール2,319人のとき，検出力は0.80となる．すなわち，80％の確率で，この差を検出することができる．曝露グループの数が同じく2,319人のとき，コントロール：曝露グループの対象者数の比を1：1，2：1，3：1，4：1，5：1，10：1，50：1とすると，検出力はそれぞれ0.800，0.887，0.913，0.926，0.933，0.947，0.956となる．

　コントロールの人数（上記で議論し，例示した）とコントロールグループ数を区別することは重要である．適切なコントロールの選択が難しいケースコントロール研究では，複数のコントロールグループを選択することはよく行われる（例えば，病院の患者集団から集められたコントロールグループと，地域の健常者集団から集められたコントロールグループなど）．これは，統計学的な検出力ではなく，コントロールグループの選択における妥当性の向上のために行われることである．これらの複数の解析の際にこの複数のコントロールグループを一括にしないことが重要である．この状況では，曝露グループと複数の異なるコントロールグループと比較することによって，同じような結果が得られるかどうかを確認することが目的であり，サンプルサイズを増やすことが目的ではない．したがって，それぞれのコントロールグループと曝露グループとの比較は，別々のサンプルサイズ設計を必要とする別々の研究として取り扱う必要がある．

　以上の5つの変数が特定されたら，研究に必要なサンプルサイズを計算することができる．このサンプルサイズの計算においては，いくつかの公式が提案されており，それぞれの方式によって若干異なる結果が得られることがある．最も多く使用されている公式はSchlesselman（1974）によって提案された式を修正したものである．

$$N = \frac{1}{[p(1-R)]^2}\left[Z_{1-\alpha}\sqrt{\left(1+\frac{1}{K}\right)U(1-U)} + Z_{1-\beta}\sqrt{pR(1-Rp)+\frac{p(1-p)}{K}}\right]^2$$

　ここでpは非曝露グループにおける疾患発生率，Rは検出したい最小の相対リスク，αは第1種の過誤，βは第2種の過誤，$Z_{1-\alpha}$および$Z_{1-\beta}$はαとβに対応する標準正規分布のパーセント点，Kは曝露グループに対するコントロールの人数の比である．Uは次式で定義される．

$$U = \frac{Kp+pR}{K+1}.$$

　両側検定による解析を計画している場合は，$Z_{1-\alpha}$に代えて$Z_{1-\alpha/2}$を用いる．なお，Kは整数でなくてもよい．

　この式を用いて算出される，いくつかの設定のもとでのサンプルサイズを付録A（p.575）の表に示した．**表A1〜4**（p.576〜579）はα（両側）= 0.05，β = 0.1（検出力90%）のもと，コントロール：曝露グループの比をそれぞれ1：1，2：1，3：1，4：1と仮定したときのサンプルサイズをまとめた表である．**表A5〜8**（p.580〜583）はβ = 0.2（検出力80%）とし，その他の変数は**表A1〜4**と同じ設定を用いたときのサンプルサイズをまとめた表である．これらの表には，所定のイベント発生率のもとで，それぞれの相対リスクを検出するために必要な曝露グループのサンプル数が示されている．研究全体のサンプルサイズは，曝露グループの人数（表に示された数字）にコントロールの数を加えたものとなる．

　例えば，新しい非ステロイド性消炎鎮痛薬について，市販前のデータによって，肝毒性に関する疑問が浮上しており，これを調査したいという場合を考えよう．これはコホート研究による調査が適切な事例であると考えられる．必要なサンプルサイズは，設定する5つの変数であるα，β，非曝露集団における疾患発生率，検出したい相対リスクの大きさ，非曝露グループ：曝露グループの人数の比に応じて大きく異なる（**表3.2**）．例えば，非曝露グループにおけるイベント発生率が，仮に0.1%である肝炎を調査する場合を考えてみよう．このイベントに対して，相対リスク 2.0 を検出するために，曝露グループ・非曝露グループが同数の研究を計画する場合，α（両側）= 0.05，β = 0.1 と仮定すると，**表A1**（p.576）から曝露グループ 31,483 人と，同数の非曝露グループの対象者が必要になることがわかる．一方，検出力の水準を少し緩めて，βを 0.2 にすると，必要となる曝露グループの人数は 23,518 人に減少する（**表3.2** および p.580，**表A5**）．研究に必要な曝露グループの人数を最小限に抑えたい場合，コントロールの対象者数を調整して，曝露グループの4倍の対象者を組み入れるというシナリオを考えることもできる（**表3.2** および p.583，**表A8**）．この場合，必要となる曝露グループの対象者数は 13,402 人となり，その4倍のコントロールの対象者を加えて，合計のサンプルサイズは 67,010 人となる．最後に，この新薬では肝疾患のリスクを高める可能性はあるが，予防する効果はないとあらかじめ想定される場合，片側検定のαを用いてサンプルサイズを設計するというシナリオを考えることもできる．この場合，必要な曝露グループの対象者数はさらに少ない 10,728 人となる．コントロールには，先ほどと同じく，4倍の対象者を組み入れることになる．また，仮に，4.0 以上のリスク比を検出する場合には，必要なサンプルサイズははるかに小さくなり，これも**表3.2** に示しているとおりである．

　一方で，例えば，非曝露集団における発生率が1%である肝機能検査値上昇を調査するという事例を考えるとどうであろうか？　より高いこのアウトカム変数に対して，相対リスク 2.0 の検出を考える場合，α（両側）= 0.05，β = 0.1，曝露グループと非曝露グ

表 3.2 ● コホート研究で必要となるサンプルサイズ

Disease	Incidence rate assumed in unexposed	α	β	Relative risk to be detected	Control: exposed ratio	Sample size needed in exposed group	Sample size needed in control group
Abnormal liver function tests	0.01	0.05 (2-tailed)	0.1	2	1	3104	3104
	0.01	0.05 (2-tailed)	0.2	2	1	2319	2319
	0.01	0.05 (2-tailed)	0.2	2	4	1323	5292
	0.01	0.05 (1-tailed)	0.2	2	4	1059	4236
	0.01	0.05 (2-tailed)	0.1	4	1	568	568
	0.01	0.05 (2-tailed)	0.2	4	1	425	425
	0.01	0.05 (2-tailed)	0.2	4	4	221	884
	0.01	0.05 (1-tailed)	0.2	4	4	179	716
Hepatitis	0.001	0.05 (2-tailed)	0.1	2	1	31483	31483
	0.001	0.05 (2-tailed)	0.2	2	1	23518	23518
	0.001	0.05 (2-tailed)	0.2	2	4	13402	53608
	0.001	0.05 (1-tailed)	0.2	2	4	10728	42912
	0.001	0.05 (2-tailed)	0.1	4	1	5823	5823
	0.001	0.05 (2-tailed)	0.2	4	1	4350	4350
	0.001	0.05 (2-tailed)	0.2	4	4	2253	9012
	0.001	0.05 (1-tailed)	0.2	4	4	1829	7316
Cholestatic jaundice	0.0001	0.05 (2-tailed)	0.1	2	1	315268	315268
	0.0001	0.05 (2-tailed)	0.2	2	1	235500	235500
	0.0001	0.05 (2-tailed)	0.2	2	4	134194	536776
	0.0001	0.05 (1-tailed)	0.2	2	4	107418	429672
	0.0001	0.05 (2-tailed)	0.1	4	1	58376	58376
	0.0001	0.05 (2-tailed)	0.2	4	1	43606	43606
	0.0001	0.05 (2-tailed)	0.2	4	4	22572	90288
	0.0001	0.05 (1-tailed)	0.2	4	4	18331	73324

ループの人数の比が 1：1 となるシナリオを想定したとき，必要なサンプルサイズは各グループ 3,104 人となる．逆に，発生率が 0.0001 という低い頻度で発生するアウトカム変数（胆汁うっ滞性黄疸など）に対して，同じくリスク比 2.0 の検出を考える場合は，各グループ 315,268 人の対象者が必要となる．

このように，まれな疾患をコホート研究によって評価する場合，必然的に大きなサンプルサイズが必要となる．前節でも述べたとおり，このようなまれな疾患を対象とした研究については，ケースコントロール研究のほうが有効なデザインとなる．

ケースコントロール研究におけるサンプルサイズの設計

ケースコントロール研究のサンプルサイズを計算する方法は，コホート研究とほとんど同じである．ここでも，5つの変数の特定が必要である（**表3.1**）．このうち3つのパラメータは，許容できる第1種の過誤（α），許容できる第2種の過誤（β），検出したい最小のオッズ比（リスク比の近似値）である．以上は先述のコホート研究の項で解説したものと同じである．

ケースコントロール研究ではある疾患の有無に基づいて対象者を選択した後，それぞれのグループ（ケースとコントロール）において，関心のある曝露を受けている確率を調べて比較する．これは，曝露の有無によって対象者を選択した後に，それぞれのグループで関心のある疾患が発生するか否かを調べるコホート研究とは対照的である．これに伴って，ケースコントロール研究で指定しなければならない4番目の変数は，コホート研究における「非曝露グループでの関心のある疾病の発生率」に対応して，「コントロールグループにおける曝露を受けている割合」である．

最後の変数として，コホート研究における「曝露グループに対する非曝露グループの人数の比」と同様に，ケースコントロール研究では「ケースグループに対するコントロールグループの人数の比」を設定しなければならない．適当な比を決定するにあたっての原則は，コホート研究とケースコントロール研究で同じである．ここでも，コントロールグループとケースグループの人数の比は，3：1または4：1より大きな比をとることによる効率の改善はほとんどない．例えば，コントロールグループにおいて曝露を受けている確率が5%である場合に，α（両側）＝ 0.05 として，オッズ比 2.0 を検出するというケースコントロール研究を考える．このとき，疾患を有するケースが516人，これに対するコントロールが516人いれば，検出力は0.80を達成する．一方で，ケースグループの数が同数の516人のとき，コントロール：ケースの比を1：1, 2：1, 3：1, 4：1, 5：1, 10：1, 50：1と変えてみると，検出力はそれぞれ0.800, 0.889, 0.916, 0.929, 0.936, 0.949, 0.959となる．

ケースコントロール研究のサンプルサイズの計算式はコホート研究の公式と似たものとなる（Schlesselman, 1974 による公式を修正したもの）．

$$N = \frac{1}{(p-V)^2} \left[Z_{1-\alpha} \sqrt{\left(1 + \frac{1}{K}\right) U(1-U)} \right.$$
$$\left. + Z_{(1-\beta)} \sqrt{p(1-p)/K + V(1-V)} \right]^2$$

式中の R，α，β，$Z_{1-\alpha}$，$Z_{1-\beta}$ は，コホート研究の公式と同じであり，p はコントロールグループにおいて曝露を受けている割合，K はケースに対するコントロールの数の比である．

$$U = \left(\frac{p}{K+1} K + \frac{R}{1 + p(R-1)} \right)$$

および，

$$V = \frac{pR}{1 + p(R-1)}.$$

である．

　ケースコントロール研究についても，サンプルサイズを記載した一連の表を付録 A（p.575）に示した．**表 A9 〜 12**（p.584 〜 587）に α（両側）= 0.05，β = 0.1（検出力90％）でコントロール：ケースの比をそれぞれ 1：1，2：1，3：1，4：1 とした場合の結果を示している．**表 A13 〜 16**（p.588 〜 591）は，同じ仮定のもとで，β を 0.2（検出力80％）とした場合の結果を示している．それぞれの表には，各々の設定のもとで必要となるケースの数が示されている．

　例として，販売開始直前の新しい非ステロイド性消炎鎮痛薬について，市販前のデータに基づいて肝毒性に関する疑問が浮上しており，これを調査したいという問題を改めて考える．ただし今回は，ケースコントロール研究による評価を検討する．ここでも，α，β などの変数に応じて，必要なサンプルサイズは大きく異なる（**表 3.3**）．例えば，α（両側）= 0.05，β = 0.1 としてケース，コントロールを同数選択する場合の研究デザインを考える．ケースコントロール研究において，あるアウトカムに対するオッズ比 2.0 の関連を検出するのに必要なサンプルサイズは，対象となる集団の薬剤の使用割合によって異なる．楽観的な見積もりとして，その薬がイブプロフェンのように広く使用され，集団内での使用率を 1％ であると仮定した場合は，**表 A9**（p.584）から，必要なケース数は3,210 人，また，同数のコントロールが必要となる．検出力についての仮定を少し緩めて，β を 0.2（検出力80％）とすると，必要なケース数は 2,398 人に減少する（**表 3.3** および p.588，**表 A13**）．研究に必要なケース数をできるだけ小さく抑えたい場合，ケース 1 人あたりのコントロール数を 4 人まで増やせばよい（**表 3.3** および p.591，**表 A16**）．これにより，必要なケース数は 1,370 人となり，全体のサンプルサイズはこれに 4 倍のコントロールを加えたものとなる．最後に，この新薬では肝疾患を引き起こすリスクはあるものの，予防的な効果はないものと想定した場合，片側検定の α を用いると，必要なケース数はさらに少ない 1,096 人となる．全体のサンプルサイズとしては，これに 4 倍のコントロー

表 3.3 ● ケースコントロール研究で必要となるサンプルサイズ

Hypothetical drug	Prevalence rate assumed in undiseased	α	β	Odds ratio to be detected	Control: case ratio	Sample size needed in case group	Sample size needed in control group
Ibuprofen	0.01	0.05 (2-tailed)	0.1	2	1	3210	3210
	0.01	0.05 (2-tailed)	0.2	2	1	2398	2398
	0.01	0.05 (2-tailed)	0.2	2	4	1370	5480
	0.01	0.05 (1-tailed)	0.2	2	4	1096	4384
	0.01	0.05 (2-tailed)	0.1	4	1	601	601
	0.01	0.05 (2-tailed)	0.2	4	1	449	449
	0.01	0.05 (2-tailed)	0.2	4	4	234	936
	0.01	0.05 (1-tailed)	0.2	4	4	190	760
Tolmetin	0.001	0.05 (2-tailed)	0.1	2	1	31588	31588
	0.001	0.05 (2-tailed)	0.2	2	1	23596	23596
	0.001	0.05 (2-tailed)	0.2	2	4	13449	53796
	0.001	0.05 (1-tailed)	0.2	2	4	10765	43060
	0.001	0.05 (2-tailed)	0.1	4	1	5856	5856
	0.001	0.05 (2-tailed)	0.2	4	1	4375	4375
	0.001	0.05 (2-tailed)	0.2	4	4	2266	9064
	0.001	0.05 (1-tailed)	0.2	4	4	1840	7360
Pheny lbutazone	0.0001	0.05 (2-tailed)	0.1	2	1	315373	315373
	0.0001	0.05 (2-tailed)	0.2	2	1	235579	235579
	0.0001	0.05 (2-tailed)	0.2	2	4	134240	536960
	0.0001	0.05 (1-tailed)	0.2	2	4	107455	429820
	0.0001	0.05 (2-tailed)	0.1	4	1	58409	58409
	0.0001	0.05 (2-tailed)	0.2	4	1	43631	43631
	0.0001	0.05 (2-tailed)	0.2	4	4	22585	90340
	0.0001	0.05 (1-tailed)	0.2	4	4	18342	73368

ルを加えたものとなる. 4.0 以上のオッズ比を検出する場合には, **表3.3** に示すように, 必要なケース数ははるかに小さくなる.

これに対して, 新薬の売上（すなわち, 集団における使用割合）をさらに保守的に見積もった場合はどうなるであろうか？ 集団内での使用割合が 0.1%（トルメチン程度）

となると仮定してオッズ比 2.0 の検出を考える場合，両側 $\alpha = 0.05$，$\beta = 0.1$，ケース 1 人につきコントロール 1 人をサンプリングするものとしたときに，必要なサンプルサイズは各グループに 31,588 人となる．これに対して，集団における使用割合をフェニルブタゾン程度の 0.01％と見積もった場合，それぞれのグループに 315,373 人が必要となる．

　このように，比較的使用頻度の低い薬を検討する場合，ケースコントロール研究では大きなサンプルサイズが必要となる．また，関心のある疾患ごとに，別々のケースグループが必要であり，それぞれ別個の研究を行う必要がある．このため，一般的には，前節で述べたとおり，使用頻度の低い薬および新たに市販された薬の研究については，コホート研究のほうが適している．一方で，まれな疾患の研究には，やはりケースコントロール研究のほうが適しているといえる．

ケースシリーズにおけるサンプルサイズの設計

　第 2 章に述べたとおり，ケースシリーズには比較対照がなく，因果関係の推測が困難であるため，薬剤疫学における実用性には限界がある．しかしながら，実践では，多く使用されている研究デザインである．このデザインを使用して取り組むことができる科学的な質問があり，ケースシリーズと同等のサイズの対照群を集めると，研究にかなりのコストがかかることになる．薬剤疫学研究において，ケースシリーズは，新たに市販された薬に曝露した患者において，特定の疾患の発生率を推定するためによく使用される．例えば，プラゾシンについて実施された第 IV 相市販後調査では，新たに曝露した患者 10,000 人のケースシリーズが製造企業の販売員によって集められ，プラゾシンのよく知られた副作用である初回投与時における失神の発生率が推定された．ケースシリーズは，曝露を受けた患者において，あるイベントが事前に設定した発生率より高い頻度で発生するかどうかを評価するために使用されることが多い．事前に設定するイベントの発生率の参照値はゼロとすることが最も多く，極めてまれなイベントの発生が探索的に評価される．もう 1 つの例として，シメチジンの例があげられる．シメチジンが最初に市販された際，別の H_2 受容体阻害薬・メチアミド（無顆粒球症を誘発するとして欧州の市場から撤退した薬）と化学的に近縁であるため，シメチジンが無顆粒球症を誘発するか否かについての懸念があった．この研究でも 10,000 人のケースシリーズが集められたが，好中球減少症は 2 例が確認されたのみであり，そのうち 1 例は化学療法を併用している患者であった．無顆粒球症の例は確認されなかった．

　薬剤の安全性を確立するにあたり，もし疾患の発生率の増加を検出するのであれば，十分な数の対象者を研究に組み入れなければならない．一般的には，問題となるイベントの頻度が無視できるほどに小さく，イベントの発生数がポアソン分布に従うものとして

仮定することにより，指定値の 95%信頼区間が算出される．

　付録 A の**表 A17**（p.592）に，この計算に有用な数表を示した．この表を使用するためには，はじめに，研究の結果として観測された疾患発生率を算出するが，それは特定の期間中に関心のあるイベントを発症した対象者の数をリスク集団全体の人数で割ったものである．例えば，特定の期間中に新しい非ステロイド性消炎鎮痛薬に曝露した患者 1,000 人のうち，3 人の肝疾患が観測された場合，疾患発生率は 0.003 となる．疾患を発生した対象者数は，**表 A17**（p.592）の「Observed number on which estimate is based (n)」である．この例の場合，3 である．疾患発生率の 95%信頼区間の下限は，観測された疾患発生率に「下限の係数（L）」（lower limit factor）をかけた値として計算することができる．この事例では 0.206 × 0.003 ＝ 0.000618 となる．同様に，上限は，観測された疾患発生率に「上限の係数（U）」（upper limit factor）をかけた値となり，この事例では 2.92 × 0.003 ＝ 0.00876 となる．すなわち，この事例における疾患発生率とその 95%信頼区間は 0.003（0.000618-0.00876）となる．言い換えれば，疾患発生率の最もよい推定値は 10,000 人当たり 30 人であり，95%の信頼度をもって，10,000 人当たり 6.18 人〜87.6 人の間となる．

　また，単純で便利なルールとして「3 の法則（rule of threes）」と呼ばれるものがあり，特定のイベントがまったく観測されないという場合に，その発生率を評価するために使うことができる．具体的には，X 人の対象者を組み入れた研究で，特定のイベントが 1 例も観測されなかった場合，95%の確信をもって，そのイベントが発生する頻度は 3/X 以下であるということがいえる．例えば，薬の市販前に 500 人の対象者集団において，関心のもたれるイベントが 1 例も発生しなかった場合，その発生頻度が 500 人の曝露を受けた集団に対して 3 例以下であること，すなわち発生率が 0.006 未満であることが 95%の確信をもっていえる．また，市販前に 3,000 人の患者が曝露を受けていた場合，対象となるイベントが 1 例も発生しなければ，その発生率は 3/3,000 以下であり，すなわち，0.001 未満であることが 95%の精度でいえる．最後に，市販後調査で 10,000 人が研究の対象者となった場合には，イベントが 1 例も発生しないのであれば，発生率は 3/10,000 以下，すなわち 0.0003 未満であることが 95%の確信をもっていえる．言い換えれば，その研究で観測されなかったイベントが発生する頻度は，一般集団では 3,333 人のうち 1 人未満である，といえる．

考　察

　本節で述べてきた，コホート研究およびケースコントロール研究におけるサンプルサイズ設計に関する議論では，必要となる 5 つの変数についての情報を入手できることが

前提とされていた．この仮定は現実的なのであろうか？ 5つの変数のうち，4つは，全体として研究者の制御下にある．つまり α，β，研究対象者に対する対照者の比，そして検出したい最小の相対リスクは特定できる．残りの1つの変数については，外部の情報源に基づくなんらかのエビデンスを必要とする．これは，コホート研究では「非曝露グループにおける疾患期待発生率」であり，ケースコントロール研究では「コントロールグループにおける期待曝露割合」である．これらの必要な情報を検討するときには，本節で述べてきたようなサンプルサイズの計算方法がいくら数学的に洗練された方法であろうとも，その本質は，あくまでも概算であることには注意しておく必要がある．なぜ α が 0.06 や 0.04 ではなく 0.05 であるのか，説得力のある根拠はない．ほかの変数も同様に，一般的には研究者によって恣意的に定められる．同様に，これらの変数の設定においても，必要となるのは概算の値となる．必要な情報は外部の情報源から，例えば人口動態統計，製造販売後の使用実態調査などから容易に入手できることが多い．入手できない場合も，ある具体的な対象者集団について，能動的な調査を行うにせよ，別な目的で集めたデータからの副産物として概算するにせよ，あるいは，必要なデータを収集した研究についての医学論文を検索して参考値を入手するなどして，見積もりを行う．これらの方法が難しい場合にも，2つの代替的な手段がある．第1の，そしてよりよい手段としては，必要な情報を測定するために，対象集団内で小規模なパイロット研究を実施することである．これにより，必要な参考値を求めることができる．2番目はただ単に見積もることである．このケースでは，不正確さを考慮に入れてサンプルサイズを増やすべきかどうかを判断するために，その値が合理的にみて，どれくらい高いか，または低いか，十分に考えるべきである．

　最後に，複数のアウトカム変数（コホート研究）または複数の曝露変数（ケースコントロール研究）を対象としている際に，それぞれについて，コントロールグループごとに期待される頻度が異なる場合はどう考えればよいであろうか．このような状況では，最も大きなサンプル数が要求される変数に基づいてサンプルサイズを決定し，その他のアウトカム変数（あるいは曝露）についての検出力はそれによって確保されていると考えてもよいかもしれない．ともあれ，サンプルサイズ設計における基本的な仮定が誤っていた場合のために，必要最小限のサンプル数を設定するよりも，余裕をもって大きめのサンプルサイズを設定したほうがよい．サンプルサイズが大きければ，十分な検出力でサブグループ解析も可能となる．事前にサブグループ解析によって評価を行いたい明確な仮説がある場合には，そのサブグループごとで独立したサンプルサイズの計算を行うべきである．このような状況では，全集団におけるイベント発生率や曝露を受けた確率ではなく，サブグループごとの見積もりを用いて，サンプルサイズ設計を行わなければならない．

　また，サンプルサイズの設計は，しばしば繰り返される課程であることは心得ておく

べきである．始めの計算を行い，非現実的なサンプルサイズとなることが認識され，そして下敷きにした仮定を変更するといったことは，特に悪いことではない．重要なことは，妥協を行ったとして，その研究をそれでも行う価値があるかを考えながら，最終的に採用される仮定を詳細に検討することである．

なお，ここまでの議論は 2 値変数（とり得る値が 2 つしかない変数；例えば，対象者は「疾患に罹患している」または「疾患に罹患していない」のいずれかの状態しかとり得ない）のサンプルサイズの算出に限定されている．連続型の結果変数，すなわち身長，体重，血圧，血清コレステロール値など，何らかの測定値である変数に対するサンプルサイズ設計に関する解説は，ここでは行わなかった．一般的に，アウトカム変数として連続変数を使用すると，測定の精度が極めて低い場合を除いて，検出力は高くなる．残念ながら疫学研究は，通常このような連続変数を結果変数に使用するということはあまりないため，詳細については割愛した．関心のある読者には，サンプルサイズ計算についての教科書を参考にしてほしい．

また，ここまでの議論のすべては，必要最小限のサンプルサイズの計算についてのものであり，通常はこれが最も広く採用されている方針となる．しかし，薬剤疫学に特有の重要なポイントが，ほかに 2 つ存在する．第 1 に，市販後薬剤疫学研究の主な利点の 1 つとして，市販前より大きな対象者を組み込むことで得られる，まれな副作用の敏感度の増加があげられる．通常，市販前の評価では 500 〜 3,000 人の患者のみが対象とされるが，薬剤疫学におけるコホート研究の大部分は，少なくとも 10,000 人以上の曝露を受けた対象者を組み入れるように計画される．この 10,000 人の対象者をサンプリングする母集団全体は，当然ながらこれよりはるかに大きい集団となる．ケースコントロール研究では，これよりも規模がはるかに小さくなるものの，一般的にはコホート研究と同等のサイズの母集団からケースとコントロールがサンプリングされるという想定になる．これらの数字は恣意的に定められるべきものではなく，ここまで述べてきたサンプルサイズ設計の原則に基づいて，個々の研究ごとに適切に評価・設計されるべきである．必要なサンプル数が小さくなる研究もあるが，多くの研究ではさらに大きなサンプル数を必要とすることになる．費用対効果を保持しつつ，これらのサンプルサイズを達成するための特別な方法がいくつか開発されているが，これについては本書の PART II で解説を行う．

第 2 には，これらの新しい技術の発展と大規模な自動化データシステム（p.163，第 9 章参照）の発展により，薬剤疫学は大き過ぎるサンプルサイズをもつという比較的特殊な問題を抱えることのある分野である．これらのデータシステムを使用した研究の結果を解釈する際には，統計的な有意性と臨床的な有意性を明確に区別することが，通常よりも重要になる．一般的に，大きなサンプルサイズを用いると，臨床的には取るに足らない差であっても，統計的な有意性を認めることがある．また，一見，統計的・臨床的に重要な結果が得られたとしても，これらが真の因果関係によるものではなく，バイアス

や交絡要因によって生じたものであるという可能性も心にとどめておく必要がある（p.21，第2章参照）．安全性に関するエビデンスは，小さな結果であっても無視してはならないが，その結果は慎重に解釈しなければならない．

重要なポイント

- 薬の市販前の研究は，対象者数も限られるため，まれな副作用を検出するためには，市販後により大きな規模の研究を行う必要がある．
- コホート研究で必要なサンプルサイズは，許容される第1種の過誤，第2種の過誤，検出したい最小の相対リスク，非曝露グループで見込まれるイベントの発生率，曝露グループ・非曝露グループの対象者数の比を指定することによって算出することができる．
- ケースコントロール研究で必要なサンプルサイズは，許容される第1種の過誤，第2種の過誤，検出したい最小のオッズ比，コントロールグループにおける曝露を受けている確率，ケースグループ・コントロールグループの対象者数の比を指定することによって算出することができる．
- 概算のための単純な方法ではあるが，X人を対象とした研究で，関心のあるイベントが1人も観測されなかった場合，そのイベントの発生率は95%の精度で3/X以下である．

参考文献

- Cohen J (1977) Statistical Power Analysis for the Social Sciences. New York: Academic Press.
- Gifford LM, Aeugle ME, Myerson RM, Tannenbaum PJ (1980) Cimetidine postmarket outpatient surveillance program. JAMA 243: 1532–5.
- Graham RM, Thornell IR, Gain JM, Bagnoli C, Oates HF, Stokes GS. Prazosin (1976) The first dose phenomenon. BMJ 2: 1293–4.
- HaenszelW, Loveland DB, Sirken MG (1962) Lung cancer mortality as related to residence and smoking history. I. White males. J Natl Cancer Inst 28: 947–1001.
- Joint Commission on Prescription Drug Use (1980) Final Report.Washington, DC.
- Makuch RW, Johnson MF (1986) Some issues in the design and interpretation of "negative" clinical trials. Arch Intern Med 146: 986–9.
- Schlesselman JJ (1974) Sample size requirements in cohort and case–control studies of disease. Am J Epidemiol 99: 381–4.
- Stolley PD, Strom BL (1986) Sample size calculations for clinical pharmacology studies. Clin Pharmacol Ther 39: 489–90.
- Young MJ, Bresnitz EA, Strom BL (1983) Sample size nomograms for interpreting negative clinical studies. Ann Intern Med 99: 248–51.

第4章 | 薬剤疫学研究に関連する臨床薬理学の基本原則

　薬理学は薬を研究するのに対し，臨床薬理学は人における薬を研究する．具体的には，臨床薬理学というのは，毒性，安全性，薬力学，薬物動態などの薬の特性，作用，性質，反応，使用法を調べ，特に人を治療するための価値を評価するものである．この学問分野の根底をなすのは基礎薬理学（正常の生化学的機能を変化させる外因性物質と生体との相互作用の研究）であるが，臨床薬理学で特に重要視されるのは薬理学の原理および方法を患者のケアに応用することである．新しい標的分子および分子標的の発見から特定の集団における臨床的効用の評価まで，臨床薬理学によって，実験科学と医療とのギャップが埋められる．主要な目的は薬の安全かつ有効な使用を促進することであり，薬の有益な作用を最大限にすると同時に有害な副作用を最低限に抑えることである．治療を行うものは医薬品情報，医薬品安全性やほかの臨床薬理学に関係のある薬局実務の領域に熟練していることが重要である．臨床薬理学は，用量と作用部位での曝露との関係（薬物動態），作用部位での曝露と臨床効果との関係（薬力学），臨床効果とアウトカムとの関係に関する知識を含む重要な学際的な学問である．このプロセスにおいて，さまざまな患者集団での薬の治療域（予期した作用が得られる最低量から予期した作用より副作用が大きくなる最低量までの医薬品の用量）が定義される．さらに，臨床薬理学はさまざまな患者の部分集団における用量変更（例：小児，妊婦，高齢者，臓器障害）および／またはさまざまなライフスタイル要因に合わせた用量調節（例：食物，投与時刻，薬物間相互作用）の指針ともなる．

　新しい医薬品の発見と開発は，臨床薬理学研究に依存している．学術界，規制当局，産業界の科学者が，医薬品開発プロセス全体の一部としてこの研究に参加している．臨床薬理学研究からのアウトプットはすべての新規医薬品の研究論文や添付文書に記載され，薬の用量設定情報をどのように医療提供者に伝達するかの基礎となっている．

臨床薬理学と薬剤疫学

　薬剤疫学とは集団における薬の使用と効果に関する研究であり，そのため，薬剤疫

は臨床薬理学と疫学の両分野の知識が必要である．このため，薬剤疫学は橋渡しのサイエンスとも呼ばれる．臨床薬理学の役割の一部は，患者における薬の影響についてリスク−ベネフィット評価を提供することである．集団の中で有益あるいは有害な作用を受ける割合や程度を推定する研究は，疫学の方法論から恩恵を受ける．薬剤疫学は，臨床薬理学領域への疫学的手法の応用とも定義することができる．**図 4.1** には，臨床薬理学と薬剤疫学との関係に加え，この 2 つの学問分野に基づく具体的研究領域の一部を示した．

臨床薬理学の基礎

　臨床薬理学では，疾患の薬物療法に使用する薬の成分，薬の性質，相互作用，毒性，作用（望ましい作用と望ましくない作用）を網羅している．臨床薬理学という学問分野の根本をなすものは薬物動態学および薬力学であり，この 2 つの分野はそれぞれ具体的なサブプロセス（吸収，分布，代謝，消失）によって規定される．臨床薬理学というのは，薬がどのように作用するのかと同様に，何を指標として薬を投与すべきかを考えるのに必須である．薬物療法が困難になる原因として，薬の体内動態を変化させる生理的要因（年齢，体格など），薬力学を変化させる病態生理，一般集団とは異なる対象患者集

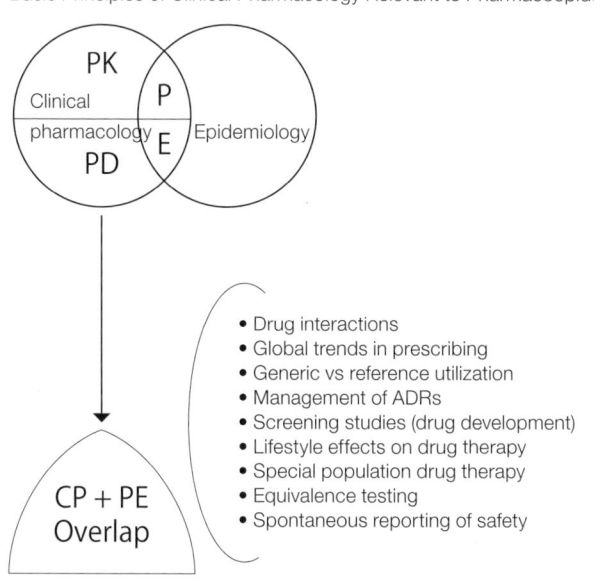

Basic Principles of Clinical Pharmacology Relevant to Pharmacoepidemiologic Studies

PK
Clinical pharmacology
PD

P
E

Epidemiology

• Drug interactions
• Global trends in prescribing
• Generic vs reference utilization
• Management of ADRs
• Screening studies (drug development)
• Lifestyle effects on drug therapy
• Special population drug therapy
• Equivalence testing
• Spontaneous reporting of safety

CP + PE
Overlap

図 4.1 ● 重なり合う対象領域を有する臨床薬理学と薬剤疫学との関係
薬剤疫学は臨床薬理学と疫学の両者を併せもっている．このため，薬剤疫学は臨床薬理学から疫学をつなぐ橋渡しのサイエンスとも呼ばれる．臨床薬理学の課題の一部は，患者における薬の効果についてリスク―ベネフィット評価を行うことである．

団の病因，その他安全性および有効性のアウトカムを大きく変動させる要因があげられる．重症患者での薬物療法は，脆弱な集団で適切な対照を置いた臨床試験が不足しているため，さらに困難である．

薬物動態学

薬物動態学とは投与された薬の吸収と分布，体内での物質の化学的変化（代謝），薬の代謝物の作用と排泄経路（消失）についての研究を指す．

1 | 吸 収

吸収は薬が投与部位から血流に移行するプロセスである．吸収の速度と効率は投与部位によって異なる．静脈内投与では全量が吸収され，全用量が全身循環に到達する．経口投与された薬は受動拡散または能動輸送によって吸収される．薬のバイオアベイラビリティ（F）とは，投与量のうち全身循環に到達した割合である．静脈内投与した薬のバイオアベイラビリティは100％であり，F = 1.0である．静脈内以外の経路で投与された薬のバイオアベイラビリティは，通常これより低い．バイオアベイラビリティが低下する原因は不完全な吸収，初回通過効果（下に定義），ほかの組織への分布である．

2 | 分布容積

見かけの分布容積（Vd）とは，薬が分散する液体の仮想的な体積である．薬が体の水分コンパートメントのみに分散することはまれであり，むしろ，薬は，脂肪組織や血漿タンパクといった複数のコンパートメントに多く分散する．体内で薬がすべて水分コンパートメントに分散したと仮定したときの総容積が，分布容積である．この体積は実在する生理的なものではなく，概念的なパラメータである．このパラメータにより体内の総薬物量と血液または血漿中薬物濃度（C）との関係は，Vd = 薬物量 /C のように表される．

静脈内投与後の薬の動態を**図 4.2** に示した．投与後に最高血漿中濃度に到達し，薬が分布する．その後，血漿中濃度は経時的に低下する．最初の分布のアルファ（α）相は，薬の体内への分布による血漿中濃度の低下を表す．薬の分布が終わると，代謝および消失が起こる．2番目のベータ（β）相は，薬の代謝と排泄による血漿中濃度の低下を表す．AおよびBの項は縦軸との切片である．β相の外挿によってBが決まる．推定されたβ相の直線を本来の血漿中濃度曲線から減じると，点線で示す直線が得られる．この点線で示した直線によってαおよびAが決まる．血漿中濃度は式 $C = Ae^{-\alpha t} + Be^{-\beta t}$ を用いて推定することができる．分布の半減期は式 $t_{1/2\alpha} = 0.693/\alpha$，消失半減期は式 $t_{1/2\beta} = 0.693/\beta$ を用いて求められる．

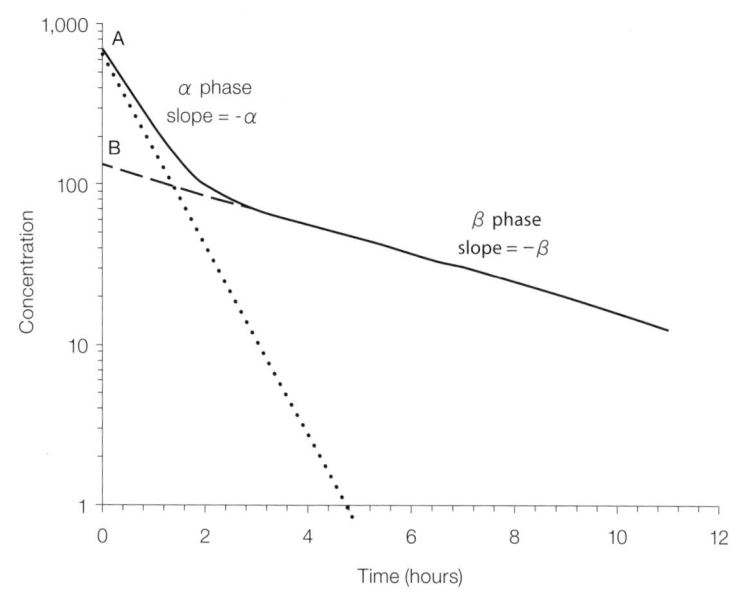

図4.2 ● 2コンパートメント薬物動態に従うときの静脈内投与後の濃度の経時的変化を示す片対数プロット

さまざまな生理学的空間に均一に分布する薬の場合，α相とβ相の区別はあいまいであり，薬物濃度の低下は本質的に単一の相によって最も適切に表される．

---

3 ｜ 代 謝

　薬の代謝は酵素に触媒され，大部分の反応は Michaelis‒Menten 式：V（薬物代謝速度）＝［(V$_{max}$)(C)／(K$_m$＋(C))］に従う．式中 C は薬物濃度，V$_{max}$ は最大代謝速度（単位は単位時間当たりの生成物量，一般的には μmol/min），K$_m$ はメンテン定数（代謝速度が V$_{max}$ の50％となる基質濃度，単位は濃度）である．大部分の状況では，薬物濃度は K$_m$ よりはるかに小さく，上の式は V ＝(V$_{max}$)(C)／K$_m$ と簡略化できる．この場合の薬物代謝速度は遊離型薬物濃度に正比例し，一次反応の速度論に従う．単位時間に代謝される薬の割合は一定であり，単位時間に消失する薬の絶対量は体内の薬の量に比例する．

　臨床現場で使用される薬の大部分はこの様式で消失するが，アスピリン，エタノール，フェニトインなど少数の薬は比較的高い用量で使用され，高い血漿中濃度に到達する．このような状況では C が K$_m$ よりはるかに大きく，Michaelis‒Menten 式は V（薬物代謝速度）＝(V$_{max}$)(C)／(C)＝V$_{max}$ と近似される．遊離薬物濃度が高いため酵素系は飽和し，代謝速度は経時的に一定である．これがゼロ次反応速度論であり，単位時間に代謝される薬物の量が一定である．ゼロ次の消失に従う薬物では，用量のわずかな増量でも血清中濃度が大きく上昇することがある．

　肝臓は薬物代謝の主要臓器である．かなりの薬物代謝活性を示す器官としてこのほかに消化管，肺，皮膚，腎臓があげられる．多くの薬は経口投与後に小腸から未変化体のまま吸収され，門脈を通って肝臓に輸送され，そこで代謝される．このプロセスは肝初回通過効果と呼ばれ，経口投与した薬物のバイオアベイラビリティを大きく制限することがある．一般的に，すべての薬物代謝は第 I 相または第 II 相生体内変化に分類される．通常，第 I 相反応では極性の高い部位を導入する，または変換させることにより，未変化体を極性の高い代謝物に変換する．第 I 相反応の代謝物の極性が十分に高い場合はそのまま排泄される．しかし，多くの第 I 相反応の代謝産物では引き続き代謝され，グルクロン酸，硫酸，アミノ酸など内因性の物質が結合して極性の高い抱合体が生成される．多くの薬物でこのような一連の反応が起こる．

　通常，第 I 相反応はシトクロム P450 系の酵素によって触媒される．これらの薬物代謝酵素は肝臓やほかの組織の小胞体の親油性膜に存在する．CYP1，CYP2，CYP3 の 3 種類の遺伝子ファミリーが大部分の薬物の生体内変化を担う．第 I 相薬物代謝の 50％以上は CYP3A サブファミリーにより，CYP3A4 が主要なサブタイプである．CYP3A4 はアセトアミノフェン，シクロスポリン，メサドン（日本では一般名メサドン塩酸塩），ミダゾラム，タクロリムスを含む集中治療設定でよく使用される薬物の代謝を触媒する．ほかの薬の生体内変化の大部分を触媒するサブタイプとして CYP2D6（例：クロザピン，コデイン，フレカイニド，ハロペリドール，オキシコドン），CYP2C9（例：フェニトイン，S-ワルファリン），CYP2C19（例：ジアゼパム，オメプラゾール，プロプラノロール），CYP2E1（例：アセトアミノフェン，エンフルラン，ハロタン），CYP1A2（例：アセトアミノフェン，テオフィリン，ワルファリン）があげられる．

　薬物の異化は年齢，酵素誘導または阻害，遺伝子多型，その他の疾患の状態など，多数の要因によって促進されたり障害されたりする．アセトアミノフェン代謝の約 95％はグルクロン酸抱合と硫酸抱合を介する（グルクロン酸抱合は 50 ～ 60％，硫酸抱合は 25 ～ 35％）．残りのアセトアミノフェンの大部分はシトクロム P450 を介して代謝されて N-アセチル-p-ベンゾキノンイミン（NAPQI）を生成し，これが肝毒性の原因と考えられている．この反応はマイナーだが重要であり，主に CYP2E1 により触媒され，さらに少ない量が CYP1A2 および CYP3A4 により触媒される．NAPQI の解毒はグルタチオンとの直接反応によるか，またはグルタチオントランスフェラーゼの触媒する反応による．肝臓でのグルタチオン合成が追いつかないとき，小葉中心性壊死として毒性が発現する．強力な CYP2E1 阻害薬であるジスルフィラムの存在下では，CYP2E1 による代謝生成物の尿中排泄が 69％減少することから，NAPQI 生成における 2E1 の主要な役割が裏付けられる．CYP2E1 は CYP 遺伝子ファミリーの中でも独特であり，O_2 を還元して反応性の酸素ラジカルを生成する能力を有するとともに，アルコールによって強く誘導される（薬物分子によって酵素の発現が開始される，または増強される）唯一の CYP 系である．な

お，アルコール自体も CYP2E1 の基質（酵素が作用する対象の分子）である．アルコールに加え，イソニアジドも誘導薬かつ基質として作用する．ケトコナゾールやほかのイミダゾール化合物は誘導薬ではあるものの，基質ではない．バルビツール酸およびフェニトインはいずれも非特異的誘導薬であるが，CYP2E1 誘導薬としての役割はなく，基質でもない．実際，フェニトインはアセトアミノフェンのグルクロン酸抱合代謝経路の誘導薬であり，代謝を NAPQI 生成以外の経路に向けるため，肝保護物質とみなすこともできる．

4 | 消 失

消失は薬が体から除去される，または「クリアされる」プロセスである．クリアランス（CL）は，血液中の全薬物が単位時間に除去される血液の量である（体積／時間単位）．薬の除去を担う主要器官は腎臓および肝臓である．全身クリアランスはあらゆるタイプのクリアランスの合計に等しい．典型的には腎クリアランスと腎外クリアランスに分けられる．腎臓による消失の大部分は糸球体濾過による．濾過される薬物の量は糸球体の状態，薬物の電荷や分子量，水溶性，タンパク結合率によって決まる．タンパク結合率の高い薬物は濾過されにくい．したがって，伝統的に糸球体濾過率（GFR）が腎機能の概算値として使用されている．

糸球体濾過に加えて能動輸送によって腎臓から消失する薬物もある．分泌は主としてネフロンの近位尿細管でおき，有機酸と有機塩基が能動輸送により分泌される．有機酸としてはセファロスポリン類，ループ利尿薬，メトトレキサート，非ステロイド性消炎鎮痛薬，ペニシリン，チアジド系利尿薬があげられ，有機塩基としてはラニチジン，モルヒネがある．薬物が遠位尿細管に向けて移動するに従い，濃度は上昇する．尿流量が高いと遠位尿細管での薬物濃度が低下し，管腔から拡散しにくくなる．弱酸と弱塩基のいずれでも，非イオン型のほうが速やかに再吸収される．pH が変化すると薬物の分子が荷電し，拡散が防止されるため，再吸収が最低限に抑えられる．例えば，サリチル酸は弱酸である．サリチル酸の毒性が発現した場合，尿をアルカリ化すると分子が荷電し，消失が促進される．肝臓も，代謝や胆汁排泄によって消失に寄与する．胆汁中に分泌された薬物は糞中に排泄されたり，腸肝循環として再吸収されたりする．消失半減期とは血漿中の薬物が半減するまでに要する時間である．この値は式 $t_{1/2\beta} = (0.693)(Vd)/CL$ により求められ，したがって Vd に正比例し，CL に反比例する．

特別な患者集団

医薬品開発で使用される「特別な患者集団」という用語は，医薬品開発の初期段階では若齢の白人男性集団が被験者の主流をなすという 1990 年代初期の産業界，学術界，そ

して規制当局の科学者達の議論からきている．1993 年に米国，欧州，日本の代表が共同で「特別な患者集団」（すなわち高齢者）での医薬品の試験および表示を求める規制要件を発表した．その後の議論で，この一般化の範囲が拡大され，4 つの主要な人口統計学的区分（女性，高齢者，小児，主要な民族群）を含めることとなった．当時，これらの部分集団の規模にもかかわらず，薬学研究は限定的であった．より重要なことに，これらの「特別な患者集団」は用量設定の指針がしばしば必要とされ，標的を絞った臨床薬理学研究が欠かせない多様な患者部分集団の典型である．

1 ｜ 高齢者

　加齢に伴う身体徴候として皺，毛髪色の灰色または白色への変化，脱毛，聴覚の低下，視野の低下，反応時間の遅延，敏捷性の低下があげられる．一般的には，薬物動態および薬力学に影響する，加齢のもたらす生理的変化に関心が寄せられている．加齢の特徴は細胞および器官を機能的に統合する多くの調節プロセスの機能の障害である．心臓の構造および機能，腎臓および消化管系，身体組成は，高齢者と若齢者との薬物動態や薬力学に最も差をもたらす生理機能である．加齢に影響される主要な生理的因子を**表 4.1** に示した．

　吸収に関しては，加齢の影響は不明であり，多くの矛盾する結果が存在する．多くの研究で年齢に伴う吸収速度の顕著な相違は示されていないのに対し，能動輸送機構が低下するためビタミン B_{12}，鉄，カルシウムの吸収は遅くなる．加齢に伴い，おそらくは肝

表 4.1 ● 加齢によって変化する生理的システムのうち，薬の薬物動態および／または薬力学的挙動に影響を及ぼすもの

Physiologic system	Impact of aging
Cardiac structure and function	· Reduced elasticity and compliance of the aorta and great arteries (higher systolic arterial pressure, increased impedance to left ventricular hypertrophy and interstitial fibrosis) · Decrease in rate of myocardial relaxation · Left ventricle stiffens and takes longer to relax and fill in diastole · Isotonic contraction is prolonged and velocity of shortening reduced · Reduction in intrinsic heart rate and increased sinoatrial node conduction time
Renal system	· Renal mass decreases (reduction in number of nephrons) · Reduced blood flow in the afferent arterioles in the cortex · Renal plasma flow and glomerular filtration rate decline · Decrease in ability to concentrate the urine during water deprivation · Impaired response to water loading
Gastrointestinal system	· Secretion of hydrochloric acid and pepsin is decreased under basal conditions · Reduced absorption of several substances in the small intestine including sugar, calcium and iron · Decrease in lipase and trypsin secretion in the pancreas · Progressive reduction in liver volume and liver blood flow
Body composition	· Progressive reduction in total body water and lean body mass, resulting in a relative increase in body fat

臓の重量および肝血流の低下のため，初回通過効果が低下する．さらに，著しい初回通過代謝を受ける薬物では，加齢に伴いバイオアベイラビリティが上昇する．これはプロプラノロールおよびラベタロールに当てはまる．逆に，肝臓での活性化を要するプロドラッグ（例：ACE 阻害薬のエナラプリルおよびペリンドプリル）ではこの段階が抑制され，したがって活性物質の曝露が低下する可能性がある．

　加齢に伴う身体組成の変化に基づくと，主として水溶性である極性薬物は高齢の患者で分布容積が低下することが多く，血漿中濃度は高くなる．これはエタノール，テオフィリン，ジゴキシン，ゲンタマイシンに当てはまる．逆に，非極性薬物はしばしば脂溶性であり，高齢患者では分布容積が上昇する．Vd 上昇の影響は年齢に伴う半減期の延長である．これはクロルメチアゾールおよびチオペントン（チオペンタールナトリウム）に当てはまる．タンパク結合に対する加齢の影響については矛盾する結果が報告されており，一般化は困難である．

　水溶性抗菌薬，利尿薬，水溶性βアドレナリン受容体遮断薬，非ステロイド性消炎鎮痛薬を含む数種の薬効分類に属する薬物は，腎機能の低下のため加齢に伴いクリアランスが変化する．肝代謝に関しては，年齢に伴い肝臓の第 I 相代謝経路のクリアランスが顕著に低下することが研究により示されている．

　臨床試験では，対象集団の選択および除外基準を定義するために年齢カテゴリーが必要である．試験を依頼する製薬企業には，FDA のガイダンスに従い，ピボタル試験に組み入れる被験者の年齢範囲を広げること，または高齢者部分集団を特に対象とすることがますます奨励されている．高齢者を対象とした試験についての FDA ガイダンスの主な適用範囲は，治療対象が特に加齢による疾患であること（例：アルツハイマー型認知症），または治療対象にかなりの数の高齢患者が含まれること（例：高血圧）といった理由で，高齢者で大量の使用が見込まれる新規化合物である．

2 ｜ 小児

　小児の発達・成長に伴い，身体組成の変化，代謝酵素の発達，腎および肝機能の成熟のすべてが薬の体内動態に影響する．

■ 腎臓

　早産および満期産の新生児の腎機能は，新生児期以降の小児と比較したとき，糸球体濾過および尿細管分泌のいずれも著しく低い．腎機能の成熟は胎児期に開始し，幼児期に完了する時間とともに変化する過程である．尿細管機能の成熟は糸球体濾過の成熟より遅い．満期産の新生児の糸球体濾過率は約 $2 \sim 4$ mL/min/1.73m^2 であるものの，早産の新生児では $0.6 \sim 0.8$ mL/min/1.73m^2 の低値ということがある．糸球体濾過率は生後 2 週間に急速に上昇した後，上昇を続けて生後 $8 \sim 12$ ヵ月で成人の値に到達する．腎臓を

介して消失する薬では腎障害によってクリアランスが低下し，半減期が延長する．したがって，主として腎臓を介して消失する薬の場合，腎機能の成熟に伴う 2 つの変化を考慮した上で年齢に応じた用量調整を実施しなければならない．

■ 肝 臓

　肝臓の生体内変化反応は新生児期にはかなり抑制されている．出生時のシトクロム P450 系は成人の 28％である．CYP450 などの第 I 相反応酵素の発現は発達中に著しく変化する．CYP3A7 は胎児肝臓で発現される支配的な CYP アイソフォームであるが，出生後まもなく最高値に達した後，大部分の成人での検出不能の水準まで急速に低下する．出生から数時間以内に CYP2E1 活性が上昇し，その後まもなく CYP2D6 が検出可能となる．CYP3A4 および CYP2C は生後 1 週間のうちに出現するのに対し，CYP1A2 は肝 CYP の中で最も遅く生後 1 ～ 3 ヵ月に出現する．第 II 相酵素については，第 I 相酵素が関与する反応の個体発生ほど詳しく確立されていない．得られているデータによると，グルクロニルトランスフェラーゼ（UGT）の個々のアイソフォームには独特の成熟プロファイルがあり，薬物動態的な影響を伴う．例えば，新生児および若齢小児でのアセトアミノフェンのグルクロン酸抱合（UGT1A6 による代謝，一部は UGT1A9 により代謝）は青年および成人より低い．モルヒネのグルクロン酸抱合（UGT2B7 による代謝）は在胎期間 24 週という早産児でも検出される．

■ 消化管

　全般的に，大部分の薬物において新生児および若齢の乳児での吸収は成長した小児と比較して遅い．結果的に，非常に若齢の小児では最高血漿中濃度到達に要する時間が長くなる．腸管吸収に対する年齢の影響は一様ではなく，予測は困難である．薬物が小腸粘膜表面に分散する速度の主要な決定要因は胃内容排出および腸管運動性である．出生とともに胃の前庭収縮の連動性が改善され，生後 1 週間のうちに胃内容排出は顕著に増加する．同様に，腸管運動活性は乳児期を通じて成熟し，その結果として伝播性収縮の頻度，振幅，持続時間が増加する．消化管のセグメントごとの管腔内 pH の変化は薬物の安定性およびイオン化度に直接影響するため，吸収可能な薬物の相対的な量にも影響する．新生児期の胃内 pH は比較的高い（4 以上）．このため新生児にペニシリン G など酸に不安定な化合物を経口投与すると，より成長した乳児および小児と比較して高いバイオアベイラビリティを示す．これに対してフェノバルビタールなど弱酸である薬物の場合，非常に若齢の児で有効血漿中濃度に到達するためには経口用量を増量しなければならないことがある．このほかの吸収率に影響する要因として年齢と関連する絨毛の発達，内臓血流，腸内細菌叢の変化，腸管表面積があげられる．

■ 身体組成

年齢により身体組成が変わるため，薬物が分布する生理学的空間も変化する．全身水分量は早産児の約85％から満期産児の75％，成人の60％に低下する．細胞外液は乳児の45％から成人の25％に低下する．総脂肪量は早産児では1％の低値を示すことがあるが，正常な満期産児では15％である．多くの薬で，新生児および乳児の血漿タンパクへの結合率は成長した小児と比較して低い．新生児についての限られたデータからは，中枢神経系への薬物の受動拡散は年齢に依存すると示唆されている．その例としてフェノバルビタールの血漿に対する脳中濃度比は在胎28〜39週から急激に上昇することがあげられ，フェノバルビタールの脳内への輸送の増加が立証されている．

3 ｜ 妊 娠

FDAは妊娠（正常妊娠および分娩）中使用の安全性について薬を5つのカテゴリーに分類している（**表4.2**）．妊婦における治療用医薬品の十分な比較対照試験はほとんど実施されていない．妊娠中の安全性に関する薬の情報の大部分は動物実験または比較対照群のない評価（例：市販後報告）に由来する．

妊婦は妊娠期間中にさまざまな薬を使用することが観察研究によって示されている．妊娠中の薬物曝露の変化は十分に示されているのに対し，その作用機序は明らかではない．実施された少数の研究によると，妊娠中にバイオアベイラビリティは変化しないものの，血漿量の増加およびタンパク結合の変化が一部の薬物のVdに影響すると示唆される．また，妊娠中の分布容積およびCLの変化により，最終の消失半減期が延長したり短縮したりする．妊娠中には未変化体の腎排泄が増加するため，妊娠中に用量の増量を要することがある．さらに，一部のP450（3A4，2D6，2C9）の介在する経路およびUGTアイソザイムによる薬物代謝が妊娠中に増加し，これらの経路で代謝される薬物の増量を必要とする．これに対してCYP1A2およびCYP2C19活性は妊娠中に低下するた

表 4.2 ● 妊娠時における薬剤安全性に関する FDA の分類基準

Category	Description
A	Controlled human studies show no fetal risks; these drugs are the safest.
B	Animal studies show no risk to the fetus and no controlled human studies have been conducted, or animal studies show a risk to the fetus but well-controlled human studies do not.
C	No adequate animal or human studies have been conducted, or adverse fetal effects have been shown in animals but no human data are available.
D	Evidence of human fetal risk exists, but benefits may outweigh risks in certain situations (e.g., life-threatening disorders, serious disorders for which safer drugs cannot be used or are ineffective).
X	Proven fetal risks outweigh any possible benefit.

め，これらの経路で代謝される薬物の用量については減量が示唆される．輸送体タンパクに対する妊娠の影響は不明である．データは限られており，妊娠中によく使用される薬の薬物動態および薬力学に対する妊娠の影響を決定するために，さらに多くの臨床試験が切実に必要とされている．

臓器障害

■ 腎機能不全

腎不全は薬の薬物動態に影響することがある．腎不全患者では体内に蓄積した有機酸とタンパク結合を巡って競合するため，また尿毒症によってアルブミンの構造変化が誘発されて薬物との結合親和性が低下するため，酸性薬物のアルブミンへの結合が低下し，Vd が変化する．30%以上が未変化体として尿中排泄される薬物では，腎機能不全においては CL が著しく低下すると考えられる．

■ 肝機能不全

肝不全患者では，初回通過効果を受けやすい薬物の経口バイオアベイラビリティは健常者と比較して著しく高いことがある．また，腸管運動性低下のため経口投与した薬物の最大効果の出現が遅延することもある．低アルブミン血症によって酸性薬物のタンパク結合率，糖タンパク値の変化によって塩基性薬物のタンパク結合率が影響される．血漿タンパク濃度の変化は，通常はタンパク結合率の高い薬物の組織分布に影響を及ぼす．顕著な浮腫および腹水が存在すると，アミノグリコシド系抗菌薬など水溶性の高い薬物の Vd が変化する．肝臓の薬物代謝能は肝血流量と肝酵素活性に影響され，いずれも肝疾患の影響を受ける．また，P450 アイソフォームの中にはほかのアイソフォームより肝疾患の影響を受けやすいものがあり，薬物代謝が抑制される．

■ 心機能不全

循環不全，すなわちショックにより，集中治療下で頻繁に使用される薬の薬物動態が変化することがある．腸管壁浮腫のため薬の吸収が損なわれることがある．受動的肝うっ血によって初回通過効果が妨げられ，血漿中濃度が増加する．末梢性浮腫によって筋肉内投与からの吸収が阻害される．組織の低灌流と浮腫に伴う全身水分量増加とのバランスにより，Vd に予測不可能な変化が生じることがある．また，肝の低灌流によって薬物代謝酵素の機能が変化し，特にリドカインなどの血流律速型薬物は影響を受ける．

1 | 薬物相互作用

　患者には2種類以上の（頻繁には多数の）薬が投与されることが多く，薬物相互作用の可能性が上昇する．薬物動態的相互作用によって吸収，分布，代謝，消失が変化することがある．薬物相互作用によって吸収に影響が及ぶ機序として，薬物複合体の形成，胃内 pH の変化，消化管運動性の変化があげられる．このため，経口投与した薬物のバイオアベイラビリティに対してかなりの影響が及ぶことがある．競合的な血漿タンパク結合の変化とそれに続く遊離薬物濃度の変化によって Vd が変化する．

　生体内変化反応は個人ごとに大きく異なり，薬物相互作用の影響を受けやすい．誘導とは，特定の薬への曝露によって酵素活性が上昇することであり，その結果としてほかの薬の代謝が増強して血漿中濃度が低下する．一般的な酵素誘導物質としてバルビツール酸，カルバマゼピン，イソニアジド，リファンピシンがあげられる．これに対して阻害とは，特定の薬への曝露によって酵素活性が低下することであり，その結果としてほかの薬の代謝が抑制されて血漿中濃度が上昇する．一般的な酵素阻害物質としてシプロフロキサシン，フルコナゾール，メトロニダゾール，キニジン，バルプロ酸があげられる．第II相酵素の誘導物質および阻害物質はそれほど詳しく解析されてないものの，例えば，黄疸の新生児にグルクロニルトランスフェラーゼ誘導のためフェノバルビタールを投与するなど，この情報の臨床応用がいくつか報告されている．水溶性薬物は腎臓から未変化体として排泄される．糸球体濾過のみによって排泄される薬物の CL がほかの薬物に影響される可能性は低い．有機酸および有機塩基は腎から分泌され，消失において互いに競合することがあり，予想外の体内動態に至る可能性がある．

薬力学

　薬力学は薬が体に何をするか（すなわち，薬の作用や薬物療法の反応）を解析するものである．薬力学モデルでは薬物投与の前後に測定された生理的パラメータの量的関係が構築され，薬の作用が投与前またはベースライン値と比較した生理的パラメータの変化として定義される．ベースラインとは薬が投与されていない状態を指すが，日内変動のため複雑化する場合もある．有効性とは，薬物投与後に期待されるすべての有益作用を併せたものと定義される．この場合，臨床的便益を指し，必ずしも経済的便益を意味するものではない．同様に，毒性とは，特定の毒性事象の経時的推移，またはある共通の毒性よりもたらされる反応の複合として表される．

1 ｜ **概 説**

　薬物療法の薬力学的反応，すなわち濃度−作用関係は，活性を有する薬の分子が意図する作用部位に到達した後にしか進行しない．このため，薬物動態プロセスと薬力学プロセスのつながりは明白である．さらに，さまざまな副次的なプロセス（吸収，分布，耐性など）に影響するそれぞれの要因が関係し，個別の研究を要することがある．薬力学的作用の経時変化が薬によって異なるのは，直接作用あるいは間接作用どちらかで解釈することができる．直接的な作用は測定部位（通常は血漿）での濃度に正比例する．間接的な作用は何らかの形で作用発現までの時間的遅れを示し，作用部位と測定部位が異なるために生じる遅れであったり，ほかの生理的または薬理学的条件が満たされた後にのみ作用が発現するために生じる遅れであったりする．

　直接作用の関係は，血管腔が作用部位である一部の循環器用薬にみられる．血圧，ACE 阻害，血小板凝集阻害などの薬理作用の特徴は直接的な反応の関係である．通常，このような関係は線形関数，双曲線関数（E_{max}），シグモイド E_{max} 関数の典型的な 3 パターンによって定義される．このパターンを**図 4.3** に示した．

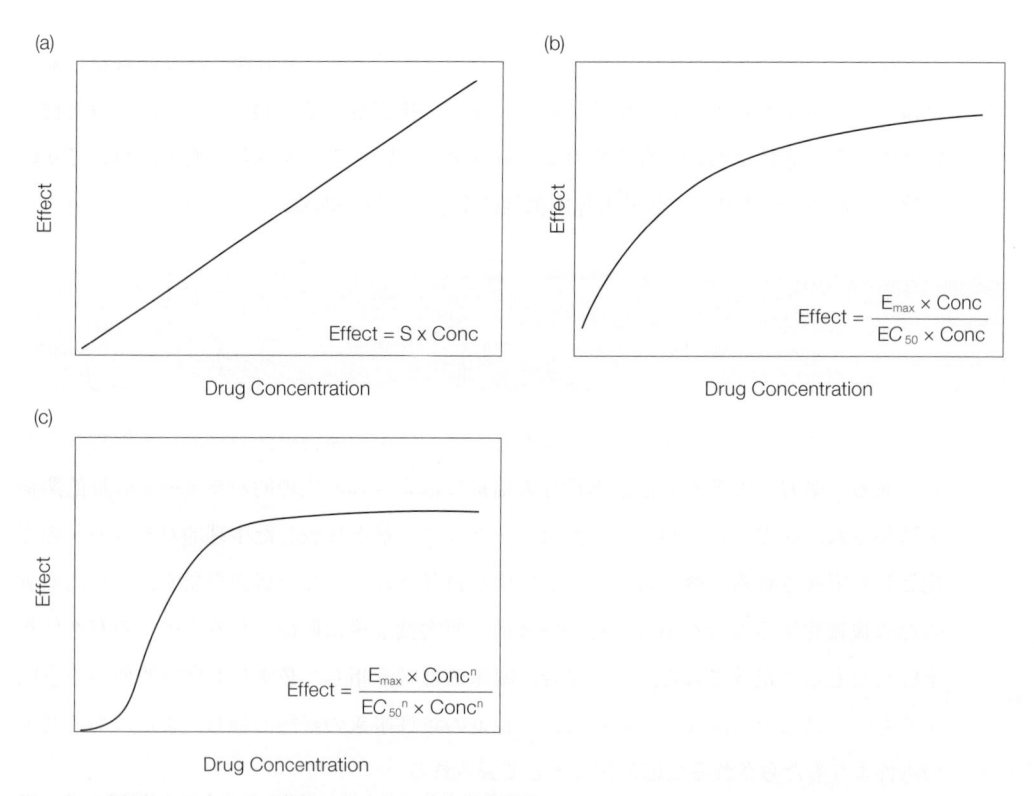

図 4.3 ● 直接的な反応を示す薬物の代表的な薬力学的関係

線形，双曲線，シグモイド−E_{max} 関係を示す．S は線形反応の傾きである．E_{max} は最大作用を示す．EC_{50} は到達された最大反応の 50％ を示した濃度を指し，n はシグモイド曲線性を表す形状係数である（別名ヒル係数）．

　いずれの場合でも，血漿中濃度と作用部位での薬物濃度は比例する．さらに，濃度−作用関係は時間に無関係と仮定される．

　濃度と反応の間で間接的な関係を示す薬もある．この場合，濃度−作用関係は時間に依存する．この種の作用の解釈の1つはヒステリシスである．ヒステリシスとは，原因と結果との間に時間差がある現象を指す．薬力学に関してみると，血漿薬物濃度と作用部位での活性物質濃度とが平衡に到達するのに遅れが生じている状況を表すことが最も多い（例：チオペンタール，フェンタニル）．ヒステリシスを生じる主要な状態として，作用部位が中心コンパートメント（血漿または血液コンパートメント）にない場合，作用機序にタンパク合成が関与している場合，活性代謝物が存在する場合の3種類があげられる．仮想的な作用コンパートメント（薬物の濃度が薬の作用と直接相関する物理的空間）の概念を用いると，血漿中濃度（Cp）ではなく作用部位濃度（Ce）を使用した場合にのみ図4.4に示した関係がみられる．この状況ではCpに対してCeをプロットしたときヒステリシスループが得られる．

　同じ観測結果を表すためにさらに複雑なモデル（間接的な反応のモデル）が使用されているものの，基礎をなす生理的プロセス（例：細胞のトラフィッキング，酵素動員な

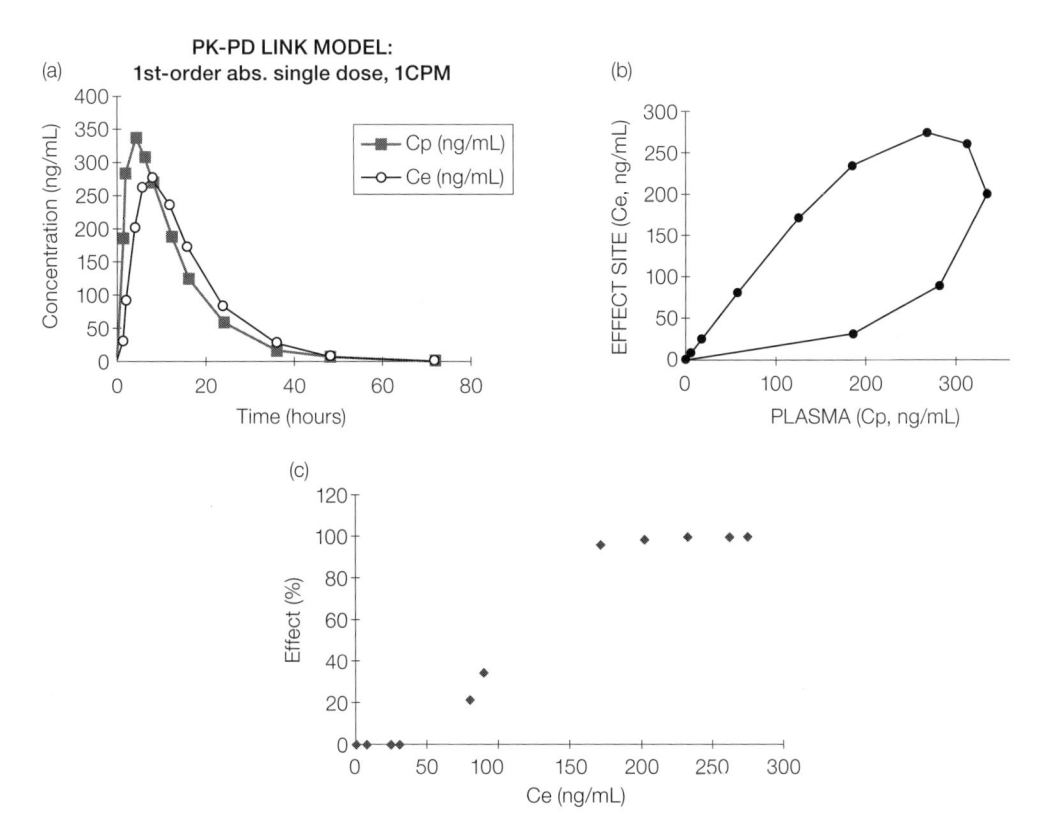

図 4.4 ● 濃度−時間，ヒステリシス，作用−濃度のプロット（時計回り）
観測されたヒステリシスを解釈するために作用コンパートメントを使用する例を示す．

ど）の詳しい知識が通常は必要となる．特筆すべき点は，薬力学的特性解析と，その研究から得られた投与方針は，薬物濃度のみの解析から得られるものよりも役に立つということである．

　さらに，薬力学は特別な患者集団における用量調節を定義できるという重要な特性がある．この例として，シクロスポリンの免疫抑制作用に関する感受性が乳児では成長した小児および成人と比較して著しく高いこと，カルシウム拮抗薬の PR 間隔に対する影響における感受性が高齢者で著しく高いことがあげられる．

薬理ゲノミクス

　薬理ゲノミクスとは，個人の遺伝的形質が体の薬に対する反応にどのような影響を及ぼすかについての研究である．薬理ゲノミクスにより，個人の遺伝子型に合わせて薬の使用が個別化されることが期待できる．環境，食事，年齢，生活様式，健康状態のすべてが人の医薬品に対する反応に影響するものの，個人の遺伝子型は，有効性や安全性を高めるための薬の個別化を可能とする鍵と考えられる．薬理ゲノミクスは生化学などの従来の薬学と，遺伝子，タンパク質，SNP（一塩基多型）の知識が合わさったものである．ヒトゲノム内の遺伝的変異，または SNP は人の薬に対する反応を予測する診断ツールとなり得る．この方向で SNP を利用するには，個人の DNA の配列を解析して特定の SNP の存在を確認しなければならない．将来には，薬の開発にも SNP スクリーニングから便益がもたらされる．ある薬が有害または無効であることが，スクリーニングによって示された人は臨床試験から除外されることとなる．臨床試験の被験者を事前にスクリーニングすると，規模や期間を抑えることでより低コストで臨床試験を実施することが可能となる．最後に，薬を処方する前にその薬に対する個人の反応を評価することが可能であれば，処方者は自信をもって薬を処方できるようになり，患者は処方薬をより信頼するようになり，ひいては同様の方法で試験される新薬の開発も促進される．

結　論

　臨床薬理学は新薬の開発および薬物療法の管理において重要な役割を果たしている．薬剤疫学研究においては，薬物療法と臨床的便益および潜在的毒性との間に予測される関連を理解するための基本も，臨床薬理学から得られる．新薬が上市された後の影響力（臨床的，経済的）は，その薬の臨床薬理学的特性を既存療法と比較して予測できることが多いため，薬剤疫学の分野では臨床薬理学の詳細な知識も必要とされる．薬の使用，

アドヒアランス，それに多様な薬物治療の関係や，疾患や集団と薬の特性を関連づける指標は，人体での薬の挙動をつかさどる既存の臨床薬理学の原理に沿って定義されるべきである．健康的な満足できる生活状態を維持し，慢性の重症疾患を回避するため患者のケアに全体論的アプローチが求められる時代においては，臨床戦略はより多くの予防的アプローチを取り入れたものとなる．さらに，臨床薬理学と薬剤疫学は，真に有益なものとそうではない，または有害ですらあるものとを区別する不可欠な学問分野となる．

重要なポイント

- 医療提供者が医薬品情報，医薬品安全性やほかの臨床薬理学に関係のある薬剤師職能の側面に熟知することが大いに求められている．

- 臨床薬理学はさまざまな患者集団での薬の治療域（期待される効果が得られる最低用量から，効果よりも副作用が大きくなる最大用量まで）を定義し，さまざまな患者の部分集団における用量変更（例：小児，妊婦，高齢者，臓器障害）および／またはさまざまなライフスタイル要因に合わせた用量調節（例：食物，投与時刻，薬物相互作用）の指針となる．

- 臨床薬理学は人における医薬品の科学研究のあらゆる側面を含む．薬物動態（薬の投与量と到達された血清または血液中の濃度との関係）と薬力学（薬物濃度と効果との関係）に分けることができる．

- 薬の作用の個体差にはさまざまな要因が存在する．この要因として性別，年齢，健康状態，併用薬，遺伝的構成があげられる．薬剤疫学の重要な目標の1つは，個々の薬物に対する反応に影響する要因の特性を，集団を解析することで明らかにすることである．

- 個別の薬物は，薬物動態的機構により，または薬力学的機構により，もしくはこの両者によって反応をもたらす．

参考文献

- Avorn J (2007) In defense of pharmacoepidemiology–embracing the yin and yang of drug research. N Engl J Med 357 (22): 2219–21.
- De Vries TP (1993) Presenting clinical pharmacology and therapeutics: a problem based approach for choosing and prescribing drugs. Br J Clin Pharmacol 35 (6): 581–6.
- Etminan M, Gill S, et al. (2006) Challenges and opportunities for pharmacoepidemiology in drug-therapy decision making. J Clin Pharmacol 46 (1): 6–9.
- Etminan M, Samii A (2004) Pharmacoepidemiology I: a review of pharmacoepidemiologic study designs. Pharmacotherapy 24 (8): 964–9.
- Evans SJ (2012) An agenda for UK clinical pharmacology Pharmacoepidemiology. Br J Clin Pharmacol 73 (6): 973–8.
- Guess HA (1991) Pharmacoepidemiology in pre-approval clinical trial safety monitoring. J Clin Epidemiol 44 (8): 851–7.
- Hartzema AG (1992) Pharmacoepidemiology–its relevance to clinical practice. J Clin Pharm Ther 17 (2): 73–4.
- Jones JK (1992) Clinical pharmacology and pharmacoepidemiology: synergistic interactions. Int J Clin Pharmacol Ther Toxicol

30 (11): 421–4.

- Leake CD (1948) Current pharmacology; general principles in practical clinical application. J Am Med Assoc 138 (10): 730–7.
- Lehmann DF (2000) Observation and experiment on the cusp of collaboration: a parallel examination of clinical pharmacology and pharmacoepidemiology. J Clin Pharmacol 40 (9): 939–45.
- Lehmann DF (2001) Improving family ties: an examination of the complementary disciplines of pharmacoepidemiology and clinical pharmacology. Pharmacoepidemiol Drug Saf 10 (1): 63–8.
- Luo X, Cappelleri JC, et al. (2007) A systematic review on the application of pharmacoepidemiology in assessing prescription drug-related adverse events in pediatrics. Curr Med Res Opin 23 (5): 1015–24.
- Royer RJ (1992) Clinical pharmacology and pharmacoepidemiology: future challenges for the European Community. Int J Clin Pharmacol Ther Toxicol 30 (11): 449–52.
- Suissa S (1991) Statistical methods in pharmacoepidemiology. Principles in managing error. Drug Saf 6 (5): 381–9.
- Theodore WH (1990) Basic principles of clinical pharmacology. Neurol Clin 8 (1): 1–13.
- Tilson HH (1990) Major advances in international pharmacoepidemiology. Ann Epidemiol 1 (2): 205–12.

第5章 薬剤疫学研究をいつ実施すべきか

ここまでの章で考察したとおり，薬剤疫学研究では臨床薬理学に含まれる領域に疫学の手法を応用したものである．本章では，薬剤疫学研究をいつ実施するべきかについて論じる．まず最初に，薬剤疫学研究を実施するさまざまな理由について論じる．これらの理由の多くの中心にある動機は，リスクを忍容する度合である．製造業者，規制当局，学術研究者，臨床家のいずれの観点からであっても，許容できると考えられる副作用のリスクを検討する必要がある．続いて安全性とリスクとの違いについて考察し，最後にリスクの許容についての決定因子について論じる．

薬剤疫学研究を実施する理由

薬剤疫学研究を実施するか否かについての決定は，薬の販売を承認するかについての規制当局における意志決定，または薬を処方するかについての臨床医の決定に類似するものとみなすことができる．いずれの場合においても，治療法のベネフィットに対して費用およびリスクを評価して意思決定がなされる．

薬剤疫学研究の主要な費用が，研究の実施自体の費用（金銭，労力，時間）であることは明らかである．これらの費用が，提示された課題とその解決のため選択された手法に応じて変動することははっきりしている．市販後ランダム化臨床試験を例外として，一般的に市販後研究の患者1人当たりの費用は市販前研究の費用より1桁以上低い．ほかに考慮すべき費用は，ある研究を実施した場合に未実施で放置されるほかの研究の機会費用である．

薬剤疫学研究実施のリスクの1つとして，実際には検討対象の薬が有害なアウトカムの原因ではないときに，その有害なアウトカムと薬との間に関連があると同定されてしまう可能性がある．もう1つのリスクとして，薬の安全性に関して誤った安心感を与えてしまう可能性があげられる．この2つのリスクはともに適切な研究デザイン，熟練した研究者，得られた結果についての適切で信頼できる解釈によって最低限に抑えられる．

薬剤疫学研究のベネフィットは規制，販売，臨床，司法の4つのカテゴリーに分類で

きる（**表 5.1** 参照）．薬剤疫学研究を開始するかどうかの決定に関与するさまざまな組織および個人にとって，それぞれのカテゴリーは重要である．通常，あらゆる研究はこれらのうち複数の理由のために実施される．それぞれについて順番に考察する．

1 | 規 制

　おそらく，市販後薬剤疫学研究を実施するのに最も明白で強制力のある理由は規制上の理由である．すなわち，薬の販売が承認される前に市販後薬剤疫学研究の計画が要求される．近年では市販後研究が要求される頻度がますます高くなっている．例えば，FDA が承認の時点に市販後研究を要求した医薬品は 1970 年代には約 1/3 であったのに対し，1990 年代には 70% 以上に増加した．要求された研究の多くは，薬の有効性に関して残る疑問を解明するためデザインされたランダム化臨床試験である．薬の毒性の疑問に注目したものもある．薬剤疫学研究が規制当局の要求に応じて実施されたのか，単に規制当局の「提案」に応じて実施されたのか不明であることが多いものの，効果は本質的に同じである．規制当局の疑問に対処するため実施された研究の初期の例として，シ

表 5.1 ● 薬剤疫学研究を実施する理由

A. Regulatory
　1. Required
　2. To obtain earlier approval for marketing
　3. As a response to question by regulatory agency
　4. To assist application for approval for marketing elsewhere

B. Marketing
　1. To assist market penetration by documenting the safety of the drug
　2. To increase name recognition
　3. To assist in re-positioning the drug
　　a. Different outcomes, e.g., quality of life and economic
　　b. Different types of patients, e.g., the elderly
　　c. New indications
　　d. Less restrictive labeling
　4. To protect the drug from accusations about adverse effects

C. Legal
　1. In anticipation of future product liability litigation

D. Clinical
　1. Hypothesis testing
　　a. Problem hypothesized on the basis of drug structure
　　b. Problem suspected on the basis of preclinical or premarketing human data
　　c. Problem suspected on the basis of spontaneous reports
　　d. Need to better quantitate the frequency of adverse reactions
　2. Hypothesis generating–need depends on whether:
　　a. it is a new chemical entity
　　b. the safety profile of the class
　　c. the relative safety of the drug within its class
　　d. the formulation
　　e. the disease to be treated, including
　　　i. its duration
　　　ii. its prevalence
　　　iii. its severity
　　　iv. whether alternative therapies are available

メチジンおよびプラゾシンの「第Ⅳ相」コホート研究があげられる．これらについては第1章および第2章で詳しく考察した．現在，FDAはこのような研究を求める権限を有しており，この要求は今後さらに増加すると考えられる．

規制当局が薬を早期に販売承認するかもしれないと期待して，製造業者が薬剤疫学研究の実施を申し出ることがある．どんな新しい重大な問題でも市販後に速やかかつ確実に検出できると規制当局が確信できれば，より安心して販売を始めさせることができるだろう．規制関連の意思決定に対する自発的な市販後研究の影響力の評価は困難であるものの，早期承認という非常に大きな経済的影響力は一部の製造業者にとって薬剤疫学研究を開始する動機となっている．さらに最近では，特に重要な薬の場合にはほぼ第Ⅱ相試験のみの後に，市販後研究での追加データ収集を了解した上で販売が承認されることがある．例えば，ジドブジンは限定的な試験が実施されただけで販売が承認された．安全性および有効性の両者に関して追加データが収集され，当初の推奨用量が大き過ぎたという重要な事実が判明したのは販売開始後であった．

規制当局に報告された副作用の症例報告への対応として，市販後研究が開始されることがある．このような研究結果報告への対応の1つとして，添付文書変更を示唆することもあるかもしれない．臨床的にも商業的にも，多くの場合は薬剤疫学研究の提案がより適切な対応である．このような場合の薬剤疫学研究では，薬に曝露した人での有害事象の発現が薬に曝露していない人の予測値よりも実際に多いか否かを探索し，もし多い場合は疾患のリスクがどれほど大きくなっているかを調べる．一例として，トルメチンに対する過敏症反応がFDAの自発報告システムに報告された後，この問題を検討するためにメディケイドのデータベースが使用された．

最後に，薬の販売開始時期は国によって異なる．比較的早く薬が販売された国で実施された市販後薬剤疫学研究は，その薬がまだ承認されていない国の規制当局に薬の安全性を証明するのに役立つ．製薬業界も薬剤疫学の分野も国際的になりつつあり，規制当局間の協力も進んでいるため，このような薬剤疫学の応用が可能なことが増えている．

2 ｜ 販 売

以下に論じるように，薬剤疫学研究が実施される主たる目的は，クリニカルクエスチョンへの回答を得ることである．しかし，一部の薬剤疫学研究における主な根底にある理由は，これら回答を得ることによる販売上の影響であることは明らかである．実際，いくつかの企業では医学部門ではなく販売部門が薬剤疫学を担当するところもある．

薬の効果に関して販売開始時点に得られている情報には限界があることはよく知られており，当然ながら多くの医師は使用経験がかなり蓄積するまで薬の処方をためらう．市販後調査研究を正式に行うことによってこのプロセスのスピードを上げることができ，競合品と比較しての薬の長所または短所が明らかになる．

薬剤疫学研究は製品の知名度の向上にも役立つ．研究が進行中であるとの事実は処方者に認識されることが多く，その結果が発表され，論文が公表されたときにも認識されることが多い．この知名度の上昇が売上に役立つと推定される．製品の知名度は，特に処方者を介して研究対象者を募集する薬剤疫学研究で向上すると考えられる．しかし，この手法は特定の状況では有用である一方で，極めて費用が高く，ほかに利用可能な代替法の大部分と比較して科学的に有用な情報が生み出される可能性は低い．特に，市販後調査研究と称して，科学的情報を収集する有用なデザインではない，純粋な販売活動を実施することは非難されるべきである．これは誤解を招くおそれがあり，またこの事実を知った処方者は将来の研究への参加をためらうようになるため，将来の科学的に有用な研究の実施が危うくなる．

薬剤疫学研究はすでに販売されている薬のリポジショニング，すなわち既承認薬の新たな市場開発にも役立つ．承認された効能・効果での薬剤使用の結果生じる異なる種類のアウトカム，例えば医療ケアの費用に対する薬の影響（p.379，第17章参照）や患者のquality of life（QOL）に対する薬の影響（p.394，第18章参照）を探索する薬剤疫学研究もあるだろう．また，市販前研究に組み入れた患者とは異なる種類の患者，例えば小児や高齢者における既承認の効能・効果での薬の使用を探索する研究も考えられる．意図しない有益作用，さらには薬の有効性を探索することにより，薬の使用の新しい効能・効果についての手掛かりと裏づけ情報を得る研究もあり得る．

有効性に関する疑問または毒性に関する疑問といった理由により，薬の最初の販売承認に表示の制限がつけられることがある．例えば，ブレチリウムは当初，生命を脅かす不整脈の治療のみに限定された適応でアメリカで販売が承認された．これより広い用途での承認には追加データが要求され，このようなデータは薬剤疫学研究から得られることが多い．

最後に，そしておそらく最も重要な点として，薬剤疫学研究は新薬の開発および試験に対する大きな投資を保護するのに役立つことがある．薬の毒性に関する疑問が生じたとき，多くの場合は直ちに回答が必要である．さもなければ市場シェアを失うことになり，時には市場撤退という事態にすらなり得る．しかし，このような問題を見越して薬剤疫学研究を実施する先見性を製造業者がもっていない限り，直ちに回答が得られることはあまりない．この種の問題は具体的に予見されることはあるものの，されないほうが多い．しかし，曝露した患者の既存コホートと対照群があれば，多くの場合は新たに研究を実施するよりもはるかに早く回答を得ることは可能である．この実例として，ピロキシカム（フェルデン®）に起因する高齢者の消化管出血による死亡率がほかの非ステロイド性消炎鎮痛薬より高いか否かの疑問が生じたときのファイザー社の経験があげられる．ファイザー社はこのような疑問を見越した研究に資金を供給しなかったものの，幸運にも複数の薬剤疫学研究グループが別の研究を実施しており，この疑問に関するデータを

利用することができる．逆に，ゾメピラックを原因とするアナフィラキシー反応に関する疑問が生じたマクニール社は，それほど運よくいかなかった．同社が後に入手したデータがこの疑問の発生時点に得られていたならば，ゾメピラックは市場撤退とならなかったかもしれない．また，シンテックス社は非経口ケトロラクの販売に伴う潜在的ベネフィットとリスクを考え，上市の時点に市販後調査としてのコホート研究を開始することを選択した．実際，この薬剤は多種の有害なアウトカムについて告発されたが，主要な市場で生き残れたのは，ひとえにこの研究の存在と，後に公表された結果のおかげである．

3 ｜ 司 法

　理論的に市販後調査研究は，いずれは製造物責任訴訟に対抗することを見越した法的予防法として役立つ（p.82，第6章参照）．「知らぬが仏（What you don't know, won't hurt you.）」ということわざをよく聞く．しかし，薬剤疫学においては，この考え方は近視眼的であり，実際には大いに間違っている．すべての薬は副作用を引き起こす．よって，薬を承認する規制当局の決定および薬を処方する臨床医の決定は，いずれも薬のベネフィットとリスクとの相対的なバランスに関する判断に依存している．法律上，過失の法理論を用いて製造物責任訴訟で勝訴するためには，原告が因果関係，損害，過失のすべてを証明しなければならない．このような訴訟の被告である医薬品製造業者は，製造した薬が副作用の原因であるかどうかといった事実を変えることはできない．もし製造した薬が副作用の原因である場合，その事実はいずれかの時点で検出されるであろう．原告が副作用によって法的損害を負ったかどうか，すなわち原告が障害を負った，または医療処置を要したため費用を負担したかといった事実も，製造業者は変えることができない．しかし，問題となる有害なアウトカムの原因が実際に薬であったとしても，製造業者は薬のあらゆる毒性の検出を試みて最高水準の研究を実施していたと立証することはできる．さらに，このような研究により，薬が原因となっていない副作用を起こしたと非難される，まったく事実無根の訴訟に対抗することが容易になる．

4 ｜ 臨 床

■ 仮説の検証

　大部分の薬剤疫学研究が行われる主な理由は仮説を検証することであり，仮説の根拠は薬の構造または化学的分類である．例えば，すでに述べたシメチジンの研究は，シメチジンがメチアミド（無顆粒球症を誘発するとして欧州の市場から撤退した薬）と化学的に類似しているため実施された．それとは別に，市販前または市販後の動物実験または臨床的知見に基づいた仮説もある．例えば，問題の薬を使用した患者が経験した有害事象の自発報告から仮説が生成されることもある．すでに述べたトルメチン，ピロキシ

カム、ゾメピラック、ケトロラクについての疑問はすべてこの例である。最後に、副作用が明らかに薬に起因しているものの、頻度の定量を必要とする場合がある。この副作用の定量のため研究が必要な場合がある。例としては初回投与時の失神の市販後調査研究があげられる。当然、検定される仮説は薬の有益作用と有害作用のいずれも合んでいる例として実施されたプラゾシンの市販後調査について、重要な方法論的限界をもつこともある。

■ 仮説生成

仮説生成研究は、未知で予期していない薬の作用のスクリーニングを目的とする。原則として、すべての薬は仮説生成研究の対象となる可能性があり、そしておそらく対象とされるべきである。しかし、ほかの薬よりも多くの仮説生成研究を要する薬が存在するかもしれない。これは薬剤疫学の専門家を対象に調査した。本格的研究の焦点であった。

例えば、新規化学物質はいわゆる「ゾロ（mee too）」薬よりも研究の必要性が高いことについては一般的に意見が一致している。これは、新薬では類似薬で経験がないことから、重要で予期しない作用を有する可能性があるためである。

同一薬効分類の安全性プロファイルも、スクリーニングのための新薬の市販後調査研究の正式な実施を決める上で重要である。同じ分類に属するほかの薬での過去の経験は、問題の新薬での経験がどのようなものになるかを予測するのに有用な因子である。例えば、トロヴァフロキサシンは肝疾患のリスクが増大するとの知見を得て、以後のチアゾリジンジオン類、すなわちピオグリタゾン、ロジグリタゾンについても肝疾患が懸念事項となった。同様に、ロフェコキシブには心筋梗塞との関連があるとの知見を得て、セレコキシブについても心筋梗塞が懸念事項となった。

薬効分類内での薬の相対的な安全性も役に立つ。販売前に多数の患者で検討され、同じ薬効分類のほかの薬よりも安全とみなされる薬は、追加の市販後調査研究が必要とされる可能性が低い。当然ながら効果比較研究である（p.464、第22章参照）。

薬の剤形によってスクリーニング目的の薬剤疫学研究を本格的に行う必要があるかどうかが決まることがある。剤形を理由として、医療施設内で、すなわち綿密な監視の下で使用される薬は、薬剤疫学研究が必要とされる可能性が低い。薬がこのような条件で使用されるとき、あらゆる重篤な副作用は本格的な市販前研究を実施しなくても検出されると考えられる。

治療対象の疾患は市販後調査研究を追加しなければならないかどうかについての重要な決定因子である。慢性疾患の治療に使用される薬は長期間使用されると考えられる。このため、長期的な影響を知ることが重要である。この点で、各薬剤の市販前研究に使用できる比較的短い期間では十分に対処することができない。また、一般的な疾患の治

療に使用される薬には多数の患者が曝露すると見込まれるため，研究の重要性が高まる．軽度または自然治癒性の疾患の治療に使用される薬では重篤な毒性が許容されにくいため，これらの薬にも慎重な研究が必要である．これは特に，避妊薬など健康な人が使用する薬に当てはまる．一方，非常に状態の悪い人を治療するための薬を使用する場合，その薬が有効であればかなりの毒性が許容される．

　最後に，代わりになる治療があるか否かを知ることも重要である．ある新薬が既存の薬で治療可能な患者の治療に使用される薬であり，その新薬によって治療に大きな優位性がない場合，相対的な利点と欠点を確実にする必要がある．重大な副作用の存在，または有益作用の欠如は，治療上の大きな優位性を有していないため，許容されにくいと考えられる．

安全性とリスク

　かつては，臨床薬理学者が薬の「安全性」について考えていた．その理由は，薬が米国内で販売の承認を受ける前に満たすべき法に基づく基準として，「意図する用途の条件下で安全かつ有効である」ことが証明される必要があるためである．しかし，安全性とリスクを区別することは重要である．何かしらのリスクを伴わないものはほとんどなく，ベッドで寝ているとしても褥瘡のリスクがある！　確かに，完全に安全な薬はない．それでも，薬にはリスクがほとんどない，まったくあってはならないという不幸な誤解が一般人には残っている．「安全な」薬を使用するとしても，いくらかのリスクが伴う．安全度（degrees of safety）として考えるとわかりやすくなる．具体的に言うと，薬は「それに伴うリスクが許容できると判断された場合に安全」である．リスクの測定は客観的ではあるものの，確率的な探究である．安全性の判断は，リスクの忍容性に関する個人的および／または社会的価値判断である．このため，安全性の評価には，リスクを測定することと，リスクを忍容できるかを判断することという2つのまったく異なる種類の活動が要求される．リスクの測定は薬剤疫学の多くの，また本書の大部分の焦点である．リスクを許容できるか判断することが以下の考察の焦点である．

リスクに対する忍容性

　市販後調査において薬剤疫学研究を実施するか否かは，リスクを許容する意欲にも左右される．製造業者の観点からは，このリスクを生じる可能性のある規制または司法上の問題のリスクとして検討することができる．製造業者，規制当局，学術研究者，臨床家のい

ずれの観点からであっても，許容可能として受け入れようと考える副作用のリスクを検討する必要がある．薬の副作用のリスクを許容する意欲に影響する要因は複数存在する（**表5.2**）．これらの要因の中には，検討する有害なアウトカムに関係するものがある．ほかにも曝露や有害なアウトカムが発現する設定に関係するものもある．

1 ｜ 有害なアウトカムの特徴

　問題となる副作用の重症度および可逆性が，副作用の許容可能性において最も重要である．同じ発現率であっても，重度の副作用は軽度の副作用と比べてはるかに許容できない．これは特に，例えば先天異常など恒久的な危害に至る副作用に当てはまる．

　有害なアウトカムの忍容性に影響するもう1つの極めて重要な要因として，曝露した人における有害なアウトカムの頻度があげられる．なお，これは曝露に起因する疾患の相対リスクの問題ではなく，超過リスクの問題である（p.21，第2章参照）．タンポンの使用には中毒性ショックと強い関係があり，過去の研究では相対リスク10〜20が示されている．しかし中毒性ショックは非常にまれであるため，リスクが10〜20倍に増加してもタンポン使用者における中毒性ショック症候群のリスクは極めて低い．

　また，薬が原因で特定のどの疾患に生じるのかは，リスクの忍容性にとって重要である．ある種の疾患は一般人に「恐ろしい病気」，すなわちほかの疾患より多くの恐怖と感情を生み出すものとみなされていて，その例としてはエイズとがんがある．これらの疾患を誘発する薬については，そのリスクが忍容可能と判断される可能性は低い．

　別の関連要因として，有害なアウトカムが即時型か遅発型かという点がある．ほとんどの人は，遅発型のリスクについては即時型のリスクほどの懸念をもたない．おそらく，禁煙運動の成功を遅らせた要因の1つである．部分的にはこれは否定の機能によるものであり，遅発型のリスクは決して起こらないように感じられるためである．また，経済学的な「割引」の概念がここで役割を果たしている．将来の有害事象は今日起こる同じ事

表5.2 ● リスクの忍容性に影響する要因

A. Features of the adverse outcome
　1. Severity
　2. Reversibility
　3. Frequency
　4. "Dread disease"
　5. Immediate versus delayed
　6. Occurs in all people versus just in sensitive people
　7. Known with certainty or not
B. Characteristics of the exposure
　1. Essential versus optional
　2. Present versus absent
　3. Alternatives available
　4. Risk assumed voluntarily
　5. Drug use will be as intended versus misuse is likely
C. Perceptions of the evaluator

象ほど悪くなく，今日の有益作用は将来に起こる同じ作用よりもよいものである．今後それまでの間にほかの何か，すなわち遅発型の作用を無意味なものにする何か，または少なくともその影響を弱める何かが起こるかもしれない．このため，遅発型の有害事象は，現在の有益作用をもたらすのであれば，受け入れる価値があるかもしれない．

有害なアウトカムがタイプ A 反応であるかタイプ B 反応であるかも重要である．第 1 章に述べたように，タイプ A 反応とは薬の通常の薬理学的効果が過剰に発揮された結果である．タイプ A 反応は頻繁に発現する傾向があるものの，用量に依存し，予測可能であり，重篤にはなりにくい．これに対してタイプ B 反応とは異常な薬物作用のことである．タイプ B 反応はまれであり，用量に依存せず，比較的重篤となりやすい．具体的には，薬に対する過敏症反応や免疫反応であったり，ほかの特異体質性の反応であったりする．ともあれ，タイプ B 反応は予測が困難であったり，発見すらできなかったりする．副作用を予測できた場合にはその予防を試みることができる．例えば，アミノフィリンに誘発される不整脈および発作を予防するためには，低用量で投与を開始して血清中濃度を注意深く追跡することである．この理由のため，ほかのものがすべて同等であるとき，タイプ B 反応はタイプ A 反応より許容できないとみなされるのが通例である．

最後に，リスクを忍容できるかどうかはそれがどれほど詳しく確立されているかにも左右される．同じ副作用であっても，薬が原因であると確実に判明している場合は，ごくわずかな可能性で薬が原因と考えられる場合よりも明らかに許容できない．

2 ｜ 曝露の特性

リスクの忍容性は非常に多様であり，曝露が不可欠か自由選択かによって異なる．がん化学療法のような救命的な治療や余命を延長する治療に使用している場合，大きな副作用でもはるかに許容できる．一方，自己治癒性疾患に対する治療法のリスクは低くなければ許容できない．

ワクチン，避妊薬など健康な人での使用を意図した医薬品では，極めて低いリスクのとき，許容可能とされる．

リスクの忍容性は，治療法があることに由来するリスクであるか治療法がないことによるリスクであるかにも左右される．後者のリスクを説明するには，ある薬剤によって治療できる疾患であるが，まだ市販されていないために生じた死亡を考えればよい．例えば，β 遮断薬のアメリカ市場への導入が 6 年遅れたために発生した死亡は，近年のすべての薬物有害反応の合計よりも多いと非難されている．社会的にみて，われわれは，販売が早過ぎた薬の使用に起因するリスクよりこのような導入が遅れたリスクははるかに大きいが，この種のリスクを受け入れようとする．医師は「何よりもまず危害を与えないこと」（primum non nocere）を教えられる．これは，終末期の患者には介入を行わず，その疾患によって死に至らせる一方で，安楽死を実施することは非倫理的であり，おそらく違法であるとみ

なすわれわれの意思にいくらか似ている．一般的に，われわれは遂行の罪よりも怠慢・不作為の罪に対する忍容性ははるかに高い．

代替の治療法があるかどうかは，リスクの忍容性のもう1つの決定因子である．ある疾患，特に重篤な疾患に対して唯一利用可能な治療法である薬では，比較的高いリスクでも忍容性があるとみなされる．毒性がある上に実施された試験が限定的であったにもかかわらず，ジドブジンがエイズ治療薬として販売を認められた理由がこれである．一方で，タンポンの使用に関連する中毒性ショック症候群の研究は，疾患の頻度は低いが，異なるリスクが判明している複数種のタンポンの中から消費者が選択可能であったため，公衆衛生上重要であった．

リスクが任意のものとみなされるか否かも，リスクへの許容可能性にとって重要である．われわれは飛行機事故による死亡の非常に低いリスクよりも自動車事故による死亡のリスクを許容しようとする．なぜならば，われわれは自動車事故はコントロールでき，理解しているため，付随するリスクを自発的に許容できるためである．たばこ関連の疾患による死亡の莫大なリスクは許容するのに，ごく少量の薬の投与を有毒であるとして強く反対する人もいる．一般的に，処方される薬に起こり得る毒性を患者に知らせるべきということで意見が一致している．リスクが薬の通常の治療的使用によるリスクより高いとき，侵襲的処置や治験薬と同様に，正式なインフォームド・コンセントを患者に行うのが通例である．薬を使用するかしないかについて胎児は自ら選択ができないという事実からも，薬に誘発された先天異常が忍容できない一因である．

最後に，社会的観点から，薬が意図されたとおりに使用される予定であるかどうか，現に使用されているか否か，または誤用が考えられるか否かに関して配慮する必要もある．誤用すること自体が，薬のリスクであると言える．例えば，常用性があり，乱用に至る可能性のある薬は許容されにくいと考えられる．また，医師による過剰投薬の可能性がある場合も，薬の忍容性は低下する．例えば，イソトレチノインによる先天異常の論争において，強力な催奇物質であることと，ほかの治療法に抵抗性の重篤な囊胞性痤瘡に対して非常に有効な治療薬であることに疑問はなかった．重症度の低い痤瘡（にきび）に対する有効性にも疑問はなかった．しかし，この有効性のために，毒性の低い治療法で治療できたはずの患者にも使用が広がり，そのために妊娠中の曝露，流産，先天異常が増加した．

3 | 評価者による認識

最後に，リスクを許容できるか否かの決定を下す人の認識に依存するところが結局は大きい．米国では，過去30年間に交通事故で100万人以上が死亡し，1日のたばこ関連疾患による死亡はジャンボジェット3機分の乗客数に値する．年間3,000人が母親の妊娠中のアルコール摂取による胎児障害を負って生まれてくる．それでも，これらの死亡は

ほとんど関心をもたれずに受け入れられているのに対し，飛行機事故や落雷事故のまれなリスクは恐れられている．イソトレチノインの市場残留を認めるか否かの決定は，外観は損なわれるものの生命を脅かすことのない疾患をもつ少数の患者のための薬の有効性が，その子どもたちに発現する先天異常に相当する価値を有するか否かに依存した．リスクの忍容性に関する決定からこの主観的な要素を取り除く方法はない．実際，これらの事項に関する患者の選好を解明するには，はるかに多くの研究が必要である．しかし，この主観的な要素は，インフォームド・コンセントが非常に重視される理由の1つである．大部分の人は，薬を使用するリスクを負うべきか否かに関する最終的な主観的判断について，担当医から説明を受けた後に個人が下すべきと感じている．しかしその判断を支援するものとして，いくつかのほかの活動に伴うリスクに関する定量的な情報を保有することは有用である．この情報の一部を**表5.3**に示した．

表5.3 ● 主要なハザードによる死亡の年間リスク

Hazard	Annual death rate (per 100,000 exposed individuals)
Heart disease (US, 1985)	261.4
Sport parachuting	190
Cancer (US, 1985)	170.5
Cigarette smoking (age 35)	167
Hang gliding (UK)	150
Motorcycling (US)	100
Power boat racing (US)	80
Cerebrovascular disease (US, 1985)	51.0
Scuba diving (US)	42
Scuba diving (UK)	22
Influenza (UK)	20
Passenger in motor vehicle (US)	16.7
Suicide (US, 1985)	11.2
Homicide (US, 1985)	7.5
Cave exploration (US)	4.5
Oral contraceptive user (age 25–34)	4.3
Pedestrian (US)	3.8
Bicycling (US)	1.1
Tornados (US)	0.2
Lightning (US)	0.05

Source: data derived from O'Brien (1986), Silverberg and Lubera (1988), and Urquhart and Heilmann (1984).

結　論

　本章では，薬剤疫学研究をいつ実施するべきかについて論評した．薬剤疫学研究を実施する理由について考察した後，安全性とリスクの違いについて論じた．最後にリスクの忍容性の決定因子について述べた．これで，いつ薬剤疫学研究の実施が望まれるかを読者に明確に理解してほしい．この後の章では，薬剤疫学を使用するさまざまな分野からの薬剤疫学の見方を示す．

重要なポイント

- 薬剤疫学研究を実施するか否かの決定は，薬の販売を承認するか否かについての規制当局の決定，または薬を処方するか否かについての臨床医の決定に類似するものとみなすことができる．いずれにおいても，ベネフィットに対する治療法の費用とリスクを評価して意思決定がなされる．
- 薬剤疫学研究の主なコストには，研究の実施自体の費用（金銭，労力，時間），ある研究を実施した場合に未実施で放置されるほかの研究の機会費用，実際には検討対象の薬がある有害なアウトカムの原因ではないときに有害なアウトカムとその薬との間に関連があると同定される可能性，薬の安全性に関して誤った安心感が得られる可能性がある．
- 薬剤疫学研究のベネフィットは規制，販売，司法，臨床の4つのカテゴリーに分類できる．薬剤疫学研究を開始するかどうかの決定に関与するさまざまな組織および個人にとって，それぞれのカテゴリーが重要である．通常，あらゆる研究はこれらのうち複数の理由のために実施される．
- 薬の副作用のリスクを許容する動機に影響する要因は複数存在する．これらの要因には，検討する有害なアウトカムに関係するものが含まれる．ほかに曝露や有害なアウトカムが発現する設定に関係するものもある．

参考文献

- Binns TB (1987) Therapeutic risks in perspective. Lancet 2: 208–9.
- Bortnichak EA, Sachs RM (1986) Piroxicam in recent epidemiologic studies. Am J Med 81: 44–8.
- Feldman HI, Kinman JL, Berlin JA, Hennessy S, Kimmel SE, Farrar J et al. (1997) Parenteral ketorolac: the risk for acute renal failure. Ann Intern Med 126: 193–9.
- Hennessy S, Kinman JL, Berlin JA, Feldman HI, Carson JL, Kimmel SE et al. (1997) Lack of hepatotoxic effects of parenteral ketorolac in the hospital setting. Arch Intern Med 157: 2510–14.
- Humphries TJ, Myerson RM, Gifford LM et al. (1984) A unique postmarket outpatient surveillance program of cimetidine: report on phase II and final summary. Am J Gastroenterol 79: 593–6.
- Joint Commission on Prescription Drug Use (1980) Final Report. Washington, DC.
- Lowrance WW (1976) Of Acceptable Risk. Los Altos, CA: William Kaufmann.
- Marwick C (1988) FDA ponders approaches to curbing adverse effects of drug used against cystic acne. JAMA 259: 3225.
- Mattison N, Richard BW (1987) Postapproval research requested by the FDA at the time of NCE approval, 1970–1984. Drug Inf J 21: 309–29.
- O'Brien B (1986) "What Are My Chances Doctor?"–A Review of Clinical Risks. London: Office of Health Economics.
- Rogers AS, Porta M, Tilson HH (1990) Guidelines for decision making in postmarketing surveillance of drugs. J Clin Res Pharmacol 4: 241–51.
- Rossi AC, Knapp DE (1982) Tolmetin-induced anaphylactoid reactions. N Engl J Med 307: 499–500.
- Silverberg E, Lubera JA (1988) Cancer statistics. CA Cancer J Clin 38: 5–22.
- Stallones RA (1982) A review of the epidemiologic studies of toxic shock syndrome. Ann Intern Med 96: 917–20.
- Strom BL, and members of the ASCPT Pharmacoepidemiology Section (1990) Position paper on the use of purported postmarketing drug surveillance studies for promotional purposes. Clin Pharmacol Ther 48: 598.
- Strom BL, Berlin JA, Kinman JL, Spitz RW, Hennessy S, Feldman H et al. (1996) Parenteral ketorolac and risk of gastrointestinal and operative site bleeding: a postmarketing surveillance study. JAMA 275: 376–82.
- Strom BL, Carson JL, Morse ML, West SL, Soper KA (1987) The effect of indication on hypersensitivity reactions associated with zomepirac sodium and other nonsteroidal antiinflammatory drugs. Arthritis Rheum 30: 1142–8.
- Strom BL, Carson JL, Schinnar R, Sim E, Morse ML (1988) The effect of indication on the risk of hypersensitivity reactions associated with tolmetin sodium vs. other nonsteroidal antiinflammatory drugs. J Rheumatol 15: 695–9.
- Urquhart J, Heilmann K (1984) Risk Watch–The Odds of Life. New York: Facts on File.
- Young FE (1988) The role of the FDA in the effort against AIDS. Public Health Rep 103: 242–5.

第6章 学術界，産業界，規制当局，司法制度からの視点

学術界からの視点

1 | はじめに

　処方医と患者にとって，自由に利用できる医薬品数は年々増加しており，それぞれの薬剤で有効性，副作用，コストは異なる．しかし新薬が導入されるときには，ベネフィットーリスク関係は予備的にしかわかっておらず，費用対効果の評価についても同様である．このため，その医薬品を理想的に使用するにはどうすべきかについては，限定的な見通ししか得られていない．安全性を理由とした薬剤の回収が注目を浴びることと，市場にとどまり広く使用されている医薬品に関する人目を引く警告とがあいまって，薬の安全性上の懸念に関する医師，患者，政策立案者の認識を高める結果を引き起こしている．同時に，全世界の医療システムは，高まるコストと厳しくなる財政的制約に直面しながら，いかにして最適な医療を提供するか悪戦苦闘している．薬剤疫学はこれらの問題点のすべてに対し，鍵となるツールとしての役目を果たすことが可能である．これらの課題は保健医療システム全体で大きくなるばかりで，特に大学病院での課題の増大は顕著である．

　ひとたび薬の販売が承認された後は，その処方，患者による使用，そしてそのアウトカムは「自動操縦」状態に移行することが多い．最近まで，これらの活動についての系統的な調査には，一部の統合医療提供システムの特殊な設定を除いて十分な注意が払われていなかった．一般的な見解として，米国食品医薬品局（FDA）や同等の各国の規制当局が薬を承認した後は，臨床医の裁量に従って薬が使用されるものとされており，処方の適切性またはそのアウトカムについての正式な追跡調査はほとんど実施されて来なかった．また，多くの規制当局は意図的に（またしばしば法により），類似製品と比較した薬の臨床的または経済的価値を承認決定の根拠として用いておらず，多くの場合，プラセボより優れていればその薬剤の承認には十分とされている．加えて，処方された投与計画（レジメン）を患者がどの程度誠実に遵守しているかを確認することは，（悩める

処方医を除き）通常は誰の責任でもない．集団レベルでの医薬品使用のアウトカム評価がこれまでより注目され，臨床試験または日常診療における個々の患者ではなく，数百人，数千人，さらには数百万人の患者に使用されたときの薬の有益な，あるいは有害なアウトカムとは何かが検討されるようになったのは最近のことにすぎない．ある種の有害事象の中には，多数の患者におけるその薬剤の使用を観察した場合にのみ特定され，リスクの定量が可能となるものがあるとの認識が広がりつつある．公衆衛生に対する薬物療法の影響についての最適な見解を得るには，1回に1人の治療アウトカムよりも，医療システム自体のアウトカムを測定する必要がある．薬剤疫学によるものの見方は，この部分においてますます中心的な役割を果たしてきている．

　承認時には容認できる安全性をもつと考えられた医薬品が，承認時点には正しく評価されていなかった重要なリスクを有することがあとになって判明するかも知れない．典型的な実診療において，医師は往々にして最良のエビデンスまたはガイダンスの推奨を反映していない処方の判断をすることがある．そしてその根拠となるエビデンスですらも，薬の有効性または安全性についての直接比較（臨床試験であろうと観察研究であろうと）が実施されていないため，本来あるべき姿よりもしばしば根拠薄弱であったりする．その結果，特定の適応症においてどの薬剤が最も適した作用を発揮するか，あるいは最もよい費用対効果が得られるかの決定に必要な情報は不足している．最後に，上述のすべてが問題なく行われたとしても，患者の多くは，指示されたとおりに医薬品を服用できていないのである．

　薬剤疫学はこれらの分野それぞれについての正確な理解と，それに対処するためのプログラムの開発および評価の指針を示すために必要な，中核となる学問分野である．

2 | 医薬品承認プロセス

　各国の医療システムは，薬理学に内在する次のようなパラドックスに立ち向かわなければならない．すなわち，新しい治療法は，そのベネフィットと害に関するデータが少ししかないときに，承認の可否を評価しなければならない．だからといって「すべての証拠がそろう」まで待つことは，重要な新しい治療法を必要としている患者の使用に供せない状態を引き起こし，公衆衛生上の脅威となりかねない．どの有効な医薬品も，必ずいずれかの患者のいずれかの器官に対して何らかの有害事象を起こす運命にある．そのため，すべての販売承認は本質的に，その治療法の既知および未知のリスクを考慮に入れた上で，有効性が「それだけの価値がある」という判断に基づいて行われざるを得ない．しかし，医薬品製造業者が販売承認を得るために実施する臨床試験では，個々の製品が事前に規定された治療のエンドポイントを達成することを立証するように検出力（p.38，第3章参照）を設定することが多い．特に，プラセボと比較した優越性の証明や，求めるエンドポイントが代替（surrogate）のアウトカム〔例：ヘモグロビンA1c，低比

重リポタンパク質（LDL）コレステロールなどの臨床検査値の変化〕の達成である場合には，これらの実施に必要な被験者の数は，もし重要な安全性の問題があったときに，それを明らかにするには十分でないことが多い．この事態は，治験参加の除外基準を幅広く設定したり，しばしばみられるように試験期間が短かったりすると，より悪化する．

　結果的に，安全性の評価に必要な検出力を得る目的で，複数の試験の対象集団から有害事象を集めるために，承認前のデータにすら追加の手法を適用することがしばしば必要となる．複数の承認前試験から得られた副作用データのメタアナリシス（p.406，第19章参照）は，医薬品の適正使用の情報を得るためにこれらのツールを使用する最初の代表的な機会である．これにより，比較的規模の小さいさまざまな研究（その多くは薬の承認前に実施されている）の結果を組み合わせて，薬の潜在的悪影響，例えばロフェコキシブの心血管系リスク，ロシグリタゾンの心筋梗塞，小児に使用した選択的セロトニン再取込み阻害薬（SSRI）の自殺傾向などについての証拠を生み出すことが可能となった．

3 | 処方の実践

　ある薬剤がひとたび医療提供システムの場に入り処方がどのようになっているかについては，多くの場合既存の知識では不十分である—これは薬剤疫学のツールを用いて解明できるもう1つの問題点である．まずはじめにあげられるのが，しばしば無視されがちな「過小処方」の問題である．高血圧，高コレステロール血症，糖尿病など多くの重要な慢性疾患の研究によると，これらの疾患の患者の多くは担当医にその疾患であると診断されていない．また診断されたときにも，疾患リスクを抑えるために適切なレジメンが処方されないことが多く，レジメンがまったくないことすらある（p.473，第22章内「医師処方の評価および改善」参照）．薬剤使用実態情報のみを含むデータベースを利用したとしても，任意の医師，任意の診療機関または医療システムにおける特定の慢性疾患の管理を目的とした医薬品の使用について，年齢および性別で調整した使用率を測定することで，薬剤疫学では，過小治療の問題について最初の見積もりをうまく得ることができる．薬剤の使用パターンを，医師の特徴および意思決定に関するほかの研究と組み合わせることにより，いつ，どのようにして処方が過小となるか，医療を改善するプログラムの策定に使用可能な医療実態をより明瞭に特定することが可能となる．

　医薬品が使用されるとき，医師による処方が既存の臨床的エビデンスに基づいた最適なレジメンではないことがよくみられる．また，医師らは，同等の後発医薬品が同様の作用を有し，はるかに手頃な価格で使用できるときでも，より価格の高い薬を選択する．薬剤疫学では，薬剤使用実態のデータセットしか利用できないとしても，ある適応症に対して医師，医療上の慣習，医療システムによって使用された薬の分布を評価することが可能である．ただし，専門医は，ほかの医師に治療抵抗性と判断された紹介患者を多

く診察しているかもしれないので，対象となる処方医が専門医かどうかについては，考慮に入れておく必要がある．

　多くの保健医療システムで増加している診断データも利用できるならば，さらに精緻なアプローチでは，特定の薬を選ぶときの禁忌や適応症を考慮に入れることができる．それにより，保健医療システム全体または個々の臨床医のレベルで処方の適切性の評価を向上させることができる（p.464，第22章参照）．多くの研究で，複数の領域の医療におけるこれらの点について不十分であることが示されてきた．

　データベースの細部のさらなる深いレベルまで進むことにより，薬局データと臨床検査または受診自体から得られる情報とを統合し，コレステロール低下薬，糖尿病治療薬，降圧薬の使用の妥当性を測定するさらに精密な医療記録システムが年々利用可能となりつつある．これを利用すると，正常血圧や目標LDLコレステロール，ヘモグロビンA1cなどの測定値の正常基準がどの程度達成されたかの測定により，任意の医師（または医療慣習，保健医療システム）の処方アウトカムの有効性を評価できる．このような分析のすべてで，特定の患者での処方が最良の選択であるか否かを確実に決定することはできないとしても，薬剤疫学によって，選択した集団での薬剤使用の適切性を評価することが可能となる．

4 ｜ 医療システムにおける患者の薬剤使用の評価

　患者による，必要な薬の過小使用は，薬物療法において最も一般的な問題点であり，薬剤疫学によって容易に特定することができる問題でもある．過小使用は薬剤誘発性の有害事象ほど人目を引くことはない．しかし，おそらく過小使用は，薬剤誘発性の有害事象を超えることはないまでも，少なくともそれと同程度に疾患の罹患率や死亡率に関与している．このことを完全に明らかにするには，薬剤疫学的な視点である，分母に基づく集団の方向性という視点を必要とするが，この視点は依然として多くの保健医療システムで欠けている．臨床試験の実施者は試験で特定の薬の投与に割り付けられた患者に注目し，治療を担当する医師は実診療で特定の薬を処方された患者に注目する．しかし薬剤疫学者は，これら試験の被験者や患者がその一部を構成するより大きな集団に注目することにより，特定の診断を受けた患者のうち，担当医が処方しなかったり，患者がその薬を利用できなかったり，副作用を理由に治療を中止したかったりしたために，特定の薬剤または薬効群を服用していない人全体についても，考察に加えることができる．

　患者が医薬品の処方に忠実に従っている程度（p.427，第20章参照）は「コンプライアンス，アドヒアランス，治療持続性」と表現されている．処方された医薬品の患者による使用についての大規模な調査の実施には，測定を効率的に行うため，電子的な診療報酬請求データセットが必要であったことから，近代的なアドヒアランス研究（p.427，第20章参照）は比較的新しい研究分野である．1990年前後まではこの分野は研究途上にあ

り，大部分の医師は自分が処方箋を出した後は，当然患者は調剤を受け，多かれ少なかれ指示に従い服用していると思っていた．しかし，薬剤疫学の手法によって多くの人々の処方−調剤行動を容易に測定できるようになって以来，この単純な仮定がしばしば誤っていることが明らかとなった．

薬剤給付プログラムの完了支払請求ファイルに基づくデータセットは，規定した集団におけるアドヒアランスを検討する最初の手段となった．このデータセットを分析することにより，動かしがたい事実が明らかとなる．すなわち，複数の研究を平均的にみると，高コレステロール血症，高血圧，骨粗鬆症，緑内障などの慢性疾患の治療のため処方された薬剤全体の約半分は使用されていないのである．これらのレジメンによって得られるはずであった，心筋梗塞，脳卒中，骨折，失明（それぞれ高コレステロール血症，高血圧，骨粗鬆症，緑内障の続発症）の予防が，臨床・公衆衛生の両方でもたらされていないのではないかという大きな問題があり，いまだ正当に評価されていない．

過小投薬の評価の多くは薬局で発生した処方箋調剤に関するデータに基づくため，指示された薬剤の未使用が患者の処方を受けに来なかったことによるものか，医師の記載漏れによるものかの確認が困難な場合がある．この問題については，電子処方の出現によってより正確に特徴づけできるようになってきた．低いリフィル率の問題と同様に，この新しい分析法によって状況は一層悪くなっていることが明らかとなった．ある大規模研究によると，初回の電子処方箋のうち1/4は薬局で受領されていないことが判明した．結果的に，調剤済み処方箋に基づく薬剤疫学データセットでは，ノンアドヒアランス率約50％が長年観察されているが，これでもベストシナリオケースであり，というのも患者が開始していない数百万件のレジメンの追加を考慮してすらいないためである．

このようなアドヒアランスに関する結果は，薬剤疫学研究のほかの特性と密接な関連がある．第1に，患者が実際に薬局から入手した薬剤ではなく，医師が処方した薬剤によって薬の曝露を定義する大規模データベース〔英国 General Practice Research Database（現 Clinical Practice Research Datalink）など〕の妥当性に関し，重要な懸念が生じた（p.163，第9章参照）．第2に，典型的な実診療環境下で未使用率が非常に高いことは，広く使用されている多くのレジメンの臨床的ベネフィット，公衆衛生に与えるインパクトおよび費用対効果の基礎データとしている，ランダム化試験に基づいた仮定に対して疑いを投げかけることになる．この問題は，薬剤疫学者たちが典型的な実診療環境下でのデータを用いて実施した「リアルワールド」分析の価値を際立たせるものとなっている（p.544，第22章内「効果比較研究」参照）．

多くの薬剤疫学研究は，どの患者がアドヒアランス不良となりやすいかを処方医が事前に見分ける参考となることを目標として，アドヒアランス不良についてのリスク因子の特定を試みてきた．とはいえ，ここではこのような予測因子は著しく少数しか特定できなかった．高い薬剤費はそのような予測因子として識別されたものの1つであり，特に

十分な薬剤給付保険のない患者に当てはまる．この種の研究では，高コストの医薬品を処方された保険加入患者のレジメンに対するアドヒアランスは，同じ治療分類に属する低コストの後発医薬品を処方された患者より低いことも立証された．そのほかに一貫性がみられたリスク因子は人種であった．このことは，医師・患者間の意思疎通や非白人患者への信頼に関する重要な問題を示唆している．しかし，医師の特徴や患者の年齢，教育水準，健康状態などのほかの変数は，治療アドヒアランス不良と一貫した関連を示しておらず，そのことがこのありふれた問題の管理を一層困難にしている．

5 ｜ 集団における薬剤使用の品質およびアウトカムの評価

現在広がりをみせている薬剤疫学のツールの応用法として，典型的な「リアルワールド」の集団における薬剤使用のアウトカムの評価があげられる．この視点は，臨床試験での厳密な，ただし理想的な設定での医薬品の作用であるところの efficacy（有効性）と，典型的な実診療環境下での医薬品のアウトカムの測定である effectivenesss（効果）の比較における両者の相違を基にしている（p.544，第 22 章内「効果比較研究」参照）．この2つはしばしば異なっている．例えば，ある重要な従来型のランダム化試験によって，うっ血性心不全患者のレジメンへのスピロノラクトンの追加併用が，臨床状態の大幅な改善と死亡率の低下をもたらすことが，説得力をもって立証されている．しかし後に行われた集団ベースの解析によって，臨床試験よりはるかに多くの標準的患者たちを治療する標準的な臨床医が，この結果を日常診療に応用した場合，高カリウム血症に関連する罹病率・死亡率が顕著に増加することが明らかにされた．

また，これとは別の "lost in translation" 解析によれば，心房細動患者の脳卒中予防におけるワルファリン投与の有効性がランダム化試験による圧倒的なエビデンスによって立証されているにもかかわらず，介護施設入居の高齢患者を対象とした集団ベースの研究によって，この治療法の普及率が驚くほど低いことが明らかとなった．このような過小使用には，医師たちの，その薬による有害事象についての直近の経験と，リスクおよびベネフィットについての医師の認識および姿勢が関連することが示されている．この種のリアルワールドの集団を対象とした研究は，なぜ薬が使われないのかの根底に取り組むことにより，この問題に啓発的な介入活動を行うための基盤を築くことが可能である．

薬剤疫学的手法は，新しい医薬品クラスの実診療への普及を調べたり，ロシグリタゾンの心血管毒性に関する警告の場合のように，薬のリスクについての新たな情報に対するさまざまな背景の処方医たちの反応を追跡したりするために，用いることも可能である．

6 ｜ 保険制度の分析

通常，保険制度変更は，その評価のための組織的計画や，変更によって起こる影響の追跡調査なしで実行される．これは大げさに，しかし辛辣にいえば，インフォームド・

コンセントのない，大規模でずさんな人体実験の一形式とみなすことができる．医薬品においても，しばしばこうした給付設計の変更がなされる．しかし，たとえ評価を想定しない形で保険制度変更が行われたとしても，集団ベースの観察研究を事後的に行うことで，よい面悪い面両方の影響について，検討することができる．

米国のある大企業の雇用主が従業員保険の薬剤給付プランの変更を導入し，コレステロール低下薬および高額な抗血小板薬についての患者の自己負担の義務を縮小または撤廃した．この新しい保険制度は直感的には魅力的であったが，この雇用主が負担する追加のコストが，果たして患者にベネフィットをもたらすのか否かを判定する計画は導入されていなかった．薬剤疫学的分析を用い，この企業の従業員のアドヒアランス率を，薬剤給付金の支給が少ない制度をもつ同規模の企業の保険の加入者と比較したところ，この給付プランの変更によってアドヒアランスが著しく改善されることが認められた．

このような保険制度上の介入のすべてがよく練られたものとは限らない．メディケイドなどの資金に窮した政府プログラムでは，しばしば高額な薬剤について，投薬の前に処方医がプログラムからの許可を得ることを要求する，事前承認申請の手法が必要になってきている．許可が与えられるかどうかを決定する基準が，エビデンスに基づき妥当なこともあれば，そうでないこともある．このような方策の臨床的および経済的アウトカムの評価に薬剤疫学の手法が使用されるようになってきている．

7 ｜ 介入的薬剤疫学

ひとたび，薬剤疫学のツールによって，不適切な薬剤選択，過小使用，過剰使用，問題のある投与量など，不適切な薬剤使用のパターンを明確にすることが可能となった後は，このような調査を用いて，運用の改善のために介入を行うべき問題を特定することができる．伝統的に，疫学は単に観察的な学問とみなされていたが，いうならば「介入的疫学」とでも呼ぶべきもののために使用することも可能である．この場合，薬剤疫学のツールを用いて標準的な医薬品使用を明確にし，その使用を改善するためどのような方向でプログラムを行えばよいのかを決め，次いで診療パターンや臨床イベントについて同じように厳密な方法論で，介入の実効性を評価する．

このような介入的薬剤疫学の一例が，「アカデミックディテーリング」として知られる一種の教育啓蒙活動の開発，検証および広範囲への展開である．これについては第22章内「医師処方の評価および改善」（p.473）で詳細に考察する．処方パターンを形作る要因として，医薬品製造業者の販売促進活動の方がエビデンスに基づくガイドラインよりも有力であるという観察に基づいて，このアプローチが考案された．このようなデータが得られたのは，臨床医が何を処方すべきかについてのメッセージの伝達において，製薬企業の方が学術研究者に比べはるかにうまいからだろう．製薬業界による成功した行動変容事例の多くは，医師の診療施設に出向き，処方行動を変更することに特化した双方

向の会話に従事する，「プロパー（現MR）」として知られる医薬品販売担当者の活動に起因する．これに対して，学術研究領域から提供される伝統的な医学継続教育の大部分は，非常に受動的である．医師は都心部を訪れて講義中心のプレゼンテーションに参加することが求められ，通常は双方向の対話やフィードバックはほとんどなく，明確な行動の目標はまったくない．

1980年代初期には，アカデミックディテーリングのアプローチが開発された．これは，学術界の医師により考案されたエビデンスに基づく最適な処方の推奨に基づくメッセージのみを伝達するサービスに，製薬業界の興味をそそる双方向のアウトリーチ（対話）手法を，組み込んだものである．任意の領域における全般的な処方パターンの薬剤疫学的評価を基にして，複数の集団ベースのランダム化試験において検証を行ったところ，この方法は処方の改善に有効であることに加え，不必要な薬剤への支出を有効に削減できることが示された．

最初のアカデミックディテーリングプログラムは，大規模かつ明確に規定された処方医および患者の集団による薬剤使用を明確にする目的で，集団ベースの薬剤使用データセット（この場合はアメリカのメディケイドプログラム）を利用した最も初期の事例である．薬局のデータセットから実際の保険請求に関する完全なデータが利用可能となったことにより，介入の有効性とその費用対効果の厳密な評価が可能となった．初期の観察結果に基づき，アカデミックディテーリングプログラムはその後60件を超えるランダム化試験の対象とされ，現在では世界中で広く使用されている．

8 ｜ 医薬品関連の問題点の経済評価

ある集団の支出と薬剤使用の両方に関する情報を含むデータセットを用いると，処方に関する問題点の経済的インパクトを評価することも可能となる（p.379，第17章参照）．臨床試験は往々にして短期間で実施されるが，薬剤疫学を医薬品経済評価に応用すると，実施期間を超えた長い期間まで，適切にモデリングすることができる．例えば，通常スタチン薬は生涯にわたり服用を要するが，スタチン薬のベネフィットを立証したランダム化試験の多くは，それよりもはるかに短い期間で終了しており，2年以下のものも頻繁にみられる．疫学的手法では，研究の被験薬投与群と対照群の被験者のシミュレーションにより，あり得る患者の将来を予測することができる．その試験の実施中に観察された差とその持続性についての仮定（この仮定は透明性をもち，かつ保守的でなければならない）に基づき，このような治療を使用した場合の，生涯にわたるベネフィット，リスクおよびコストの推定が可能となる．

9 | 大学病院

薬剤疫学において大学病院は，特殊事例の調査を代表するものであり，また同時に薬剤疫学にとりわけ有用な貢献が可能な場所である．これらのセンターは，薬剤疫学分野の多くの研究者の本拠地であり，日常的な診療施設の多くに比べ，薬剤疫学的な分析を可能にする電子データベースが利用できる可能性が高い環境にある．急性期病院環境で治療を受ける患者は一時的かつ高度に選抜された集団であるものの，それら患者に投与される薬剤とそのアウトカムに関するデータは，薬剤疫学におけるものの見方およびツールに有用な基盤を形成し得る．

集団ベースのアプローチの適用により，大学病院でのいささか問題のある処方行動に対して，データに基づき介入を行うことが可能となる．このことはコンピュータによるオーダー入力システムが使用されているときには一層よく当てはまる（p.479, 第22章内「医師処方の評価および改善における重要なポイント」参照）．最近まで，これは先進的な総合医療機関でのみ可能であった．しかし，コンピュータによるオーダー入力システムで処方箋が発行される施設であればどこでも，よりエビデンスに基づいた医薬品使用を提案する入力指示を設定することが可能である．また，同じオーダー入力データを用いて，具体的な処方行動の問題に対処するためのアカデミックディテーリングプログラムやほかの介入策の展開および評価を行うこともできる．今後数年間のうちに，総合的かつ責任ある医療組織のハブとなるために発展していく大学病院にとっては，このようなデータおよび研究者チームが利用可能になれば，これらの疫学的ツールを，入院から外来まで連続した医療全体にわたる医薬品の使用とアウトカムのパターンを研究し，そして改善するために使用することが可能となる．

10 | 薬剤疫学研究に向けた大学医療センタープログラム共同体

薬剤疫学の分野が成熟するに従い，医薬品使用における重要な課題に対処するため，医療提供システムと大学医療センターの能力を向上させることを目的とした新たな協力体制が出現してきている．このような共同研究では，研究に向けて共同で大規模な患者群を集めることが可能となり，このことが研究に利用可能な集団のサイズの拡大と，多様性ならびに標本としての代表性を向上させている．また同じく重要な点として，この提携により薬の使用とアウトカムの観察研究に内在する困難な方法論的課題に対処する上で，互いに補完的なスキルを有する複数のグループの専門知識を集約することが可能となる．欧州医薬品庁は欧州薬剤疫学・ファーマコビジランス研究機関ネットワーク（ENCePP）を設立した．プロジェクトでは欧州の薬剤疫学およびファーマコビジランスの研究施設およびデータ供給源の一覧が作成され，これらのリソースのリストが公開された．ENCePP は薬剤疫学およびファーマコビジランスのプロジェクトの電子登録も作

成し，登録されたすべての進行中プロジェクトの特定が可能な公的にアクセスできる手段を提供した．ENCePP に登録し，正式な承認を受けるためには，研究者はこの種の研究での方法論上の実務および透明性に関する原則を明記した「行動規範」に同意しなければならない．また，方法論規準のチェックリストを遵守することにも同意しなければならない．さらに，他者が研究方法を精査することや，研究データの再解析すら可能となるように，ENCePP では研究デザインおよびデータの公開も予定している．このことは必ずや薬剤疫学研究の水準を世界的に向上させるのに役立つであろう．

米国では，政策立案者に，相互に代替となり得る複数の治療アプローチ間の効果と安全性の比較に関する情報を提供するため，連邦の医療研究・品質調査庁（AHRQ）が有益性決定情報源エビデンス開発（DEcIDE）ネットワークを設立した（p.544，第 22 章内「効果比較研究」参照）．非ランダム化効果比較試験の妥当性および一般化可能性において，方法論上の問題点は極めて重要な役割を果たしていることから，上述のネットワークは，特にその問題に重点を置いている．ほかの例として，有害事象の市販後調査の実施を義務付けた FDA のセンチネル・イニシアチブ（p.464，第 22 章参照）や，HMO 研究ネットワーク（p.163，第 9 章参照）があげられる．

米国の医療システムにおける，薬剤疫学的手法の現実世界への応用の大きなマイルストーンの 1 つが，2010 年の患者中心のアウトカム研究所（PCORI）の設立である．同年に制定された医療制度改革プログラムの産物として，PCORI は，多くは観察研究による医薬品の研究を含む効果比較研究への，現在進行中の資金提供の安定した供給源となることを目的に設立された（p.464，第 22 章も参照）．

11 | 将 来

先進国および発展途上国における医療システムの継続的な進化は，さまざまな状況における薬剤疫学の役割の拡大をもたらすであろう．多くの新薬は新規の有効性をもっているものの，使用をためらわせる毒性リスクももっており，そしてしばしば莫大なコストを必要とする．全世界の医療システムは，最高の有効性および安全性でありながら最も手頃な費用の介入治療のみを提供することを求める重圧に直面している．これを達成するには，自社製品の有用性，安全性または経済的価値についての製造業者自身の調査や，臨床医に広く認められている知恵または伝統的な処方習慣といったもの以上の何かをよりどころにすることが求められている．また，最も価格の低い医薬品の使用を促す一部保険業者の関心が，臨床的，経済的または倫理的に最適のアウトカムを導くとも限らない．薬剤疫学（およびその関連分野である薬剤経済学）は，特定の医薬品から得られる効用と悪影響の厳密な評価のためのツールを提供することが可能であり，それにより，依然としてほかの要因の影響力が支配的である治療上の意思決定に，科学が適用されることが期待される．

12 | 学術界からの視点の要約ポイント

- 保健医療における情報処理が電子的に記録されるようになるにしたがい，治療上の意思決定に関する見解を提供する薬剤疫学の役割は増してきている．こうした電子データは，より高性能になっていくソフトウェアおよびハードウェアと，新たに開発され洗練された疫学手法を組み合わせて解析される．

- これらのツールは治療法のベネフィットとリスクを明確にすることに加え，ベネフィットを最大限とし，リスクを抑え，コストを抑制する最良の方法を指し示すこともできる．

- 医療機関はデータレポジトリ開発のほか，医薬品の使用およびアウトカムの分析における地域的な専門知識に関して，差し迫った必要性に直面している．大学病院は自身のもつデータを体系付け，品質と治療戦略を改善するためにデータへのアクセスを提供することにより，手本を示すことができる．

- 大学病院は教育，医療提供，研究という複合的なミッションを活用し，国内の診療実務をよりよい治療法の活用に向けて動かすことができる．

- 大学病院の教員は，薬のベネフィット，リスク，費用対効果に関する医学研究結果を，政策立案者や開業医，および公衆に影響を与える教育啓蒙プログラムに変換する役割によく適している．

事例6.1　学術界からの視点：医薬品使用を改善する革新的プログラムの開発，実行，評価における学術界の役割

背景

- 開業医は薬のリスクおよびベネフィットについての重要な新知識についていくことに困難を感じている．結果的に，すでに知られていることと診療で実施されていることの間に知識のギャップが存在している．

- 処方パターンを明確にし，それを改善する機会を特定するために，薬剤疫学が果たす役割は，さらに重要なものとなり得る．

- 商業的な情報提供者（例：医薬品製造業者）は，処方医とコミュニケーションし，行動を変更させるに当たり，学術界に比べ洗練された方法を採用している．

課題

- 大学病院の教員は，患者のベネフィットを最大限にすると同時に健康被害を最小限に抑えるために，治療法の利用をどのように改善できるか？

- 製薬業界が使用する有益なコミュニケーション・販売促進ツールは，エビデンスに基づく推奨される医療の「売り込み」をするため再使用できるか？

アプローチ

- 大学病院の研究者は集団ベースのデータを分析して医薬品使用のパターンを特定する

ための専門知識を有する．また，彼らは全般的な臨床文献も広く把握しており，将来の開業医および研究者を訓練し，治療法を開発・評価し，患者に医療を提供し，一部のものは国の政策に影響するような理念をもつ指導的立場にある．

・このような専門知識は医薬品の使用の改善に使用できる．

・大学病院の教員が考案した「アカデミックディテーリング」のプログラムでは，製薬企業の有効なアウトリーチ法が非商業的目的に導入され，診察室に訪問することによって最適な処方行動を促進する．

結 果

・多くのランダム化比較試験により，ベネフィット，リスク，治療法の適切な使用に関する情報を処方医に提供し，その処方を変更させる上で，このアプローチが有効であることが立証されている．

強 み

・このアプローチにより大学病院の教員は，治療学の知識と診療実務との間のギャップを橋渡しするための介入策を生み出すために，薬剤疫学の分析ツールをエビデンスに基づく医療の専門知識ならびにソーシャル・マーケティング手法と統合できるようになる．

・このようなプログラムにかかるコストは，そのプログラムが医療のアウトカムを改善し，費用対効果のよくない治療法の使用を削減させることによって埋め合わせることができる．

限 界

・分断された医療システムの中においては，ゴールおよび視点が異なる利害関係者間での協力が必要である．

・異なる保険者間の協力がないと，このようなプログラムを運営し，必要なコストを維持し続けることの動機が損なわれかねない．

キーポイント

・医療機関は売買高を最大にするよりもアウトカムと価値の向上に集中していくこととなり，大学病院の教員にとって，医薬品の使用を改善するため革新的なユーザーフレンドリーな教育プログラムを「押し出す」機会が増加する．

・このような取り組みにおいて薬剤疫学は，医薬品使用パターンを明確にし，リスクとベネフィットの評価と，患者集団における薬剤処方とアウトカムの変化の評価を行うことによって，中心的役割を演じることができる．

産業界からの視点

1 │ はじめに

　疫学は，医薬品の承認前および承認後の開発を通じて，リスクマネジメントおよび安全性評価活動の鍵となる要素と認識されている．疫学は，リスクマネジメントのほかにも製品企画，ポートフォリオ開発，薬の商品化など，バイオファーマ企業における複数の重要な機能に貢献している．医療経済学および QOL 測定を含め，薬の商品化と適切なマーケティングを支えるための疫学の利用は本書内の別の箇所で考察する（p.379，第 17章および p.394，第 18 章参照）．バイオファーマ産業における疫学の最も目立った貢献は，ほぼ間違いなく，安全性シグナルのプロセス化，特定の研究仮説の検討などの薬の安全性評価である．この目的を果たすため，疫学者は指定された集団での背景疫学研究，リスクマネジメント介入および評価，ならびに市販後安全性研究をデザインし，実行する．これに加え疫学者は，国際的なリスク管理計画（RMP），小児臨床試験計画（PIP），希少疾病用医薬品申請のための戦略，内容，専門知識を提供するとともに，規制当局との折衝において重要な貢献者となる．

2 │ 規制当局および産業界のリスクマネジメントと疫学への関心

　不正表示品または粗悪品の製造および販売が禁止された最初の 1906 年食品医薬品法以来，安全性はバイオファーマ産業規制の中心テーマであった．しかし，粗悪なスルファニルアミド製剤による 100 人以上の死亡を受け，1938 年に薬の安全性の立証が要求されるまでは，製造者および販売者にそのような義務は求められていなかった．この義務は，サリドマイド使用に関連した先天異常の発生後，1962 年の法改正によって安全性と有効性の両方に拡大された．それまでの間，FDA は例えば添付文書を用いて処方者と情報伝達することを製造業者に要求するなどの，リスクマネジメント型の活動を発生事例ごとに取り扱っていた．限定配布の措置が取られた最初の製品は 1990 年のクロザピンであった．この例では，患者は安全使用の状態にあること，すなわち無顆粒球症でないことが立証されるまでこの薬剤の処方を受けることができないとされた．

　一方，HIV とがんの治療薬の承認を早めてほしいという国民からの圧力により，処方箋薬ユーザーフィー法（PDUFA）が制定された．10 年後，承認のスピードは安全性の十分な評価を犠牲としているとの懸念により，2002 年に PDUFA Ⅲ の安全性評価にリスクマネジメントの枠組みが組み込まれることとなった．このとき初めて，リスクマネジメントのリソース専用の資金が FDA に提供された．この規制に応じて，FDA は 2005 年に(1) 市販前リスクアセスメント，(2) ファーマコビジランスおよび薬剤疫学，(3) リスク

最小化アクションプラン（RiskMAPs）の3つのガイドラインを発表した．2007年までに少なくとも16の製品にRiskMAPsが設定された．このアクションプランでは，教育の強化，リマインダーシステム，あるいは医療機関の条件付き使用許可システム（すなわち限定供給）といった，適切な患者集団においてリスクを最小限に抑え，リスク−ベネフィットプロファイルをプラスの方向に維持するための方策のいずれかを組み合わせて，計画に組み込むことができる．

2004 〜 2005年に，それまで広く使用されていた薬の多くが安全性の理由で市場から取り下げされた後，FDAが医薬品を評価し，承認する方法の有効性について，国民から疑問を呈されることとなった．米国の医薬品安全性システムを評価し，リスク評価，安全性サーベイランス，薬の安全な使用についての改善のための提言を作成する任務が，米国医学研究所（IOM）に与えられた．IOMはFDAの構造と機能に重点を置いていたが，また同時にバイオファーマ業界，学術界，医療システム，議会，患者，国民の役割も評価した．IOMは，FDAが，さらなる資金供給と職員増員を受けること，医薬品安全性担当職員がより大きな役割を果たすことを含め薬の安全性に関するコミュニケーションを改善すること，そして最も重要な点としてさらなる権限とそれを執行するためのツールを与えられることを提言した．

IOM報告書とほかの利害関係者の研究および圧力団体の活動の結果として，議会は2007年FDA改革法（FDAAA，PL 110-85）を可決した．FDAAAによってリスクマネジメント活動に対するFDAの監視がさらに強化された（p.464，第22章参照）．かつては，RiskMAPsおよび販売承認後コミットメント研究は産業界とFDAとの間の合意と定義されていた．FDAは新医薬品の申請者に対して販売承認後の研究を頻繁に要求していたものの，その活動を要求し，完了を強制するFDAの法的権限は限定的という見方が大勢を占めていた．FDAAAにより，FDAは不遵守に対して相当の罰金を科す，または承認を拒否／取り消しすることが可能となり，販売承認後研究（市販後要求事項，postmarketing requirements；PMR）およびリスク評価・緩和戦略（risk mitigation evaluation strategies；REMS）を義務付ける権限を認められた．自発的市販後コミットメント（postmarketing commitments；PMC），すなわち必ずしも要求に基づくものではないが重要な公衆衛生上の情報が得られる可能性のある研究も，FDAAAでは認められていた．

欧州では2005年にEU薬事規則 Volume 9A が可決され，同様に産業界への要件が拡大された．この規則には，企業内でのファーマコビジランスおよびリスクマネジメントシステムの考案と維持に関する詳細なガイダンスが含まれていた．Volume 9A は2010年12月に発行された新しいEUファーマコビジランス法〔規則（EU）1235/2010および指令 2010/84/EU〕に2012年7月付で置き換わった．新法は Volume 9A で明示されていた要件の大規模な見直しを意味している．開発中のファーマコビジランスの基準（good pharmacovigilance practices；GVP）の一連のモジュールは，企業内での新しいEU

ファーマコビジランス法の実践の促進を意図したものである．バイオファーマ業界内の疫学者に最も関係の深いモジュールはモジュールⅧ「承認後安全性研究」（post authorization safety study；PASS）である．一般的に，承認後安全性研究では一層監視が強化される．例えば新しい要件の下では，EU の当局に要求された PASS の研究実施計画書案は，欧州医薬品庁（European Medicines Agency；EMA）の医薬品委員会（Committee for Medicinal Products for Human Use；CHMP）に勧告を行う新しい委員会，すなわちファーマコビジランスリスクアセスメント委員会（pharmacovigilance risk assessment committee；PRAC）の承認を受けるために提出しなければならなくなる．研究実施計画書の修正も実施前に提出する必要があり，最終的な研究報告書と要約も同様である．PRAC は安全性研究の結果に基づき，販売承認の条件に関する勧告を行うこともある．

　このように過去 30 年にわたって，安全性評価およびリスクマネジメントにとって疫学の手法の重要性が増してくる中，医薬品の開発ライフサイクル全体におけるベネフィットーリスク情報収集における疫学の役割は，米国および EU の規制によって一層強化されてきたのである．

3 | 薬の安全性評価における疫学

■ 背 景

　あらゆる薬の安全性プロファイルは，製品の非臨床試験から承認後ライフサイクルに及ぶ，進化する知識体系を反映する．医薬品製造業者は伝統的に薬の安全性に関する情報を 2 つの主要情報源に頼ってきた．すなわち，新薬承認申請（new drug application；NDA）を裏付ける臨床試験と，医薬品の上市後に全世界から受領する自発報告である（p.132, 第 7 章参照）．臨床試験と自発報告は有用であり，薬の安全性の評価において独特の位置を占めている．しかしいずれの情報源も限界があり，この限界の一部は観察疫学の適正な使用によって対処可能である．疫学研究は，薬が実臨床で使用されるときの安全性プロファイルについて，包括的で実際的な像を明らかにするために，この 2 つのデータ供給源を補完する．

■ 承認前の疫学の貢献

　医薬品候補の評価の開始が可能となる前に，長期間の *in vitro* および *in vivo* 試験の関与する詳細な非臨床研究が実施される．非臨床安全性試験では発がん性，変異原性，催奇形性の有無の評価を含む薬の潜在的毒性を評価し，特定する．非臨床試験からの情報は，初回ヒト対象試験での安全な開始用量を選択する指針となるものの，動物実験に基づいたヒトでの薬の毒性の予測可能性が限定的であることはよく認識されている．しかし，これらの試験からは仮説上の薬のリスクに関して重要な情報が得られる．

ランダム化臨床試験からは，特定されたリスクおよび仮説上のリスクに関して豊富なデータが得られるものの，やはり多少の限界がある．通常，承認前のランダム化臨床試験は高度に選択された研究対象で実施されており，追跡調査期間は短く，最大でも合計して数千人の患者しか組み入れられない．これらの試験は臨床での有益な作用を証明するデータを収集し，よく認められる有害事象のリスクが大幅に増大しないようにし，最も高頻度で急性に発現する有害事象を特定するには十分な規模である．しかし，よく認められる有害事象のリスクのわずかな相違を検出したり，まれな事象のリスクを確実に推定したりするのに十分な規模であることはほとんどない．概して，承認前のランダム化臨床試験に組み入れられる患者の合計例数は数千人以下である．臨床試験に必要な症例数の詳細な考察については第3章（p.38）を参照されたい．臨床試験は特定の薬に関係するすべての潜在的な安全性上の問題に対処することを意図しておらず，そのようにデザインされているわけでもないが，非臨床試験のように，しばしば試験データのみからでは十分に解決できないようなシグナルを引き出すことがある．

承認前疫学研究は，非臨床および臨床試験からの安全性データを補完し，臨床試験から生じたシグナルの背景情報をもたらす．疫学文献の包括的レビューは，新しい医薬品の使用が予測される患者（適応集団）における，適応症の背景疫学（例：発症率，有病率，死亡率），リスク因子や合併症，合併症の予想有病率／発症率，医療の利用パターンおよび既承認治療法の処方パターン，死亡および重篤な非致死的事象の背景発生率を明らかにする疫学研究によって補完される．疫学者はこの情報を用い，リスクマネジメント・小児試験計画，希少疾病用医薬品申請など重要な規制関係文書の疫学の項目を作成する．

臨床開発プログラムの前またはプログラムの進行中に実施された疫学研究も，臨床試験で観察された有害事象発現率を正しく認識するのに役立つ．治療対象と見込まれる集団における事象の発生率がどれくらいかデータがないことが多い．これらの基礎的な疫学データは試験デザイン，データモニタリング委員会の試験中止／継続の決定，次の開発のステージへの go/no go の決定，リスクマネジメントおよび軽減計画，規制当局による承認など，内部の意思決定の重要な要素となり得る．

産業界の疫学者は開発中に既存の関連文献をまとめ，基礎的な疫学研究をデザインし，実行することに加え，安全性シグナルの評価，ランダム化臨床試験データの観察的分析（例：治療を受けたものあるいは観察されたものと，予測された解析との比較），承認後の疫学研究のデザインに関与することが多い．成功を収める承認後の疫学研究の計画は，しばしば，承認のかなり前から開始される．承認前の段階には，疫学者は計画された承認後研究の実行可能性評価を実施したり，承認後研究を開始したり（例：中心となる外部の受託臨床試験機関の選定，試験のデザインおよび実施に向けた科学運営委員会の委員の特定），規制当局への資料提出，回答，交渉に貢献したりする（例：規制当局からの

疫学に関する問い合わせに対する回答，治験相談への出席）．

■ 承認後の疫学の貢献

　承認後に疫学研究が必要であることが承認前に判明し，検討されていることもあれば，新薬が販売された後にそれがわかることもある．承認後のシグナルの由来は臨床試験の延長投与期のデータであったり，自発報告であったり，症例シリーズの発表であったり，電子的医療データによるシグナル検出であったりする．疫学者たちは，承認後コミットメント（例：疫学研究，強化したサーベイランス研究，その他の患者登録，REMS 評価，PIP 観察研究など）の遂行や，リスク軽減活動の効果を評価する研究の実施，既存コホートのシグナル検出の実施（例：保険請求の電子的患者記録データを介した調査），追加のシグナルの出現（例えば自発報告，シグナル検出，その他の情報源などからの）に応じた新しい研究の計画と実行，実施などを承認後に行う．また，疫学者たちは，学会での口頭発表やポスターセッション，査読のある専門誌への投稿により得られた科学的知見を発表する．

　自発報告システムは臨床試験で発見されていない新たな，またはまれな有害事象のシグナルを得るため，最も一般的に使用されるファーマコビジランスの手法である．しかし，自発報告データの解釈には複数の重大な限界がある（p.132，第 7 章および p.307，第 13 章参照）．完全な分子の数字（発現例数）の欠落と，分母（実際に薬に曝露した患者の総数）を推定によらざるを得ないことにより，自発報告からでは特定の事象の発現率を決定することができない．薬と副作用の見かけの関連性をさらに詳しく評価するには，通常，承認後の疫学研究が必要である．

　同様に，承認前の臨床試験の性質から，しばしば市販後疫学によるさらなる安全性評価が必要となる．承認前のランダム化臨床試験が，限られた症例数および追跡調査期間で行われることに加え，医薬品の安全性に関するこの種の試験のもう 1 つの限界として，これら試験に一般的にみられる厳格な選択／除外基準があげられる．承認前の臨床試験に組み入れられる患者は，患者集団の中で最も健康な部分集団であるかもしれない．高齢者，妊婦，小児などの特別な集団はしばしば承認前の試験から除外される．また，臨床試験の患者は，明確に規定された適応症について治療される傾向にあり，併用薬の使用は制限されるとともに詳しく監視され，有害事象の早期の徴候・症状は綿密に追跡され，適切な治療を受けることで回復しているかもしれない．

　これに対してひとたび薬が市販された後は，「リアルワールド」の臨床環境で使用される．薬を使用する患者は複数の合併症があって，同時にその合併症の治療を受けているかもしれない．また，処方箋を発行する医師が知らない一般用医薬品，「自然」療法，違法薬物を使用しているかもしれない．さまざまな薬および治療法の相互作用のため，ある薬が市販後の環境ではコントロールされた市販前の環境と異なる安全性プロファイル

を示すこともあり得る．

　研究運営上の複雑さ，高いコスト，低い外的妥当性のため，大規模な比較対照試験は医薬品の市販後評価としては広く使用されていない．規制当局および医学術界は，「リアルワールド」の実臨床で薬を実際に使用する集団からの安全性データを求める要望を表明してきた．このことが，新薬が販売された後の安全性プロファイルの解明を目的とした観察的な手法の効用が強調されることにつながっている．

　安全性シグナルの評価法，または異なる薬剤間の安全性プロファイルの比較法としては，純粋に観察的な疫学研究は必ずしも最適な方法とは限らず，特に適応による交絡のあるときにはなおさらである．適応による交絡は，その薬の適応と，ある有害事象との間に関連があることにより，実際にその薬の曝露を受ける人が，もしその医薬品の投与がなかったとしても，曝露を受けることのない人より有害事象のリスクが高い（または低い）状態にあるような場合に発生する．ほかの様式の交絡と同様，原疾患（表示の効能・効果もしくは禁忌に指定された，注意もしくは警告に記載されたあらゆる状態）の重症度を妥当に測定することができる場合，理論的には適応による交絡の影響を制御することができる（p274，第12章およびp.442，第21章参照）．ある薬に特有の性質がそれを使用する，またはその処方を受けるような特性をもつ患者に対して影響を及ぼす可能性が高いときには，適応による交絡は一層問題となる．このような場合には，治療法へのランダム割付けを用いた研究が必要となる．大規模単純試験（large simplified trial；LST）は，交絡が大きな懸念ではあるがリアルワールドの追跡調査が極めて重要であるとき，疫学で使用されるデザインである（p.364，第16章参照）．治療方法の割付けのランダム化は，既知および未知の要因によるアウトカムの交絡を制御する，LSTにとって重要な特徴である．さらに，試験の規模を大きくすることで，絶対リスクにせよ相対リスクにせよ，小さなリスクの評価に必要な検出力も得られる．選択／除外基準，併用薬，患者モニタリングの頻度を含めて簡素な試験手順を維持することにより，LSTは実際の診療行為に近いものとなる（p.104，事例6.2参照）．

4 ｜ リスク軽減介入の評価における疫学

　疫学は承認前後の薬の安全性プロファイル評価において重要な役割を果たしているだけではなく，リスク軽減介入策の有効性の評価にも著しく貢献している（p.511，第22章内「リスク管理」も参照）．過去5年間で，バイオファーマのリスクマネジメントにおけるこの要素は大幅に成長した．2005年に発行されたPDUFA Ⅲに付随する米国FDAのリスクマネジメントアクションプラン（RiskMAP）などのガイダンスには，従来型のリスク最小化アプローチ（添付文書）が不十分であるときに，産業界が，既知のまたは仮説的なリスクの軽減のために使用できるツールが概説されている．一般的にこれらのツールは3つのカテゴリーに分類される．すなわち，教育の強化（例：患者向け添付文書，

処方医のトレーニングプログラム），リマインダーシステム（例：患者用同意文書，特殊包装），条件付き使用許可システム（例：各回処方の前に臨床検査の資料を要求，認定された処方医のみに供給を制限）である．このガイダンスの中で極めて重要かつ特に産業界の疫学者に関連の深い追加事項は，上記リスク軽減ツールの有効性の評価を実施し，これらを当局に提出して審査を受けるという提案であった．

同じ年に欧州では「EU 薬事規則−医薬品のファーマコビジランスガイドライン」の Volume 9A に，すべての新医薬品もしくは既存製品の新規の適応症／剤形について，または関係規制当局に要求されたときに，リスクマネジメント計画を提出する要件の概要が記載された．これらのリスクマネジメント計画には「リスク軽減活動の有効性の確保／リスク最小化の評価」に特化した明確な項が設けられている．このため，この法令ではリスクマネジメント計画の提出を要求するのに加え，限定配布などのリスク最小化活動，またはリスク軽減の効果に関するほかの評価を要求する権限が，EMA またはほかの関係規制当局に与えられている．2012 年に発効した EU ファーマコビジランス法の下では，リスクマネジメント策の有効性を評価する研究も PASS とみなされる．

■ リスク評価・緩和戦略（REMS）

FDAAA の下で，FDA が，医薬品または生物学的製剤のベネフィットがリスクを上回ることを確実にするためリスク評価・緩和戦略（REMS）が必要と判断した場合，FDA 初回の申請の一部として REMS 案の提出を申請者に要求することができる．また FDA は「新しい安全性情報」を根拠として承認後に REMS を要求することもある．FDAAA では新しい安全性情報の定義について，最初の審査過程や，承認後研究の結果，または自発報告により入手された，あらゆる情報としている．REMS の要件は 2005 年に FDA が発行した「リスクマネジメントガイダンス」に記載された RiskMAPs の拡大版である．概念上はこれらのツールに変更はないものの，その重点は患者向け医薬品ガイド（REMS に基づき，処方ごとに配布することが要求される必須の患者向け情報）に移行した．患者向け医薬品ガイドは，処方医を対象とした添付文書に含まれる長く総合的な情報とは異なり，平易な言葉で最も重要なリスクに関する情報を患者に直接伝達することを意図している．また，REMS には情報伝達計画または安全な使用を保証する要素（ETASU）を含めることもあり，これは「条件付き使用許可システム」で用いられている活動に相当する．

REMS の法規には，REMS を要求するか否かを決定するとき，FDA は推定される標的とする薬剤使用者集団の数，治療される病態の重篤性，期待される治療のベネフィット，治療期間，既知または潜在的有害事象の重症度，新規化合物であるか否かを考慮しなければならないと述べられている．すべての医薬品および生物学的製剤は REMS 指定が必要と判断される可能性がある．REMS の必要性および範囲に関する申請者と FDA

との合意は，医薬品または REMS 承認プロセスの進行中に決定されるべき要素である．さらに，製品のライフサイクルを通じて REMS の可能性は残り，違反または不遵守に対して FDA は民事制裁金を科すことができる．

2009 年 9 月，FDA は REMS のガイダンス案を発表し，REMS 提出の枠組みを提供した．特許で保護された製品の REMS のすべてにおいて，REMS 評価提出の予定表（多くは REMS 承認から 18 ヵ月後，3 年後および 7 年後）を含めなければならない．7 年後の要件は免除されることがある．現在，REMS の大多数（約 75％）では患者向け医薬品ガイドと評価のみが要求されている．このため患者向け医薬品ガイドは，複数の研究で効果が疑問視されているものの，強化されたリスク軽減の試みの主要ツールとみなされている．REMS 評価の結果は，この大いに研究を必要とする領域について，一層重要な見通しを示すであろう．

疫学者たちは，彼らの観察研究のデザイン，調査のデザイン，データ解析およびプログラム評価における専門知識により，REMS 評価のデザインおよびこれらの評価の遂行において極めて重要な役割を果たす．例えば，自動化された医療または保険請求データベースを用いることで，モニタリングガイドラインの遵守状況を測定したり，禁忌とされる集団に薬が処方されているか否かを測定したりといった評価が可能となる．リスク最小化ツールの導入前後の，重要な有害事象の発現頻度を調査するといった評価も可能である．しかし最も多いのは処方者，薬剤師または患者のリスク情報の理解を測定する評価である．薬ごとの患者向け医薬品ガイドの理解を測定する標準化されたまたは妥当性が検証された質問票が存在しないという状況で，各々の受け手，薬および関連する固有のリスクプロファイルに特異的な横断的調査をデザインすることが疫学者には要求される．

REMS 法令の施行により，多くの困難が明らかとなった．REMS に付随して作成が義務付けられている評価スケジュールは，多くの理由のため達成が困難である．この理由として，REMS の対象となるそれぞれの薬に特化した，知識／理解の調査を立案し，実行する必要があること，複雑な安全使用プログラムを立案し，遂行し，評価すること，対象の薬を投与される患者が少ないこと，自動化されたチャンネルを介して対象の薬の投与患者を識別するのが困難であることがあげられる．米国の医療および処方薬配送システムが断片化していることは，確実に患者向け医薬品ガイドおよび教育資材や，多くの安全な使用のための要素が効率的に配布されることの障壁となっている．

また，公表の時点では，リスク軽減活動の評価において望ましい手法に関する詳細な情報に関する FDA ガイダンスがなかった．患者向け医薬品ガイドの有用性の科学的根拠や，何が「有効な」リスク軽減プログラムを構成するか，何が「重要な」または「意味のある」知識や理解の変化をもたらすか，最低限容認し得る理解の水準とは何かに関する情報を提供できるピアレビュー済みの文献はほとんどない．現在，規制当局または科学的ガイダンスがないため，産業界と規制当局は，行動的リスク介入に関する望まし

い方法について，それらが患者集団間および集団内でどのように変動するかを含め，探索と反復する知識の構築を行う状況に置かれている．リスク軽減プログラムの真の有効性の理想的な測定指標（薬と関連する重要な有害事象の減少または消失）が測定困難と思われる，または介入の結果であると推測されるとき，この領域におけるより良質の情報が特に重要となる．多くの企業と規制当局がさらなる経験を蓄積するに従い，この領域での知識は成熟すると期待される．

このため，リスク軽減評価は産業界の疫学者にとって新たな領域である．調査デザインおよび実行，一次および二次データ収集法を用いた観察研究の経験，プログラムおよび行動的リスク介入評価，データ分析のそれぞれに特化した専門知識は，現在アメリカおよび欧州で法令により要求されているリスク軽減活動の評価で成功を収めるため，極めて重要であることは明らかである．

5 ｜ 研究活動と医薬品安全性イニシアチブとの協業

薬剤疫学は，薬理ゲノミクス（第17章），効果比較研究（第22章）などの領域に起こっている急速な変化とともに，常に発達していく分野である．それでも，産業界にかかわる，または従事する人にとって特に重要な新しいテーマがある．最も重要なのは，薬剤疫学研究アプローチおよび情報源を前進させ，医薬品安全性の研究を全般的に強化するためのバイオファーマ企業間の共同研究を含むすべての学問分野間の協業を強化することである．この領域横断的な協業の目標は，科学面および運用面の効率および症例数を向上させ，多いとはいえない資源をプールするためのデータの併合である．これらの協力は（a）疾患領域または部分集団に特異的なもの，あるいは（b）幅広い医薬品についての安全性イニシアチブのいずれかの方向に進む傾向がある．

疾患領域または部分集団に特異的な協業の分野では，現在進行中の成功事例が複数ある．その1つが高活性抗レトロウイルス療法監視委員会（Highly Active Antiretroviral Therapy Oversight Committee；HAART OC）であり，HIV/AIDS治療用の抗レトロウイルス薬の製造業者，米国および欧州の規制当局，学術研究機関，患者団体で構成される．HAART OCは共同で，HAARTの薬の心血管有病率および死亡のリスクの評価，およびリポジストロフィーなどの臨床的現象の症例について検証された定義を構築することを目的とした，複数企業の承認後コミットメントを満たす観察研究に資金提供を行った．これと似た共同事業体として，北米の妊娠中の抗てんかん薬（AED）使用に関連する可能性がある先天異常のリスクを検討する共同事業体（北米AED妊娠レジストリ）や，同様の目的の国際的事業体（EURAP，欧州妊娠中AEDレジストリ，現在では欧州外の国も含まれる）が存在している．

また，一部の領域横断的パートナーシップは，薬ではなく疾患に基づくものである．例えば若年性特発性関節炎（JIA）で使用される新規および既存の免疫調節薬の

安全性プロファイルのよりよい特徴づけを目的とした JIA CORE（米国）あるいは Pharma Child（EU）イニシアチブや，40 年以上継続してデータを収集して確立されている米国の嚢胞性線維症財団の患者登録システムがあげられる．

　統合された取り組みによって効率は大きく向上するが，すべてのアプローチには独特の運営方法や，規制に関する難題がある．これらの共同事業体には，個々の企業の承認後研究の要件を満たすためのさまざまな科学的ニーズと規制上のニーズがあり，それに合わせるために，共同事業体の構造とガバナンスには柔軟性が求められる．さらに，これらは長期にわたる事業となるため，時間の経過に伴い安全性の疑問と治療のパラダイムは大幅に変化することが多く，そのため順応性と拡張性が要求される．

　疾患領域に特異的な共同研究に加え，バイオファーマ業界の疫学者は，薬剤疫学の分野の進歩のため考案された米国および欧州の医薬品安全性イニシアチブに対して，積極的に貢献してきた．この種のイニシアチブの例としては，米国の観察的医療アウトカムパートナーシップ（Observational Medical Outcomes Partnership；OMOP），FDA センチネル・イニシアチブ（p.464，第 22 章参照），欧州薬剤疫学・ファーマコビジランス研究機関ネットワーク（European Network of Centres for Pharmacoepidemiology and Pharmacovigilance；ENCePP），欧州の画期的新薬イニシアチブ（Innovative Medicine Initiative；IMI）のプロジェクトの 1 つである欧州共同事業体による治療アウトカム薬剤疫学研究（pharmacoepidemiological research on outcomes of therapeutics by a european consortium；PROTECT）があげられる．

---

6 | 結 論

　疫学は全世界の安全かつ有効な医薬品・生物学的製剤の開発および販売に対して顕著な貢献を果たしている．規制プロセスを円滑化し，特に承認後を中心とした医薬品安全性評価，およびリスク軽減介入の評価に合理的な根拠を提供する．ほかのあらゆる学問分野と同様，疫学は正しく理解し，適切に利用しなければならない．産業界はこの分野の発展に貢献する機会があり，科学的妥当性を保証しながら資源を拡大する方式で発展に努める責任がある．2007 年 FDAAA の可決，2010 年 EU ファーマコビジランス法の可決と 2012 年の発効に伴い，薬剤疫学の訓練を受け研究の経験を有する科学者の需要はかつてなく高まっている．医薬品安全性評価を最も上手く支援するために，疫学的戦略は（1）開発の初期に開始し，（2）薬のライフサイクルの終了まで継続し，（3）新しい安全性情報が得られるにつれて発展し，（4）疫学者に新しい手法や疾患領域に特化した手法に気づくことを求めるほどに革新的でなければならない．

7 | 産業界からの視点の要約ポイント

- あらゆる薬の安全性プロファイルは，製品の非臨床試験から最初のヒトへの投与，承認後ライフサイクルに及ぶ進化する知識体系を反映する．

- すべての臨床試験，自発報告，疫学研究，該当する場合は非臨床データセットから得られる結果について，使用された研究デザインおよびデータ収集法のもつ固有の強みと限界を綿密に考慮した上で，それらが安全性の課題に対処し得る可能性を評価しなければならない．

- 疫学は，製薬業界内の医薬品安全性評価およびリスクマネジメント活動において，疾患の自然経過，疾患の進行／治療経路，罹患率および死亡率パターンの研究を介して，あるいは承認後安全性研究またはリスク最小化プログラムのデザインおよび実行において，中心的役割を果たしている．

- 薬剤疫学は，バイオファーマ企業と分野横断的パートナーシップ間の協業の拡大とともに，常に発達していく分野である．

事例6.2 **産業界からの視点：医薬品の承認後安全性を評価する革新的研究デザイン**

背 景

- 非定型抗精神病薬 Geodon®（ジプラシドン）は統合失調症の治療薬として 2001 年に米国 FDA により承認された．

- 申請者が実施した 6 種類の抗精神病薬の比較臨床試験により，ジプラシドンの定常状態における QTc 間隔がハロペリドール，クエチアピン，オランザピン，リスペリドンより約 10 ミリ秒長く，チオリダジンより約 10 ミリ秒短いことが立証された．また，この結果は代謝阻害物質の存在下でも変わらなかった．

- QTc 間隔延長に関係した重篤な心血管系イベントは NDA 臨床試験データベース内になかった．

- 統合失調症患者の死亡率および心血管系転帰の背景発現率は，治療の種類に関係なく高い．

- わずかな QTc 延長が重篤な心血管系イベントのリスク増加に至っているかどうかは不明である．

- 申請者は実診療環境における Geodon® の承認後心血管系安全性を評価するための革新的研究を提案し計画した．

課 題

- 軽度の QTc 延長は，「リアルワールド」で薬が使用されたときの死亡および重篤な心血管系イベントのリスク増加と関連しているか？

アプローチ

・ランダム割付けを用いた大規模な簡素化された試験により，ジプラシドンの心血管系安全性をオランザピンと比較する〔ジプラシドン心臓アウトカム観察研究（Ziprasidone Observational Study of Cardiac Outcomes; ZODIAC）〕．

結 果

・アジア，欧州，ラテンアメリカ，北米の 18 ヵ国から 18,154 例の患者を登録．
・承認された添付文書に基づく広範囲の登録基準．
・ジプラシドンまたはオランザピンへのランダム割付け．
・ランダム割付けの後には研究のための追加モニタリングや検査はない．
・ランダム割付けされた薬を使い続けた期間に関係なく，通常の診療下で 12 ヵ月以上患者を追跡．
・ジプラシドン投与群とオランザピン投与群との間に自殺以外の死亡率の差はなかった（RR = 1.02，95% CI：0.79，1.39）．全原因による入院のリスクはジプラシドン投与群でオランザピン投与群より 39% 高かった（RR = 1.39，95% CI：1.29，1.50）．

強 み

・適応による交絡およびほかのバイアスはランダム割付けにより除外された．
・症例数が大きいため小さいリスクの評価が可能である．
・研究の基準は「リアルワールド」の通常の診療を反映しているため，一般化可能性が大きい．

限 界

・最小限のデータ収集のため，複数の研究課題に取り組む能力は限界がある．
・試験のデザイン上，主観的エンドポイントの検討は困難と思われる．
・大規模単純試験は資源および時間集約的である．

キーポイント

・大規模単純試験は，ランダム化前向き疫学研究として実施したとき，低〜中等度と推定されるリスクの評価に適している．
・大規模単純試験により，適応による交絡を制御しながらリアルワールドの臨床環境における薬の安全性の研究が可能となる．

規制当局からの視点

注：ここに記載する見解は著者の視点であり，必ずしも FDA または EMA の見解ではない．

---

1 | はじめに

医薬品の規制における規制当局の役割は広く，初回ヒト対象試験から薬が販売されている全期間を通じた薬のライフサイクル全体に及んでいる．個々の活動の範囲は広いが，薬の規制の根本的な目的には臨床研究の監視，承認前段階の被験者の保護，製造承認による医薬品利用の認可，市販後段階の医薬品安全性モニタリング，市販後段階の医薬品の広告および販売促進のモニタリング，医薬品の品質の確保が含まれる．規制当局のアプローチは科学に基づき公衆衛生に焦点を当てたものであり，関係法規の適用の下で実施される．その枠組みの中で薬剤疫学の果たす役割は増大している．

根本的に，薬剤疫学は集団における医薬品の使用および効果を説明することを目的とする．薬剤疫学は，医薬品規制当局にとって明らかに重要な学問であり，製造販売承認や承認後安全性モニタリングに，そして最近増えている市販薬の既知のリスクのマネジメントに関して，正しい判断の根拠となる頑健なデータ作りに貢献している．

現時点では，規制当局にとって薬剤疫学のもつ以下の3つの側面が特に重要である．第1に，薬剤疫学の対象範囲が拡大するに従い，医薬品のライフサイクル全体での使用が増大している．薬剤疫学の役割はライフサイクル内の時期によって異なるものの，医薬品とその使用が集団に与える影響の解明を常に求めている．

第2に，複数の情報源からのデータを統合することは，正しい規制上の判断に極めて重要であり，多くの場合薬剤疫学がここに大きく貢献し得る．データの統合は困難な課題ではあるが，すべてのエビデンスに重みづけを行い，得られたすべてのデータの明瞭で透明な統合に基づいて規制措置に到達することは，規制当局にとって極めて重要である．

第3に，規制当局，産業界，学術界が質の高い薬剤疫学研究の需要を満たすためには，規制当局の内外での薬剤疫学の能力の構築および協業が不可欠である．

---

2 | 製品ライフサイクル全体における薬剤疫学の適用範囲

過去20年間に，規制当局の観点からの薬剤疫学の役割は，承認後リスク評価の域を越え，医薬品の必要性の評価，医薬品開発プログラムのある側面の計画，承認前の臨床的安全性データの評価，市販後安全性研究の計画，承認後の安全性モニタリング，医薬品の使用実態の評価，規制措置の影響の測定を含むまでに成長した．これらの側面のそれぞれについて以下に詳細に考察する．

■ 医薬品の必要性の評価

薬剤疫学は，そしてさらに広くみれば臨床疫学は，医薬品の販売承認のかなり前，さらには人を対象とした試験のかなり前に，医薬品開発に使用できる．集団ベースのデータベースによって，特定の疾患の頻度および分布を明らかにでき，その結果開発目的の臨床試験に意味のある集団を組み入れることができる．医療データベースを用いることで，治療対象とする特定の原疾患を背景とする合併症状態の頻度の推定に使用でき，その結果，開発中に生じ得る潜在的な有害事象を把握するために必要な，背景発現率を導出できるようになる．これは，新規治療法を調べる対象疾患をもつ患者に高頻度で発現し，かつその薬物の副作用としても発現し得るような臨床的イベントで特に有用である．適応による交絡として知られるこの状況は，非ランダム化薬剤疫学研究で発生するよく知られた方法論的問題であるが（p.21，第2章も参照），臨床試験においても，特にその試験が有害事象を解析するデザインでなかったり検出力が不足している場合，有害事象の解釈が困難になる．この状況では背景発現率の慎重な理解が重要となり得る．

特定の疾患の頻度の特性解析も，まれな疾病のための医薬品の開発には重要である．例えば，希少疾病用医薬品プログラムは，「オーファンドラッグ（希少疾病用医薬品）」と呼ばれる希少な疾患の治療用医薬品を開発する医薬品製造業者に対する奨励策として設計されている．アメリカでは，国内の患者数200,000人未満の疾患の治療法として有望な医薬品または生物学的製剤に希少疾病用医薬品指定が与えられる．欧州連合（EU）では域内で10,000人当たり5例の有病率の基準が使用される．すべての希少疾病を合計したとき公衆衛生に対する影響は顕著であり，北米では約2,500万人が希少疾病に罹患している．

希少疾病用医薬品指定の根拠は有病率の測定であるため，薬剤疫学は製品の希少疾病用医薬品指定の中心に位置している．有病率の測定法として行政の医療データベース，電子カルテシステム，患者登録，アンケート調査があげられる．これらの測定法のほとんどは，そのオーファン指定が適用される行政管轄区域全体を調査対象範囲とすることはない．このため，対象となる集団内の有病率が基準を超えていたか否かを判定するためには，何らかの形で外挿を行わなければならない．閾値に近い集団内有病率の推定には，確実に最も厳密な方法が使用されるよう注意を払わなければならない．この状況においては，規制当局は，当該病態または疾患の保有率が閾値を超えないことを確認しなければならない．推定有病率が境界値に近いほど，その有病率を明らかにするには高い精度が要求される．

米国の希少疾病用医薬品プログラムの25年の経験の総説によると，1,892件のオーファン指定が認可されている．治療対象の病態の有病者数の中央値は39,000人であり，最も多く認められた有病者数は10,000人以下であった．推定有病者数の推定値が，200,000人の閾値に近い病態／疾患は比較的少なかった．

■ 医薬品開発プログラムの計画

　規制当局は，ある種の重篤な，または生命を脅かす疾患に対する十分な治療法がないこと，そして回復不能の病的状態または死亡に対する効果の決定的なエビデンスを得るために必要な開発プログラムは時に非常に長期間を要し，結果として患者の有効な治療法へのアクセスを遅らせかねないことを理解している．治療法へのアクセスをできるだけ早めることを可能にするため，また決定的な有効性のエビデンスを確実に得るために，「迅速承認（accelerated approval）」の概念が生まれた．迅速承認の枠組みの下では，新規医薬品が，適切な対照を置きよく管理された臨床試験によって，疫学，治療学，病態生理学，もしくはその他の証拠に基づき臨床的ベネフィットを予測すると合理的に考えられる代替エンドポイントに対する効果を有すること，あるいは生存もしくは回復不能の病的状態以外の臨床エンドポイントに対する効果を有することが立証された場合に，FDA は当該新規医薬品の販売を承認することができる．EU でのアンメットメディカルニーズを満たすための重要な規制上の手段は，条件付き販売承認（EU）である．条件付き販売承認は，承認時に要求されるデータを少なくして 1 年間の時限付き承認を行う制度であり，追加データの提出によって承認の更新が可能である．適用される規則の下で，代替エンドポイントと臨床的ベネフィットとの関係や，観察された臨床的ベネフィットと最終的なアウトカムとの関係が不確実である場合には，製造業者は承認された後にもさらに薬の研究を進め，臨床的ベネフィットを検証し説明しなければならない．通常は，承認の時点において，市販後研究がすでに進行中である．

　代替エンドポイントと疾患のアウトカムとの関係の解明は，薬剤疫学者が医薬品開発に貢献する機会である．代替エンドポイントの顕著な特徴は，それ自体が目的とする臨床アウトカムの直接的な測定指標でないとしても，当該臨床エンドポイントを予測することが合理的に確からしいと考えられることである．例えば，腫瘍治療の分野では，全生存期間の延長が臨床的に目的とするアウトカムである．このアウトカムの測定指標は，臨床試験で確実に測定できるものの，全生存期間の改善を立証するために必要なデータを得るには長期間を要する．医薬品開発を迅速化するため，このような長期に及ぶ試験を必要とせずに全生存期間を予測すると考えられる，代替エンドポイントを使用できる．代替の測定指標としては無病生存期間，客観的奏効率，完全寛解率，無増悪生存期間があげられる．ただし，あらゆる状況でこれらの測定指標の全生存期間の代替としての妥当性が確認されているわけではない．また，これらのアウトカムの測定精度は全生存期間より低い．薬剤疫学者は，この種の代替エンドポイントと目的とする臨床エンドポイントとの間の関係を立証する役割を務めることができる．

■ 臨床安全性データの承認前評価

　規制上の観点では，薬剤疫学者の従来からの役割は承認後の医薬品の安全性評価であ

る．薬物の副作用の全容を把握する上では，承認前臨床試験だけでは限界があることが
よく知られている．臨床試験の症例数は，市販後に最終的に医薬品を使用するであろう
患者集団の数と比較すると少ない．臨床試験に参加する患者は，実際の診療で治療を受
ける患者より合併症か少なく，併用薬の服用も少ない．一般的に，承認前臨床試験から
得られる小児，高齢者，妊婦など特定の集団についてのデータは，比較的少ないか，まっ
たくない．しかし，これらの患者集団は，実臨床ではしばしば医薬品の投与を受ける．

　臨床試験の解析法は，ランダム化比較試験から得られたデータの解析に最も適してい
る．承認前医薬品開発プログラム内の試験を含め，多くの慢性的または長期使用を意図
した医薬品の臨床試験の多くでは，被験者がランダム割付け期間を完了した後に，単群
の非盲検継続投与試験が設けられることがある．臨床試験のこのような部分から得られ
たデータについては，観察的な薬剤疫学の手法が適している可能性がある．特定の有害
事象の頻度を集計するのに加え，長期継続投与試験のデータを調査によって，長期間の
有害事象発現パターンの特徴づけを行うことができる．必要な場合には，人－時間単位
での解析を実施することができる．この場合の有害事象の解釈においては，試験のラン
ダム割付け期間中に受けていた前治療，投与期間，治療対象疾患の患者集団における医
学的アウトカムの背景発現率，その他の要因を考慮に入れなければならない．このアプ
ローチに対して，薬剤疫学は情報を提供できる．同様のアプローチは，アメリカの「治
療用プロトコル」でみられるような，承認前の開発中医薬品の拡大使用を認めるために
デザインされた試験実施計画書にも応用することができる．この種のプロトコルは概し
て単群，非盲検試験である．

■ 承認後安全性研究の計画

　医薬品が販売承認を受けた時点では，医薬品の安全性プロファイルに関して不確実な
点および未知の点があることはよく知られている．多くの場合，承認後に明らかとなる
安全性の問題点の性質は，製品の上市の時点には予測することができない．しかし一部
の事例では，承認時点の臨床試験データを注意深く見直すことにより，さらなる安全性
情報を収集するための積極的なアプローチをとることができる．

　そうしたアプローチの例として，米国FDAがとった，糖尿病治療薬の申請者に対し，
申請した薬について，可能な限り心血管系リスクを明らかにすることを要求するという
戦略があげられる．この戦略は承認の前，申請された薬の心血管系リスクを同等薬と比
較するため臨床試験データが審査されるときから開始される．そこでは相対リスクの推
定値が算出される．得られた推定値の95％信頼区間の上限が1.8を超える場合，承認前
に大規模な心血管系アウトカムについての臨床試験が要求される．95％信頼区間の上限
が1.3～1.8の場合は，ほかの承認のための基準が満たされていれば販売が可能となるが，
製造業者には有害な心血管系アウトカムの頻度をほかの糖尿病治療薬と比較する市販後

臨床試験を実施することが要求される．95％信頼区間の上限が1.3未満であり，かつほかの承認の基準が満たされている場合は，それ以上の心血管系の研究は不要となる．この戦略によって，糖尿病治療薬の承認前から承認後の時期に及ぶ心血管系リスクの評価のための段階的なアプローチが提供され，同時に承認前データの不確実性度合いについての説明もなされている．

■ 承認後安全性のモニタリング

　規制当局にとって，医薬品の承認後安全性評価には積極的なアプローチに加え，起こってきた事象に対応する受け身のアプローチが必然的に含まれる．積極的戦略では医薬品の安全性プロファイルにおける重要な欠落部分を慎重に特定し，未解決の疑問に対処するため観察研究または臨床試験をデザインする．上に述べた糖尿病治療薬の心血管系リスクを研究するアプローチは，承認の時点にとられた積極的な措置の例である．しかし，知識の欠落の指摘は医薬品のライフサイクルのどこでも起こり得る．その根拠は臨床試験または観察研究からのデータであったり，同じ薬効分類のほかの医薬品の安全性に関する知見であったりする．このような場合に規制当局は，製造業者と協力し，得られているデータを注意深く見直すことによって，承認後の医薬品の安全性に関する問題に対して積極的なアプローチの計画を立てることができる．EUでの承認後研究の計画は，安全性検討事項に基づきリスクおよび知識の欠落を特定するEUリスクマネジメント計画の一部であるファーマコビジランス計画として，正式に扱われる．

　医薬品の有害事象は承認の数年後も含めていかなるときにも認識される可能性があるため，規制上における薬剤疫学においては受け身のアプローチも必要である．規制当局が先回りした薬剤疫学アプローチを使用することができる限りにおいては，受け身のアプローチは最小限に抑えることができる．しかし，医薬品の安全性に関する問題点のすべてが予測できるものとは限らず，このため規制当局は今後も受け身のアプローチを必要とする．受け身のアプローチに必要なのは，既存データの効率的な見直しや，即時あるいは短い期間内に規制措置を講じる必要性を慎重に，かつ適切な時期に評価すること，そして追加研究を計画するための製品の製造業者との意見交換である．受け身のアプローチが必要となるのは，例えば副作用の疑いに関する自発報告によって安全性上の問題点が特定されたとき（p.132，第7章および p.307，第13章参照），あるいは第三者の研究グループから，規制当局も製造業者も認識していない，医薬品安全性に関する結果が公表されたときである．製造に関係した製品回収によって発生した多数の有害事象報告を，短期間で審査しなければならないといった場合にも，受け身のアプローチを要することがある．

　個々の承認後の安全性上の問題点に対する具体的な科学的アプローチは本章の対象外である．規制当局の観点から，承認後の環境における新しい安全性上の問題点に対処する科学的取り組みは，結果として規制措置に役立つ適切な情報が得られるように，規制

当局がもつ具体的疑問に対処するようにデザインされる必要がある．規制当局は，医薬品の使用と製品の安全性に直接影響する，時として緊急な規制上の決定を下すために科学的情報を使用するため，科学的調査は疑問に対して可能な限り短時間で可能な限り正確な回答が得られるものでなければならない．

■ 医薬品の実際の使用パターンの評価

規制当局は，医薬品が関連する規制上の基準を満たしているか否かだけではなく，実臨床で実際にどのように使用されているかにも関心を寄せている．診療現場での医薬品の実際の使用状況を理解することにより，規制当局は，医薬品がどの程度安全な使用法にあった方法で使用されているかを評価できる．そのために，規制当局は保険請求事務のデータ，電子カルテ，ほかの公衆衛生データベースを含む，さまざまな薬剤疫学上の情報源を利用することが可能である．

■ 規制措置の影響の測定

医薬品規制は公衆衛生に重点を置いているため，当局は規制措置が意図した公衆衛生上のアウトカムにつながっていることを確認しなければならない．深刻な安全性上の問題に対しては，添付文書に警告を追加するだけでは不十分な場合がある．したがって，こうした規制措置が与える影響を評価しなければならない．多くの規制措置は医薬品に特定の使用条件を勧告するものであるため，目的とする健康上のアウトカムを測定することなく，勧告された条件の遵守状況を測定することが可能である．医薬品の特定の深刻なリスクの管理を目的とした正式なリスクマネジメントプログラムの使用は増加してきており，プログラムの目標の達成を確実にするために，科学的に厳密なプログラムの評価が必要となっている（p.511，第22章内「リスク管理」参照）．この試みにおいて薬剤疫学は，医薬品の使用と患者の特性およびほかの医薬品の使用パターンとの関係，さらには患者アウトカムとの関係を明らかにすることができるため，極めて重要である．後述する事例では，禁忌の医薬品に関する表示勧告の遵守状況を測定した例を示す．

3 ｜ 複数の情報源からのデータの統合

医薬品規制当局の役割の中心は，医薬品のリスク−ベネフィットのバランスを決定することであり，現在まで薬剤疫学はこのバランスにおけるリスクの部分の決定においてまさに中心に位置している．ここには，薬剤疫学の利用可能な手段のすべてが関与している．最もよく使用される技法として症例報告，ケースシリーズ，非ランダム化疫学研究，臨床試験，メタアナリシスがあげられる．これらのテーマは本書で詳細に取り上げられているため（p.21，第2章・p.69，第5章・p.307，第13章・p.364，第16章・p.406，第19章参照），ここでは技法的な面は論じない．規制当局はこれらの技法を熟知してい

なければならないが，規制当局の薬剤疫学へのアプローチは，さまざまな技法を用いて解析された，さまざまな情報源からの知見を統合するものでなければならない．臨床薬理学の知見（p.52，第4章参照），非臨床毒性試験の結果といった情報も，データ全体に組み込まれることがある．実際，多様な情報源からの結果を統合する能力は，データと分析方法の徹底した理解に依存するところが大きい．規制当局は技法的な問題に加え，手元のデータの意義を定めること，そして規制措置を実施する場合はどの措置を実施するかということに向き合っている．

　複数の情報源からのデータを統合するのに唯一無二のアプローチはない．むしろ，それぞれの場合に慎重で構造化されたアプローチをとらなければならない．検討事項として，対象とするリスク，確認された影響の規模，使用したデータの供給源，各研究のバイアスおよび交絡因子の制御，それぞれの知見の頑健性，生物学的妥当性，過去の知見があげられる．

　標準的なエビデンスの序列が発表されているものの，医薬品の安全性に関する決定を下す医薬品規制当局にとって，この序列が常に適切とは限らない．例えば，症例報告およびケースシリーズは通常エビデンスの序列において最も低い地位が与えられているが（p.21，第2章参照），これらが，まれで重篤な有害事象が医薬品と関連することを決定するには唯一の実用的方法という場合がある．このため，ある医薬品と再生不良性貧血または急性肝不全との間に関連があるかどうかについて，臨床試験の結果のみによって判断することは見当違いとなり得る．あるいは，安全性のアウトカムが非常にまれであるため，または非常に長い潜伏期間の後に発現するため，臨床試験による検討は不可能という場合もある．それでもなお，医薬品が投与される病態を有する患者においてそのアウトカムが認められた場合，症例報告は役に立たない．このような状況では，慎重にデザインされた観察研究が適切である．

　最近，多くの情報源からのエビデンス統合の役割や，伝統的なエビデンスの序列は医薬品安全性評価において常に適切とは限らないという考えに，新たな関心が集まっている．伝統的な序列では，エビデンスに対して厳格で段階的なアプローチをとるため，多様な情報源の統合にあまり適していない．この問題点をさらに困難にしているのは，実験的な環境（臨床試験）から得られたデータは効果についてある推定値を与えるが，観察的なデータを用いると量的に異なった結果になり得るという点である．研究の背景間でみられる効果の大きさの相違が，リスク−ベネフィットバランスについての異なる解釈を引き起こすほどになることもある．しかし現実には，安全性の問題点に関するデータは多様な情報源に由来している．公衆衛生に関する決定を下すためにデータを使用する規制当局にとっての難題は，得られている情報を最も適した方式で統合することである．これは特に，ベネフィットに関係する臨床試験と，リスクに関係する薬剤疫学研究の結果を統合し，バランスを取ろうとするときに特に難問となる．

4 ｜ 薬剤疫学における能力と協力の構築

　薬剤疫学は複雑な分野であり，これを完全に実行するためには疫学，臨床薬理学，薬剤学，医学，統計学やほかの学問分野の力を必要とする（p.21，第2章・p.52，第4章・p.322，第14章・p.379，第17章・p.406，第19章・p.442，第21章参照）．このため，薬剤疫学の専門知識を獲得するには，関係のあるすべての学問分野の専門家と交流できる環境が求められる．さらに薬剤疫学は集団ベースの医療データに依存しており，先にあげた分野の専門家はこのデータを保有していない可能性がある．薬剤疫学の専門知識と適切なデータを必要とするような安全性上の課題がますます多く生じてくるにつれて，適切な訓練を受けた薬剤疫学者としての十分な能力が存在すること，また適切な協力の場が存在することが極めて重要となる．規制当局はこの目標に向けて，一定の役割を果たすことができる．

　医薬品の承認後モニタリングを強化するため，EMAは欧州薬剤疫学・ファーマコビジランス研究機関ネットワーク（ENCePP）を設立した．EMAは欧州全体でのファーマコビジランスおよび薬剤疫学において有効な専門知識および研究経験を特定し，安全性およびリスク‐ベネフィットに注目した承認後研究を実施する能力を有する機関のネットワークを構築した．2010年初めに開始されたENCePP研究リソースデータベースは欧州のファーマコビジランスおよび薬剤疫学研究リソースについての，公開された検索可能な電子的目録である．データベースには欧州連合内の研究機関とネットワークの両者が含まれており，データ供給源も含まれる．同様に2010年に公開された「ENCePP行動規範」はファーマコビジランスおよび薬剤疫学研究のベストプラクティスと透明性に関する規則・原則集である．対応する「ENCePP研究プロトコル方法論規準チェックリスト」により，研究者は重要な方法論上の検討事項を認識し，考察することができる．やはり2010年に公開された「e-Register of Studies」は，薬剤疫学研究に焦点をあてた，透明性，追跡，結果の普及のための重要なツールである．ENCePPプロジェクトは，規制当局が能力の構築に関与し得る方法の一例を示している．

　米国FDAは2007年の処方箋薬ユーザーフィー法延長におけるコミットメントの1つとして，学術界，産業界その他からの意見を得て，「疫学のベストプラクティスに取組み，上質のデータ供給源を用いた科学的に妥当な観察研究の実施についての指針を提供する」ガイダンス文書作成の任務を負った．この任務は，規制当局が薬剤疫学分野の普及を推進するもう1つのメカニズムの例である．

　FDAは，薬剤疫学研究のベストプラクティスに関するガイダンスを提供するのに加え，公的な薬剤疫学研究に資金を供給している．この領域での初期の活動として，コンピュータオンラインメディケイド分析・サーベイランスシステム（COMPASS），すなわちメディケイドプログラム加入者の入院および外来医療費請求，ならびに外来調剤費請

求のコンピュータデータベースの開発および利用への資金提供があげられる．メディケイドとはアメリカの医療費給付プログラムであり，一定の適格性基準を満たす低所得の個人および家族が対象である．ほかにも大規模な集団ベースのデータベースが薬剤疫学研究に利用可能となったことにより，FDA は以下に資金を集中することとなった．それは関連のデータにアクセスできて，お互い興味のある医薬品安全性の疑問についてFDA の疫学者と共同研究が可能な薬剤疫学の専門家，さらに本書において述べられているデータ供給源の多くを用いた，資金供与を受けた研究などである．

薬剤疫学は多くの専門領域に依存するため，協力関係の育成もまた規制当局が果たすことのできる役割の１つである．EMA は 2010 年 3 月の画期的新薬イニシアチブ（innovative medicines initiative；IMI）により資金提供したプロジェクトを介し，デンマーク，スペイン，英国の国内医薬品規制当局とともに，多数の公的機関，民間組織，学術研究機関，製薬企業と提携して，医薬品のリスクベネフィットのモニタリングに使用する方法の強化を専門に扱う共同事業体である欧州共同事業体治療アウトカム薬剤疫学研究（pharmacoepidemiological research on outcomes of therapeutics by a european consortium；PROTECT）を結成した．PROTECT が扱う課題の領域として，消費者からのデータ収集の強化，自発報告・電子保健医療記録・臨床試験からの早期および積極的なシグナル検出の改善，薬剤疫学研究のデザイン・実施・解析のための標準的方法論の開発・検証・普及，医薬品の継続的なリスク－ベネフィットのモニタリング法の開発，PROTECT が開発したさまざまな手法の検証および妥当性確認があげられる．

米国では，保健社会福祉省内の FDA と姉妹関係にある部局の１つ，医療研究・品質調査機構（AHRQ）が，治療学の最適な使用を促進する研究を実施し，教育を提供する全国イニシアチブである治療学教育・研究センター（CERTs）への資金提供および運営について FDA と協議した．2011 年までは，特定の集団または治療領域に注力する 14 の学術研究センター，調整センター，運営委員会，公的機関と民間組織との提携がプログラムに含まれている．2011 年開始分の資金提供を受けた施設は 6 施設のみであった．

FDA のセンチネル・イニシアチブ（p.464，第 22 章参照）も，規制当局が資金を援助し，共同作業によって薬剤疫学の進歩を求めるプログラムの例である．センチネル・イニシアチブの目標は，FDA の規制対象となる医療用製品の安全性の課題について調査するため，電子的医療データベースの持続可能なリンクされたシステムを作成することである．このような方式で医療データを使用することについては，管理，プライバシー，データ規準，結果の開示を含め，国民が関心をもつ多くの課題が生じた．これらの問題点を考慮し，FDA はセンチネル開発のため外部組織と共同で作業するときに広範囲の利害関係者からの意見を求めた．上述した研究運営上の問題点に加え，センチネルの基本的前提（多くの情報源からのデータが医薬品安全性の疑問に対処するため使用され得る）は，このプロジェクトの成功には共同作業が必要であることを示唆している．

5 │ 結 論

　結論として，薬剤疫学は医薬品の規制当局の活動において極めて重要な学問分野である．現時点で規制当局にとって重要な論点として，製品のライフサイクル全体にわたり薬剤疫学を最適な形で利用すること，正しくエビデンスに基づく結論に到達するための複数の情報源からのデータの統合に関する明瞭で堅牢，透明な方法を開発すること，薬剤疫学の分野における能力の構築を推進することがあげられる．これらの取り組みは相互依存的であり，規制当局の取り組みだけではなく，学術界および産業界との共同作業に依存する．

6 │ 規制当局からの視点の要約ポイント

- 医薬品規制は科学を本拠とした公衆衛生に重点を置くものであり，関係法規の適用の下で実施される．
- 医薬品規制において薬剤疫学が果たす役割の重要性は増している．
- 薬剤疫学は医薬品のライフサイクル全体で重要である．
- 複数の情報源からのデータの統合は，正しい規制上の判断に極めて重要である．
- 薬剤疫学における能力の構築と協力は不可欠である．

事例6.3　規制当局からの視点：メトクロプラミドの使用期間

背 景

・メトクロプラミドの長期投与は，遅発性ジスキネジアのリスク因子として知られている．米国の添付文書では，投与期間は 12 週間を超えないことが推奨されている．

問題点

・推奨されている 12 週間を超える投与の程度については定量化されていない．

アプローチ

・処方請求データを使用して治療の実施期間を推定し，臨床試験で評価され，添付文書で推奨されている 12 週間の上限を超えている治療の程度について推定した．

結 果

・研究期間中，メトクロプラミドの処方を受けた患者約 200,000 人のうち 80％近くでは，治療は 1 回のみであった．大部分の患者（85％）で最長の投与期間は 1 ～ 90 日であったものの，患者の 15％はメトクロプラミドの処方を受けた期間が 90 日を超えると思われた．約 20％の患者で 90 日を超える累積治療期間が記録されていた．このデータに基づき，患者のかなりの割合が推奨治療期間より長い期間にわたりメトクロプラミドの投与を受けていたことが示された．この後，製造業者は，製品を長期

　投与しないように注意する追加の警告を添付文書に記載するように要求された.

強 み

・データは合理的に大規模な集団から収集された.

限 界

・データには診断に関する情報が含まれておらず，このため遅発性ジスキネジアのアウトカムを確定できなかった.

キーポイント

・医薬品安全性の問題は，問題のある薬だけから生じるのではなく，医薬品使用自体に問題があるときにも生じる.

・集団における医薬品使用の適切性についての研究により，医薬品の不適切使用が特定でき，規制当局の介入につなげることができる.

司法制度からの視点

1 | はじめに

　日々の仕事の中で薬剤疫学者は法律のさまざまな面に遭遇する．薬剤疫学と司法が交差する最も重要な3つの点は，製造物責任法，契約法，知的財産法である．これらの主題領域における基本的な法的ルール，ならびに薬剤疫学にとっての実務的および倫理的意味合いを順に考察する.

2 | 不法行為法と製造物責任訴訟

　薬によって危害を受けた人は，その製造業者に損害賠償を請求するかもしれない．製造物責任訴訟は薬剤疫学分野自体に相当の影響を及ぼすものであるため，薬剤疫学者にとって，その人が法廷に行ったことがまったくなかったとしても，製造物責任法の基礎知識は必須である．政府機関および個々の患者によってもたらされた不法行為の訴訟により，過去に入手不能であった副作用データ，疑問のもたれる製造業者の慣習，医薬品規制システムの不備が暴かれることがある.

■ 製造物責任の法理論

　製造物責任法は，州際通商で販売された製品によって危害を受けた消費者はその被害に対する救済を求めてもよいとする原則を適用する不法行為法の一形態である．当初は，危険な製品を作り出した製造業者の過失の主張を立証するために，消費者は（1）被告人

が相当な注意を払う義務があったこと，(2) 被告人の行為がほかの製造業者または当業界のほかの業者が従ってたであろう慣行から逸脱していたこと，(3) 被告人の不注意と係争中のアウトカムとの間に因果関係があること，(4) 前記の3つの要因によって損害に至ったこと，の4つの要素を証明することが要求されていた．

しかし，いくつかの製品では，内在する害のリスクが非常に高いため，異なる法的基準をもつべきと裁判所が判断する例がみられた．1960年代の初期から，ある種の製造物責任の訴訟について，裁判所は危険な製品が被害の原因であることの立証のみを要求する厳格責任の理論を，いくつかの製品の裁判へ適用し始めた．過失とは区別されるため，被告人が慣行に従っていたか否か，相当な注意を払っていたか否かの疑問は，法的には意味はない．

例えば，製品に「製造上の欠陥」（製造業者の独自の規格に適合していない）または「設計上の欠陥」（製品の設計が消費者にとって本質的に過度のリスクを付与するものであった）があったかもしれない．しかし，危険な製品の製造業者がその製品の既知のリスクについて十分に警告していた場合，その警告をもって製造業者は賠償責任を逃れられることについては，一般的に裁判所は合意している．このため無過失製造物責任では，原告が第3の原則「表示警告上の欠陥」（別名「警告懈怠」）に基づき製造業者に対する訴訟を提起することが認められている．

医薬品の分野では，医薬品製造工場に対して厳格な規制上の監視があることが一因となっているためか，製造上の欠陥を申し立てる製造物責任の訴訟はまれである．また，設計上の欠陥の理論も，すべての処方箋薬にはリスクが内在しており，相応のベネフィットと比較考量しなければならないことで大部分の裁判所の意見が一致しているため，勝訴は難しい．むしろ，医薬品についての訴訟の大部分は，当該の有害事象に関する表示警告上の欠陥を根拠とする．表示警告上の欠陥の訴訟の最終決定は，警告が合理的であるか否かによって決まる．

■ 表示警告上の欠陥の主張

表示警告上の欠陥についての製造物責任訴訟には (i) 製造業者による薬のリスクの知識，(ii) 不適切な薬のリスクの警告，(iii) 損害との因果関係の3つの主要な論点が含まれる．

┃ 知 識

原告は，医薬品製造業者がリスクを知っていたこと，または知っていたはずであることを立証しなければならない．一般的に，医薬品の製造業者は，知り得なかったリスクについての説明責任を負わない．例えば，ある訴訟では，原告は経口避妊薬によって脳血管発作が起こったと主張して提訴した．陪審は，被害が発生した時点には「これらの

凝固作用を測定する新しい技術は開発されていなかった」と報告した薬剤疫学専門家の証言を根拠の１つとして，原告が主張した特定のリスクは薬が処方された時点に知られていなかったとの評決を下した．判決によると「添付文書に記載された警告は適切であり，すなわちその陳述は原告が薬を服用した時点に得られている医学的および科学的知識の公正な表示であった」とのことである．

知識は現認でも推定上の知識であってもよい．「現認」とは，文字どおり認識していることと定義される．実際に認識していることは，消費者に伝えられなかった特定のリスクを示唆する合理的な情報について，製造業者が知っていることを示すことにより証明できる．うつ病治療に使用される選択的セロトニン再取込み阻害薬（SSRI）の訴訟では，さまざまな製造業者が SSRI を服用した青年患者での自殺念慮のリスク増加を示す臨床試験を実施していたことが確認された．この結果の公開が長期間放置された，または公正な表示が行われていなかったと告発する訴訟が起こされた．

「推定上の知識」とは，実際には存在しないとしても法律上では存在したと仮定されるため，ときに「法的知識」とも呼ばれる．推定上の知識は適切な注意を向けることにより獲得できたものである．例えば，コレステロール低下薬セリバスタチン（Baycol®）は，死亡に至り得る腎疾患である横紋筋融解症の症例との関係が確認された後，2001 年に市場から排除された．製造業者のバイエル社は，すでに 1999 年から横紋筋融解症のリスクが同じ薬効分類に属するほかの薬の 10 倍であることを示唆する報告を複数所有していることが判明したものの，申し立てによると同社はその報告書を処理しておらず，患者または規制当局への伝達もしていなかった．複数の訴訟でバイエル社は，報告書を所有し，それに従って行動していたはずであるため，これらの懸念についての推定上の知識を 1999 年までにもっていたとして告訴された．このような状況で用いられる一般的な法的基準は，この領域の専門知識を有する合理的に賢明な企業が行うはずの事項である．

‖ 警 告

製造業者がその製品と関連のある有害事象に関する警告を提供する義務を有するとすれば，次の疑問は，十分な警告が提供されていたか否かである．適正な警告とは，妥当で，適切な時期に提示された，正確な警告のことである．例えば，副作用に関する妥当な警告は，薬に関連する危険の範囲および規模と釣り合っているものである．警告には不当な遅延があってはならない．製造業者は最新の科学的データおよび症例報告に通じている必要があり，初回承認後に発見された新たな副作用について警告しなければならない．ロシグリタゾン（Avandia®）の場合，2007 年のメタアナリシスで生命を脅かす心血管系有害事象との関係が示された．しかし，内部資料の精査の後，米国上院財政委員会報告では製造業者はこのリスクについて知っていたが公に警告することが遅れ，その周知を制限しようとしていたと示唆された．このため，ロシグリタゾン使用から生じた訴

訟の主要な争点は，同社のとった方策によって副作用についての合理的な警告に不適切な遅れが生じたか否かとなる．最後に，警告は適切に切迫した表現でなければならない．ロフェコキシブ（Vioxx®）の場合，心血管系事象のリスクがあいまいな用語で記載されており，あまり目立たない「注意」の部に入れられていたため，警告の切迫度が不十分であると主張して提訴された．

また，副作用に関する不適切な警告が，原告への投薬につながったことも原告が立証しなければならない．適切な警告が行われていたとしても，薬を処方するかどうか，または処方後に患者をモニターするかどうかの決定は変わらなかったであろうということを被告が立証できた場合，訴訟は直接的な因果関係の欠如を理由に却下される．

「知識ある中間者」のルールによると，医薬品製造業者は処方する医師に対して正確かつ適切な警告を提供していれば警告の義務を果たしていることになる．医師が十分に把握できる適切な警告を製造業者が開示していた場合，製造業者に賠償責任はない．したがって警告には，熟練した医療従事者にとって明白である，または一般的に知られているリスクを記述する必要はない．しかし，医師に提供される情報に危険の省略，強調不足，虚偽記載，あいまい化のいずれかがあった場合，この不備が法的に患者に移行し，危険が具体化して被害の原因となった場合には患者が製造業者に対して救済を求める権利が発生する．

医薬品製造業者が知識ある中間者による弁護を行使する能力を失うという特別な状況がある．製造業者が製品を過剰なほど積極的に，ある種のリスクについての十分な注意なしで販売していた場合，裁判所は本質的に医師−患者の処方関係を解消したと裁定することがある．消費者向け広告（DTCA）は，患者が処方箋薬のリスクをほとんど知らず，製造業者は医師を媒介とする以外に患者と意見交換する手段がないという仮定を成り立たなくさせる1つの要因である．ニュージャージー州最高裁判所はDTCAによって知識ある中間者による弁護の限定的な例外ができたと裁定し，2007年にウェストバージニア州最高裁判所はこれに基づき知識ある中間者による弁護全体を却下した．それでも，大部分の法域において，知識ある中間者の法則は依然として有効である．

┃ 因果関係

通常，法的因果関係には，個別の事象からアウトカムまでの明瞭な原因の関連が要求される．したがって，確率論的証拠により薬と被害が結び付けられる製造物責任訴訟では，因果関係の法的基準が疑われる．裁判所は，これらの訴訟における法的因果関係の問題について，一般的因果関係と特定の因果関係の2つのレベルで取り組む．

「一般的因果関係」とは，ある製品が原告に類似した患者集団において，特定の障害を発生させ得るかどうかを意味する．一般的因果関係を証明する基本的な慣習法の基準は，特定の製品が「どちらかといえば（すなわち50%を超える確率で）」損害の原因となっ

ていたということである．一部の裁判所は，法的因果関係は関連および因果関係の考察に基づく因果性についての仮説が科学論文中に多く認められるとしても，関連および単なる因果関係の可能性以上のものによって立証されるべきとの考えを示した．少数の裁判所はこの考えをさらに進め，「どちらかといえば」の定義について，相対リスクが 1.0 と 2.0 の間である場合，関連性に統計的有意性がみられる値周辺の信頼区間がどれほど狭いかには関係なく，相対リスクが 2.0 を超えることとした．おそらく，これは相対リスクが 2.0 を超えるときに曝露群の寄与リスクが 50% を超えるという算出に基づいていると思われる．この基準は連邦司法センターの「科学的証拠に関するリファレンスマニュアル」に再現されており，弱い関連の疫学的証拠を除外するため一部の訴訟で採用されている．

しかし，すべての裁判所が一般的因果関係を決定する相対リスク = 2.0 の規則を厳密に遵守しているわけではない．係争中の製品の臨床試験および疫学研究のいずれも，医薬品とアウトカムとの間の一般的因果関係を確立することができる．動物実験，メタアナリシス，症例報告／ケースシリーズおよび二次資料（社内資料など）も，法廷で因果関係を確立する裏付けとして使用されている．薬剤疫学研究は因果関係を直接扱うというよりも関連性を評価する傾向があるため，裁判では関連性と一般的因果関係との橋渡しとして Bradford Hill 基準が適用されることがある（**表 6.1** 参照）.

「特定の因果関係」を立証するには，原告は係争中の製品が個々の原告の申し立てる被害の原因であることを示さなければならない．即時型アレルギー反応のように因果関係が明瞭な事例もあるものの，亜急性または遅発型の反応では特定の原因の立証が困難なことがある．例えば，ロフェコキシブ投与開始から間もなく心筋梗塞を発症した患者がメルク社を提訴した件では，メルク社は心筋梗塞について原告の以前から存在する冠動脈疾患に起因すると主張した．原告はロフェコキシブ開始前に心血管系の健康状態は安定しており，開始後に冠動脈血栓が 2 ヵ所同時に発生した（虚血性心疾患としてはまれな発現）と反論した．第一審は原告の主張を認めたが，控訴審では判決が覆された．控訴裁判所は「原告は医学的確実性の観点から特定の原因を確立することを要求されておらず，ほかの合理的仮説のすべてを決定的に除外することも要求されていないものの，

表 6.1 ● Bradford Hill 規準

1. Strength of association
2. Consistency and replication of findings
3. Specificity with respect to both the substance and injury at issue
4. Temporal relationship
5. Biological gradient and evidence of a dose-response relationship
6. Plausibility
7. Coherence
8. Experimental removal of exposure
9. Consideration of alternative explanation

以前から存在した［原告の］心血管系疾患も死亡の妥当な原因の1つであるため，『合理的な確実性』をもってこの原因を除外する証拠を提供することが原告に要求される」と判示した．

■ 薬剤疫学の専門知識と Daubert 訴訟

製造物責任訴訟においては，薬剤疫学者は証人を務め，薬に関するデータの説明，リスク情報が適切に対処されていたか否かの決定を支援する．通常，専門家は係争中の有害事象に関する知識の最新の状況を説明し，法廷に示すため既存のデータを解析する．

連邦巡回裁判所の裁判官として，Richard Posner は「法廷は，見事なものであっても，科学的推測の場ではない」と明確にした．訴訟において鑑定書を発表しようとする薬剤疫学者は，その役割を務めるのに適しているか否かを決定するための，お決まりの法廷尋問に直面する．伝統的に，裁判官は証人が適格性に欠けるか否か，容認された知識と調和しない科学的理論を信奉しているか否かを評価していた．1993 年の Daubert 対メレルダウの裁判で，米国最高裁判所は証人の供述書の適切性を審査するための多数の指標の概要を述べたが，ここには理論が最新であるか否か，そしてその理論がピアレビューや公表文献によって検証されたか否か，といったことが含まれていた．その後の訴訟でこの規則が適用され，ポリ塩化ビフェニル（PCB）が肺がんの原因となることを示唆した専門家供述書の許容性についての議論を評価するときに，この規則はさらに洗練された．この際の研究は，作成した専門家が結論の妥当性を確認していなかったため，すなわち，疫学研究において PCB と肺がんとの間の統計的に有意な因果関係が報告されておらず，適切な対照がなく，PCB 以外の物質が検討されていたため排除された．アメリカでは，一部の州立裁判所が Daubert ガイドラインを採用しており，改訂された連邦証拠規則でも受け入れられている．「関係のある科学コミュニティで一般的に容認」されない理論を含む供述書は排除するという，より基本的な法則を遵守している裁判所もある．

■ 医薬品規制と製造物責任訴訟との共通部分

大部分の国では，医薬品販売の監視に責任を負う政府の規制当局が薬の広範囲の使用を承認したとき，その薬には公式の製品表示が同梱される．添付文書には承認前に実施された試験を含む薬の有効性の説明に加え，承認前試験期間中に浮上した安全性上の懸念が記載される．医薬品の承認時点に，製品表示には公開が必要とされるリスクについて，またこのリスクをどのように記載するかについての規制当局の最善の判断が表される．

米国では，製品表示には特別な法的意義もある．FDA は製造業者に対し，製品を販売する際に公式の製品表示に組み込まれた重要な警告については言及することを要求するものの，製品表示に記載のない警告については言及することを要求しない．最近，医薬品の製品表示と製造物責任訴訟との間の共通部分に関する議論がある．例えば，ある訴

訟では，抗うつ薬のセルトラリン（Zoloft®）を処方された男性が直ちに激昂，錯乱，自殺念慮を発現し，最終的には投与開始1週間後に自殺した．原告は，製造業者が自殺行為のリスクに関して適切な警告を行っていなかったと主張した．製造業者は，FDA が公式の製品表示にそのような警告を含めていないため，そのような訴訟は起こせないとして争った．すなわち，この申し立ては FDA の規制措置によって「先手を打って回避」された．しかし，この見解は米国最高裁判所によるワイス社対 Levine の影響の大きい判例において覆され，「製造業者は常に製品表示の内容に責任を負うということは，依然として医薬品規制の中心的前提である」と判示された．したがって，先発薬の製造業者は，先に FDA に通知したり，その承認を受けたりすることなく，自身の判断に基づき製品表示に警告を追加して強化できる．なお，FDA が特定の安全性上の問題点の周辺データをすべて審査し，強い警告は不要との具体的陳述を行った場合，このような措置によって表示警告上の欠陥による訴訟を回避できる．また最高裁判所は，後発医薬品の製造業者はその薬の先発薬に製品表示を一致させるしかないので，先回りして製品表示を更新する責任は後発医薬品の製造業者までは拡大されないことを示した．

3 | 薬剤疫学と契約法

　薬剤疫学分野の研究の多くは，異なる機関に所属する個人どうしの協力から生まれている．共同作業によって複雑な研究の実施が可能となり，薬剤疫学の進歩に役立つ．公衆衛生上特に重要な共同作業の一種として，委託研究がある．委託研究を実施するのは研究依頼者（通常は企業または政府機関）から資金の提供を受けた個人，学術研究機関，非営利研究者である．古典的には，契約書は当事者間の合意の完全な概略を表す．薬剤疫学の委託研究によって重要な公衆衛生上の知見が得られ，提供される医療の変更を引き起こした例は無数にある．

　しかし，委託研究は，一般に（i）試験デザイン，（ii）データアクセスおよびデータ解析，（iii）結果の公表を軸とするさまざまな潜在的懸念を突きつけることがある．研究者は，試験のデザインに対して過度に影響を及ぼす権利を依頼者が有するような委託研究の実施には，慎重でなければならない．多くの依頼者はデータの管理権を掌握し，独自の統計解析を実施しようとする．依頼者はそのような尽力によって「あるべき場所からデータをもちだす研究者」が防止されると主張し，一方で研究者はこの協定では「自身に有利な偏りをデータに加える」機会が企業に提供されると主張する．政府および産業界の双方からの例が豊富にある．ロシグリタゾンの事例では，製造業者が組織した臨床試験ではロシグリタゾンを糖尿病のほかの治療法と比較することが求められており，データ解析を監視するため独立した学術研究者による運営委員会が編成された．臨床試験データベースは企業が独占的に管理しており，研究者からのアクセスが制限されていたことが企業内文書で示唆されている．運営委員会の委員が結果の提示について質問したとき，

委員の懸念の大部分が見落とされた．

　委託研究者による最終的な結果の公表を阻止するいわゆる「さるぐつわ条項」をめぐる対立も多数あった．例えば，トロント大学の医師が，輸血に依存するサラセミア患者の鉄過剰を治療する開発中の医薬品について，安全性の問題が特定されたが，その後，その医師が結果を論文として公表することは認められなかった．この医師が最終的に結果を公開したとき，試験依頼者は発表された研究成果が「秘密かつ機密」であり，製造業者の「事前の文書による同意」がなければ公開できないと委託研究の契約で規定されていることに基づき，医師は契約違反について告訴された．

　学術研究を行っている医療機関に所属する研究者の場合，通常は所属施設内の研究管理局が研究の依頼者との契約交渉の詳細を取り扱う．しかし，大学病院を対象とした調査により，研究者が十分に保護されないような民間スポンサーの研究が日常的に行われていることが判明した．例えば，研究の依頼者が独自の統計解析を挿入し，論文原稿を作成することを認めた契約規定を認めながら，試験の終了後に研究者が第三者とデータを共有することは禁止するといった不適正な契約が研究管理局を通過することがある．

　研究管理局の支援を受けるかどうかに関係なく，薬剤疫学者は試験デザインの管理，データアクセス，結果の公表に関する不適切な表現について研究の指針となる契約書を徹底的に評価すべきである（**表6.2を参照**）．問題の多い表現として，過度に広範囲の機密条項，知的財産の所有権を定義・指定した条項，公表の前に依頼者からの承認を要求する条項があげられる．企業の機密情報が不注意によって漏洩することを避けるため，あるいは依頼者側の専門知識に基づく助言を受けるために，期間を限定して依頼者が発表物の案を審査することを認めるのは合理的かもしれない．しかし研究者には，契約によって重要な結果の発表が不当に遅延することがないようにする倫理的義務がある．よく吟味されていない契約は，不適切な結果の秘密主義を引き起こし，そのために公衆衛生に対して予期しない影響を及ぼしたり，研究者に対する訴訟に至ったりする可能性がある．

4 ｜ 薬剤疫学と知的財産法

　特許とは連邦政府によって与えられる市場独占権の正式な認可であり，その権利は20年間にわたる．特許はあらゆるプロセス，機械，製造，物質の組成・成分について発行される．新しい発明が特許に値するためには，有用で新規，かつ自明でないことが求められる．これらの基準に従えば，すでに存在する発明，または同業者にとっては自明であるような発明のわずかな改善に対して特許は与えられないことは明らかである．

　伝統的に，特許は発明者と社会との間の「取り引き」と考えられている．特許によって成功した発明を競争なしで販売する期間が与えられるため，特許の目標は発明者によるアイデアの実用化への投資を奨励することである．同時に，特許を申請するとき発明

表 6.2 ● 薬剤疫学の研究契約において異議を唱えるべき表現

Category	Contractual terms	Critique
Control over investigator work product	"_____ shall provide confidential information to CONSULTANT for the purpose of conducting the CONSULTANT'S professional services. All information whether written or verbal provided by, or developed for _____, and all data collected during the performance of this Agreement is deemed to be the Confidential Information of _____."	Broad definition of "confidential information" seems to cover all information. Researcher's work product becomes sponsor's confidential information.
Gag clauses	"No information regarding this Agreement or the interest of _____ or Client in the subject matter hereof shall be disclosed to any third party without the prior written consent of _____"	Prevents disclosure of existence of the contract as a financial source in publication.
Opportunity to influence outcome	Client "shall not present or publish, nor submit for publication, any work resulting from the Services without _____ prior written approval."	Contract allows sponsor to quash ublication unless it approves analyses.

All examples adapted from actual contracts offered to engage in sponsored research.

者は請求する発明の内容を特許資料中で完全に公開しなければならない．政府は一定期間にわたり発明者の知的財産を保護するため規制権限を提供する．発明者は自身の発明を公開して内容を完全に説明し，他者によるその使用を可能とするとともに，次の発明が生み出され，改善されるように配慮する．

　薬剤疫学の実務の中で特許が目に触れることが増加しつつある．大部分は保険請求データを解析し，アウトカムを比較して有害事象を識別するなど，「プロセス」のカテゴリーに入る．近年，医薬品使用および有害事象の特性を明らかにすることを含め，薬剤疫学で使用される方法論および技術について多数の特許が取得されている．米国最高裁判所は，特許可能なプロセスには「自然法則，自然現象，抽象的観念」などの基本原理，または純粋に精神的なプロセスは含まれないと判示した．一方，特定のプロセスへの自然法則の応用は，特許可能な場合がある．例えば，よく知られた判例に関係したのは，アレニウスの式を至適硬化時間の算出に使用した合成ゴムの硬化法の特許だった．式がゴムの硬化についてのさらに広い発明的プロセスの一部であったため，このプロセスは特許可能であると判断された．

　薬剤疫学およびファーマコビジランス研究の実施のさまざまな側面に独占的な支配権を提供するプロセスの特許権取得に関係して，重要な倫理的および法的懸念が存在する．ある訴訟では，スタンフォード大の HIV 研究者が，抗レトロウイルス療法の指針として役立てるため作成した公開のデータベースに対する特許侵害訴訟に直面した．その理由は，このデータベースの検索に営利企業が特許権取得済みのプロセス（ただし実施されたことはない）が関与する可能性があったためである．

　近年，米国最高裁判所はプロセスの特許可能性について新しい厳格な規準を策定し，単に相関性を記述したもの，または人に対して「推論を導き出し得るデータを集める」

ように指示するものを除外した．特許可能なプロセスには，「十分に理解された，定められたとおりの，従来続けられている活動で，当該分野の関係者が過去に従事したもの」を超えた，自然法則の発明的・革新的な応用を含んでいなければならない．この定義を運用可能とする1つの方法は，「機械および変換過程による基準」を用いることである．すなわち，特定の機械もしくは装置に結びつけることができるプロセス，または物体を異なる状態もしくは物に変換できるプロセスは，特許可能である可能性が高い．なお，薬剤疫学の特許に関して，すべてのアルゴリズムは本質的にデータ収集を伴うものであって，そのプロセスに「変換」は存在しない．

5 | 結 論

　法的問題は多様な形で薬剤疫学の実践と交差する．薬剤疫学者は証人として，または実施した研究に基づき，個人が医薬品製造業者に対して起こした製造物責任訴訟に関与することがある．伝統的にこのような訴訟では表示警告上の欠陥が申し立てられ，製造業者が安全性上の問題点を知っていたこと，提供された警告が不十分であったこと，原告の受けた被害の直接的原因が薬の使用であったことなどの証明が要求される．製造業者は責任を担当医師に向けてそらすため，「知識ある中間者」による弁護を行使することがある．薬剤疫学者は委託研究に従事することもあるが，作業成果物の所有権および公表の差し控えに関する契約要件を慎重に検討しなければならない．最後に，薬剤疫学者は研究方法の特許の取得を試みることもあるものの，このような形の知的財産のリスクおよび便益を比較考量しなければならない．

6 | 司法制度からの視点の要約ポイント

- 製造物責任は，州際通商で販売された製品によって危害を受けた消費者がその被害に対する救済を求める根拠となる原則の一式を表す用語である．
- 製造業者に対して，薬のリスクに関する表示警告上の欠陥を申し立てる製造物責任訴訟には以下の3つの主要な論点が含まれる．
  - (1) 製造業者による薬のリスクの現認または推定上の知識
  - (2) 警告の欠如，または警告における妥当性，時期の適切性，および正確性のいずれかの欠如
  - (3) 損害との因果関係
- 製造物責任訴訟には2種類の因果関係が関与する．1つは一般的因果関係であり，製品が原告に類似した患者において申し立てられた被害の原因となるか否かが扱われる．もう1つは特定の因果関係であり，個々の原告の申し立てる被害の原因であるか否かが扱われる．一般的因果関係の基準は，通常，製品が「どちらかといえば」損害の原因となることである．これを一部の裁判所では相対リスクが2.0を超えることと解釈し

ている．このような関連性と一般的因果関係との橋渡しのために，Bradford Hill 規準を用いることがある．

- 医薬品製造業者は処方する医師に対して正確かつ適切な警告を提供することで警告の義務を果たしていることになる（「知識ある中間者」による弁護）．警告には，熟練した医療従事者にとって明白である，または一般的に知られているリスクを述べる必要はない．

- 製品表示には公開が必要とされるリスクについて，またこのリスクをどのように記載するかについての規制当局の最善の判断が表される．米国では，製品表示は副作用に関する新しいデータを監視し，必要に応じて製品表示を更新する製造業者の義務を肩代わりするものではない．

- 委託研究は有効な薬剤疫学の共同研究の中心である．しかし問題を招く原因となる表現として，過度に広範囲の機密条項，知的財産を定義してその所有権を指定した条項，公表の前に依頼者からの承認を要求する条項があげられる．

- 特許により，新規かつ非自明のプロセスまたは製品に対して 20 年間の政府による市場独占権が与えられる．特許可能なプロセスには，自然法則の発明的・革新的な応用を含んでいなければならない．例えば自然界の相関関係は，特定の機械に結び付けることができた場合，または物体を異なる状態に変換できた場合は，特許可能なことがある．

- 薬剤疫学およびファーマコビジランス研究の実施に対して独占的な支配権を提供する特許権が取得されたプロセスは，薬のアウトカムおよび効果の研究に必要なデータまたは技術の共有を阻止するものである場合，公衆衛生に損害を与える可能性がある．

事例6.4　司法制度からの視点

背景

・ある発明者が，以後の医療情報提供に資するためワクチン投与に関する有害事象を用いた方法の特許権の取得を目指している．特許請求の範囲は「免疫接種スケジュールが哺乳動物の処置群における慢性免疫介在性障害の発現率または重症度に影響を及ぼすか否かを哺乳動物の対照群と比較して決定するための，処置群の哺乳動物に前記免疫接種スケジュールに従って1種類以上の免疫源により1回以上の免疫接種を実施し，処置群における前記慢性免疫介在性障害の発現率，有病率，頻度もしくは重症度，または前記障害のマーカー値を対照群と比較することからなる方法」である．特許可能な方法には「自然法則，自然現象，抽象的観念」などの基本原理，または純粋に精神的なプロセスは含まれない．これに対して，特定のプロセスへの自然法則の応用は，特許可能な場合がある．

課 題

・発明者の特許は有効であるか, または「自然の法則」を不適切に主張しているか？

アプローチ

・最近のメイヨー共同サービス対プロメテウスラボラトリーズの米国最高裁判所判決では, 基本的科学的発見を言い直したのみで, 医師に対して推論を導き出し得るデータを集めるように指示したのであれば, そのプロセスは特許可能ではないとされた. 要するに, 「医師が, 患者を治療するときに適用できる法則を適用することを指示する以外に, 特段の意義がない」方法は, 特許可能な方法とはならないということである.

結 果

・プロメテウスの論法の下では, 上に記載した方法は特許可能な発明の水準に到達しないはずである. ここで発明者は, 免疫スケジュールと患者のアウトカムとの間の重要と考えられる相関関係を見出したものの, これらの自然の相関関係それ自体では特許可能とならない.

強 み

・プロメテウスの原理により, 薬剤疫学に関係のある基本的発見に対する特許権の発行が防止された. この分野の特許は, 十分に広い場合, 薬のアウトカムおよび効果についての必要な研究を他者が実施することを阻止するおそれがあった.

限 界

・特定の発見を特許権取得の可能性から除外することは, 一部のオブザーバーにとって民間投資における影響について危惧させることとなる. 新しい薬剤疫学の方法および発見についての特許の見通しは, 技術革新を生む出すためのコストを回収するために不可欠と思われる.

・特許庁は多くの場合資金, 職員ともに不足しており, 現在特許可能な方法の開発および特徴づけと, 単に自然の相関関係を記載しただけの方法とを区別する課題に直面している.

キーポイント

・特許可能なプロセスには, 「十分に理解された, 定められたとおりの, 従来続けられている活動であり, 当該分野の関係者が過去に従事したもの」を超えた, 自然法則または自然の相関関係の発明的・革新的な応用が関与していなければならない.

1) クラッセンイムノセラピューティックス対バイオジェン・アイデック (Fed. Cir., 2008) より

参考文献

学術界からの視点

- Avorn J (2005) Powerful Medicines: The Benefits, Risks, and Costs of Prescription Drugs. New York: Knopf.
- Avorn J (2011) Teaching clinicians about drugs—50 years later, whose job is it? N Engl J Med 364: 1185–7.
- Avorn J, Soumerai SB (1983) Improving drug-therapy decisions through educational outreach. A randomized controlled trial of academically based "detailing." N Engl J Med 308: 1457–63.
- Choudhry NK et al. (2011) Post-myocardial infarction free Rx event and economic evaluation (MI FREEE) trial. Full coverage for preventive medications after myocardial infarction. N Engl J Med 365: 2088–97.
- Clancy C, Collins FS (2010) Patient-Centered Outcomes Research Institute: the intersection of science and health care. Sci Transl Med 2: 37.
- Cutrona SL et al. (2010) Physician effectiveness in interventions to improve cardiovascular medication adherence: a systematic review. J Gen Intern Med 25: 1090–6.
- Fischer MA, Choudhry NK, Winkelmayer WC (2007) Impact of Medicaid prior authorization on angiotensinreceptor blockers: can policy promote rational prescribing? Health Aff (Millwood) 26: 800–7.
- Fischer MA, Avorn J (2004) Economic implications of evidence-based prescribing for hypertension: can better care cost less? JAMA 291: 1850–6.
- Fischer MA, Morris CA, Winkelmayer WC, Avorn J (2007) Nononcologic use of human recombinant erythropoietin therapy in hospitalized patients. ArchIntern Med 167: 840–6.
- Fischer MA, Stedman MR, Lii J, Vogeli C, Shrank WH, Brookhart MA, Weissman JS (2010) Primary medication non-adherence: analysis of 195, 930 electronic prescriptions. J Gen Intern Med 25: 284–90.
- Jackevicius CA, Li P, Tu JV (2008) Prevalence, predictors, and outcomes of primary nonadherence after acute myocardial infarction. Circulation 117: 1028–36.
- Jackevicius CA et al. (2008) Cardiovascular outcomes after a change in prescription policy for clopidogrel. N Engl J Med 359: 1802–10.
- Juurlink DN et al. (2004) Rates of hyperkalemia after publication of the Randomized Aldactone Evaluation Study. N Engl J Med 351: 543–51.
- O'Brien MA et al. (2007) Educational outreach visits: effects on professional practice and health care outcomes. Cochrane Database Syst Rev Oct 17 (4): CD000409.
- Shah ND et al. (2010) Responding to an FDA warning— geographic variation in the use of rosiglitazone. N Engl J Med 363: 2081–4.
- Shrank WH et al. (2006) The implications of choice: prescribing generic or preferred pharmaceuticals improves medication adherence for chronic conditions. Arch Intern Med 166: 332–7.
- Solomon DH, Finkelstein JS, Katz JN, Mogun H, Avorn J (2003) Underuse of osteoporosis medications in elderly patients with fractures. Am J Med 115: 398–400.
- Solomon DH, Van Houten L, Glynn RJ, Baden L, Curtis K, Schrager H, Avorn J (2001) Academic detailing to improve use of broad-spectrum antibiotics at an academic medical center. Arch Intern Med 161: 1897–1902.

産業界からの視点

- Berger MS, Berger BA (2006) FDA Overview. http://www.emedicinehealth.com/fda_overview/article_em.htm (accessed June 2011).
- Directive 2010/84/EU. http://eurlex.europa.eu/LexUri- Serv/LexUriServ.do?uri¼OJ:L:2010:348:0074:0099:EN:PDF (accessed May 2012)
- European Network of Centres for Pharmacoepidemiology and Pharmacovigilance (ENCePP). http://www.encepp.eu/ (accessed June 2011).
- FDA (2011) Guidance for Industry Postmarketing Studies and Clinical Trials. http://www.fda.gov/downloads/Drugs/Guidance ComplianceRegulatoryInformation/Guidances/UCM172001.pdf (accessed May 2012).
- FDA (2005) Guidance for Industry: Development and Use of Risk Minimization Action Plans. http://www.fda.gov/downloads/ Drugs/GuidanceComplianceRegulatory
- Information/Guidances/ucm071616.pdf (accessed June 2011).
- FDA (2007) Food and Drug Administration Amendments Act of 2007. http://www.fda.gov/RegulatoryInformation/Legislation/ FederalFoodDrugandCosmeticActFDCAct/SignificantAmendmentstotheFDCAct/FoodandDrugAdministrationAmendmentsAc tof2007/FullTextofFDAAALaw/default.htm (accessed June 2011).
- FDA (2009) Draft Guidance for Industry: Format and Content of Proposed Risk Evaluation and Mitigation Strategies (REMS), REMS Assessments, and Proposed REMS Modifications. http://www.fda.gov/downloads/Drugs/Guidance-ComplianceRegulatoryInformation/Guidances/UCM184128.pdf (accessed June 2011).
- FDA. Approved Risk Evaluation and Mitigation Strategies (REMS).http://www.fda.gov/Drugs/DrugSafety/ PostmarketDrugSafetyInformation for PatientsandProviders/ucm111350.htm (accessed June 2011).
- Institute of Medicine (2006) The Future of Drug Safety: Promoting and Protecting the Health of the Public, http://www.iom. edu/Reports/2006/The-Future-of-Drug-Safety-
- Promoting-and-Protecting-the-Healthof-the-Public.aspx (accessed June 2011).
- International Society for Pharmacoepidemiology (2008) Guidelines for good pharmacoepidemiology practices (GPP). Pharmacoepidemiol Drug Saf 17: 200–8.
- Observational Medical Outcomes Partnership. http://omop.fnih.org/ (accessed June 2011).
- Pharmacoepidemiological Research on Outcomes of Therapeutics by a European Consortium. http://www.imi-protect.eu/ (accessed June 2011).
- Regulation (EU) 1235/2010. http://eurlex.europa.eu/LexUriServ/LexUriServ.do?uri¼OJ:L:2010:348:0001:0016:EN:PDF

(accessed May 2012)

- Smith MY, Sobel RE, Wallace CA (2010) Monitoring the long-term safety of therapies for children with juvenile idiopathic arthritis: time for a consolidated patient registry. Arthritis Care Res (Hoboken) 62: 800–4.
- Strom BL, Eng SM, Faich G, Reynolds RF, D'Agostino RB, Ruskin J, et al. (2011) Comparative mortality associated with ziprasidone and olanzapine in realworld use among 18,154 patients with schizophrenia: the ziprasidone observational study of cardiac outcomes (ZODIAC). appi. Am J Psychiatry 168: 193–201.
- Strom BL, Faich GA, Reynolds RF, Eng SM, D'Agostino RB, Ruskin JN, et al. (2008) The Ziprasidone Observational Study of Cardiac Outcomes (ZODIAC): design and baseline subject characteristics. J Clin Psychiatry 69: 114–21.
- Tomson T, Battino D, Craig J, Hernandez-Diaz S, Holmes LB, Lindhout D, et al. (2010) Pregnancy registries: differences, similarities, and possible harmonization. Epilepsia 51: 909–15.
- Worm SW, Sabin C, Weber R, Reiss P, El-Sadr W, Dabis F, et al. (2010) Risk of myocardial infarction in patients with HIV infection exposed to specific individual antiretroviral drugs from the 3 major drug classes: the data collection on adverse events of anti-HIV drugs (D: A: D) study. J Infect Dis 201: 318–30.

規制当局からの視点

- Braun MM, Farag-El-Massah S, Xu K, and Cote TR (2010) Emergence of orphan drugs in the United States; a quantitative assessment of the first 25 years. Nat Rev Drug Discov 9: 519–22.
- FDA (2009) FDA requires boxed warning and risk mitigation strategy for metoclopramide-containing drugs: Agency warns against chronic use of these products to treat gastrointestinal disorders, February 26, 2009, available at http://www.fda.gov/NewsEvents/Newsroom/PressAnnouncements/2009/ucm149533.htm
- Kaplan S, Staffa JA, Dal Pan GJ (2007) Duration of therapy with metoclopramide: a prescription claims data study. Pharmacoepidemiol Drug Saf Aug; 16 (8): 878–81.
- McKee AE, Farrell AT, Pazdur R, Woodcock J (2010) The role of the US Food and Drug Administration review process: Clinical trials endpoints in oncology. The Oncologist 15 (suppl 1): 13–18.
- Rawlins M (2008) De Testimonio: on the evidence for decisions about the use of therapeutic interventions. Lancet. 372: 2152–61.
- Schieppati A, Henter JI, Daina E, Aperia A (2008) Why rare diseases are an important medical and social issue. Lancet 371: 2039–41.
- US Department of Health and Human Services. US Food and Drug Administration (2008) Guidance for Industry: Diabetes Mellitus—Evaluating Cardiovascular Risk in New Anitdiabetic Therapies to Treat Type 2 Diabetes. December 2008.
- US Department of Health and Human Services. US Food and Drug Administration (2008) The Sentinel Initiative—National Strategy for Monitoring Medical Product Safety. May 2008, Available at http://www.fda.gov/downloads/Safety/FDAsSentinelInitiative/UCM124701.pdf
- van Staa TP, Smeeth L, Persson I, Parkinson J, Leufkens HG, (2008) Evaluating drug toxicity signals: is a hierarchical classification of evidence useful or harmful? Pharmacoepidemiol Drug Safety 17: 475–84.

不法行為法と製造物責任訴訟

- Angell M (1997) Science on Trial: The Clash of Medical Evidence and the Law in the Breast Implant Case. New York: W.W. Norton & Co.
- Avorn J (2004) Powerful Medicines: The Benefits, Risks and Costs of Prescription Drugs. New York, NY: Alfred A Knopf.
- Brennan TA (1988) Causal chains and statistical links: the role of scientific uncertainty in hazardous-substance litigation. Cornell Law Review 73: 469–533.
- Federal Judicial Center (2000) Reference manual on scientific evidence (2nd edn). Available at http://www.fjc.gov/public/pdf.nsf/lookup/sciman00.pdf/$file/sciman00.pdf
- Green MD (1996) Bendectin and Birth Defects: The Challenges of Mass Toxic Substances Litigation. Philadelphia, PA: University of Pennsylvania Press.
- Hill AB (1965) The environment and disease: association or causation? Proceedings of the Royal Society of Medicine 58: 295–300.
- Kesselheim AS, Avorn J (2007) The role of litigation in defining drug risks. JAMA 297: 308–11.
- Kessler DA, Vladeck DC (2008) A critical examination of the FDA's efforts to preempt failure-to-warn claims. Georgetown Law Journal 96: 461–95.
- Shapo MS (2008) Experimenting with the Consumer: The Mass Testing of Risky Products on the American Public. Westport, CT: Praeger.

薬剤疫学と契約法

- Bodenheimer T (2000) Uneasy alliance—clinical investigators and the pharmaceutical industry. New Engl J Med 342: 1539–44.
- Eichler HG, Kong SX, Grégoire JP (2006) Outcomes research collaborations between third-party payers, academia, and pharmaceutical manufacturers: What can we learn from clinical research? European Journal of Health Economics 7 (2): 129–35.
- Kong SX, Wertheimer AI (1998) Outcomes research: collaboration among academic researchers, managed care organizations, and pharmaceutical manufacturers. American Journal of Managed Care 4 (1): 28–34.
- Washburn J. University Inc. (2006) The Corporate Corruption of Higher Education. New York: Basic Books.

薬剤疫学と知的財産法

- Heller MA, Eisenberg RS (1998) Can patents deter innovation: the anticommons in biomedical research. Science 280: 698–701.
- Jaffe AB, Lerner J (2004) Innovation and Its Discontents: How Our Broken Patent System Is Endangering Innovation and Progress, and What To Do About It. Princeton, NJ: Princeton University Press.
- Kesselheim AS, Karlawish J (2012) Biomarkers unbound — the Supreme Court's ruling on diagnostic-test patents. New England Journal of Medicine 366: 2338–40.

- Nard CA, Wagner RP (2007) Patent Law: Concepts and Insights. St. Paul, MN: Foundation Press.
- National Research Council (2004) A Patent System for the 21st Century. (Merrill SA, Levin RC, Myers MB, eds.) Washington, DC: The National Academies Press.
- Walker AM (2006) More lawyers, more bureaucrats, less information on drug safety. Pharmacoepi Drug Safety 15: 394–5.

薬剤疫学のデータソース

第7章 ｜ 市販後安全性監視 自発報告システム

本章に示す見解は著者の意見であり，米国食品・医薬品局のそれとは必ずしも一致しない．

はじめに

今からちょうど50年ほど前，サリドマイドの使用に不安を抱いたオーストラリアの産科医から医学誌ランセットの編集者に一通の手紙が届いた．そこには彼が受けもつ数人の患者が出産した新生児に重度の奇形が存在することが綴られ，「妊娠中に［サリドマイド］を服用した女性の子どもに同じような異常を認めた読者はいないか」との質問が記されていた．同封の編集後記には，「サリドマイド（'Distaval'）と胎児への有害な作用を結び付ける海外の2つの情報源からの報告」に基づき，製造業者（Distillers 社）は本医薬品を市場から回収する計画であるとのニュースが記載されていた．残念ながら，この副作用（adverse drug reaction）の範囲と影響が十分に認識され，効果的な防止策がとられるまでに，サリドマイドによる奇形を抱えて生まれてきた子どもの数は世界中で1万人を超えると推定されている．この悲惨な事件の影響もあり，今日，薬剤安全性監視と規制当局の意思決定者の多くは，主に，確立されている世界中のファーマコビジランス報告システムを活用することで，安全性シグナルの検出に向けて警戒を強めるとともに，重篤な副作用に関する処方医への警告も積極的に行っている．

近年，「ファーマコビジランス」という用語は市販薬の安全性の監視活動を表す意味で広く利用されており，世界保健機関（WHO）はこれを「副作用やそのほかの起こり得る薬剤に関係する問題の検出，評価，理解，防止に関連する科学と活動」と定義している（p.307，第13章も参照）．

薬剤や生物製剤の安全性の監視と理解は，初めてヒトに投与される前から製品の販売終了まで，医薬品のライフサイクル全体にわたって継続されるプロセスである（p.2，第1章および p.82，第6章の「規制当局の見解」も参照）．製品のライフサイクル全体を通

して医療の現場で行われる厳しい臨床上の観察は重要な情報源である．最新技術によって薬剤の作用に関する知見が深まり，コンピュータデータベースのおかげで薬剤の安全性研究に関する大規模な集団ベースでの分析が可能になったが（p.163，第9章参照），こうした技術的進歩は，慎重かつ熟慮された臨床的な観察を助けるものにすぎず，それに代わるものではない．

　薬の承認前試験の限界は一般に厳格であり，データの審査も綿密であるが，市場に出るとなると，薬剤の完璧な安全性プロファイルであるには避けがたい不確実性が存在する．これにはいくつか理由がある．まず，承認前にその薬で治療できる患者の数には限界があり，一般には数百人から数千人程度であること．2つめに，臨床試験の患者は慎重に選択される傾向があり，このため，薬剤の発売後に実臨床で治療される患者よりも臨床的に均一であること（p.364，第16章参照）．3つめに，一度発売されれば，小児や高齢者など，新たな患者集団が使用する可能性があること．さらに，市販薬は適応外の疾患や病態に使用されたり，承認されていない用量で投与されたりすることも多い（p.473，第22章内「医師処方の評価および改善」参照）．こうした理由により，市販後ファーマコビジランス報告システムは必要とされている．

概　要

1　有害事象と副作用
（Adverse events and adverse drug reaction）

　市販後ファーマコビジランス報告システムを理解する上で核となるのは，密接に関連していながら確実に異なる有害事象と薬物有害反応の概念である．日米 EU 医薬品規制調和国際会議（ICH）の E2D ガイドライン「承認後の安全性情報の取扱い：緊急報告のための用語の定義と報告の基準について」は有害事象を以下のように定義している．

　有害事象（adverce events；AE）とは，医薬品を投与された患者に生じる好ましくないあらゆる医療上の出来事であり，必ずしも当該医薬品の投与との因果関係があるもののみを指すわけではない．すなわち有害事象とは，医薬品の使用と時間的に関連のある，あらゆる好ましくない意図しない徴候（例えば，臨床検査値の異常），症状または疾患のことであり，当該医薬品との因果関係の有無は問わない．

　同ガイドラインはまた，副作用を以下のように定義している．

　投与量にかかわらず，医薬品に対する有害で意図しないあらゆる反応を副作用とみなす．

「医薬品に対する反応」という表現は，医薬品と有害事象との間に，少なくとも因果関係の可能性があるものをいう．

有害事象とは異なり，副作用とは，医薬品と事象の発生との因果関係が疑われるという事実を特徴とする．有害事象が自発的に報告された場合は，たとえ因果関係について不明または明確に述べられていなくても，副作用の定義を満たすことになる．

有害事象と副作用の基本的な相違は，後者は薬との因果関係が疑われるが，前者は必ずしもそうでない点である．この枠組では，副作用は有害事象に含まれる．市販後ファーマコビジランス報告システムの対象が副作用に限定されている国もあれば，すべての有害事象のデータが収集される国もある．例えばアメリカでは，報告要件の範囲は，「医薬品との関連性の有無を問わず，人での使用に伴って生じたあらゆる有害事象…」とされている．

本章で論じる原則の多くは有害事象と副作用に等しく適用されるが，両者の概念の違いを理解することは重要である．特にデータベースの中には副作用しか含まないものもあれば，有害事象を含むものもある．データマイニングに使用する場合，これらのデータベースは異なった挙動を示すことが考えられる．しかし，薬物安全性調査の原則の多くは有害事象と副作用の両方に適用されることから，本章では両者を集合的に表す場合，便宜上，"AE/ADR"という語を使用する．両者を鑑別する必要がある場合は，個々の用語を使用する．

2 ｜ファーマコビジランス報告システムの概要

市販後または承認後安全性プログラムのゴールは，承認前に特定されていなかった有害事象（AE）または副作用（adverse drug reaction；ADR）を特定し，薬の既知の有害な影響に関する知見を深め，薬の安全な使用を確保できる条件をよりよく理解することである．

ファーマコビジランスの範囲は広い．一般に核となる活動は，薬の使用に伴い起こったAE/ADRで過去に認識されていないものを特定することである．しかし，単に薬の使用がAE/ADRにつながることを示すだけでは十分でない．AE/ADRの発現における薬の原因的役割についてはもちろん，ある個人や集団にのみAE/ADRが発生し，ほかには発生しないことの理由となる条件について追究することも，すべての市販後安全性活動の努力範囲としなければならない．用量−反応関係，薬物−薬物相互作用，薬物−疾患相互作用，薬物−食物相互作用および投薬過誤の可能性などの因子を慎重に検討する必要がある（p.522，第22章内「投薬過誤研究における薬剤疫学の利用」も参照）．AE/ADRを引き起こす因子を完全に理解することで，AE/ADRの重症度や発生を最小限に

抑え，薬の安全な使用の促進に有効な介入法を考案できる可能性がある．

　医薬品の安全性の新たな問題は，1つの観察から特定され始まる．市販後期間では，こうした観察は通常，臨床的観察であり，日常診療の過程の中での気づきの中から生じることが多い．医師や患者は，薬を使う前には存在していなかった，または存在していても軽度であった症状や徴候の発現に気づく．この徴候や症状が承認済みの医薬品表示に見当たらなければ，患者も医師もその原因がこの医薬品にあるとは思わない．詳しい検査によって，臨床的に重大な経過（肝損傷，横紋筋融解症，無顆粒球症など）が明らかになった場合には，事象の鑑別診断の際に薬による副作用の可能性を考慮することが重要である．鑑別診断に副作用が含まれなければ，患者は適切に治療されない可能性がある．

　市販後の期間における AE/ADR の研究は多方面に広がる．複雑な AE/ADR の分析は，医学，薬学，疫学，統計学，薬局学，毒性学などの分野に及ぶ．臨床的市販後安全性評価の方法はいくつかある．例えば，自発報告システムによる症例報告やケースシリーズの検討，多様なデザインの観察的疫学研究ならびに臨床試験などである（p.307，第13章も参照）．本章ではファーマコビジランス自発報告システムを取り上げる．いかなる状況にも常に最適な方法はない．むしろ，解決すべき具体的な安全性の疑問に基づいて，選択する方法が決定される．

3 ｜ AE/ADR 自発報告の概念

　ファーマコビジランスの核となるのは AE/ADR の自発的な報告であるが，国家や地域の機関に直接報告されるよう確立されているものもあれば，代わりに規制当局への情報の報告が義務付けられている製薬企業に報告されるものもある．国家レベルの報告システムは規制当局が実行するか（米国 FDA による MedWatch プログラムなど），保健医療担当省庁や医薬品規制当局の指定する機関が運営するのが一般的である．国立のファーマコビジランスセンターが大学などの学術機関によって運営されている国もある．米国では，個々の患者の AE/ADR は一般に医療の現場で認識される．患者，医師，看護師，薬剤師はもちろん，それ以外の人間でも，AE/ADR と医薬品や生物製剤との関連が疑われる場合は，一般に強制ではないものの，症例を製薬企業か FDA に報告することが推奨されている．

　この AE/ADR 報告のシステムは通常，自発報告システムと呼ばれ，報告受付機関か製薬企業に AE/ADR を最初に報告する人が報告する事象を選択することから「自発的」といわれる．また自発報告システムは，報告受付機関または製薬企業が情報を積極的に探索するのではなく，受動的に受け付けるという理由から，「受動報告システム（passive reporting system）」と表現されることもある．しかし，資源的制約により，報告者との十分なコミュニケーションが取れないとしても，多くのファーマコビジランスセンターは率先して積極的に活動しようとしており，この用語はその姿勢を公正に評価していない．

さらに「自発報告」という用語も，ほとんどの国が製薬企業からの報告を義務付ける法案を提出または制定しているという AE/ADR 報告の現状にはそぐわない．報告の中には，特に関心の高い副作用の疑いについて喚起されたものも含まれる（p.138 の「各国のファーマコビジランスシステム」の項も参照）．

市販後ファーマコビジランス AE/ADR 自発報告システムの概念の基本には，医療現場で行われる臨床観察は，薬の安全性プロファイルの知見を深める上で有用な情報になることが多いという考え方がある．これは軽視されやすいが，重要な概念である．承認後，正式な試験が終了し，薬剤の販売が開始した後からは，薬の安全性研究を継続する系統的な方法や，安全性に関する仮説を立てるための方法すら存在しないことが多い．科学的進歩と新しいデータソース（電子医療記録など）の利用によって，市販後の薬剤の安全性を監視する機会は得られるが（p.163，第 9 章参照），安全性シグナルの検出におけるこうした代替法の有効性はいまだ証明されていない．

医療専門家や患者，消費者が薬の有害な作用の可能性があることを届け出ようとする場合，この情報は系統的に構成され，保存され，分析されることが有用である．報告システムはこのニーズを満たしている．こうした情報が系統的に収集されなければ，薬に関する潜在的に価値のあるデータは失われる可能性がある．報告の質は常に医療専門家から提供される情報の詳細に左右されるため，市販後安全性評価にかかわる医療専門家は，このシステムに重要な役割を果たす．

ほとんどの AE/ADR 報告システムは自発報告に依存するため，現行の報告システムでは AE/ADR のかなりの過少報告が存在するとの認識が一般的である．1980 年代に米国のメリーランド州とロードアイランド州で実施された 2 件の調査研究では，医師による FDA への報告が評価され，FDA に報告された AE/ADR は 10％に満たないことが示された．これらの研究は，現在の MedWatch プログラムが開発される 1993 年以前に実施されたものであり，医師以外の情報源からの報告は考慮されていない．報告システムが実際に受け付ける有害事象報告の割合を計算するには，この集団における AE/ADR の実質数がわからなければならない．ほとんどの AE/ADR の場合，この数は不明であるか，容易には求められない．しかし，報告の程度（割合）を推定できるデータが利用できる場合もある．例えば，スタチン薬の使用に伴う横紋筋融解症による入院の症例が FDA に報告される割合は，米国内でのこうした症例の推定発生数と，FDA の市販後有害事象報告が収められたデータベースである有害事象報告システム（AERS）内のスタチン関連横紋筋融解症による入院の報告件数とを比較することによって推定された．国内推定数は，集団ベースのコホート研究から得られた発生率を利用し，国内スタチン使用量の推定値にこの発生率を適用することによって求められた．4 種のスタチン薬（アトルバスタチン，セリバスタチン，プラバスタチンおよびシンバスタチン）全体での推定総有害事象報告は，17.7％であった．個々のスタチン薬でみると，アトルバスタチンの

5.0％からセリバスタチンの31.2％の範囲であった．その後の解析により，セリバスタチン症例の報告の割合が高かったのは，セリバスタチンによる横紋筋融解症のリスクを医師に通知する医療専門家向け注意喚起文書（ドクターレター）の配布後に寄せられた報告が原因であることが明らかになった．文書配布前に14.8％であった推定報告は配布後に35.0％に上昇した．しかし，この研究結果はスタチン関連横紋筋融解症の報告症例にのみ当てはまることに注意しなければならない．薬物と有害事象の組み合わせが異なれば，報告率も異なるとみられ，この研究結果からそれを推定することはできない．

　一度，国のファーマコビジランスセンターに受け付けられた報告は，AE/ADR データベースに入力される．続いて薬剤安全性シグナルの検出のために，これらのデータベースが詳しく調べられ，この安全性シグナルに基づいて，詳細な研究や必要な規制措置，あるいはその両者が計画実行される．

4 ｜ 報告の特徴

　個別症例報告は市販後ファーマコビジランス報告システムを構成する基本単位である．こうした報告システムが具体的な安全性の疑問に対処できる程度は，個別報告の特徴と質に大きく左右される．報告のフォーマットは地域によって異なるが，多くの国と地域が ICH E2B のフォーマットに準拠した情報を収集している．ICH E2B ガイドラインは，症例に関する情報のほかに，管理および製品識別情報の収集を指定している．ICH E2B ガイドラインの症例に関する情報は，（1）患者の特性，（2）副作用または有害事象，（3）患者の評価に関する検査および処置の結果，（4）医薬品の情報（5）症例概要およびその他の情報の5つの側面から構成される．

　地域によっては特別なフォーマットの要求があるものの，個々の安全性報告にはいくつかの基本的な構成要素があり，それは徹底的なレビューに重要である．

　症例報告の評価には，できる限り詳しい製品識別情報が不可欠である．医薬品では有効成分の同定は製品の識別に欠かせない．しかし，安全性の問題によっては，その他の因子が重要な場合もある．例えば，製剤処方が異なれば，薬物動態などの薬物特性も異なることから，製剤処方の情報も重要である．さらに，製品の品質的欠陥に関連する AE/ADR を評価しなければ安全性を判断できないとき，製品の品質問題は一製造者から出荷された特定のロットに関するケースが多いことから，製造者とロット／バッチ番号の両方の情報が極めて重要になる．

　投薬過誤またはその疑いを伝える報告には，使用した製品の情報，過誤に至った事象の経緯，過誤が発生した作業環境および発生した過誤の種類などの情報が含まれることが望ましい．

　質の高い症例報告の特徴は，医薬品の使用状況，患者の特徴，病歴および併用療法のほか，治療効果や臨床的アウトカムなどの AE/ADR の詳細な記述を含んでいることであ

る．長年，症例報告を検討してきたわれわれの経験によれば，相当な量の有用な臨床情報でも簡潔にまとめることができるが，ほとんどの症例概要は不完全であり，解釈できないようなものも多い．症例検討の際，薬物安全性分析のために報告者による追加報告が可能な場合もあるが，これは例外であり，たいていは資源的制約のために慣行とされてこなかった．不完全で解釈不能な症例報告は，市販後ファーマコビジランス報告システムの有効性を低下させる．システムを改善するには，単に報告件数を増加させるよりも，質の低い症例報告の問題を解決する必要がある．残念ながら，必要な情報の欠如により，重要性が危惧されながら評価できない自発報告を FDA が受け付けることも珍しくない．例えば，汚染ヘパリンの調査で寄せられたヘパリン投与に関連する過敏症の AE/ADR 報告計 675 件のうち 13 件（2％）が，「解釈不能」との理由で最近公表された AERS データの分析から除外されている．

　医薬品の使用に関する情報には使用開始日，中止日，用量，使用頻度および適応症が含まれなければならない．用量と事象の関係を探索する上で用量の情報は不可欠である．使用期間は使用開始日に照らして AE/ADR の経過を調べるのに重要である．多くの医薬品は（既承認か未承認かを問わず）複数の適応症に使用されることから，適応症も重要な情報の 1 つである．

　患者の情報では年齢，性別，病歴および併用薬が必要である．被疑薬と AE/ADR との関係の交絡因子となり得る要素，特に病歴および併用薬の情報は，個別症例報告の解釈に不可欠である．

　AE/ADR に関する記述は，ほかの情報を必要としない独立した医学的評価を実現するものでなければならない．投薬と AE/ADR の発現との時間的関係，臨床的ならびに診断的特徴，臨床経過，AE/ADR 治療のために使用したあらゆる方法，こうした方法に対する反応ならびに臨床的アウトカムを含む事象の記述は，いずれも質の高い症例報告の必須要素である．臨床検査や画像診断検査，病理検査の結果は，報告の独立的解釈に役立つ．投薬中止（dechallenge：投薬中止後の AE/ADR の経過）と投薬再開（rechallenge：投薬再開による AE/ADR の再発の有無）に関する情報があれば，これも非常に貴重である．

5 ｜ 各国のファーマコビジランスシステム

　市販後安全性報告システムおよび各国のファーマコビジランスシステムの構造は，世界各地でさまざまに異なるが，基本的な特性は，医療専門家や，場合によって患者や消費者が 1 つまたは複数の所定の機関に，AE/ADR を報告するよう奨励されていることである．こうした機関は医薬品の規制当局の場合もあれば，大学や病院が運営するファーマコビジランスセンター（医薬品規制当局と連携するか，その代理として運営されることが多い）や，製薬企業の場合もある．このような機関の役割は国によって異なり，各

国の薬事法規制と国内の薬物監視システムに大きく依存する.

　資源の乏しい国々では，薬事関係のインフラ整備にばらつきがあり，ファーマコビジランスの焦点も裕福な国と異なっている. 偽造薬や低水準の医薬品，既知の ADR，報告者が懸念する薬物相互作用，医療過誤に起因する ADR などが報告される. 中には副作用の発生率，診断および管理に関する問い合わせに回答することが，ファーマコビジランスセンターの主業務となっている国もある. 発展途上国では，治療に必要な医薬品の安全性に関する最新情報にアクセスできないことも多い. 一方でこうした国々にはワクチンとともに，マラリア，HIV/AIDS，結核，寄生虫感染などの風土病と闘うための新薬が大量に投入され，安全性と有効性の監視が最優先課題となってきた.

　しかし，多くの貧困国では現在も安全性を有効に監視できる十分な能力がなく，新薬の利用性の向上により，すでに過度の負担を強いられていたり実体のないファーマコビジランスシステムに新たなひずみが生じたりしている. 低所得国と中所得国のファーマコビジランスシステムに関する最近の調査では，回答した 55 ヵ国中 7 ヵ国は指定したシステムがしかるべき場所に存在せず，ファーマコビジランスのための予算を設けている国も半数に満たなかった. この調査結果に基づき，ファーマコビジランスの発展の障害として，資金不足のほかに，教育訓練の欠如と AE/ADR の報告を促進しない文化的土壌が指摘された. 発展の鍵として提示されたのは，ヘルスワーカーおよびファーマコビジランスプログラム管理者の教育，積極的な監視方法，拠点医療機関 および登録制度，ならびにファーマコビジランスセンターと公衆衛生プログラムとの協力体制の改善と公衆衛生プログラムへのファーマコビジランス予算の組み入れであった.

　WHO は現在，低所得国および中所得国における差し迫った能力育成のニーズに対応するため，主要な援助団体と協力しながら活動している. その戦略の焦点は，報告システムの完成，技術的支援，医療専門家の教育はもちろん，ファーマコビジランス活動を支える管理組織とインフラ整備の改善にまで及ぶ継続的な開発事業である.

　AE/ADR 報告に関して，医療専門家が負担する責任も国によって異なるケースが多い. 薬の安全性に関する知見の格差は新たに承認された新薬が最も大きいと考えられることから，この種の薬については重篤でなくても AE/ADR を報告するよう強調している国がほとんどである. 例えば英国では，新規の有効成分を含む承認後まもない医薬品は英国処方医薬品集（British National Formulary；BNF）に逆三角マークで印が付けられており，この記号は英国で新たに承認された有効成分を含む医薬品であることを示している. 有効成分が過去に承認されている場合でも，特定の追加基準を満たす医薬品には逆三角マークが付される. この逆三角マークプログラムの目的は，こうした医薬品の使用に伴う副作用の疑いをすべて報告するよう医療専門家に促すことにある. ニュージーランドでは，医薬品集中監視プログラム（intensive medicines monitoring programme；IMMP）が特定の新薬を使用する全患者を監視し，副作用の疑いに限らず，あらゆる臨

床的事象を報告するよう要請している．また一部の国では，副作用の疑われる症例を規制当局に報告することを医師と歯科医師に義務付けている．ほとんどの国にはこうした専用のプログラムや要求事項はないが，医療専門家は報告を奨励されており，国内の報告受付機関が医療専門家に向けて，どのような事象を報告すべきか一般的なアドバイスを行っている．

　ICH 地域（欧州，日本および米国）の国とほかの高所得国，さらには 2008 年の調査に回答した低所得および中所得の 55 ヵ国中 33 ヵ国を含む世界の大半の国々は，販売許可を取得した製薬企業に対して，規制当局への有害事象や副作用の報告を義務付けている．中には，因果関係が明らかな場合に限り事象を報告できる国もあれば，因果関係が特定されなくても報告できる国もある．例えば米国では，製薬企業は重篤かつ未知の AE/ADR は，因果関係を問わず，緊急に自発報告書を提出することが法律で定められている．患者のアウトカムが死亡，生命を脅かす状態，入院（または入院期間の延長），障害，先天異常，永続的機能障害または損傷を防止するための介入の必要性のいずれかである場合に，AE/ADR は重篤とみなされる．その他，重篤で既知（製品表示に記載されている）AE/ADR などの総括的な定期報告も一般に必要とされる．こうした総括的報告の頻度は医薬品の発売後期間によって異なり，新規承認薬は頻度が高く，承認後長期間経過している薬剤は低い（年 1 回など）．

　AE/ADR の自発報告は，通常はまず医療の現場から寄せられるが，国内のファーマコビジランスセンターへの報告の情報源は国によってさまざまである．医師からの報告に制限している国もあれば，薬剤師や看護師，患者からの報告を受け付ける国もある．以前は患者や消費者から直接寄せられる報告は信頼性が低く，有用な情報源でないとの見方が一般的であったが，現在では，こうした報告を歓迎する傾向がある．

　国内のファーマコビジランスセンターが薬物規制当局の事業である国は多いが，中には規制当局／保健医療担当省庁と独立機関が共同で監視業務を実行している国もある．ドイツの場合，ドイツ連邦医薬品医療機器庁（Federal Institute for Drugs and Medical Devices；BfArM）は，ドイツ医師会医薬品委員会（Drug Commission of the German Medical Profession）と共同で報告された副作用を記録するデータベースを維持管理している．ドイツの医師は職務行動規範に従い，すべての副作用を医薬品委員会に報告しなければならない．オランダでは，市販後調査の運営上の責任は医薬品評価委員会（Medicines Evaluation Board；MEB）とオランダファーマコビジランスセンター（Lareb）で分担されている．MEB は販売承認取得者との連絡役を務め，Lareb は医療従事者や患者からの報告を処理して分析する．

　薬物監視システムの分散化は ICH 地域の内外にみられる．仏国では，仏国医薬品庁（French Medicines Agency）が大規模な大学病院と連結する 31 の地方センターのネットワークを統括している．英国では大学病院とつながる 4 つの地方センターが存在し，管轄

地域内の報告を奨励する特殊な役割を担っている．中国の報告システムでは，31の地方センターから国家食品薬品監督管理局（State Food and Drug Administration；SFDA）の国立副作用監視センター（National Center for Adverse Drug Reaction Monitoring）へ報告が行われている．インドでは，保健家族福祉省の監督下にある国家薬事監視センター（Central Drugs Standard Control Organization）によって，改良を加えたファーマコビジランスシステムの開発が進められている．1年目には最大40の医療機関がファーマコビジランス活動に参加する予定であったが，その後，漸次増加したため，2013年にはすべての医科大学が4〜6ヵ所の地方事務所と連携する予定となっている．

6 ｜ 各国および国際的な市販後安全性データベース

　国内の薬物安全性監視プログラムに提出された個別症例報告は，コンピュータ管理された市販後安全性データベースに保存される．国内の報告システムおよびデータベースには，例えば「ブルーカード」システム（オーストラリア），Canada Vigilance（カナダ），カナダ予防接種後サーベイランスシステム（Canadian Adverse Events Following Immunization Surveillance System；CAEFISS）（カナダ），仏国ファーマコビジランス自発報告システム（French Pharmacovigilance Spontaneous Reporting System）データベース（仏国），厚生労働省，独立行政法人医薬品医療機器総合機構（Pharmaceutical and Medication Devices Agency）の医薬品副作用情報管理システム（日本），Larebデータベース（オランダ），SWEDISデータベース（スウェーデン），センチネルデータベース（英国），有害事象報告システム（AERS）データベース（米国）およびワクチン有害事象報告システム（Vaccine Adverse Event Reporting System；VAERS）データベース（米国）などがある．これに加えて，2つの国際的な報告・データベースシステムが存在し，1つはEUのEudraVigilance（欧州医薬品庁EMAが運営），もう1つはWHO国際医薬品モニタリングプログラムの加盟国約100ヵ国のデータが蓄積されるVigiBase（ウプサラモニタリングセンターUMCが運営）である．VigiBaseは，世界中の28のファーマコビジランスセンターによって国内データベースとしても利用されており，報告は直接VigiBaseに保存されるが，インターネットベースのデータ管理ツールVigiFlowを利用すれば入力，管理，分析を遠隔操作で行うことも可能となる．

　大規模な市販後安全性データベースにはそれぞれ違いがあるため，市販後安全性データベースからの個々の症例報告の分析結果を理解するには，それぞれのデータベースの個性を把握する必要がある．データがコーディングされるかどうか，またどのようにコーディングされるかを理解することは不可欠である．多くのデータベースは各地または各国の標準医薬品用語集にしたがって医薬品をコーディングするが，WHO Drug Dictionary Enhancedなどの標準的な国際辞書を利用してコーディングを行う場合もある．同様に，多くのデータベースはICH国際医薬用語集（MedDRA）などの標準的な医

薬用語集にしたがって，AE/ADR 報告者からの逐語的用語をコーディングする．ICH 地域（欧州，日本および米国）では，AE/ADR のコーディングに MedDRA の使用が義務付けられている．

　コーディング以外にも，データベースのいくつかの特性を理解することが重要である．まず，データベースには市販後システムからの報告のみが含まれるのか，それとも医学文献や臨床試験などほかの情報源からの報告も含まれるのか？ 2つめに，データベースに含まれるのは医療専門家からの報告のみか，それとも患者や消費者からの報告も含まれるのか？ 3つめに，データベースに含まれる医薬品の範囲は薬剤，生物製剤，血液，血液製剤，ワクチン，サプリメントなど，どこまで含まれるのか？ 4つめに，1ヵ国もしくは1地域からの報告のみが含まれるのか，それとも規制当局の管轄外地域の報告も含まれるのか？ 5つめに，データベースには「重篤でない」AE/ADR と「重篤な」AE/ADR の両方が含まれるのか．そうであれば，医療行政当局（またはほかのデータベース管理者）によって重篤と分類されている報告の比率はどの程度か？ 6つめに，データベースには（医薬品との因果関係の有無に関係なく）あらゆる有害事象が含まれるのか，それとも副作用（報告のデータベース入力前に医薬品が原因である可能性があると判断された事象）のみが含まれるのか？ 7つめに，現在データベースには何件程度の症例報告が保存されているのか？ こうした因子はいずれも，医薬品の安全性の疑問を解明する際に，それぞれのデータベースの有用性を判断する上で重要である．

7 | 市販後安全性データベースからのシグナルの検出

　データベースの情報のみを用いて，AE/ADR と医薬品の潜在的な関連性を特定するには，シグナルの検出が必要である．WHO によると，シグナルとは「それまで知られていなかったか，不十分にしか記述されていなかった有害事象と医薬品との因果関係に関する報告された情報」のことである．ここ数年，シグナルはさまざまに定義されてきたが，核となる基本原則は，シグナルとはその仮説を評価するためにさらなる研究を要するような仮説，ということである．シグナル検出とはあらゆる情報源からシグナルを捜し出す，あるいは特定をする行為である．

　報告が比較的少ない状況では，報告をまとめて検討するか，報告の定期サマリーを調べることが，これまでのシグナル検出の標準的な方法であった．例えば，ある薬の使用者の死亡の報告頻度がほかの薬よりも高いかどうかを評価するには，アウトカムが「死亡」の報告をすべて調べればよかった．ほかの薬に比べて特定の器官別大分類の報告頻度が比例して高いかどうかを明らかにしたい場合は，器官別大分類ごとに毒性を分類したサマリーを検討すればよかった．しかし，こうした手法には，症例報告の新しいパターンや珍しいパターンを認識する薬剤安全性の専門家の能力が欠かせない．明敏な専門家であれば，この方法を用いてシグナルを特定できるが，この手作業による調査は，中に

は数百万件もの報告を抱える大規模な市販後安全性データベースからのシグナル検出のためには実用的でなく，再現性もない．

　この問題に対処すべく，ファーマコビジランス AE/ADR データベースにはデータマイニング手法が応用されてきた．データマイニングは広義にはパターンを検出するためのデータ解析方法を意味する．AE/ADR データベースの場合，こうしたパターンのほとんどは，統計的なコンピュータアルゴリズムを使用しなければ可視化することができない．AE/ADR データベースの安全性シグナルの検出には，さまざまな専用アルゴリズムが応用されている．こうした方法の基礎を成す統計学的原理の詳細については本章では割愛する．

　有害事象データベースの解析に用いるデータマイニング技術の基本特性は，データにおける不均衡（disproportionalities），すなわちある薬での特定の AE/ADR の報告の割合が，データベース内にあるほかのすべての薬の報告件数から期待される割合以上に高いという所見に基づく点にある．こうした方法には特筆すべき性質がいくつかある．

　まず，この種の方法はわかりやすい．ある薬剤に関する全体の報告数は時間とともに変化するが（報告開始から数年間が最も多い），この時間的傾向は必ずしもこの薬剤の全報告に対する特定の報告の割合を変化させない．このため，薬に関する総報告数が変化しても，特定の反応の報告の不均衡は認められる．

　2つめに，これらの方法は専らデータベース内の報告に依存し，外部のデータを必要としない．このため，前述のようにデータベースの特徴を理解することが重要である．この特性にはいくつかの欠点がある．ある薬に予測される特定の AE/ADR の報告件数（ひいては薬－事象の不均衡）は個々のデータベース内の報告によって決まることから，所定の薬－事象の不均衡の程度はデータベースによって異なる可能性がある．極端なケースでは，所定の薬－事象の組み合わせは，あるデータベースでは強力な不均衡のシグナルを示すが，ほかではこうしたシグナルは存在しないこともある．2つめの欠点は，データベースに含まれるすべての薬剤の背景情報が変化すると，これに伴って，ある薬剤の特定の AE/ADR の予測報告件数（ひいては薬－事象の不均衡）も変わることである．

　3つめに，不均衡のシグナルは，AE/ADR 報告の集合内での統計的関連性の尺度であり，因果関係の指標ではない．したがって，シグナル検出におけるデータマイニングの利用とは，すなわち仮説を生成し，それがさらシグナルを評価するための研究が必要であるということを強調する必要がある．

　4つめに，市販後安全性データベースに不均衡のシグナルが存在しないことが，重要な AE/ADR と特定の薬剤が無関係であることを裏付ける証拠にはならないということである．

　ファーマコビジランスに使用されるデータマイニング法の中には，比例報告比，報告オッズ比，Bayesian Confidence Propagation Neural Network（BCPNN），経験ベイズ

法（Gamma Poisson Shrinker または Multi-item Gamma Poisson Shrinker とも呼ばれる）などがある．データマイニングは AE/ADR データベースの一部を使用して行われる場合もある．例えば，特定の AE/ADR の報告頻度をクラス間で比較する場合には，特定クラスの薬に限定したデータベースの一部が利用される．

8 │ 症例報告の検討

AE/ADR の個別症例報告の検討は複雑な手続きである（p.307，第13章も参照）．一般に評価の対象となるアウトカムが含まれる1つまたは複数の症例報告の特定から始まる．ケースシリーズを構成する症例報告は，異なる情報源に由来することが多いため，通常は症例の定義を確立する必要がある．症例の定義は，有害事象との関連性を評価する医薬品の原因的役割に関係なく，対象事象の臨床的特徴に重点を置く．症例の定義が確立されれば，個々の報告を検討し，事象が症例の定義に適合するか，報告をケースシリーズに含むかを判断する．ケースシリーズによって対処すべき疑問には，ほかの除外基準が適用されることもある．例えば，報告によっては患者が対象医薬品を使用しなかったことが示唆されることもあり，そのような症例は必ず除外される．その他にも，ケースシリーズが医薬品の特定の剤形（例えば，経口剤ではなく静注剤が使用された症例報告のみを含めるなど，こうした除外が疑問の解決に適する場合），特定の年齢の集団（例えば，ケースシリーズを小児において発症が疑われた有害事象の症例報告に制限するなど，こうした除外が疑問の解決に適する場合）あるいは特定の適応症（例えば，ケースシリーズを適応外使用の症例報告に制限するなど，こうした除外が疑問の解決に適する場合）に限定されることもある．関連する症例が除外されず，利用可能なすべての情報が漏れなく評価されるよう，ケースシリーズの除外基準は慎重に検討しなければならない．一般に，ケースシリーズの目的が，過去に関連性が確認されていないが AE/ADR ではないかと疑われている事象と医薬品との関係の評価である場合には，不完全であっても関心のある症例についての臨床的に関連性のある情報の欠落を避けるために，これらは含めないことが最善である．

ケースシリーズが特定されれば，次に必要なのは医薬品と有害事象との因果関係の有無を明らかにするため，症例報告を個別に検討することである．個別症例報告のレベルで，医薬品が問題の有害事象を引き起こしたと確実に判断するのは難しい場合が多い．例えば，医薬品を使用している集団に問題の AE/ADR が日常的に発生している場合，個別症例報告またはケースシリーズを用いて，事象の発現における医薬品の原因的役割を明らかにすることは一般に不可能である．以下に一例を示す．パーキンソン病は60歳以上に圧倒的に多い疾患であるが，この状況でパーキンソン病治療薬を使用中の70歳患者の心筋梗塞に関する報告を検討しても，心筋梗塞はこの年齢層に通常に発生することから，この治療薬が心筋梗塞の発症に寄与したかどうかを判断するために十分な情報で

あるとはいえない．同様に，AE/ADR が医薬品によって治療中の基礎疾患の症状である場合，症例報告の検討によって医薬品と AE/ADR との因果関係を特定できる可能性は低い．例えば，喘息治療薬を服用している患者の喘息増悪の症例報告は，喘息増悪と医薬品との因果関係の確立に十分であるとは考えがたい．薬と AE/ADR との因果関係の確立を目的とするケースシリーズの検討が最も確実であるのは，問題の AE/ADR が（1）医薬品を使用していない集団にはまれであり，（2）基礎疾患の症状でなく，（3）投薬との強い時間的関連があり，かつ（4）薬物反応として生物学的に妥当であるか，またはほかの臨床経験に基づいた一般的な薬物反応の結果である場合である．こうした基準に適合することの多い AE/ADR には急性肝不全，再生不良性貧血，無顆粒球症，横紋筋融解症のほか，スティーブンス・ジョンソン症候群および中毒性表皮壊死融解症などの重篤な皮膚反応，トルサードドポアントなどのある種の不整脈がある．

　AE/ADR の発現における医薬品の因果的役割を評価する手法は，過去 40 年間にわたり進歩してきた．こうした手法は一般に，個々の症例報告の系統的レビューによって，投薬と副作用発現の時間的関係，医薬品と AE/ADR との因果関係の交絡因子となり得るあらゆる併存疾患や併用薬の評価，投薬中止（dechallenge）後の臨床経過および投薬再開（rechallenge）後の臨床経過を確認する．Naranjo らは，薬が有害な臨床事象を引き起こした可能性を推定するため，これらの一般原則に基づく方法を報告した．また，WHO は因果関係の評価を分類するための定性的尺度を開発した．

　個別症例の検討が終了すれば，ケースシリーズの検討では，薬と AE/ADR との関係を示すパターンを特定できるよう，全症例の所見を統合することが重要である．例えば，AE/ADR は特定の用量でのみ発現するのか．AE/ADR が現れるのは単回投与後か数回の投与後か，それとも長期曝露後にしかみられないのか．事象の重症度の分布は均一か，不均一か．事象を経験した患者に存在しがちな特定の併存疾患または併用薬があるのか．ケースシリーズの検討では，こうした疑問に対して，薬が AE/ADR を引き起こした可能性を確認または否定する既定の答えはない．むしろ，個別症例の特徴とケースシリーズに観察されたパターンとを組み合わせることで，薬が問題の事象を引き起こす合理的な可能性が存在するかどうかを明らかにできると考えられる．

9 ｜ 報告比（reporting ratio）

　市販後安全性報告システムは対象事象の症例をすべて捕捉するわけではないことから，特定の薬−事象の組み合わせの発生率を計算することはできない．しかし，単に報告件数に基づく AE/ADR の分析は，これらの報告をいかに詳しく分析しても，基本的に医薬品がどの程度広範囲に使用されているかがわからないという状況の中では不完全でしかない．

　AE/ADR 報告の分析において，集団内の薬剤使用実態の程度で調整するためには報告比（reporting ratio）が利用できる．報告比は，所定の期間に薬剤安全性データベース

に報告された特定の AE/ADR の症例数を，同期間の薬剤使用実態を表す何らかの尺度で除した値と定義される．複数の薬剤間では，報告比は薬剤使用実態の差を調整して，AE/ADR 報告の相対頻度を表す．分子は，所定期間に市販後安全性データベースに記録された対象薬剤に関係する AE/ADR 報告の件数から求める．分母には以前は一般に調剤された処方件数が使用された．これは同期間の集団における薬物曝露量の代替尺度として利用されていた．商業用医薬品の使用状況データベースから分母を推定することもしばしば行われた．調剤された処方件数が使用されたのは，所定の期間に薬を使用した人数のデータが一般に利用できなかったからである．最近になって，こうしたデータが利用できるようになり，処方件数ではなく投与人数に基づく報告比が算出されている．現在は，薬の使用人数や処方件数だけでなく，使用期間に関する情報が利用できる場合もある．こうしたデータが利用できる場合，報告比の分母は人・時間（person-time）で表すことができる．分母に person-time の単位を用いる際は，person-time 法の前提，特に分子の事象は期間中均一に発生するという前提に留意する必要がある．多くの AE/ADR 報告は投薬開始後，時間とともに均一に発生しないことから，この前提は必ずしも当てはまらない．

報告比（reporting ratio）〔時に「報告率（reporting rate）」とも呼ばれる〕は，罹患率や有病率の尺度ではないことから，解釈には注意が必要である．一般集団ではまれな AE/ADR（再生不良性貧血など）では，報告比が所定集団の事象の背景罹患率（罹患率または有病率）と比較されることがある．ほかにも，同種の適応症に使用されている，または同一クラスに属している数種の薬剤について，特定の AE/ADR の個別報告比が計算され，報告比の差の大きさが比較される場合もある．薬剤間での報告比の比較は AE/ADR 報告の変動に対する感受性が高いため，市販後安全性報告システムにおける AE の過少報告の差を考慮する必要があることから，こうした比較結果の解釈には慎重を期さねばならない．薬剤グループ間の比較のために報告比を推定する際前提となるのは，対象薬剤に関する報告状況は報告期間にわたって各製造者間に差がないことである．しかし，この前提が当てはまらない場合もあり，薬剤間の報告比の比較は有効でないこともある．

強 み

1 ｜ シグナル検出

市販後安全性報告システムの主たる強みは，シグナル検出，安全性に関するさらなる仮説探索，ならびに必要時の規制当局による適切な意思決定と対応措置を可能にする点

であり，これはおそらく主目的でもあると考えられる．本章で前述したとおり，シグナルはデータマイニング法，個別症例報告の検討またはケースシリーズの評価によって検出できるが，薬と AE/ADR との関係を確実に判定するには，ほかにも作業が必要な場合が多い．時宜を得た有効なシグナル検出の能力は，市販後ファーマコビジランス報告システムの重要な強みである．

　適正に設計され，有効に利用される市販後ファーマコビジランス報告システムのもう 1 つの大きな強みは，通常はケースシリーズの評価により十分な信頼性をもって薬と AE/ADR との関係を確立でき，必要な規制措置を講じることができる場合がある点である．妥当な確実性で薬との因果関係を確立できる AE/ADR とは，一般に投薬との強い時間的関連があり，基本集団での頻度が低いか 0 に近く，治療中の基礎疾患の症状や徴候でもなく，概して薬またはほかの毒素に対する曝露の結果であり，ほかに可能性のある説明が存在しないものである．再生不良性貧血，無顆粒球症，急性肝不全，横紋筋融解症のほか，トルサードドポアントなどのある種の不整脈や，スティーブンス・ジョンソン症候群などの重篤な皮膚反応は，ケースシリーズによって薬剤との因果関係を確立できることの多い有害事象の例である．しかし，市販後安全性報告システムで検出されるすべてのシグナルと比べると，AE/ADR 報告のみに基づいて確定的な結論を導くことのできるシグナルは数少ない．

2 │ 一般大衆による AE/ADR 報告の機会

　市販後安全性報告システムにより，医療専門家は国内のファーマコビジランスセンターや規制当局，製薬企業に AE/ADR の疑いを報告できる．こうしたシステムのおかげで，医療専門家は医薬品の安全性監視システムに直接関与することができる．こうした関与の利点は，医薬品安全性モニタリングへの情報提供のために，診療の現場で慎重な臨床観察が行われることである．臨床医は簡潔ながら，関連のある症状や徴候，診断検査の結果，既往歴，併用薬，投薬中止と再開の情報を含む AE/ADR の臨床経過などの詳しい情報を提供することができる．こうした統合された臨床情報は，一般に自動化されたデータソースからは得られない．薬物曝露の結果として発生することの多い重篤かつまれな AE/ADR の場合，臨床現場から詳細な情報を直接入手できることは，市販後ファーマコビジランス報告システムの欠かすことのできない特性である．

　市販後安全性報告システムは消費者や患者からの報告も受け付けられるが，これはこの種の報告システムのすべてに共通する特性ではない．消費者や患者が製薬企業や FDA に直接報告できる米国では，2009 年に消費者から寄せられた報告は全体の 46% を占めた．消費者や患者からの報告は医療専門家から寄せられる報告ほど医学的に詳細ではないが，重要と思われる症例では医療専門家によるその後のフォローアップが可能であれば，これによってさらに詳しい臨床情報が得られる．

3 ｜ 適用範囲

　市販後安全性報告システムの適用範囲は極めて広い．本システムは集団の中で使用されるすべての医薬品に対応し，集団のあらゆる構成員に発生した AE/ADR の報告を受け付けることができる．受理する報告を制限する必要がないため，医薬品の市販後のライフサイクルが終わるまで AE/ADR の報告を受け付けることが可能である．このため，医薬品の長期曝露による事象など，ライフサイクルの後期に認識される AE/ADR も理論的には確認できる．しかし，医療専門家が市販後数年間も医薬品との関連性が知られていない AE/ADR の原因を疑うことは考えにくく，実際にはこうした発売から長期を経た後に起こる AE/ADR の確認は困難である．しかも，数年間医薬品を使用している患者はこの期間にほかの治療も受けている可能性があるため，医薬品と AE/ADR との関係を断定することは難しい．

　この広い適用範囲にもかかわらず，市販後自発報告システムは比較的安価である．これらのファーマコビジランスシステムのほとんどは自発報告に依存しており，AE/ADR を報告した人への支払いは通常は発生しない．したがって，このシステムがあらゆる医薬品とあらゆるアウトカムに対応できることを考えると，有効なファーマコビジランスの観点から，情報収集にかかる費用は決して高くない．この点で，臨床試験やレジストリのデータ，電子医療データなど，薬剤安全性の疑問を研究するために使用され，処理に比較的高額の費用を要するデータとは異なる．

限　界

1 ｜ 報告の質

　市販後安全性自発報告システムの最大の限界は，このシステムが個々の報告の質に大きく依存する点である．データマイニングをはじめとする情報科学的手法は，安全性データベース内にあるコーディングされた生物情報科学的用語を用いて，シグナルを検出できるが，医薬品と AE/ADR の発現との関連性の有無を判断するには，臨床アナリストによる個別症例報告の慎重な検討が必要である．本章で前述した報告の質は，個別症例報告の有益で有意義な検討に欠かせない．報告の質は，報告を提出する人の関心，労力，判断によって決まり，ほかにも報告を受け付ける，あるいは規制当局にこれを伝達する人の日々の勤勉さによっても決まる．医薬品と AE/ADR との関係の独立的判断に必要な情報を備えていない報告を，薬剤安全性監視へ使用することは問題である．しかし，フォローアップが成功すれば，こうした不十分な報告からも有用な情報が得られることもある．

2 ｜ 過少報告

　市販後安全性自発報告システムのもう1つの限界としてよく知られているのが過少報告である．ほとんどのシステムが自発報告に基づくため，すべての AE/ADR が報告されるわけではない．AE/ADR の過少報告により，集団内のこうした発生の一部が報告されず，個々の AE/ADR の過少報告の程度もわからないため，集団ベースの AE/ADR 発生率を計算することができない．前出の報告比は，薬剤の使用実態に対する AE/ADR の報告件数を表すが，この尺度は罹患率ではない．

3 ｜ 報告の不均一な時間的傾向

　さらに，自発報告システムの別の限界として，ある薬－事象の組み合わせに関する AE/ADR の報告件数の時間的傾向は，この薬－事象の組み合わせの実際の集団内の傾向を反映しないことがあげられる．所定の薬－事象の組み合わせについて寄せられる AE/ADR の報告件数には複数の因子が影響するからである．

　まず，医薬品に関する報告件数は承認後2年目にピークに達し，その後は薬がより広範囲に使用されても，報告は減少すると考えられていた．この現象はウェーバー効果と呼ばれ，もともと非ステロイド性消炎鎮痛薬で確認された．しかし，アンジオテンシン II 受容体遮断薬の報告パターンに関する近年の解析で，報告件数の経時変化が評価され，何らかの認識できる傾向は存在しないことが明らかになった．特に，この解析では，報告件数が2年目の終わりまで増加し，その後減少するという事実は確認されず，むしろ，新たな適応症の承認や企業の報告要件の変更などの別の因子が，報告件数に影響を与えることが示された．しかし，1年目の報告件数をその年に発行された処方件数で調整したところ，調整後の報告件数は承認後1年目に最も多く，その後減少することが認められた．したがって，推定薬剤使用単位当たりの AE/ADR 報告頻度は時間とともに変化する可能性が高い．

　2つめに，重要な AE/ADR が新たに発表されると，その後短期間は報告が増加するが，まもなく減少することが多い．この現象は自発報告の喚起（stimulated reporting）として知られ，これは例えば，スタチン薬の服用により入院の必要な横紋筋融解症が起こる，というリスクが発表された後の報告パターンに観察された．このため，所定の薬－事象の組み合わせに関する AE/ADR 報告件数の変化を，この AE/ADR の集団ベースの発生頻度の変化として確信をもって解釈することはできない．

　市販後報告システムのもう1つの欠点は，AE/ADR がもともと治療集団に多く起こりやすい事象であり，特に AE/ADR が基礎疾患の症状・徴候である場合，この AE/ADR と医薬品との関係を突き止めるのに，このシステムが一般には適していないという点である．こうしたケースでは，患者の因子や適応症という交絡因子の複合的効果により，個別症例の因果関係の評価が難しい．

　最後に，同一の AE/ADR に関する報告が製薬企業と規制当局によって重複して受理される可能性があり，もし，この重複が気づかれなければ，同一事象の発生が二重にデータベースに入力されることになる．アルゴリズムが開発されることで，こうした報告の特定には種々の方法が利用できるが，それでもやはりこの問題はバイアスの原因となり，「重複排除」がなされていない「粗」症例数に基づくデータマイニングやその他の計算法の有用性を低減させる．

特別な応用

1 ｜ ケースシリーズおよび報告率

　自発 AE/ADR 報告は，製品の市場撤退などの規制措置の必要かつ十分な根拠として機能することもある．例えば，2001 年 8 月にセリバスタチンの製薬企業は，ほかのスタチン薬に比べて「著しく高い致死性横紋筋融解症の報告率」に基づき，市場からこの医薬品を撤退した．その 3 年後に適正にデザインされた疫学研究の結果が公表され，セリバスタチンによる横紋筋融解症の許容範囲を超える高いリスクが改めて確認された．この期間は決定的な措置を行うには長過ぎると思われるが，振り返ってみると，これは実質的に自発報告からのシグナルに端緒を発していた．患者に横紋筋融解症が発生した時点で，時間を割いてこれを報告した現場の医師の努力がなければ，この時宜を得たシグナル検出は実現しなかったのである．

2 ｜ データマイニングによるシグナル

　UMC によって使用されている不均衡の尺度は，Bayesian Confidence Propagation Neural Network（BCPNN）によって初めて導入された Information Component（IC）であり，薬−ADR の組み合わせに関して観察された報告件数と期待された報告件数との不均衡の対数尺度である．正の IC 値は，データベースの全報告に基づき，特定の薬−ADR の組み合わせが期待以上に頻回に報告されたことを意味する．以下は，トピラメートによる緑内障の発生について，国際的な個別症例安全性報告データベース（WHO Global Individual Case Safety Report Database）の VigiBase に応用されているデータマイニング法によって検出されたシグナルの例である．トピラメートは 1996 年に抗けいれん薬として米国で承認された．2000 年の第 2 四半期に，VigiBase 内のトピラメートと緑内障に関する報告は，「関連あり」（IC の 95％ベイズ信頼区間の下限が 0 より大きい）の閾値に達した．シグナルの可能性が特定されれば，UMC のスタッフと専門家の審査委員会が利用可能な情報を検討する．この時点で VigiBase には 6 例が報告されていた．検討後，2001 年 4 月

に WHO プログラムに参加する各国のファーマコビジランスセンターに対して，シグナルドキュメントで所見の概要が回覧された〔注：シグナルドキュメント（signal document）とは，WHO のデータベースより特定されたシグナルの可能性に関する UMC 評価の結果を伝達するための UMC 発行物である．以前は通知の対象が国レベルのファーマコビジランスセンターに限られていたが，2012 年以降の UMC シグナルの情報は WHO Pharmaceuticals Newsletter にも掲載され，広く利用できるようになった〕．これを受け，年内に販売承認取得者が「トピラメート使用患者に眼症状が発生した．この症状は急性近視および続発性閉塞隅角緑内障を特徴とする」と警告する医師向け注意喚起文書を発行した．この時点での報告症例数は同企業によると 23 例であった．FDA は 2001 年 10 月 1 日に製品表示を改訂し，警告を発表した．

3 │ 発展途上国からのシグナル

WHO プログラム加盟国の年次総会では，それぞれの国で関心を集めている問題を共有するため，各国の代表者が招待される．以下は発展途上国で評価された医原性髄膜炎に関するシグナルの一例である．この症例は 2005 年にジェノバで開催された WHO 会議で発表された．スリランカの代表は，情報の分析，フォローアップならびに根本原因の特定により，AE/ADR の疑いの報告がいかに有意義に患者の安全性に寄与するかについて述べた．特定された 14 例のほかに，麻酔薬／シリンジの真菌汚染による 3 例の死亡が報告された．これらはすべて 2005 年 6 月 27 日から 7 月 25 日までの数週間に発生した．3 つの医療機関での曝露後に症例–患者が特定された．症例–患者に共通する医療機関も医療スタッフもなく，手術を受けた時期もそれぞれ異なっていた．微生物検査により，症例–患者 7 例中 3 例に感染物質として *Aspergillus fumigatus* が同定された．関係医療機関の 3 施設中 2 施設で脊椎麻酔を受けた患者にこの真菌が確認された．症例–患者 6 例に共通する医薬品が 2 種類存在したが，これらは汚染されていなかった．医療機関で使用されていた多種多様の注射器はいずれも製造業者 3 社の製品であり，*Aspergillus fumigatus* に汚染されていた．これらの注射器の汚染には標準以下の保管条件が原因となったと考えられた．津波に対する大量の寄付により，保管施設が不足しており，関係するシリンジ 3 本のうち 2 本が津波に対する寄付であった．

将来の展望

AE/ADR の自発報告は薬剤安全性監視の重要な要素である．電子医療データが広く利用できるようになり，AE/ADR 報告の重要性が根本から覆されるようにみえるかもしれない．しかし，これは真実とはいいがたい．医療現場での丁寧な観察がファーマコビジ

ランスの必須要素であることから，電子システムは将来的に AE/ADR 報告に代わるのではなく，これを補助するものになると思われる．慎重に設計されたシステムであれば，臨床医が電子医療記録システムに AE/ADR を直接報告できるようにすることは技術的にも運営的にも可能である．システムが適正に設計されれば，現行の AE/ADR 報告システムでは情報が不完全になりがちな臨床検査，放射線検査やほかの診断検査の結果を正確かつ完全に，効率的に捕捉できるようになる．こうしたシステムの今後の課題は，報告者に AE/ADR の臨床経過と医薬品の使用との関係を簡潔に説明した臨床的に有意義な事例を日常的に提供するよう促すことである．

　市販後安全性報告システムは，医療専門家はもちろん，地域によっては消費者や患者も同様に質の高い AE/ADR 報告を提供するどうかにかかっている．新薬が次々に発売されれば，市販後の安全性を監視する必要性も一層高まる．市販後安全性報告システムはそのユニークな長所により，今後もこの業務の柱であり続けるだろう．積極的サーベイランスと大規模な医療データベースの利用は，ようやく薬剤安全性監視に寄与しつつあり，その有用性を示すとともに，潜在能力を顕在化し始めており，世界中の既存のファーマコビジランス報告システムを補助する有用な手段となるはずである．

重要なポイント

- 有害事象と副作用は密接に関連しているが，明らかに異なる概念である．
- 自発報告システムは，医療現場で行われる臨床観察はしばしば薬剤の安全性に関する知見を深めるための有用な情報となる，という考えに基づいている．
- 自発報告システムは，薬物有害事象，医療機器有害事象，投薬過誤あるいはこれらの組み合わせの記述に利用することができる．
- 個別症例報告の特徴および質によって，この報告が薬剤の安全性の疑問に対処できる程度が決まる．
- 各国のファーマコビジランスセンターの構造は国によって異なる．

事例7.1　　ファーマコビジランス自発報告システム：フェルバメート

背　景

・フェルバメートは 1993 年 7 月 29 日に米国での使用が承認された抗けいれん薬である．承認前試験では，重大かつ不可逆的な血液学的異常は認められなかった．

疑　問

・市販後自発報告によって，再生不良性貧血などのまれな事象のシグナルが特定できる

のか．安全性監視が本医薬品の安全な使用を助ける規制当局の意思決定および製品表示の変更につながるのか．

手 法

・承認からおよそ1年以内に製薬企業および米国FDAに再生不良性貧血の症例が報告された．この所見をきっかけに，フェルバメート使用患者に発生した再生不良性貧血の症例報告のすべてを検索し，包括的な検討を促した．

結 果

・米国内で再生不良性貧血20例，うち3例の死亡が報告された．症例報告のレビューで有害事象と服薬との時間的関係，患者の既往歴および併用薬を慎重に見直した結果，フェルバメートの因果的役割が示唆された．

・この期間に推定10万人の患者がフェルバメートを服用していた．症例確認が不完全とみられるため，フェルバメート使用患者における再生不良性貧血の真の罹患率を算出することはできないが，最低罹患率は20/10万人/年（200/100万人/年）である．

・これに対して，再生不良性貧血の母集団での背景罹患率は低く，およそ2/100万人/年である．したがって，観察された再生不良性貧血の症例数から，フェルバメート使用患者での再生不良性貧血の発生頻度は一般集団の100倍以上であることがわかる．

アウトカム

・この所見に基づき，FDAおよび製薬企業は，フェルバメート使用のベネフィットが再生不良性貧血のリスクを上回ると判断されない限り，本剤による治療を控えるよう勧告した．

・続いて，国際無顆粒球症・再生不良性貧血研究（International Agranulocytosis and Aplastic Anemia Study；IAAAS）の基準を用いて，フェルバメート使用患者の再生不良性貧血に関する31例の報告が検討され，3例ではフェルバメートが唯一妥当な原因であり，11例では最も可能性の高い原因であることが確認された．残る9例では，ほかにも妥当な原因が1つ存在した．著者らは，再生不良性貧血の「最確」罹患率を127/100万人と推定した．

強 み

・副作用の自発報告は，一般に薬剤または毒素の曝露を原因とするまれで重篤な副作用の特定に利用できる．

・報告比は罹患率の計算には利用できないが，場合によっては報告比を背景罹患率と比較することによって，薬剤使用患者での有害事象の罹患率が薬剤不在下で予測される罹患率よりも高いことを示すことができる．

限 界

・自発報告から正式な罹患率を算出することはできない．

まとめ

- 再生不良性貧血は一般集団には珍しく，通常は医薬品やほかの毒素を原因とすることから，ケースシリーズの慎重な分析によって，薬剤と再生不良性貧血との関係を確立することができる．

- 本来なら見落とされるデータの関連性やパターンを可視化する自発報告データベースのデータマイニングは，薬剤の安全性シグナルを検出し，仮説を立てるのに利用できる．

- 自発報告の解釈には常に慎重な分析および思考とともに，結果，結論および限界についての明確なコミュニケーションが必要である．

- 市販後安全性報告システムは対象事象の症例をすべて捕捉するわけではないため，特定の薬−事象の組み合わせの罹患率を計算することはできない．

- 報告比を利用すれば，医薬品がどの程度広く利用されているかという実態を背景に，薬−有害事象の組み合わせの報告件数をとらえる助けになる．

- 時宜を得た有効なシグナル検出の能力は，市販後ファーマコビジランス報告システムの重要な強みである．

参考文献

- Almenoff J, Tonning J, Gould A et al. (2005) Perspectives on the use of data mining in pharmacovigilance. Drug Safety 28 (11): 981–1007.
- ICH Harmonized Tripartite Guideline (1994) Clinical Safety Data Management: Definitions and Standards for Expedited Reporting E2A. Current Step 4 version, dated October 27, 1994. Available from: http://www.ich.org/LOB/media/MEDIA436.pdf.
- ICH Harmonized Tripartite Guideline (2003) Postapproval Safety Data Management: Definitions and Standards for Expedited Reporting. The Lancet 336: 156–158.
- Kaufman D, Kelly J, Anderson T, Harmon D, Shapiro S (1997) Evalution of case reports of aplastic anemia among patients treated with felbamate. Epilepsia 38 (12): 1265–69.
- McAdams M, Governale L, Swartz L, Hammad T, Dal Pan G (2008) Identifying patterns of adverse event reporting for four members of the Angiotensin II receptor blockers class of drugs: Revisiting the Weber effect. Pharmacoepidemiology and Drug Safety 17: 882–9.
- McAdams M, Staffa J, Dal Pan G (2008) Estimating the extent of reporting to FDA: A case study of statin-associated rhabdomyolysis. Pharmacoepidemiology and Drug Safety 17 (3): 229–39.
- McBride WG (1961) Thalidomide and congenital abnormalities. Lancet 2 (721): 1358.
- McBride WG (2001) Specialist life–William McBride. Eur J Obstet Gynecol Reprod Biol 95 (1): 139–40.
- McMahon A, Pratt R, Hammad T et al. (2010) Description of hypersensitivity adverse events following administration of heparin that was potentially contaminated with oversulfated chrondroitin sulfate in early 2008. Pharmacoepidemiology and Drug Safety Sep; 19 (9): 921–33.
- Meyboom RHB, Hekster YA, Egberts ACG, Gribnau FWJ, Edwards IR (1997) Causal or casual? The role of causality assessment in pharmacovigilance. Drug Safety 17 (6): 374–89.
- Nightingale S (1994) Recommendation to immediately withdraw patients from treatment with felbamate. The Journal of the American Medical Association 272 (13): 995.
- Staffa J, Chang J, Green L (2002) Cerivastatin and reports of fatal rhabdomyolysis. The New England Journal of Medicine 346 (7): 539–40.
- The Uppsala Monitoring Centre (2010) The use of the WHO-UMC system for standardised case causality assessment. Available from: http://www.who-umc.org/graphics/4409.pdf.
- US Food and Drug Administration (2005) Guidance for Industry–E2B(M): Data Elements for Transmission of Individual Case Safety Reports. Available from: http://www.fda.gov/RegulatoryInformation/Guidances/ucm129428.htm.
- US Food and Drug Administration (2005) Guidance for Industry: Good Pharmacovigilance Practices and Pharmacoepidemiologic Assessment. Available from: http://www.fda.gov/downloads/RegulatoryInformation/Guidances/UCM126834.pdf
- US Food and Drug Administration (2009) 21 CFR 314.80.4-1-2009. Available from: http://www.accessdata.fda.gov/scripts/

cdrh/cfdocs/cfcfr/CFRSearch.cfm?fr=314.80.

- US Food and Drug Administration (2009) The ICH Guideline on Clinical Safety Data Management: Data Elements for Transmission of Individual Case Safety Reports. 5-12-2009.

- US Food and Drug Administration (2010) MedWatch: The FDA Safety Information and Adverse Events Reporting System. Available from: http://www.fda.gov/Safety/MedWatch/default.htm.

- World Health Organization (2002) The Importance of Pharmacovigilance. Safety Monitoring of Medicinal Products. Geneva: WHO.

第8章 薬剤疫学における自動化データベースの概要

はじめに

　通常，自発報告システムに基づいて仮説が立てられると（p.132，第7章参照），これらの仮説を検証するための技術が必要になる．少ない患者で薬の有効性が実証できる場合でも，第Ⅲ相試験では一般に 500 人から 3,000 人の患者に治験薬が投与される．この規模の研究であれば，1/1,000 人から 6/1,000 人という低い頻度で発生する薬の影響でも検出することができる（p.38，第3章参照）．この状況を考えると，市販後に行う薬の影響を調べる研究では，コホート研究では少なくとも 1 万人以上の曝露患者を含めるか，ケースコントロール研究では同程度の規模の集団から患者を組み入れなければならない．この規模の研究であれば，3/10,000 人以上の発生率で起こる副作用を 95% の確率で 1 例以上観察できることになる（p.38，第3章参照）．しかし，こうした大規模な研究はコストが高く，実際に行うのは難しい．その上，薬事規制や市販後，公衆衛生における重大で深刻な危機的局面に対処するために，こうした研究を短期間で実施する必要があることも多い．こうした事情を背景に，コンピュータ化された医療情報を集めたデータベース，いわゆる「自動化データベース（automated databases）」が薬剤疫学研究の情報源として利用される機会がここ 30 年増加している．

　大規模な電子化データベースは，市販後調査研究の実施において費用対効果が高く有効な手段となることが多い．薬剤疫学研究のニーズに対応するには，データベースに入院患者と外来患者のケア，緊急医療，精神科医療，あらゆる臨床検査や放射線画像検査，すべての処方薬と一般用医薬品，代替療法などの記録が含まれていることが理想的である．データベースに含まれる患者集団は，まれにしか発生しない薬剤関連有害事象を検出できる程度に大きく，その生涯を通して大きく変動しないことが望まれる．データベースに含まれる集団は通常，一般集団の代表であることが望ましいが，市販前試験で評価されない不利な条件の集団（肝腎機能障害を有する患者や高齢者，小児患者など臨床試験で除外されることの多い集団）に重点を置くことが有益な場合もある．当然ながら評価対象の薬剤がフォーミュラリー（採用医薬品集；地域や医療機関が使用できる医薬品

のリスト）に掲載されている必要があり，解析に必要な検出力が確保できるよう十分な量が処方されていなければならない．

　理想的なデータベースの要件はほかにもある．患者の個人識別情報によってあらゆる情報が容易にリンクされるほか，記録は定期的に更新され，検証が可能で信頼できるものでなければなければならない．電子データベースに入力される診断名には除外診断や暫定診断，あるいは急性ではなく再発／慢性といった事象も含まれるため，アウトカムを確認するためには，医療カルテレビューができることもほとんどの研究に必要である．喫煙や飲酒など，交絡因子になり得る要因を確認するためには，カルテレビューを行うか，より確実な方法として患者に直接インタビューするしかない．適切な許諾があり，個人情報が適切に保護されるのであれば，場合によって患者に直接連絡を取ることも可能であり，これは服薬遵守の評価や副作用に関連する薬剤以外の要因の情報の収集に役立つ．症状緩和のために時折使用される薬や，一般用医薬品，フォーミュラリーにない薬の情報も患者から直接収集しなければならない．

　本章では自動化データベースについて考察する．もちろん，理想のデータベースは1つではない．本章では，使用できるデータベースを紹介し，すべてのデータベースに適用される一般原則を提示する．続く第9章では，公表された多くの研究に使用されているデータベースについて，それぞれの利点と欠点を考慮しながら，より詳細に説明する．

概　要

　いわゆる自動化データベースは北米では1980年から薬剤疫学の分野で利用され，本来は診療業務や治療にかかる支払いや費用の請求など，主に医療事務目的で作製されたものであった．これに対して，欧州では研究者のために医療記録のデータベースが開発され，米国でも近年，同様のデータベースが開発されてきている．

1 ｜ 診療報酬請求や医療事務データベース

　医療費請求データ（p.163，第9章参照）は個人が医療サービスを利用することで発生する（図8.1参照）．アメリカでは患者が薬局に行き，調剤された薬を入手すると，薬局はこの薬の費用を回収するため保険事業者に請求書を送付するが，その際，どのような薬を調剤し，1錠何mgの薬を何錠調剤したかを明確にしなければならない．同様に，患者が病院もしくは診療所を受診した場合には，その医療機関が保険事業者に診療費を請求するが，やはり請求書に診断名を記載して，請求が妥当であることを証明しなければならない．薬局と医療機関の請求書の両方に患者の共通のID番号があれば，これらの情報を結び付けて，縦断的な医療記録として分析できる．

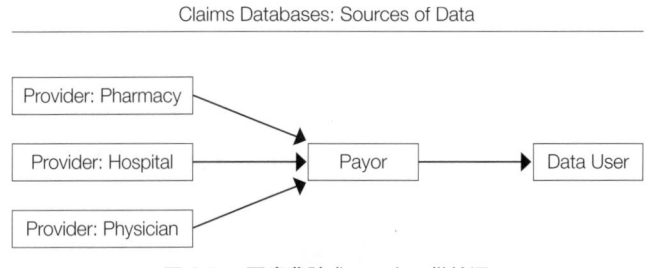

図8.1 ● 医療費請求データの供給源

　薬の名称や調剤量は保険金の償還に影響を与える上，調剤薬の不正請求は違法であることから，医療費請求はメディケイドなどによってたびたび，厳しい監査を受ける（p.163，第9章参照）．さらに，請求書の調剤データについての多くの妥当性確認で，請求書の記載どおりに患者に調剤されたことが薬局記録との照合により確認され，薬剤に関するデータの質が極めて高いことが証明されている．実際，この種の医療費請求データは薬剤疫学における薬物曝露の最良の情報源である（p.274，第12章参照）．

　これに比べて，この種のデータベースに含まれる疾病データの質は多少劣る．米国では患者が入院している場合，病院は医療費を請求し，国際疾病分類第9版改編疾病コード（International Classification of Diseases-Ninth Revision-Clinical Modification；ICD-9-CM）と診断群分類（Diagnosis Related Group；DRG）を割り当てて請求の根拠を示す．ICD-9-CM コードは，臨床目的で使用され，主に主治医が下す退院時診断に基づくことから正確といえる診断名である（もちろん，医師の診断が正しいことを保証するものではない）．保険会社から病院に支払われる金額は DRG によって決まるため，正しくない ICD-9-CM コードを提示する理由はない．実際，ほとんどの病院は請求額を最大にするため，DRG コードに該当する ICD-9-CM コードを割り当てている．

　これに対して，外来患者の診断名は，医師自身か医療事務スタッフが付ける．費用の償還は実際の診断名ではなく，外来診療中に適用された処置内容によって決まり，こうした処置のコードによって，提供された医療サービスの程度が示される．したがって，正しくない ICD-9-CM 診断コードを提示しても医師に何の利益もないが，かといって診断名を慎重もしくは完璧に付けたところで得るものもない．このため，医療費請求データベースでは外来患者の診断名は信頼性が最も低い．

　ほかのデータベースの中には，実際の請求データではなく，米国健康維持機構（US Health Maintenance Organizations）（p.163，第9章参照）のデータや，ほかの情報源からの医療事務プロセスの情報から作成したものもある（p.163，第9章参照）．こうしたデータの特徴は医療費請求データに類似する部分が多い．

2 ｜ 医療記録データベース

　これに比べて，医療記録データベースの開発は新しく，医療におけるコンピュータ化の普及に端を発している．当初，医学分野ではコンピュータは主に文献検索の手段として利用された．その後，診療報酬請求に使用されるようになった．現在は，医療情報そのものを記録するためにコンピュータ利用が増加してきており，主要な医療情報記録媒体として紙カルテに置き換わるようになってきている．医療現場での電子化に伴い，こうしたシステムに含まれるより多くの患者データを利用できることになり，薬剤疫学研究にとって比類ない好機となっている．このうち最も有名で広く普及している例が，第9章で解説する英国一般診療調査データベース（UK General Practice Research Database；GPRD）と新しいデータベース英国の一般開業医・患者の医療記録データベース（The Health Improvement Network；THIN）である．一般開業医のデータベースとして，これらには主に外来患者のデータが含まれるが，最近は入院患者の電子医療記録データベースも使えるようになってきている．

　医療記録データベースには特有の利点がいくつかあるが，中でも重要なのは，こうしたデータベース内の診断名は，実際の診療に使用されることから，医療費請求のデータベースよりも妥当性が高いことである．これらのデータベースを利用して薬剤疫学研究を実施する場合，実際の医療記録のデータを分析することになるため，実際の医療記録に照らしてデータを検証する必要がない．しかし，こうしたデータベースにも，配慮しなければならない固有の問題点がある．特にほかの医師や医療機関から提供されたデータは完全なものではない．どんな医師・医療機関においても，患者が受ける医療の一部しか提供しておらず，入院患者と外来患者が共通の医療記録として保存される可能性は低い．

利 点

　電子化された医療情報データベースには重要な利点がいくつか存在する．例えば，大規模なサンプルサイズを提供できる能力である．これは，必要なサンプルサイズの確保が難しい薬剤疫学の分野では特に重要である．さらに，こうしたデータベースは既存の管理運営システムの副産物であるため，利用できるサンプルサイズの割には比較的安価で利用できる．これらのデータシステムを用いる研究では，集団の中の一部の患者集団における医療記録を要約したり患者面接を実施したりする以外，データ収集に多額の費用をかける必要はない．医療費請求データベースの場合，医療提供者が誰であれ，提供されたすべての医療サービスに関する情報が得られるため，データは完全と考えられる．ただし，医療記録データベースでは，すでに述べたとおりこの点が問題になる．また，

この種のデータベースは集団ベースであり，外来患者における処方薬や疾病情報も含んでおり，データの収集は患者の思い出しや面接者に依存しないことから，思い出しや面接者のバイアスが生じる機会もない．さらに別のメリットとして，これらのデータベースは外部のほかの電子化データベース（死亡記録，母子記録，警察の事故記録など）とリンクさせることができ，研究の可能性と範囲を拡大することができる．これには，共通識別因子（氏名や生年月日など）とデータベース間の情報共有を可能にする標準的コード体系化（セマンティックス）が必要である．

弱 点

　この種のデータシステムの大きな欠点は，診断名データの妥当性が不確実であることである．これは特に医療費請求データベースと外来診療データに当てはまる．これらのデータベースでは通常，妥当性を確認するために医療記録データへのアクセスが必要になる．この問題は医療記録データベースではそれほど深刻ではない．これらのリソースに臨床検査データが追加されれば，診断名の妥当性の向上が期待できる．

　さらにこうしたデータベースは，いくつかの交絡因子になり得る情報を欠いている．例えば，医療費請求データベースの場合，喫煙や飲酒，閉経時期など，いずれもこの分野の研究課題にとって極めて重要な因子に関するデータが存在しない．このため，患者に直接連絡を取るか，医師の記録に関連するデータが含まれる場合はこれを利用するか，そうでなければ，こうしたデータベースを用いて答えを求める研究課題を見直し，重要な交絡因子データによる調整を必要とする課題を避けるしかない．

　医療事務データのもう1つの大きな欠点に，転職，あるいは雇用者の医療保険の変更や特定の従業員とその家族の保険適用の変化などによる集団の不安定性がある．医療保険へのメンバーの加入と脱退が頻繁に繰り返されることで，縦断的分析の精度が失われる．集団の不安定性にはもう1つ原因がある．死亡や転居により患者がその制度から転出するケースである．これにより，もはや診療を求めることのない患者数であふれることになる．これが疾病発生率を求める研究であれば，分母の数が膨らむため，患者年（patient-time）の計算が無効になる．研究者は，このデータベースの不完全な情報に対する予防あるいは修正する方策を考案しなければならない（データベース上の患者ごとの最後の記録から1，2年でフォローアップを打ち切る感度分析の実施など）．あるいは，慢性的に使用している医薬品の繰り返し調剤パターンを調べるなど，何らかの手段により，特定のデータベースから安定した集団を選択することもできる．もちろん，最大規模のデータシステムの一つである米国メディケアでは，高齢者も保険適用されるため，加入者は適格性を失うことはなく，こうした問題の影響ははるかに小さい．しかし，ここ

においても，加入者は出来高払い（fee-for-service）制度と管理型医療保険（managed care plans）の間での切り替えは可能であり，後者で給付される医療はすべて記録されるわけではない（p.163，第9章参照）．

さらに，定義により，この種のデータベースには医学的な関心を呼ぶに足る重大な疾病しか含まれない．しかし，医学的に着目されるほど重症ではないが，こうしたデータベースを用いて研究しようとするには少ない疾病は，一般には重要でないことから，この特性は問題にならないことが多い．

これらのデータベースを利用した研究の結果は，医療サービスの使用実態などについては広く一般化できないことがある．これは特に米国メディケイドのデータのように，何らかの点で非典型的な集団からのデータに基づいて作製されるデータベースに当てはまる（p.163，第9章参照）．

最後に，米国では電子医療記録データベースは増加しているが，すべてのデータベースに共通する問題は，ある特定の集団の完全なデータを含んでいないことである．他国と異なり米国の保険医療制度では，患者は多様な医療提供者から医療を受けることができ，そうするのが一般的である．このため，個々の医療提供者の電子カルテは本質的に不完全であり，質の高い調査に役立てるには，これを医療事務データにリンクさせる必要がある．

特別な応用

以上の特徴に基づき，薬剤疫学研究においてこうしたデータベースならではの有用性や問題点を特定できる．これらのデータベースは以下の状況での使用に適している．（1）サンプルサイズが大きいため珍しいアウトカムを探そうとする場合，（2）発生率の計算のために分母が必要な場合，（3）短期間における薬の効果を評価する場合（特に，効果を示す診断名の妥当性確認に用いることができる特定の医薬品や外科療法を必要とする場合），（4）臨床検査の結果に基づく客観的な診断名を評価する場合，（5）思い出しや面接者のバイアスが因果関係に影響を与える可能性がある場合，（6）時間が限られている場合，（7）予算が限られている場合，である．

データベースの使用に問題のある条件としては，（1）医学的に注目されないことが確実な疾患，（2）データベースによっては含まれないこともある入院患者の薬物曝露，（3）スティーブンス・ジョンソン症候群のように，ICD-9-CM コーディングシステムによって適切に定義されないアウトカム，（4）評価対象集団が偏っている場合の記述研究，（5）患者が途中で給付資格を失う可能性のある遅延薬効，（6）喫煙，職業，初経，閉経など，患者との直接接触でなければ情報が得られない重要な交絡因子，などが考えられる．

将来の展望

　近年，こうしたデータリソースが薬剤疫学研究に頻回に利用されている事実を考えると，その適切な役割についてわれわれはすでに十分理解しているといえる．今後も利用の機会が増加する限り，引き続き多くの知見が得られるはずであり，とりわけ1億人分以上のデータが収集されている米国FDAのセンチネルシステムの登場は，これに大きく寄与するものと期待される（p.464，第22章参照）．しかし留意点として，重要な交絡因子の情報をすべてシステム内で利用できるようにするか，もしくはほかの何らかの方法でこの問題に対処するよう検討する必要がある．また，評価の対象である診断名が慎重に選択され，診断名の妥当性確認に必要であれば実際の医療記録が利用できるよう確保することも重要である．続く第9章では，データベースの実例をあげ，個々に詳しく考察する．考察には，公表論文に最も広く利用されているデータベースを選択した．これらは利用できるさまざまなタイプのデータを示すよい例でもある．こうしたデータベースに似たものが，他にも多数存在し（p.163，第9章参照），今後さらに増加するのは間違いない．それぞれに利点と欠点があるが，いずれも薬剤疫学研究に有用であることが証明されている．

重要なポイント

- 医療情報データを集めたデータベース，いわゆる「自動化データベース（automated databases）」が薬剤疫学研究のデータソースとして利用される機会が過去30年に増加している．

- 医療費請求データは，個人による医療サービス利用と保険会社への医療費請求によって発生する．医療費請求データは薬剤疫学における薬物曝露の最良のデータとなるが，これらのデータベースに含まれる疾病に関するデータの質には問題がある．

- 医療記録データベースの歴史は医療費請求データベースに比べて浅く，医療分野でのコンピュータ化の普及によって生まれた．これらのデータベースに含まれる診断名データは医療に使用されるものであるため，医療費請求データベースよりも妥当性が高い．しかし，ほかの医師や医療機関から寄せられたデータの完全性は不確実である．

参考文献

- RayWA, Griffin MR (1989) Use of Medicaid data for pharmacoepidemiology. Am J Epidemiol 129: 837–49.
- Strom BL, Carson JL (1989) Automated data bases used for pharmacoepidemiology research. Clinical Pharmacology and Therapeutics 46: 390–4.
- Strom BL, Carson JL (1990) Use of automated databases for pharmacoepidemiology research. Epidemiologic Reviews 12: 87–107.

第9章 | 既存の自動化データベースの実例

本章では薬剤疫学研究に役立てられている5種の保健医療データベースについて解説する．これらのデータベースが対象とする範囲は地域から国家までさまざまであり，資金源も民間から国の行政機関まで多岐にわたる．本章ではこれらのデータベースをそれぞれ概要，利点，欠点の順に同じ形式で考察する．考察するデータベースは順に米国健康維持機構／ヘルスプラン（Health Maintenance Organizations / Health Plan），米国公的医療費請求データベース，カナダ州政府データベース，診療記録データベースならびにオランダおよび北欧諸国の薬局ベース医療記録リンケージシステム（pharmacy-based medical record linkage system）である．

米国健康維持機構／ヘルスプラン
(Health Maintenance Organizations / Health Plan)

1 | はじめに

ヘルスプランとも呼ばれる健康維持機構（HMO）は重要な情報源である．他者によって提供された診療の対価のみを負担する保険制度と異なり，既定の集団に予防医療と治療を受けさせる責任を負う医療給付システムを本書では HMO という用語で表す．HMOの顕著な特徴として，一般に以下のことがあげられる．(1) 既定の集団に対する医療給付の責任をもつこと，(2) 外来および入院診療による診断と処置に関する情報を含み，入院患者および外来患者の完全な診療記録と外来薬局調剤データの利用が可能であること，(3) 医療提供者および加入者／患者との接触が可能であること．これらの特徴を備えた HMO は，医療事務データ，医療費請求データおよび電子診療データなど，日常的に収集される電子データの広範囲な利用に適している．さらに研究者らは，記録全文の検討を行うことでこの情報を補足したり，医療提供者や患者から追加情報を得ることもできる．

2 | 概 要

■ 情報源

　HMO によって維持管理され，診療，請求および営業目的に使用される医療事務データセットおよび臨床データセットは，多くの疫学研究に活用されている．主たる情報源は医療事務データ，医療費請求データおよび電子診療記録（EMR）である．

▌医療事務データと医療費請求データ

● 人口統計データと加入者状況

　HMO は生年月日，性別，人種／民族（すべてではないが，収集することは増えている），転居記録と現住所，加入登録日と失効日，加入者の給付プランの変更などの情報を管理している．この加入者のデータは，新規に投薬を開始したメンバーの特定や，ヘルスプランを脱退するメンバーのサービスの継続や打ち切りに利用できる．こうしたデータと州の死亡記録システムまたは国民死亡記録（national death index）とのリンクにより，死亡率を詳細に把握でき，さらに人口調査（ジオコーディング）とリンクさせることで，人種／民族や社会経済的地位といったグループレベルの尺度が得られる．

● 外来患者の薬物曝露

　HMO は加入者への薬剤給付を行っていることが多く，医療費請求や調剤記録が作成される仕組みを通して，加入者の薬剤使用を金銭的に強力に支援する．薬局組込み型のヘルスプランの場合，薬局の調剤情報は調剤記録から直接得られる．薬剤費請求や調剤記録にはそれぞれ有効成分，用量，剤形を特定する固有の米国医薬品コード（NDC）のほか，投与経路，調剤量，使用期間および処方医の情報が含まれる．自己負担額の情報も通常は利用できる．特定の医院や病院の受診時に投与される注射剤は，受診日の調剤記録かヘルスケア財務局処置コーディングシステム（Health Care Financing Agency Common Procedure Coding System；HCPCS）コードなどの特殊な呼称によって識別することができる．しかし，こうした自動化調剤記録を用いた薬物曝露量の確認は不完全な場合もある．入院中に使用される薬剤の情報は現在，ほとんどの HMO で入手できない．一般用医薬品の使用に関する情報も一般に収集されない．多くの HMO では，医師の意思の尺度である処方は EMR の指示を通して特定できる．多くの EMR には処方とリンクする診断コードも記録されている．

● 診 断

　入院や外来受診の診断名は自動医療費請求かヘルスプランの EMR から得られる．ほとんどの診断名は国際疾病分類第 9 版改編疾病コード（International Classification of Diseases-Ninth Revision-Clinical Modification；ICD-9-CM）で記録される．

● 処置／特殊な検査

　入院または外来処置（臨床検査，放射線検査，内視鏡検査，手術など）も ICD-9-CM，医療行為用語集（Current Procedural Terminology；CPT），HCPCS またはプラン専用のシステムに従ってコーディングされる．

電子診療記録（EMR）

　EMR には薬剤疫学研究を大きく支援する情報が含まれる．EMR には，管理されている医療用語集（ICD-9-CM や CPT システムに基づくものなど）を用いて，患者の診断や処置が記録される．また，調剤，臨床検査，放射線検査などの医師の指示や，紹介業務，医療提供者間の連絡事項なども記録される．診療ノート，診断名，指示，検査結果も保存されるため，研究に利用できる．さらに，人種／民族などのパラメータ〔喫煙状況，ボディマス指数（BMI），飲酒量など〕のデータも徐々に利用できるようになってきている．

　HMO に基づく EMR は，上述のように情報を医療事務データや医療費請求データにリンクさせることができ，個々の患者の診療経過を包括的に把握できることから，特に有用である．HMO とつながりがない場合，EMR データは診療所（または病院やネットワーク）の EMR を共有する場所で提供される診療情報に限定されるのが一般的である．HMO に基づかない EMR システムや，医療費請求データにリンクさせることができない EMR システムでは，たとえネットワークベースの EMR であっても，適格な人 – 時間を特定したり，診療所以外で提供された医薬品の処方や調剤の情報を入手したり，他の医療提供者からの診療情報を収集する方法がない．

全文記録

　HMO は通常，EMR 導入までの数年間の情報が必要であれば，加入者の従来の紙の外来診療記録および入院診療記録を閲覧できる．

補足的な HMO 研究用データベースおよびレジストリ

　ヘルスプランを基礎とする研究機関は，疾患別疾患登録など，研究を支援するさまざまなデータベースを開発してきた．これらの補足的データベースおよびレジストリによって，医療事務，医療費請求および EMR の各データが補強される．こうした組み込み型のレジストリは，疾患の自然経過，医薬品の有効性や副作用，治療のパターンに関する疑問を解決するための効率的な手段となる．

■ 複数の HMO の連携

　人口統計的にも地理的にも異なる集団を対象とする複数の HMO を統合する利点はいくつかある．HMO のネットワークは，特定のサブグループの治療の不均一性を評価でき，結果の一般化を促進する．ヘルスプランや医療給付システムのネットワーク内における医療的および地理的多様性により，自然な実験となる可能性が大幅に増加する．さらに，こうしたネットワークは，単なる観察的手法では評価できない治療戦略の変化を評価するために，ヘルスプラン，診療所あるいは個々の医療提供者のレベルで行うクラスターランダム化研究に好適である．ヘルスプランが日常的に収集するデータは，特にこうした研究の効率性と経済性を高める一方，比較臨床効果や安全性に関する実臨床と強く関連する情報も提供する．日常的に収集されたデータでもって，研究を特に効率的かつ経済的にするとともに，比較臨床効果および安全性に関するリアルワールドに近い実用性の高いデータを提供できる．

3 ｜ 利 点

　大規模かつ多様な既定集団，自動化医療費請求データおよび EMR データによるさまざまな医療給付モデルと診療パターンのほか，医療提供者への接触が可能，多くのプランで全文記録へのアクセスが可能，ヘルスプラン加入者の協力が得られるといった特徴はすべて，大規模で多様な集団と医療給付システムが必要な研究にとって，価値の高いメリットである．まれな事象の罹患率や，特定の薬剤またはワクチンなどの具体的な曝露量を測定するために，大きなコホートを特定できる．臨床的事象の確認にはヘルスプランによる診療記録へのアクセスが通常は不可欠であるが，コードの的中率が高い場合は，診療記録の確認は必ずしも必要ではない．コンピュータ化された臨床データが増え続ける現状は，他の多くのデータソースと比較して HMO にとって有利なことである．さらに，臨床試験に参加するよう研究機関がヘルスプランの加入者に接触できることも，臨床試験を実施するには大きな利点である．このように加入者に接触できることで，臨床試験（p.364，第 16 章参照）や薬理ゲノミクス研究プロジェクト（p.322，第 14 章参照）への患者の組み入れが容易になるとともに，患者への面接や質問などの手段を試験に取り入れられることで，患者の行動（身体活動，一般用医薬品の使用など）や考え方に関する情報をはじめ，HMO の事務管理および臨床データベースでは捕捉されない情報を収集できる．

　連携とデータ開発のインフラ整備により，観察研究および介入研究のいずれについても，研究用に配布されたデータ処理モデルを利用することで，ヘルスプランを活用し効率的に研究を実施できる．ヘルスプラン間で施設内審査委員会の協定（IRB reliance agreement）を締結すれば，障壁の一層の排除につながる．

4 │ 欠 点

HMO データソースの最も重要な問題点の 1 つは，保険に加入していない集団の欠如である．一般にこうした集団には，雇用されていないために保険加入資格のない人々が多く含まれる．この結果，HMO 集団は一般集団よりも多様性が低く，社会経済的弱者の割合が低い.

65 歳以上の患者はメディケアの出来高払い（fee-for-service）プログラムによって医療を受けているケースが多いことから（p.107, 第 9 章内「米国公的医療費請求データベース」参照），ヘルスプランによっては一般集団よりも高齢者の割合が低いものもある．加入資格は雇用状態に関連することが多いため，雇用者が別のヘルスプランと契約するか，加入者が転職した場合には集団のターンオーバーが発生する.

精神医療サービスなどの給付事業が切り出され（カーブアウト），一括して別の組織に委託されることによって，HMO のデータシステムでは詳細な情報が捕捉されないこともある．ヘルスプランの給付プログラムのなかには，理学療法などの特定のサービスの給付額を制限しているものもあり，必ずしも加入者が個人で費用を負担する医療の情報は捕捉されない．例えば夫婦がそれぞれ別の家族保障の保険に加入している場合のように，医療保険の提供源が複数存在する者もある．この場合，HMO は有資格者が受けるすべての医療を収集できるわけではない.

HMO のデータは医療に関する要素が充実している反面，人種／民族や社会経済的地位の指標，健康管理のための行動（喫煙状況，飲酒量など）については依然，加入者全員のデータが揃っているわけではない．しかし，人種／民族，BMI および喫煙状況などに関するデータは EMR で利用できる機会が増えている.

EMR から処方の指示の情報も利用できる HMO を除き，投薬の情報は通常，調剤された処方箋に基づく．保険外で出された処方箋薬，非処方箋薬ならびに入院患者に調剤された薬剤は，ヘルスプランの調剤ファイルに日常的に収集されることはなく，控除額よりも低い処方も完全には収集されない．医薬品処方集に制限を設けているヘルスプランもある．しかしながら，HMO が異なれば，処方集に含まれる薬剤も異なるケースが多いため，複数の HMO からなるプロジェクトでは，同じクラスの薬剤が数種類に及ぶことも珍しくない．新しい薬剤の普及は，診療ごと個別支払制度の存在下よりも多少遅くなる.

5 │ 特別な応用

以下の例は HMO 研究ネットワーク〔（HMO Research Network；HMORN），http://www.hmoresearchnetwork.org/〕ならびにカイザーパーマネンテ（KP）の有効性・安全性研究センター（Center for Effectiveness and Safety Research；CESR）イニシアチブからの引用である．これらは上述した HMO の多くの特徴を具現化するヘルスプラン

のコンソーシアム（組合）であり，両者は一部重複している．これらの組合を構成するヘルスプラン（**表9.1**）は，大規模で地理的にも民族的にも多様な指定集団を対象としており，さまざまな医療給付モデルと診療パターン，自動医療費請求データ，全文診療記録へのアクセス権を保有し，医療提供者に連絡を取ったり，ヘルスプラン加入者の協力を得ることもできる．HMORN に加盟する 19 のヘルスプラン（米国 18，イスラエル 1）には約 1,600 万人の現会員が存在するため，個々のプランの集団だけでは対処できない多くの疑問も解決できる（**表9.2**）．スタッフやグループ，ネットワークのほか，独立開業医協会（IPA：HMO に雇用されていない医師に代わって HMO と交渉する組織）など，HMORN では多様な医療給付モデルがみられる．2009 年に設立された KP CERS イニシアチブは，文化的ならびに地理的多様性を有する米国 9 州とコロンビア特別区にまたがる分散型研究ネットワークである．全部で 8 つの KP 地区から成り，このうち 6 地区は HMORN にも加入している．

■ 標準データレイアウト

　共通のデータモデルを利用する標準データレイアウトの採用は，マルチ HMO 研究を促進してきた．共通のデータモデルに追随するデータファイルの存在により，再利用可能なデータを管理し，分析プログラムのライブラリを作製できる．これらの標準レイアウトファイルは，ほとんど修正することなく 1 つのプログラムを複数の施設で利用できることから，多施設研究にも大いに役立つ．これにより，多施設共同研究の効率と一貫性が向上する．

　HMORN での研究の核となるデータソースは，バーチャルデータウェアハウス（VDW）である．VDW は分散型研究データセットであるという点で「バーチャル」であり，データは各施設にある共通のデータモデルに従って変換される．各研究機関では，広範囲のローカルヘルスプランデータシステムから施設専用の VDW にデータを抽出し，標準的な変数名と変数値を用いて 14 の表にまとめる．これらのデータシステムの主要コンテンツ領域には，登録者数，人口統計データ，外来処方箋薬の調剤，外来患者の診断と処置，医療の利用状況，入院，会員住所のジオコーディングおよび腫瘍の特徴（がん患者の場合）が含まれる．その他のコンテンツ領域にはバイタルサイン，臨床検査値および死亡が含まれる．

　それぞれのコンテンツ領域ごとにデータ辞書が変数名，変数ラベル，拡張定義，コード値および変数値ラベルなどの各要素のフォーマットを指定する．これまでは各地のプログラマーが各地のデータシステム上のデータ要素を，標準化された変数定義，変数名およびコードのセットへとマッピングし，変換を行ってきた．

表 9.1 ● 加盟するマネージド・ケア型医療プランと研究部門

Managed care organization	Research department/ institute	Acronym	Location	HMORN	CESR
Geisinger Health System	Geisinger Center for Health Research	GHS	Pennsylvania	✓	
Group Health Cooperative	Group Health Research Institute	GHC	Washington State & Northern Idaho	✓	
Harvard Pilgrim Health Care	Harvard Pilgrim Health Care Institute & Harvard Medical School: Department of Population Medicine	HPHC	Massachusetts, New Hampshire & Maine	✓	
HealthPartners	HealthPartners Institute for Education and Research	HPIER	Minnesota	✓	
Henry Ford Health System	Center for Health Services Research	HFHS	Michigan	✓	
Kaiser Permanente Colorado	Institute for Health Research	KPCO	Colorado	✓	✓
Kaiser Permanente Georgia	Center for Health Research—Southeast	KPG	Georgia	✓	✓
Kaiser Permanente Hawaii	Center for Health Research—Hawaii	KPH	Hawaii	✓	✓
Kaiser Permanente Mid-Atlantic	Department of Research	KPMAS	Maryland & Virginia		✓
Kaiser Permanente Northern California	Division of Research	KPNC	Northern California	✓	✓
Kaiser Permanente Northwest	Center for Health Research—Northwest	KPNW	Oregon & Washington	✓	✓
Kaiser Permanente Ohio	Division of Research	KPOH	Ohio		✓
Kaiser Permanente Southern California	Department of Research and Evaluation	KPSC	Southern California	✓	✓
Lovelace Health System	Lovelace Clinic Foundation	LCF	New Mexico	✓	
Maccabi Healthcare Services	Maccabi Institute for Health Services Research	MHS	Israel	✓	
Marshfield Clinic/ Security Health Plan of Wisconsin	Marshfield Clinic Research Foundation	MCRF	Wisconsin	✓	
Fallon Community Health Plan	Meyers Primary Care Institute	MPCI	Central Massachusetts	✓	
Scott & White Health System	Scott & White Division of Research and Education	S&W	Texas	✓	

表 9.2 ● HMO 研究ネットワーク加盟ヘルスプラン加入者の人口統計データ

Health Plan	GHS	GHC	HPHC	HPIER	HFHS	KPCO	KPG	KPH	KPNC	KPNW	KPSC	LCF	MHS	MCRF	MPCI	S&W
Year established	1915	1947	1969	1957	1948	1969	1985	1958	1945	1942	1947	1973	1941	1916	1977	1982
Primary model	Mixed	HMO	Mixed	Mixed	Mixed	HMO	Mixed	HMO	HMO	HMO	HMO	HMO	HMO	Mixed	Mixed	HMO
Total enrolled, ×1000	229	617	762	687	208	451	271	216	3,130	471	3,324	194	1,800	160	220	203
% with EMR data	36	69	35	83	60	83	100	98.5	100	98	100	100	100	100	60	75
Age																
%≤17 yrs	19	20	24	35	18	22	24	22	22	23	25	39	41	24	19	30
% 18–44 yrs	29	33	39	28	29	34	39	35	35	34	36	25	32	33	33	24
% 45–64 yrs	28	33	33	30	35	30	31	30	29	31	28	20	19	26	29	28
% 65 +	24	13	4	4	18	14	7	13	13	13	11	15	5	17	19	9
Gender																
% female	52	53	52	52	55	53	53	50	52	52	52	55	52	52	52	53
Race[a]																
% White	96	82	75	81	54	74	63	25	51	84	38	55	95	97	87	84
% African American	<1	3	16	9	33	5	33	<1	8	3	8	1	0	<1	2	8
% Asian American	0	6	5	5	3	3	<1	63	17	5	10	1	0	<1	3	2
% American Indian	<1	1	<1	1	<1	1	<1	<1	<1	1	<1	2	0	<1	<1	1
% Hispanic	1.4	4	4	2	1	15	<1	3	19	6	41	38	0	<1	8	7
% Other	<1	3	0	2	8	2	4	17	5	1	<1	0	5	<1	0	7
Member Retention (% still enrolled at 1, 3, 5 yrs; 2003 – 2008)																
% enrolled at 1 year	82	84	78	73	99.5	83	87	85	87	82	87	78	99	92	95	81
% enrolled at 3 years	54	66	47	46	86.4	66	67	72	75	66	70	66	98	78	92	81
% enrolled at 5 years	41	55	35	38	62.6	56	54	63	66	57	59	57	98	68	92	62

[a] may be > 100% if multiple responses allowed at collection; "other" may include persons reporting multiple races.

■HMORN および KP CERS 内の過去と
現在の多施設マルチプロジェクト研究プログラムの例

　HMORN と KP CERS の正式な共同研究プログラムは，米国食品医薬品局（FDA），米国疾病予防管理センター（CDC），米国医療研究・品質調査庁（Agency for Healthcare Research and Quality；AHRQ），米国国立衛生研究所（NIH），非営利財団および民間企業からの出資を受け，複数の治療分野にまたがるものである．現在と過去のプログラムには下記のものがある．

- 癌研究ネットワーク〔Cancer Research Network；CRN：米国国立癌研究所（NCI）が支援〕
- 心血管疾患研究ネットワーク〔Cardiovascular Research Network；CVRN：米国国立心肺血液研究所（NHLBI）〕
- 精神疾患研究ネットワーク〔Mental Health Research Network；MHRN：米国国立精神衛生研究所（NIMH）〕
- ワクチン安全性データリンク（Vaccine Safety Datalink；VSD：CDC）
- 有効性に関する意思決定のためのエビデンス開発（Developing Evidence to Inform Decisions about Effectiveness；DEcIDE：AHRQ）センター
- 糖尿病多施設共同研究コンソーシアム（Diabetes Multi Center Research Consortium；DMCRC）
- 分散研究ネットワーク（Distributed Research Network；DRN）
- 有効性比較研究のためのスケーラブルパートナーリングネットワーク（Scalable PArtnering Network for Comparative Effectiveness Research；SPAN：AHRQ）
- 医薬品曝露妊娠リスク評価プログラム（Medication Exposure in Pregnancy Risk Evaluation Program；MEPREP：FDA）
- ミニ・センチネルプログラム（FDA）
- FDA の医薬品評価研究センター（Center for Drug Evaluation and Research；CDER）および生物学的製剤評価研究センター（Center for Biologics Evaluation and Research；CBER）のほか，複数の新規共同研究機関からの委託

┃Cancer Research Network（CRN）

　1998 年に NCI の出資で設立された CRN（http://crn.cancer.gov/）は，全国14 の HMORN 地域の研究プログラム，登録集団およびデータシステムから構成される．その目的はがんの予防，早期発見，治療，長期療養，監視，コミュニケーションおよび情報の普及に関する研究を実施することである．CRN は患者，医療提供者およびシステムのレベルでがん対策を研究するための体制が整えられており，一連のデータ収集戦略における経験をしてきている．CRN の活動により一連の研究で 140 以上の学術誌掲載論文が

作成されてきており，その研究内容はホルモン療法，タモキシフェンおよび他の化学療法の使用のパターンと傾向の評価，スタチン薬などの心血管系治療薬の使用に伴う発がんリスクの評価，ならびに乳がんのリスクおよびタモキシフェンのリスクベネフィットを女性に教育するために考案された意思決定支援（decision aid）の効果の評価などがある．

Cardiovascular Research Network（CVRN）

2007年以来，NHLBIが出資するCVRN（http://www.cvrn.org/）には，15のHMORN地域が含まれる．ほとんどの医療サービスの提供が可能な大規模な共同体をベースとした集団内において，心血管系疾患の最新疫学，最適管理戦略および臨床アウトカムに関する疑問を解決するための枠組みがCVRNによって作成されてきた．CVRN研究プロジェクトの例として，(1) 高血圧症の診断，管理および対策，(2) 心房細動および静脈血栓塞栓症の治療の質とワルファリン療法のアウトカム，(3) 突然死予防のための植込み型除細動器の使用とアウトカムなどの研究がある．さらに本ネットワークは，緊急の心血管疾患に関する疑問にも迅速に対応し，外部との連携を支援する体制を築いた．

Mental Health Research Network（MHRN）

MHRNは2010年，NIMHの出資により設立された．11のHMORN地区がMHRNに参加していて，米国内12の州で1,000万人以上の多様な会員が存在する．MHRNの目的は，精神医療に関する疑問を解決し，医療制度や政策立案者などの関係者にとって重要な問題である資金調達について研究することである．会員の人口統計学的データ，保険の保障内容，医療機関の多様性により，このネットワークは医療のばらつきの評価，異なる診療環境間での治療の有効性や費用の比較，ならびに新しい技術の情報普及と実施に関する調査などを行うのに理想的な環境となっている．設立後3年間の資金提供により，データを共有するための主要インフラの開発のほかに，特定の臨床分野でのインフラ整備を支援する4つのパイロット研究プロジェクトとして，気分障害の高価値および低価値の治療における施設間の医療サービスのばらつき，周産期うつ病の行動活性化療法，自閉症スペクトラムレジストリの開発，ならびに選択的セロトニン再取込み阻害薬（SSRI）の警告と小児の自殺の関係に関する研究が行われた．

Vaccine Safety Datalink（VSD）

CDC出資のVSD（http://cdc.gov/vaccinesafety/Activities/VSD.html；p.464，第22章参照）は，10のHMORN地区から構成される．VSDはワクチン接種の安全性を監視し，接種後にまれに生じる重篤な有害事象に関する科学的知見の相違を解消するために1991年に設立された．現在，VSDは加盟するHMOから年間約1,000万人の会員（米国人口の3%）のワクチン接種状況と総合的な医療関連情報を収集している．VSDデータ

ソースのほとんどは HMORN の VDW と同一であるが，ワクチン接種データは HMO の EMR から収集している．VSD は，新ワクチンの国内発売と同時に準リアルタイムで安全性の監視を行う標準的な方法を開発した．VSD Rapid Cycle Analysis（RCA）研究では，毎週自動的に更新されるデータと逐次検定法により，ワクチン接種者の接種後における所定の有害事象の発生率とワクチン非接種者における発生率の予測値が比較された．VSD 研究の一例として Lee らの行った研究があげられる．この研究では，週 1 回の逐次検定法を利用し，2009 〜 2010 年のシーズンにおいて，H1N1 および季節性インフルエンザワクチンによってギラン・バレー症候群，他の神経学的アウトカム，アレルギー疾患および心イベントの生じるリスクが増大しないことが観察された．

Developing Evidence to Inform Decisions about Effectiveness（DEcIDE）センターの Diabetes Multi Center Research Consortium（DMCRC）および Distributed Research Network（DRN）

DEcIDE ネットワークは 2003 年のメディケア改革法を受けて創設された AHRQ の effective health care プログラムの一環である．DEcIDE が主に焦点に当てているのは，実社会の集団を対象とする観察研究や実践的臨床試験による治療法の比較に基づく有効性評価である．HMORN DEcIDE センターに与えられた業務には，(1) 心不全による再入院および死亡に対する β 遮断薬の比較有効性観察研究，(2) 胎児に有害な薬剤の出生前における曝露を低減するためのエビデンスと教育／システムを用いた手法の開発，(3) 集中治療室でのメチシリン耐性黄色ブドウ球菌（MRSA）感染を抑える 3 種の方法を評価するために 45 の医療機関で実施するクラスターランダム化研究などがある．

HMORN DEcIDE センターの Diabetes Multi Center Research Consortium（DMCRC）には，12 の HMORN ヘルスプランと外部提携機関が含まれる．DMCRC は現在，包括的な比較有効性研究の計画書と糖尿病患者の分散型研究データベースを開発中である．DMCRC 研究の例には，(1) 肥満手術を受けた糖尿病患者を標準治療患者と比較するコホート研究，(2)「厳しい」血糖コントロール（糖化ヘモグロビン＜ 7％）を維持するために 2 種以上の経口剤または基礎インスリンを既に使用している患者に対して糖尿病療法を強化した際のアウトカムを評価する研究などがある．後者の研究は，最近の臨床試験で観察された厳しい血糖コントロールによる心血管系疾患エンドポイントのベネフィットの明白な欠如を検討するために実施されたものである．

AHRQ が HMORN DEcIDE センターに出資したもう一つの目的は，薬剤，ワクチンおよび医療機器などの治療法の安全性と有効性を評価する分散型研究を実施できる新体制を作ることであった．PopMedNet（www.popmedne.org）と呼ばれるプログラムのおかげで，データソースの利用と利用者を継続的に管理しながら，データの共有者は大小いずれのデータネットワークも構築できるようになった．PopMedNet は，医療データを日

常的に収集できる効率的で再利用可能なインフラであり，関連する情報を組み合わせて分析し，患者や医師，政策立案者の意思決定を助けることができる．参加する研究者はネットワークソフトウェアによってクエリを配布し，ローカルデータを照らし合わせてクエリを実行して，集計された結果をエンドユーザーに返信できる．ソフトウェアは観察研究，準実験的研究，臨床試験およびレジストリなど，さまざまな研究様式に対応できる．

Medication Exposure in Pregnancy Risk Evaluation Program（MEPREP）

FDA が出資する MEPREP には，10 の HMORN 地域とテネシー州のメディケイド（ヴァンダービルト大学が支援）が参加している．目的は妊娠中に使用された処方箋薬の影響を評価することである．妊娠中の投薬に関する臨床試験のデータはなく，これによって生じる問題を解決するため，MEPREP は母子の医療情報とリンクしている．全参加機関を合わせると 2001 ～ 2008 年におよそ 100 万例の出産の医療情報があり，この数はその後の研究期間の延長とともに，1 年に 10 万例ずつ増加するとみられる．こうした環境で実施された研究には，(1) 妊娠中の薬剤使用と出産アウトカムの評価，ならびに (2) 先天異常および周産期アウトカムにおける抗うつ薬および心血管系薬の影響の評価がある．

FDA のミニ・センチネルプログラム

FDA のミニ・センチネルプログラム（http://www.minisentinel.org）は，当局のセンチネル・イニシアチブを構成する重要なプロジェクトである（p.464，第 22 参照）．このミニ・センチネルプログラムの目的は，安全性を監視するための科学的な方法を開発し評価する「研究室」を作ることであり，既存の自動化医療データシステムで医薬品の安全性を評価する機会を FDA に提供する一方，こうした活動に固有の障壁や課題について勉強している．ハーバードピルグリム・ヘルスケア（Harvard Pilgrim Health Care Institute）が主導するこの組合 には，ほとんどの HMORN ヘルスプランのほか，大規模な公的ヘルスプラン，独立型レジストリや病院などが参加している．

FDA からの委託事業：市販薬の有害事象の疫学研究

ほぼすべての HMORN ヘルスプランが，FDA の医薬品評価研究センター（Center for Drug Evaluation and Research；CDER）と安全性監視・疫学部（office of surveillance and epidemiology）を支援する当局の薬剤疫学研究プログラムに参加している．このプログラムとその前身であるいくつかのプロジェクトでは，脂質降下薬による横紋筋融解のような薬剤の直接的な有害事象とともに薬剤使用の妥当性の評価がなされた．後者の研究はシサプリドの市場撤退に貢献している．

6 ｜ 結 論

　HMO に基づいた研究はいくつかの形で進化していと考えられる．これらの組織は，単なる観察的手法では評価できない治療戦略の評価を目的とする，ヘルスプランあるいは個々の医療提供者のレベルで行うクラスターランダム化研究に好適である．上述のようにヘルスプランの観察データは，特にこうした研究の効率性と経済性を高める一方，比較に基づく臨床有効性や安全性に関するリアルワールドの情報も提供する．また HMO は，ヘルスプランデータを活用して，適格な被験者候補の数をあらかじめ推定し，被験者の特定，募集および追跡評価をサポートすることによって，従来型の臨床試験の効率化を図ることができる．

　さらに，HMO は EMR を早くから採用しており，これらのデータを薬剤疫学研究に迅速に取り入れることができる．EMR のフリーテキストをより有効に利用できる自然言語処理法の採用も，利用可能なデータの深さと質を改善する．今後重要になると予想される新たな計画には，州の出生届記録や national death index，ワクチン接種登録などの外部データとの結びつきのさらなる強化が含まれている．即時使用のほか，将来の研究に役立つ標本バンクへの保存を目的とした検体の収集にも HMO は適している．また，診療記録では自動的に収集されない過去や行動の情報を得るため，加入者に直接働きかけることも可能である．

7 ｜ 健康維持機構／ヘルスプランのまとめ

- 事務管理用の医療費請求データおよび電子診療記録データを含め，米国のヘルスプランにより自動的に収集される電子データは，市販薬のベネフィットとリスクの評価に広く利用されている．
- 利用できるヘルスプランのデータには，明確に指定された集団での外来および入院診療による診断と処置，診療記録全文ならびに外来薬局調剤データが含まれる．
- ヘルスプランに基づく研究は，医療提供者と協力しやすく，ヘルスプラン加入者にも接触できる．
- このデータリソースを利用する研究者は，民族／人種に関する十分な情報や社会経済的地位を示すその他の指標あるいは生活様式の情報の欠如，非処方箋薬，保険外で使用された薬剤または入院中の薬剤使用に関する情報の不完全さ，保障の対象でない集団や，場合によって 65 歳以上の集団の不足などの情報の制限を認識する必要がある．

事例9.1　健康維持機構／ヘルスプラン

背 景

- 小児を含む未成年者による第二世代抗精神病薬（SGA）の使用がかなり増加しているが，この集団における安全性および有効性の比較データはほとんどない．
- 多数の症例報告と研究により，成人集団では SGA と 2 型糖尿病および耐糖能異常との関連が示唆されているが，このエビデンスは特に特定薬剤ごとの効果に関して多くの場合において一致しない．
- 小児における耐糖能異常と抗精神病薬の使用との関連を示唆するエビデンスはほとんどない．

疑 問

- 小児では SGA の使用によって，新規の 2 型糖尿病を発症するリスクが高まるか．

手 法

- HMORN に参加する 3 つのヘルスプランの管理用データベースを用いて，後ろ向きコホート研究が実施された．
- コホートには 2001 年 1 月〜 2008 年 12 月に SGA 療法を開始した 5 〜 18 歳の小児が組み入れられ，抗精神病薬の非使用者および抗うつ薬の使用者の 2 つの比較群が設けられた．
- 2 型糖尿病の新規発症例を特定するため，入院および外来診療記録に基づく診断，薬局調剤データおよび外来臨床検査データが利用された．

結 果

- 糖尿病の粗罹患率は，抗精神病薬非使用者の 0.76 / 1,000 人年（95％信頼区間：0.49，1.12）および抗うつ薬使用者の 1.86 / 1,000 人年（1.12，2.90）に対して，SGA 使用集団では 3.23 / 1,000 人年（1.67，5.65）であった．
- 対照群および評価項目であるアウトカムの定義（診断コードおよび調剤に加えて臨床検査値の異常を考慮するかどうか）によって，得られる所見は異なっていた．

利 点

- 本コホート研究は，地理的条件によって分けられた 3 つのヘルスプランのデータから大規模で多様な小児患者の集団を利用することができた．
- 本研究では長期曝露および血糖値などの臨床アウトカムについて患者を追跡評価できた．

欠 点

- 症例数が少ないために，個々の薬剤と糖尿病のリスクとの関連を詳細に評価することはできなかった．
- 糖尿病の診断症例しか特定されず，検出されなかった症例もあったと推測される．
- ベースラインのボディマス指数（参加した 3 ヘルスプランの VDW では利用できず），

食事, 運動, 民族／人種または基礎精神疾患の重症度などの交絡因子が評価されなかったため, 残余交絡の可能性がある.

まとめ

・本研究では, SGA 使用患児は糖尿病の罹患率が 4 倍に上昇する可能性が認められた. しかし, この結果は対照群およびアウトカムの定義によって変化した.

・小児の SGA 使用に伴う糖尿病リスクの性質および大きさを明確にするには, さらなる研究が必要である.

米国公的医療費請求データベース

1 │ はじめに

　米国政府は複数のプログラムを介して, 特定の集団向けの医療サービスに出資している. このうち3つのプログラムのデータが薬剤疫学研究に広く利用されており, 本章ではそれらに焦点を当てて考察を行う. このプログラムとはメディケイド, メディケアおよび米国退役軍人省 (VA) 保健医療制度〔Department of Veterans Affairs (VA) Heath Care System〕である. こうしたプログラムとそこから得られるデータは, 保障する集団, 給付内容および利用可能なデータの種類において大きく異なる.

2 │ 概 要

■ メディケイド

▌ メディケイドプログラムの概要

　メディケイドは 1965 年に創設され, 管轄の州または地域ごとに運営されており, メディケア＆メディケイドサービスセンター (Centers for Medicare ＆ Medicaid Services；CMS) がこれを統括している. これらのプログラムの費用は連邦政府と州政府が共同で負担している. メディケイドの役割は医療サービスの給付よりも支払であり, 州ごとに連邦規制の範囲内で加入資格者の基準が定められている.

　メディケイドは現在, 米国で最大規模の公的医療制度であり, 5,800 万人の米国民と合法移民が加入しており, このうちおよそ 75％は低所得妊婦または子どもを有する低所得家族のメンバーが占め, 残る 25％は慢性障害者, または高齢の低所得者であり, これにはメディケア加入者も含まれる. 近年では, このように細かく規定された集団に属しない限り, たとえ最低所得者であってもメディケイドの保障を受けることはできない.

　メディケイドが提供する保障内容は連邦規制の範囲内で定められているが，その中でも州によって異なる部分がある．入院や外来の病院および医師の診療サービスなど，一部のサービスは給付が義務付けられている．外来の処方箋薬に対する保障は強制ではないが，少なくとも登録されている医薬品についてはすべてのメディケイドプログラムがこれを負担する．一部の例外（食欲不振，体重増加，不妊などに対する治療薬）もあるが，メディケイドプログラムは米国政府と払い戻し契約を締結している企業が製造した薬剤はすべて保障することが義務付けられており，これにはすべて，もしくはほぼすべての製薬企業が含まれる．しかし，処方箋薬が保険の適用を受けるには，処方者は事前にメディケイドプログラムの許可を得ていなければならない．2006年にメディケアの薬剤給付制度が法制度化され，メディケイドとメディケアの両方に加入している患者の外来処方箋薬剤費は，現在ではメディケイドよりもメディケアが負担する．ほとんどの州はメディケイドプログラムが保障する薬剤の費用を支払うが，メディケアについては負担しない．メディケイドは米国で発生する老人ホームの介護費用の大部分を保障しており，長期介護費用の40%以上がメディケイドに請求される．

　ほとんどのメディケイドには，出来高払い（fee-for-service）方式で給付を受ける加入者と，人頭割り支払プラン（capitated plans）に登録されている加入者がいる．出来高払いプランでは，医療提供者は外来，入院，処方箋薬など，提供した物品およびサービスごとにメディケイドに費用を請求する．これに対して，人頭割り支払方式のマネージド・ケア型医療プランでは，所定の期間（1ヵ月など）ごとに1人当たりの一定額が保険会社に支払われ，登録者の医療の全部または特定部分が保障される．研究者にとって重要な問題は，人頭割り支払プランの患者に関する情報の完全度がプランによって異なる可能性が高いことであるが，これについてはこれまで正式な研究はされていない．

メディケイド受給者の特徴

　2008年に米国総人口の19%に当たる5,820万人がメディケイドの保障する医療サービスを受給した．メディケイド受給者集団の基本的特徴を**表9.3**にまとめる．メディケイドでは子ども，女性，白人以外の人種の割合が一般集団よりも高い．

研究用メディケイドデータの供給源

　研究者にとってメディケイドデータの最大の供給源はCMSである．CMSは各州のメディケイドプログラムからデータを受け取り，詳細な校閲と範囲チェックを行うほか，メディケイド分析抽出（Medicaid Analytic Extract；MAX）ファイルと呼ばれる研究用ファイルを作成する際に，同じ州から過去に送られたデータとの照合作業を実施する．データの異常があれば，州と協力して調整されるか異常報告書として発表が行われ，この情報は研究者も知ることができる．メディケイド統計情報システム（Medicaid

表9.3 ● メディケイド，メディケアおよび退役軍人保健局医療制度の加入者の人口統計データ

	Medicaid (2008)[+]		Medicare (2009)						Veterans Health Administration (2009)[++++]	
			All Medicare[++]			Part D Enrolled[+++]				
	#	% US[*]		#	% US[*]		#	% Medicare	#	% US[**]
Total enrollment	58,238,773	19.1		46,520,716	15.2		27,972,316	60.1	5,744,000	1.9
	#	%		#	%		#	%	#	%
Gender										
Female	31,512,082	54.1	Female	25,742,676	55.3	Female	16,517,856	59.1	Female	459,520	8
Male	21,824,014	37.5	Male	20,778,040	44.7	Male	11,454,460	40.9	Male	5,280,800	93
Unknown	4,902,677	8.4	–	–	–	–	–	–	–	–
Age										
<1	2,006,749	3.4	–	–	–	–	–	–	–	–
1–5	9,670,094	16.6	–	–	–	–	–	–	–	–
6–12	9,516,371	16.3	–	–	–	–	–	–	–	–
13–14	2,334,030	4.0	–	–	–	–	–	–	–	–
15–18	4,837,569	8.3	<19	2,658	0.0	–	–	–	–	–
19–20	1,956,043	3.4	19–34	676,386	1.5	<65	5,550,293	19.8	–	–
21–44	12,637,182	21.7	35–54	3,574,913	7.7	65–69	6,272,615	22.4	–	–
45–64	5,639,547	9.7	55–64	3,501,360	7.5	70–74	5,355,331	19.1	<65	3,452,144	60.1
65–74	2,011,317	3.5	65–74	20,606,076	44.3	75–79	4,205,434	15.03	≥65	2,291,856	39.9
75–84	1,631,909	2.8	75–84	12,714,058	27.3	80–84	3,307,856	11.8	–	–
75–84	1,631,909	2.8	75–84	12,714,058	27.3	80–84	3,307,856	11.8	–	–
85+	1,103,551	1.9	85+	5,445,265	11.7	85p	3,280,787	11.7	–	–
Age group missing	4,894,411	8.4	–	–	–	–	–	–	–	–

（次ページへ続く）

表 9.3 続き

	Medicaid (2008)[+]			All Medicare[++]			Part D Enrolled[+++]		Veterans Health Administration (2009)[++++]	
				Medicare (2009)						
	#	% US[*]		#	% US[*]		#	% Medicare	#	% US[**]
Race/ethnicity										
Non-hispanic white	22,135,196	38.0	White	38,589,288	83.0	White	22,438,315	80.2	Non-Hispanic White	79.3
									4,554,992	
Black/African American	12,403,508	21.3	Black	4,727,383	10.2	Black	3,164,002	11.3	African American	11.3
									649,072	
Hispanic or Latino	10,820,941	18.6	Hispanic	1,168,699	2.5	Hispanic	928,411	3.3	Hispanic or Latino	5.8
									333,152	
Asian	1,446,157	2.5	Asian	898,809	1.9	Asian	686,657	2.5	Asian	1.5
									86,160	
American Indian/ Alaska Native	730,574	1.3	N. American Native	201,887	0.4	N. American Native	122,557	0.4	American Indian/ Alaska Native	0.8
									45,952	
Native Hawaiian/ Pacific Islander	465,114	0.8	Other	853,488	1.8	Other	570,323	2.0	Pacific Islander	–
									–	
Hispanic/Latino and one or more race	1,878,622	3.2	Unknown	81,162	0.2	Unknown	62,051	0.2	Other	1.3
									74,672	
More than one race	147,061	0.3	–	–	–	–	–	–	–	–
Not identified	8,211,600	14.1	–	–	–	–	–	–	–	–

[*] US Population estimates from (http://www.census.gov/popest/states/NST-ann-est.html)N = 304,374,846 as of July 1, 2008.

[**] US Population estimates from (http://www.census.gov/popest/states/NST-ann-est.html) N= 307,006,550 as of July 1, 2009.

[+]FY 2008 Medicaid Beneficiaries by Gender (MSIS 2008 Table 13), Age (MSIS 2008 Table 12), Race/Ethnicity (MSIS 2008 Table 14).

[++]Medicare Enrollment: Hospital Insurance and/or Supplementary Medical Insurance Enrollees, by Demographic Characteristics, as of July 1, 2009 (Table 2.3).

[+++]Medicare Part D: Type of Coverage Category for Part D Enrollees, by Demographic Characteristics, as of December 2009 (Table 14.4).

[++++]FY 2009 National Center for Veterans Analysis and Statistics, VA Benefits and Health Care Utilization. Veteran Population as of Sept 30, 2009. http://www.va.gov/VETDATA/Pocket-Card/4X6_.pdf

Statistical Information System；MSIS）によって州から提供される生データも利用できるが，MAXデータのような品質保証チェックは受けない．現時点では，MAXデータの作成から利用が可能になるまでに，3〜4年のタイムラグが存在する．

CMSの研究データ支援センター（Research Data Assistance Center；ResDAC）は，ミネソタ大学公衆衛生学部と契約のもとに共同運営されており，大学や政府系，あるいは非営利の研究者にメディケイドとメディケアデータの利用を無償で支援している．ResDACはメディケイドとメディケアのデータに関する情報をウェブサイト（http://www.resdac.umn.edu/）に公開し，ワークショップやセミナーを開催するほか，CMSにデータの価格を問い合わせる，データ請求書の作成を手伝う，データの利用を技術的にサポートするなど，研究者を技術面で個別に支援している．

1980年の初めから，カリフォルニア，フロリダ，アイオワ，ミズーリ，ニュージャージー，ニューヨーク，オレゴンおよびテネシーの各州より直接入手したデータを用いて，薬剤疫学研究が実施されてきた．いくつかの民間組織もメディケイドデータの利用に貢献している．

メディケイドデータベースのデータ構造

MAXファイルには受給者の人口統計データ，登録者数，入院，外来受診，外来処方箋薬，外来臨床検査および放射線検査，長期療養施設（老人ホーム，精神疾患患者の療養所など）の入所に関する情報が含まれる．人口統計および登録者数のデータを除くすべての記録は，物品とサービスの費用の償還を求める医療提供者に由来する．こうした記録は医療費請求と呼ばれる．入院費の請求書からは，投与された薬剤など入院に伴う多くの要素が除外される．外来検査費用（臨床検査および放射線検査）の請求書には実施された検査の種類が記載されるが，検査結果は記載されない．病名はICD-9-CMでコーディングされる．入院および外来での処置のコーディングには，州とファイルによってICD-9-CMの処置コード，CPT，HCPCSまたは州専用コードのいずれかが使用される．米国では2013年10月1日付けでICD-9からICD-10に移行される予定である．医薬品は全米医薬品コード（National Drug Code；NDC）に従ってコーディングされる．

二重登録者の診療情報の収集量が増えるよう，メディケイドのデータはメディケアとリンクさせることができる．メディケイドの利用記録では，二重登録者に給付された医療のかなりの部分が記録されない可能性があるため，こうしたリンクはきわめて重要と考えられる．

メディケア
メディケアプログラムの概要

メディケイドと同じく，メディケアも1965年に設立された．メディケアは州からの資

金提供はなく米国連邦政府から支給される国費で成り立っており，CMS によって直接運営されている．メディケアの医療保険は，65 歳以上の国内合法居住者のほぼ全員，65 歳未満の一部の障害者および末期腎疾患または筋萎縮性側索硬化症の患者が対象となる．

メディケアの役割も医療の直接給付よりも支払であり，A，B，C，D の 4 つのパートから構成される．メディケア保障のいずれのパートも，受給者に免責額の支払いを要求し，受給者が費用の 1% と保険料を負担する費用分担が規定されているものもある．パート A は一般に入院，短期高度介護，在宅医療およびホスピスケアを担保し，メディケア受給者全員が加入する．パート B は外来の診療および処置に加えて，開業医または個人病院で使用される一部の薬物療法を保障し，パート A を補充する役割を果たす．受給者は毎月保険料を支払う必要がある．パート C はメディケア・アドバンテージとも呼ばれ，メディケアの管理型医療保険である．パート C 加入者の医療費請求データは CMS から入手できないため，一般にこの加入者を薬剤疫学研究に含めることは避けるべきである．

パート D はメディケアの外来処方箋薬給付部門であり，2006 年に導入された．数百もの民間の独立型処方箋薬剤保障プラン（prescription drug plan；PDP）によって運営され，そのプランは従来の診療ごと個別支払型メディケア（パート A および B）をはじめ，管理型医療プランであるパート A，B および D を組み合わせた，メディケア・アドバンテージ処方箋薬給付（MA-PD）プランを補足する役目を担う．いずれの PDP が利用できるかは州によって異なるが，2010 年には種々の MA-PD に加えて，すべての州で 41 以上の独立型 PDP を受給者が利用できるようになり，全米を合わせると，その数は 1,500 を超える．それぞれの PDP には専用の採用医薬品集があるが，特定のクラスの薬剤（ベンゾジアゼピン，バルビツール酸など）は法律によって全プランから除外されている．

メディケア受給者の特徴

2010 年にメディケアの加入者は 4,700 万人に達し，このうち 17% に当たる 800 万人が永続的障害を有する 65 歳未満の受給者である．メディケア加入者集団の基本的特徴を**表 9.3** にまとめる．女性，白人および高齢者の割合が一般集団よりも高い．従来の診療毎個別支払（FFS）型メディケアプランは，65 歳未満の障害者の割合が高い．

研究用メディケアデータの供給源

研究用メディケアデータの主たる供給源も CMS である．ResDAC は大学や政府系，あるいは非営利の研究者に対してメディケアのデータの取得と利用をサポートする．

メディケアデータベースのデータ構造

メディケアデータは多数のファイル形式で利用でき，これらのファイルは相互にリンクできるほか，二重加入者のためにメディケイドデータにもリンクできる．こうしたファイ

ルの一部には，生年月日，性別，住所，人種，故人の場合は死亡日など，加入者に関する情報が含まれる．利用可能なファイルのほぼ半数は医療費請求レベルの標準分析ファイル（SAF）であり，医療提供者より提出された医療費請求に基づくデータが含まれる．機関ファイルには入院，外来，高度介護施設，ホスピス，在宅医療機関の SAF が含まれる．医師／医療提供書（キャリアーファイル）および耐久医療資材（DME）に関する非機関データからは，研究者にとって有用な医療費請求情報が得られる．医療提供者分析ファイル（Medicare Provider and Analysis Review File；MedPAR）も利用できる．これには入院治療および高度介護施設（SNF）の最終医療費請求が含まれる．1 件の請求につき 1 つの記録で構成される SAF と異なり，MedPAR ファイルは 1 回の入院または SNF への入所に伴うすべての請求を 1 つの勘定項目にまとめる．このため，入院全体を調べることが非常に容易である．

　薬剤疫学研究で特に注目される情報源の 1 つに処方箋薬剤ファイルがある．メディケアの処方箋薬剤情報は，パート D Drug Event（PDE）ファイルから入手でき，これには 1 件の調剤処方につき 1 つの記録が含まれる．パート D のプラン内容，薬局，薬剤，処方者に関する情報を収めた補足的ファイルも利用可能である．パート D の加入者の人口統計データは**表 9.3** を参照のこと．

　メディケアのコーディング法はメディケイドと似ている．診断名は ICD-9-CM でコーディングされるが，入院および外来処置にはそれぞれのファイルによって，ICD-9-CM の処置コード，CPT コードおよび HCPCS コードを組み合わせて使用される．例えば，MedPAR には ICD-9-CM の処置コードのみが使用されるが，パート D PDE ファイルには個々の薬剤のコーディングに NDC が使用される．

■ 退役軍人省保健医療制度

▌退役軍人省の概要

　米国退役軍人省（VA）は退役軍人に関わる行政機関として 1930 年に創設された．この年，連邦議会が大統領に「退役軍人に関わる行政措置を統合し，調整する」権限を認めた．VA の退役軍人保健局（Veterans Health Administration）は，米国で最大規模の統合型医療制度の 1 つであり，さまざまな退役軍人に対して内科，外科，リハビリテーション医療を提供する．これらの退役軍人はほとんどが高齢であり，比較的健康状態が悪く，複数の慢性内科疾患や精神疾患に罹患していることが多い．2009 年に VA の保健医療制度には 153 の病院／医療機関，1,000 以上の外来診療所，移動診療所，独立型外来診療所ならびに地域の外来診療所，135 の介護施設が登録された．VA 保健医療制度は 21 ヵ所の地域をまとめるネットワーク（Veteran Integrated Service Network；VISN）から構成される．

　VA 保健医療制度は主に医療サービスを直接給付し，米国政府からの国費を財源とす

る．軍に勤務していた退役軍人のほか，現役の予備兵や州兵も VA 医療給付を受ける資格がある．退役軍人の資格要件は従軍期間，退役の種類，従軍時期によって異なり，資格の程度は 8 段階に分類されている．これらの優先順位グループは従軍に関連する種々の障害，戦域，社会経済的地位など多くの因子に基づいて規定されている．医療サービスを受給する退役軍人は保険料を支払う必要はないが，優先順位グループによっては，特定の医療や外来処方に対して一部負担を課される場合もある．多少の例外はあるが，VA 処方医が作成し，VA 薬局に提出された処方箋であれば，VA の総合的な医療プランによって保障される．

受給者集団の特徴

2009 年には，およそ 570 万人の退役軍人が VA 保健医療制度で治療を受け，450 万人以上が処方箋を発行された．VA 患者の人口統計データを**表 9.3** にまとめる．VA 患者は一般成人集団と年齢，性別が異なる．退役軍人のほぼ 40％が 2009 年現在，65 歳を超えており，92％が男性である．

研究用 VA データの供給源

VA データの利用は VA とその協力機関に雇用されている研究者に限られる．

VA データベースのデータ構造

薬局データシステムには，VA 病院の入院患者に調剤された薬剤と外来薬局によって調剤された外来処方箋が記録される．このうち 80％は，VA の総合メールオーダー薬局（consolidated mail-order pharmacies；CMOPs）を介してメールで調剤される．薬剤名が記録され，米国病院医薬品集（American Hospital Formulary Service）の医薬品分類に類似する VA 医薬品分類システム（Drug Classification System：http://www.pbm.va.gov/NationalFormulary.aspx）に従って分類される．臨床データベースには入院，退院，転院，受診，処方指示，臨床検査，放射線検査，手術および行政サービスなど，入院および外来診療のデータが含まれる．診断名は ICD-9 で記録されるが，2013 年からは ICD-10 が使用される予定である．死亡のデータは種々の情報源から得られ，社会保障局死亡者マスターファイル（Social Security Administration Death Master File）と照合される．管理用のデータベースに加えて，VA は複数の特定疾患用レジストリを保有しており，患者の治療や研究に利用されている．既にレジストリの存在する疾患には，がん，糖尿病，HIV，C 型肝炎などがある．VHA も自身の薬物有害事象報告システムを運営しており（p.132，第 7 章参照），これまでに薬剤またはワクチンに関連する報告が 20 万件以上寄せられている．

3 ｜ 利 点

■ 集団の規模と追跡期間の長さ

これらのデータベースの重要な利点は規模の大きさであり，メディケイドで5,820万人，メディケアで4,650万人，VAで570万人である．メディケイドとメディケアのファイルは相互リンクが可能であるため，メディケイド会員がメディケアに加入した場合でも，受給者を数年にわたって追跡できる．メディケアとVAの加入者は長年にわたってプランにとどまることが多く，長期追跡が可能である．

■ 薬剤費請求データの正確性

こうしたデータについて特筆すべきもう1つの利点は，薬剤費請求書には薬局が調剤した情報が記録されることで，これは診療記録データベースに入力される処方の情報よりも消費の実態に一段階近い（p.206，第9章内「診療記録データベース」参照）．さらに，外来処方箋薬請求書には薬局の調剤日，調剤薬，調剤量が正確に記録される．これまでは，自己負担額が低いことから，患者には自費で支払う代わりに，こうしたプログラムを利用して薬を購入することへの強い金銭的な動機が存在し，このことが薬剤費請求データの完全性をさらに高めていた．しかし，最近は多くの開業薬局によって低価格（4ドルなど）のジェネリック医薬品が販売されるようになり，患者と薬剤師は患者の薬剤費給付プランに低コストの処方を報告する金銭的な動機がほとんどなくなったために，政府の請求データベースに記録されない処方も存在することが考えられる．さらに，患者が調剤された薬剤をすべて服用するとは限らない．しかし，長期投与薬の場合，調剤記録は累積曝露量を正確に反映することが認められており，包装の開封時を記録する電子医薬品容器と比較した場合，医薬品供給量との差が明らかになったことから，このデータは現在，地域住民の医薬品消費量を測定できる最善の方法とみなされている（p.427，第20章参照）．

VAでは，外来診療データベースはVAを介して得られる処方箋薬および非処方箋薬のほか，特定の医療供給品の情報についても追跡する．メディケイドを介して得られる薬剤と同じく，VAの処方箋については自己負担額が低いか，場合によって自己負担金が不要であるため，VAを介して外来処方箋を得ようという退役軍人の強い金銭的な動機につながった．VAデータのもう1つの利点は，VA病院に入院している患者データに薬局から調剤された薬の情報が含まれることである．ただし，一部の医薬品（院内在庫から販売された薬や急性期治療のために短期的に投与された薬剤など）は電子診療記録に記録されていても，処方データベースでは利用できない．

■ 医療費請求データの妥当性

　メディケアとメディケイドでは，請求書に記載される臨床処置コードにより医療提供者への支払金額が決定される．処置の記録は不正の検出のために監査を受けることを考え合わせると，処置の実施については正確であると推測される．Wysowski らは，股関節骨折の症例を特定するアルゴリズムの一部として外科処置コードの存在を利用したメディケイド研究により，診療記録の妥当性の確認を行った．この結果，請求された処置はすべて実際に実施されていたが，処置の一部は股関節骨折以外の整形外科疾患の治療に使用されていたことが確認された．

■ 十分なサービスを受けられない集団の過大提示（over-representation）

　メディケイドのさらなる利点として，従来は過小提示されていたグループの過大提示がある．メディケイドは妊婦や幼児，アフリカ系アメリカ人などの数がほかのデータセットに比べてかなり多い．薬物関連有害事象の負担が最も大きい高齢者はメディケア集団の 86%，VA 集団の 40%，メディケイド集団の 8% を占める．米国の民間医療保険のデータベースでは高齢者が過小提示されていることを考えると，これは特に重要なことである．

■ アウトカムの妥当性を確認する能力

　診断コードの妥当性の確認にはたびたび臨床記録の確認が必要である．幸い，メディケアやメディケイドには，医療費請求に対応する病棟や救急科の入院記録を取得する仕組みが存在する．この仕組みにより，研究者はこれまで病棟や救急科の入院時診療記録の 70 〜 75% を入手できた．しかし，診療記録の取得費用は決して安くない（2010 年時点では 1 件当たり約 150 ドル）．またわれわれの知る限り，この仕組みでは外来診療や歯科診療の記録の取得は想定されていない．

　VA データの強みの 1 つは，アウトカムの妥当性確認のために，入院と外来の診療記録を両方取得できる仕組みをとっていることである．その記録は，最新かつ完全な診療情報を保有する各地の医療システムから電子的な手段で入手できる．

■ 外部データとのリンケージ能力

　相互リンクの能力に加えて，メディケイドとメディケアのデータは社会保障局死亡者マスターファイル，National Death Index，州の人口動態統計記録などの死亡情報のデータソースにリンクすることもできる．VA データもメディケイド，メディケア，National Death Index へのリンクが可能である．また，メディケアデータは州の高齢者向け医薬品援助プログラムのデータともリンクしており，州のプログラム加入者のアウトカムを特

定できる．新生児の薬物曝露の影響を調べたり，周産期医療における方針が新生児に与える作用を評価するために，出生証明書データへのリンケージも行われている．メディケイドデータは運転免許データと警察の人身事故報告書にもリンクしている．レジストリを用いた研究も，アウトカムの特定のためにメディケア，メディケイド，VA の各データとリンクしている．また，メディケアデータは，メディケア最新受給調査（Medicare Current Beneficiary Survey；MCBS）へのリンクも可能であり，MCBS に参加した被験者のサブグループに関する追加情報を得ることができる．介護施設に入所したメディケイドとメディケアの加入者のデータは介護施設最小データセット（ミニマムデータセット）とリンクでき，これらの加入者の身体機能，精神機能，社会心理的機能の評価結果など，追加情報を入手できる．こうしたリンクのうち，一部のリンクから得られた外部データは，親データベースに記録されていない因子を調整するために利用することもできる（p.442，第 21 章参照）．

4 ｜ 限 界

■ 非代表性（Nonrepresentativeness）

本章で取り上げるプログラムは，一般集団を代表していない点がそれぞれ異なる．この非代表性は全人口とその医療使用実態を調査する記述研究には重要な欠点と考えられる．例えば，メディケイド受給者集団では新生児の出産が入院の 40％を占めるが，メディケイドを除く米国集団ではわずか 16％しか占めていない．しかし，病因学的研究では，研究対象集団と一般集団の間で異なる因子によって変化する生物学的関係の場合にのみ，一般化可能性が損なわれる．例えば，非ステロイド性消炎鎮痛薬（NSAIDs）の消化管系副作用を評価するメディケイドの研究では，他の集団で実施された研究と同様の結果が得られている．一方，合併症が多くみられる集団（メディケイドや VA の受給者など）で研究を行うことは，ハイリスクグループでの薬物の効果がより容易に検出できる場合など，状況によって有利なこともある．

■ 利用不能な情報

これらの保険制度が有する事務管理データや臨床データは，喫煙，運動，食事，環境曝露など，数多くの重要な交絡因子に関する情報を欠くことが多い．因子によっては，患者の診療記録のチェックをすることでそこに記録されている範囲の情報は得ることができる．上述のような外部データとのリンクも，すべてもしくは一部の被験者の追加情報の収集に役立つ．

■ 処方箋薬給付保障の制限

プランで保障される薬剤しか研究することができない．不妊治療薬や減量薬，育毛剤，

美容薬，一般用医薬品の禁煙薬など，一部の医薬品グループは一般にメディケアおよびメディケイドの処方箋薬給付の対象とならない．非処方箋薬の保障はメディケイドでは州によって異なっており，メディケアのパートDには含まれていない．

メディケアのパートDプログラムは膨大な数の民間医薬品給付プランによって運営されており，それぞれが選択した医薬品処方集と，費用分担制度のオプションを提示している．このため，プランによって利用可能な医薬品が異なり，受給者が利用できる医薬品は制限される．

メディケイドの場合，注射剤および成人用ワクチンの保障は州によって異なるが，多くの小児用ワクチンは連邦法によって保障が義務付けられている．注射剤が処方箋薬として記録されるか，他の形で記録されるかも州によって異なる．メディケアは一部の成人用ワクチン（インフルエンザ，肺炎球菌性肺炎，B型肝炎など）とその投与費用を負担する．

VAの処方医が作成し，VAの薬局に提出された処方箋は，すべてVAの総合医療プランによって保障される．VA国民医薬品集（National Formulary）には，VA医療プランで保障されるすべての医薬品が収載されている．医薬品処方集になくても医薬品処方集以外のシステムで承認されている薬剤はすべて保障されるが，VAによって調剤され，販売される薬剤しか研究することはできない．

■ 受給資格とデータの制限

国内すべての医療費請求データベースに共通する重要な課題は，低価格薬の処方箋情報を利用可能にすることである．低価格薬の処方箋は支払請求書を提出する意欲をそぐためである．

メディケイドデータを使用する場合，研究者は，資格喪失期間が存在することで生じる受給者記録の中断に遭遇することがある．メディケイドは受給者の入れ替わりが激しいことが知られているため，研究者はこの問題に対処する方策を見出さなければならない．メディケイド受給資格者ファイルを利用する手もあるが，こうしたファイルも完全に正確であるとはいえない．この問題による影響を低減するもう1つの方法は，観察人年前後の所定の期間（例えば6ヵ月）内のメディケイド受診が存在するか，または死亡のエビデンスが存在することである．

これに対し，メディケアとVAでは，一度給付を受ける資格があるとみなされると受給者はプログラムにとどまるケースが多いため，集団の入れ替わりが少ない．

■ データの妥当性／診療記録へのアクセス

曝露，アウトカムおよび共変量に関するデータの妥当性は考慮すべき大きな問題である．こうしたデータは，研究目的ではなく，医療の提供または医療給付の副産物として

生成されたものであることに留意する必要がある．これはすべての医療事務データベースや診療記録データベースに当てはまる事実である．このため，研究者は既存のデータを用いて研究課題に取り組むことが可能かどうか，検討しなければならない．

われわれの経験から，多少の例外はあるものの，研究者は研究ごとに診断名の妥当性を確認し，疾患の重症度を明らかにして，受診データに認められない交絡因子の情報を得るために，少なくともアウトカムのサンプルについて診療記録を取得する必要があると言える．考えられる1つの例外は，すでに十分な妥当性が確認されている診断のアウトカムの研究である．さらに，処置または薬剤の処方を評価対象のアウトカムとする研究も例外と考えられる．

■ 保険外診療

VHA以外で提供された医療に関して，VAデータが完全性を欠くことも重要な問題である．退役軍人といえども，治療のためにあらゆる医療機関を自由に受診することができる．さらに，救急や緊急時には退役軍人患者も最寄りの病院に搬送される．このため，心筋梗塞，脳卒中，重度の低血糖発作といった多くの急性疾患が入院事例として捕捉されず，これらの重要なアウトカムが見落とされる可能性がある．65歳以下の患者については，いかなる研究でも，こうした見逃し事象を考慮しなければならない．65歳以上のVA加入者の研究では，VAデータをメディケアデータにリンクさせることで，保険外の医療を特定できる場合が多い．メディケイドとメディケアは民間の医療提供者に費用を償還することから，保険外診療においてはVAほど問題にならないと考えられる．

5 ｜ 特別な応用

メディケイド，メディケアおよびVAシステムのデータを利用して，多くの方法論的研究や応用研究が実施されている．以下に例をあげて説明する．

■ 方法論的研究

Stürmerらはニュージャージーのメディケイドデータを用いて，測定された交絡変数を調整する3通りの方法を比較した．観察された変数を用いる従来の調整法，傾向スコアを用いる調整法（p.442，第21章参照）および疾患リスクスコアを用いる調整法（p.442，第21章参照）の3つである．この研究により，これら3種の方法によって得られる結果に差はないことが認められた．

McKenzieらは，介護施設の入所者の薬剤使用状況を推定するため，メディケイドの薬局記録の妥当性を調べた．薬剤消費の有無についてメディケイドの記録と介護施設の記録に高い整合性が認められ（陽性的中度および陰性的中度 >85%），両データベースに記録されていた用量には高い相関があった（相関係数 0.66〜0.97）．

　Schneeweiss らは，測定された交絡因子の調整法の1つである高次元傾向スコア（p.442，第 21 章参照）を評価するため，州の高齢者向け医薬品援助プログラムとリンクしているメディケアデータを利用した．この研究では，高次元傾向スコアの使用により，既定の共変量による従来の調整方法よりも，ランダム化試験で認められる値に近い効果推定値このまま得られることが示された．

　VA データを用いて，特定の疾患を検出するための ICD-9 コードの妥当性を評価した研究もいくつか行われている．例えば，Petersen は心筋梗塞（MI），冠動脈バイパス術，心カテーテル法および血管形成術の的中率を評価した．医療費請求の陽性的中度は 90 ～ 100％であった．

■ 薬剤疫学研究への応用

　Roumie らはテネシーメディケイドのデータを利用して，数種の NSAIDs と脳卒中，心筋梗塞および心血管死との関連を調べた．その結果，ロフェコキシブ，バルデコキシブおよびインドメタシンの現在使用は，心血管系疾患の既往のない集団において心血管イベントのリスクを高めることが認められた．

　Ray らもテネシーメディケイドのデータを利用して，抗精神病薬と心臓突然死のリスクとの関連を調べた．この結果，クロルプロマジン換算量 100 mg / 日を超える用量での抗精神病薬使用による罹患率比は 2.39（95％信頼区間：1.77, 3.22）であることが認められた．また，Hennessy らは 3 州のメディケイドデータを使用し，抗精神病薬を使用する統合失調症患者を対象に突然死または心室性不整脈の複合的アウトカムのリスクの評価を行った．主要比較はチオリダジンとハロペリドールの比較であった．複合的アウトカムの罹患率は全体的にみると差が認められなかったが，チオリダジンはクロルプロマジン換算量 600 mg / 日で複合的アウトカムのリスクが高かった（罹患率比 2.6, 95％信頼区間：1.0, 6.6）．用量 – 反応関係はチオリダジンでは明白であったが，ハロペリドールにはみられなかった．

　Patrick らはメディケアとペンシルバニア州医薬品援助プログラムのデータを用いて，ビスホスホネートに対するアドヒアランスと骨折リスクとの関係を調べた．この結果，良好なアドヒアランス（対象日数の 80 ～ 100％と定義．「対象」の正確な意味は不明．p.427，第 20 章参照）は，不良なアドヒアランスよりも総骨折率が 22％低いことがわかった．

　Lambert らは，特定の抗精神病薬を使用した退役軍人の糖尿病の新規発症リスクを評価し，評価した第二世代抗精神病薬は第一世代抗精神病薬よりも糖尿病のリスクが高いことを認めた．

6 | 結 論

　メディケイドは数十年にわたって医薬品と医療を保障してきたことから，薬剤疫学分

野でのデータの利用にも長い歴史がある．ResDAC のサポートを受けてメディケイドデータが CMS から利用できるようになったことで研究に利用される機会は格段に増加し，この傾向は今後も続くと予想される．予測されるメディケイドの拡充に伴い，利用できる集団のサイズも一層拡大し，こうしたデータの価値はさらに高まると考えられる．

メディケアの薬剤費給付データは薬剤疫学研究にとって非常に有用な資源になるはずであるが，これはまだ始まったばかりである．メディケイドやメディケアのデータで特定されたアウトカムの妥当性を確認するため，CMS が今後も研究者に診療記録の利用を許可してくれることが期待される．将来的にはメディケア加入者に直接接触し，病歴や生物学的情報さえも収集できるようになる可能性もある．

VA データベースは 10 年以上も前から存在しているが，詳細な臨床情報を記録するべく進化を続けている．現時点では多くがパイロット段階にある VA データベースが新しく改良されることで，今後はさらなるリアルタイムのデータベースが利用できるようになる．こうした最新のデータベースによって，よりタイムリーな評価が可能になり，診療時の集団傾向をよりよく評価できるようになる．現在，初期またはパイロット段階にあるプロジェクトの中には，診療記録のチェックに利用できる共通の罹患者集団を形成する最新の方法や，テキストベースの自動バリデーションツール，有効性比較研究への VA データベースの利用の促進などがある（p.464，第 22 章参照）．

さらに現在，米国国防省（DoD）が編纂しているデータベースは，ワクチンをはじめとする薬剤の研究に極めて有用であることが証明されている．薬剤疫学研究にとってこの DoD データベースは大きな可能性を秘めている．

また，能動的サーベイランスの FDA センチネルプログラムの一環として得られる米国公的医療データ（p.464，第 22 章参照）の利用にも，今後大きな期待がかかる．

7 ｜ メディケイドデータベースのまとめ

- 米国メディケイドプログラムは社会的弱者である特定の集団に医療保障を提供する．
- 処方箋薬のデータは不正検出のための監査を受け，正確であることが認められている．
- 診断コードの正確性は，それぞれの条件に依存する．多少の例外はあるが，メディケイドデータを利用する研究者は，基本となる診療記録を用いて診断を検証する必要がある．

事例9.2　メディケイドデータベース

背景

・複数の自発報告と血圧および心拍数に対する作用の観点から，注意欠陥・多動性障害（ADHD）の治療に使用される医薬品が心筋梗塞，脳卒中および心臓突然死などの特定の心血管イベントのリスクを高めることが懸念されている．

疑 問

・ADHD 治療薬は小児および成人の重篤な心血管イベントのリスクを高めるか.

手 法

・メディケイドとメディケアの両方に加入している集団を対象として，ヘルスプランとメディケイドのデータにメディケア医療費請求データを補足的に使用して，一連のコホート研究が実施された.

・ADHD 治療薬を使用する患者群と使用しない対照群とで重篤な心血管イベントの罹患率が測定された.

・医療費請求データに存在する交絡因子が測定され，調整された.

結 果

・ADHD 治療薬の使用による心血管イベントの一貫したリスク上昇は，いずれの研究でも認められなかった.

・複数の研究グループによる複数の集団を対象にした複数の研究の実施により，結果の妥当性が改めて確認された.

利 点

・本研究は規模が大きかったため，極めてまれな事象における意義のある比較を行うことができた.

・成人のアウトカムは診療記録の審査によってその妥当性が確認されたか，十分に妥当性が確認されているアウトカムに基づいていた.

欠 点

・重篤な心血管イベントの医療費請求書の診断名は小児では陽性的中度が低かったが，これは小児における事象の発生頻度の低さによるものと考えられる.

まとめ

・まれなアウトカムの評価には大きなサンプルサイズが必要である.

・複数の研究グループによる複数の集団を対象にした研究により，結果の一貫性の評価が可能になる.

カナダ州政府データベース

1 ｜ はじめに

　人口 3,400 万を抱えるカナダには国民皆保険制度（universal health care program）があり，1984 年のカナダ連邦保健法（Canada Health Act）により，各州が入院費と診療

費を負担し，医療受給時には患者の支払が発生しないことが定められた．制度の運営は10州と3準州のそれぞれが所管する．人口の大部分が居住している10州は，東から順にニューファンドランド・ラブラドール州（NFLD），プリンスエドワードアイランド州（PEI），ノバスコシア州（NS），ニューブランズウィック州（NB），ケベック州（QC），オンタリオ州（ON），マニトバ州（MB），サスカチュワン州（SK），アルバータ州（AB）およびブリティッシュコロンビア州（BC）である．薬事規制は連邦政府の行政機関であるカナダ保健省が統括するが，医薬品保障プログラムの運営は州と準州が実施する．公的な医薬品制度（public drug program）は Canada Health Act に含まれないため，医薬品保障の特徴は州によって大きく異なり，ひいてはこうした特徴が，薬剤疫学研究で評価できる被験者集団の性質と薬剤を決定する．

　医療保険制度は受診，診断検査，処置および入院の費用を保障し，年齢や収入に関係なく全住民を対象とする．医師は診療毎個別支払制度で償還を受け，制度の運営のために州ごとにデータベースが作成されている．少数ではあるが，診療業務の全部または一部が給与によって保障される医師も存在し，こうした医師が提供する医療は医療保険データベースには含まれないこともある．

　処方箋薬剤の保障制度の歴史は州によって異なる．受診や診断検査，処置や入院と異なり，薬剤費の保障を受けられる範囲は，全住民（SK，MB など）から特定の集団（ON での高齢の生活保護受給者など）まで，州ごとに異なる．後述のように，特別な保障制度を有する州もある．

　州ごとに（1）診療，（2）入院および（3）処方箋薬の3種の医療関連データベースが存在する．これらのデータベースは，変わることのない患者の固有識別コードを通して相互リンクが可能である．さらに，この情報を患者の人口統計データや種々の処方医の特徴にリンクさせることもできる．他にもレジストリ（がん登録や心疾患登録など）などの州専用データベースや研究プログラムを介して，リンケージ能力を利用できる．

　カナダ政府は現在，漸進的認可制度（progressive licensing）の導入による医薬品規制の改革に着手している．この体制では現行の一時的認可制度に代わって，周期的な漸進的認可モデルが採用されることとなる．これは，承認後を含め，「ライフサイクルを通じて得られる医薬品に関する知識と経験の収集，分析および伝達」を行うことで成し遂げることができる．この政策転換を受けて，保健医療研究への資金提供を担当するカナダ連邦政府機関であるカナダ健康研究機構（Canadian Institute for Health Research；CIHR）の医薬品安全性・有効性ネットワーク（Drug Safety and Effectiveness Network；DSEN）が創設された．DSEN の目的は，「規制当局，政策立案者，医療提供者および患者が利用できる医薬品の安全性と有効性に関するエビデンスを蓄積し」「カナダ国内においてこの分野に対する質の高い市販後研究を実施する能力を高める」ことである．こうしたことから，今後，承認後研究が増加することが予想される．

2 | 概 要

■ 処方箋医薬品データベース

　処方箋医薬品保障制度の資格基準は州によって大きく異なる．例えばオンタリオ州（ON）では，65歳以上の全高齢者と生活保護受給者に薬剤費が給付される．ケベック州（QC）の場合も，ほとんどの高齢者（97%）と全生活保護受給者が保障の対象となっている．さらにQCでは2001年以降，薬剤費の給付が義務付けられており，雇用者を介して民間医療保険を利用できない住民とその扶養家族全員に公的保障制度が適用される．医薬品の公的保障制度は家族の収入に基づいて免責額と自己負担額を定めている．アルバータ州（AB）の保障制度では，重度の障害をもつ住民や緩和ケアを受けている住民（成人，小児とも）も対象となる．ブリティッシュコロンビア州（BC）では2003年に公的医薬品保険制度が拡充され，AIDSおよび囊胞性線維症の患者と精神科医療機関で調剤された処方箋薬が新たに適用範囲に加えられた．ニューファンドランド・ラブラドール州（NFLD）では成長ホルモン欠乏症患者が公的制度の対象となっており，ノバスコシア州（NS）では高齢者，生活保護受給者とがん患者も保障される．一部の州（BC，ABおよびNFLDなど）では，高価な医薬品も公的保険制度の対象となるが，自己負担額は収入によって異なり，個人の年間純収入額の10%に達することもある．マニトバ州（MB）の場合，公的医薬品保障制度の利用は薬剤費に対する家族の収入によって決まり，家族の総収入額の3.5%を超えることはない．サスカチュワン州（SK）は全住民に医薬品保障制度を提供しており，やはり自己負担額は年間収入額によって決まる．

　したがって，高齢でもなく生活保護受給者でもない住民の処方箋データは，州によって公的制度のデータベースか民間保険会社のデータベースのいずれに保存されるかが異なる．こうした保障範囲の特徴は，18〜65歳の成人を対象とする研究から得られた所見の一般化可能性に対して影響を及ぼす可能性がある．さらに，公的制度と民間制度間での住民の移動により，時系列データの利用可能性も損なわれるおそれがある．しかし，加入日の情報は利用できるため，被験者の適格性基準として公的制度への継続的な加入を利用することもできる．例外としてあげられるのはBCとMBの2つである．BCでは，保健省の支援により共同プログラム（BC PharmaNet）が運営されており，公的保障制度，民間保険会社あるいは自己負担に関係なく，調剤された一切の処方箋のデータが集積される．基本的に市中薬局で調剤された処方箋は保障の有無に関係なく，すべてBC PharmaNetに記録される．MBでもデータは統合されるが，民間保険か自己負担かの区別はなく，州の公的制度で保障されない処方箋はすべて "nonadjudicated"（非査定）に分類される．これは，医薬品の皆保険制度をもたない他のほとんどの州と比較したときに大きな利点となる．しかし，後述のような利用制限の方針により，この利点は相殺されてしまう．

　以上より，カナダ国民の大半は医薬品の公的保障制度の適用が特定の集団（高齢者や

生活保護受給者など）に制限されている州に暮らしていることがわかる．こうした特定集団以外の住民に対する保障の有無は薬剤疫学研究で得られる所見の一般化可能性に影響を与える可能性があることから，研究の際にはケースバイケースでこの問題に対処しなければならない．したがって，州の処方箋医薬品保障プランがどの集団を対象に適用されているかということは，薬剤疫学研究に使用するカナダのデータベースを選択する際に重要な基準となる．

　処方箋医薬品データベースは外来で発行されたあらゆる処方箋薬の調剤を記録する．一般用医薬品や，院内または長期療養施設で調剤される薬は通常，このデータベースに含まれない．介護施設の入所者に調剤された薬は，処方箋を受理した薬局が院内薬局ではなく市中薬局であるとみなされれば，データベースに記録される．薬剤費請求データベースには，あらかじめ医薬品処方集で承認されている薬剤しか含まれない．償還は各州の管轄下にあるため，医薬品処方集への薬剤の収載日および収載の種類（一般または制限付き）はカナダ保健省による薬剤の承認日と異なり，州によって差が生じることがある．これはカナダのデータベースを選択する際のもう１つの重要な基準である．

　処方箋医薬品データベースにみられる主なデータ項目を**表9.4**にまとめる．いくつかの例外を除けば，データおよびコーディングシステムはすべての州でほぼ同じである．SKのデータベースを除き，処方された１日用量は調剤量，処方期間および単位当たり用量（力価）から直接求められる．しかし，必要に応じて使用される薬（PRN）の場合，処方期間は正確でない可能性がある．

　薬剤処方の適応症はいずれのデータベースにも記録されない．各患者の医薬品保障制度への加入年とそこからの脱退年は患者情報データベースから利用できる．会員資格が収入や民間医療保険の利用可能性などに基づくケースのように，医薬品保障制度への加入が一時的である集団の中から被験者を採用する研究では，こうした加入や脱退の情報が重要となる．

　公的医薬品保障制度の対象となる集団の性質や規模，データベースの管理責任者ならびにデータベースの利用開始年を州別に**表9.5**にまとめる．利用開始年とは，データベース管理責任者を介してデータが利用可能になった最初の年を表し，公的医薬品保障制度の施行年と一致するとは限らない．さらに，リポジトリやアーカイブプロセスの構造によって，初期の数年のデータ利用が制限されているケースもある．総合的にみると，7州では薬剤疫学研究にデータベースを利用できる．いずれも東部に位置する残り3州の人口は，カナダ全体のごくわずかを占めるにすぎない．

　医薬品データベースに加えて，管理責任者は州の他のデータベースのリポジトリとしても機能し，これらのリンケージに関する責任を負う．

表 9.4 ● 処方箋医薬品データベースに記録される情報

Common to all provincial databases	Specific to individual databases
Patient information	
Encrypted patient identifier	Category of membership (e.g., welfare recipient, elderly, level of deductible as a proxy for income)
Gender	
	Age: date of birth, birth year, age, or age group depending on database and confidentiality procedures
Drug information	
Date of dispensing	
Drug class (AHF[a] classification)	
Drug Information	
Number (DIN) [b]	
Generic name	
Brand name	
Strength	
Form of administration	
Quantity dispensed	
Prescribed duration[c]	
Prescriber information	
Encrypted prescriber information	
Cost information	
Unit cost	
Patient contribution	
Drug plan contribution	
Total cost, including dispensing fee	

[a] American Hospital Formulary.
[b] Assigned by Health Canada.
[c] Not available in Saskatchewan.

■ 診療データベース

　　カナダの医療保険制度は年齢や収入に関係なく，あらゆる住民の診療費を保障する（処方箋薬の費用は必ずしも保障されない）．制度の運営のために，各州は診療ごと個別支払

表9.5 ● 公的医薬品保証制度のデータベースでカバーされている人口集団の特徴

Province Total population	Total population	Custodian	Population covered	Segments covered			Year of availability
				Welfare	Elderly	Other	
Prince Edward Island	135,000						N/A
New Brunswick	750,000						N/A
Newfoundland/ Labrador	100,000	DHCS[a]	N/A	✓	✓	Partial	2007
Nova Scotia	1 million	PHRU[b]	150,000	✓	✓	Partial	
Quebec	7.5 million	RAMQ[c]	3.5 million	✓	✓	Partial	2001
Ontario	13 million	ICES[d]	1.5 million	✓	✓	None	1990
Manitoba	800,000	MCHP[e]	800,000	✓	✓	✓	2005
Saskatchewan	1 million	SK Health[f]	910,000	✓	✓	✓	1976
Alberta	3.5 million	AHW[g]	374,000	✓	✓	✓	Restricted
British Columbia	4 million	PopDataBC[h]		✓	✓	✓	1985
		PharmaNet[i]				✓	(expanded 2003)

[a] DHCS：Department of Health and Community Services（政府機関）
[b] PHRU：Population Health Research Unit（大学）
[c] RAMQ：R_egie de l'assurance-maladie du Qu_ebec（政府機関）
[d] ICES：Institute for Clinical Evaluative Sciences（非営利団体）
[e] MCHP：Manitoba Centre for Health Policy（大学）
[f] SK Health：Saskatchewan Health（政府機関）
[g] AHW：Alberta Health and Wellness（政府機関）
[h] Population Data BC（大学）〔以前は British Columbia Linked Health Database（BCLHD）より利用可能〕
[i] BC Ministry of Health（政府機関）

制度で支払いを受ける医師から提出されたすべての請求書を記録するデータベースを作成した．診療環境（入院，外来，救命救急室）に関係なく，個別請求されるすべての診療が記録される．各請求書に含まれ，薬剤疫学研究に関連するデータ項目を**表9.6**に示す．

　種々の診療データベースに含まれる情報の性質は類似している．診療地域のデータは，サスカチュワン州（SK）のようにデータ項目としてデータベースに記録されていることもあれば，医師への受診の無作為標本から特定される主な診療環境や地域に基づいて間接的に得られる場合もある．

　診断名のコーディング方法は州によって異なり，2006年以降，ICD-10コードが使用されている州もあるが，ICD-10が導入されていない州〔ケベック州（QC）など〕ではいまだICD-9-CMが使用されている．診断名は支払に必要とされない唯一の項目であり，これは研究結果の妥当性を脅かす大きな問題となり得る．処置はカナダ診断・治療・外科処置分類（Canadian classification of diagnostic, therapeutic, and surgical procedures）に従ってコーディングされる．病院で実施され，個別に請求されない臨床検査はデータ

表 9.6 ● 診療データベースで利用できる情報

Common to all provincial databases	Specific to individual databases
Patient information	
Encrypted patient identifier	
Gender	
	Age: Date of birth, birth year, age, or age group depending on database
Service information	
Date of encounter	
Service rendered	Coding systems differ across provinces
Location of service (Hospital, community clinic, emergency department, long-term care unit, etc.)	Coding systems differ across provinces
Physician information	
Encrypted physician information	
Practice region (urban, rural)	Category and source of information differs according to province
Year of graduation	Categories differ according to province

ベースに含まれない．医療費請求書の大半は電子データとして提出され，これに伴って診療費請求データベースがリアルタイムで書き込まれる．ノバスコシア州（NS），マトニバ州（MB），ブリティッシュコロンビア州（BC）などの一部の州では，精神療法などの精神科医療も専用のデータベースに記録される．

■ 入院データベース

　診療データベースと異なり，入院データベースは償還よりも保健医療統計学を目的として作成された．データベースには退院や日帰り手術に関する臨床データも含まれる．ケベック州（QC）を除くすべての州が，カナダ衛生情報局（CIHI）の運営する退院サマリーデータベース（Discharge Abstract Database；DAD）に協力しているため，州間における情報の相違はみられない．一方，QC の退院データベースは MED ECHO と呼ばれる．入院データベースに含まれる情報を表 9.7 に示す．

　入院データベースでは，診断コードは 2006 年 3 月 31 日まで ICD-9-CM が使用され，その後 ICD-10 に変更された．DAD データベースでは，2009 〜 2010 年にかけて精神科医療，がんの病期および妊娠出産歴に関する情報が追加された．医療費請求データベースと異なり，入院データベースは主に年 1 回データの書き込みが行われ，会計年度は 4 月 1 日から 3 月 31 日までとなっている．データベースが利用できるのは，最短でも会計

年度の終了から6ヵ月後である．この遅れを許容できない研究では，診療データベース（医師からの請求書）における診療場所のデータから入院を特定することもできる．しかし，退院データベースの診断名（1つの主診断と最大10の副診断）は，医療記録を管理保管する専門職員によって院内カルテから要約されるため，医師が請求書に記載する単一の診断名よりも信頼性が高いと考えられる．

■ リンケージ能力

　診療，入院，処方箋医薬品の各データベースは，時間によって変化することのない固有の識別コードを通じて相互にリンクしている．このリンケージにより，各州の住民が受けたあらゆる医療に関する集団ベースの情報が長期的に蓄積される．しかし，州外移住，急性期または長期療養施設への入所，あるいは民間保険制度の利用などによる公的処方箋医薬品保障制度の資格喪失期間などが原因で，処方箋データの利用が中断されることもある．

　こうしたデータベースはレジストリや調査などの他のデータソースともリンクしている．健康保険番号が収集されていれば，複数のデータソースとのリンケージは技術的に可能である．それぞれの州ではがんや感染症のレジストリが利用できるが，多くのデータベース管理責任者はこうした他のデータソースとのリンケージ能力をいまだ開発していない．しかし，サスカチュワン州（SK）は例外で，がん登録と医療費請求データベースとのリンケージを利用した研究が数多く実施されている．オンタリオ州（ON），NSおよびMBなどのデータベース管理者は，他のデータベースの倉庫としての役割ももつため，これらの州ではリンケージプロセスがすでに確立されている．

　リンケージ能力には他の統計データベースや医療関連データベース，レジストリ（がん登録，人口動態統計など），国内の保健医療調査，あるいは研究や臨床目的で作成され

表 9.7 ● 退院データベースで利用できる情報

Patient information
Encrypted identifier
Gender
Age
Hospital admission information
Main diagnosis
Secondary diagnoses
Accident code
Admission date
Discharge date
Length of stay
Hospital identification
Patient destination (community, other hospital, long-term care unit, death)

たデータベース／レジストリ〔ダルハウジー多発性硬化症研究ユニット（Dalhousie Multiple Sclerosis Research Unit）データベース，オンタリオ州（ON）のカナダ心臓ネットワーク（Canadian Cardiac Network）など〕とのリンクが含まれる．カナダ全土で多くのデータベースが確認されているが，薬剤疫学研究を行うための医療データベースとはいまだリンクしていないものも多い．

■ データベースへのアクセスと秘密保持

データベースの選択に際して利用方針を考慮することは極めて重要である．後述のように，大学の研究員にしか利用が認められていないものもあれば，民間または営利組織の雇用者にも利用できるものもある．サスカチュワン州（SK）やケベック州（QC）では政府当局に利用権を直接請求する．その他の州では，研究施設であるリポジトリ〔ノバスコシア州（NS），ON，ブリティッシュコロンビア州（BC）など〕か，地域の保健委員会〔マニトバ州（MB）など〕を通して利用権を請求する．7州〔SK，QC，ON，BC，MB，NS，アルバータ州（AB）の各州〕では保健医療データベースが薬剤疫学研究に広く利用されてきた．残る州は，共通のデータベース管理者の不在や利用手続きの欠如により，利用が制限されている．さらに，BC，MB，ニューファンドランド・ラブラドール州（NFLD）およびONの各州のデータベースは医薬品業界における利用を認めていない．ONとMBでは，指定された研究者のみ利用できる．一方，SKとQCのデータベースは所属機関に関係なく，あらゆる研究者が利用できる．

いずれの州でも，データベース利用請求書を管理責任者に提出し，審査を受けなければならない．審査には倫理的承認のほか，管理責任者が大学系の場合は科学的レビューも含まれる．

研究者が実際に利用できるデータセットは州によって大きく異なる．SK，QCおよびNSでは，匿名扱いの生データセットが研究者に直接送られる．ONの場合，臨床評価科学研究所（Institute for Clinical Evaluative Sciences；ICES）のメンバーまたは関係機関が内部でデータを分析しなければならない．データの秘密を保持するため，患者，医療従事者（薬剤師を含む）あるいは医療機関の識別コードは研究者に伝達されない．識別コードはすべて暗号化されている．さらに，QCでは患者の特定を行えないように，被験者として適格な集団の約75%の無作為標本しか得られず，生年月日も伏せられる．患者の年齢は年単位で5歳ごとに分類されるが，正確な死亡日は提示されず，死亡した年のみ情報を得ることができる．もっと詳しい情報を請求することもできるが，州の情報・プライバシーコミッショナー（Information Privacy Commissioner）に特別な請求書を提出しなければならない．SKでは，研究に必要なデータ項目の一部である薬剤は，すべて事前に特定しなければならない．データ抽出によって，患者が取得したすべての薬剤の情報が得られるわけではない．

■ カルテまたは補完的情報源とのリンケージ

医療データベースに記録される診断コードの妥当性にばらつきがあることは，薬剤疫学研究にとって周知の問題である．大抵の場合，臨床的特徴を収集して，データベースに記録されている症例の診断名の妥当性を確認するには，院内カルテや外来カルテなどの原データを利用することが望ましい．診療所や病院で身元が確認されている患者の医療費請求データを取得することは，主にインフォームド・コンセントを通せば可能なことである．しかし，妥当性確認研究の実施に伴う大きな障壁は，医療費請求データベースにみられる情報を個々の患者のカルテに遡ってリンクできるかということである．データ保護を定める法規制により，この手続きには情報利用プライバシー委員会（Access to Information and Privacy Commission）による承認が必要であり，州によっては許可されないこともある．

それでも妥当性確認研究はいくつか実施されているが，そのデータは網羅的と言うにはほど遠いものであった．最近のレビューによると，カナダのデータベースに関して18件以上の妥当性確認研究が文献に発表されており，その多くは診療データベースにある診断コードの妥当性を確認するために実施されている．

患者への接触やカルテの閲覧が必要なもう1つの方法論的理由は，薬の適応，喫煙，飲酒，BMI，一般用医薬品の使用など，データベースに存在しないデータの収集である．2段抽出法を利用すれば，一部の患者の補足的データを収集することにより，未測定の交絡因子に対処できるが，これには医療費請求データベースで患者を特定し，呼称情報（niminal information）を用いてカルテにアクセスする必要がある．われわれの知る限り，これはSKとQCのデータベースでしか実行できない．

3 │ 利 点

カナダのデータベースは薬剤疫学研究に広く活用されてきた．文献に発表されているほとんどの研究には，SK，ON，QC，BC，MBなどの限られたデータベースしか利用されていないが，カナダ国内の研究能力の拡大に伴い，他のデータベースの利用の機会も増加すると予想される．カナダのデータベースのユニークな特徴は，処方箋薬と医療の利用に関する長期的な集団ベースのデータが利用できるうえ，レジストリや調査などのほかのデータソースとのリンケージ能力をもっていることである．

4 │ 欠 点

カナダのデータベースの技術的利点も，分散化と上述の利用権の制限によってある程度相殺されてしまう．データベースの一本化にすでに取り組んでいる国もあるが，カナダではこれまでほとんど試みられていない．診断名の妥当性確認や未測定の交絡因子の調整のために，名目上の情報のみを通じて患者の診療記録を利用することにおける困難

さは，薬剤の安全性や有効性の評価を目的とした研究の妥当性を脅かす問題である．

■ 応用例

種々のデータベースとのリンクを用いて実施されたいくつかの研究を以下に示す．具体的には薬剤使用実態研究，リスク評価研究および比較有効性研究である．

▍薬剤と医療の使用実態

Dalhousie Multiple Sclerosis Research Unit（DMSRU）データベース：DMSRU データベースには 25 年間の臨床データが蓄積され，ノバスコシア州（NS）のデータへのリンクが可能である．Skertris らが実施した研究では，高齢の多発性硬化症患者における薬剤の利用状況と費用が州の全高齢者と比較された．

オンタリオ州（ON）の国立リハビリテーション報告システム（National Rehabilitation Reporting System）を用いて，非外傷性および外傷性脊髄損傷患者の医療使用実態に関する研究が実施された．医師の診療ごと個別支払請求データについてはオンタリオ州医療保険制度（Ontario Health Insurance Plan），救命救急室の全受診については国立外来医療資源システム（National Ambulatory Care Resource System）へのリンクが利用された．

ブリティッシュコロンビア州（BC）の労務保障委員会（Workers' Compensation Board；WCB）と BC リンク保健データベース（British Columbia Linked Health Database）とのリンクを活用し，業務上傷害の前後で医療の使用状況を比較した研究もある．これらのデータベースはすべて PopulationData BC を介してアクセスでき，診療および入院について傷害前と傷害後のそれぞれ 5 年間の情報が収集された．さらに医療の使用状況に関して，医療費請求をしなかった受傷労働者との比較も行われた．

▍比較効果研究

オンタリオ州経皮的冠動脈インターベンションレジストリの心臓診療ネットワーク（Cardiac Care Network）で特定された患者間のリンクと，ON の行政保健医療データベースへのリンクを利用して，糖尿病患者と非糖尿病患者を対象に，薬剤溶出ステントの含浸剤パクリタキセルとシロリムスを比較する非ランダム化有効性研究が実施されている．この研究のアウトカムは標的血管の血行再建，心筋梗塞および死亡であった．

▍リスク評価研究

マトニバ州（MB）には，州全体を対象とするマニトバ州骨密度プログラム（Manitoba Bone Density Program）が存在し，発行ガイドラインに基づく検査基準に適合する州民であれば，だれでもアクセスできる．このプログラムは 1997 年以降，州のすべての骨密

度検査を管理しており，データベースの完全性と正確性は99％以上であることが示されている．40～59歳の女性を対象に，体重とBMIとの関係ならびに骨量と骨折の関係を評価した研究がある．

ベンゾジアゼピンと自動車事故との関係を評価した研究でも，ケベック州（QC）の運転免許証データファイルおよび警察の外傷事故報告書と診療データベースとのリンクが使用された．

カナダ全域にわたるリンケージはまれであり，処方箋医薬品データベースに関しては州専用であるため，こうしたリンクがまったく行われていない．しかし，カナダ臓器移植登録（Canadian Organ Replacement Register；CORR）はカナダ国営の臓器不全レジストリであり，カナダ衛生情報局（CIHI）が管理している．このデータベースが，同じく集中化されているCIHI退院データベースとリンクした．こうしたリンケージにより，末期腎疾患小児患者の縦断研究を実施するためのツールとして，カナダ小児末期腎疾患（Canadian pediatric end-stage renal disease）データベースを創設することが可能となった．このデータベースには，独自のプライバシー保護法を有するQC以外のすべての州が含まれる．

その他にリンクが可能なものとして，人口健康調査である州人口動態（provincial vital statistics）データベース（生年月日，死亡および死因），健康維持のためのアテローム血栓症減少（Canadian Reduction of Atherothrombosis for Continued Health；REACH）レジストリ，NS・SK・BCがん登録（データベース管理者を介して利用可能）ならびにON糖尿病データベースがある．カナダにはこの種の臨床データベースが多数存在し，リンクの機会も増えつつあるが，現段階では決して多いとは言えない．

5 ｜ 結 論

診療，入院，処方箋医薬品の各データベースはカナダで広く利用されている．現在，薬剤疫学研究への利用可能性は，アクセスの制限やデータ抽出の遅延によって多少妨げられている．レジストリなどの補完的情報源とのリンケージには大きな可能性が存在するが，こうしたレジストリは州専用のプログラムであることが多く，共通のリポジトリに情報が集中化されていない．データベースと他の補完的データソースとのリンケージ能力が拡大すれば，臨床検査結果など，カナダ国内のデータソースの拡充に役立つ．現在，マニトバ州（MB）の骨密度登録は，州が運営する診断検査結果に関する唯一のデータソースである．

州単位でのデータベースの分散と管理責任者のばらつきにより，データベースの分類がきわめて複雑になっている．今後，州の垣根を越えて共同研究を実施するには，データベースへのアクセスとリンケージ能力の情報がよりよく伝達される必要がある．

6 | カナダ州政府データベースのまとめ

- カナダの10州それぞれが処方箋薬、診療および入院のデータベースを保有している。

- ブリティッシュコロンビア州（BC）とマニトバ州（MB）を除くすべての州において、処方箋医薬品データベースには公的医薬品保険制度によって保障される薬剤のみが記録される。

- 診療および入院の両データベースは全住民を対象としており、年齢や収入に関係なく全住民の情報が記録される。

- 処方箋医薬品データベースに含まれる集団は公的医薬品保険制度の保障範囲によって決まり、これは州によって異なる［サスカチュワン州（SK）は全州民、オンタリオ州（ON）は高齢の生活保護受給者に制限されるなど］。

- 被験者は、それぞれの医療関連データベース（処方医薬品、入院、医師の診療行為など）で使用される固有の健康保険番号によって識別されており、このことでデータベース間の記録をリンクさせることが長期的に可能になっている。

- 診療データベースとレジストリなどの情報源とのリンケージは実現可能であるが、州の情報利用プライバシー委員会 Access to Information and Privacy Commission の承認が必要になる。

- カナダのいくつかのデータベースはこれまで薬剤の安全性と有効性の研究に広く利用されてきているが、ほとんどの州にみられるアクセスの制限とデータ抽出の遅延が重要な問題となっている。

カナダの Pariente ら（2012）の医療事務診療報酬請求データベース

背景

- 高齢の認知症患者について規制当局から安全性に関する多数の警告が出されているにもかかわらず、この集団に抗精神病薬が処方されることが多い。

- 文献に発表されている研究から、抗精神病薬は高齢認知症患者の脳卒中のリスクを高めることが示されている。

- 心筋梗塞（MI）などの心血管イベントのリスクに対する抗精神病薬の影響はあまり評価されていない。

問題

認知症を有する地域在住高齢者を対象に、抗精神病薬と心筋梗塞との関連を評価するため、ケベック州（QC）の医療費請求データベースを用いて、集団ベースの研究が実施された。

手 法

- 後向きコホートデザイン.
- 認知症の代わりにコリンエステラーゼ阻害薬（ChI）の調剤記録を用いて，高齢認知症患者が特定され，コホートが形成された.
- 抗精神病薬の新規使用者と非使用者のサブコホートが設けられた.
- 心筋梗塞発症日，死亡日，施設収容日および追跡終了日（目安日の1年後）または研究期間満了日のいずれか早い時期と定義される研究終了日まで被験者が追跡された.
- 年齢，性別，心血管系の併存疾患または既往歴（心筋梗塞の既往，脳卒中，糖尿病，高血圧症または心不全）あるいはスタチン薬，鎮静薬，抗うつ薬，抗不安薬，アセチルサリチル酸またはNSAIDsの使用の効果が評価された.副次的解析には傾向スコアも使用された.医療事務診療報酬請求データベースでは測定されない交絡因子の効果は，自己対照ケースシリーズ分析法を用いて検討された.

結 果

- 抗精神病薬使用者10,969人，非使用者10,969人が特定された.
- 抗精神病薬治療の開始後1年間の心筋梗塞のリスクは1.3%であり，非使用者コホートでは1.2%であった.
- 共変量を調整すると，抗精神病薬治療開始後の心筋梗塞のリスクのハザード比は2.19（95%信頼区間：1.11, 4.32）であった.
- 自己対照ケースシリーズ分析により，抗精神病薬治療開始後1〜30日の罹患率比は1.78（95%信頼区間：1.26, 4.32）であった.

利 点

- 集団ベースのデータにより，抗精神病薬を使用している多数の高齢認知症患者を特定できた.
- 測定または未測定交絡因子を調整するため複数の手法（共変量，傾向スコア，自己対照ケースシリーズ分析法）が使用された.
- 認知症診断は医療事務診療報酬請求データベースでは過少報告されることが多いため，代わりにChIの調剤記録が利用された.

欠 点

- 個々の抗精神病薬ごとに心筋梗塞のリスクを調べるには，症例数が十分ではなかった.
- 心血管系疾患の既往歴の存在により，効果の修飾（effect modification）を評価する統計学的検定力を欠いていた.
- 激越，攻撃性または妄想による運動行動など，この集団における抗精神病薬使用の適応症に関する情報が医療事務診療報酬請求データベースになかった.こうした因子も心筋梗塞のリスク上昇と関連する場合は，バイアスが生じた可能性がある.

まとめ

・ Chl で認知症を治療している高齢患者で抗精神病薬の使用が普及していることから，抗精神病薬による有害事象は公衆衛生に大きな影響を与える．

・ 心筋梗塞のリスクに対する抗精神病薬の効果は時間限定的であり，治療初期の患者を綿密にモニタリングする必要性が強調される．

・ 医療費請求データベースの限界により，測定および未測定交絡因子の調整には高度な分析法を使用することが重要である．

診療記録データベース

1 | はじめに

　診療記録データベースは，患者の診療の際に医療従事者が利用する患者の縦断的データベースであり，研究目的では匿名扱いされる．この種のデータベースには医療事務データベースには記録されない情報が記録されることが多い．例えば喫煙状況，飲酒，BMI などである．さらに，臨床目的ではなく管理目的で入力される診断コードは，医師がみた患者の真の臨床状態を反映しないこともある．これに対して，診療記録データベースの情報は，患者の診療のために収集されることから，患者の真の臨床状態を反映している可能性が高い．

　診療以外の情報の記録についてプライマリケア診療記録データベースが完璧なものであると決め込む前に評価する必要がある．さらに，診療記録データベースのデータも，慎重な評価によって曝露と診断のデータの妥当性を確認する必要がある．しかも，喫煙，飲酒，職業など，必要なパラメータのデータが不足したり，欠如している割合が高い．以下ではプライマリケア診療記録データベースについて考察する．これは一般開業医や，場合によって外来診療の専門家と患者の対話から得られる患者の電子記録であり，既往歴や現病歴のほか，処方箋や他の治療法などの情報が含まれる．

　以下では，特に Clinical Practice Research Datalink〔CPRD；旧 General Practice Research Database（GPRD）〕，The Health Improvement Network（THIN）および Intercontinental Marketing Services（IMS）Disease Analyzer（かつて Mediplus と呼ばれた）の診療記録データベースに注目する．ほかにも地域性の高い電子診療記録データベースは存在するが，不完全なデータ収集，小さい集団規模などの理由により，薬剤疫学研究に単独で利用できる可能性は低い．CPRD GP オンラインデータ（GOLD）と

THIN は英国内の患者の診療記録に基づくが，IMS Disease Analyzer にはフランス，ドイツ，英国からの記録が含まれる．これらのデータベースは薬剤疫学の専門家に広く利用されてきた．データベースは類似点が多いが，重要な相違点もある（表 9.8）.

英国では，すべての患者が「診療時無料」の国民保険サービス（NHS）の治療を受けるために，一般医（かかりつけ医）（general practitioner；GP）とともに登録されなければならない「ゲートキーパー」システムが存在することから，電子診療記録データを入手しやすい状況がある．英国の全国民が GP とともに登録されており，ほとんどの GP は診療記録をコンピュータ化している．GP には入院を含むすべての医療の情報が通知される．英国はこの種のデータベースを最初に手がけた国であり，公衆衛生研究の実行手段として現在 CPRD GOLD と呼ばれるデータベースを 1987 年に創設した．以来，研究用途に複数の診療記録データベースが開発されてきた．IMS Disease Analyzer には英国のほかにドイツとフランスの患者も含まれる．ドイツもフランスも国民皆保険制度があるが，患者はこれ以外に民間の医療保険に加入する場合が多い．英国と異なりドイツやフランスの診療では，患者は保険の適用によっては最初に GP を受診せずに専門医の診察を受けることもあるため，必ずしも一般開業医を受診するとは限らない．

CPRD データリンクシステムには，かつて Value Added Medical Products（VAMP）Research Databank（付加価値医療情報研究データバンク）と呼ばれた CPRD GOLD が含まれる．これは，匿名化された患者情報を中央データベースに送るためのソフトウェアを GP に提供した．このシステムを導入するため，GP はデータ入力の訓練を受けるとともに，匿名化診療記録の全コピーはもちろん，専門医や病院から送られた文書のコピー（ただし，患者の身元が特定されないもの）を含む VAMP を提供することに同意する必要があった．導入以来，データベースの管理上の変更が何度も行われている．

Health Improvement Network がデータの収集を開始したのは 2002 年である．CPRD GOLD と THIN は英国内の代表的な標本集団（個人開業医など）から類似する情報を収集しており，THIN と CPRD の両方に参加している医師もある．両データベースの情報を統合する場合は，この重複を考慮する必要があることを認識しなければならない．IMS Disease Analyzer は 3 ヵ国からデータを収集する点で CPRD や THIN と異なり，患者の記録の多くはドイツと英国から寄せられたものであり，両国に比べるとフランスのデータは少ない．IMS Disease Analyzer には，心臓，糖尿病，皮膚科，婦人科，耳鼻科，神経科，精神科，小児科，泌尿器科，整形外科を含む一部の外科など，ドイツの専門医グループから直接収集したデータも含まれる．

2 ｜ 概 要

■ データの収集と構造

開業医はこれらの各データベースに毎年 300 万人〜500 万人の患者の情報を記録し，

表 9.8 ● CPRD，THIN および IMS Disease Analyzer の概要

	CPRD	THIN	IMS Disease-Analyzer
Year data collection initiated	1987 In 2012 CPRD became the English NHS 52 million data system	2002	1992
Number of patients Included	5þ million active patients in CPRD GOLD. 12.93 million total patients. In all, CPRD has as many 52 million individuals with varying types of data.	3.6 million "active" patients who can be followed prospectively; 10.0 million total patients contributing over 57.1 million patient years.	UK: 4.2 million total patients with 17.9 million patient years Germany: 29.9 million (incl. 17.2 million German Specialty patients) with 54.5 million patient yrs France: 5.2 million patients with 6.0 million patient years.
Number of Physician Practices Included	629 in CPRD GOLD	498	UK: 218; Germany: 2357 (plus 2010 specialty practices); France: 2091
Coding Used	READ, Multilex	READ, Multilex	ICD10, READ, ATC Codes
Software Used	Vision	Vision	Various
Regular quality checks performed	Permanent ongoing data checks on all practices: Data quality assurance processes are undertaken as part of data processing. Patients are flagged as "acceptable" for use in research by a process that identifies and excludes patients with non-contiguous follow up or patients with poor data recording that raises suspicion as to the validity of that patient's record. Up to standard dates (described in text)	For the first 100 practices, preliminary audits of consultations and prescriptions as compared to national levels were performed. Ongoing, all data collected undergo consistency and integrity checks. Feedback is provided to practices regarding UK quality metrics performances, medical history recording, and comparison of prevalence of disease with national levels where available. Acceptable mortality recording (described in text).	All data checked to meet quality standards and for plausibility. Feedback reports are given to each physician monthly, showing the physician's prescription patterns and those of colleagues within the IMS panel and within their specialty group.

これは英国の人口の約 5 〜 7％に相当する（IMS Disease Analyzer ではドイツ人口の 5 〜 7％）．開業医は電子診療記録を用いて患者の情報を記録する．診療記録からデータが電子的に抽出され，データベース管理者によって完全性と正確性が検証された後，匿名形式でデータベースにアップロードされる．最初に収集されたデータはさまざまな間隔で更新される．新規患者の情報がシステムに追加され，既存の患者の縦断的プロフィールが更新される．3 種のデータベースからこのデータを研究用に特に抽出する．各データベースに収集されるデータを**表 9.9** に示す．

　CPRD GOLD，THIN および IMS Disease Analyzer は年齢，性別，ほとんどの疾患および処方箋についてそれぞれの集団を代表しており，したがってこれらの分布は一般集団に類似すると思われる．完全な CPRD データセットは英国全土を網羅する．一般に，代表される国のほとんどの地域が含まれるが，データベース内の各地域の患者の密度はその地域ごとの人口割合と正確に一致しないこともある．しかし，報告されている一部の疾患や特徴の分布は集団の代表とは一致していない．例えば，筋骨格疾患の記録にはばらつきがある．同じく，データベースに認められる社会経済的地位の範囲も国内の真の分布を反映していない．

　データベースを利用する研究者は，合併症を含め，匿名化された患者の診療記録にアクセスできる．診断名と症状は後述の診断コードを用いて入力される．匿名化されたフリーテキスト項目から読むと，追加情報を引き出せることもある．研究者はほとんどのフリーテキスト項目を利用でき，データの匿名化の費用を負担すれば，追加の記録も請求できる．いまだに紙の記録用紙を使用している開業医もあり，これにはコンピュータ化される前の記録や退院関係の書類，ほかの医師への紹介状なども含まれる．CPRD と THIN は，これらのデータを GP から有償で収集する追加データサービスを提供している．

　臨床検査，血圧，身長，体重のデータは程度の差はあるが，3 つのデータベースのすべてで利用できる．例えば CPRD GOLD と THIN では，近年の臨床検査データはほぼ完全にそろっているが，古い検査結果については GP から紙で受け取られた場合には電子的に利用できない．IMS の場合，糖尿病患者のヘモグロビン A1c 値はほぼ完璧であるが，他の臨床検査値は記録されていない．一般開業医が発行する処方箋はこれらのデータベースに十分に記録されているが，すべての処方箋が診断コードにリンクされるわけではない．

　入院，紹介とこれに対する専門医からの意見書も記録されるが，その程度はデータベースによって異なる．CPRD では，完全な入院データ（病院の専門医の判断を含む）が英国内の患者の診療記録に自動的にリンクされる．THIN の場合，入院データは GP の手作業での入力に頼るケースが多く，主に退院日と退院時診断コードが含まれるが，まもなく入院へのリンケージも含まれる予定である．これに対して IMS Disease Analyzer では，患者が GP によって病院に紹介された場合を除き，入院は記録されない．専門医の意見書や紹介の情報も IMS Disease Analyzer データベースでは利用できない．CPRD と

表 9.9 ● 疫学研究に利用できる主な変数

	CPRD	THIN	IMS Disease-Analyzer
Health care professional demographics	Can determine if nurse or doctor entering data	Can determine if nurse or doctor entering data	Age, sex and years in practice of physician.
Types of physicians	General practitioners and in other CPRD datasets, all parts of NHS	General practitioners	Mainly general practitioners, but in Germany also specialists, e.g., cardiology, gastroenterology, dermatology.
Practice and patient demographics	Practice Region, Practice size, Practice-level socioeconomic status (index multiple deprivation), Up-to-standard date, date of last registration, status of practice (what is status?) Patient Year of birth, sex, ethnicity (currently about 25% recorded, but also available via census data), socioeconomic class and other census data to small area level, hospital and disease registry data. Additionally, approximately 60% of patients have practice level Index of Multiple Deprivation and Townsend scores through linkage in addition to post code derived socioeconomic status (CPRD internal data).	Practice Computerization date, Vision date, patients per practice, region sometimes provided Patient Year of birth for adults, month and year for children. Patient-level socioeconomic status (Townsend deprivation scores), region, ethnicity (20%)	Practice Region, community size and patients per practice, number of doctors, number of employees, emphasis (e.g., GP vs. specialty) Patient Age, sex, health insurance status (e.g., private, statutory), medical insurance company, region, town size (>100,000 vs. <100,000).
Social history:	Smoking (83–93%), obesity (61–79%), alcohol (approx 80%)	Smoking (86–94%), obesity (73–83%), alcohol intake (75–85%)	Obesity (~40% had BMI), smoking and alcohol recording unknown
Referrals and results of investigations	Linkage to hospital data (England) shows the majority of records and provides greater detail. Most labs are electronic.	Available electronically where referral is made using Vision though some may be in paper files. Most labs are electronic.	HbA1C, blood sugar, cholesterol, LDL and HDL are available but others are variably available but can be requested. Test results can be requested from paper files.
Therapy	Drug name, route, dose, frequency, duration, Immunizations including batch. Cost of drug can be added.	Drug name, route, dose, frequency and duration. Cost of drugs is available in linked file.	Drug name, route, dose, frequency, duration, cost of therapy.

（次ページへ続く）

表 9.9 続き

	CPRD	THIN	IMS Disease-Analyzer
Health care Utilization	Visit frequency, hospitalizations, and consultant visits. Links to hospital episode statistics (HES) provides detailed ward level resource utilization in England only.	All GP visits recorded, hospitalizations are entered by GP, not directly from hospital. Sick leave recorded if GP issues a note.	Visit frequency, hospitalizations, sick leave included.
Identification of pregnancy and families	Pregnancy and pregnancy outcomes. Mother-baby link via a family/household algorithm/family identification number.	Pregnancy recorded. Families are identified by a number given to each household.	Pregnancy status. Family documentation incomplete
Identification of death and cause of death	Date of death and cause(s) available via CPRD data and from linkage to Office for National Statistics central mortality data (ONS).	Death date recorded. If the cause is not recorded, death certificates can be requested for a fee. Some cause of death information is also available as a linked file. Acceptable Mortality Reporting (AMR) is a quality indicator given for the year in which mortality records are deemed complete.	Seldom recorded.
Available additional data (e.g., consult records, labs, paper files)	Hospital discharge summaries, consultant letters. All free text available.	Hospital discharge summaries, consultant letters. Most free text available.	Available upon request.
Questionnaires	Prospective data collections possible from both healthcare professionals and from patients. Response rates from three recent studies were about 90% (and CPRD internal data).	Prospective data collections possible from both healthcare professionals and from patients. Response to paper questionnaires is about 90% (and THIN internal data).	Available upon request.

THIN では紹介情報も記録されるが，専門医の意見書は紙で提出される場合もある．最後に，職業などの社会歴の情報は定型的には記録されない．

　3つのサービスはいずれも，データベースに提供されるデータの充実のために，開業医や患者に直接アンケートを行うことができる．アンケートの実施にはデータベースへの支払が必要であり，アンケートに最後まで回答した開業医には謝礼が支払われる．

　3つのデータベースではいずれも，ほとんどのデータがフリーテキスト入力ではなくコードを用いて入力される．READ コードは，患者の診断名，症状，臨床検査および放射線検査の結果，診療のプロセス（紹介など）を記録するために，標準的な英数字コードを利用した英国で開発された包括的臨床言語である．英国では，GP によって処方された薬剤は Multilex コードによって表記される．IMS Disease Analyzer は英国では READ コードが利用され，他の国では ICD-10 コードが利用されており，ドイツとフランスでは医薬品には Multilex コードではなく解剖治療化学分類法（Anatomical Therapeutic Chemical classification；ATC）コードが使用されている．

■ データの質：正確性と完全性

　データの完全性は変数およびデータベースによって異なる．妊娠，家族構成，死亡および死因の記録にはばらつきがあり，確認が難しい場合や複雑なコーディングアルゴリズムの使用が必要になることもある（特に家族構成）．喫煙や肥満などの因子にも隔たりがあり，2004 年までばこれらのデータは記録されないことが多かったが，Quality and Outcomes Framework（QOF）という英国の国家的イニシアチブの導入後，こうした変数の記録の完全性が飛躍的に高まってきた．例えば，2004 年以前は，喫煙の情報が記録されていた患者の割合は CPRD GOLD では約 75％であったが，2007 年の研究ではほぼ 90％に達している．さらに，ソフトウェアの改良と質の向上を目指したイニシアチブによって，全体的なデータ収集量も増加した．しかし，これらのデータベースに集められていない情報もある．例えば，主に専門医が投与した薬剤や一般用医薬品は見落とされることがある．しかし，アスピリンや NSAIDs などの一般用医薬品の長期使用の情報は記録される．60 歳以上の患者では，慢性的に使用される非処方箋薬は，GP がこれらの薬剤を処方した場合には NHS により無料で利用できることから，収集される可能性が高いとみられる．

　データの質の検査は3つのいずれのデータベースでも定期的に実施されている．一般に，記録ごとに生年月日，登録日および性別の有無とデータ記録の連続性が検査される．特定の医療従事者や診療所から，こうした要素を欠くデータが定期的に提供される場合は，それについてフィードバックが送られ，場合によって医師らはデータベースサービスから脱会させられることもある．データがアップロードされたり，診療記録から抜粋された場合は，データベースの管理業者が追加で品質チェックを行い，データが正しくアッ

プロードまたは抽出されたことを確認する．診療所を変更した患者や死亡した患者は，その時点で打ち切りとなるが，データベースからは削除されず，診療所の初診日と最終受診日の情報は利用できる．最後に，データベースの逐次アップデートも正確性が検証される．3つのデータベースはいずれもデータの収集，検査，転送および表示に使用するソフトウェアの定期更新を受けている．

複数の品質尺度によって，医師の協力と正確なデータ収集が促進される．協力したGPは金銭的報酬とともに，ソフトウェアの使用方法の訓練や，処方行動とデータ記録の定期評価を受ける．具体的な報酬の種類はデータベースによって異なる．情報を記録した医師には，改善のための助言のほか，場合によって同業者や国内全体と比較した処方習慣をまとめたフィードバック報告書が送られる．その他の品質尺度には，新たに追加された診療所の監査や，国のデータベース（死亡，入院，がん，心血管疾患のレジストリなど）との収集データの照合などがある．

英国NHSも近年，データの質に影響を与える変更を行った．例えば，2004年に導入されたペイフォーパフォーマンス（pay for performance：質に応じた支払）制度により，電子診療記録に対するGPの信頼が高まり，とりわけ特殊な医学的状況についても完全性の高いデータが報告されるようになった．ペイフォーパフォーマンス制度は喘息，がん，慢性閉塞性肺疾患，冠動脈疾患，糖尿病，てんかん，高血圧症，甲状腺機能低下症，精神疾患および脳卒中の10種の慢性疾患に対して146項目の質指標（quality indicator）を使用し，パフォーマンスを高めるために考案された．診療を開始するためにデータを入力すると，患者が上記の疾患のいずれかに罹患している場合，記入の必要な黄色の質指標ボックスが現れる．1998年には過去15ヵ月間のヘモグロビンA1c値が報告された糖尿病患者の割合は87％であったが，新しいペイフォーパフォーマンス制度の導入により2004〜2005年には99％に達した．ただし，上記の10種以外の疾患に関する報告が改善したかどうかは不明である．ほかにも英国での品質改善策には，糖尿病（2003年）および心疾患（1999年）の治療の国内標準，子宮頸部細胞診とワクチン接種に対するインセンティブ（1990年代初め），プライマリケアトラスト（primary care trust）によるGPへの監査とフィードバックの普及（1990年代）などがある．

■ データベースへのアクセス

最新版データベースを利用するためにはそれぞれCPRD（www.cprd.com），THIN（www.epic-uk.org）およびIMS Disease-analyzer（www.ims.com）の管理者から購入することが必要である．

研究にはまず，所属機関の施設内審査委員会（IRB）と各データベースの倫理委員会の審査を受けなければならない．こうした研究は研究者が個々の患者を特定できないため，IRB審査の免除基準に適合する場合が多いが，倫理的承認はデータベースを介して

得る必要がある〔CPRD は独立科学諮問委員会（Independent Scientific Advisory Committee；ISAC），THIN は科学審査委員会（Scientific Review Committee；SRC）〕．さらに企業が研究を行う場合は，事前にデータ使用契約を締結しなければならない．

3｜利 点

■集団ベースのデータとサンプルサイズ

　集団ベースの研究は，個々の集まる母集団を反映するサンプルが得られるよう，大きな集団から被験者を抽出する．3種の診療記録データベースを利用すれば，集団ベースの研究デザインの採用により，選択バイアスを最小限に抑え，妥当性と一般化可能性を高めることができる．これらのデータベースは，個々の患者ではなく診療所単位で情報が登録されているが，患者は自身の情報が利用されることを拒否できる．正確な数は不明であるが拒否する患者はほとんど存在せず，0.1%に満たないと思われる．

　ケースコントロール研究にとって集団ベースのデータソースは理想的である．なぜなら，症例（疾患を有する個人など）は厳密に定義されている集団の全症例であるか，全症例の代表的サンプルであり，対照は症例と同様の母集団から無作為にサンプリングされるからである．同様に，集団ベースのデータは，長期追跡期間を設けて前向きにデータを収集するコホート研究のデザインにも活用できる．データはほとんど一般集団の代表であることから，得られた結果を広い集団に一般化することができる．

　患者を診察する診療所の情報は，健康上の転帰に対する個々の診療所の取り組みを評価するのに利用できる．さらに，多数の患者を長期間追跡することで，多くのまれな転帰の評価をするために必要な統計学的精度が得られる．

■情報の妥当性

　こうしたデータベースの情報の妥当性については広く研究されており，妥当性確認研究 は CPRD GOLD が最も多く，THIN がこれに続くが，両データベースに比べると，IMS Disease Analyzer ははるかに少ない．この豊富な情報量は，他種のデータベースをしのぐ大きな利点である．電子診療記録と収集されたデータ（処方箋薬，専門医への紹介など）の整合性を評価する研究が一部のデータベースで実施されている．種々の転帰と疾患を妥当だと確認した研究は多い．過去に実施されていなければ，診断コードが患者の真の臨床状態を表すことを確認する研究の前に，もしくはその一環として，希求する曝露と評価する転帰の妥当性確認を実施する必要がある．

■診療記録原本の利用

　診療記録のデータを取得することにより，患者の病歴を完全に把握できる．すべてではないにしろ，個々の患者のデータのほとんどが GP を介して一箇所に集められるため，

研究者もこれを利用できる．臨床検査や放射線検査のデータはほとんどが利用でき，治療法のデータも，院内で使用された薬剤，専門医によって投与された薬剤（化学療法薬など）ならびに一般用医薬品を除き，ほぼ完全に揃っている．また，データベース管理者に請求すれば，記録紙や詳細な患者の既往歴，専門医の意見書など，匿名扱いのコピーも取得できる．診療記録請求書に対する回答率は THIN および CPRD の発表研究で 80 〜 90％を超えている．さらに，CPRD には別のメリットとして，入院記録，がん登録データ，心血管系疾患登録データのほか，多くの NHS 監査データセットへのリンクや特定地域の患者別データへの直接リンクなど，電子診療記録の原データが利用できる．リンクされるデータの集団規模は因子の数によって決まるが，200 万人〜 5,200 万人程度になる．がん，心筋梗塞および大気汚染については現在，5,200 万人のデータが利用可能である．さらに，こうした集団の入院データもすべて収集されると考えられる．診断コードはカルテからのコーディングを担当する医療クラークによって記録され，臨床検査や検査手順はすべて電子的にアップロードされる．追加のデータセットもいずれ利用できるようになる見込みである．

4 ｜ 限 界

■ データの完全性

データは患者の主治医である GP の診療記録に基づくことから，研究者は患者の既往歴や事象に関する GP の完全で正確な記録を信頼している．紙に記された専門医からの意見書や入院記録あるいは検査結果から GP が受け取った情報は，すべて手作業で電子診療記録に入力する必要があるため，完全には捕捉されないことが予想される．紙に記された放射線検査や臨床検査の報告書も必ず入力されるとは限らない（異常がある場合にのみ入力される可能性が高い）．

一般に，GP の診療情報を集めるために設計されたこの種のデータベースからは，専門医診療情報のほとんどが欠落している．例外には，IMS Disease Analyzer によるドイツの専門医からのデータ収集，CPRD における入院データとして捕捉される病棟専門医の情報，ならびに THIN と CPRD における専門医意見書に関する GP の記録があるが，すべての意見書が記録されるわけではなく，特に入院中の専門医の情報は記録されないことが多い．ある GPRD 研究では，専門医からの意見書のデータが 10％欠けていた．ただし，これは古い推定値である．

慢性疾患のコードは受診ごとに繰り返して記録されないため，慢性疾患よりも急性事象の診療情報が記録されやすい．重大でない医学的事象や臨床的活動性のない問題は記録されない．

患者の社会経済的地位に関する情報は CPRD GOLD も THIN も限られており，この種のデータは IMS Disease Analyzer では利用できない．職業や雇用の情報はいずれかの

データベースに記録されるとしても，ごくまれである．THIN は患者の住所の郵便番号（患者の約 95%にこの情報が存在する）から社会経済的地位を推定する患者レベルの尺度を提供している一方，CPRD はほぼすべての診療所の社会経済的地位を表す診療所レベルの尺度を提供しており，最近になって患者の 60%について患者レベルの尺度を追加した．

　喫煙，飲酒，BMI，身長などの変数についても，すべての患者のデータが利用できるわけではない（記録率は**表 9.9** 参照）．とりわけ，入院中に投与された薬剤，専門医診療に限定されている薬剤，退院時の投薬に関するデータは問題である（一般に退院時に調剤される薬剤は最大 2 週間分しか処方されない）．さらに，すべての医薬品が特定の診断名と結びつくとは限らない．IMS Disease Analyzer にリンクされるのは 50%程度である．CPRD と THIN では医薬品は診断名に直接リンクされないが，薬剤が処方された受診時に記録された診断名は利用できる．服薬アドヒアランスは記録されないことが多いため，処方箋の記載は必ずしも薬剤が使用されたことを意味するものではない．また，処方箋の記録では処方箋の記載内容しか収集されないため，処方が実際に調合されたかどうか不明である．ただし，THIN と CPRD GOLD では，リフィルまたは反復処方箋は記録される．現行のリフィル処方箋の期限が切れた時点で新規の処方箋が作成され，新しい記録が生成される．

　最後に，これらは縦断的なデータベースであるが，患者が転居により診療所を変えたり，診療所がデータベースへの協力を取りやめた場合には，患者は数年しかデータベースに存在しないこともある．このため，何年も患者を追跡しなければならない曝露の研究では，時間とともに追跡不能例が発生するおそれがある．

5 ｜ 特別な応用

　これら 3 つのデータベースを利用して，多くの査読付論文が出版されており，国際会議でも多数の抄録が発表されている（GPRD/CPRD のみで 700 報以上，IMS Disease Analyzer で 150 報以上，THIN で 200 報以上）．

　代表的な罹患率・有病率研究には，英国プライマリケアの肩関節の愁訴，プライマリケアの新規診断の心不全，水疱性類天疱瘡および尋常性天疱瘡などの研究がある．その他の疫学研究には疾患（過敏性腸症候群など）の自然史，特定の転帰（炎症性腸疾患患者のリンパ腫，乾癬患者の心筋梗塞，糖尿病の合併症など）の発生リスク，疾患に関連する定義（肥満と肝疾患など）の分析，疾患または症状のパターンと紹介率（慢性骨盤痛など）の評価などがある．

　数百の薬剤疫学研究も発表されている．例えば，医薬品のリスクと転帰（スタチン薬によるミオパチーおよび筋肉痛のリスクなど），医薬品の安全性と忍容性，薬剤曝露と妊娠の転帰，投薬やワクチン接種などの介入による罹患率や死亡率の低下，処方の傾向な

どを評価した研究である.

　最後に，薬剤経済学や公共医療サービスの研究にも，集団ベースの研究のための診療記録データベースが利用されている. 薬剤経済学研究の一例として，高齢女性におけるビスホスホネートの費用対効果，緑内障治療法間の費用の比較，長期ホルモン薬による避妊法の費用対効果，胃食道逆流性疾患の治療の費用対効果があげられる. 公共医療サービスの研究として，新薬の取得における健康保険関連障壁と新規薬物療法の利用の遅延，線維筋痛および糖尿病の医療使用実態，処方傾向と予算の影響，卵巣がんを示唆する症状の評価における高齢者と非高齢者の治療の同等性，英国におけるワクチン接種の理解と分布などが実施されている. こうした例からもわかるように，これらのデータベースを利用した研究と分野の多様性には限りがない.

6 ｜ 結 論

　国家的な医療保険制度の変更は，データの収集や質，含まれる変数に影響を与えることを認識することは重要である. 例えばペイフォーパフォーマンス制度は，対象疾患，特に糖尿病に関するデータの記録を促進した. CPRD と THIN は診療所レベルでのデータの質指標を採用することで，データの質の向上に取り組んでいる. CPRD は死亡証明書や他の保健医療データベースや国内のレジストリデータ（入院，がん，心血管系疾患，死亡登録など）へのリンケージを確立しており，将来的には NHS の内部だけでなく，ソーシャルケアデータへの新たなリンケージも数多く追加する予定であり，発表データはいまだ得られていないが，研究は進行中である. THIN もこうしたリンケージを追加しており，2012 年秋には研究者にも利用できる見込みである. さらに，THIN は最近，GP の診療記録の記載中に現れて回答を求めるポップアップアンケートを導入した. 研究者が追加情報を必要とする場合，この機能により，GP は診療の現場で研究者のアンケートに答えることができる. CPRD は血液検体の採取を伴う遺伝子研究や，患者を診療現場で無作為化する介入試験も実施できるような体制を整えてきた. さらに，CPRD は新たに販売される薬剤のためのデータ収集システムも開発中である. このシステムは，英国人口の 15% 以上について，新薬が処方された患者の過去と未来の電子データをすべて収集する許可をすでに受けている. IMS は数年前からいくつかの情報データベースを新たに開発しており，公的薬局，医療保険制度および製薬企業による医薬品の供給量に関する情報を記録する IMS Contract Monitor などがある. こうして集められた情報は IMS Disease Analyzer からの患者情報と統合できる. 将来的には上述したような開発がさらに増えることが予想される.

7 ｜ 診療記録データベースのまとめ

• 診療記録データベースには患者の電子診療記録の一部として GP が記録した診断名，

治療法および健康関連行動のデータが匿名化されて含まれる.

- CPRD および THIN のデータは英国を広く代表する. IMS Disease Analyzer には英国, ドイツ, フランスのデータが含まれる. それぞれのデータベースには数百万人の患者と延べ 5,000 万年以上の追跡期間の集団ベースのデータが蓄積されており, 研究者はまれな転帰を評価することもできる.
- 診療記録データベースは, 種々の研究デザインを用いた多様な疾患の評価に利用されてきた. 重要な曝露や転帰情報の妥当性確認により, 研究の妥当性も向上する. こうした妥当性確認研究はすでに数多く実施されている.
- 診療記録データベースでは専門医からのデータや健康関連行動に関する情報の不完全さが問題になる. 研究者は, 第三者ベンダーを介して GP にアンケートを送ることによって, 追加情報を得ることができる.
- 診療記録データベースの規模と完全性を確保するには, データベースに協力する医師や医療機関が適切なソフトウェアとハードウェアを所有し, 経験のあるデータ管理者を配置する必要がある.

事例9.4　診療記録データベース

背 景

- 乾癬は心血管系疾患のリスクを高める一般的な炎症性疾患である. 小規模な研究により, 乾癬患者にメタボリックシンドロームの有病率が高いことが示された. さらに, メタボリックシンドロームは乾癬とよく似た炎症促進経路を共有し, 乾癬と心血管系疾患を関連づける重要なメディエータであると考えられる.
- 乾癬患者は一般集団に比べてメタボリックシンドロームを有する割合が高く, 乾癬の重症度が上がるにつれて, この関連性の強度も増すと考えられている.

疑 問

- 一般集団で乾癬が確認された患者は乾癬のない患者よりもメタボリックシンドロームの有病率が高いのか. また有病率は乾癬の重症度によって異なるのか.

手 法

- THIN を用いて, 乾癬患者（曝露群）と条件の一致する非乾癬患者（非曝露群）を比較する横断研究が実施された.
- 追加情報サービス（Additional Information Services；AIS）に参加する診療所にかかっている THIN の乾癬患者から 45 〜 65 歳の乾癬患者が無作為に抽出された. 患者 4,900 例の GP に, 乾癬の診断の妥当性と病変の範囲（乾癬が認められる体表面積）に関するアンケートが送付された.
- 乾癬患者 1 例につき, 年齢範囲（45 〜 65 歳）と診療所が同じである対照が 10 例

まで無作為に選択された．いずれの患者もサンプリング時点で過去2年間にGPを1回は受診していることとされた．

- 評価項目である転帰は，米国コレステロール教育プログラム（National Cholesterol Education Program）ATP Ⅲ診断基準によって定義されるメタボリックシンドロームであった．すなわち中心性肥満（ボディマス指数 BMI ≧ 30），高トリグリセリド血症，高密度リポタンパクコレステロールの低値，高血圧および空腹時高血糖である．これらの測定値は最新の BMI と臨床検査値の最大値を選択することによって，データベースから収集された．
- 条件付きロジスティック回帰を使用し，乾癬（全体および軽度，中等度，重度の重症度による層別化）とメタボリックシンドロームとの関連が求められた．結果は年齢，性別，THIN 内の観察期間で調整された．喫煙状況および社会階級（Townsend スコアに基づく）などの交絡因子も評価された．

結 果

- 調査の回答率は 95％ であった．回答されたアンケートの 90％ に乾癬の確定診断があり，このうち 96％ に乾癬病変部の体表面積に関する利用可能なデータが存在した．メタボリックシンドロームは乾癬患者の 34％ に認められたのに対して，対照では 26％ であった〔オッズ比（OR）1.50，95％ 信頼区間：1.40, 1.61〕．年齢，性別および観察期間で調整された OR は 1.41（95％ 信頼区間：1.31, 1.51）であった．喫煙および社会階級を調整しても，結果に変化がなかったため，モデルから除外された．
- 乾癬の重症度は関連の強度に影響を与えた．軽度（BSA 2％ 以下），中等度（BSA 3〜10％）および重度（BSA 10％ 超）乾癬の OR は，それぞれ 1.22（95％ 信頼区間：1.11, 1.35），1.56（95％ 信頼区間：1.38, 1.76）および 1.98（95％ 信頼区間：1.62, 2.43）であった．
- 肥満，高トリグリセリド血症，高血圧および高血糖はすべて対照患者よりも乾癬患者に多かった．さらに，高トリグリセリド血症は肥満などの他の危険因子に関係なく，乾癬の重症度と用量−反応関係を示した．

利 点

- 本横断研究には，バイアスを最小限に抑えて一般化可能性を高める明確に定義された母集団が利用された．
- サンプルサイズが大きいため，多くの交絡因子の調整が可能であった．
- 調査に対する回答率が高く，乾癬の重症度は GP による病変部の体表面積の分類に基づき客観的に測定された．
- 所見は感度分析に基づき頑健であった（本書には記載せず）．

欠 点

- 臨床検査値が存在しない場合，実施されなかったものとして処理されるが，臨床検査

値は GP によって用紙に記録されている可能性がある．同様に，電子診療記録には体重と身長の測定値も欠落していることがある．われわれの調査では，患者の 8％に BMI データの欠落がみられた．

・重度乾癬患者は GP の診察を受ける頻度が高く，そのため脂質異常症と診断される確立が高いことが考えられる（検出のバイアス）．

まとめ

・乾癬はメタボリックシンドロームと関連がある．さらに，乾癬の重症度とメタボリックシンドロームとの間に「用量－反応」関係が観察された．

・肥満，高血糖および脂質異常症は乾癬患者に多く，乾癬患者ではこうした障害のスクリーニングが必要である．

・メタボリックシンドロームと乾癬を関連づける生物学的機序を理解するには，さらなる研究が必要である．

薬局ベース医療記録リンケージシステム

1 ｜ はじめに

　薬局ベース医療記録リンケージ（pharmacy-based medical record linkage；PbMRL）システムには基本的な曝露データソースとして調剤ファイルが存在する．これらはさまざまな転帰データベース（入院，死亡，臨床検査値など）にリンクされており，すべて中央患者ルーター（central patient router）に連結される．中央患者ルーターファイルには匿名化された固有の患者識別番号が含まれ，リンクされている種々のデータベースに保存されている患者の曝露と転帰のデータを 1 つの新しい研究用データベースに一緒に抽出するのに利用される．したがって PbMRL は，複数の自律的なデータベースを単一のシステムに透明性をもって統合する連結または仮想データベースネットワークと表現できる．これらのシステムを構成するデータベースは自律性が維持されるため，個々のデータベースの厳格なプライバシー保護とガバナンス規則によって，中央リポジトリへのデータ保存が許可されない場合には，他の選択肢が提供される．薬剤疫学的疑問の解決に必要なデータの詳細を取得するために，新しいデータベースや疾患レジストリ，患者から報告された転帰データにリンクできる点で，PbMRL は動的なシステムといえる．

　PbMRL は北欧諸国（デンマーク，スウェーデン，ノルウェー，フィンランド，グリーンランドおよびアイスランド）と，スコットランドならびにオランダで設立された．これ

らの国々では，一般医（GP）と専門医のいずれが発行した処方箋も市中薬局に持ち込まれる．この種のシステムは欧州の薬剤疫学研究に利用できるシステムとしては最も古く，1990年代初期に作られた．当時，薬局は調剤手続きの管理，中でも複雑な医療費償還要件の遵守のために，医療分野ではいち早く，コード化されたファイルを保存するコンピュータシステムを導入した．こうしたシステムの重要な利点は，GPや専門医，処方免許を有する医療従事者の処方箋に基づく調剤の詳細な情報を収集できることである．

中央患者リポジトリに多様なファイルをリンクできるというPbMRLの動的な構造も大きな利点である．しかし，この種のシステムの欠点として，一部の変量へのアクセスに，リンク先のデータベースの1つまたは複数の管理許可を取得しなければならないため，必要なデータの単純な統計量を求められない点があげられる．管理許可を得るには科学的な研究計画書が必要である．ほとんどのEU諸国では，特定のレコードリンケージに基づくシステムが数多く利用でき，登録患者数は数千〜数百万人の規模であるが，特定の疾患に限定されているうえ，PbMRL薬剤疫学研究への使用に制限されている．本章では，利用可能な曝露データ（**表9.10**）およびリンクされている臨床転帰データ（**表9.11**）がきわめて類似している北欧諸国とオランダに限定して，PbMRLシステムを比較する．PbMRLシステムの例として，デンマークオーデンセ大学薬剤疫学データベース（Odense University Pharmacoepidemiologic Database；OPED），デンマークオーフス大学処方箋データベース（Aarhus University Prescription Database；AUHD）およびオランダPHARMOレコードリンケージシステムについて考察する．

2 ｜ 概 要

PbMRLシステムには，共通して少なくとも3種のファイルが存在する．母集団の患者の特徴を記録する患者ルーターファイル，薬局ベースの薬物曝露レジストリ，そして他の組織や医療従事者からリンクによって得られる臨床レジストリである．曝露レジストリと臨床レジストリは種々のレコードリンケージ法により，患者ルーターファイルにリンクされている．以下では，まず種々のデータベースのリンケージに使用されている方法について言及した後，リンク先の転帰データベースを考察する．

■ レコードリンケージ

いくつものデータベースから構成されるネットワークを構築するうえで大きな課題となるのが，別のデータベースに保存されている同一患者の情報を含む記録を患者ルーターファイルでは一人の患者としてリンクさせるための方法である．患者固有の識別番号が利用できれば，このプロセスは簡単になる．しかし，データベースの中には，こうしたID番号が記録されないものや，法規制により使用が認められていないものもある．異なる患者ベースのデータベースをリンクさせる方法は，少なくとも3通りある．最も単純な

表 9.10 ● デンマーク，北欧諸国およびオランダの薬物曝露ファイルの利用可能データ

Record linkage system	OPED[a] (1990)	AUPD[b] (1989)	Other Northern countries	PHARMO[c] (1986)
Geographic area	Regional	Regional	National	Regional
Population	1.2 million	1.8 million	17 Million	3.2 million
Pharmacy				
Unique identifier	YES	YES	YES	YES
Location	YES	YES	YES	YES
Monthly updated	YES	YES	YES	YES
Dispensed drugs				
Unique identifier	YES	YES	YES	YES
ATC code	YES	YES	YES	YES
DDD number	YES	YES	MOST	YES
Amount dispensed	YES	YES	YES	YES
Prescribed dose	NO	NO	FREETEXT	YES
Reimbursed drugs	YES	YES	SOME	YES
Nonreimbursed drugs	NO	NO	MOST	YES
Duration of use	NO	NO	SOME	YES
Dispensing date	YES	YES	YES	YES
Indication for use	NO	NO	NO	NO
Prescriber				
Unique identifier	YES[d]	YES	SOME	YES
Profession[e]	YES	YES	YES	YES
Practice	YES	YES	SOME	YES
Date started practice	YES	YES	SOME	YES
Year of birth	YES	YES	YES	YES
Sex	YES	YES	YES	YES

[a]Odense University Pharmacoepidemiologic Database.
[b]Aarhus University Prescription Database, Denmark.
[c]PHARMO Record Linkage Network.
[d]PHARMO ID, after deduplication.
[e]physician, nurse, dentist, midwife.

　　　方法は，複数のシステム間で使用される固有の患者 ID 番号に基づく「決定的（deterministic）」リンケージである．これはデンマークの OPED および AUPD データベースの主要リンケージ法であり，デンマークの全国民にも利用できる．患者 ID 番号が

表 9.11 ● デンマークのネットワークおよび PHARMO レコードリンケージシステムのリンク先データベース

Database	Characteristics	
	Denmark	PHARMO
Clinical laboratories http://www.pharmo.nl/	Test name, IUPAC test code, local analysis number, result, measurement unit, date or ordering and carrying out the analysis Different Laboratories Information System Population Subset 1999–2009	Test name, WCIA-test code, local analysis number, result, measurement unit, date or ordering and carrying out the analysis PHARMO ClinLab Population Subset (1.2M) 1991–2010 (update 3Month)
Birth Registers	Multiplicity (singleton, twin etc), weight, length, fetal presentation, gestational age, Apgar scores, congenital disease, mode of delivery. Maternal status includes previous stillbirths, live birth (parity), age at delivery, smoking, location of birth. Mortality. Danish Medical Birth Register http://www.ssi.dk	Multiplicity (singleton, twin etc), weight, length, fetal presentation, gestational age, Apgar scores, congenital disease, mode of delivery. Maternal status includes previous stillbirths, live birth (parity), age at delivery, smoking, location of birth. Mortality Dutch Perinatal Registration http://www.perinatreg.nl
Hospitalizations	Admission/discharge date, diagnoses (ICD10), operations, surgeries (ICD10) and Selected In-Hospital treatments Danish National Registry of Patients http://www.ssi.dk	Admission/discharge date, diagnoses (ICD10), operations and surgeries (ICD10) IUPAC testcode, local analysis number, result, measurement unit, date or ordering and carrying out the analysis, ID hospital or GP ordering the test. Dutch Hospital Data http://www.dutchhospitaldata.nl/
Death Registry	Date of death, cause of death Danish Registry of Causes of Death http://www.ssi.dk	Date of death, demographic history National Centre Family history http://www.cbg.nl/
Cancer	Date of cancer diagnosis, method of verification, morphology, topography, initial treatment, surgery, radiotherapy, chemotherapy, hormonal and immunotherapy, comorbidity. Additional information for specific cancers. http://www.ssi.dk	Date of cancer diagnosis, method of verification, morphology, topography, initial treatment, surgery, radiotherapy, chemotherapy, hormonal and immunotherapy, comorbidity at diagnosis. Additional information for specific cancers. http://www.ikcnet.nl/
Pathology	Test date, pathological specimens, morphology, topography procedures, diagnoses National Pathology Registration http://www.ssi.dk	Test date, pathological specimens morphology, topography, procedures, diagnoses PALGA http://www.palga.nl

存在しない場合には，一連の患者の特徴を利用して，固有の半決定的リンケージキーを構成する．スコットランドテイサイド州にある医薬品監視ユニット（Medicine Monitoring Unit；MEMO）データベースでは，この種のキーが使用されている．キーは 10 桁の整数であり，最初の 6 桁は生年月日，7 桁めと 8 桁めは居住地の情報，9 桁めは性別を表し，10 桁めは数字の妥当性を確認するためのチェックサムである．3 つめの方法は，PHARMO システムのデータベースとレジストリのリンクに使用されている確率的レコードリンケージである．いくつかの患者の特徴とともに関連のある複雑な変数を用いて，

識別コードを作成する．まず生年月日と性別の一致に基づいて，リンクさせる2つのファイルの記録が一対の記録にまとめられる．次にペアのそれぞれに姓の頭文字，姓，郵便番号，GP の氏名，氏名圧縮アルゴリズム，死亡日などの別の特徴が追加される．ベイズ尤度推定法と学習に基づく法則の応用により，異なる2つのファイルの2つの記録が同じ個人に属するか，もしくは属さない尤度が推定される．個人識別番号（決定的または半決定的）の使用が最も正確なリンケージ法とみなされることが多いが，こうした番号にも再利用や未指定，時間に伴う変更，不正確な記録，抜け落ちなどの可能性がある．決定的，半決定的および確率的レコードリンケージ法には，それぞれ長所と短所があり，持続可能なレコードリンケージネットワークを構築するには，これらの特徴を比較考量する必要がある．ほとんどのネットワークはこうした技術をすべて利用しているため，ゴールドスタンダードに照らしたリンケージの質の妥当性確認が必要であるが，これは必ずしも可能ではない．

3 | 患者ルーターファイル

すべての患者に固有識別番号が存在する患者ルーターファイルは，基本的に地域または国などの所定の地理的範囲に居住する全住民を代表する．患者ルーターファイルは一般に，構成または付与される固有の個人識別番号，生年月日，性別および居住地を含み，曝露や病歴の情報が保存されているファイルを指し示すルーターとして機能する．患者は出生や転入によって集団に入り，死亡や転出によって集団から出る．デンマークでは，生年月日と死亡日の情報は市民登録システム（civil registration system；CSR）から利用できる．オランダの場合，この情報は出生登録や死亡登録へのリンクによって得られる．対象地域への転入日から転出日までの期間が，各患者の「事象適格」期間と定義される．この適格期間内で既定の事象（曝露，転帰など）または特定の患者情報（年齢など）に基づき，コホートを抽出できる．別段の指定がない限り，追跡はほぼ例外なく死亡または登録期間の終了とともに打ち切られる．近年の医療制度の変更により，患者は市中薬局で薬を購入できるようになったことから，二重登録患者を特定して，新しい固有識別番号を指定する必要性が生じている．

4 | 曝露データベース

薬局ベース医療記録リンケージシステムでは曝露情報の供給源は市中薬局である．デンマークでもオランダでも，GP や専門医，処方免許を有する医療従事者などから発行された処方箋は，市中薬局に提出しなければならない．金銭などのインセンティブにより，ほとんどの患者はすべての処方箋を提出する薬局を1つ指定している．PHARMO 薬局データベースは 1986 年から調剤情報を保有し，OPED は 1990 年に，AUPD は 1989 年にデータの収集を開始した．現在，市中薬局はオランダに 1,600 店，デンマークに 300 店

ある．プライマリヘルスケアから発行される処方箋は，デンマーク国内の医薬品総販売量のおよそ96％を占める．一般に，こうしたデータベースでは薬剤名のコーディングに解剖治療化学分類法（ATC）コーディングシステムが利用されている．

　国家レベルや地域レベルでシステムに重要な相違があることに留意する必要がある．デンマーク政府統計局（Danish Government Statistical Office）では，2004年から償還の状態に関係なく全国規模の処方箋データベースが利用できるが，すべての解析は当局のサーバーで行われ，市民登録番号にはアクセスできない．地域のデンマーク処方箋データベースへの登録は償還の状態に左右されるため，鎮静薬，睡眠薬，経口避妊薬および緩下薬のデータは不完全である．オランダPHARMOデータベースは償還される薬剤に制限されず，非償還薬，ホメオパシー薬および生薬のほか，一部の医療機器（血糖値モニターなど），失禁用パッドなど医薬品以外の製品の情報も含まれる．PHARMOデータベースには投薬指示や使用期間も含まれる．PHARMO Instituteはオランダの80の院内薬局のうち12の薬局から収集した入院中の薬物曝露情報のデータベースを2000年から保有しており，総登録患者数は250万人に及ぶ．12の病院が入院中の患者への投薬指示をすべて記録している．これら250万人の入院患者のうち約100万人のデータがPHARMO患者ルーターファイルにリンクされている．

■ 入 院

　デンマークは1977年以降，入院患者の情報を記録するレジストリを保有し，オランダも1963年から同様のレジストリを導入している．これらは薬物曝露情報が利用できる期間を完全にカバーしており，退院時診断名もすべて含んでいる．デンマークでは，診断名のコーディングには国際疾病分類第8版（International Classification of Diseases, 8th edition；ICD-8）または第10版（ICD-10）のシステムが使用され，PHARMO地域では，退院時診断のコーディングにICD-9-CM（改編疾病）が使用されている．デンマークの入院登録には1995年以降，救命救急科や病院外来診療の受診情報も記録される．デンマークとオランダの入院データベースには，入院1件につき10を超える退院時診断名と処置の情報が含まれるが，MRIやCTのような非侵襲的診断検査の情報は不完全である．

■ 臨床検査データ

　PHARMOレコードリンケージシステムもデンマークのデータベースも臨床検査データにリンクされている．データは個々の検査機関から収集され，GPや病院が指示したすべての臨床検査が含まれる．検査の指示や検査結果はGPと病院間でも電子的にやりとりされる．デンマーク北部およびPHARMO地域は検査機関によって使用しているソフトウェアシステムが異なる．PHARMOデータベースには患者230万人以上の500項目を

超える血液学検査および血清検査が含まれ，このうち 120 万人が重複し，PHARMO 登録簿ファイルにリンクされる．データは 3 ヵ月ごとに更新される．デンマークでは，臨床検査データベースの対象集団は明確に指定された地域に居住しており，人口の約 30％に相当する．これらの臨床検査には糖尿病患者の脂質とヘモグロビン A1c（HbA1c）の検査も含まれる．臨床検査以外の測定項目には血圧，喫煙状況，BMI，眼底検査所見などがある．PHARMO Institute では，一部の検査結果（血圧，心電図，1 秒量，眼底検査，マイクロフィラメントの評価など）は機能検査データベースに記録され，研究に利用できる．

■ 病理所見

　両国ともに臨床病理データは国の機関によって国営の病理レジストリに送られる．デンマークでは，1997 年から研究や診断と治療の質の評価に病理データが利用されてきた．オランダの場合，国立病理解剖自動化アーカイブ（Pathological Anatomy National Automated Archive；PALGA）が，日々の診療で使用された病理所見をまとめて保管している．病理所見の抜粋は匿名扱いにされる．完全なデータセットの抜粋は国の研究データベースに保存され，請求すれば研究者も利用できる．PALGA ネットワークにはオランダの全 64 の病理組織検査室と細胞診検査室からのデータが記録され，病理報告書の抜粋を収めた自動化アーカイブは拡大の一途をたどっている（1991 年以降，現在まで患者約 1 千万人の抜粋約 4,200 万件を保存）．デンマークでもオランダでも，病理データベースはがん登録情報の質の評価や，新規症例の特定とがんレジストリへの警告に利用されている．デンマークの病理データは，国際医療用語集（Systemized Nomenclature of Medicine；SNOMED）に従ってコーディングされ，オランダでは SNOMED に匹敵する範囲の分類システムを利用している．

■ がんレジストリ

　デンマークとオランダの国家機関と政府はがんの発症のデータを収集するため，がんレジストリを設立した．両国とも，レジストリは病院で作成される届出書に基づく．オランダでは，地域のがんセンターの 1 つから訓練を積んだスタッフが病院を訪ね，特定のデータフォームに診療記録の情報をまとめる．PHARMO レコードリンケージシステムはアイントホーフェンがんレジストリ（Eindhoven Cancer Registry；IKZ）に限定され，このレジストリは患者約 200 万人の地域をカバーしており，現在，100 万人の患者が PHARMO 登録簿ファイルにリンクされている．このリンケージにより，PHARMO レコードリンケージシステムに新規症例，病期および治療法の情報が追加される．デンマークとオランダの国立がんレジストリに記録されるデータの種類は類似しており，いずれも診断コードは ICD-10 が使用されている．

■ 出生レジストリ，妊産婦データおよび死亡

　出生率やその他の出産に関する因子を監視するため，オランダ（PHARMO）では国立周産期登録（National Perinatal Registration；PRN）プログラム，デンマークでは出生時医学データ登録（Medical Birth Registry）が導入された．1973 年から，デンマーク Medical Birth Registry はすべての出産と死産の情報を前向きに収集し，母子の個人識別番号とともに記録している．その他の項目として母親の年齢，BMI，妊娠中の母親の喫煙状況，妊娠合併症，乳児のデータなどがある．PRN データベースもデンマーク Medical Birth Registry も研究目的に使用されている．これらのレジストリが中央の薬局データベースにリンクされることで，薬物の催奇形性や分娩合併症，母体疾患のほか，子供に対する子宮内薬物曝露の短期および長期影響を評価できる．死亡統計も利用でき，デンマークでは国の人口動態統計データベース，オランダでは戸籍データベースへのリンケージにより，患者ルーターファイル内でコーディングされる．

■ その他のリンケージ

　デンマークのシステムおよび PHARMO システムは，GP 記録（PHARMO）や，国が管理する交通事故登録，運転免許登録，腎移植登録，ロッテルダム研究，デジタル心電図記録のある地域の検査機関，食品成分のデータベースなど，数多くのデータベースやコホートにリンクできる．食品成分の情報は心血管系疾患をテーマとするプロジェクト（MORGEN）の年次調査で収集される．デンマークのデータネットワークおよび PHARMO ネットワークは患者への接触が利用でき，転帰の報告や DNA の提供に協力するよう患者に呼びかけることができる．

5 ｜ 利 点

　オランダとデンマークはもちろん，スウェーデン，アイスランド，ノルウェーでもリンケージの可能性は非常に多い．理論的には，国全体を網羅するまでデータベースを拡大できる．これらのデータベースは薬剤疫学研究に必要な情報を詳細に収集できる強力な情報源である．薬局ベース医療記録リンケージシステムの大きな利点は，薬物曝露情報の質である．これらのデータは実際に調剤された薬を示すことから，処方箋が提出されないために誤分類が発生することはない．さらに，PHARMO システムには曝露の完全性に関する情報が償還の状態に依存しないという長所もある．PbMRL システムの 2 つめの利点は，患者の固有識別番号が存在しなくても，半決定的または確率的レコードリンケージ法により，高い感度と特異度でデータベースをリンクできる点である．リンケージの可能性は医療分野にとどまらず，食品調査記録や運転免許データベースに薬物曝露ファイルをリンクさせることも可能である．

　PbMRL システムのもう 1 つの大きな財産は，曝露と転帰の情報がそれぞれの専門家に

よって別々に記録されることであり，これにより，確認バイアス（ascertainment bias）の可能性が最小限に抑えられる．また，レコードリンケージは新たにデータを収集するよりもはるかに低コストである．

　患者との接触により，患者から検体や転帰の報告を直接取得し，これらのデータベースにリンクさせることもできる．さらに，PbMRL システムには分母が明確に規定されているという利点もあり，これには情報が記録された場所が病院か，GP の診療所か，検査機関かまたはほかの場所であるかに関係なく，所定の地域に居住する全員が含まれる．研究者はこうしたデータベースの中から，最も信頼性が高く完全な情報に的を絞ることができる．全国規模のレジストリへのリンケージや人口動態統計データの利用により，国全体に対する所見の代表性を評価することも可能である．

　薬局ファイルには GP からの処方箋だけでなく，専門医が発行した処方箋も含まれる．国によって若干の違いはあるものの，全処方箋の 4 分の 1 は専門医が発行したものであり，難しい病気の患者に発行される処方箋であれば半数以上が専門医の手による．こうした処方箋の情報が記録されなければ，比較的軽症の患者の割合が実際よりも高くなり，バイアスが発生するおそれがあるが，薬局ベースのシステムではこうした心配はない．

　薬局ベースのシステムは薬剤の種類や用量，使用期間などの詳細も記録されるため，用量や投与経路との関係で種々の薬剤の服薬アドヒアランスや服薬遵守を評価できる．さらに，正確で詳細な医薬品情報も利用でき，薬剤疫学研究にとってこれは大きな財産である．

6 ｜ 欠 点

　診療記録リンケージシステムの弱点は，その利点に関係する．患者レベルのデータベースを運営する機構は，それぞれガバナンスとアクセス制限の規則によりレコードリンケージシステムの完全性を確保しなければならない．これらの運営機構は秘密保持，医療従事者や研究者の利益相反，データの質を確保する方策など，多くの管理上の問題に対処する必要がある．個々の機構とデータ提供者は，政治的理由や営利目的でのリンケージを防止できる．

　医療保険制度をめぐって政治的な実験が絶えず繰り返されることは，診療記録リンケージシステムの存在にとって大きな脅威である．登録や登録項目が予想もせずに突然打ち切られる可能性は常にある．例えば，デンマークの地方の調剤データベースは，薬剤の償還状態に依存する．鎮静薬，睡眠薬，経口避妊薬および緩下薬の費用は償還されないため，これらの薬剤は評価できない．こうしたデータシステムは医療費請求データベースではないが，加入者である患者の完全な本人確認を必要とする種々の医療保険会社に調剤費の償還を請求する目的で使用される．患者の身元情報がないまま，非償還薬が調剤されると，データは不完全になる．近い将来，多くの安価なジェネリック医薬品が償

還を打ち切られる可能性もあり，そうなれば，薬局ベース医療記録リンケージシステムの調剤情報の完全性も損なわれるおそれがある．例えばオランダでは，インターネット薬局や生物学的製剤の集中流通システムが，レコードリンケージシステムで利用できるデータの完全性に影響を与えている．ネットワークはデータの完全性を確保するため，こうした新たな薬剤供給者と協力し，事態に対処する必要がある．

リンケージの範囲に限界はないようにみえるが，PbMRLシステムの複雑さは，患者や医療従事者のプライバシーを保護し，彼らの利益相反に対処する責任を負うさまざまな運営機構にも及ぶ．リンク先の研究データセットは，それぞれの運営機構のガバナンス計画に従う必要がある．たとえ匿名扱いであっても，必要なデータの移行が許されるかどうかについて，EUの個人情報保護法は明確な答えを示していない．このため，ほとんどのレジストリは，リンク先の情報かどうかに関係なく，匿名化された個人の記録が配布されることを許可しない．

医療管理のコンピュータ化の間断のない成長とこれに伴う高額費用，さらには金銭などのインセンティブが加わり，医療従事者がデータ提供の見返りを求めるケースが増えてきた．こうした価格の上昇は今後，研究費用の増加につながると予想される．

レコードリンケージシステムは北欧とオランダの住民3,500万人以上をカバーできるものの，いまだ米国の薬剤疫学データベースの規模にはほど遠い．欧州システムの大きな強みが規模ではなく，情報の詳しさであることは明白である．

7 ｜ 特別な応用

■ 薬物曝露を評価した研究

PHARMOシステムで実施されたある研究から，アレンドロネートの週1回投与は連日投与に比べて持続率が高い（長い治療効果が期待できる）ことが示された（相対危険度：1.84，95％信頼区間：1.65, 2.20）．用量–反応関係の評価も可能である．例えば，スタチン薬および経口糖尿病治療薬について，それぞれ低密度リポタンパクコレステロール（LDL-c）値およびHbA1c値の目標達成に関する用量–反応関係が評価されている．Eussenらが実施した研究では，薬剤の使用が食品アンケートの回答にリンクされた．フィトステロール／フィトスタノール添加マーガリンの摂取とスタチン薬治療の持続性との関係が評価され，添加マーガリンの利用者と非利用者とで，スタチン薬治療の中止率に有意差はないことが認められた．しかし，利用開始者のサブグループでは，12ヵ月の期間で複合製品の利用者は単一組成製品の利用者よりもスタチン薬治療の中止のリスクが高かった（調整後ハザード比（HR）：2.52，95％信頼区間：1.06, 6.00）．

■ 臨床検査ファイルを用いた研究

GPによるPHARMO診療記録から得られた結果によると，GPは正常値よりも（続く

診断と治療法決定のために明らかに関心のある）異常値を多く記録する傾向があることが示された．GP ファイルに記録されている平均総コレステロール値は 7.1 mmol／L であったが，臨床検査ファイルに保存されている同じ患者の平均総コレステロール値は 5.6 mmol／L であった．GP ファイルには臨床検査ファイルに存在した総コレステロール検査件数の 70％しか認められなかった．この差は，専門医が指示した検査と治療目標値に達した患者の検査結果の過少報告が原因であった．

　臨床検査データと市中薬局からの薬物曝露データとのリンクにより，生化学パラメータに対する薬剤の効果を詳しく調べることができる．例えば，インスリン療法を開始する 2 型糖尿病患者の血糖コントロールを評価する研究で，インスリンデテミルを開始した患者とインスリングラルギンを開始した患者が比較された．インスリン治療開始後 1 年目の時点で平均 HbA1c 値も目標値（HbA1c ＜ 7％）に達した患者の割合も両製剤の利用者間に差はなかった．Kornum らは，糖尿病が肺炎による入院の危険因子であるかどうかを評価し，こうしたリスクに対する HbA1c 値の影響を調べた．非糖尿病患者に対する糖尿病患者の肺炎関連入院の調整後相対危険度は 1.26（95％ 信頼区間：1.21, 1.31）であった．この調整後相対危険度は 1 型糖尿病患者で 4.43（95％ 信頼区間：3.40, 5.77），2 型糖尿病患者で 1.23（95％ 信頼区間：1.19, 1.28）であった．非糖尿病患者に比べて，HbA1c 値が ＜ 7％の糖尿病患者の調整後相対危険度は 1.22（95％ 信頼区間：1.14, 1.30）であり，HbA1c 値が ＞ 9％の糖尿病患者の調整後相対危険度は 1.60（95％ 信頼区間：1.44, 1.76）であった．著者らは，糖尿病患者の長期にわたる血糖コントロール不良は肺炎による入院のリスクを高めると結論づけた．PHARMO データベースのデータを用いて，HbA1c 値の目標値達成に対する服薬アドヒアランスの不良の影響も評価された．経口血糖降下薬（OGLD）治療を開始する患者を対象に，HbA1c 値（＜ 7％）の目標値達成に対する非持続的な OGLD 使用の影響が定量化され，治療の持続しない患者は持続する患者に比べて目標達成率が約 20％低いことがわかった．

■ 病 理

　PHARMO と PALGA（オランダ全土の病理組織検査と細胞診のレジストリ）やデンマークの同種のデータベースのリンケージにより，生検や摘出により収集された病理標本の評価に基づいて，薬物曝露と罹患率との関係を調べることができる．例えば，（PHARMO データベースより収集した）エストロゲン曝露と（PALGA データベースより収集した）黒色腫の転帰を調査した研究で，皮膚黒色腫のリスクとエストロゲンの累積用量との関係が確認された．特定の薬剤の曝露ががんのリスクを高めるという結論に加えて，薬剤は前がん病変の予防，回復，抑制または進行遅延に寄与することも認められている．最近の研究から，スタチン薬と NSAIDs はいずれも黒色腫の発生と進行を抑えることが示された．

■ がん

入院や GP ファイル，病理学的臨床検査所見からのリンクデータを用いて，薬物使用とがんの発生または治療との関係も調べることができる．がん患者における細胞増殖抑制薬と併用薬の有効性を評価した研究がいくつか存在する．入院登録に加えて，がん登録にリンクする付加価値は，新規症例の特定とともに，がんの種類や病期，非薬物療法などの追加情報が得られることである．

AUPD データベースを用いて，経口糖質コルチコイドの使用と基底細胞がん（BCC），扁平上皮がん（SCC），悪性黒色腫（MM）および非ホジキンリンパ腫（NHL）のリスク上昇との関係が評価された．この結果，BCC のリスク推定値がわずかに高く，罹患率比（IRR）1.15（95％信頼区間：1.07, 1.25）であり，その他の IRR はそれぞれ SCC で 1.14（95％信頼区間：0.94, 1.39），MM で 1.15（95％信頼区間：0.94, 1.41），NHL で 1.11（95％信頼区間：0.85, 1.46）であった．これらの結果から，糖質コルチコイドの使用と BCC のリスクとの全体的な関連が裏付けられた．

■ 入院中の薬剤の使用

入院登録データと院内調剤データのリンケージにより，がん治療に加えて，入院中の他の疾患の治療も評価できる．例えば，泌尿生殖器，消化器または腹部の手術のために入院中の患者でオピオイドの使用が評価されている．（ニコ）モルヒネの使用は，術後麻痺性イレウス（POI）の発症リスクと関連があった（OR：12.1, 95％信頼区間：5.4, 27.1）．オピオイドと術後麻痺性イレウスの関連は腹部手術の患者（OR：33.8, 95％信頼区間：6.2, 184.6）および結腸／大腸／直腸がんのない患者（OR：13.2, 95％信頼区間：5.7, 30.3）で最も顕著であった．オピオイドの使用とオランダ入院レジストリでコーディングされた術後麻痺性イレウスのリスクとに明白な関連が認められた．二次性腹腔内感染症の早期抗生物質治療と関連転帰との関係が評価された別の研究では，不適切な早期抗生物質治療は臨床的失敗のリスクが 3.4 倍高いことが示された（95％信頼区間：1.3, 9.1）．入院期間および入院費用は抗生物質治療が失敗した患者で有意に高かった．

■ 出生レジストリ

子どもにおける薬剤の作用と副作用ならびに妊娠中の薬剤の影響は，これらの関係が臨床試験で評価できたとしても，非常に限られた範囲でしか実施できないことから，重要な研究分野である．周産期レジストリとのリンケージにより，妊娠中の薬物曝露や随伴疾患，生まれた子どもの短期的および長期的健康状態を詳しく調べることができ，北欧諸国ではこれらは研究テーマとして十分に確立されている．妊娠中のメトクロプラミドの使用の安全性を調査した研究で，Sorensen らはメトクロプラミドと奇形，低出生体重および早産との間に関連を認めなかった．

8 | 結 論

　診療記録リンケージシステムの今後の大きな課題は，異なるデータベース間をリンケージさせる仕組みを保護することである．併せて 3,500 万人の住民を抱える北欧諸国とオランダには，薬剤疫学研究に利用できるきわめて詳細なデータベースを構築できる可能性がある．上述のデータベースはすでに欧州委員会が出資する複数のプロジェクト（FP7）（http://cordis.europa.eu/fp7/）に協力しており，ファーマコビジランス・薬剤疫学センター欧州連合ネットワーク（European Network for Centres of Pharmacoepidemiology and Pharmacovigilance；ENCePP）（www.encepp.eu）に参加している．しかし，EU の個人情報保護法の複雑さを考えると，医療記録リンケージシステムへのアクセスを保護するガバナンスモデルが必要である．データの共有と種々の国家資源の統合は，将来に向けての真の課題である．北欧諸国とオランダの経験から，医療記録リンケージシステムの保護には，厳格なアクセス管理能力を備えた独立機構が必要であると思われる．

　今後の目標は，患者から提供される転帰の情報や DNA を薬局ベース医療記録リンケージシステムに加えることである．オランダの研究によると，こうしたリンケージは実現可能であるとともに，薬理遺伝学研究（p.322，第 14 章参照）やアウトカム研究，quality of life の評価（p.394，第 18 章参照），あるいは有害な転帰と危険因子の研究などを支援する能力を備えており，日常生活での薬剤のリスクと有効性の一層の理解に寄与するものと期待される．

9 | 薬局ベース医療記録リンケージシステムのまとめ

- PbMRL システムは，関係機関のデータアクセスとデータシェアリングのガバナンス規定を尊重しながら，種々のデータベースやレジストリに記録された情報を単一のネットワークにまとめる．

- PbMRL は調剤に基づいて服薬情報を記録し，北欧諸国とオランダの GP や専門医が処方する薬剤を最も正確に表すシステムである．

- データへのアクセスは，科学的な許諾とガバナンス許可を要する学術的な研究プロトコルによって制限される．したがって PbMRL システムは，具体的な薬剤疫学的疑問を解決するために構成されるコホートサーバと表現するのが最適である．

- オランダと北欧諸国の PbMRL システムは能力の点では差がないが，国内の法規制やガバナンスの問題により，データのアクセスの点では相違がある．

- PbMRL システムには，ガバナンス許可規則の事前制定と迅速なデータアクセスをサポートする専門技術が必要である．

- こうした多角的で詳細なデータシステムは，その複雑性により，最先端のデータ解析技術に加えて，データ提供者との密接な連携が不可欠である．

事例9.5　乳がん患者における内分泌療法の中止：Van Herk-Sukel らの研究（2010）

背 景

・早期乳がん女性患者の補助内分泌療法は無病期間および全生存期間を有意に延長する.

・ガイドラインは5年間（以上）のタモキシフェン単独療法，5年間のアロマターゼ阻害薬療法（AIs：アナストロゾール，レトロゾールおよびエキセメスタン）または2〜3年のタモキシフェン療法と続く2〜3年のAIs療法による継続療法を推奨している.

疑 問

・早期乳がん女性患者の内分泌療法の中止率はどの程度か.　また，中止にはどのような因子が関連しているか.

手 法

・市中および院内薬局に記録されている薬物使用情報と，オランダ南東部のすべての新規診断がん患者の詳細な情報を組み合わせるため，がんレジストリとPHARMOデータネットワークをリンケージした.

・5年間の追跡後に内分泌療法（タモキシフェンまたはAIsのいずれか）の継続的使用（コース間の60日の休薬は可）が評価された.

結 果

・乳がん患者の半数は，5年間の推奨期間の終了を待たずに内分泌療法を中止していた.

・高齢および多数の合併症は，内分泌療法の中止の確率を高める独立因子であった.

利 点

・集団ベースの研究により，日常的な実臨床における真の中止率が示された.

・タモキシフェンとアロマターゼ阻害薬の両方が含まれた.

・追跡期間が5年間であった.

欠 点

・患者が治療を中止した理由が収集されなかった.

まとめ

・中止のリスクのある患者の特定は，臨床試験の被験者と同程度までがん治療の継続率を改善するための介入法の開発に役立つ.

参考文献

米国健康維持機構／ヘルスプラン

- Andrade SE, et al. (2011) Antipsychotic medication use in children and risk of diabetes mellitus. Pediatrics 128 (6): 1135–41.
- Andrade SE, et al. (2012) Medication Exposure in Pregnancy Risk Evaluation Program. Matern Child Health J. 16 (7): 1349–54.
- Arterburn DE, et al. (2010) Body mass index measurement and obesity prevalence in ten US health plans. Clin Med Res 8 (3–4): 126–30.
- Boudreau DM, et al. (2007) Statin use and breast cancer risk in a large population-based setting. Cancer Epidemiol Biomarkers Prev 16 (3): 416–21.
- Brown JS, et al. (2007) Early detection of adverse drug events within population-based health networks: application of sequential testing methods. Pharmacoepidemiol Drug Saf, 16 (12): 1275–84.
- Davis RL, et al. (2007) Risks of congenital malformations and perinatal events among infants exposed to antidepressant medications during pregnancy. Pharmacoepidemiol Drug Saf 16 (10): 1086–94.
- Davis RL, et al. (2005) Active surveillance of vaccine safety data for early signal detection. Epidemiology 16 (3): 336– 41.
- Donahue JG, et al. (2002) Gastric and duodenal safety of daily alendronate. Arch Intern Med 162 (8): 936–42.
- Finkelstein JA, et al. (2001) Reducing antibiotic use in children: a randomized trial in 12 practices. Pediatrics 108 (1): 1–7.
- Go AS, et al. (2008) The Cardiovascular Research Network: a new paradigm for cardiovascular quality and outcomes research. Circ Cardiovasc Qual Outcomes 1 (2): 138–47.
- Go AS, et al. (2008) Comparative effectiveness of different beta-adrenergic antagonists on mortality among adults with heart failure in clinical practice. Arch Intern Med 168 (22): 2415–21.
- Graham DJ, et al. (2004) Incidence of hospitalized rhabdomyolysis in patients treated with lipid-lowering drugs. JAMA 292 (21): 2585–90.
- Lafata JE, et al. (2007) Academic detailing to improve laboratory testing among outpatient medication users. Med Care 45 (10): 966–72.
- Lee GM (2011) H1N1 and seasonal influenza vaccine safety in the Vaccine Safety Datalink project. Am J Prev Med 41 (2): 121–8.
- Platt R, et al. (2001) Multicenter epidemiologic and health services research on therapeutics in the HMO Research Network Center for Education and Research on Therapeutics. Pharmacoepidemiol Drug Saf 10 (5): 373–7.
- Platt R, et al. (2012) The US Food and Drug Administration's Mini-Sentinel program: status and direction. Pharmacoepidemiol Drug Saf 21 (S1): 1–8.
- Raebel MA, et al. (2005) Laboratory monitoring of drugs at initiation of therapy in ambulatory care. J Gen Intern Med 20 (12): 1120–6.
- Selby JV, et al. (2010) Trends in time to confirmation and recognition of new-onset hypertension, 2002–2006. Hypertension 56 (4): 605–11.
- Toh S, et al. (2011) Comparative-effectiveness research in distributed health data networks. Clin Pharmacol Ther 90 (12): 883–7.
- Wagner EH, et al. (2005) Building a research consortium of large health systems: the Cancer Research Network. J Natl Cancer Inst Monogr 35: 3–11.

米国公的医療費請求データベース

- Choudhry NK, Shrank WH (2010) Four-dollar generics– increased accessibility, impaired quality assurance.
- N Engl J Med Nov 11; 363 (20): 1885–7.
- Cooper WO, Habel LA, Sox CM, Chan KA, Arbogast PG, Cheetham TC, Murray KT, Quinn VP, Stein CM, Callahan ST, Fireman BH, Fish FA, Kirshner HS, O'Duffy A, Connell FA, Ray WA (2011) ADHD drugs and serious cardiovascular events in children and young adults. New England Journal of Medicine 365: 1896–1904.
- Faught R, Weiner J, Guerin A, Cunnington M, Duh M (2009) Impact of nonadherence to antiepileptic drugs on health care utilization and costs: Findings from the RANSOM study. Epilepsia 50 (3): 501–9.
- Habel LA, Cooper WO, Sox CM, Chan KA, Fireman BH, Arbogast PG, Cheetham TC, Quinn VP, Dublin S, Boudreau DM, Andrade SE, Pawloski PA, Raebel MA, Smith DH, Achacoso N, Uratsu C, Go AS, Sidney S, Nguyen-Huynh MN, Ray WA, Selby JV (2011) ADHD medications and risk of serious cardiovascular events in young and middle-aged adults. JAMA 306: 2673–83.
- Hennessy S, Bilker WB, Weber A, Strom BL (2003) Descriptive analyses of the integrity of a US Medicaid claims database. Pharmacoepidemiology and Drug Safety 12: 103–11.
- Hennessy S, Leonard CE, Bilker WB (2007) Researchers and HIPAA. Epidemiology 18: 518.
- Morrato E, Nicol G, Maahs D, Druss B, Hartung D, Valuck R, et al. (2010) Metabolic screening in children receiving antipsychotic drug treatment. Arch Pediatr Adolesc Med 164 (4): 344–51.
- Ray WA, Meredith S, Thapa PB, Hall K, Murray KT (2004) Cyclic antidepressants and the risk of sudden cardiac death. Clin Pharmacol Ther Mar; 75 (3): 234–41.
- Ray WA, Meredith S, Thapa PB, Meador KG, Hall K, Murray KT (2001) Antipsychotics and the risk of sudden cardiac death. Arch Gen Psychiatry Dec; 58 (12): 1161–7.
- Schelleman H, Bilker WB, Kimmel SE, Daniew GW, Newcomb C, Guevara JP, Cziraky MJ, Strom BL, Hennessy S (2012) Methylphenidate and risk of serious cardiovascular events in adults. Am J Psychiatry 169: 178–85.
- Schelleman H, Bilker WB, Strom BL, Kimmel SE, Newcomb C, Guevara JP, Daniel GW, Cziraky MJ, Hennessy S (2011) Cardiovascular events and death in children exposed and unexposed to ADHD medications. Pediatrics 127: 1102–10.
- Schneeweiss S, Rassen JA, Glynn RJ, Avorn J, Mogun H, Brookhart MA (2009) High-dimensional propensity score adjustment in studies of treatment effects using health care claims data. Epidemiology Jul; 20 (4): 512–22.
- Sohn M, Arnold N, Maynard C, Hynes D (2006) Accuracy and completeness of mortality data in the Department of Veterans

Affairs. Population Health Metrics 4: 2–8.
- Shrank WH, Choudhry NK (2011) Time to fill the doughnuts—health care reform and Medicare Part D. N Engl J Med Feb 17; 364 (7): 598–601.

カナダ州政府データベース

- BC Ministry of Health. http://www.health.gov.bc.ca/pharmacare/(accessed June 18, 2012).
- BC PharmaNet. http://www.health.gov.bc.ca/pharmacare/pharmanet/netindex.html (accessed June 18, 2012).
- Canadian Cardiac Network of Ontario. http://www.ccn.on.ca (accessed June 18, 2012).
- Canadian Institute for Health Information. http://www.cihi.ca (accessed June 18, 2012).
- Downey W, et al. (2000) Health databases in Saskatchewan. In: Pharmacoepidemiology, 3rd Edition. Ed Strom BL. JohnWiley & Sons Ltd.
- Government of Alberta. Health and Wellness http://www.health.alberta.ca (accessed June 18, 2012).
- Hemmelgarn B, et al. (1997) Benzodiazepine use and the risk of motor vehicle crash in the elderly. JAMA 278: 27–31.
- Jacobs P, Yim R (2009) Using Canadian Administrative Databases to Derive Economic Data for Health Technology Assessments. Ottawa ON: Canadian Agency for Drugs and Technologies in Health.
- Leslie WE, et al. (2005) Construction and validation of a population-based bone densitometry database. J. Clin. Densitom 8: 25–30.
- Manitoba Health. http://www.gov.mb.ca/health/pharmacare/(accessed June 18, 2012).
- Moride Y, et al. (2002) Suboptimal duration of antidepressant treatments in the older ambulatory population of Quebec: association with selected physician characteristics. J Am Geriatr Soc 50 (8): 1365–71.
- Moride Y, Metge C (2010) Data sources to support research on real world drug safety and effectiveness in Canada: An environmental scan and evaluation of existing data elements http://www.pharmacoepi.ca (accessed June 18, 2012).
- Nova Scotia Ministry of Health. http://www.gov.ns.ca/health/pharmacare/(accessed June 18, 2012).
- Ontario Drug Benefit. Ontario Ministry of Health and Long-term Care. http://www.health.gov.on.ca (accessed June 18, 2012).
- Pariente A, et al. (2012) Antipsychotic use and myocardial infarction in older patients with treated dementia. Arch Intern Med 172: 648–53.
- Population Data BC. http://www.popdata.bc.ca/data/internal/health/mentalhealth (accessed June 18, 2012).
- Rawson N (2009) Access to linked administrative healthcare utilization data for pharmacoepidemiology and pharmacoeconomics research in Canada: anti-viral drugs as an example. Pharmacoepidemiol. & Drug Safety 18: 1072–9.
- Régie de ĺassurance-maladie du Québec http://www.ramq.gouv.qc.ca/fr/statistiques/banques/vuedensemble.shtml (Accessed 18 June 2012)
- Sketris IS, et al. (1996) Drug therapy in multiple sclerosis: a study of Nova Scotia senior citizens. Clin. Ther. 18: 303–18.
- Smith PM, et al. (2010) Research opportunities using administrative databases and existing surveys for new knowledge in occupational health and safety in Canada, Quebec, Ontario and British Columbia. Can. J. Public Health 101Suppl 1: S46–52.

診療記録データベース

- CPRD website. http://www.cprd.com/intro.asp2012. THIN website. http://csdmruk.cegedim.com/(accessed Apr. 2012).
- IMS health website. www.imshealth.com (accessed Apr. 2012).
- Becher H, Kostev K, Schroder-Bernhardi D (2009) Validity and representativeness of the disease analyzer patient database for use in pharmacoepidemiological and pharmacoeconomic studies. Int J Clin Pract 47 (10): 617–26.
- Dave S, Peterson I (2009) Creating medical and drug code lists to identify cases in primary care databases. Pharmacoepidemiol Drug Saf 18: 704–7.
- Dietlein G, Schroder-Bernhardi D (2002) Use of the mediplus patient database in healthcare research. Int J Clin Pract 40 (3): 130–3.
- Ehrenstein V, Antonsen S, Pedersen L (2010) Existing data sources for clinical epidemiology: Aarhus University Prescription Database. Clin Epidemiol 2: 273–9.
- Hall GC, Sauer B, Bourke A, Brown JS, Reynolds MW, Casale RL (2012) Guidelines for good database selection and use in pharmacoepidemiology research. Pharmacoepidemiol Drug Saf 21 (1): 1–10.
- Hall G (2009) Validation of death and suicide recording on the THIN UK primary care database. Pharmacoepidemiol Drug Saf 18: 120–31.
- Hardy J, Holford T, Hall G, Bracken M (2004) Strategies for identifying pregnancies in the automated medical records of general practice research database. Pharmacoepidemiol Drug Saf 13: 749–59.
- Haynes K, Bilker WB, Tenhave TR, Strom BL, Lewis JD (2011) Temporal and within practice variability in the health improvement network. Pharmacoepidemiol Drug Saf 20 (9): 948–55.
- Herrett E, Thomas S, Schoonen S, Smeeth L, Hall A (2010) Validation and validity of diagnoses in the general practice research database: A systematic review. Br J Clin Pharmacol 69 (1): 4–14.
- Jick S, Kaye J, Vasilakis-Scaramozza C, et al. (2003) Validity of the general practice research database. Pharmacotherapy 23 (5): 686–9.
- Khan N, Harrison S, Rose P (2010) Validity of diagnostic coding within the general practice research database: A systemic review. Br J General Practice 60 (572): e128–e136.
- Khan N, Perera R, Harper S, Rose P (2010) Adaptation and validation of the charlson index for Read/OXMIS coded databases. BMC Family Prac 5 (11): 1.
- Lester H (2008) The UK quality and outcomes framework. BMJ 337: a2095.
- Lewis JD, Schinnar R, Bilker WB, Wang X, Strom BL (2007) Validation studies of the health improvement network (THIN) database for pharmacoepidemiology research. Pharmacoepidemiol Drug Saf (THIN) 16: 393–401.
- Lewis J, Bilker W, Weinstein R, Strom B (2005) The relationship between time since registration and measured incidence rates in the general practice research database. Pharmacoepidemiol Drug Saf 14: 443–51.

- Lewis J, Brensinger C (2004) Agreement between GPRD smoking data: A survey of general practitioners and a population-based survey. Pharmacoepidemiol Drug Saf 13: 437–41.
- Maguire A, Blak B, Thompson M (2009) The importance of defining periods of complete mortality reporting for research using automated data from primary care. Pharmacoepidemiol Drug Saf. 18: 76–83.
- Langan SM, Seminara NM, Shin DB, Troxel AB, Kimmel SE, Mehta NN, Margolis DJ, Gelfand JM (2012) Prevalence of metabolic syndrome in patients with psoriasis: a population-based study in the United Kingdom. J Invest Derm 132: 556–62.

薬局ベース医療記録リンケージシステム

- Dezentje VO, van Blijderveen NJ, Gelderblom H, Putter H, van Herk-Sukel MP, Casparie MK, et al. (2010) Effect of concomitant CYP2D6 inhibitor use and tamoxifen adherence on breast cancer recurrence in early-stage breast cancer. J Clin Oncol. 28 (14): 2423–9.
- Furu K, Wettermark B, Andersen M, Martikainen JE, Almarsdottir AB, Sørensen HT (2010) The Nordic countries as a cohort for pharmacoepidemiological research. Basic Clin Pharmacol Toxicol 106 (2): 86–94.
- Hallas J (2001) Conducting pharmacoepidemiologic research in Denmark. Pharmacoepidemiol Drug Saf 10 (7): 619–23.
- Heintjes EM, Hirsch MW, Van der Linden MW, O'Donnell JC, Stalenhoef AF, Herings RMC (2008) LDL-C reductions and goal attainment among naive statin users in the Netherlands: real life results. Curr Med Res Opin 24 (8): 2241–50.
- Johnsen SP, Larsson H, Tarone RE, et al. (2005) Risk of hospitalization for myocardial infarction among users of rofecoxib, celecoxib, and other NSAIDs: a population-based case-control study. Arch Intern Med 165 (9): 978–84.
- Koomen ER, Joosse A, Herings RM, Casparie MK, Guchelaar HJ, Nijsten T (2009) Estrogens, oral contraceptives and hormonal replacement therapy increase the incidence of cutaneous melanoma: a populationbased case-control study. Ann Oncol 20 (2): 358–64.
- Lash TL, Pedersen L, Cronin-Fenton D, et al. (2008) Tamoxifen's protection against breast cancer recurrence is not reduced by concurrent use of the SSRI citalopram. Br J Cancer 99 (4): 616–21.
- Nielsen GL, Sørensen HT, Larsen H, Pedersen L (2001) Risk of adverse birth outcome and miscarriage in pregnant users of non-steroidal anti-inflammatory drugs: population based observational study and case-control study. BMJ 322 (7281): 266–70.
- Nielsen GL, Sørensen HT, ZhouW(1997) The Pharmacoepidemiologic Prescription Database of North Jutland—a valid tool in pharmacoepidemiological research. Int J Risk Safety Med 10: 203–5.
- Pedersen CB, Gotzsche H, Moller JO, Mortensen PB (2006) The Danish Civil Registration System. A cohort of eight million persons. Dan Med Bull 53 (4): 441–9.
- Penning-van Beest F, van Herk-Sukel M, Gale R, Lammers JW, Herings R (2011) Three-year dispensing patterns with long-acting inhaled drugs in COPD: a database analysis. Respir Med 105 (2): 259–65.
- Penning-van Beest FJ, Termorshuizen F, Goettsch WG, Klungel OH, Kastelein JJ, Herings RM (2007) Adherence to evidence-based statin guidelines reduces the risk of hospitalizations for acute myocardial infarction by 40%: a cohort study. Eur Heart J 28 (2): 154–9.
- Peters BJ, Rodin AS, Klungel OH, Stricker BH, de Boer A, Maitland-van der Zee AH (2010) Variants of ADAMTS1 modify the effectiveness of statins in reducing the risk of myocardial infarction. Pharmacogenet Genomics 20 (12): 766–74.
- Ruiter R, Visser LE, van Herk-Sukel MP, Coebergh JW, Haak HR, Geelhoed-Duijvestijn PH, et al. (2012) Lower risk of cancer in patients on metformin in comparison with those on sulfonylurea derivatives: results from a large population-based follow-up study. Diabetes Care 35 (1): 119–24.
- Sorensen HT, Pedersen L, Skriver MV, Norgaard M, Norgard B, Hatch EE (2005) Use of clomifene during early pregnancy and risk of hypospadias: population based case-control study. BMJ 330 (7483): 126–7.
- Thomsen RW, Johnsen SP, Olesen AV, et al. (2005) Socioeconomic gradient in use of statins among Danish patients: population-based cross-sectional study. Br J Clin Pharmacol. 60 (5): 534–42.
- van der Linden MW, van der Bij S, Welsing P, Kuipers EJ, Herings RM (2009) The balance between severe cardiovascular and gastrointestinal events among users of selective and non-selective non-steroidal anti-inflammatory drugs. Ann Rheum Dis 68 (5): 668–73.
- van Herk-Sukel MP, Lemmens VE, Poll-Franse LV, Herings RMC, Coebergh JW (2012) Record linkage for pharmacoepidemiological studies in cancer patients. Pharmacoepidemiol Drug Saf 21 (1): 94–103.
- van Herk-Sukel MP, van de Poll-Franse LV, Lemmens VE, Vreugdenhil G, Pruijt JF, Coebergh JW, Herings RMCl (2010) New opportunities for drug outcomes research in cancer patients: the linkage of the Eindhoven Cancer Registry and the PHARMO Record Linkage System. Eur J Cancer 46 (2): 395–404.

フィールド研究

はじめに

　現場（field）でデータを収集する疫学研究は「フィールド」研究，または「アドホック」研究として知られる．これらは，既存のデータ，主に医療データベースのデータを使用する研究とは対照的である．既存のデータを使用した研究は，時間効率，コスト，妥当性に関していくらかの便益があるという利点があるが，対象の定義やデータの利用可能性（data availability）における潜在的な欠点を抱えており，特定の研究課題を解決するために利用できないことがある．フィールド研究では特定の研究課題に合わせて，対象者の組み入れやデータ収集を調整できるため，薬剤疫学では重要な役割を果たしている．

　患者の組み入れやデータ収集を行えば，コホート研究，ケースコントロール研究，および横断研究といったあらゆる種類の疫学研究のデザインをフィールド研究で利用できる．フィールド研究は既存データを使用する研究よりも，その性質上，費用と時間を要するが，フィールド研究でなければ対象者の登録や，特定の研究課題の解決に必要な情報の入手ができない場合もある．

強 み

　一般的に，フィールド研究の長所と短所はデータベースを使用した研究のそれらと相補的である．長所としては，アウトカムをより厳密に定義できることや，非常にまれな疾患の対象者の組み入れが実現しやすくなること，既存データで入手困難な研究課題に必要な情報が非常に入手しやすくなることがあげられる．

1 ｜ アウトカムの定義

　多くの医療データベースを用いた研究における問題点は，一般的にアウトカムが診断

コードで定義されているため，診断が妥当かどうかを十分に確認できないことである．例えば，スティーブンス・ジョンソン症候群はアウトカムの妥当性を確認するためには，詳細な臨床情報のレビューが必要であり，理想的には写真による病変の評価まで行う必要がある．データベース研究でのアウトカムの選び方としては，電子カルテが使えなければ難しいが，患者の医療情報にアクセスして必要なデータを得て，診断コード（場合によっては治療情報）に基づくアルゴリズムを作成する．すでに妥当性が確認されているアルゴリズムを使用した場合であっても，一般的に一部の患者を抽出し，カルテをもとにしたバリデーション研究（妥当性を確認する研究）を実施することが望ましい．対照的に，フィールド研究では必要な情報の収集をあらかじめプロトコルに組み込むことが可能である．

2 ｜ 非常にまれな疾患の研究

データベースは多くの対象者を網羅しているが，非常にまれな疾患もあり，近年の最大規模のデータベースであっても，十分な症例数を得ることはできていなかった．このため，集団を対象とした大規模な症例検索ネットワークを構築する必要があった．例として，無顆粒球症，再生不良性貧血，スティーブンス・ジョンソン症候群／中毒性表皮壊死症（SJS/TEN）があり，こうした病態の原因は薬剤性であることが多く，過剰な薬剤の規制措置につながることがあるため，興味を引くことが多い．1980年代にイスラエルと欧州で2,300万人を対象に6年間実施されたInternational Agranulocytosis and Aplastic Anemia Study（IAAAS）は，無顆粒球症270症例，再生不良性貧血154症例を前向きに組み入れられたが，大規模な政府のデータベース，特にメディケアデータの利用や（p.163，第9章参照），（実現可能になりつつある）多数のビッグデータの結合を行ったとしても，これだけの症例数を得ることは難しかったであろう．

3 ｜ 研究課題に合わせた曝露と共変量の情報

特定の課題を調べるために専用のデータ収集システムを構築することは，必要な情報を的確に収集できるという大きな利点がある．一方，データベースには研究課題とは関係のない処方が記録されているという利点があるが，必ずしも処方どおりに服用されるとは限らず，友人や身内といった別の方法で処方薬を入手する可能性もある．一般用医薬品や，ハーブ，ほかの栄養補助食品を使用しているかどうかは，通常は対象者に直接確認するしかない．飲酒や喫煙などの生活習慣や，QOLのような患者報告アウトカム（p.394，第18章も参照）についても，一般的に研究対象者自身に確認する必要がある．フィールド研究では，処方薬のような単純な要素以外にも，例えばカルテ（診療録）や医療提供者のような情報源にがん治療レジメンの詳細を確認するためにアクセスすることが可能である．研究における厳密な疾患の定義に関する詳細な情報をカルテや医療提

供者から入手できることや，適切な曝露・共変量の情報を収集できることは，フィールド研究における主な利点である．

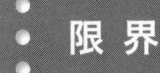

限　界

1 ｜ 時間，コスト，研究運営

フィールド研究はデータ収集ネットワークの構築・維持，研究対象者の組み入れ，データの入手が必要であるため，時間とコストがかかる．特に前向き追跡研究においては，通常研究対象であるイベントの潜伏期間に応じて，数年にわたり個々の研究対象者を実際に追跡する必要がある．一般にアドホックなケースコントロール研究は，組み入れ前に研究対象となる曝露が起こっているため，コホート研究よりも時間がかからないが，新たなケースが発生するたびに前向きに組み入れる場合には何年も要することがある．薬剤疫学の多くの研究課題，特に（薬の製造販売などにかかわる）規制にかかわる懸念から発せられた場合，急を要する．したがって，フィールド研究では時間が現実的な問題となるため，フィールド研究でなくては得られない情報の必要性を考えてバランスを取らなければならない．

データベース研究とは異なり，フィールド研究ではスタッフが組み入れのためのネットワーク構築やデータ収集・管理を行う必要があるため，時間がかかる．フィールド研究の予算において人件費の占める割合は圧倒的に大きく，数百万ドルを要することもしばしばである．

2 ｜ 研究の妥当性の問題
■ 選択バイアスの回避

一般的にフィールド研究はデータベース研究に比べて，より精密な選択基準が設定可能ではあるが，それでも選択バイアスを避けるために，基準を満たす研究対象者の最大数を特定し，研究に組み入れる必要がある．しかし，これはかなりの難問である．臨床医からの自発的な紹介や，対象者自らの志願といった受動的な方法を避けることが対象者を最大限特定するための有効な戦略である．さらに，妥当な参加率を確保するためには，適格な対象者が特定されたら，登録にむけて根気強く取り組まなければならない．フィールド研究の妥当性を判定する際には，常に研究対象者の登録率と無回答バイアスの可能性を考慮しなければならない．

■ 情報バイアスの回避

選択バイアス以外で，フィールド研究の妥当性において特に問題となるのは情報バイアスである．これはコホート研究におけるアウトカムの特定，またはケースコントロール研究における曝露の確認のいずれにおいても問題となる．特に重要な情報バイアスの原因として，曝露状況や疾患の状態に応じて，研究対象者による情報の思い出し方に差が生じることがあげられる（思い出しバイアス）．アドホックなケースコントロール研究では，薬への曝露や潜在的な交絡因子に関する情報は，インタビューによって得られることが多いため，一般的にケースがコントロールよりもより詳細に病歴を思い出し，報告している懸念がある．なぜならコントロールは健康であり，ケースのように疾患を説明するような事象の記憶をたどることがないからである．

どのような情報バイアスも，関連する疫学指標の過大評価，または過小評価につながり得る．完全に情報バイアスを排除することはできないが，データ収集を行うスタッフを十分に訓練したり，最大限思い出せるように質問票を工夫したり，データ収集に一貫性をもたせる手順といった，優れた方法により最小限に抑えることは可能である．また既存の記録との比較により一部の対象者の曝露状況が，妥当かどうか評価が可能な場合もある．

■ その他方法論上の問題

交絡などのその他の潜在的な問題に関しては，薬剤疫学研究全般に存在しており，フィールド研究に特有の弱点であるとはいえない．むしろフィールド研究では，潜在的な交絡因子に関してより適切で詳細な情報が入手可能なことも多い．

特別な応用

このセクションでは，フィールド研究におけるデザイン，立ち上げ（setup），実施および解析の領域に関していくつかの実践的な側面を解説する．

1｜デザイン

■ どのような種類の研究を選び，どのようなデータが必要となるか？

デザインについて最初に考えることは，研究課題を十分に理解することであり，そうすれば妥当な答えを得るために最も適切なアプローチがわかる．デザインを選択する際に関連する問題は以下のとおりである．

・研究対象のアウトカム発生率—100万人当たり年間数例しか発生しない急性の血液学的反応や皮膚反応のようなまれなアウトカムの場合は，十分なケースを組み入れるた

めにケースコントロール研究を行うが必要があるが，1,000人当たり数例の発生率がある心筋梗塞のような一般的なアウトカムの場合は，ケースコントロール研究か追跡研究（コホート研究）のいずれかで検討できる（p.21，第2章・p.38，第3章参照）．

・関連する薬の曝露頻度—めったに使用されない薬では，追跡研究で検討しなければならないことが多い．追跡研究での主な組み入れ基準は，薬の使用の有無である．アウトカムと曝露がともにまれな場合，有益なフィールド研究を実施しようとしても，研究運営（ロジスティクス）やコストが原因で，いずれ実行不可能なレベルとなることは明らかである（p.38，第3章参照）．

・推定される関連性—アウトカムに対する関連性の強さに応じて必要とされるサンプルサイズは異なる（p.38，第3章参照）．また曝露直後に起こる急性効果なのか，それとも潜伏期間が存在するのか．薬による治療の早期に起こるのか，それとも長期間の曝露が必要であるのか．これらのような質問（情報）に基づいて，曝露とアウトカムの関連性を同定するために適切な期間設定や入手すべき情報の詳細さの決定を行わなければならない．急性効果の研究では，曝露とアウトカムの時間的順序を適切に判別するために，臨床上のアウトカムの発症に関する非常に詳細な情報が必要となる．

・研究を実施すべき場所—政治上，規制上の理由で，特定の国のデータが必要になるかもしれない．また研究対象の曝露とアウトカムの両方が発生する場所で，研究を実施しなければならないことは明らかである．

・研究対象のアウトカムを厳密に定義するための情報源—診断に関する記載は十分か．患者からの報告は信頼できるか．カルテや医療提供者の報告書は必要か．診断の統一性を確保するために別途，診断過程を見直す必要があるか．

・曝露に関する情報源—データ収集の方法を決定するには，患者からの報告であるのか，カルテの記載からなのか，それとも医療提供者からの情報なのかといった情報源の種類が参考になる．またデータ収集の方法としては自己記入式質問票または個別インタビューといった方法があり，さらには研究に関係しない医療スタッフがカルテから関連データを抽出しフォームに入力したものや，医師にインタビューをしたもの，研究スタッフがカルテから情報を抽出したものがある．

・交絡として対処の必要がある因子—これを理解することは，潜在的な交絡因子やその他，共変量とすべき因子や，どのように解析するかに必要な情報を決定するのに有用であろう．また共変量に関する詳細を入手するために必要となる情報が決定すれば，必要な情報源も決定されるであろう．そして，最適な情報源は研究の対象者自身であることが多い．

■ プロトコルの作成

デザインに関する基本的な問題が解決したら，詳細な研究プロトコルを検討すること

になる．この際，第1のポイントはデータ収集ネットワークの規模と，具体的なインフラの観点から，選択基準を満たす研究対象者を目標数組み入れるために，何が必要かを決定することであり，こうすることで，実際のデータ収集手順を明らかにすることができる．また，プロトコルは厳密かつ，実行可能でなければならないため，実践的に検討することが重要となる．例えば，対象者が入院していない場合，DNA を抽出するために血液サンプルが必要であれば，研究対象者が採血室に来るか，往診して採血しなければならない．一方で頬部スワブや唾液サンプルといった代替法であれば，血液ほどの DNA 量を得ることはできないが，多くの用途において十分な量の DNA を抽出できる．そのうえ対象者自身が自宅で採取して，研究事務局か検査機関に支払済み返信用封筒で送付できる．また，研究対象者に直接情報を聞く場合，インタビュー（対面または電話）を実施するのか，自己記入式質問票（例：郵送された書式，またはオンライン上の書式に記入する）を実施すべきか，ということが問題となる．インタビューは，データ収集の訓練や指導を受けたインタビュアーによってデータが収集されるため，一般的に，インタビューの方がデータ収集の一貫性に優れている．一方，自己記入式質問票ではインタビューを行うスタッフがいらないため，あまり費用がかからないが，研究対象者が質問をどのように解釈するかが問題となることがある．質問票への記入を匿名で行うことは，デリケートな話題に答えやすいという利点となり得るが，この点については，熟練のインタビュアーによって築かれた信頼関係もまたデータ取得には有用であるとする主張もある．一般にコストと実行可能性を実際に考えることで，選択すべきアプローチが決まる．

2 | データ収集手段

集められたデータのみから研究結果は得られるので，必要な項目を収集できる手段を開発することがきわめて重要である．集めるデータの種類や，情報源の種類に応じて，症例報告，記録抽出用フォーム，自己記入式質問票，インタビュー式質問票といったデータ収集方法が使用される．

医療従事者が記入する必要のある症例報告書（CRF）は使用しない，もしくは使用するとしても最小限にすべきである．実際，フィールド研究を成功させるためには医療従事者がプロジェクトを支援する意欲を維持させることが必要不可欠であり，そのために原則的には医療機関の協力が必要な業務を最小限にしなければならない．CRF が必要である場合，記入に要する労力，エラーを減らすために，できる限り簡単なものにすべきである．また，代替案として，研究スタッフが施設や研究事務局などで直接カルテから情報を抽出する方法があるが，特に電子カルテではなく紙カルテである場合には，これは多大な労力を要する．紙カルテは様式が標準化されておらず，情報の質と網羅性のばらつきが大きい．臨床研究の実施施設ではなく，研究中央事務局で情報を抽出する場合，カルテのコピーを送付してもらうように依頼しなければならない．しかしながらカルテの

コピーを送付してもらうかどうかは，その研究運営上の複雑さのバランスや，個々の実施施設を訪問するための交通費は施設数およびその施設の場所によって変わる．

　自己記入式質問票は通常大規模なフィールド研究で使用される．質問票では記入する内容を管理・標準化するようなインタビュアーがいないため，研究対象者が各質問に明確に回答できるように質問票をデザインしなければならない．自由記述式は定量的解析には適さないため，自由記述式を避け，数字やチェックボックスで回答できるようする方が望ましい．また，オンライン上で質問票が記入される場合，回答していない質問を回答者に表示し，範囲外の回答にフラグを立てるといったエラーチェック機能を組み込むことはもちろん，各質問に対して回答者が論理的な順番で回答できるように質問やセクションを配置したり，分岐機能を組み込むことも可能である．多くの場合，社会心理的因子，食事歴および身体活動などに関する情報を入手するために，標準化され，妥当性が検証された尺度が質問票に組み込まれる．これまでに開発された（そして可能であれば有効性が検証された）尺度が利用できる場合，このような尺度は当該分野において有用かつ，他研究との比較が容易に行えることがわかっているため，よい方法である．服薬歴に関しては，標準化された尺度はほとんどないため，質問をプロジェクトのニーズに応じて作らなければならないであろう．質問票はできる限り簡単なものにするのが重要である．

　インタビュー形式の質問票をデザインする際の原則（第12章参照）は自己記入式質問票のデザインに関する原則と似ているが，一部に違いがある．主な違いは，十分に訓練を受けたインタビュアーが研究対象者に直接質問をして回答を引き出す方式であるため，多少融通がきくことと，追加情報を調べることが可能なことである．単純に一字一句管理され，書かれているとおりに行うインタビューはきっちりと標準化されており魅力的であるうえに，インタビュアーの訓練や教育の必要も最小限となる（したがって人件費も最小限に抑えられる）．しかし，研究対象者との信頼関係を構築するのは困難であり，また，質問内容の一字一句が厳密に決められているために，融通を利かせて本当に知りたい情報を得ることは容易ではない．その対極にあるのが質的研究でしばしば使用される自由回答式であるが，一貫性が損なわれるという重大な欠点がある．おそらく最も有効なのは，一部の質問と記述に，最低限の形式を保たせて定められた質問を行いつつも，インタビューを成功させるために，インタビュアーの調査内容に自由度をもたせるような中立的な手法であろう．

　ケースコントロール研究において服薬歴は，多くの場合インタビューによって得られており（第12章参照），適切な質問票を開発することは薬剤疫学にとって特に重要である．投薬に関する質問には，自由回答式の「過去1ヵ月間に薬を服用しましたか」というものから，研究対象である特定の薬の使用について薬剤名をあげて質問する，あるいは薬剤名が書かれたカードを見せて質問するといった方法まで多岐にわたる．多くの研

究で有効性が証明されているアプローチとしては，具体的な使用理由を含めて薬の使用に関して系統的に質問（「過去1ヵ月間に痛みに対して何か服用しましたか」）することである．これらのアプローチを検討した方法論的研究では，使用されている多くの薬のうち，0～45%は自由回答式の質問によって特定され，これに構造化された処方理由のリストが加わると35～81%上昇し，最後に薬剤名によって具体的な質問を追加するとさらに19～39%上昇することが示された．このことから，薬の使用を使用理由と一緒に質問すると，使用したすべての薬のうち61～81%は判明するであろうと推測できる．一部の薬のみに特に関心がある場合は，それらの薬について薬剤名をあげ，質問することが望ましい．1対1のインタビュー中に研究対象者に薬のパッケージを見せる，または製品写真を使用することも有用であると示されている．日常の出来事をつづった日記も思い出すためにときどき使用される方法である．

　薬剤名を知ることだけでは不十分であり，薬の使用法についても詳細に記録されている必要がある．どの程度詳細な情報が必要であるかは，それぞれの研究内容に応じて決まるが，場合によっては研究対象者がどの程度の妥当な精度で薬の使用方法などを報告できるかという想定に基づいても決定される．使用のタイミングと使用量に関する正確な情報は，通常急性効果の評価にのみ関連する．急性効果での関心事は主として最近の使用であり，例えば，顆粒球減少症発症前の2週間に抗菌薬をX，Y，Z日に使用しているといったことが必要な情報となる．長期効果の研究では，通常，薬の使用に関してそれほど詳細な情報は必要としていないため，遠い過去のことであっても，よく覚えている可能性が高い（例：肺がんに関連して少なくともこの1年で降圧薬を使用したかどうか）．

3 | 準 備

　フィールド研究の準備に関する3つの重要な点は，データ収集ネットワーク，研究スタッフおよびコンピューティングインフラストラクチャー（メインデータベースを含む）である．

■ データ収集ネットワーク

　ネットワークの詳細に関しては研究対象集団，症例数のほかに，特定の国のデータを必要とするかどうかといった特殊な事項も考慮して決定する．フィールド研究は単施設で実施可能な場合もあるが，必要な症例数を考えると，通常は多施設でのデータ収集が必要となる．多施設研究では全体的な運営を統括し，データ収集の一貫性を担保するためにコーディネートセンター（研究運営事務局）が必要である．研究が複数国で実施される場合には，各国の状況を把握し，適切な施設とのコネクションがあり，プロジェクトの立ち上げと運営に責任をもてる研究分担医師が各国に最低でも1人必要である．大規模多施設研究が成功するか否かの鍵は，研究分担医師がどれほどかかわるかによる．

したがって，良好な協力関係を構築することが，研究を軌道に乗せるために必須である．

　特にケースコントロール研究において，通常，医療ケアシステムを通じてケースは特定されるが，その多くは関連する診療科を通じてである．しかし，中には医師個人（診察室）から特定される場合もある．施設の登録は，特に現代のプライバシーに関連した規制やその他の研究対象者への配慮といった点から，難しい課題となりがちである．大規模多施設研究では，各施設内の審査委員会（IRB）で倫理審査が必要であり，完了に数ヵ月を要することもある．倫理審査の申請には，各施設の研究担当医師がそれぞれ必要である．各国の研究分担医師は参加するにあたって研究に深く関与することが求められるが，同時に立ち上げや運営には彼らの労力を最小限にすることも重要である．研究ネットワークの立ち上げは，多くの場合，進行しているネットワークを運営するよりも多大な労力を要する．

■ 研究スタッフ

　データ収集が必要となる臨床研究を成功させるには，経験豊富なスタッフの参加が重要である．データ収集などの日々の運営に責任をもつ研究コーディネーターは重要なポジションの1つであり，典型的には，現場スタッフおよび事務局スタッフの訓練・監督，研究対象者の組み入れ・データ収集の進捗監視，データ品質管理のモニタリング・実施，多施設研究における研究分担医師との連絡，IRB申請書類の作成サポート，およびデータ解析用の情報提供に関する責任者となっている．一部医療機関においては，プライバシーや，その他の施設内規則の関係上，データ収集スタッフが職員であることが望ましかったり，場合によっては必須なことがある．その他の中央スタッフとしては，研究アシスタント，プログラマー，研究職の薬剤師などが含まれる．フィールド研究に限った話ではないが，データアナリストも重要なポジションの1つである．データ収集が必要な研究では，対象者が選択基準を満たしていることを保証するため，多くの場合経験豊富な臨床医がデータ入力を行う必要がある．そうした場合，適切な臨床医が研究チームの顧問として参加することが望ましい．

■ コンピューティングインフラストラクチャー

　現代のフィールド研究では，コンピューティングインフラストラクチャーは非常に重要であり，これらの研究に常時従事しているグループは，優れたプログラミングとコンピュータの運用部門を構築しなければならない．主なインフラの要素は次の3つである．(1) 研究対象者の組み入れとデータ収集を追跡するためのログ，(2) データ収集・管理用ソフトウェア（モジュールとして，電子化されたインタビュー用データ入力ソフトウェア，オンラインの質問票，書面をスキャンするソフトウェア，品質管理・コード化用のソフトウェア，および研究対象者・医療提供者に送付する手紙を自動作成するシステムが

含まれる），（3）研究データベース自体．

■パイロット段階

　一般に，研究の立ち上げ段階で，少数施設でデータ収集を行い，データ収集の方法を検証することが勧められる．このようにパイロット期間を作ることで，本格的にデータ収集を開始する前に，研究手順を調整することが可能となる．例えば，パイロット段階に当初の選択基準では予定研究対象者数を達成できない可能性が判明し，研究の妥当性が損なわれないことを確認した上で選択基準を緩和しなければならない場合である．また，当初計画された手順では，研究施設での対象者の特定と組み入れが実行不可能もしくは非常に非効率的であることがわかり，パイロット段階での経験から手順を改善するために変更すべき点が判明する可能性もある．データ収集法に関する経験があれば，必要な情報が得やすくするための方法がわかることもある．

4 | 研究の実施

　薬剤疫学のフィールド研究の多くは多施設研究である．多施設研究では一般的な運用上の原則があり，そうした原則がフィールド研究の根底にある．

・コミュニケーション—コーディネートセンターとフィールド（現場）での運営部門間，研究分担医師どうしの良好なコミュニケーションを維持することは非常に重要である．コミュニケーションは研究施設で起きていることの把握や，ネットワークを通じた研究の一貫性の担保，地理的に離れている研究担当医師のチームが問題をしっかりと報告し，解決にかかわれるようにするため必要である．

・研究チームは能動的に研究を実施すべきである—特に研究対象者の組み入れや，データ収集において，研究チームのメンバーではない個人の善意や努力に依存する受動的なアプローチでは，研究対象者の登録が困難になり，標準以下のデータしか得られなくなるおそれがある．臨床医や医療スタッフの一番大切な責務は医療を提供することであり，研究スタッフが患者や情報にアクセスできるよう許可してもらう以上のことを依頼するべきではない．自発的に研究対象者を紹介してもらうことはバイアスがかかる可能性が高く，症例数も少なくなる可能性がある．症例報告書の記入であれ，研究対象者とのコミュニケーションであれ，医療スタッフが積極的にデータ収集をサポートしてくれるということは現実的には期待できない．フィールド研究を実施するにあたり，十分に能動的な手法をとることはさらにコストがかかってしまうが，タイムリーに妥当で有益な結果を得るために必要不可欠である．

・コストや時間を節約するために工程を省略してはならない—研究依頼者からスケジュールの前倒しや，コスト削減を行うように圧力をかけられる可能性がある．しかし，フィールド研究は一般的に短期間，低コストで行えるような，既存データを用い

た研究が行えないような場合に行われているため，研究依頼者はフィールド研究がほかの研究の運営とは異なることを認識しなければならない．短期間，不十分な予算で施行された質の低い研究は誰も興味を示さない．

■ 研究対象者の組み入れ

フィールド研究の組み入れ段階では重要な目標が2つある．選択基準に合致する研究対象者を目標数抽出し要求された症例数を満たすことと，参加率を最大化することで選択バイアスの可能性を減らすことである．これらの目標を達成するためのアプローチは数多くある．研究規模が非常に大きくなりがちな追跡研究では，雑誌の購読者リスト，専門家登録名簿，広告を利用して研究対象者を組み入れることがある．一方で，ケースコントロール研究の対象者数は，通常はるかに少なく，ケースとコントロール合わせて数百人程度，多くても数千人程度である．しかし，薬剤疫学で研究対象となることの多い希少疾患（例えば血液疾患）のケースを組み入れる際は，必要症例数を得るために，大規模な国際的ネットワークが必要になることがある．

多くの場合，医療ケアシステムを介してケースを特定するが，原則として，組み入れ過程で生じ得る選択バイアスを防ぐには，ケースを特定するために，研究スタッフがイニシアチブをとって能動的に確認を行うことが最も重要である．具体的な方法としては，関連施設に定期的に電話で連絡を取ることや，研究スタッフが施設を訪問し，研究対象者を特定，参加してもらうように働きかけることがあげられる．近年は，連絡を短時間で，確実に行えるeメールのおかげで，施設との連絡は効率的にとれるようになってきている．現在，アメリカではプライバシーに関する規制のため事前の許可や，権利放棄がない場合には，外部スタッフがカルテを調べることや患者にコンタクトをとることは禁止されている．一方で，医療スタッフは「医療保険の相互運用性と説明責任に関する法律（HIPAA）」に則り，研究に先立ってカルテを調べることが可能であるため，医療提供者は直接，または手紙で適格基準を満たす可能性のある研究対象者に参加を依頼できる．手紙で参加の依頼を行う場合は勧誘の手紙を作成するコンピュータシステムを作ることで，施設の負担を軽減することが可能である．このような方法で参加を勧められた患者が，研究スタッフに連絡先が転送されることに同意を示す方法と（オプトイン方式），メールや電話で参加するつもりがないことを表明する方法があり（オプトアウト方式），オプトアウト方式では，連絡先などの情報が転送されることはない．また，オプトアウト方式では，研究対象者が規定の期間内にオプトアウトしていない場合は，研究スタッフに連絡先が転送される．いずれの場合でも，連絡先が研究事務局にいったん送付されたら，インフォームド・コンセントを含めた，実際の組み入れに関しては個々の施設には任せず，研究スタッフが管理する．

登録方法が異なれば，個々の研究施設ごとにIRBの承認が必要となる．通常，結果的

にオプトアウト方式の方が適格な研究対象者の参加率が高いため，研究の妥当性や実用性の観点から，オプトアウト方式の方がオプトイン方式よりも好まれる．しかし，IRB の多くはオプトイン方式しか承認しないため，研究が実行不可能になることもある．オプトアウト方式にはさまざまな方法があり，例えば，アメリカではメディケア・メディケイドサービスセンター（CMS）を通じてメディケア加入者を登録するといった方法がある．オプトアウト方式ではまず包括的な加入者リストを作成し，そこから研究対象者を特定するため，バイアスの影響を受けにくいという利点がある．また，がんレジストリのようなほかの既存のリストを使用し，研究対象者候補を特定するといった登録方法が実行可能な場合もある．このようにリストを使用した方法の方が，医療スタッフによる研究対象者特定の手間が省けるため，施設と協力する方法よりも望ましい．

問題の多い組み入れ方法として，医療スタッフに研究対象者の登録や同意を取得してもらう方法や，インターネット，チラシ，新聞，または患者団体などを通じて参加を呼びかける方法があげられる．特に前者（臨床スタッフによる同意取得や登録など）は研究運営上煩雑であり，施設の負担が非常に大きいことから，登録が低調となり，バイアスが生じる可能性が高い．

組み入れに際しては，登録プロセスのできる限り初期段階から研究スタッフが状況をコントロールできる方法が最適である．適格である可能性のある研究対象者を特定したら，研究対象者とのコンタクトに根気強く取り組み，スクリーニングプロセス（例えば，スクリーニングのための短時間インタビューや質問票）で適格であるかどうかを最終判断し，参加同意を取得する．これは必要となるデータに応じて，電話や，直接対面，郵便，インターネットで行われる．特定された適格な研究対象者をできるだけ多く組み入れるには，電話や e メール，または定期的な郵便で複数回コンタクトを取らなければならないことが多い．

ケースの適格性を決定するため，より複雑なプロセスが求められる場合がある．特に，診断が容易ではない上に，医療の状況が異なる複数の国から研究対象者を組み入れる希少疾患の研究では重要である．例えば，SJS と TEN に関する 2 件の多施設共同研究では，診断の正確さを確かめるため，皮膚科医が関連する臨床情報，病理情報を踏まえ皮膚の写真を再検討するためのレビュー委員会が必要とされ，研究期間中に年 2 回開催されていた．IAAAS では無顆粒球症と再生不良性貧血に対して，同様の方法がとられ，再検討のためにケースの 95 ％以上で骨髄生検の検体が採取された．この普遍的な方法により，ケースの定義の一貫性は最大限保証されるが，関連する資料をすべて集め，レビュー委員会のコストを賄うためには相当な財源が必要となる．

ケースコントロール研究でのコントロールの組み入れは医療機関を通じて行われる可能性があり（例：ほかの入院患者），その場合，通常は研究対象者候補に接触するためには，医療機関の許可が必要となる．組み入れが不十分である場合や，結果的にコントロー

ルとして適格と考えられた疾患が実際は研究における曝露と関連していた場合には，もちろん，選択バイアスのリスクとなる．病院をベースとしたケースコントロール研究において，「コントロールに該当する」という診断が妥当であることは重要であり，プロトコル作成時に細心の注意を払う必要がある．「一般住民」または「コミュニティ」でコントロールを特定するには，ランダムな番号に電話をかける手法（random digit dialing）や，運転免許保有者名簿，メディケア加入者名簿，または市勢調査名簿を使用する方法がある．一般住民やコミュニティからコントロールを選ぶ場合は，特定された研究対象者候補に研究スタッフが直接，研究についての説明をし，参加を勧める．ただし，メディケアの場合は最初にCMSが研究対象者に接触し，オプトアウト期間が過ぎたら，研究担当医師に連絡先が渡される．ほかの方法としては，ケースによる推薦が考えられるが（例えば，親戚，友人），これはバイアスを生じる可能性がかなり高い．効率性，妥当性を上げるためには対象となる病院やコミュニティのコントロールに対し，研究スタッフが接触・組み入れのために，最大限の努力をすることがきわめて重要である．

■ データ収集

研究対象者組み入れ後の，フィールド研究におけるデータ収集段階での主な目標は，可能な限り完全，かつ一貫性をもって詳細なデータを入手することである．郵送やインターネットによる質問票といった自己記入式のデータを収集する場合には，研究スタッフは未記入の研究対象者を適宜追跡する必要があり，郵送や電話，メールなどでコンタクトを繰り返す必要がある．データ収集段階において，参加率を最大限確保するためには，質問票を自分で記入しない研究対象者にはインタビューを行うという選択肢を提案してもよいかもしれない．

インタビュー（p.274，第12章参照）は多くの場合，薬剤疫学におけるフィールド研究の一次データソースである．自己記入式質問票に比べコストはかかるものの，より一貫性があり，コントロールされたプロセスであることが利点である．インタビューは対面（病院，対象者の自宅，その他の場所で），もしくは電話で実施可能である．比較できるようにするためには，インタビューの設定をケースとコントロールで可能な限り揃えることが重要である．

インタビューの種類にかかわらず，現代のフィールド研究は，通常コンピュータによるデータ入力システムを使用する．このテクノロジーはコンピュータを利用した電話調査（computer-assisted telephone interview；CATI），コンピュータを利用した面接調査（computer-assisted personal interview；CAPI）と呼ばれる．CATIはコールセンターや研究事務局，インタビュアーの自宅から電話をかけてインタビューを実施するときに使用される．CAPIではインタビューを対面で実施する際に，ノートパソコンが使用される．どちらの場合も，ソフトウェアは同じように作動し，インタビュアーの質問や，回答を記

録するための，チェックボックスや回答欄が表示される．CAPI では，ノートパソコンは中央サーバーに接続されておらず，必要なソフトウェアはすべてコンピュータにインストールされている．データは端末に保存され，後日アップロードされる．コンピュータを利用したインタビューは，紙を使用する質問票とは異なりデータ入力作業が不要なため，費用対効果に優れ，入力エラーも減少する．複雑な質問であっても簡単に内容を細分化できるため，インタビュアーは対象者から的確な答えを引き出すことができる．その他のコンピュータを利用したインタビューの利点としては，例えばインタビューで薬剤名を聞き出した際に，ソフトウェアにより薬剤名の自動コード化ができるため，正確性が増し，さらにデータ処理ステップが省略可能となることがある．

　カルテからデータを入手するには，研究スタッフが（対象者の署名入りの同意書を用意した上で）必要なデータについて依頼，抽出しなければならない．また，多くの場合，医療提供者に何度も情報を依頼する必要があり，非常に労力を要する．比較的小規模なデータ収集ネットワークであれば，研究スタッフが実際に施設を訪問し，そこで情報を抽出することが可能であるが，これはプライバシー上の規制のためあまり行われない．

　一部のフィールド研究では，血液，尿，（生検材料のような）組織などといった生物学的サンプルの採取が必要となる．現在，遺伝子に関する研究が盛んになっているため，DNA サンプルを必要とする機会が増えている．DNA は研究対象者が自宅で採取できる頬部スワブや唾液のサンプルより採取された頬粘膜の細胞や，血液サンプルから抽出することが可能である．頬粘膜細胞サンプルは，全血に比べると，採取できる DNA 量が限られており，質が劣るものの，頬粘膜細胞のサンプルで十分な場合が多い．血液サンプルが必要な場合には，研究対象者の自宅や何らかの採取場所で，専門家が採血しなければならず，研究運営が複雑になり，コストも増大する．サンプル採取の手技や，冷凍庫，その他，保管庫を整備しなければならず，また関連する検査を実施するための適切な検査機関との関係も構築しなければならない．

■ データ管理

　データ管理プロセスでは，コーディングと品質管理（QC）が重要である．薬剤名，病態，処置，職種などの多くのデータ項目は文字データとして収集されているため，解析するためには数字でコード化する必要がある．インタビュー用ソフトウェアでは，コンピュータに組み込まれている辞書が自動的にマッチするコードを入力してくれており，手間が省かれているが，入力時のスペルミスや，解釈が必要な内容もあり得ることから，データ収集後に少なくとも一部においては必ずコーディングを行う必要がある．一部の研究では，すべてのコーディングがデータ収集完了後に行われる．

　コーディングが適切であれば，解析を非常に効率的に行うことが可能である．診断名に関しては国際疾病分類（ICD）のコードを使用してコード化されることが多い．薬剤名

に関しては，WHO ドラッグディクショナリ（WHO-DD），アイオワ州ドラッグインフォメーションサービス（IDIS），ドラッグボキャブラリー・シソーラス，Slone ドラッグディクショナリなど，さまざまな辞書が利用可能である．WHO-DD は，解剖治療化学分類（ATC）とリンクした薬剤名が含まれており，IDIS と Slone ドラッグディクショナリには米国病院処方指針サービス（AHFS）の薬理薬効分類改訂版が利用されている．これらの分類法は類似した薬理学的特性や適応症をもつ薬の特定・分類を容易にする．これらの辞書は多くの薬剤疫学研究で使用されており，内容もさまざまである．1 冊の辞書で処方箋薬，非処方箋薬のすべてを網羅しているわけではないが，欧米でよく使用される薬剤名のコーディングに関しては十分である．

　品質管理プロセスはデータの一貫性や，エラーが最小限であることを担保するための重要なステップである．コンピュータを利用したインタビューやオンラインを利用した自己記入式質問票では，不適切な回答，例えば範囲外の年齢，あり得ない身長や体重のデータ入力を受け付けないようにするために，ソフトウェアにエラーチェック機能を組み込んでおく．その他には，情報を網羅するため，ある質問に回答しないと次の質問に進めなくするような機能を組み込む方法がよく使われる．インタビュアーのよりよい規範として，記入された質問票の矛盾点を除去するために，記入完了後すぐに，インタビュアーが（コンピュータを利用したものでも，紙によるものでも）質問票を見直すことである．中央事務局には通常 2 つのレベルの QC がある．メインデータベースにインタビューや自己記入データをアップロードする際に，一連の自動エラーチェック機能により不適切な入力内容にフラッグを立て，訂正を促す仕組みになっている．手動でのデータ品質管理に関してもいくつかのレベルがあり，小規模な研究において各研究対象者の全項目を完全に再確認するレベルから，全データの個別チェックが不可能なほど大規模な研究において，投薬歴のような重要項目や，ランダムに抽出した個々の研究対象者データを再確認するようなレベルまでさまざまである．この段階で特定されたエラーと矛盾点に関しては，インタビュアーに（必要な場合には研究対象者にも）コンタクトをとって，訂正することも可能である．すべての品質管理チェックが完了した後で，データを解析することが許可される．

　中央データベースへのデータアップロードは，現在のフィールド研究では，通常かなり自動化されている．コンピュータを利用したインタビューやオンライン自己記入式質問票は直接転送され，前述のビルトインされている品質管理チェックを受ける．紙の質問票は，テキスト欄の入力を必要とすることもあるが，可能な限りスキャンできるようにデザインされている．カルテの抽出は，理想的には中央データベースに直接アップロード可能なコンピュータ用の様式を使用して行われる．インタビューやデータ抽出のようなコンピュータを用いたデータ収集プロセスを中央事務局ではなく現場で実施するときは，安全なインターネット接続を用いれば自動アップロードが可能である．臨床検査結果や

その他の類似データ項目の入力には，手入力が必要な場合があるが，その場合には適切にデザインされたソフトウェアが使えれば大変有用である.

---

5 | 解 析

　解析に関する問題の多くはフィールド研究特有のものではないため，本章では取り上げないが，曝露，アウトカム，共変量を含む生データから解析用ファイルを作成する際に過小評価されることがあることは述べておく価値があるであろう．研究におけるデータ収集の目標は，研究課題の解決に必要な項目すべてを入手することであり，データのフォーマットは正確かつ完全な収集が容易になるようにデザインされなければならない．そのため，解析に用いるには何らかの変換を行わなければならない場合がある．例えば，服薬歴であれば，複数の製品を使用した情報をまとめたり，特定の期間に摂取した総投与量を計算したり，薬剤使用と臨床イベントの時間的な順番を定義したりして，複雑なデータから解析用の変数へと簡略化する必要があるかもしれない．その後には，曝露とアウトカムの時系列を確認するために，研究対象者全員で一貫した共通の基準点（例えば入院日）を用いて得られた病態の臨床経過と薬剤使用のタイミングの比較が必要となるかもしれない．「解析前」の段階では，最初に解析に必要な変数を定義するという概念的なプロセスが必要となる．実際に解析ファイルを作成する際には，生データから変数を作成するために実際的な計算が必要となる．いったん，解析用ファイルを作成すれば，フィールド研究であろうと，データベース研究であろうと，データ項目と具体的な課題により決定される疫学解析手法は同様である.

結 論

　データベースや，ほかにもレジストリのような進行中のリソースは，さらにコンピュータ化され研究により適したものとなっているため，フィールド研究はあまり必要とされなくなるであろう．しかし，薬剤疫学研究のあらゆる研究課題が，すでに収集されたデータのみを用いて解決できる日が来るとは考えられない．既存のデータから得られる研究対象の疾患に関する情報よりもより詳細な情報，一般用医薬品の使用状況に関する情報，日常診療では記録されていない生活習慣の詳細，QOLのように研究対象者しか提供できない要因に関する情報などを必要とする状況は常に起こり得る．こういう状況ではフィールド研究が必要になるであろう．そうした研究を開始するだけの能力をもった研究者や組織が存在し続けることが望まれる．そうすれば，フィールド研究は薬剤疫学の中の忘れ去られた技法にならないであろう.

重要なポイント

- 「フィールド」または「アドホック」研究は，特定の研究課題を解決するために現場でデータ収集を行う研究であり，既存のデータを使用する研究とは異なっている．

- 提示された疑問に十分に回答できる既存のデータベースが存在しないときにフィールド研究は必要とされる．

- この研究目的を達成するために必要な情報は，特定・入手することが可能であることから，アウトカムは厳密に定義することが可能である．

- 曝露や共変量の情報は各々の研究課題に合わせて取得することが可能である．

- 重大な限界（limitation）は，一般にフィールド研究は，完了までに何年もかかることである．また，多くの場合，既存データを使用している研究よりも研究運営が複雑であり，コストがかかる．

- 研究対象者の組み入れや情報の収集に際してバイアスを避けるよう注意を払わなければならない．これは，ほかの目的のために収集された既存データを使用する研究では，あまり問題とはならない．

事例10.1　重度皮膚有害反応に関する国際研究（Roujeau JC, et al,1995）

背景

・SJS/TEN は極めてまれであるが，数多くの薬で使用に関連して認められる致命的な皮膚疾患であり，市場からの薬の撤退につながる規制措置において，この有害反応がしばしばきっかけとなる．この研究が実施されるまでは，特定の薬剤と SJS/TEN のリスクを結び付ける情報の多くは症例報告から得られたものであった．

研究課題

・研究の目的は，特定の薬の使用者における SJS/TEN のリスクを相対的，絶対的に定量化すること．

研究方法

・フランス，ドイツ，イタリア，ポルトガルで実施されたケースコントロール研究．まず，ドイツ全土および残りの 3 ヵ国のほとんどの地域を網羅している病院のネットワークを使用した能動的な確認によって，SJS/TEN のケース 245 人が特定された．

・写真を含め，関連する臨床情報・検査情報のすべてが皮膚科医によって構成される委員会によってレビューされ，SJS/TEN の研究で定めた基準を満たす潜在的なケースが確認された．疾患の臨床的な発症日に対応する，指標となる日（index day）をケースごとに特定した．

- コントロール 1,147 人は，これまでの薬の使用とは無関係であると判定された別の疾患を有する入院患者であった．
- 服薬歴は患者または家族にインタビューを行い入手した．
- 標準的なケースコントロールの解析手法を使用し，交絡因子を調整してオッズ比（OR）を推定した．過剰（絶対）リスクも推定した．

結 果

- 関連する薬剤の OR は全般的に高く，5.5 〜無限大であった．これにはスルホンアミド，ほかの抗感染症薬，抗けいれん薬，ある種の非ステロイド性消炎鎮痛薬のようなこれまでにも関連が疑われた薬が含まれた．
- 一般にリスクは治療の初期段階で最大であった．
- 過剰リスクは低く，1 週間で使用者 100 万人当たり 0.2 〜 4.5 であった．

強 み

- 非常に厳密なケースの定義．研究は SJS/TEN の分類の標準化に貢献した．
- 特に複数の関連する薬を重複して使用している場合に重要となる交絡因子の調整を行い，定量的なリスクを推定した．
- 年間百万人当たり数例の発生率である疾患について数百例のケースを組み入れるために，大規模な住民を網羅していた．

限 界

- インタビューで得られた服薬歴による情報バイアスの可能性
- 非常に大規模な基礎集団におけるケースの過少確認の可能性

まとめ

- これまでに関連が疑われた多くの薬に対する SJS/TEN リスクを初めて定量化した．
- 非常にまれな疾患を研究する際に，リスクの相対的な指標とともに絶対的な指標を決定することの重要性を示した．

参考文献

- Abenhaim L, Moride Y, Brenot F, et al. (1996) Appetitesuppressant drugs and the risk of primary pulmonary hypertension. International Primary Pulmonary Hypertension Study Group. N Engl J Med 335: 609–16.
- Bastuji-Garin S, Rzany B, Stern RS, et al. (2004) Clinical classification of cases of toxic epidermal necrolysis, Stevens-Johnson syndrome, and erythema multiforme. Arch Dermatol 129: 92–6.
- Cozier YC, Palmer JR, Rosenberg L (2004) Comparison of methods for collection of DNA samples by mail in the Black Women's Health Study. Ann Epidemiol 14: 117–22.
- Kaufman DW, Kelly JP, for the International Collaborative Study of Severe Anaphylaxis (2003) Risk of anaphylaxis in a hospital population in relation to the use of various drugs: an international study. Pharmacoepidemiol Drug Safety 12: 195–202.
- Kaufman DW, Kelly JP, Levy M, Shapiro S (1991) The Drug Etiology of Agranulocytosis and Aplastic Anemia: The International Agranulocytosis and Aplastic Anemia Study. New York: Oxford University Press.
- Kazis LE, Miller DR, Skinner KM, et al. (2004) Patientreported measures of health: The Veterans Health Study. J Ambul Care Manage 7: 70–83.
- Louik C, Lin AE, Werler MM, et al. (2007) First-trimester use of selective serotonin-reuptake inhibitors and the risk of birth defects. N Engl J Med 356: 2675–83.

- Mitchell AA, Cottler LB, Shapiro S (1986) Effect of questionnaire design on recall of drug exposure in pregnancy. Am J Epidemiol 123: 670–6.
- Roujeau JC, Kelly JP, Naldi L, et al. (1995) Medication use and the risk of Stevens-Johnson syndrome or toxic epidermal necrolysis. N Engl J Med 333: 1600–7.
- Sakamoto C, Sugano K, Ota S, et al. (2006) Case-control study on the association of upper gastrointestinal bleeding and nonsteroidal anti-inflammatory drugs in Japan.
- Eur J Clin Pharmacol 62: 765–72. Strom BL (2001) Data validity issues in using claims data. Pharmacoepidemiol Drug Saf 10: 389–92.
- Willett WC, Sampson L, Stampfer MJ, et al. (1985) Reproducibility and validity of a semiquantitative food frequency questionnaire. Am J Epidemiol 122: 51–65.

第11章 薬剤疫学研究をどのように実施すべきか. 利用できる選択肢からの選択

はじめに

　これまでの章で述べてきたように，薬剤疫学研究は疫学の手法を臨床薬理学のコンテンツに応用している．医薬品は市販される前に，通常 500 ～ 3,000 人を対象に臨床試験が行われる．市販後に実施する薬剤疫学研究の大部分は，新しい十分な情報が研究のコストや労力に見合うように少なくとも対象者を 1 万人以上含めるか，ケースコントロール研究によって同程度の人数の集団から結論を導き出す必要がある．こうした大きなサンプルサイズは研究運営上の難題を引き起こす．第 7 ～ 10 章では，こうした非常に大きなサンプルサイズのニーズを満たす薬剤疫学研究を効率的に実施するために開発されたさまざまなデータ収集方法やリソースを紹介している．本章では，利用できるアプローチの中から読者が選択することの手助けとなるように，これまでの章の情報を統合している．

薬剤疫学研究に利用できるアプローチの中から選択する

　薬剤疫学研究を実施する際，これまでの章で述べられているどのデータ収集方法を使用するか，またどのデータリソースを使用するかを決める必要がある．選択肢は研究者が所定のデータリソースにどの程度熟練しているか，またはそれらを使用している研究者の力量にもかかわるものであるが，取り組む研究課題に合わせて薬剤疫学のリソースの選択肢を組み合わせた利用を考えることも重要である．1 つのデータ収集戦略やリソースを使用するよりも併用して利用する方がよい場合もあり，課題に取り組むために 1 つのリソースだけで最適でない場合には，お互いを補完するような複数のアプローチをすることが有用となる．実際上これはおそらく重要な課題に取り組むための望ましいアプローチなのであるが，多くの場合，研究者は好ましからぬ選択肢を採択してしまう．

　利用できる薬剤疫学のデータリソースの中から使用するものをどのように選択するかを決定する上で，これまでの章で述べてきた利用可能な薬剤疫学的アプローチのそれぞ

れの特徴と相対的な利点と欠点を統合するのが有用である（**表11.1**）．統合することで，目前の研究課題の特性に対して最適な薬剤疫学のアプローチの選択を検討しやすくなるだろう（**表11.2**）．本章の考察と付属の表に記載されている評価と重要度は私見である．それらは薬剤疫学の学会コンセンサスなどではなく，本書のこれまでの章に述べられてきた内容に基づいた本章の著者の判断を示しているだけである．それでも大多数の人が提示された一般原則に同意するであろうし，相対評価の多くにも納得するものと思う．評価に付きものの恣意的な評価（採点）を一部では行っているが，こうした情報の統合が読者にとってこれまでの章に提示されてきた大量の情報を活用する際に役立つことを

表11.1 ● 薬剤疫学のデータリソースの特性比較

Pharmacoepidemiologic approach	Relative size	Relative cost	Relative speed	Representative-ness	Population-based	Cohort studies possible	Case-control studies possible
Spontaneous reporting	++++	+	++++	++	–	–	+ (with external controls)
Health maintenance organizations/health plans	++	+++	+++	+++	++	++++	++++
Commercial insurance databases	++	+++	+++	+++	++	++++	++++
US Government claims databases	+++	++	++	variable	++++	++++	++++
In-hospital databases	+	++	+++	++	–	++	++
Canadian provincial databases	++	++	+++	++++	++++	++++	++++
Pharmacy-based medical record linkage systems	++	++	+++	++++	++++	++++	++++
Ad hoc studies Case-control surveillance	variable	+++	+	variable	–	–	++++
Prescription-event monitoring	+++	+++	+	+++	++	++++	+ (nested)
Registries	variable	+++	+	variable	variable	–	++++
Field studies							
Ad hoc case-control studies	as feasible	+++	+	as desired	as desired	–	++++
Ad hoc cohort studies	as feasible	++++	–	as desired	as desired	++++	++ (nested)
Randomized trials	as feasible	++++	–	–	–	++++	++ (nested)

（次ページへ続く）

表 11.1 続き

Pharmacoepidemiologic approach	Validity of exposure data	Validity of outcome data	Control of confounding	Inpatient drug exposure data	Outpatient diagnosis data	Loss to follow-up
Spontaneous reporting	+++	++	−	+++	+++	N/A
Health maintenance organizations/health plans	++++	+++	++	−	++	3–15%/yr
Commercial insurance databases	++++	+++	++	−	++	about 25%/yr
US Government claims databases	++++	+++	++	−	++	variable
UK medical record databases	+++	++++	++	−	++	Nil
In-hospital databases	++++	+++	++	++++	−	Nil
Canadian provincial databases	++++	+++	++	−	++	Nil
Pharmacy-based medical record linkage systems	++++	+	+	−	−	Nil
Ad hoc studies						
Case-control surveillance	++	++++	+++	−	+	N/A
Prescription-event monitoring	+++	+++	++	−	+++	variable
Registries	+++	+++	++	+	variable	N/A
Field studies						
Ad hoc case-control studies	++	++++	+++	++	++++	N/A
Ad hoc cohort studies	+++	+++	+++	++	++++	Variable
Randomized trials	++++	+++	++++	++	++++	N/A

列の見出しの説明については本章の本文を参照し，データリソースの説明に関してはこれまでの章を参照.

望んでいる.

　なお，本章では取り上げていないほかのデータソースもあることに留意いただきたい．そのうちの一部は，薬剤疫学研究にとって重要または今後重要なものとなる可能性がある．例として，旧ボストン州共同薬剤サーベイランス（Boston Collaborative Drug Surveillance）のデータ，MEMO，Pharmetrics，Aetna，Humana など，その他多くのデータベースがあげられる．薬剤疫学のデータリソースは増加しており，われわれはこれらをすべて含めようとはしていない．その代わりにそれぞれの章で行われているように，データをタイプ別に分類する中でこれらを論じている.

1 │ 薬剤疫学のデータリソースに関する特性比較

表 11.1 は，これまでの章で解説されてきたさまざまな薬剤疫学の各々のデータリソースと，その特性の一部をリストにしたものである．

データベースの相対的な規模は，対象とする集団をどの程度カバーしているかということになる．国の全体または大部分を網羅するデータベースはわずかであり，自発報告システム，米国メディケア，薬局が保有するカルテとリンクしたシステムの一部，英国の処方イベントモニタリングだけである．当然のことながら基礎となる住民の数によって住

表 11.2 ● 研究課題の特性と薬剤疫学のデータリソース選択に与えるその影響 [a]

Pharmacoepidemiologic approach	Hypothesis generating[b]	Hypothesis strengthening[c]	Hypothesis testing[d]	Study of benefits (versus risk)	Incidence rates desired	Low incidence outcome	Low prevalence exposure
Spontaneous reporting	++++	+	—	—	—	++++	++++
Health maintenance organizations/health plans	++	++++	+++	++	+++	+++	+++
Commercial insurance databases	++	++++	+++	++	+++	+++	+++
US Government claims databases	++	++++	+++	++	+++	++++	++++
UK medical record databases	++	++++	+++	++	++++	+++	+++
In-hospital databases	+	++++	+++	++	+++	+	+
Canadian provincial databases	++	++++	+++	++	+++	+++	+++
Pharmacy-based medical record linkage systems	+	++	++	++	+++	+++	+++
Ad hoc Studies							
Case-control surveillance	+++	+++	+++	+++	—	++++	+
Prescription-event monitoring	++	++	+++	+++	+++	+++	+++
Registries	+	+++	+++	+++	+++	+++	+++
Field Studies							
Ad hoc case-control studies	+	++	+++	+++	+	++++	+
Ad hoc cohort studies	+	++	+++	+++	++++	++	+++
Randomized trials	+	+	++++	++++	++++	+	++++

（次ページへ続く）

表11.2 続き

Pharmacoepidemiologic approach	Important confounders	Drug use inpatient (versus outpatient)	Outcome does not result in hospitalization	Outcome does not result in medical attention	Outcome a delayed effect	Exposure a new drug	Urgent question
Spontaneous reporting	−	+++	++++	+	+	++++	++++
Health maintenance organizations/health plans	+++	−	+++	−	+	++	+++
Commercial insurance databases	++	−	+++	−	+	+++	+++
US Government claims databases	++	−	+++	−	+ to +++	++	++
UK medical record databases	+++	−	+++		+++	+++	+++
In-hospital databases	++	++++	−		−	+++	+++
Canadian provincial databases	++	−	+++	−	+++	++	+++
Pharmacy-based medical record linkage systems	+	−	−		++	+++	+++
Ad hoc studies Case-control surveillance	+++	+	−	−	++	+	+
Prescription-event monitoring	++	+	++++	+	+	++++	+
Registries	++	++	+	++	++	+++	+
Field studies Ad hoc case-control studies	+++	++++	++	−	++	+	+
Ad hoc cohort studies	+++	+++	++++	+++	+	++++	+
Randomized trials	++++	+++	++++	++++	+	++++	+

a 列の見出しの説明については本章の本文を参照し，データリソースの説明に関してはこれまでの章を参照.
b 仮説生成研究は予期せぬ薬の効果について，有害であるか，有益であるかにかかわらず，新たな研究課題を見出すようにデザインされた研究である.
c 仮説強化研究とは，確実なエビデンスを提供するのではなく，既存の仮説を強化するようにデザインされた研究である.
e 仮説検定研究とは別の研究から示唆された仮説を詳細に評価するようにデザインされた研究である.

民データベースの規模は違ってくる．民間の場合はその加入者数により規模が異なり，メディケイドや民間の商用データベース，ついで英国の電子カルテデータベース，健康維持機構（HMO）のデータベースとなろう．カナダの州のデータベースも研究の対象となる人数にもよるが同様に大きい．それ以外のデータリソースは通常，より小規模なものである．スローン疫学部門で実施されたようなケースコントロール・サーベイランスでは，所定の研究のネットワークに含まれている医療機関数や大都市圏といった条件によって，変動する集団を対象とすることが可能であった．レジストリを使用したケースコント

ロール研究の集団の規模はケースを見つけるために使ったレジストリの規模に依存する．アドホックな研究は研究者のさじ加減でどのような規模の研究も可能であり，研究目的に見合う規模のリソースを扱うこととなろう．

相対コストに関しては，新しいデータを収集する研究では最もコストがかかる．特にランダム化試験とコホート研究は一般に大きなサンプルサイズが必要であり，追跡期間が長期に及ぶこともあり高価となる．さらに，ランダム化試験の場合には研究運営上の複雑さもある．これに対して，既存のデータを利用する研究は最も安価となる．ただし，バリデーションのために一次カルテを収集するときにはそのコストが加算される．対象者を特定するためだけに既存のデータリソースを使用し新しくデータを収集する研究の場合は，そのコストはこれらの中間くらいということになる．

研究完了までの相対的な早さに関しては，新しいデータを収集する研究，特にランダム化試験とコホート研究は長期間を要する．既存のデータを利用する研究は早く研究課題を解決できるが，バリデーションのために一次カルテを入手するのに余分な時間が相当かかる可能性もある．対象者を特定するためだけに既存のデータリソースを使用し新しくデータを収集する研究の場合はコストと同様に早さについても中間程度である．

代表性とはデータリソースの対象者がどれくらい一般住民を代表しているかを指す．米国のメディケア，英国の処方イベントモニタリング，カナダの州の医療データベース，および薬局が保有するカルテとリンクしたシステムはそれぞれ国全体や州を対象としており，典型的な住民データベースである．自発報告システムは住民全体から収集したものであるが，その報告の性質が選択的であることから代表性は低くなる．メディケイドは低所得者層や身体障害者に限定したプログラムであり，一般住民を最も代表していない集団を対象としていることになる．ランダム化試験に含まれる人は，さまざまな選択基準に加えて研究へボランティアとして参加する意欲をもった対象者に限定されるため，この点が代表性に関する留意事項となる．GPRD と THIN は，英国の全住民の大規模な部分集団を選択し使用しているため，英国国民を代表しているといえるかもしれない．健康維持機構と民間のデータベースは，メディケイドの集団よりは一般住民の代表に近い．ただし，これらは就労層を大幅に含んでおり，社会経済的地位が低い患者が少数であるうえ通常よりも高齢者比率も少ない．残りのデータ収集法やリソースの一部は，**表11.1** に「変動の可能性あり（variable）」として記載してあり，これは研究にどの医療機関が登録されているかによることを意味する．アドホックな研究は研究者のさじ加減により代表する，もしくは代表しないデザインとすることが可能であるため**表11.1** では「希望どおり（as desired）」とした．

データベースが集団ベース（population-based）であるかどうかは，（必ずしも地理的な意味ではなく）はっきりと特定可能な住民集団であり，なおかつ医療ケアのすべてがそのデータベースに含まれているかどうかということになろう．このデータベースでは，

疾患の発生率を測定することが可能であり，ある患者が受けた医療ケアのすべてをより確実に知ることができる．一例をあげるならばカイザープログラムは out-of-plan（健康維持機構などのネットワークに加盟していない医療機関）によるケアがほとんどないか，まったくないと仮定すると集団ベースである．したがって，再入院が結果として必要となった疾患と同様に医療機関の内外で受けた医療ケアを検討するために，カイザーのデータを利用することが可能である．例えば，最初に静脈血栓塞栓症に対して受けた治療がその後の疾患再発リスクに及ぼす影響を検討することも可能である．これとは対照的に，医療機関ベースのケースコントロール研究は集団ベースの研究ではない．なぜならばそこに加入している特定の医療機関のみが含まれているからである．したがって，参加施設で静脈血栓塞栓症と診断され治療を受けている患者は，疾患が再発したら研究に参加していない別の医療機関に再入院することもあり得る．この再発は，そうしたシステムを使用した研究では発見されないであろう．集団ベースのデータリソースは，組織化された医療システム，または医療費支払制度のデータを利用している．レジストリを使用した研究やアドホックなケースコントロール研究は，規定された地域の全ケースが研究に登録されているのであれば集団ベースの研究として実施することも可能であるが，これは通常あり得ない（p.21，第2章も参照）．

コホート研究が特定のデータリソース内で実施可能であるかは，個人が関心のある薬剤に曝露されていたかを特定できるかどうかに依存するであろう．これはどの集団ベースにも当てはまることであり，コホート研究を実施するようにデザインされたどのシステムも同様である．

ケースコントロール研究が特定のデータリソース内で実施可能であるかは，関心のある疾患に罹患しているかどうか，患者を特定できるかどうかに依存する．これはどの集団ベースにも当てはまることである．自発報告システムのデータもケースコントロール研究の中でケースの特定に利用することが可能ではあるが，これはあまり行われていない．

曝露データの妥当性は，医療機関ベースの研究（hospital-based setting）が最も確実である．医療機関ベースの研究では，どの薬剤が処方されているか，また患者が実際にその薬剤を服用しているかの両方が確実にわかる．自発報告システムも曝露データのほとんどを医療提供者から入手するため，おそらく確実ではある．しかし，自発報告システムのデータでは患者の服薬状況は正確にはわからない．保険請求データや薬局が保有するカルテとリンクしたシステムから入手した曝露データは，多くの場合，請求書作成のために薬剤師が記録したバイアスのかかっていないデータであるとともに1つのプロセスであり，そのプロセスが還付に影響を与えるため，厳密に監査が行われている．繰り返しになるが，服薬状況は確実ではないが，これらのデータは正確である可能性が高い．そうはいうものの，薬の再調剤（リフィル）に対する服薬状況は，投薬瓶に埋め込まれたマイクロチップを使用して測定した服薬状況と，より密接に相関していることがわ

かっている（p.427，第20章参照）．さらに，患者にとって控除可能な薬剤や自己負担となる薬剤，また非処方箋薬もある．なお，処方箋薬に対する給付は健康保険の計画によって変わるため，受取人が処方箋薬の給付限度額に達した場合には，薬局のファイルは処方された薬剤をすべて反映していない可能性がある．英国の電子カルテシステムの場合であれば，開業医による処方が継続している場合は見つけられるだろうが，開業医以外の医師が処方した薬は見逃されることがある．アドホックなケースコントロール研究は，一般に曝露データに対する患者の履歴に依存する．多くの場合，患者は服用している薬を正確に思い出せないため，これらは非常に不正確である可能性が高い．しかし，これは検討した条件，服用した薬の種類，質問をする技術などによって変わると考えられる（p.274，第12章参照）．

アウトカムデータの妥当性も医療機関ベースの研究が最も確実である．医療機関ベースの研究では患者は集中的な監視の対象となる．ただし外来患者における治療に関するデータは少し確実性が下がる．しかしながら，疾患のマーカーとして薬剤や手技を使用したり，一次カルテを入手したりといったように，これらのデータの精度を改善する方法はある．自動化されているデータベースのアウトカムデータ一般については，「変動の可能性あり（variable）」と記載しているように，どのデータがどのように使用されているかに厳密に依存する．英国の電子カルテシステムは，保険請求データではなく実際のカルテを分析しており，開業医による追加の質問票データにもアクセス可能である．したがって，アウトカムデータはおそらくかなり正確である．

交絡因子のコントロールとは，交絡変数をコントロールする能力のことである．交絡因子をコントロールするための最も効果的なアプローチはランダム化である．第2章で述べているように，ランダム化は未知で測定されていない，または測定不可能な交絡変数をコントロールするための最も説得力のある方法である．ついで，既知で測定可能な変数をコントロールするために十分な情報を収集するアプローチが効果的である．これらには健康維持機構，英国のカルテシステム，ケースコントロール・サーベイランス，アドホックなケースコントロール研究，およびアドホックなコホート研究が含まれる．カナダの医療データベース，民間データベース，およびメディケイドは（ときどき）一次カルテデータを入手できるが，必要な情報がすべてこれらのデータベースに含まれているとは限らない．これらのデータベースでは，通常カルテに記載されていない補足情報を入手するために直接患者にコンタクトをとることはできない．なお，自発報告システムでは交絡因子のコントロールは行われていない．

入院患者の薬剤使用データを保有しているデータシステムはあまり多くない．例外として，自発報告システム，院内データベース，および入院患者の薬剤使用データを収集するようにデザインされた一部のアドホックな研究があげられる．

特別な労力を必要とせずに，アウトカム変数として外来診断データを検討できるよう

なデータを十分に保有するデータリソースはごくわずかである．アドホックな研究ではそうした情報を収集するようにデザインできる．またアドホックなランダム化臨床試験の場合には，こうしたデータ収集に，臨床検査値や身体測定値の調整まで含むこともある．リソースの一部では，観察に基づいて外来アウトカムデータを収集できるが，医師によって直接収集する方が正確である可能性が高い．これに含まれるものとして，自発報告システム，英国のカルテシステム，健康維持機構，処方イベントモニタリング，および一部のアドホックなコホート研究があげられる．その他の外来データは医師が医療費を請求する情報に基づいたもので，メディケイドのデータベース，民間のデータベース，およびカナダの州の医療データベースがある．なお，その他のデータリソースでは患者を介さないと外来での診断情報にアクセスできないため，データが完全にそろわない可能性が高い．カルテを使用して診断を確認できることは多いが，バリデーションの目的で実際に患者に確認する必要性が生じることもある．アドホックなケースコントロール研究の大部分がそうである．

追跡不能の程度はさまざまなリソース間で大幅に異なる．それについては**表11.1**に記載している．

---

2 │ リサーチクエスチョンの特性と薬剤疫学のデータリソースの選択に与えるその影響

利用できる薬剤疫学のリソースの特性を一度熟知したら，リサーチクエスチョンを解決するにはどのリソースを使用するのが最適かを決定するために，そのリサーチクエスチョンをより厳密に吟味しなければならない（**表11.2**）．

薬剤疫学研究は，薬の効果に関する仮説を立てそれを強化するため，事前に考えられた仮説（priori hypotheses）を検証する目的をもって実施することが基本である．これに対して仮説生成のための研究（hypothesis-generating study）とは予期せぬ薬の効果について，有害・有益を問わず，新たな研究課題を見いだすようにデザインされた研究である．実際のところは，すべての研究において主たる目的とは別の新たな偶然の発見をすることが可能ではある．また，ケースコントロール研究においては主目的である疾患に薬が関与しているかどうかに加え，ほかにも疾患に影響している要因についてスクリーニングすることが原則として可能である．コホート研究であれば，研究中の薬物曝露から主目的であるアウトカム以外に，予期せぬ結果のスクリーニングを行うことができる．ただし，実際にはこれを系統的に試みてきたのは，健康維持機構／健康保険計画，ケースコントロール・サーベイランス，処方イベントモニタリング，およびメディケイドのデータベースだけである．これまでのところ，薬物の影響に関する新たな仮説生成において最も生産性の高いソースは自発報告である．しかしながら，センチネル，これは米国国民1億人以上を対象とし，議会によって義務付けられたものであるが，これこそが

主として仮説生成用に構築されている（p.531，第22章内「FDAのセンチネル・イニシアチブ：安全性監視の強化」参照）．また今後は，医療機関を受診しないようなイベントなどに関する仮説の生成に，インターネット（例えば，消費者による掲示板への投稿コーナーのある医療関連ウェブサイト）による新たなアプローチを活用することが可能となろう．

仮説強化型（hypothesis-strengthening study）とは，確実なエビデンスを提供するのではなく，既存の仮説を強化するようにデザインされた研究のことである．この研究の目的は，より信頼性の高い研究をさらに行うかどうかを決定するために仮説を強化すること，あるいはその反対に仮説を覆すようなエビデンスを提供することにある．仮説強化の研究それ自体は迅速かつ低コストで実施すべきである．仮説強化の研究では，ほかの研究などで得られた仮説を評価するためのデータセットを使用した粗い分析も含み得る．もちろん潜在的な交絡変数のすべてがコントロールされるわけではないため，その結果考察が確実なものであるとはいえない．それでも，顕在化している交絡因子をコントロールするので，データリソースを使用して仮説を立て実施することよりは踏み込んだ研究にもなり得る．この場合，研究は事前に考えられた仮説（priori hypotheses）を検証するために特に実施されるわけではないため，仮説を検証するのではなく強化にのみ貢献し得る．自発報告システムは仮説生成に有用ではあるが，強化にはあまり有用でない．逆にランダム化試験は確実に仮説を強化することはできるものの，仮説の強化目的で実施するにはコストがかかり過ぎるし，運営が複雑すぎる（仮説生成または仮説強化を目的に，ランダム化試験の再分析が活用されるのは至極当然であり，その際は実際上コホート研究として実施される）．その他のアプローチとして，曝露データ，アウトカムデータの両方にコンピュータ・フォームを使用して速やかにアクセスする方法が非常に有用である．ついで，これらのデータタイプのうちの1つだけ，すなわち曝露データかアウトカムデータのどちらか1つのみに速やかにアクセスする方法も有用となる．しかし，両タイプのデータともコンピュータ・フォームを用いないで収集する必要のある方法は，時間やコストがかかるためあまり有用ではない．

仮説検証型の研究（hypothesis-testing study）とは別の研究から示唆された仮説を詳細に評価するようにデザインされた研究である．そうした研究では同時に比較する群がなければならず，既知の潜在的な交絡変数に対するコントロールが可能でなければならない．こうした理由のために，自発報告システムは同時対照をもつ研究には使用することはできず（まれな例外を除く），この目的では使用できない．当然ながらランダム化臨床試験は，未知または測定不可能な交絡変数をコントロールする唯一の方法であるため，最も有効なアプローチとなる（一方，用量−反応，時間−反応，薬物相互作用，反応の決定因子などは非ランダム化試験で実施する方が容易である）．ついで有用な方法は，患者や患者カルテへアクセスを可能にするような手法である．というのも，潜在的な交絡

因子に関する情報をこうしたソースからしか得られないことがあるからである．患者にはコンタクトできないが一次カルテにはアクセスできるような手法がこれにつぐ選択肢となる．

　関心のある有益な効果が予期された効果なのか，それとも予期しない効果なのかによって，薬の有益な効果に関する課題は研究上の意味合いが異なる．予期しない有益な効果に関する研究はアプローチの仕方という意味合いで，予期しない副作用に関する研究に非常に類似している．すなわち，両方ともいわば主要ではない副効果（side effects）を調べているわけである．予期された有益な効果に関する研究は適応する疾患によっては交絡という特別な方法論上の問題が生じる．つまり，薬を服用している患者は服用していない患者とは研究の中におけるアウトカムに対する観察の仕方が違ってくる．状況によっては非実験的研究デザインを使用してこれらの課題に取り組むことは可能である．しかし，実行可能であれば，通常はランダム化試験の方がはるかに望ましい．

　薬に曝露した人を対象にした曝露後の疾患発生率に関する研究課題に取り組むためには，その薬を服用した人数を定量化できなければならない．この情報はコホート研究に利用するリソースによって得ることができる．新たにアウトカムデータを収集することが必要な手法の場合，例えば処方イベントモニタリング，アドホックなコホート研究，および薬局のデータを利用した外来患者のコホート研究において症例数が不十分であるか，もしくはアウトカムの報告が不完全であると，一部のアウトカムを見逃してしまう可能性がある．一方で，受診を必要としないアウトカム情報を系統的に収集しようとするならば，アドホックなデータ収集が唯一の手段となってしまう（以降参照）．こうした課題がいずれも生じないための唯一のアプローチは医療機関ベースを用いるアプローチである．レジストリを利用したケースコントロール研究とアドホックなケースコントロール研究は，限定した地域のケースを完全に収集した場合には，発生率の推定に使えることがある．その他のアプローチは発生率の計算には使用できない．

　発生率の低いアウトカムに関する研究課題を検討するためには，大規模集団を調べる必要が生じる（第3章参照）．これには，国全体を対象とできる，もしくは対象としている，自発報告システム，米国メディケア，処方イベントモニタリング，または薬局が保有するカルテとリンクしたシステムを利用すれば適切な形で実施することができる．ほかの方法として，民間データベース，健康維持機構／健康計画，またはメディケイドのデータベースの利用もあろう．これらのデータベースは米国の住民の大部分を登録していたり，英国のカルテシステムとリンクしたりしている．カナダの州のデータベースも相当大規模なものであり，そうした複数のデータベースを使用して研究を実施することもできよう．アドホックなコホート研究とするならば同程度の集団を対象とするために規模を拡大する必要がある．ケースコントロール研究，アドホック研究としてレジストリを利用した研究，またはケースコントロール・サーベイランスを利用した研究も，大規模集

団とすることが必要となる．ただし，コホート研究のアプローチほどには大規模とはならない．ケースコントロール研究は疾患に罹患している患者に基づいて研究対象者を登録するため，類似のコホート研究を使用してそうした研究を実施しようとするよりも効率的である．最後に，ランダム化試験も非常に多くのサンプルサイズを集めるために規模を拡大すれば原則的にアプローチとしては可能なのだが（p.364，第16章参照），実際には非常に難しくコストがかかる．

　低い曝露率に関する研究課題に取り組むためには，大規模集団を調べることも必要である（p.38，第3章参照）．この場合も，国全体を網羅している自発報告システム，米国メディケア，薬局が保有するカルテとリンクしたシステム，または処方イベントモニタリングを使用すると最適な形で実施することが可能である．ほかの方法として，民間データベース，大規模な健康維持機構，またはメディケイドのデータベースを使用できる．これらのデータベースは米国の住民の大部分が登録されていたり，英国のカルテのデータベースとリンクしたりしている．大規模な集団から曝露した患者を登録するといったアドホックなコホート研究も可能である．同様に，曝露を規定しているランダム化試験でも十分な人数を確保することができる．ケースコントロール研究として，レジストリを利用した研究やケースコントロール・サーベイランスを利用したアドホックな研究も，理論上は規模を拡大し十分な人数の大規模な集団を対象とすることが可能であるが，これは難しくコストがかかる．

　目前の研究課題を解決するために考慮を必要とする重要な交絡因子があるときは，そうした交絡因子に関する正確かつ十分な情報を確保できるようにしなければならない．自発報告システムをこの目的に使用することはできない．ランダム化臨床試験は，未知または測定不可能な交絡変数をコントロールする最も信頼できる方法であり，最も有効なアプローチである．患者や患者カルテへのアクセスが可能となるような手法がこれについで有用である．潜在的な交絡因子に関する情報の収集がこうしたソースからしか得られないこともある．患者にはコンタクトできないが，一次カルテにアクセスすることが可能な手法がこれにつぐ手段となる．

　リサーチクエスチョンが入院患者の薬剤使用に関連している場合には，データリソースが入院患者の薬剤曝露データを収集できなければならない．このアプローチは限られるが，自発報告システムや入院患者データベースシステムがある．アドホックな研究の場合も，院内での薬剤使用に関連した情報を収集するようにデザインする必要がある．

　調べているアウトカムが入院には至らず，しかしながら治療については行われたときの最適なアプローチはランダム化試験と，この情報が確実に収集できるように明確にデザインされたアドホックな研究である．開業医からデータを収集している処方イベントモニタリングと英国カルテシステムは，この種の研究課題に関する優れたデータソースである．そのようなアウトカムは，自発報告システムにも報告される可能性が高い．メディ

ケイドのデータベースや民間データを保有しているため、外来患者データを保有しているため利用できる。ただし、外来患者の保険請求に記載された診断情報の妥当性には注意が必要である。カナダの州のデータベースもケースコントロールデータベースも同様である。レジストリを利用したケースコントロール研究でも、調べている疾患の外来症例を対象としている場合には理論上は実施可能となる。

調べているアウトカムが結果的に治療をまったくなくされなかったときに利用できるアプローチはさらに限られている。この情報が確実に収集できるように明確にデザインできるのはランダム化試験のみである。アドホックな研究であるならば患者からそうした情報を収集するようにデザインすべきである。最後に、自発報告システムから収集できることもある。患者から報告を受けた場合や、患者がほかの疾患の治療のために受診しているときに同題に気づいた医療提供者から報告を受けたような場合がこれに該当する。上述したように、今後はインターネット、例えば掲示板への消費者からの投稿コーナーのある医療関連ウェブサイトなどを使用した新たなアプローチしないようなイベントなどに関する仮説の生成に使用することも可能となるだろう。

調べているアウトカムが薬の遅発性効果の場合には、長期にわたり個人を追跡するアプローチが必要となる。このための最適なアプローチはカナダの州の医療データベースを一部使用することである。一部では25年以上の薬剤データを利用できるものがあり、対象となっている住民の転居はほとんどない。したがって、そうした長期研究を実施するシステムとしては、これは理想的である。一部の健康維持機構ではより長期にわたった追跡データが利用できる。しかし、健康維持機構であるため、かなりの脱退が発生する。ただし、加入後最初の数年間を超えると脱退率はそれほど高くない。民間のデータベースも同様である。長期にわたり収集した薬剤曝露情報の妥当性に関して特に注意が必要である。メディケイドのデータベースが利用できるようになったのは1973年以降である。しかし、家族の変更や雇用形態の変更に伴い加入資格を失うことにより、メディケイドプログラムからの大幅な脱退が発生することが長期にわたる薬の効果の研究を難しくする。同様に、処方イベントモニタリング、薬局が保有するカルテとリンクしたシステム、アドホックなコホート研究、またはランダム化臨床試験によって長期にわたる薬の効果を研究することも可能であるかもしれないが、これらのアプローチは前述したように、この種の研究課題にはあまり適していない。理論的には、自発報告システムでも長期にわたる薬の効果を特定できる可能性はある。しかし、医師が現在の医療上のイベントとずっと以前の薬剤曝露とを結びつける可能性は低いために、実際には使えない。

調べている曝露が新薬の曝露の場合には、当然のことながら、アプローチは現在進行形の曝露データを収集するデータソースに限られるため、そうした多数の曝露を速やかに収集できるデータソースが望ましい。アドホックなコホート研究やランダム化臨床試験は、患

者の曝露状況に基づいて研究に患者を登録するため，この目的にとって理想的である．自発報告システムの場合も，同様にこの目的に適したアプローチである．新薬は自動的に速やかに報告される傾向があり，実際にある薬が上市すると最初の3年間の報告がはるかに多い．主要データベース，特に民間のデータベースがついで有用である．大規模な住民集団に基づく民間データベースがあれば，十分な数の曝露症例を迅速に蓄積することが可能となり，研究をすぐに実施できる．健康保険計画の処方箋薬として利用できるようになるまでには時間差がある．これは特に健康維持機構データベースの問題である．米国政府の保険請求データベース（メディケアと特にメディケイド）はデータ処理に遅れがあるため，新薬ではあまり有用ではない．アドホックなケースコントロール研究の場合，どのようなアプローチをとっても，調べているアウトカム変数に影響を与えるだけの薬剤への曝露が十分に起こるまで待たなければならない．

　最後に，一刻も早く疑問に答えたい場合に一番早く解決できるアプローチは，必要なデータが含まれているならば自発報告システムである．薬は自発報告システムに直ちに収載されるため，大規模な人口ベースをカバーしている．当然であるが，自発報告システムで見つかっていない有害反応には利用することができない．コンピュータ化されたデータベースもこれらの目的にとって有用であるが，そのデータベースに曝露情報が蓄積される早さに依存する．また，調べている薬が処方箋薬でない場合には，研究することはできない．ほかのアプローチは，研究課題を検討するのに時間がかかり過ぎるため，使用が限られる．例外として，処方イベントモニタリングがあるが，調べている薬が偶然に研究の1つのテーマであった場合に限定される．その他あり得る例外として，ケースコントロールのサーベイランスがある．ただし，その薬が先行研究のテーマであるか，あるいは先行研究のコントロール群としてその疾患をもつ十分な症例数が収集されている場合に限定される．

具体的な事例

　具体的な事例として，例えば非ステロイド性消炎鎮痛薬（NSAIDs）が上部消化管出血を引き起こすかどうか，それがどのくらいの程度かどうかを知りたいという場合を想定しよう．製造販売前に行われた臨床試験データを調べることもできるが，対象となった患者数は臨床現場における実際の出血を調べるほどには多くはない可能性があり，また設定されている環境条件はきわめて人為的である．ほかに内視鏡検査のような，より感度の高いアウトカム指標を使用した臨床試験結果もあれば利用できる．しかしこれはさらに人為的である．その一方でほかのいかなるデータベースを用いるよりも課題への対応として迅速であり，入院に先立つ薬の曝露に関する情報もある．一部のデータベー

スは入院の原因となった上部消化管出血を調べる場合にだけ使用可能となる（例えば，カルテレビューを含まないカイザー・パーマネンテ）．ほかのデータベースでは入院患者，外来患者の出血を調べるのに利用可能である（例えば，メディケイド，カナダの州のデータベース）．またこれらのデータベースでは十分に測定できない喫煙や飲酒のような交絡因子も調べるために，アドホックな研究を行うこともあろう．利用できるアプローチとして例えば，ケースコントロール・サーベイランス，または処方イベントモニタリング研究を用いたケースコントロール研究や，コホート研究を使用して研究課題に取り組むというのもあるかもしれない．発生率を計算できるようにしたい場合には，これらの研究をケースコントロール研究ではなくコホート研究に限定する必要がある．少なくとも著者の知る限り，上部消化管出血患者を記録しているレジストリはないため，レジストリは使用できない可能性が高い．また上部消化管出血は人口動態統計データには掲載されないので，ここでは一般的な傾向もつかめないだろう（入院や死亡の原因となった場合を除く）．上部消化管出血では通常は死亡しないため，上部消化管出血による死亡データを活用することは難しい．なお，こうしたアプローチは，上部消化管出血発生の要因を調べているというよりは実際には合併症としての上部消化管出血の要因を調べることになる．つまり，上部消化管出血が合併症となる疾患は何か．あるいは例えば年齢や末期疾患など，上部消化管出血患者に対する対症療法として医師が輸血を行うのを差し控えるかどうかの要因を調べていることになる．

　別の研究課題例として，NSAIDs による悪心・嘔吐に関して同様に取り組むこともあるかもしれない．この課題は上記のものと非常に類似してはいるが，多くの場合悪心・嘔吐では医療機関を受診しないため，課題に取り組む上での選択肢ははるかに限られるであろう．このように，主として外来で使用される薬に関してはランダム化臨床試験以外であれば，患者に情報提供を依頼しているシステムを用いるかアドホックな研究に限定される．

　その他，自発報告システムにより生成されたシグナルの追跡を活用する例を考えてみよう．例えば，5 年前から市販されている薬がアレルギー反応のような比較的まれな病態の原因であるかどうかを調べるために研究をデザインするような場合が該当する．希少疾患であれば，非常に大規模な集団を利用する必要があるであろう．最適な活用案はメディケア，またはメディケイドのデータベース，健康維持機構，民間のデータベース，ケースコントロール研究，または処方イベントモニタリングであろう．こうした仮説検証型の研究を早急に進めるため，またコストを予算内に抑えるためには，既存データを使用して実施できる手段がより望ましい．処方イベントモニタリングやケースコントロール・サーベイランスはこれに取り組むための優れた方法であるが，調べている薬や疾患がそれぞれ先行研究のテーマになっている場合に限られる．ケースコントロール研究を実施するなど，ほかの方法の場合では新たに曝露データを収集しなければならない．

　自発報告システムにより生成されたシグナルの追求を活用する例として，最後に例えば3年前から市販されている薬が再生不良性貧血のような非常にまれであるが重篤な疾患の原因であるかどうかという場合を考えよう．留意すべき点は，前述した内容と類似するがメディケアやメディケイドのデータベースでさえ，そのデータを利用できるようになるのが遅れることを考えると，十分なケースを含む規模のデータベースは存在していないということである．ゆえに新たにデータを収集することが必須となる．また，調べている薬がほとんど外来患者で使用されている場合であれば，処方イベントモニタリングやケースコントロール研究も考えられる．

結　論

　薬剤疫学研究を実施する際は，本書のこれまでの章に記載しているどのリソースを使用すべきかを決定する必要がある．利用できる薬剤疫学のリソースの特徴を検討すること，並びに取り組むべき研究課題の特性を検討することで，目前の課題に取り組むために最適なリソースを選択することができるはずである．

重要なポイント

- 薬剤疫学研究を実施するには多くの異なったアプローチがあり，それぞれに利点と欠点がある．
- 薬剤疫学研究のリソースは，取り組む課題に合わせて選択しなければならない．
- 2種類以上のデータ収集戦略，またはリソースを同時に，または組み合わせて使用するのがよい場合がある．
- 利用できる薬剤疫学のリソースの特性を考慮すること，並びに取り組むべき課題の特性を考慮することで，目前の課題に取り組むために最適なリソースを選択することができるはずである．

参考文献

- Anonymous (1986) Risks of agranulocytosis and aplastic anemia. A first report of their relation to drug use with special reference to analgesics. The International Agranulocytosis and Aplastic Anemia Study. JAMA 256: 1749–57.
- Klemetti A, Saxen L (1967) Prospective versus retrospective approach in the search for environmental causes of malformations. Am J Public Health 57: 2071–5.
- Coulter A, Vessey M, McPherson K. The ability of women to recall their oral contraceptive histories. Contraception 1986; 33:

127–39.

- Glass R, Johnson B, Vessey M. (1974) Accuracy of recall of histories of oral contraceptive use. Br J Prev Soc Med 28: 273–5.
- Mitchell AA, Cottler LB, Shapiro S. (1986) Effect of questionnaire design on recall of drug exposure in pregnancy. Am J Epidemiol 123: 670–6.
- Paganini-Hill A, Ross RK. Reliability of recall of drug usage and other health-related information. Am J Epidemiol 1982; 116: 114–22.
- Persson I, Bergkvist L, Adami HO. (1987) Reliability of women's histories of climacteric oestrogen treatment assessed by prescription forms. Int J Epidemiol 16: 222–8.
- Rosenberg MJ, Layde PM, Ory HW, Strauss LT, Rooks JB, Rubin GL. (1983) Agreement between women's histories of oral contraceptive use and physician records. Int J Epidemiol 12: 84–7.
- Schwarz A, Faber U, Borner K, Keller F, Offermann G, Molzahn M. (1984) Reliability of drug history in analgesic users. Lancet 2: 1163–4.
- Stolley PD, Tonascia JA, Sartwell PE, Tockman MS, Tonascia S, Rutledge A. et al. (1978) Agreement rates between oral contraceptive users and prescribers in relation to drug use histories. Am J Epidemiol 107: 226–35.
- Strom BL, West SL, Sim E, Carson JL. (1989) Epidemiology of the acute flank pain syndrome from suprofen. Clin Pharmacol Ther 46: 693–9.

薬剤疫学方法論の
専門的課題

第12章 薬剤疫学における薬剤と診断データの妥当性

本章の内容は Mary Elizabeth Ritchey の私見であり，必ずしも米国食品医薬品局（FDA）の公式な方針を示すものではない．

はじめに

薬剤疫学研究の結果が信頼できるか否かは，適切な研究デザインおよび統計解析，データの頑健性に依存する．本章ではまず，臨床医が患者治療の際に用いる薬剤および診断データの妥当性について述べる．次に，測定誤差，誤差のタイプと検出方法，誤差が点推定値に与える影響およびその軽減方法について述べる．最後に，研究例として非ステロイド性消炎鎮痛薬（NSAIDs）と心筋梗塞（MI）の関連および NSAIDs と消化管（GI）出血の関連について取りあげ，診療報酬請求，電子カルテまたは質問票の回答から得たデータを用いる際の妥当性の懸念について説明する．

薬剤疫学研究が取り組むべき臨床的問題

医師は，現疾患を診断する参考に，既往歴や薬剤使用歴などの患者からの情報を頼りにしている．既往歴や薬剤使用歴の情報が不正確である場合，現疾患の適切な診断と治療ができなくなるおそれがある．患者が既往歴などを思い出す能力は，医師の適切な診断や処方を妨げ，薬物治療成績に影響する可能性がある．患者は最も効果的な薬剤使用のために医師の指示を思い出す必要があるが，調査では，患者の多くは診察直後でもその治療指示を思い出せないことが報告されている．数年前の既往や使用薬剤を思い出す際には，その情報はより不正確であろう．

薬剤疫学研究では，一般的に薬剤と有害事象発生の関連が注目されることが多いため，本書における特に重要な話題は，薬剤曝露および疾患発生に関するデータの妥当性である．さらに，薬剤疫学研究で重要な多くの潜在的な交絡因子（すべてではない）は，薬

剤または疾患のいずれかである．前述のように，臨床医は多くの場合，患者が服用中の薬剤名を知らない事実を認識している．したがって，患者が過去の薬剤使用を正確に思い出すことが難しいのは当然であり，少なくともこれを思い出すための助けとなるものはない．少なくとも表面的には，患者は診断情報の信頼できる情報源であるとみなすことはできない．場合によっては，患者は正しい診断名を知らされていないことさえあり，それを思い出すことは不可能である．しかし，これらのデータの要素は，質問票を用いてデータを確かめる薬剤疫学研究ではきわめて重要である．患者らの情報源からデータを正確に得るための特別なアプローチが薬剤疫学者によって開発されているが，そのアプローチによってデータが正確に得られるかは，詳細に検討する必要がある．

薬剤疫学研究が取り組むべき方法論的課題

1 ｜ 薬剤疫学研究に関連する測定誤差の指標

　主な比較方法として，妥当性と信頼性の2つがあげられる．これらは，2種類（またはそれ以上）のデータ収集法の比較または曝露あるいはアウトカムに関する2種類（またはそれ以上）の情報源の比較に用いられる．これらはさまざまな名称で扱われているため，多少混乱が生じている．2つの情報源の一致を表すには「バリデーション（validation）」や「検証（verification）」が用いられているが，情報源の比較を表すには「調和（concordance）」や「一致性（agreement）」と表現したほうが適切である．例えばバリデーションでは，方法または情報源の1つが，「ゴールドスタンダード（gold standard）」としてほかの方法または情報源より明らかに優れていることが求められる．また，そのゴールドスタンダードが不完全な方法や情報である場合には，「不完全なゴールドスタンダード（alloyed gold standard）」という用語が用いられる．

■ 妥当性の定量的測定

　ある薬剤の「使用歴あり」と「使用歴なし」といった2値の曝露またはアウトカムの測定では，2つの妥当性の尺度が用いられる．この妥当性の同意語は正確性（accuracy）である．感度（sensitivity）は，完全性（completeness）とも呼ばれ，ある方法または情報源が，ゴールドスタンダードの方法または情報源に一致した特徴を有する個人（例えば，薬剤の使用歴あり）を正しく同定する度合を測定する．特異度（specificity）は，劣った方法または情報源が，優れた方法または情報源に一致した特徴のない個人（例えば，薬剤の使用歴なし）を正しく同定する度合を測定するために用いられる．図12.1に，感度および特異度の計算方法を示す．

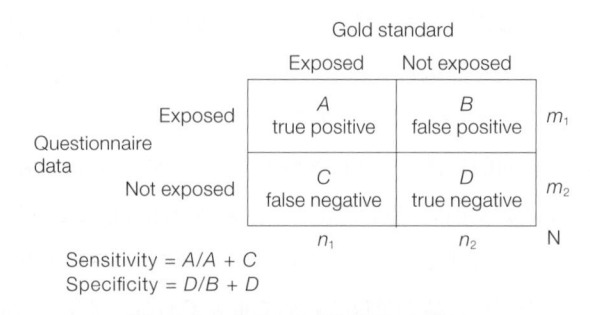

図12.1 ● 感度および特異度の計算式

　感度と特異度は，曝露またはアウトカムのような2値変数の妥当性の「コイン」の表裏の関係である．一般に，感度の高い方法または情報源は特異度が低い傾向があり，特異度の高い方法は感度が低い傾向にある．このようなよくある状況下では，比較した2つの方法または情報源のいずれも，全体的に優れた妥当性を有するとはいえない．研究の設定に応じて，感度または特異度のいずれかが重要な妥当性の尺度となる．だが，これらの尺度の絶対値はあてにならない．例えば，真の過去の薬剤使用率が5％で，特異度が95％（および感度が100％）の曝露の分類方法または情報源では，測定された薬剤使用率が2倍の10％まで上昇し得る．感度と特異度の組み合わせで重要な究極の基準は，誤分類によって推定された相対リスクのような，効果の測定に影響するバイアスの度合である．

　このバイアスの度合は，真の曝露割合のような各研究に特異的な状況に依存するため，一般的なガイドラインを示すことができない．各研究の状況に応じて，そのメリットを評価しなければならない．例えば，次のようなケースコントロール研究を仮定する．真のオッズ比（odds ratio；OR）が3.0，曝露測定の感度がコントロール（80％）よりケース（90％）で高く，特異度はケース（95％）よりコントロール（99％）で高く，アウトカムは完全に測定されている．コントロールの選択バイアスは存在しない．このような仮定の下で，源泉集団（source population）の真の曝露割合が10％ならば，期待される効果の推定値は，曝露の誤分類によって OR = 3.6 と上方に偏る．また，真の曝露割合が90％ならば，OR = 2.6 と下方に偏り，真の曝露割合が70％ならば，OR = 3.0 のままで偏ることはない．

　妥当性の尺度である感度および特異度は，それぞれの分母に（ゴールドスタンダードまたは不完全なゴールドスタンダードによって分類された）「真実」が含まれている．研究者は，これらの尺度と，分母により劣る指標を含む陽性的中度および陰性的中度を混同しないよう注意する必要がある．ここでは，曝露またはアウトカムが実際にある人またはない人であるかと，分類上である人またはない人であるかで区別している．陽性的中度とは，曝露またはアウトカムがある人として「分類」された人のうち，実際に曝露また

はアウトカムがある人の割合である．陰性的中度とは，曝露またはアウトカムがない人として「分類」された人のうち，実際に曝露またはアウトカムがない人の割合である．的中率は分類方法または情報源の性能の尺度であり，妥当性の尺度ではない．的中率は感度および特異度（すなわち，妥当性）に依存するだけでなく，真の曝露割合またはアウトカムの発生状況にも依存する．このため，ある2つの集団でアウトカムまたは曝露に関して患者を分類するための方法または情報源の妥当性（すなわち，同じ感度および特異度）が同じでも，曝露割合またはアウトカムの発生状況が異なれば，その方法または情報源での的中率は，2つの集団で異なるだろう．

多くの妥当性研究では，確認率または検証率は妥当性の尺度ではなく，単なる一致性の尺度にすぎない．ほかのそのような研究では，1つの方法または情報源をゴールドスタンダードまたは不完全なゴールドスタンダードとして用い，別の情報源または方法の妥当性の「コイン」の片側のみに関して評価している．回答者が忘れたか，そうでなければ報告されなかった薬剤の曝露を確認するために，面接による回答結果と処方箋調剤記録を比較するような1つの情報源の完全性に注目した研究では，面接で得られたデータの感度が（ほぼ正確に）測定されるかもしれない．しかし，そのような研究では，強力な仮定（例えば，調剤録に記録されないような方法では回答者は薬剤を入手することができない）を設定しない限り，特異度に関して言及することはできない．また，自己報告または医療事務データを用いたケースコントロール研究でのケースの妥当性の検証では，ケースが真のケースであるという陽性的中度のみの評価であり，コントロールが真のコントロールであるという陰性的中度は評価されない．理想的には，感度，特異度，陽性的中度，陰性的中度，重要な患者特性およびそれらに影響するほかの変数を計算するために妥当性研究をデザインすることが望ましいだろう．陽性的中度と陰性的中度は内的妥当性研究に対してのみ有用であることに注意しなくてはならない．

一般的に，単なる一致性を測定した研究であるにもかかわらず，それらが妥当性または正確性を測定したかのように解釈されることがあまりにも多い．信頼性という用語は信頼性だけでなく，一致性または妥当性を言及するためにも用いられる傾向がある．薬剤曝露における真のゴールドスタンダードは，研究参加者が摂取した全薬剤のリストであり，用量，服用期間および曝露日を含む．この薬剤リストは，研究参加者が持つ処方日誌または電子化されたデータベースにある調剤記録かもしれない．しかし，これらの情報源はいずれも真のゴールドスタンダードではない．処方日誌は正確に記入されていない可能性がある．例えば，参加者は実際よりも定期的かつ完全に薬剤を使用した，または，アドヒアランスを維持したとして記録する可能性がある．同様に，処方された薬剤がすべて服用されるとして，調剤された日から服用開始日までにかなりの時間差が存在する可能性がある（アドヒアランスに関する考察は，p.427，第20章参照）．

薬剤使用期間のような連続的に分布する変数の妥当性の定量には，2つの方法が用い

られる．真値の範囲内で一定の測定誤差が存在する場合（すなわち，測定誤差が，個人の真の曝露が存在する研究対象集団の曝露分布の範囲と独立である場合），一般的に対象のデータと妥当な基準値との差の平均値と標準偏差が用いられる．曝露分布が似ている集団に対してのみ一般化できることに注意した上で，積率相関係数も用いることもできる．

　2つの尺度間の高い相関は必ずしも高い一致性を意味するとは限らない．例えば，1つの変数がほかの変数の値を系統的に過大評価または過小評価したとしても，この相関係数はきわめて高くなり得る（すなわち，1に近い）．高い相関は，過大評価または過小評価が系統的であり，一致性が高いことを意味する．比較している2つの尺度を互いに対してプロットし，それらのスケールが同じであれば，それぞれの軸から45°にある同等性のラインに複数のポイントが存在する場合に限って完全に一致するといえる（図12.2）．また，その同等性のラインに並行する直線に沿って複数のポイントが存在する場合は，完全に相関するといえる．相関係数の値から，疾患曝露の不正確な尺度を用いることによって生じるバイアスの度合を知ることは難しい．

■ 信頼性の量的測定

　カテゴリ変数の信頼性または一致性を評価するには，2つまたはそれ以上の情報源間の一致率と関連するカッパ（κ）係数が用いられる．それらは，2つの不完全な分類体系を比較する場合に限って用いられ，1つの分類方法がほかの方法より先験的に優れているとみなすためには用いられない．κ 統計量は偶然について補正した一致割合である．一致性は，慣習的に κ 統計量が 0 未満で不良（poor），0 ～ 0.20 で軽微（slight），0.21 ～ 0.40 で軽度（fair），0.41 ～ 0.60 で中等度（moderate），0.61 ～ 0.80 で高度（substantial），

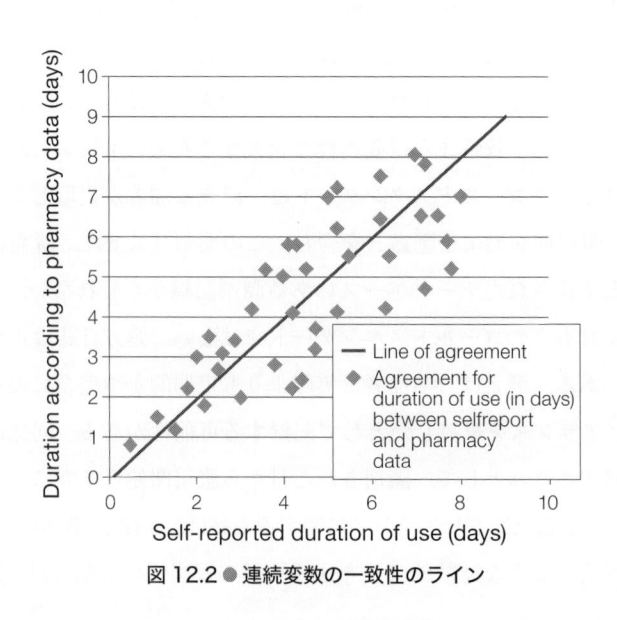

図 12.2 ● 連続変数の一致性のライン

0.81 〜 1.00 でほぼ完全（almost perfect）とみなされる．**図 12.3** に，質問票データと診療録情報との間で信頼性を評価するための一致割合と κ の計算を示す．

　連続変数の信頼性を評価するには，級内相関係数を用いる．級内相関係数は，平均値の平均差および測定値間の相関のいずれも反映する．級内相関係数は，被験者間の差に起因する測定変動の度合および1個人の測定の差（個人内差）に起因する測定変動の度合を示唆する．2組の測定のデータが同じであれば，級内相関係数は 1.0 に等しい．ある条件下で，級内相関係数は Cohen の重みつき κ とまったく同じである．

　κ のような一致性の尺度の値を，曝露または疾患関連で期待されるバイアスの程度として変換することはできない．

2 ｜ 薬剤疫学研究での測定誤差

　薬剤による疾患発生の疫学的評価は，曝露と疾患発生の評価がいずれも正確になされるかに左右される．いずれかの因子の測定誤差により，本当は集団には存在しない危険因子が特定されたり，逆に，本当は存在する危険因子が特定できなかったりすることがあるかもしれない．

　疫学研究では，関連の指標は，疾患または曝露の有無のクロス分類によって分類された対象者の数に基づくことが多い．薬剤 A と疾患 B との関連を調査するために質問票データを用いた際，一部の研究参加者が薬剤 A の過去に曝露していたことを忘れた場合，彼らは非曝露として誤って分類されるだろう．この誤分類は測定誤差である．測定の過程で何らかの誤差を含むことは多いが，この測定誤差が大きければ，研究結果の妥当性は低下する．

　2つのタイプの測定誤差または誤分類が生じる可能性がある：非差異誤分類（non-differential misclassification）と差異誤分類（differential misclassification）である．これらの誤差の相違は研究対象の変数と関連する．特に，差異誤分類は1つの変数（薬剤使用など）の誤分類が，別の変数（例：疾患状態）のレベルに従って変化するため，過

	Medical record		
	Exposed	Not exposed	
Exposed	A	B	m_1
Not exposed	C	D	m_2
	n_1	n_2	N

（Questionnaire data）

Accuracy = A + D/N

Chance agreement (expected) = $((n_1 \times m_1) + (n_2 \times m_2))/N_2$

$$\kappa = \frac{accuracy - chance\ agreement}{1 - chance\ agreement}$$

図 12.3 ● 一致率（%）と κ の計算式

小または過大評価の方向へのバイアスが生じる．例えば，NSAIDs と MI のケースコント
ロール研究で，MI 患者は，MI に罹患しなかった患者よりも，過去の NSAIDs の使用を
思い出しやすい可能性がある．MI 患者は疾患の原因を熟考し，そうでなければ，報告を
し忘れるか，し損なっただろう NSAIDs の使用を思い出して報告するかもしれない（**図
12.4**）．あるいは，自身の疾患による混乱のために，過去の NSAIDs の使用を報告し忘れ
たり，面談を早く終わらせるためにことをしなかったり，自身の疾患の説明となることを
心理的に拒否して報告しないことも考えられる（**図 12.4**）．

このため，面接時の回答者の精神状態，ことによると面接者の精神状態も，全体的な
面接または質問票の情報の正確性に影響し，その正確性の程度は回答者の特性（例：疾
患の有無）によって異なる可能性がある．重篤な疾患を有することを知っている患者お
よび自分の子どもが重篤な疾患であることを知っている親は，多くの場合，病気がどの

Case-Control Study of NSAIDs and Myocardial Infarction (MI)
No exposure misclassification

MI cases recall exposure just as well as those without MI

	NSAIDs use	No NSAIDs	
MI	200	200	OR = 2.5
No MI	240	600	

MI cases recall exposure better than those without an MI

MI	Sens=	0.95
	Spec=	0.9
No MI	Sens=	0.8
	Spec=	0.7

	NSAIDs use	No NSAIDs	
MI	210	190	OR = 1.4
No MI	372	468	

MI cases do not recall exposure as well as those
who did not have an MI

MI	Sens=	0.8
	Spec=	0.9
No MI	Sens=	0.9
	Spec=	0.7

	NSAIDs use	No NSAIDs	
MI	180	220	OR = 0.9
No MI	396	444	

図 12.4 ● 曝露の差異誤分類の例

ようにして起きたかに疑問をもつ．当初，患者は自分自身を責めるが，それが過ぎると外部に説明を求めるようになる．重篤な疾患を有する患者やその身近な家族の心理状態の経時的な変化は多様であり，面接および質問票の情報の妥当性を担保するために重要である．疾患のある患者（ケース）のほうが，ない患者（非ケース）より真の曝露を思い出しやすく（曝露分類の感度は非ケースよりケースで高い），意図的か非意図的かを問わず多くの偽陽性となる曝露を報告しやすい（曝露分類の特異度は非ケースよりケースで低い）という，従来からある仮定を一概に信用することは明らかに単純すぎる．

　ケースと非ケースでの思い出しの正確性の相違は，NSAIDs の曝露状態や得られる関連性の尺度に影響を及ぼすだろう．ケースコントロール研究での曝露の差異誤分類は，思い出しバイアス（recall bias）によって生じ得る．一般的に，潜在的な思い出しバイアスは，完全な曝露情報（関心のある期間に使用された薬剤名や使用日に関する情報）を得られる研究デザインであれば最小化できる．

　曝露の非差異誤分類は，1つの変数の誤分類が別の変数のレベルによって変化しない場合や曝露を忘れている程度がケースとコントロールで同程度である場合に起きる．関連性の尺度も曝露の非差異誤分類によって影響され，通常，差がなくなる方向に偏る．分類誤差が互いに独立でない場合（これまでの健康関連の転帰をしぶしぶ報告している研究参加者は，服用薬も報告したがらない場合など）に例外が生じることがある．これ以外にも，非差異誤分類によって過小評価の方向へバイアスが働くというルールについての例外が，曝露分類が3つ以上ある場合に生じることがある．3つ以上の曝露分類（低，中，高）での独立した曝露の非差異誤分類によって起きる，過大評価方向へ働く潜在的なバイアスを説明するために，ケースコントロール研究を用いた仮想事例を図12.5に示す．高度曝露群のケースおよびコントロールの40%が中間曝露群に誤分類されると，中等度曝露のオッズ比（OR）は相対的に偏らないが，高度曝露の OR は 2.6 まで上方に偏る．

No Exposure Misclassification

	Exposure				
	Low	Medium	High		
Cases	100	200	600	Medium vs Low	OR = 2
Controls	100	100	100	High vs Low	OR = 6

40% of cases and controls in the high exposure group
are misclassified as medium exposure

	Exposure				
	Low	Medium	High		
Cases	100	440	360	Medium vs Low	OR = 3.1
Controls	100	140	60	High vs Low	OR = 6

図12.5 ● 曝露が多元的である場合の曝露の非差異誤分類の例

　ある環境下では，2値アウトカム尺度の独立した非差異誤分類からバイアスは生じない．例えば，偽陽性が存在しない場合，期待されるリスク比は，疾患分類が正しい条件下で非曝露群の感度に対する曝露群の感度の比を乗じたリスク比となる．感度が独立で非差異的である場合，この比は1に等しく，リスク比は偏らない．

■ 関連性の点推定値に対する測定誤差の影響

　Copeland らは，一連のコンピュータの生成したグラフを用いて疫学研究の誤分類を評価した．彼らは，バイアス（関連性の尺度の点推定値と真の値との不一致）が，疾患の発生頻度，曝露頻度，分類の感度および特異度の関数であることを示した．しかし，バイアスを積率相関係数，級内相関係数，一致率，あるいは κ の関数として説明することはできなかった．したがって，これらの測定方法の1つがゴールドスタンダードであっても，これらの値の高低をバイアスの程度を示す根拠として解釈するべきではない．非差異誤分類が起きた場合，点推定値は差がない方向に偏っていた．また，疾患の非差異誤分類に対する結果は疾患がまれなほど，コホート研究でバイアスの可能性は高くなることが示唆された．同様に，曝露割合が低いほど，ケースコントロール研究でのバイアスの可能性は高くなる．点推定値は，差異誤分類によって過小評価または過大評価のどちらの方向へも偏る可能性がある．思い出しバイアスが常に懸念されるアドホック*ケースコントロール研究（ad hoc case-control study）では，差異誤分類が問題となる．

　Copeland らのシミュレーションはいずれも疾患と曝露の2値変数に関して実施された．連続変数で，測定値と真の値の間に完全な相関関係が存在するのであれば，非差異誤分類による差がない方向へのバイアスは生じないかもしれない．例えば，ケースコントロール研究でケースとコントロールが薬剤使用期間を同等に過小評価している場合，差がない方向へのバイアスは生じないだろう．

■ 関連性の尺度の測定誤差についての補正

　感度および特異度の推定では，測定誤差に対し効果推定値を補正する必要がある．これらの推定値は，先行研究や同じ研究内で解析された部分標本から得ることができる．しかし，曝露分類の感度および特異度の推定値が先行研究から入手できることはまれである．また，もしこれらの推定値が入手できても，それらは有用でない可能性がある．なぜなら，正しく分類または誤分類されたデータのいずれでも分類方法が同様でなければならないからである．分類確率は，質問票のデザイン，研究対象集団や投与期間によりさまざまであろう．さらに，疫学研究者に最も馴染みのあるこの補正法は2変量データに適しているもので，多変量には向かない．

＊：特定目的で1回限りで完結する調査.

　研究者は，疾患状態による曝露の差異誤分類（思い出しバイアスなど）に対して，そのバイアスが研究の妥当性に影響していない強い根拠を示すか，あるいはそれらを統計的に制御するかのどちらかを行わなくてはならない．バイアスの効果を推定するための1つのアプローチは，感度分析を行うことである．感度分析は，研究デザイン，データ収集およびデータ解析などのあらゆる工夫によって，バイアスを排除，軽減または制御した後の，バイアスに対する最後の防衛線である．この感度分析の「感度」は，分類の妥当性の尺度として特異度と対をなす用語の感度とは疫学上の意味が異なる．感度分析では，研究の結果がそれらの変動に対してどの程度敏感であるかを調べるために重要な仮定または方法を合理的に変更する．通常，暗黙の重要な仮定は，研究の曝露およびアウトカムが正確に測定されているということである．先行研究からの推定または専門家の経験および判断からの「当て推量」を用いることにより，この仮定は修正されることがあり，また，アウトカム，曝露またはその両方に関して，参加者をより正確に分類する方法が用いられた場合に，結果がどのようになるかを種々の解析法を用いて「逆算する」ことができる．時には，観察された関連性を作り出すためには，信じられない程度の不正確性の存在を必要とすることがある．また，ある時には，詳細な研究の文脈から離れて個別にみた場合，全般的な研究結果としては十分に非差異的に近いようにみえるかもしれない．しかし，それらは知識のある研究者からするとかなり偏ってみえることがある．

　長年，この種の評価は内々にかつ質的に行われてきた．しかし，研究者はバイアスを小さいと判断し，評論家は大きいと判断するなど，最終的に論争を生んでいる．さらに，直観的な判断では，高度な訓練を受けた経験豊富な研究者であっても，そのような問題を十分に補正できないだろう．研究者（およびほかの評論家）は，本格的な感度分析により，残留バイアスを明確かつ量的に評価し，質的で根拠がないままであるとする当初の批判を防がなければならない．重要なよく知られた歴史的な事例には，早期の外因性エストロゲン製剤と子宮内膜がんとの関連性を説明するためにHorwitzとFeinsteinが提唱した疾患の非差異誤分類によるバイアスがある．適切な感度分析が実施された際には，これらの関連へのバイアスの影響は無視できる程度にとどまった．

　決断科学（decision sciences）において長い歴史をもつ量的手法の疫学的な応用により，現在，系統誤差の多数の発生源の不確実性を確率論的に定量できる．これらの方法では，不確実性の分布を表現するために，従来のサンプリング誤差や効果尺度の事前確率分布とともに，入手可能なバリデーションデータ，測定誤差に関する専門家の判断，未制御の交絡および選択バイアスを組み込むことができる．これらの手法は薬剤疫学で以下の評価を行う際に用いられた．

- 重度の乾癬患者を対象とした局所コールタール療法と皮膚がんの研究での選択バイアス
- フェニルプロパノールアミンの使用と脳卒中の研究での曝露の誤分類と選択バイアス

- 根治療法ではない治療法と乳がん死亡率の研究での選択バイアス，交絡因子の誤分類，未測定の交絡
- ほかの臨床的および非臨床的な応用

　バイアスは，直感または単純な感度分析から示唆される以上に重要であることもあれば，それほど重要でない場合もある．ほとんどの場合，これらの系統誤差の発生源に関する確率的な不確実性により，従来の信頼区間によって示される不確実性は小さく見える．これらの方法を用いることで，系統誤差の評価を「研究の限界」の質的な議論から，1つずつの誤差源に対し1度に1つずつシナリオを書く感度分析を超え，すべての誤差源を同時に解析する包括的な分析へと展開できる．結果として生じた不確実性の分布は，ランダムサンプリング誤差のみを反映する従来の尤度関数および p 値関数に対して補足するだけでなく，それらに取って代わることもある．したがって，効果尺度推定値に留意した全体の不確実性についてより信頼できる確率的評価が可能である．

薬剤疫学研究における方法論的課題

　自己報告による薬剤や診断データは，診療録またはほかのデータソースに比べ不正確であることが多いが，これは記録と用いられた用語（診療録内の用語，医療提供者が患者に用いた用語，質問票に記入された用語）の整合性によると思われる．**事例 12.1** として，薬剤曝露情報（NSAIDs）または健康アウトカム（MI および GI 出血）の妥当性研究および自己報告でデータ収集した研究に関する発表論文を要約する．

事例 12.1

背　景
- 過去 10 〜 15 年間の薬剤曝露と臨床アウトカムとの関連を評価した薬剤疫学研究の多くで，診療報酬請求データベースを用いている．
- 研究者が診療報酬請求データベースまたは電子健康記録を用いて研究を開始する前に，曝露またはアウトカムを特定するための妥当なアルゴリズムが存在するかどうかを文献検索することは有益である．
- 妥当性のある薬剤およびアウトカムを特定するためのアルゴリズムが複数のデータベースで一貫している場合，新規にアルゴリズムを開発しなくてもよいかもしれない．しかし，文献に複数のアルゴリズムが含まれている場合やアルゴリズムの妥当性が一貫していない場合，アルゴリズムに信頼性がない場合は，新規にアルゴリズムを開発

する必要があるだろう.

疑 問

・出版された文献において，NSAIDs 曝露とアウトカムとしての GI 出血を特定するための妥当性が確認されたアルゴリズムが存在するか.

アプローチ

・PubMed を用いて文献検索し，診療報酬請求または電子健康記録を用いた研究において妥当性が確認されたアルゴリズムを用いて，NSAIDs 曝露と GI 出血アウトカムを特定している論文を同定した．さらに，追加の妥当性研究を同定すべく，特定の医療データベースを用いて研究を行っている研究者に質問した.

・論文には，データソース，NSAIDs 使用および GI 出血アウトカムが含められていなければならなかった.

・抄録と全文を読み，NSAIDs 使用，GI 出血の信頼性または妥当性，あるいは，その両方の研究が実施または言及されたかどうかを調べた.

・各研究の信頼性または妥当性の測定結果はエビデンス表にまとめた（最新の表は「Pharmacoepidemiology」第 5 版にて入手できる）.

結 果

・GI 出血を測定するための異なる組み合わせの ICD-9-CM コードと CPT コードが用いられた数種のアルゴリズムを特定し，その結果は研究間で異なっていた.

・退役軍人省（Veteran's Affair；VA）の医療事務データでは，GI 出血の感度および特異度は，ICD-9-CM コードまたは CPT コードのみを用いた場合に高く，陽性的中度（PPV）は，ICD-9-CM コードと CPT コードの組み合わせ，または，NSAIDs 使用患者のみに制限することによって上昇した.

・VA データ以外の診療報酬請求および診療録でカルテと比較した場合の ICD-9 アルゴリズムによる PPV は，56 ～ 90％であった．報告された PPV は，Health Core Integrated Research Database で最も低かったが，NSAIDs 使用患者のみでの重度の出血を評価した場合にわずかに上昇した．英国の General Practice Research Database（GPRD）で用いられている Read コード（GPRD での疾病や診療行為の体系化された標準コード）による PPV は，ICD-10 と比べて 99.0％であった.

・GI 出血の分類の信頼性は，NSAIDs 使用の有無によらず，診療録より診療報酬請求で大幅に低かった（例：HMO の研究ネットワークで 23 ～ 28％）．しかし，ほかのデータシステムを使用して開発されたアルゴリズムでは高かった（例：Saskatchewan Health データでは剖検時に 78％で GI 出血が確認され，Tayside Medical Monitoring Unit データでは急性 GI 出血の感度は 68％であった）.

強 み

・この文献検索では，主なデータベース（PubMed）を検索し，当該分野の専門家によ

る助言を求めた.

・査読を経て出版された研究において用いられていたことから, GI 出血に関する複数のアルゴリズムと複数のデータベースの信頼性と妥当性を評価できた.

限 界

・われわれの文献検索は系統的でなく, 包括的でもなく, PubMed データベースのみを用いた. 出版されていない信頼性研究または妥当性研究を含まず, 報告されていない値 (言い換えれば, 報告されないことの多い感度および特異度) が入手できるかどうかを調べるための著者らへの連絡もしていなかった.

重要なポイント

・アウトカムの信頼性および妥当性は, データベース, アルゴリズムおよび患者集団によって異なるものと考えられる. この文献検索において, データベース間で用いられたアルゴリズム (例:ICD-9 / 10 または CPT) や NSAIDs を用いている患者が関心のある標本として含まれたかどうかに応じて研究結果が異なることを認めた.

・診療録のような原資料を用いた特定のアルゴリズムのバリデーションは, 研究結果 (知見) の質および信憑性を担保するために必要である. 特に, 過去にバリデーション研究が行われていない新たなアルゴリズムについては必要である.

・ほかの研究は特定のアルゴリズムの妥当性を明らかにするために原資料をレビューしていると思われるが, 同じアルゴリズムを用いた研究の間で異なる所見が得られることは, 新たなデータベースに対するバリデーションの必要性やアルゴリズムを変更する必要性を示唆する.

・医療の実践が変化するに従って, 過去に妥当性が確認された診療報酬請求情報のさらなる妥当性の検討も必要である.

1 | アドホック調査研究から得られる自己報告に基づく薬剤使用データ:思い出しの正確性

思い出しの正確性に関する方法論についての文献から, 研究参加者は遠い過去の薬剤使用を思い出すことが困難であることが示唆された. これにより, アドホックケースコントロール研究における曝露の誤分類が生じる. 今日までに出版された文献から, 自己報告された薬剤曝露の思い出しの正確性は, 常にではないが, ときに, 薬剤のタイプや薬剤使用パターン, データ収集用資料のデザインおよび回答者の特徴によって影響されることが示唆されている. 現状の文献報告によれば, 薬剤と疾患との関連性を調査するために質問票データを用いることを計画している疫学者は, 研究プロトコルをデザインする際に思い出しの正確性に影響する可能性のある因子を考慮する必要がある.

■ 薬剤分類の影響

いくつか研究が，現在または過去の薬剤使用に関して自己報告された思い出しの正確性を，前向きに収集したコホートデータまたは薬局，病院および外来患者の医療記録と比較している．全体的に，出版された研究から，人々がいくつかの薬剤に関して，かつて使用していたことやそれを初めて用いた時期を正確に思い出すことが示唆されているが，商品名および使用期間を思い出すことはない．一般に，不正確性は曝露の開始からその後の報告までの経過時間と相関する．自己報告の正確性は薬剤によって異なり，

- 定期的に使用された薬剤（特に，リフィル回数の多い薬剤）は短期に使用された薬剤よりも思い出されることが多い
- 同様の薬効分類内の最初の商品名と最も最近の商品名は，ほかの薬剤より思い出される頻度が高い
- ある分類内の複数の薬剤は単一の薬剤曝露より思い出される頻度が高い
- 目立った薬剤（研究開始の契機となる薬剤）は，一般的かつあまり問題とならない薬剤より正確に思い出されている

処方箋薬について，思い出しによって自己報告された使用は，診療録との比較ではやや正確であることが認められたが，一般用医薬品およびビタミンサプリメントの思い出しは不良であった．不一致は，過小報告（例：回答者が薬剤を服用したことを忘れた）および過大報告（例：医師が薬剤使用を知らなかったか，患者の使用をカルテに記録しなかった）のいずれにも起因し，治療域分類によって異なった．単一の情報源の代わりに，診療録や薬局の調剤記録のような複数の情報源と自己報告データを比較したところ，自己報告された薬剤使用は，よりよく検証された．

■ 質問票のデザインの影響

最近のシステマティックレビューにおいて報告されたように，質問票によって報告された薬剤曝露の正確性にはいくつかの因子が影響する．質問の形式は回答者が薬剤に関する質問に十分に答えられるかどうかに影響し，これは質問票調査の前の週における鎮痛薬の使用を調査している研究によって例示されている．質問票のデザインも，向精神薬使用の自己報告における完全性に影響する．薬剤や適応症に特異的な質問によって，現在使用中の大半の薬剤が特定されることがわかったが，一般的な薬物治療に関する質問である「ほかに服用している薬はありますか？」からは，回答者が現在服用している薬剤のすべてを特定することはできなかった．同様に，「今までに薬を使用したことがありますか？」のような自由回答の質問から，3つの異なる薬剤を実際に使用していることへの肯定的な回答は半数未満であった．自由回答式の質問に適応症特異的質問を追加することでも，曝露に関する肯定的な回答が増加する．最終的に，薬剤名特異的な質問を行ったときに限って 20 ～ 35%の回答者が薬剤曝露を報告した．大学を対象とした集団に

おいても，薬剤使用の自己報告に関して類似の知見が報告されている．

　回答の順序も思い出しに影響し得る．これは，マラリア治療薬において，回答者がマラリアを2回以上経験したときに示されたように，先に記載された薬剤は後に記載された薬剤より選択される頻度が高い傾向があった．これは「最低限の回答」と関連すると考えられる知見であり，回答者が調査質問に対して最適な答えというより許容可能な回答を示すことで，最小の心理的および感情的労力を費やす場合に起こる．

　現在および最近（過去2年以内）の薬剤使用に関する自己報告と，薬局における複数の薬物分類の処方調剤記録を比較したところ，薬剤の調剤が思い出された回数は心血管系薬が最も高く（66％），消化管薬が最も低かった（48％）．思い出しは，定期的に使用される薬剤の数によって影響を受けた（1剤で71％，2剤で64％，3剤以上で59％）が，使用期間は思い出しと関連していなかった．しかし，質問票は本研究期間中に使用されたすべての薬剤を記録するのに十分な記入欄を設けていなかった．このため，記入欄の制約のために回答者がすべての薬剤を記録できなかったとすれば，誤解を招く結果であった可能性がある．すなわち，回答者はすべての薬剤を思い出すことができなかった．

　別の方法論的研究においては，PHARMOデータベースに入力された少なくとも90日間の調剤を受けた高血圧患者372例を対象として，質問構造が現在使用中の薬剤の思い出しに影響するかどうかが評価された．質問票では，最初に適応症特異的質問（例：高血圧に対して使用した薬剤，糖尿病に対して使用した薬剤），次に参加者がすでに言及されていないほかの薬剤を使用しているかどうかを尋ねる自由回答式質問が行われた．高血圧に関して，感度は適応症特異的質問で91％，自由回答式質問で16.7％であった．約20％の参加者が質問票にデータベースに入力されていない薬剤を記載した．薬局のデータベースに基づき使用中とされる薬剤のうち，（データベースに入力されていない薬剤と）同程度が質問票に記載されなかった．思い出しの感度に関するこれらの結果によると，適応症特異的質問のほうが正確に思い出される．しかし，質問構造を適切に評価するには，適応症特異的質問による質問の前に自由回答式質問による薬剤の質問を出すようにデザインする必要がある．この順序により，各質問構造によって思い出される薬剤の数を比較できるようになると思われる．

■ 患者集団の影響

　思い出しの正確性の予測因子に関して，質問票のデザイン，記憶の助けになるものの使用，想起期間，過去の薬剤使用の程度，年齢および教育といった因子は，ときに回答者が過去の薬剤使用を思い出す度合に影響することがあり，その影響は治療域分類によって異なることが多い．喫煙や飲酒のような行動特性が正確性の予測因子として評価されることはほとんどなく，一致した知見は認められなかった．思い出しの予測因子に関する情報は少ないため，この領域に関しては，さらに研究を行う必要がある．

　人口統計学的および行動特性が過去の薬剤使用の思い出しに影響するかどうかを評価した研究はほとんどない．また，思い出しの正確性に性差は認められていない．抗うつ薬の使用歴に関して，思い出しの正確性の予測因子として評価された年齢，世帯収入および教育に関して，一致した結果は認められなかった．経口避妊薬の使用においては，人種差および社会経済的な差が認められ，白人参加者のほうがほかの人種の参加者より一致率が高く，また，民間保険加入者のほうが公的保険加入者より一致率が高かった．エストロゲン使用歴に関しては，民族性および教育によって思い出しの正確性にわずかな変動が認められ，大学教育を受けた女性のほうが大学教育を受けていない女性より思い出しは不良であった．

　妊娠中の薬剤使用の研究においては，教育達成度が高く，妊娠アウトカムが不良な（低い出生時体重，短い妊娠期間，または，低いアプガースコア）母親で思い出しが良好であることが報告されたが，ほかの著者らは，母親の年齢，婚姻および雇用状況，妊娠アウトカムのような因子は妊娠中の薬剤曝露の報告に影響しないことを認めた．

　薬剤特異的質問に対する報告の正確性は，25 〜 44 歳，男性，アフリカ系アメリカ人，8 年の教育（わが国の中学 2 年相当）を終えた人のサブグループで大幅に高まった．年齢は，ホルモン注射，NSAIDs，その他の薬剤に関する思い出しの正確性に影響し，回答者が若いほど思い出しの正確性は高かった．しかし，この知見は経口エストロゲンまたは経口避妊薬には当てはまらなかった．この異なる結果は，研究デザインによって説明されるかもしれない．年齢による影響を報告した 2 件の研究は，思い出しの正確性を評価する方法論的研究であったが，年齢による影響はないことを報告した 2 件の研究は，病因学的研究でありその研究対象となる関連についての曝露誤分類の尺度として薬剤使用を検証した報告であった．

2 ｜アドホック研究の自己報告された診断および入院データ：思い出しの正確性

　過去の薬剤使用の思い出しの正確性が薬剤分類によって異なるように，疾患の状態についての思い出しの正確性も疾患によって異なる．医学的状態のタイプや面接者の当該問題への理解を含め，数種の因子が面接時の医学的疾患の報告に影響する．報告は情報を提供する回答者の意思にも左右される．性感染症や精神疾患のような状態は，回答者が面接者とそれについて話し合うことを恥じるため，または，自記式質問票の秘密保持に関して心配するため，報告されないかもしれない．結果として，公にしにくい（デリケートな問題）と考えられる疾患を自己報告により確かめる際には，過小報告が生じるおそれがある．

　疾患の種類に応じて，自己報告と臨床評価を比較している研究において，過小報告および過大報告の双方が認められている．一般的な慢性疾患に関する思い出しの正確性を

評価するために診療録を用いている研究において低い一致性が認められ，患者の過小報告がこの不一致の主な原因であることが多い．特に，診断基準がかなり非特異的な疾患については，過大報告も生じた．2つの異なる期間において自己報告された症状と QOL 情報の比較によっても，過大報告および過小報告の双方が認められた．

■ 医学的状態のタイプの影響

心疾患または GI 出血イベントの既往歴に関する患者の自己報告と医療提供者の質問票（ゴールドスタンダード）の比較により，研究者らは，上部 GI 出血より急性 MI の既往歴に高い一致率を認めた（**事例 12.2**）.

事例12.2 (Fourrier-Reglat, 2010)

背 景

- 研究者は，薬剤曝露およびアウトカム診断を評価するために被験者に質問しなければならないことがある．アドホック質問票調査の正確性は，薬局，開業医および病院の記録との比較を介して測定されている．

- 時に薬歴または診療記録が入手できなかったり，診療録を確認せず，むしろ患者および臨床医の両者に質問する理由があったりする．さらに，診療報酬請求データでも得られず，多くの診療録では容易に見つからない，患者の既往と使用薬剤の適応症に関する一致した情報を，質問票によって得ることができる．

疑 問

- 質問票が自記式である場合，既往歴や非ステロイド性消炎鎮痛薬（NSAIDs）が処方された最初の適応症などの医療情報に関して患者から得られたデータと医師から得られたデータは一致するか．

アプローチ

- フランスの NSAIDs および COX-2 阻害薬使用者の全国的なコホート研究において，18,530 組の NSAIDs 使用患者とその処方医が記入した自記式質問票の一致を測定するために，カッパ統計量（κ）を用いた．

- 患者および処方医の双方に対して，心筋梗塞（MI）を含む心血管系イベント，上部消化器出血を含む胃腸イベントの既往歴について尋ねた．患者および処方医に質問し，次のうちから NSAIDs 使用の最初の適応症を特定した：関節リウマチ，乾癬性リウマチ，脊椎関節炎，骨関節炎，背部痛，筋肉痛／捻挫／腱炎，片頭痛／頭痛，インフルエンザ様症状，月経困難症またはほかの適応症．

結 果

- 患者と処方医との一致性は，心筋梗塞（κ = 0.75，95％信頼区間：0.71, 0.80）と十

分であったが，上部 GI 出血（κ = 0.16, 95％信頼区間：0.11, 0.22）で最も低かった．

- 処方医のデータをゴールドスタンダードとして用いると，患者の MI の報告は中等度の完全性を有するデータであった（感度：77.7％；特異度：99.6％，PPV：74.1％，NPV：99.6％）．一方，患者による上部 GI 出血の報告は，処方医の報告において十分に記録されていなかった（感度：44.6％；特異度：98.5％，PPV：10.4％，NPV：99.8％）．
- 指標となる NSAIDs 適応症に対する一致率は 84.3 ～ 99.4％であり，一致性はほぼ完全であった（κ = 0.81 ～ 1.00）．

強 み

- 患者と処方医の同時評価により，診療報酬請求と電子健康記録を評価することが難しい患者の既往歴および使用薬剤の適応症を一致させることができる．
- 自記式質問票から，電子記録では欠落することが多い潜在的交絡因子の一覧に関するデータが得られる．

限 界

- 研究は単一の国における確立されたコホートにおいて行われた．結果をほかの地域におけるほかのデータに一般化することはできない．
- 患者および処方医はいずれも「真実」を報告しない．この研究では，思い出しの正確性は評価されなかった．

重要なポイント

- 既往歴および処方に対する適応症は，診療報酬請求および電子健康記録データベースから欠落していることが多い．患者および処方医に対する質問票は，いずれもこれらの潜在的交絡因子に関するデータを収集し，集められた変数の信頼性も評価できる．
- 患者の既往歴，特に，診断が非特異的な場合の既往歴に関して，患者と処方医の思い出しは異なる．
- 特に，一般薬の使用に関しては，患者が報告したデータに頼る必要はあるが，不正確なことがある．しかし，処方医からのデータのような別の情報源で裏付けることで，患者報告データの信頼性の推定値が得られる可能性がある．

　糖尿病，高血圧，喘息や乳がん，肺がん，大腸がん，前立腺がんなどのがんといった，特異的で身近な疾患については最も適切に報告されるとされている．しかし，多くの人が罹患しているか，自身が罹患していると信じているものの臨床医によって診断されていない副鼻腔炎，関節炎，腰痛および片頭痛のようなよくみられる症状に基づく疾患状態についての報告の正確性を評価することは難しい．

　心血管系疾患についての低い一致率は，過大報告または過小報告によるものと思われ，

比較に用いられるデータソースによって左右される．思い出し誤差の大半の例において，MI および脳卒中を不正確に報告した患者ではほかの疾患が存在し，患者がこれを医師からの伝達時に冠動脈疾患，MI または脳卒中として誤解してしまった可能性がある．過小報告は，インタビューデータと臨床医の評価との一致率が低いことの主な理由であるが，これが精神疾患を回答者が認めたがらないこと，もしくは疾患の過小診断に起因するかどうかは不明である．

■ 患者に対する診断時期の影響およびその情緒的効果

過去の診断および入院の正確性に影響する因子には，その疾患に対する医師への診療回数や受診が最近のものであることが含まれる．診断の報告に関して，その疾患に対する最終受診日から面接日までの間隔が長いほど，思い出しは不良であった．これらの思い出しの差は，想起間隔，患者の年齢，コホート（世代）効果または 3 つの因子すべての相互関係によって説明される部分があると思われる．ある世代でデリケートな疾患と考えられた診断がその後の世代ではデリケートな疾患とは考えられないことがある．さらに，用語は経時的に変化し，前の世代は最近の世代とは用いる用語は異なる．

個人の生活に大きな影響を及ぼす疾患は，生活習慣にほとんどまたはまったく影響しない疾患に比べてよく報告される．医学的問題のために食物または飲料が現在制限されている患者のほうが，制限のない患者より，診療録で確認される慢性疾患を多く報告した．同様に，仕事または家事が制限された患者は，これらの制限のない患者より慢性疾患を報告することが多かった．自然流産についての思い出しの主な決定要因は，イベントが生じた時点での妊娠期間であった．妊娠 13 週以降に自然流産を経験したほぼすべての回答者が自然流産を思い出したのに対して，妊娠 6 週までに自然流産が生じた患者では半数超に留まった．

おそらく，情緒的ストレスの負荷，生活習慣の変化および潜在的な経済的負担を伴うために，入院は正確に報告される傾向がある．手術を行った場合に生じた入院の過小報告は 9% にとどまったのに対して，手術を行わなかった場合は 16% であった．1 日のみ入院した患者における過小報告は 28% であったのに対して，2 ～ 4 日間入院した患者では11% であり，5 日以上の入院では約 6% であった．

複数の研究者が，回答者は手術の種類も正確に思い出すことに合意している．思い出しの正確性は子宮摘出術および虫垂切除術に対して極めて高く，これらの手術はいずれも回答者にとって際立ったものであり，かつ，馴染みがあるためである可能性が最も高い．人工流産に関しては，マネージドケア組織の記録で示されるとおり最低限の一致しか認められなかった．診療録によると，女性の 19% が流産歴を過小報告し，35% が流産を過大報告し，46% が正確に報告した．胆嚢摘出術および卵巣摘出術は十分思い出されず，過大報告されることがあった．しかし，明らかな過大報告は比較に用いられた診療

録の不完全さによると思われる.

■ 患者集団の影響

　疾患の報告に対する人口統計学的特徴の影響は完全に評価されているが，結果は一致しない．最も一致する所見は思い出しの正確性が年齢とともに低下することであるが，これは想起間隔またはコホート（世代）効果による交絡がある可能性がある．性別が思い出しの正確性に影響するかどうかは不明である．年齢に関係なく，男性は女性より正確に報告することが認められているが，相反するエビデンスが，特に高齢群において女性の方が男性より正確に報告することを示した．さらなる研究により，性差および年齢差は調査対象の疾患によって左右され，女性は悪性疾患を過大報告し，男性は脳卒中を過大報告することが示唆された．入院の報告については，年齢または性別による差は認められなかった.

　疾患，処置および入院の報告は，白人患者でほかの人種の患者より正確であったが，白人以外の研究参加者の数は相対的に少なかった．教育レベル別の報告の違いは明確ではなく，代理回答者より自己回答者のほうが完全であった．自己回答者に関して，現在の健康状態を不良またはまずまずと報告した患者のほうが，健康状態をよい，またはかなりよいと報告した患者より完全に疾患を報告した.

■ 質問票のデザインの影響

　質問票のデザインも自己報告によって得られた疾患および入院データの妥当性に影響する．回答者に受診理由のチェックリストを提供することで，すべての受診の思い出しが改善される．質問が単純なほど，複雑な質問よりよい回答が得られ，これはおそらく，複雑な質問では回答者が質問されていることを最初に理解した後に答えを出す必要があるためであると思われる．質問が長いと冗長になりがちであり，答えを作成するための許容時間が長くなるため，思い出しが増加する可能性がある．しかし，長い質問は回答者を疲れさせ，これが最低限の回答につながり，研究のコストも増加すると思われる.

利用可能な解決策

---

1 ｜ 質問票のデザインに最適な実践に従う

　疫学データを集めるために質問票をデザインするには，慎重な計画と，事前テストを必要とする．データの解析段階では，集められたデータから研究の課題と仮説に応えられる測定値を確実に得られるように回答のバリデーションを要する．デザインおよび解析の段階においては，次のステップを検討する必要がある．

1. 可能な限り妥当性が評価された測定尺度または質問を用いる．バリデーション研究が行われているという事実だけで質問または質問票が「バリデート」されているとはいえないことを理解する．

2. 一般集団に用いるために新たな調査質問を作成しなければならない場合，リテラシーレベルを小学校5年生のレベルとする．認知機能テストを用いて，新たな質問項目に対する回答者の理解力を評価する．

3. バイアス解析において使用するための感度および特異度を計算できるように，可能な限り真に正確な比較情報源（すなわち，ゴールドスタンダード）と比較することによって回答者の答えの正確性を評価する．

4. 自己報告の信頼性を研究するために一致率とκを計算する．例えば，薬剤使用を評価する場合，錠剤数，錠剤に入れられている化学マーカー，電子モニタリングキャップまたは薬局の調剤データベースと比較する．しかし，一致率とκからはバイアスに関する情報は得られず，実際，バイアスに関して誤解を招くかもしれないことに注意する．高いと思われる一致率あるいは従来の「高い（good）」または「極めて高い（excellent）」一致率のカテゴリに分類されるκを有する尺度であっても，実質的なバイアスを生じることがある．

5. 回答者集団の部分集団における妥当性および信頼性を評価する．内部バリデーション研究からは（サンプルサイズにかかわらず）外部バリデーション研究では得られない特別な機会が得られ，感度および特異度だけでなく，特に陽性および陰性的中度を使用できる．

6. 差異的でおそらく依存的でさえもある測定誤差を評価するバリデーション研究を行う．例えば，ケースおよびコントロールにおける曝露の基準のバリデーション研究など．

　来院中の病歴聴取と同様に，質問票を用いた疫学研究は，数日から数年の想起期間で過去のイベントまたは曝露を思い出すよう回答者に求めることが多い．研究者は特に，適応症に特異的な質問，薬剤の写真による刺激，薬剤名のリストまたは生活上のイベン

トを記録するカレンダーを用いることによって薬剤使用の思い出しおよび報告を容易にすることができる.

　回想によって得られたデータの正確性を評価するには，一般に返答の過程を理解し，その過程の重要な要素である記憶の構成を理解しなければならない. 返答の過程の適切性は回答者の次の4つの重要な課題によって左右される.

- 質問の理解と解釈
- 質問に対する返答を組み立てるための情報の探索および回復
- 返答を構成するに際して，記憶の完全さと意義を識別するための判断
- 回復された記憶に基づいた返答の形成

　調査票の作成者が最初の2つの重要な課題にほとんど留意していないのであれば，質問は回答者がそれに適した回復の過程を形成するには，あいまいまたは複雑過ぎるものになってしまうと考えられる（調査回答の理論および回復の過程の基礎をなす認知過程の考察については，Tourangeau et al, 2000 を参照）.

　大半の薬剤疫学研究では，曝露の発生からアウトカムの観察までの時間を評価する必要があり，これは数時間から数年に及ぶ. このため，一般に薬剤疫学研究に用いる質問票には，1つまたはそれ以上の異なる種類の時間についての質問が含められる.

- イベント発生日を得るための，診断日のような発生時期
- 薬剤服用期間のような期間
- 薬剤の最終服用からの時間のようなイベント発生以降の時間を測定するための経過時間
- 6ヵ月間にプライマリケア医を受診した回数のような，特定の期間に生じたイベント数を測定した頻度

　1つの例が，回答者が特定のイベントに関する詳細を想起するために循環過程をどのように用いるかを説明した Tourangeau らの理論をよく説明している. 新たな情報が想起されれば，それは記憶の形成に役立ち，対象のイベントをさらに詳細に説明する. この例では，回答者は「あなたが初めて大うつ病と診断されたのはいつですか？」と質問される. 回答者は，次の過程を経て 2008 年 1 月の正確な日付を示す. 回答者は最初，うつ病の診断が 2007 年か 2008 年か確かでなかった. 正しい診断年を特定しようとして，回答者はうつ病のために失業したことを想起する. 失業は特に衝撃的であり，なぜなら，回答者夫妻は数ヵ月前に家を購入したばかりであり，収入がなくなったことで家を失うリスクが生じたためである. 家の購入はこの回答者にとって目印となる出来事であり，彼は子どもたちが学年度を終えた 2007 年半ばにそれが生じたことを思い出した. 彼は，休暇シーズンが特につらかったため，2007 年の終わり間近に失業した. 彼はうつ病が休暇の後に診断されたことを思い出したが，それは 2008 年の 1 月であったか 2 月であったのか. それは 2008 年 1 月であり，なぜなら，彼はバレンタインデーまでにはすでに抗うつ薬を服用しており，その日は妻とともに夕食を摂り，食事とともにワインを飲むことが

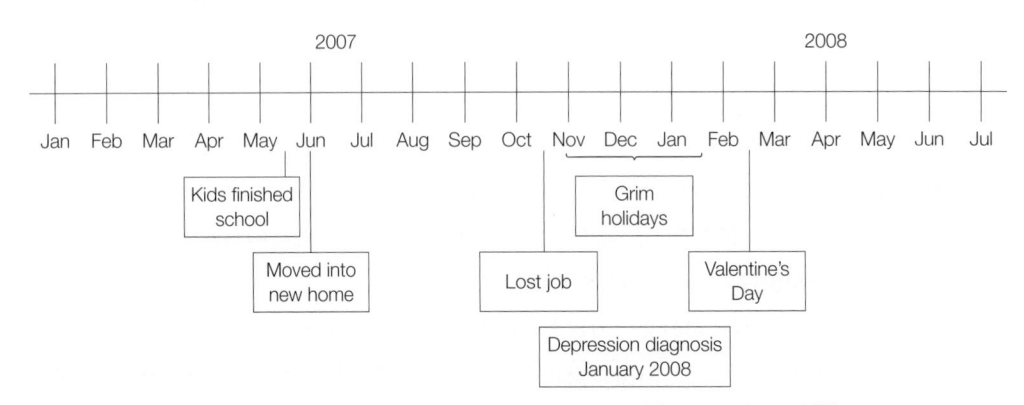

図 12.6 ● うつ病の診断日をどのように決めたのかを示す思い出しの概略図

できなかったためである（**図 12.6**）．

図 12.6 に示したように，目印となる出来事はおそらく，自伝的知識の主要な構成単位であり，かつ区切りとなる情報の回想に役立つだろう．特にこの例は，回答者が大うつ病と初めて診断された時期を再現するのに目印となる出来事やほかの重要な出来事，時期を特定可能な出来事間の関係および一般的知識（休暇期間および小児が終了した学年度）をどのように用いるのかを示している．ただし，この回答者が自分の記憶を想い起こすのに大変な労力を費やしてうつ病と診断された時期を明らかにしようとしたことは重要な留意点であり，これはすべての回答者に当てはまるわけではない．

それに対して，最低限の回答を最小にするために，質問票の作成者はこの測定尺度の長さと回答カテゴリの数に配慮する必要がある．選択肢が多い場合，回答者は労力を最小限にするためにリストの下より上にある答えを選択することが多い．認知スキルが低く教育レベルの低い回答者は，最も可能性のある答えを見つけることが難しく，最適な回答よりむしろ納得できる程度で妥協しがちである．薬剤疫学研究にとって回答の正確性は重要であるため，質問表の作成では，最低限の回答につながるような回答の負荷を最小にする方法を考慮しなければならない．

調査デザインおよび回答者の動機付けに加えて，測定誤差は面接者の不十分な訓練やデータ入力の不備に起因すると考えることができる．解析には，重要な変数と関連した測定誤差を理解することが重要である．測定誤差は，数種の異なるモデリングアプローチを用いて評価できる（詳細については Biemer, 2009 を参照）．

2 ｜ 自己報告データを評価するためのバリデーション研究の実施

　病因論的研究の一環として行った曝露の確認は，2つの理由により部分的な検証にすぎないことが多い．第1に，比較データソースが不完全なゴールドスタンダード（alloyed gold standard）であるため，計算された割合が一致性の尺度であり，妥当性の尺度ではないことを意味する．第2に，こちらのほうが一般的であるが，ゴールドスタンダードまたは不完全なゴールドスタンダードのみを用いた検証的研究では，2つの妥当性の尺度である感度または特異度のうち1つが評価できるだけである．

　前向きに集められたデータまたは調剤された薬剤のデータベースのような別のデータソースを用いる方法論的研究では，処方データベースをゴールドスタンダードと仮定することで，感度および特異度の両方を測定できる．用いたデータソースによるが，感度が低いことは，特異度が低いことよりも懸念されることが多い．薬剤曝露または疾患が質問票において過小報告されたり，あるいは，診療録にリンクしたデータベースにおける不完全な診療報酬請求処理に起因して欠測（すなわち感度の低いデータソース）すると，調査対象の関連性に対する危険因子として厳密に評価できない．代わりに，研究対象集団における低い特異度の特性が非常に低い有病率を伴わない限り，低い特異度は薬剤疫学研究ではあまり問題とならないことが多い．例えば，スティーブンス・ジョンソン症候群の発生率は低いため，診療報酬請求データにおける症例の定義にICD-9-CM コード695.1を用いている場合に軽度の誤分類が生じると思われる．そのクラス内には，スティーブンス・ジョンソン症候群以外の数種の皮膚疾患が含まれる（すなわち，偽陽性率が高くなる）．

　それぞれの個人のデータが完全であるとともに，健康保険が適用されるすべての患者についてもデータベースに入力されなければならない．特定の民族または人種群など，特定の集団を系統的に省いてしまうと，データベースの質は低下する．

3 ｜ 比較情報源の選択がバリデーション研究に及ぼす影響に関する検討

　個別の患者に処方されたすべての薬剤についての記録を診療録に頼ることはできない．人々はさまざまな医療提供者の診察を受けるため，診療録の回収は，薬剤を処方した医師または疾患を診断した医師を思い出し，報告する患者の能力だけでなく，情報を記録することに対する医療提供者の注意や査定のための診療録の入手可能性によっても左右される．外来または入院患者の診療録が入手できるとしても，処方された薬剤の記録は不完全なことがある．完全性は薬剤のタイプにも左右されると思われる．ベンゾジアゼピンのような向精神薬は非向精神薬より省かれる頻度が高い傾向がある．

　診療録は自己報告された診断についての情報を確認するために用いられることが多いが，診療録における診断の記録は不完全なことがある．紙カルテから電子カルテ（EMR）

への変換に伴い，紙カルテの完全性を評価している研究より EMR の完全性を評価している研究の方が多くなっている．この新たな技術が普及するに従って，また，臨床的有用性および治療の質を記録することが医療の供給における重要な因子として認知されるに従って，この傾向は続くと思われる．

4 ｜ 電子診療明細データベースからの薬剤および 診断に関する薬剤疫学的データのバリデーション

薬物と疾患の関連を評価するアドホックな研究（p.237，第 10 章参照）に加えて，さまざまな電子化された医療事務データベース（構成，強みおよび限界を p.156，第 8 章および p.163，第 9 章で概説した）が，薬剤疫学研究には用いられる．以下の議論は，医療記録データベースよりむしろ診療報酬請求または診療明細データベースに特異的なものである．

これらのデータシステムの欠点および限界は重要である．薬剤疫学研究の最も重要な限界は，現在，米国において健康保険が提供される方法であり，一般的には雇用先を通じて提供される．雇用者が年 1 回実施できるであろう保険プランの変更を行った場合または雇用者によって提供された複数のプランから従業員がプランを変更した場合，あるいは従業員が仕事を変えた場合，当該プランは従業員またはその家族に適用されなくなる．このため，健康保険加入者の継続的な加入や脱退によって縦断的な解析の機会が妨げられる．2010 年患者保護医療費軽減法（Patient Protection and Affordable Care Act）により，保険加入および長期フォローアップの可能性が変化するかどうか，また，どのように変化するかは不明である．

研究のためのデータベースを選択するにあたって，データの完全性および妥当性は最も重要な要素である．完全性とは，データベースによりカバーされた集団で生じた関心のある全曝露に対し，または，すべてのイベントに対し，電子化されたデータに表れる割合として定義される．被験者，曝露またはイベントの欠測は研究結果にバイアスを生じ得る．例えば，収入が高く薬剤の自己負担割合の高い人が，薬局データの収集手段である処方箋薬保険プランの対象でない薬局で薬剤を得ることを選択しているのであれば，薬剤データの完全性は収入レベルによって異なる可能性がある．同様に，副作用による入院がデータベースから欠損していれば，薬剤と重篤な副作用との関連にバイアスが生じる可能性がある．

■ 薬剤データにおける特別な検討

1984 年に Lessler らは，米国メディケイド（Medicaid）制度における医薬品調剤データは一般的に妥当であるが，診断データはこれと同様ではないことを報告した．おそらくこの研究のためであるが，医療事務データベースにおける薬剤データはしばしばバリ

デーションが行われていない．しかし，薬剤の保険請求は正確で，曝露を完全に反映するという仮定は正確でないと考えられ，それらは薬剤曝露またはデータベースが新しいうちにテストする必要がある．その他，調剤データの使用では実際の服薬遵守または服用については対応できないことや，一般用医薬品のデータが入手可能でないことに注意する．

　薬剤疫学研究に医療事務データベースの薬剤データを用いる場合，研究者は適切である場合，新規使用者（new user）研究デザインを検討するかもしれない．このデザインでは，薬剤の使用を開始した時点でリスク期間が始まり，既存使用者によるバイアスを最小とする．例えば，リスクが曝露時間によって変動する場合や，早期使用がアウトカムの決定要因に影響するか，あるいはアウトカムの決定要因によって影響される場合に，このバイアスが生じることがある．新規使用者デザインにより，投薬開始時に（すなわち，薬剤曝露によって交絡変数が変動する前に）交絡変数を制御することが可能となる．

■ 診断と入院データにおける特別な考慮

　医療事務データベースにおける薬剤データとは異なり，これらのデータベースにおける入院および外来患者の診断は，研究者にとって大きな懸念となる．外来患者の診断の正確性は，いくつかの理由により入院患者の診断ほど明確ではない．病院は保険償還の目的で，経験のある人材を雇用し診断をコード化しているが，個人開業医ではこれを行っていないかもしれない．さらに，病院の担当者は入院患者の診断については誤りについて精査するが，これは通常，外来患者については行われない．

　診断のコード化における系統誤差は入院患者および外来患者の診断データの妥当性に影響することがある．例えば，診療録にリンクしたデータベースに入力された疾患は国際疾病分類（ICD）に従ってコード化されることが多いが，定義が不十分な疾患はICDシステムに従ってコード化することは難しい．また，あるICDコードがほかの（償還されない）コードを「除外した」結果であることを示す方法は存在しない．健康保険組合が「除外後の」診断をどのように扱うかは明らかでない．それらは，医師の診療請求ファイルでは，診断に含められるのか，もしくは診断から除外されるのだろうか．経皮スコポラミンと発作発生に関する研究において，発作を示すICDコードのある多くの患者において，診療録での実際の診断に従い，この診断コードは「除外後の」コードとされた．この結果より，「除外後の」コードは，もしくは，診療報酬請求データの一部を占めることが示される．また，保険償還の基準や患者の保険適用範囲の制限は，請求のために付されるICDコードの選択に影響する可能性がある．特に，外来患者のコードで診断コードを誤って使用することは，医師が保険会社や政府に償還を求める際に起こる可能性がある．しかし，Group Health Cooperativeやカイザーパーマネンテ（Kaiser Permanente）のような医師雇用型／医療グループ型の健康維持機構では，誤った使用が

される可能性は低くなる．さらに，ICD バージョンの変更によって系統誤差が起こるかもしれない．

　NSAIDs の例に引き続き，医療事務データベースにおいて，NSAIDs 使用後の MI または GI 出血アウトカムをバリデートする出版済の研究文献について調査をした．バリデーション研究では，医療事務データと診療録が比較され，感度や特異度は算出されないことが多い．これらの研究のほとんどは陽性的中度のみを算出しており，これはコーディング体系が，別のソースと比較したときに，観測値を正確に分類するかどうかを示している．事例 12.3 に，ICD-9 コードと（米国医師会）医師診療行為用語（CPT）コードからなるアルゴリズムによって，上部 GI イベントを識別するために復員軍人援護局のデータを用いた研究の結果を要約する．このアルゴリズムに採用された診断コードの測定特性は，用いたコードによって左右される．

事例12.3 （Abraham, 2006）

背 景

- 薬剤疫学研究には，さまざまな電子医療事務データベースを利用できる．薬剤疫学研究にそのようなデータベースを用いることの 1 つの大きな利点は，思い出しバイアスが常に懸念される質問票データと比べ，薬剤データの妥当性があることである．しかし，人口統計学的データ，臨床データ，診断データおよび処置データの取得に関しては，データベースごとに異なっている．
- 同じデータベースであっても，アウトカムを識別するための新しいアルゴリズムの信頼性や妥当性は前に用いられたアルゴリズムと異なる可能性がある．新規の各データベース内の診療報酬請求について妥当性を評価し，開発中の新規アルゴリズムの妥当性を評価することが重要である．

疑 問

- 復員軍人援護局の医療事務データ内で，NSAIDs に関連する上部 GI イベントを診断するためのさまざまな尺度の信頼性と妥当性とは何か．

アプローチ

- 上部 GI イベントを定義するための ICD-9 コードと CPT コードの信頼性および妥当性を調査するため，また，NSAIDs 使用者間でイベントを予測するためのアルゴリズムを作成するために，退役軍人 906 人を対象に，後ろ向きのコホートデータベースおよび診療録抽出を行う研究を実施した．
- 上部 GI イベントに対して用いられた ICD-9 コードは 531.x ～ 534.x および 578.x であった．CPT コードは 432xx，443xx，435xx，436xx，440xx，446xx，44120，78278，7424x，7425x，および 74260 であった．

- 多変量ロジスティック回帰分析を用いて，ICD-9 コード，CPT コード，コード源（外来患者／入院患者），および患者の年齢を用いた予測アルゴリズムが得られた．アルゴリズムが作成され，復員軍人援護局データの別々のコホートにおいて検討された．

結 果

- 表 12.1 に，上部 GI イベントの保険請求に基づき評価された 3 つの診断に対する感度，特異度，陽性的中度（PPV），および陰性的中度（NPV）と，NSAIDs 使用者におけるアルゴリズムの PPV を示す．診断により広範なパラメータを含めるに従って感度は低下したが，PPV は上昇した．ICD-9 コードおよび CPT コードの両方を用いると，特異度および NPV は最も高くなった．

表 12.1 ● 上部 GI イベントの保険請求に基づいた診断に対する感度，特異度，PPV および NPV

Claims-based diagnosis of UGIE	Sensitivity (%)	Specificity(%)	Positive predictive value (%)	Negative predictive value (%)
Only ICD-9 codes for UGIE	100	96	27	100
ICD-9 and CPT codes for UGIE	82	100	51	99
ICD-9 and CPT algorithm for UGIE	66	88	67	88
Algorithm in only NSAIDs users	NA	NA	80	NA

NA=not applicable. UGIE=upper gastrointestional events.

（John Wiley と Sons の許可により Abraham（2006）から転載）

強 み

- 感度，特異度，PPV，および NPV の評価により，上部 GI イベントと診断された患者および診断されなかった患者の保険請求情報の信頼性および妥当性の全像が示される．
- 多くの診断コードおよび予測アルゴリズムが評価され，将来の研究および臨床的意思決定に適した，このデータセットに対する頑健な評価が得られた．
- データは日常の臨床および請求プロセスから得られたものであり，そのため，研究目的でのデータ収集のための追加の負担は必要でなかった．

限 界

- この研究は 1 つのデータベース（復員軍人援護局）でのみ実施された．アルゴリズムのバリデーションの結果は異なるデータベースや患者集団には適用できない．
- 多変量ロジスティック回帰にはアウトカムの発現に影響する可能性のある多くの人口統計学的または臨床的因子は含まれなかった．追加の因子により，アルゴリズムの信頼性および妥当性が改善する可能性がある．

重要なポイント

- 同じデータベース内で，診断を評価するために用いたアルゴリズムまたはコードが異

なることで診断の捕捉数に大きく影響するかもしれない．例えば，上部 GI イベントに関して ICD-9 コードおよび CPT コードの両方の使用により，保険請求データ内の上部 GI イベントに対する感度は低下し，PPV は上昇した．したがって，診断を評価するために用いた特定のコードまたはアルゴリズムのバリデーションは薬剤疫学研究の知見を理解するのに重要である．

・1 つの診断を得るためにアルゴリズムを形成する診断，処置またはほかの因子にわたる幅広い基礎的な情報を含めることで特異度は上昇するが，その代わりに感度は低下する．感度，特異度，PPV および NPV はいずれも，保険請求データと診療録との一致性の全体像を知るために必要である．

5 ｜ベストプラクティス

　妥当とされる医療事務データベースのデータとは，薬剤曝露または疾患があるとして電子ファイルに入力された被験者は真にその特性をもち，曝露または疾患のない被験者は真にその特性をもたない．医療事務データベースと入院患者または外来患者の診療録のような原資料を比較することにより，観察研究でケースの定義の妥当性を評価することは，研究の質や信頼性を高めるのに必要である．多くの研究が研究対象の診断の妥当性を評価するために原資料を確認し，または，バリデーション研究を参照しているが，ほかの医療事務データベースでは，過去にバリデーションが行われていない場合は，薬剤曝露および疾患の診断の妥当性を評価する必要がある．診療行為は変化するため，過去に妥当性が評価された保険請求のさらなるバリデーションが必要となる．

　データベースの完全性の評価は，完全であるとされている外部データソースを必要とするため，とても難しい．複数の研究者が，データベースの情報と診療録，医療事務または請求記録，薬局の調剤あるいは処置日誌のようなほかのデータソースを比較することにより，妥当性や完全性を測定する．適切な比較対照の選択は，研究課題，データベースや比較対照から用いた情報，ほかのデータソースの入手可能性によって異なる．一般に，完全性は薬局の調剤報酬請求に対する薬剤費の自己負担の影響や英国の General Practice Research Database における退院証明書の入手可能性といった研究の特定の構成要素により評価される．約 30 年前に発表された Lessler による研究により，医療事務データベースにおける薬局データの質の高さが示された．薬局の調剤に対する保険償還のため保険請求が用いられるため，この知見は今日でも有効であるとされている．しかし，アドヒアランスが 1 つの問題であり（p.427，第 20 章参照），すべての調剤が曝露を意味するわけではないということ，つまり処方箋の未請求度合やそれらが研究に影響するかどうかは不明である．

研究者は医療事務データベースや選択された比較データセットの限界の双方について知る必要がある．例えば，診療報酬請求や薬局調剤記録のいずれからも，一般用医薬品の記録は研究目的で入手できるとは考えられない．選択された比較対照は，研究に用いた曝露とアウトカムのアルゴリズムの両方の妥当性を評価するため，また選択されたコホートの完全性および正確性を評価するための十分なデータを与える必要がある．既知の研究対象患者の部分集団の中で精密なアルゴリズムの正確性を評価できるように，診療録番号のようなデータセット間の正確なリンケージとなる変数を入手することが必要である．例えば，単一の請求が6つの診断コードを含み，患者のアウトカムを調査するため6ヵ月分の請求が用いられた場合，そのアウトカムに用いられたアルゴリズムの妥当性を立証するため，比較データセットにおいて6ヵ月の研究期間中のすべての請求に対して6つの診断コードのすべてが入手できなければならない．バリデーション評価には，曝露またはアウトカムのある患者とない患者の評価を含めるべきである．これにより，陽性的中度，陰性的中度，感度また特異度を組み合わせて，2つのデータセット間の一致を完全に理解することとなる．

バリデーション研究には次のステップを含める必要がある．

1. バリデーションのために必要な患者数を選択する．このサンプルサイズは統計的に求める必要があるが，データの入手可能性やコスト，労力への考慮は理解し得る．
2. コホート選択，曝露，アウトカム，また，ほかのバリデーションのための変数の決定に必要な変数を抽出する．2つのデータセット間の一致性の測定を行う．
3. 研究の課題への回答を得るための，医療事務データベースの妥当性や完全性を確かめる目的で2つのデータセットの強みと限界を検討する．

観察研究に対する医療事務データベースの有用性を評価するために実施する解析には，次の評価を含める．

- 同じシステムにおけるデータファイル間の一致性
- 疾患の代用マーカー
- 手術の前の診断手順のような時間的な関係

将来への展望

この章では，薬剤データおよび診断データが，質問票，診療報酬請求またはEMRのいずれから得られたものかによらず，出版された方法論的なデータの品質に関する研究が，薬剤疫学研究の実施に適用されることを反映させている．疫学研究における測定誤

差を最小にし，測定誤差の有無について評価するために重要な研究変数の妥当性を評価し，これらの誤差が効果の方向や程度に与える影響の評価法について議論は続いている.

　薬剤疫学研究を行う方法は，過去 25 〜 30 年で，個人からの新規データの収集を要する研究を頼みにする状態から，診療報酬請求または EMR など電子データを広く使用する状態に移行している．この進化は，徐々に分散型データネットワーク〔p.531，第 22 章内「FDA のセンチネル・イニシアチブ：安全性監視の強化」参照〕や，医療情報交換（health information exchange；HIE）からのデータを用いる研究を取り込んでいくだろう．しかしながら，新規データの収集では，調剤ファイルに含まれておらず，EMR にも信頼できる形で入力されていない生活の質，患者報告アウトカムや薬剤の情報を確かにしなくてはならない.

　処理速度の上昇と記憶容量の増大をもたらしたコンピュータ技術の進歩により，電子フォーマットでの医療データの保存が促進され，多くの健康保険プランのデータを使用を可能とする分散型データネットワークが開発された．研究にこれらのデータを利用できるようになったことから，処置や臨床検査が実施されるかどうかのみならず，これらの臨床イベントの結果についての知識を必要とする研究を行うための研究者の能力が向上した．電子臨床データの利用がより有利なことから，紙カルテによる診断の確認への依存が少なくなり，これは特に，確認のために紙媒体の写しが入手困難な場合に重要な問題である.

　米国における臨床の現場では，EMR の方向に移りつつあり，2009 年の米国再生・再投資法の「経済的および臨床的健全性のための医療情報技術（HITECH）法」で，2011 年に EMR を導入するために米国の医療提供者に対する奨励金が制定された．EMR の採用が増加すると，薬剤疫学研究のためより細かな臨床データ入手の可能性が高くなるだろう．しかしながら，診療報酬請求を用いた研究のバリデーションプロセスと同様，EMR のデータに関しても精査しなくてはならない．EMR データは当初の評価より有望であることが示されたが，診療のために集められたものであるため，研究に有用なデータとするには，データマッピングや用語，コードの標準化が必要となる.

　標準化プロセスの一環として，データ保持者は，研究やサーベイランス活動を行うためにデータが妥当であることを文書で証明しなければならない．この記録において，診療報酬請求データの使用から EMR データ，診療報酬請求データと EMR データの両方がリンクされている医療情報交換のデータ使用にまで，研究者は知識や実践を適用する必要がある．Lessler らが診療報酬請求の薬剤データの妥当性について解決した懸念は，現在，EMR の処方データに及んでおり，患者の薬物治療開始の時期は明らかであるが，使用期間は適切に記録されないことがある．妥当性に関して，EMR の診断データには診療報酬請求データと同じレベルの懸念はない．それらは，最初に患者の治療のために用いられるものであり，保険償還のために用いられるものではないからである．しかし，正

確性に関する仮定を確認する必要は依然として存在している．将来，研究のために EMR
データが一層用いられるようになると思われ，EMR データの妥当性評価に関する研究が
期待される．

重要なポイント

- 自己報告による診断や薬剤使用データの妥当性は，次の2つの特性をもつ関数である．
  対象となる医学的疾患のある患者または薬剤を使用している患者を正確に確定する度
  合（感度）と，医学的疾患のない患者または薬剤を使用していない患者を正確に識別
  する度合（特異度）．

- 研究参加者から質問票またはインタビューによって得られた薬剤および診断情報の誤
  分類は，差異的または非差異的であり，面接者のトレーニングや経験，対象となるイ
  ベント発生以降の経過時間，医学的状態および年齢のような参加者の特性に基づく因
  子に左右される．

- 薬剤および診断情報の誤分類が非差異的な場合，または本質的に無作為である場合，
  薬剤と診断との関連は過小評価されることが多い（すなわち，関連がない方向に偏る）．
  誤分類が系統的または差異的である場合，本当は存在しない関連が存在するようにみ
  えるか，または，真の関連が過大評価あるいは過小評価されているかもしれない．

- 医療事務データベースから得られた薬剤および診断情報の誤分類は，差異的であるよ
  り非差異的であることが多いが，診断の正確性は薬剤情報の正確性よりも懸念される．

- 一般に，診療録は薬剤および診断情報の検証のためのゴールドスタンダードとして用
  いられるが，完全ではないかもしれない．また，米国の医療保険の相互運用性と説明
  責任に関する法律(US Health Insurance Portability and Accountability Act)のように，
  プライバシーにますます焦点が当てられていることから，その取得は難しくなるだろう．

参考文献

- Abraham NS, Cohen DC, Rivers B, Richardson P (2006) Validation of administrative data used for the diagnosis of upper gastrointestinal events following nonsteroidal anti-inflammatory drug prescription. Aliment Pharmacol Ther 24 (2): 299–306.
- Biemer P. Measurement errors in sample surveys. In: Pfeffermann D, Rao CR (eds.), Handbook of Statistics—Sample Surveys: Design, Methods and Applications. The Netherlands: North-Holland, pp. 281–316.
- Bland JM, Altman DG (1986) Statistical methods for assessing agreement between two methods of clinical measurement. Lancet 1 (8476): 307–10.
- Copeland KT, Checkoway H, McMichael AJ, Holbrook RH (1977) Bias due to misclassification in the estimation of relative risk. Am J Epidemiol 105 (5): 488–95.
- Dosemeci M, Wacholder S, Lubin JH (1990) Does nondifferential misclassification of exposure always bias a true effect toward the null value? Am J Epidemiol 132 (4): 746–8.
- Fourrier-Reglat A, Cuong HM, Lassalle R, Depont F, Robinson P, Droz-Perroteau C, et al. (2010) Concordance between prescriber- and patient-reported previous medical history and NSAIDs indication in the CADEUS cohort. Pharmacoepidemiol Drug Saf 19 (5): 474–81.
- Gama H, Correia S, Lunet N (2009) Questionnaire design and the recall of pharmacological treatments: a systematic review.

Pharmacoepidemiol Drug Saf 18 (3): 175–87.
- Lash TL, Fox MP, Fink AK (2009) Applying Quantitative Bias Analysis to Epidemiologic Data. New York: Springer.
- Lessler JT, Harris BSH (1984) Medicaid Data as a Source for Postmarketing Surveillance Information. Research Triangle Park, NC: Research Triangle Institute.
- Maclure M, Willett WC (1987) Misinterpretation and misuse of the kappa statistic. Am J Epidemiol 126 (2): 161–9.
- Mitchell AA, Cottler LB, Shapiro S (1986) Effect of questionnaire design on recall of drug exposure in pregnancy. Am J Epidemiol 123 (4): 670–6.
- Poole C (1985) Exceptions to the rule about nondifferential misclassification. Am J Epidemiol 122: 508.
- Ray W (2003) Evaluating medication effects outside of clinical trials: New-user designs. AJE 158: 915–20.
- Rodgers A, MacMahon S (1995) Systematic underestimation of treatment effects as a result of diagnostic test inaccuracy: implications for the interpretation and design of thromboprophylaxis trials. Thromb Haemost 73 (2): 167–71.
- Rothman KJ, Greenland S (2008) Precision and validity in epidemiologic studies. In: Modern epidemiology. 3rd ed.
- Philadelphia, PA: Lippincott, Williams & Wilkins. Tourangeau R, Rips LJ, Rasinski K (2000) The Psychology of Survey Response. Cambridge, MA: Cambridge University Press.
- Wacholder S, Armstrong B, Hartge P (1993) Validation studies using an alloyed gold standard. Am J Epidemiol 137 (11): 1251–8.
- West SL, Ritchey ME, Poole C (2012) Validity of pharmacoepidemiology drug and diagnosis data. In: BL Strom, S Hennessy, SE Kimmel (eds.), Pharmacoepidemiology (5th ed.), Sussex: John Wiley & Sons, Ltd, pp. 757–94.
- West SL, Savitz DA, Koch G, Strom BL, Guess HA, Hartzema A (1995) Recall accuracy for prescription medications: self-report compared with database information. Am J Epidemiol 142 (10): 1103–12.

第**13**章 | 因果関係が疑われる
有害事象の症例報告の評価

はじめに

実臨床や臨床試験の状況下で疑わしい副作用の報告を評価する際の重要な要素は，報告された事象と被疑薬との因果的な関連の度合に関する評価である．実際には，特定の事象が特定の薬剤によって引き起こされたか引き起こされなかったかのいずれかであるが，現在の評価ツールでは決定的な判断をすることはほとんどできない．因果関係の可能性を評価するためのいくつものアプローチが進化している．この章では，現在の手法を論じ，それらの規制上の要件と適用について述べる．

薬剤疫学研究が取り組むべき臨床的問題

因果関係の評価を行うに際しての基本的な臨床的な問題は，臨床上の事象が複数の要因との関連の可能性があり得ることである．そのため鑑別診断を行い，事象の発生が，ある特定の疑わしい原因物質（1つの薬剤か，ほかの薬剤）との関連の程度を評価しなければならない．

慢性疾患の疫学研究における因果関係の評価は，個別の症例報告における因果関係の評価とは異なる．疫学研究では，1つまたはそれ以上の定義された集団における研究にて事象との因果関係が決定される．それに対して，医薬品に対する副作用が疑われる症例報告（一般的には，製造業者，規制当局へ提出されたもの，または文献）では，データは不完全であることが多く，因果関係の評価は難しい．報告は，臨床医による因果関係の疑いを表すことが多く，このため，報告者および評価者は暗黙のうちに因果関係の判定を行うことが多い．個別の症例報告は因果関係の評価を妨げる特性をいくつか有することが多く，特に以下の特性がある：

1. 報告者は通常，臨床イベントが曝露と関係することを疑う．この疑いにより，ほかの原因の可能性を評価するために必要なデータの収集が偏ることが多い．

307

2. 被疑薬や併用薬への曝露に関するデータが不完全であることが多く，通常，曝露期間，実際の用量，および既往歴に関する情報が欠失している．

3. 有害事象に関して入手したデータは，その発生，特徴，および時間経過を含め，一般的に不完全であり，それは，疑いが通常遡及的であり，初回の報告では必要なデータ（例，ベースラインの臨床検査データ）が入手できないことが多いためであるともいえる．

4. 併存疾患の既往歴，食事，生活習慣，その他の交絡因子に関する完全なデータは一般的に入手できず，それは，報告が鑑別診断よりむしろ医薬品への疑惑に基づいているためによることが多い．

　薬剤による副作用は，急性，亜急性，または慢性で，可逆性または不可逆性（例，出生時欠損および死亡）であり，まれであったり一般的であったりする．それらは病理学的に特異的であることもあれば，既知の疾患と一致していることもある．このため，疑わしい副作用の大半の種類に当てはまる因果関係を評価するための一般的なデータ要素および基準を定義することは難しい．例えば，不可逆性の事象（出生時の障害または死亡）に関して，薬剤の dechallenge（投与中止）および rechallenge（再投与）に関するデータは適用できない．さらに，報告者の報告動機と，因果関係判定による報告者の行動への影響は，厳密な評価に際し重要な要因である；例えば，もし評価が（ある臨床状況下の）将来の患者または（その規制環境下の）製品表示に対してほとんど影響しないのであれば，より厳密でない評価となるだろう．逆に，例えば，臨床試験または開発プログラムを継続するか否かがその評価にかかっているような場合は，評価方法の厳密さはより重要になる．

歴史的視点：概念の発達

　副作用の因果関係に関する考えは，次の 2 つの分野でほぼ同時に進展した：(1) 疫学分野と (2) 疑わしい副作用の個別症例報告の評価の分野である．

　1959 年に，Yerushalmy と Palmer は，感染症に対する因果関係を立証するために Koch-Henle の原則に頼り，疫学研究における因果的関連の性質に対する類似の基準を提案した．1965 年に，Bradford Hill による基準はこれらの概念をさらに拡大し，疫学研究における因果関係の評価をさらに支援するために 9 つの基準を提案した―関連の強さ（strength），一貫性（consistency），特異性（specificity），時間的関係（temporality），生物学的用量反応性（biological gradient），妥当性（plausibility），整合性（coherence），実験かどうか（experiment），および類似性（analogy）．これらの基準は慢性疾患の疫学において一般的に用いられ続けてきた．

　しかし，副作用の評価において，これらの報告に特異的な基準が作成されるまでは，

以下に示すように，症例報告に対する典型的なアプローチは，単純に，類似の報告が多数存在したなら，イベントと薬剤が関連する可能性があると判断していた．薬理学的妥当性，用量—反応，および時間的要因はときに暗示的（implicit）に考慮されるが，明示的に考慮されることはほとんどない．「全般的観察評価（global introspection）」と呼ばれるこの非構造化アプローチがなお用いられている．判定は*質的*な確率スケールとして，「確実に関連あり（definite）」「おそらく関連あり（probable）」「関連ある可能性がある（possible）」「疑わしい（doubtful）」または「関連なし（unrelated）」で示される．

　全般的観察評価は主観的な性質をもつことから，米軍病理学研究所（US Armed Forces Institute of Pathology）の病理学者 Nelson Irey と，2人の臨床薬理学者，Karch と Lasagna がより標準化した評価のための手法を同時に開発するに至った．彼らはほぼ同様な基礎的なデータ要素を用いている：

1. 薬剤曝露とのタイミング
2. ほかの潜在的原因の有無
3. dechallenge
4. rechallenge
5. 過去の症例など，ほかの裏付けデータ

事例 13.1 を参照．

　この標準化の目的は，明確な定義がない曝露集団からの個別症例かその集団のいずれかから因果関係を評価することであった．Bradford-Hill の9つの基準がすべてなければ，関連の一貫性，強さ，または特異性を評価する方法はないと思われる（一部例外がある）．時間的関係は Irey および Karch と Lasagna の手法のいずれでも適用され，また，生物学的妥当性は，特定の薬理的機序や用量反応性を示す個別症例のための基準として含まれている場合があった．

　疑わしい副作用を評価するためのこれらの方法の導入に続いて，ほかに多数の手法がアルゴリズム，意思決定表の形で開発されたほか，ある場合ではダイヤグラム法として開発された．その大半は基本要素を共有しており，広く用いられている採点方法の一例を**図 13.1** に示す．

　本質的な限界に対処するために，Bayes の確率の定理に基づいた，因果関係を評価するためのより進歩した手法が現れた．この手法では，症例の既知の背景情報および詳細をすべて考慮して，事象が薬剤の非存在下で生じる確率に対する薬剤の存在下で生じる確率を考慮して検討した．以下の「現在のツール」の項で，異なるタイプの方法をより詳細に説明し，比較する．

事例13.1　疑わしい副作用の因果関係を評価するための一般的な手法

背 景

- 構造化した因果関係の評価を適用することで，薬剤が原因であると疑われる有害事象の症例報告の異なる要素の評価を標準化するためのひな型とすることができる．
- 規則的な手法は，評価者自身の知識および先入観によるバイアスを必然的に受ける「全般的観察評価」を避けるのに役立つ．

問 題

- 重度の骨関節炎と偶発的な狭心症の病歴のある 68 歳の白人女性が最低用量の中等度非ステロイド性消炎鎮痛薬（NSAIDs）を処方された．治療開始から 5 日後，同じ日の運動時に 2 回狭心症が発現した．患者は医師に連絡し，NSAIDs の中止を指示された．さらなる狭心症の発作は生じなかったが，関節炎の疼痛も再発した．患者は自身の判断で NSAIDs を再開した．3 日以内に，運動時に狭心症が 4 回発現し，患者は医師に知らせて NSAIDs を中止するよう指示され，翌日，検査のために受診した．NSAIDs の中止後，さらなる狭心症のエピソードは生じていない．

方 法

- 因果関係および鑑別診断の評価に役立つ可能性のある重要な要素を特定する：(1) 発生時期（両方の投与サイクルにおける）；(2) 事象のほかの原因および事象の既往歴；(3) dechallenge（被疑薬の投与中止による改善）；(4) rechallenge（薬剤の再投与による事象の再発）；(5) 薬剤—事象の関連の既往（事象が初めて観察されたのであれば，必ず用いられるとは限らない）

結 果

- いずれの投与サイクルにおいても発生時期は薬剤の服用開始と一致し，運動レベルの上昇とも一致する（その他の因子については以下を参照）．
- 事象を説明する可能性のある因子として，ほかに，狭心症の既往歴，間欠的状態，および関節炎の緩和に伴う運動増加がある．
- dechallenge はいずれの時期も陽性である．
- rechallenge は陽性である．
- 用量または血中濃度（生物学的妥当性）に関するデータはない．
- この症例に関する全般的観察評価は評価者の情報バイアスを反映すると思われる．NSAIDs GI 事象に関心のある評価者はこれを潜在性 GI イベントとみなすかもしれない．別の評価者は運動耐容能の改善を原因とみなす可能性があり，また，別の評価者は NSAIDs の直接的な血管収縮作用を疑うかもしれない．dechallenge および rechallenge が陽性であるにもかかわらず，用いたアルゴリズムが，dechallenge/rechallenge のスコアか重みを相殺する高い得点「ほかの因子」に与えるのであれば，

多くの方法によって，この事象は NSAIDs と「可能性あり（possibly related）」と判断されると思われる.

・さらなるデータが存在しなければ，運動耐容能上昇および本来狭心症がもつ間欠性による交絡により，強力な関係が存在する可能性は低くなると思われる.

・ベイズ流手法により狭心症のパターンに関する臨床試験または観察研究のデータから（1）NSAIDs の非存在下と（2）存在下で生じる狭心症が 2 回の間欠的エピソードのパターンを示す事前確率の特定を試みる．この実際の症例は，次の要素のそれぞれの可能性を（薬剤が原因である場合とない場合とで）評価することによって解析される：狭心症の既往歴（例，NSAIDs によって引き起こされる狭心症のパターンの確率に対する NSAIDs 以外の薬剤によって引き起こされる狭心症のパターンの確率の比），投薬開始からのエピソードの発生時期；両方のエピソードにおける dechallenge とその時期；rechallenge とその時期.

強 み

・投与量と事象の動態を理解し，想定し得る薬理学的性質を理解するために特定の種類のデータを使用することで，その病態生理をよりよく説明する可能性と，最終的に薬剤が事象を引き起こす確率を慎重に考慮することができる.

・ベイズ流手法はより構造的かつ集中的である.

限 界

・記述的な方法または得点化による方法は必ずしも実際の病態生理と関連するとは限らず，結論を誤った方向に導くおそれがある.

・より多くのデータを必要とする方法は，単純に必要なデータの欠如によって無効となることが多く，また，特にベイズ法を適用する場合は，事前確率または尤度を判定するための集団でのベースラインデータの欠如によって，無効になることが多い.

重要なポイント

・構造化された因果関係評価法の適用は，薬剤曝露と事象との間に因果関係があるかどうかの評価を標準化し，その際のバイアスの軽減に役立つ.

・因果関係の評価方法に必要な要素は個別症例およびその集団に関するデータ収集の方法を構築するために役立ち，最終的に，これらの集合データにより関心のある事象がよりよく説明され，その事象と薬剤または適応症との関係をよりよく評価できる.

・ベイズ法における詳細な確率的かつ明示的な手法は，データが入手できるのであれば，疑わしい副作用の自発報告によって提起された仮説のより正確な記述のための基礎情報となる.

CAUSALITY ASSESSMENT
NARANJO SCORED ALGORITHM

QUESTION	ANSWER			SCORE
	Yes	No	Unk	
Previous reports?	+1	0	0	_____
Event after drug?	+2	−1	0	_____
Event abate on drug removal?	+1	0	0	_____
+ Rechallenge?	+2	−1	0	_____
Alternative causes?	−1	+2	0	_____
Reaction with placebo?	−1	+1	0	_____
Drug blood level toxic?	+1	0	0	_____
Reaction dose-related?	+1	0	0	_____
Past history of similar event?	+1	0	0	_____
ADR confirmed objectively?	+1	0	0	_____
Total Score				_____

図 13.1 ● 広く用いられている Naranjo らの方法による重要な採点アルゴリズム

この特定の方法は，いくつかの基礎的なデータ要素のほか，さらに詳細な症例の既往歴および特徴を用いており，各説問の回答に対してスコアを示す．

因果関係評価の利用

1 ｜ 製薬企業

　スポンサーとなる製薬企業は，異なる国における規制の遵守や製造責任のために，自社の医薬品と関係する事象の因果関係の評価を行わねばならない．米国では，FDA の規則は因果関係の評価を明確に要求している．スポンサーは，臨床試験において予測できない重篤な事象が薬剤によって引き起こされたかもしれないという「合理的な可能性（reasonable possibility）」がある場合，それを報告しなければならない（21CFR §312.32）．しかし，報告そのものは因果関係の認定ではない．以上の規則は基準を示したり，方法を提案するものでもない．米国では，市販後の規則でも，「薬剤との因果関係の有無を問わず」，薬剤に関連するすべての事象を報告することが要求されている（21CFR §314.80）．これらの報告は一般的に「自発報告」と呼ばれている．

　国際的に，多くの規制当局が以下に記載したように，不明確な事象の報告件数を最小にするための方法を提案している．

2 ｜ 医薬品規制当局

　多くの国が因果関係を評価するために複数の方法やツールを有し，これらは広く使用されている．欧州では，評価方法が正式に検討され，欧州医薬品庁の医薬品安全性監視

に関する CPMP 作業班は因果関係用語に関して合意に達し，欧州委員会指令（EC ドキュメント III /3445/91，1991 年 7 月）に用いられた．1994 年に，カナダ保健省はワクチン関連有害事象の報告のための因果関係の正式な評価方法を制定した．フランスでは，正式な因果関係の評価方法を 20 年以上にわたり要求している．

3 │ 学術誌における副作用報告

医学雑誌には疑わしい副作用の症例報告を含むが，そのほとんどが因果関係の評価を避けている．個別症例報告，投書（letters to the editor），または短報の大半は公表されたアルゴリズムを用いた因果関係の明示的な判定を示していない．さらに，多くの報告が交絡となる治療または医学的疾患—因果関係を検討するために不可欠と考えられるデータ要素—に関する情報を提示していない．しかし，Annals of Pharmacotherapy 誌は，発表されたすべての症例報告に対して，Naranjo の方法（図 13.1）を適用し，報告することを要求している．

症例報告の発表に対して構造化されたアプローチがないことは 1980 年代早期に認知され，コンセンサス会議による発表では，症例報告を発表するには，因果関係の基準の少なくとも 5 つの要素—発現時期，副作用の性質，dechallenge，rechallenge，および既往歴に基づくほかの原因，を必要とすることが提案された．Harumbaru らは，500 件の出版された症例報告と 500 件の自発報告を比較し，それらが最も標準的な因果関係の評価に必要とされる情報を含んでいるかどうかを調査した．出版された症例報告は有意に多くの情報を含んでいたが，いずれのタイプの報告においても，ほかの原因 / ほかの疾患およびほかの薬剤に関するデータは少なかったことを認めた．

この不完全な報告の問題に対処するために，2006 年に，国際薬剤疫学会のタスクフォースは，薬物安全性に関する雑誌 2 誌に説明に役立つ実例を含めた発表ガイドラインを発表した．

4 │ その他の応用

ほかに，重篤な事象の因果関係の標準化された評価が有用な状況には，臨床試験，スポンサーおよび規制当局による新規の重篤な市販後自発報告の正規のコンセンサスのための評価，臨床現場における鑑別診断の一環のほか，おそらく法廷やニュース編集部などがある．

薬剤疫学研究が取り組むべき方法論的課題

　薬剤に関連する有害事象は，その発生頻度，症状，曝露からの経過時間，発生機序はさまざまである．それらは人における病態のほぼ全体を網羅しつつ類似しており，さらに新たに特有の病態（例，薬剤の結晶からなる腎結石やプラクトロールによって引き起こされる皮膚―粘膜―眼症候群）も加わる．多様な症状のために，不適切に症例が定義されることになり，因果関係の評価は複雑になる．さらに，薬剤に関連する事象は本来の疾患と関係するほかの病態を伴うことが多い．しかし，未知または予測できない事象は必ずしも認知されていなかったり，記述されることはない．したがって，ベースラインおよびほかの詳細な測定値は記録されないことが多い．

　これまで異なる２つの考え方が示されてきた．あるものは個体における反応に対する因果関係の評価の価値を軽視し，本格的な疫学研究または臨床試験の結果による判定を優先させる．それに対して，Naranjo らは，個別報告における情報は，関連の度合を決定するために評価でき，薬剤の臨床試験の中止または開発もしくは市販の中止を考慮する場合に有用で，ときに決定的であると主張している．この後者の見解は因果関係の評価方法の進展に拍車をかけ，専門家の合意形成（全般的観察評価）から，構造化されたアルゴリズムや手の込んだベイズ流確率的アプローチまで進展した．

現在のツール

　以下に，公表資料に広く述べられている４種類の基本的な評価法の実例を示す．

1 ｜ 構造化されていない臨床判定 / 全般的観察評価

　最も一般的なアプローチは，おそらく構造化されていない臨床判定 / 全般的観察評価であろう．１人またはそれ以上の専門家が入手した臨床情報をレビューし，有害事象が薬剤曝露によって生じたかどうかを判定する．しかし，全般的観察評価は十分機能しないことが十分に証明されている．

　第１に，認知心理学者は，ヒトの脳が複雑な状況下で支援なしに不確実性を評価する能力は十分でなく，特に，原因と結果の可能性を評価する，正確には因果関係を評価する能力は十分でないことが認められている．この限界は，疑わしい副作用の評価を調査している研究において繰り返し証明されている．いくつかの研究では，「専門」の臨床薬理学者を用いて疑わしい反応を評価し，個々のいくつか評価結果を比較した．それらの

研究でかなりの不一致を報じており，それによって，全般的観察評価が因果関係の評価方法としてどの程度信頼できないかを示した．

第2に，全般的観察評価は基準がない．1人の評価者が判定した「可能性あり（possible）」は，別の評価者では「多分関連あり（probable）」と判定される可能性がある．この不一致は，1人の製薬企業の自発報告評価者（言語尺度と数値尺度の両方を用いた）のVenulet の研究において十分証明された．

こうした懸念があるにもかかわらず，全般的観察評価は引き続き用いられている．例えば，スウェーデンのウプサラにある WHO 国際医薬品副作用情報収集センター（WHO International Centre for Drug Monitoring）は，世界各国の施設からの自発報告を集めている．同センターは因果関係の基準を公表しており，本質的に「確実（certain）」から「評価不能（unassessable/unclassifiable）」までの6つのレベルで全般的観察評価を表すが，一般に，それらには因果関係判定のより標準的な基準に関する考慮がなされている．

2 ｜ 記述的な判定を伴うアルゴリズム／基準による方法

これらの方法は，簡単な質問（10 個またはそれ以下の質問）から長い質問（最大 84 個の質問）にまで及ぶ．それらは次の5つの基準に基づいた基本構造を共有する：発生時期，dechallenge，rechallenge，交絡，および事象の既往歴．各要素に関連する情報は一連の質問によって引き出され，回答は「はい／いいえ」（一部の方法については「不明」も）に限定される．これらのアプローチは，オーストラリアを含む一部の国の医薬品規制当局によって用いられ，以前は FDA のアルゴリズムにおいて用いられた．

アルゴリズムによる全般的観察評価によって，審査者間の評価の一致性が改善した．各症例の要件が複数の要素（例，発生時期，交絡する疾患など）に分割されるため，このアプローチでは不一致の領域を浮き立たせることができる．しかし，かなりの全般的観察評価で，異なる要素に対して判定を行う必要がある．これらの判定は，ときに不確実さのより定量的な推定値がより適切な場合でも「はい」または「いいえ」の回答を要求することがある．例えば，評価者は，黄疸が1週間以内に発現した場合に，1週間が薬剤と事象との間に関係があるとするのに十分な薬剤曝露期間であるかどうかを判断しなければならないことがある．

3 ｜ 個別判定のスコアリングを要求するアルゴリズム

いくつかのアルゴリズムは，その基準による採点を必要とし定量的判定を可能にする．質問に対する回答を各因子に対するスコアに変換し，それを合計した後，この全体スコアを定量的確率尺度の値に変換する．これらの定量的な方法は，病院内委員会による疑わしい副作用の評価から，フランスおよびほかの規制当局による適用といったように，多くの状況で用いられている．一部の製薬企業もそれを用いているが，一般に研究領域

で用いられている．より実際的な例として，前述の Naranjo のアルゴリズムを**図 13.1** に示す．

　1990 年代に，Bénichou と Danan によって Roussel Uclaf 因果関係評価法（RUCAM）が開発された．それは 6 つの基準と，それぞれが 3 つまたは 4 つの得点水準を有し，合計スコアを算出する．最近，HIV の臨床試験において有害事象を評価するのにこの方法が適用されたほか，肝障害の評価方法の最近の総説に引用された．しかし，ほかの批評家は，RUCAM の信頼性は劣ること，ほかの方法の方が適切であると述べている．

4 ｜ 確率論的手法

　ベイズ法は，薬剤曝露がないときに事象が生じる確率に対して，薬剤曝露があるときの事象が生じる確率を評価するものである（**図 13.2**）．この最終的な確率の推定値，つまり「事後確率」は次の 2 つの要素に基づく：

1. 事象発現前に何がわかっているか，つまり「事前確率」は臨床試験と疫学的データに基づいている．そして，

2. 特定の症例における病歴，タイミング，特徴，dechallenge とその時間的関係の要素，rechallenge，そして複数の rechallenge などのほかの要因などのさまざまな要素のうち，薬剤との因果関係に対する尤度．

　この方法を完全に適用するには臨床的事象，その疫学，および当該事象に比較的特異な情報の詳細な知識が必要である．スティーブンス・ジョンソン症候群，腎毒性，リチ

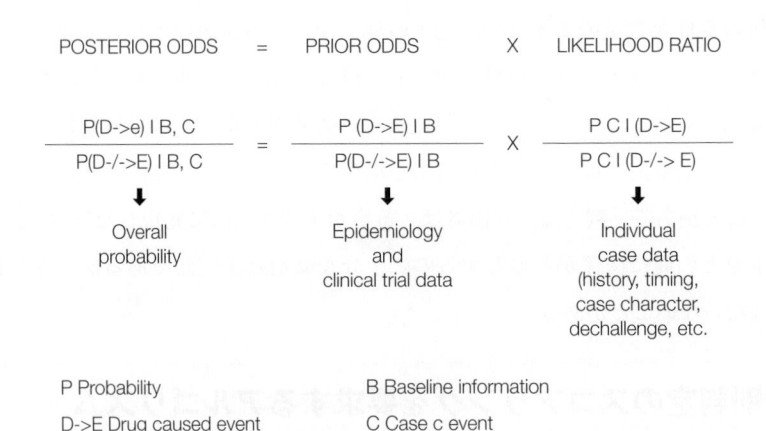

図 13.2 ● 疑わしい薬剤関連事象のベイズ流解析法の基礎方程式
事象が 1 つまたはそれ以上の薬剤と関連する確率を推定する，構造化されつつも柔軟かつ系統的な手法であり，本文および Auriche（1985），Lane（1990），その他の著者らによる文献に詳述されている．事前確率推定値は臨床試験および疫学研究から得られた明確なデータに依存することから，この手法はこれらの研究での特定の事象に関連した課題に対応する枠組みを提供する．

ウム皮膚炎，アンピシリン関連大腸炎，無顆粒球症，およびギランバレー症候群など，いくつかの種類の事象に関しての事例が公表されている．サンプルサイズが十分でないために標準的な統計解析法では因果関係に関して十分な手掛かりが得られない場合，ベイズ法は新薬の臨床試験において問題となる初めての事象，重篤な副作用自発報告，およびコホート研究において発見されたおそらくまれな事象を解析するのに有用であると思われる．

　現在，疾患の自然史および薬剤誘発性疾患の記述が大規模な集団データベースによって示されつつあり，これらの解析を集団データに適用することが不可欠であると思われる．このベイズ法を応用した優れた事例はZapaterらによって近年発表され，Begaudらによって開発された集団におけるまれな事象の確率を推定するためのPoisson法を用いた手法で追加補完されている．彼らは，チクロピジンに関連した肝炎の複雑な症例報告における関連の事後確率の推定に臨床試験および集団データが利用可能であることを証明した．

5 ｜ 異なる方法間の比較

　これまで，以上の方法を評価し，比較する試みがなされてきた．Pereは6つの代表的なアルゴリズム法について標準的に用いられる評価基準を特定し，種々の方法を用いて1,134件の有害反応を評価し，簡潔かつ詳細な評価を発表した．意義深いことに，すべての組み合わせで一致度は中等度にとどまり，主な基準のうち，時期，dechallenge，ほかの要因の3項目の重み付けがかなりの不一致を示し，これによって，事象とその特徴に関する多大な情報の欠如を過小評価していた．

　今日でもコンセンサスは得られていない．2008年に，Agbabiakaらは34の異なる方法を評価し，普遍的に採用されている方法はまだないと判断した．これらの結果は2006年のMacedoらの結果と類似した．ほかの著者らは，枠組みを用いずに独自に評価を行う専門家は，主観的であるために因果関係の評価について一致しないことが多く，再現性が乏しく不一致が生じると述べている．この専門家のコンセンサスの欠如は，調査した有害事象の種類に関係なく（例，ワクチン，過敏反応，肝毒性）生じる．

　多数の方法が公表され存在する現状を考えると，個別の副作用（adverse effects）を評価する際に使用する方法の選択はいくつもの実務的な要因により決定しそうである．これらには以下があげられる：

1. どのようにその評価法を用いるか．これは短期的な使用（例，「シグナル」を生じるのに，「可能性あり（possible）」以上を示唆する評価が必要なことがある）と長期的な使用（例，資料中の1例の「関連あり（highly probable）」の症例など．別段の対応がなければ評価者の責任問題の原因になるかもしれない？）のいずれにもあてはまる．

2. 判定の正確さの重要性．この評価が特定の臨床アウトカム，臨床試験の継続，または

薬剤の販売継続のいずれかを決定するのであれば，判定の正確さは重要であり，定量的方法またはベイズ法を使用するほうが適切である．それに対して，ほとんど判定が影響しないのであれば，精密でない推定や方法で十分であると思われる．

3. 行うべき因果関係評価の回数．これらの要件は，多数の症例報告について判定を行うのに要する時間とも比較考量しなければならず，これは規制当局やスポンサーのジレンマとなっている．このため，正確な判定の必要性は検討すべき評価の量と比較考量する．FDA の方法では，その新規性および重篤性に従って優先度の高い問題を特定している．

4. 徹底的な評価により得られる価値．あるカテゴリーの薬剤関連事象の慎重かつ厳密な評価を行うことが，以後の関連する事象をより正確に評価することに結びつく場合がいくつかある．例えば，開発中の薬剤が肝関連事象を引き起こすことが予測された場合を考える．旧来の薬剤によって誘発された肝関連事象の詳細な評価から，新薬に関し受領した症例報告についてのより充実した因果関係の評価を行うことができる．ときに，これは事象に対する疾患特異的な基準（項目）に焦点をあてた大規模なデータ収集の結果から得られる．フランスでは，特定の疾患特異的報告様式が作成されることさえある．

5. 誰が評価を行うか？ 熟練度の異なる専門家間の相違を評価するために特別な研究は実施されていないが，各評価者が有する知識は，ベイズ法を含め，用いられる方法にかなりの影響を及ぼす可能性がある．

将来への展望

　副作用の因果関係を評価する分野には多くの未解決の問題，方法論的問題と実践上の問題の両方が存在する．当初は，コンセンサスが得られるような方法が見出されるという期待があったが，この分野の現状を鑑みると，これはいくつかの理由で望みがなさそうである．

　1つめは，ある個人や施設は1つまたは少数の方法を採用しており，データ収集システムまたはソフトウェアを選択することを通じてその使用にこだわることが多い．2つめは，それらの方法を用いる際の実務的側面が，重要な役割を果たすだろうということである．ベイズ法は，副作用の因果関係を評価するための「ゴールドスタンダード」になりえる可能性について熱狂的に議論されているが，自動化なしに用いることは難しいこともあり，広く取り入れられていない．その障壁が解除され，実践的応用が増加するにつれその可能性が認識されるだろう．3つめは，特に信頼できる標準的に使用される共通用語がないという事実を考えると，法律分野での判決に用いる用語やスコアの誤用が懸念される．

以上の理由によって，いくつかの領域ではさらなる研究の必要性が示唆される：

1. 因果関係の評価法の適用を決定する，つまり，プロセスの「アウトプット」を決定する．それにより評価法に望まれる厳密性，正確性および有用性をよりよく定義する．より単純で大雑把な手法はおそらく常に必要であるが，同様に，決定が大きな影響を及ぼす場合には，より完全でかつ厳密な方法を必要とすると思われる．

2. 異なる種類の副作用（例，肝，血液，皮膚など）の因果関係を評価するのに必要な決定的な要因をさらに明確にし，この情報が自発的事象の報告または公表時点までに集められるようにする．このような改善により，次の点について大きな影響があると思われる：

   a. 関心のある事象に適したデータ収集手法を用いることで，異なる薬剤関連事象についてのよりよい情報収集につながる．

   b. ある種類の薬剤誘発性の疾患の動力学，最終的には病態生理や機序をよりよく特徴づける．これは肝毒性などいくつかの事象に対して積極的に進められている．

3. 臨床試験および疫学研究のいずれにおいても，その進行中にみられた特定の有害事象の決定的要因に関するデータを収集する．これらの研究において有害事象のリスクファクター，既往歴，発生時期，特徴，および消失パターンが明らかにされ，医学上の事象および疾患の特徴についての一般的なデータ資源に追加される必要がある．

4. 因果関係の評価プロセスの自動化についてのさらなる取り組み．より完成した方法の多くが厄介な性質を有しているため，全般的観察評価はまだ広く用いられている．幸い，現在，フランスの方法を含め，いくつかの方法が自動化されつつある．論理的な順序で適切な質問が配置され容易にアクセスが可能であり，背景データが情報に関する最新の質基準に適合していることで，副作用の因果関係の評価の状況は大幅に改善する可能性がある．

5. 新規の異なる方法を検討する．今後の取り組みでは，多くの利用可能な方法のうち1つまたはそれ以上が用いられると思われるが，ほかの手法が浮上していることは興味深い．例えば，米国における患者の安全性に関する研究の一環として，臨床現場における有害事象の重要な原因を特定するために「根本原因解析」が用いられている．この手法では，原因のみならず予防方法も特定する目的で，可能性のある要因についての機能マップが作成される．別の手法は *N*-of-1 試験であり，これによって，特に薬剤に対して複数の副作用を生じた個人内で有害事象の因果関係を評価できる．

結論として，副作用の因果関係の評価に関するトピックは難題のままである．薬事規制プロセスの一環で因果関係を検討する必要性がますます認知されるに従い，場合によっては状況に応じた2つ以上の方法の使用についてのコンセンサスが必要である．詳細な因果関係評価の適用時の主な成果の1つは，特にファーマコビジランスセンターおよび

臨床研究の両方でデータを収集し前向きに調査した場合は，これらのデータによって最終的に多数の薬剤関連疾患の全般的理解に貢献できることである.

重要なポイント

- 構造化された因果関係評価法を適用することで，薬剤曝露と事象との因果関係の可能性についての評価を標準化し，その際のバイアスの軽減に役立てることができる.

- 薬剤に関連すると考えられる有害事象を評価するために，構造化されていない臨床的手法（「全般的観察評価」）の使用は，評価者間の結果不一致につながることが示されている. 構造化されていないため，その有害事象報告により浮上した仮説のさらなる展開はない.

- 評価方法は判定結果の使用目的に基づいて選択される. 薬剤の開発継続に不可欠であれば，ベイズ流手法のような最も厳密な方法が有用であろう. また，薬剤とおそらく関係しているだろうと十分に示された症例報告の分類に用いるのであれば，通常，単純なアルゴリズムまたは得点化アルゴリズムで十分である.

- 因果関係の評価方法を構成する要素は，個別症例およびその集団のデータ収集を構造化するのに役立つ. 最終的に，これらの集合データは，関心のある事象，およびおそらくその薬剤や適応症との関連性についてよりよく記述できる.

- ベイズ法における詳細な確率的かつ系統的な手法は，データが利用可能であれば，疑わしい副作用の自発報告によって提示された仮説をより正確に記述するための基礎となる.

参考文献

- Agbabiaka TB, Savović J, Ernst E (2008) Methods for causality assessment of adverse drug reactions: a systematic review. Drug Saf 31 (1): 21–37.
- Arimone Y, Miremont-Salamé G, Haramburu F, Molimard M, Moore N, Fourrier-Réglat A, Bégaud B (2007) Interexpert agreement of seven criteria in causality assessment of adverse drug reactions, Br J Clin Pharmacol 64 (4): 482–8.
- Arimone Y, Bégaud B, Miremont-Salamé G, Fourrier-Réglat A, Molimard M, Moore N, Haramburu F (2006) A new method for assessing drug causation provided agreement with experts' judgment. J Clin Epidemiol, 59 (3): 308–14.
- Benahmed S, Picot MC, Hillaire-Buys D, Blayac JP, Dujols P, Demoly P (2005) Comparison of pharmacovigilance algorithms in drug hypersensitivity reactions. Eur J Clin Pharmacol 61 (7): 537–41.
- Bénichou C, Danan G (1994) A new method for drug causality assessment: RUCAM. In: Adverse Drug Reactions. A Practical Guide To Diagnosis and Management. New York: JohnWiley & Sons Ltd, pp. 277–84.
- Collet J-P, MacDonald N, Cashman N, Pless R (2000) The Advisory Committee on Causality Assessment. Monitoring signals for vaccine safety: the assessment of individual adverse event reports by an expert advisory committee. Bull World Health Organ 78: 178–85.
- Drug Information Association (1986) Proceedings of the Drug Information Association Workshop, Arlington, Virginia, February 1986, Drug Inf J 20: 383–533.
- García-Cortés M, Lucena MI, Pachkoria K, Borraz Y, Hidalgo R, Andrade RJ (2008) Spanish Group for the Study of Drug-induced Liver Disease (grupo de Estudiopara las Hepatopatías Asociadas a Medicamentos, Geham). Evaluation of Naranjo adverse drug reactions probability scale in causality assessment of druginduced liver injury. Aliment Pharmacol Ther 27 (9): 780–9.

- Haramburu F, Begaud B, Pere JC (1990) Comparison of 500 spontaneous and 500 published reports of adverse drug reactions. Eur J Clin Pharmacol 39: 287–8.
- Irey NS (1976) Adverse drug reactions and death: a review of 827 cases. JAMA 236: 575–8.
- Jones JK (2012) Assessing causality of case reports of suspected adverse events. In: Strom BL, Kimmel SE, Hennessy S, eds., Pharmacoepidemilogy. 5th edn, John Wiley & Sons, Ltd, pp. 583–600.
- Karch FE, Lasagna L (1977) Toward the operational identification of adverse drug reactions. Clin Pharmacol Ther 21: 247–54.
- Kelly WN, Arellano FM, Barnes J, Bergman U, Edwards IR, Fernandez AM, Freedman SB, Goldsmith DI, Huang K, Jones JK, McLeay R, Moore N, Stather RH, Trenque T, Troutman WG, Van Puijenbroek E, Williams, Wise RP (2007) Guidelines for submitting adverse event reports for publication. Pharmacoepidemiol Drug Safety 16: 581–7.
- Lane D (1990) Causality assessment for adverse drug reactions: a probabilistic approach. In Berry D, ed., Statistical Methodology in the Pharmaceutical Sciences. New York: Marcel Dekker, pp. 475–507.
- Macedo AF, Marques FB, Ribeiro CF (2006) Can decisional algorithms replace global introspection in the individual causality assessment of spontaneously reported ADRs? 29 (8): 697–702.
- Pere JC, Begaud B, Harambaru F, Albin H (1986) Computerized comparison of six adverse drug reaction assessment procedures. Clin Pharmacol Ther 40: 451–61.
- Rochon J, Protiva P, Seeff LB, Fontana RJ, Liangpunsakul S, Watkins PB, Davern, T, McHutchison JG; Drug-Induced Liver Injury Network (DILIN) (2008) Reliability of the Drug Saf Roussel Uclaf Causality Assessment Method for assessing causality in drug-induced liver injury, Hepatology 48 (4): 1175–83.
- Rockey DC, Seeff LB, Rochon J, Freston J, Chalasani N, Bonacini M, Fontana RJ, Hayashi PH, US Drug-Induced Liver Injury Network (2010) Causality assessment in drug-induced liver injury using a structured expert opinion process: comparison to the Roussel-Uclaf causality assessment method, Hepatology 51 (6): 2117–26.
- Sabaté M, Ibáñez L, Pérez E, Vidal X, Buti M, Xiol X, Mas A, Guarner C, Forné M, Solà R, Castellote J, Rigau J, Laporte JR (2011) Paracetamol in therapeutic dosages and acute liver injury: causality assessment in a prospective case series. BMC Gastroenterol 15 (11): 80.
- Yerushalmy J, Palmer CE (1959) On the methodology of investigations of etiologic factors in chronic diseases. J Chronic Dis 10 (1): 27–40.
- Zapater P, Such J, Perez-Mateo M, Horga JF (2002) A new Poisson and Bayesian -based method to assign risk and causality in patients with suspected hepatic adverse drug reactions. Drug Safety 25: 735–50.

第14章 分子薬剤疫学

はじめに

　臨床薬理学および薬剤疫学における最も難しい領域の1つは，特定の薬物療法に対して，個人や集団が効果と副作用という異なる反応を示す理由を理解することである．Reidenberg は，処方者は基本的に患者の治療中に2つの判断（すなわち，正しい薬剤の選択と正しい用量の選択）を下すものの，薬物治療のアウトカムの個体間での違いを解釈するためには，患者の健康プロファイル，予後，疾患の重症度，薬剤の処方および調剤の質，処方された服薬レジメンの遵守（p.427，第20章参照）のほか，最後になったが，特に，患者の遺伝的プロファイルを含め，幅広い範囲の変数があることを見つけた．

　分子薬剤疫学は，分子バイオマーカーが集団における薬の臨床効果をどのように変化させるかを調べる研究である．薬剤疫学の基礎科学は疫学であり，臨床薬理学分野に応用されるように，分子薬剤疫学の基礎科学も一般に疫学であり，特に分子疫学は，臨床薬理学の領域にも応用される．このため，疫学の手法および手技の多くが分子薬剤疫学研究に適用される．しかし，分子薬剤疫学に特有の特徴があり，それについてはこの章の後半で考察する．考察の大半は遺伝子に関連する研究に焦点を当てるが，方法論的な留意事項は，タンパク質やほかのバイオマーカーの研究にも同じように当てはまる．

　平均的に，各薬剤に対して，治療された患者の約1/3がベネフィットを享受し，別の1/3の患者は想定したベネフィットが認められず，10%は副作用のみを経験し，残りの患者はアドヒアランス不良により薬剤に対する反応を評価することが難しいと推定されている．このため，最大の便益を享受し，副作用を最小限に抑えるための個別化療法は難しい．薬剤の有効性と副作用に対して，年齢，薬物相互作用，アドヒアランス（p.427，第20章参照）など，多くの要因が影響すると思われるが，遺伝は薬剤に対する個体の反応における重要な因子である．薬物の分布および薬物効果の変動の大半（例：20 ～ 95%と推定されている）が遺伝的変異によって説明できる．

　投与条件の変化に加えて，遺伝は，薬剤の標的または治療対象の疾患状態の病態生理を変化させることで，治療反応に影響し得る．

定義と概念

1 ｜ 遺伝的変異

　種々のヒトゲノム構想の成功により，現在，約 25,000 のヒトゲノム領域が遺伝子として認識されていると推定される．それらには，エクソン（タンパク質をコードする配列），イントロン（アミノ酸を直接コードしないエクソン間の配列）および調節領域（DNA の RNA への転写，次に RNA のタンパク質への翻訳を調節することによって遺伝子発現を決定する配列）などのデオキシリボ核酸（DNA）の配列要素が含まれる．これらの配列のいくつかは RNA（リボ核酸，タンパク質翻訳を媒介する DNA 配列をコード化されたメッセンジャー）およびタンパク質（RNA の翻訳によって生じたアミノ酸配列）をコードすることができる．さらに，RNA またはタンパク質をコードしないが，遺伝子の発現および調節に重要な役割を果たす遺伝子領域について多くのことが判明しつつある．

　非常に多くのヒトゲノム構想により，ヒトゲノムにおける個体間変動についても多くの情報が得られている．ゲノムの多様性の最も一般的な形は一塩基多型（SNP）であり，これは 1 つのヌクレオチド（すなわち，DNA の基本構成要素，「塩基」とも呼ばれる）の別のヌクレオチドとの置換を表す用語であり，集団の 1％以上に存在する．人はそれぞれ，各アレル固有のコピーを 2 つずつ有する（1 つは父方の染色体，1 つは母方の染色体に由来する）．アレルという用語は，父親または母親のいずれかから受け継いだゲノムの 1 部位における特異的なヌクレオチド配列のことであり，1 つの個体におけるアレルの組み合わせを遺伝子型という．2 つのアレルが同じである場合（すなわち，2 つの染色体におけるヌクレオチド配列が同じ），遺伝子型は「ホモ接合型」と呼ばれ，2 つのアレルが異なる場合（すなわち，それぞれの染色体におけるヌクレオチド配列が異なる），遺伝子型は「ヘテロ接合型」と呼ばれる．ヒトゲノムには約 1,000 万個の SNP が存在すると考えられ，遺伝子 1 つにつき 2 つの一般的なミスセンス（すなわち，アミノ酸が変化した）変異体が存在すると推定される．ヒトゲノムにおける SNP の総数のうち，1 つのサブセット（おそらく，50,000 ～ 250,000）のみが，実際に疾患のリスクと因果関係のある表現型（遺伝子発現の生化学的または生理的現象）に対して軽度～中等度の影響を及ぼすと思われる．

　しかし，ヒトの形質や疾患と関連する可能性のある遺伝的変異の形は SNP だけではない．例えば，最近，コピー数多型（CNV）も遺伝的変異の別の一般的な形として特定されており，これは疾患の原因に関係する可能性がある．

　最後に，ゲノムが単に線形のヌクレオチド配列であることだけでなく，集団ゲノム構造が存在することも認知されている．この構造は，100 キロベース長（1 キロベースは

1,000 対のヌクレオチドまたは塩基のことである）にわたり，進化の時期を超えてもなお，完全なまま保存されるユニットを規定する領域に存在することが認知されている．これらの領域は，ハプロタイプを規定するゲノムブロック構造を規定する．ハプロタイプは 1 つのユニットとして世代間で伝達される遺伝子変異体の組み合わせのことである．

以上より，薬剤に対する反応に影響する複雑なゲノム構造および遺伝的変異により，分子薬剤疫学には特有の課題が存在する．

2 | 薬理遺伝学と薬理ゲノミクス

薬理遺伝学という用語は主に，遺伝的変異が薬剤曝露に対する患者の反応の差をどのように説明するかを調べる研究に適用されるのに対して，薬理ゲノミクスという用語には，数千の遺伝子型に関するデータと，既存の薬剤に対する遺伝子発現の反応を同時に検討するアプローチも含まれる．「薬理遺伝学」という用語は，ときに薬理ゲノミクスと同義に用いられることがあるが，薬理遺伝学は通常，薬理ゲノミクスにおけるゲノムワイドアプローチとは対照的に，候補遺伝子に対するアプローチを指す（いずれもこの章で後述する）．

薬理遺伝学および薬理ゲノミクスと分子薬剤疫学との接点

薬理遺伝学研究および薬理ゲノミクス研究は通常，薬剤とアウトカムとの間の中間エンドポイント（薬物濃度，薬力学的性質または薬物効果の代用マーカーなど）を検討するためにデザインされ，高度に管理された状況下で少数の患者群における代用マーカーの詳細な測定に頼ることが多い．分子薬剤疫学は臨床アウトカムに対する遺伝の影響に焦点を合わせ，集団における薬物治療の有効性と安全性を評価するためにより大きな規模の観察および実験方法を用いる．分子薬剤疫学は，薬物反応に対する遺伝子の影響および関連する疑問に答えるために薬剤疫学と類似の方法を用いる．したがって，分子薬剤疫学は以下に関連する疑問に答えるものである．

1. SNP およびほかの遺伝子変異の集団での保有率
2. これらの遺伝子変異が疾患のアウトカムをどのように変化させるかの評価
3. 遺伝子 – 薬物交互作用および遺伝子 – 遺伝子交互作用が薬物反応および疾患リスクに及ぼす影響の評価
4. 薬剤に曝露された，または，曝露される予定の集団における遺伝子検査の有用性と影響の評価

しかし，分子薬剤疫学には，薬剤疫学とは異なるいくつかの側面も存在する．これらの側面として，1）薬物反応と膨大な数の分子および遺伝子の影響の可能性との間の複雑

な関係を理解する必要があること，2）これらの因子間の交互作用と遺伝子と環境（ほかの薬剤を含む）との交互作用に着目すると，症例数の問題を生じ，新たなデザインへの関心が生じること，3）バイオインフォマティクス（生物学的研究を加速させ，強化するために，電子化データベースおよびアルゴリズムを開発し，利用する科学）を通じて特定された多くの潜在的に重要な遺伝子から，遺伝子と薬物反応との間の最も確からしい関連を明示する必要のあることがあげられる．前述のように，疫学の基礎科学が分子薬剤疫学の根拠をなし，それがすべての薬剤疫学の根拠をなすのとまったく同じである．異なることは，1）アウトカムに対する多数の潜在的な遺伝的影響に対処できるアプローチが必要であること，2）薬物反応と関係すると「推定される」遺伝子が実際の原因遺伝子ではなく，むしろ，ある遺伝子が調査した集団における染色体上の原因遺伝子と近い関係にあるか，またはそうではなければ関係する可能性（および，ほかの集団で同様に関連付けられない可能性）があること，3）それぞれの効果が相対的に低い複数の遺伝子が，薬物反応を変化させる際に一緒に作用する可能性があること，4）遺伝子，薬剤および環境間の複雑な交互作用に焦点を合わせていることである．この章においてこれらの課題に対する潜在的アプローチを考察することによって，薬剤疫学と分子薬剤疫学との間の類似性と相違性がいずれも明確になることを期待する．

薬剤疫学研究が取り組むべき臨床的問題

遺伝子が薬物反応に影響する機序を検討することによって，分子薬剤疫学における臨床的な問題を概念化することは，有用である．

遺伝子が薬物反応に影響を及ぼす3つの経路

薬剤が個人に及ぼす効果は，薬剤が分布し作用する経路上の多くのポイントで影響を受ける．これには，薬剤の作用部位への吸収と分布，薬剤とその標的との交互作用，薬剤の代謝，および薬剤の排泄が含まれる（p.52，第4章参照）．これらの機序は遺伝子が薬物反応に影響する3つの一般的な経路に分類される．つまり，薬物動態学的遺伝子－薬物相互作用，薬力学的遺伝子－薬物相互作用および疾患の原因経路における遺伝子－薬物相互作用である．以下でこれらを順に考察する．

1 | 薬物動態学的遺伝子 – 薬物相互作用

　遺伝子は，薬剤の代謝，吸収または分布を変化させることによって薬物動態に影響すると思われる．薬剤の代謝はその作用を不活性化するか，不活性なプロドラッグを治療的に活性な化合物に変換するかのいずれかである．薬剤の代謝を変化させる遺伝子は種々の酵素系，特にシトクロム P450（CYP）酵素をコードする遺伝子である．

　CYP2D6 をコードする遺伝子は，多型がさまざまな方法で薬物反応を変化させることを示すよい例である．一部の遺伝子変異は CYP2D6 酵素の活性を低下させるか，または，まったく欠如させるが，一部の人はこの遺伝子のコピーを多数有し，薬剤代謝が亢進する．そのため，CYP2D6 依存性の抗精神病薬（ハリペリドールなど）を使用している poor metabolizer（CYP2D6 活性の低い）の患者は，抗精神病薬の副作用を治療するためには high metabolizer よりも抗パーキンソン病薬を必要とする可能性が 4 倍以上高い．CYP2D6 によって，活性代謝物であるモルヒネに代謝されるプロドラッグであるコデインの事例のように，CYP2D6 の代謝活性の低下により薬物効果も低下するかもしれない．白人の約 6 ～ 10％が機能障害または不活性な CYP2D6 酵素をコードする CYP2D6 遺伝子型となる変異を有すると推定されており，これらの白人にはコデインは無効な鎮痛薬である．

　実験または疫学による関連性に基づいて多くの薬物と CYP2D6 遺伝子変異の相互作用が報告されているが，そのような CYP2D6 遺伝子データに基づき日常の医療現場における臨床アウトカムを妥当な方法で予測することは，依然として手間のかかることである．ある研究で認められた薬物と遺伝子との関連性は必ずしも別の研究で再現されるとは限らない．明らかに，薬物反応のばらつきには多くの決定要因が関与し，1 つのみの遺伝的要因を取り出しては，分子薬剤疫学にとってすべて重要ないくつかのほかの要因（例えば，疾患の重症度，曝露の経時的変動，生理的フィードバック機序，検査バイアスなど）の共起，相互関係，相互作用を説明することはできない．

　代謝に加えて，薬剤の吸収および分布を変化させる遺伝子は標的組織における薬物濃度を変化させるかもしれない．これらの例として，例えば，抗てんかん薬に対する抵抗性と関係する多型を有する ATP 結合カセットトランスポータータンパク質〔ABCB，多剤耐性（multidrug resistance；MDR）-1 遺伝子としても知られている〕のようなカセットトランスポーター遺伝子をコードする遺伝子があげられる．薬剤抵抗性てんかんの患者（てんかん患者の約 1/3 がノンレスポンダーである）は ABCB1 の CC 多型を有する可能性が高く，この多型はトランスポーター薬剤排出タンパク質の発現増加と関係する．注目すべきは，ABCB1 多型が連鎖不平衡（linkage disequilibrium；LD）の広範なブロックの範囲内に含まれることである．LD は，集団および遺伝的進化の歴史のなかで，多くの遺伝子変異（例えば，SNP など）が相関する領域によって定義される．結果として，

SNP が統計的に疾患リスクと関連すると思われるが，LD において真の原因となる SNP も存在する．したがって，研究対象の SNP はそれ自体が原因ではなく，単に真の原因変異と関係するものというだけである．現時点で，遺伝的研究における大きな挑戦の 1 つは，LD ブロックに存在する可能性のある真の原因変異を特定できる方法を開発することである．

2 ｜ 薬力学的遺伝子 – 薬物相互作用

薬剤が吸収され，その標的部位に運ばれると，その効果は薬物の標的の反応の差によって変化する可能性がある．したがって，薬物の標的をコードする遺伝子における多型は，薬剤に対する個体の反応を変化させるかもしれない．

これは，喘息患者における β 作動薬（例えば，アルブテロールなど）に対する反応に影響することが知られている β_2 アドレナリン作動性受容体〔β_2-adrenergic receptor（AR）〕の多型によって十分に説明される．特に，β_2-AR 遺伝子内の 16 位（β_2-AR-16）におけるコードの変異はアルブテロール治療に対する患者の反応の決定に重要であることが認められている（**事例 14.1**）．

薬力学的遺伝子 – 薬物交互作用も副作用のリスクに影響するかもしれない．その 1 例として，アンジオテンシン変換酵素（angiotensin converting enzyme；ACE）阻害薬誘発性咳嗽のリスク増大と関係する，ブラジキニン B_2 受容体をコードする遺伝子における多型があげられる．咳嗽は，ACE 療法において最も高頻度にみられる副作用（adverse drug reaction；ADR）の 1 つであり，治療中止の理由となることが極めて多い．ヒトブラジキニン B_2 受容体遺伝子の TT 遺伝子型および T アレルは咳嗽のある患者で有意に高いことが認められている．

事例14.1

背 景

・喘息を治療するための吸入 β 作動薬の定期的な使用は副作用を生じる上に，これらの薬剤の頓用よりも有効ではないだろう．

疑 問

・β 作動薬受容体の遺伝子多型によって吸入 β 作動薬の反応性は変化するか．

アプローチ

・吸入 β 作動薬の定期的使用と頓用に関するランダム化臨床試験内で遺伝子解析を行う．

・薬物反応に対する多くの遺伝子多型の影響を比較する．

結 果

・吸入 β 作動薬の定期的使用により，β_2-AR-16 変異を有する患者で有効性は低下す

るが，ほかの検討された変異を有する患者では有効性は低下しない．

・吸入β作動薬を頓用している患者における遺伝子型の影響はない．

強み

・ランダム化試験デザインでは，薬剤の使用頻度に関しての適応による交絡が排除される．

・候補遺伝子は生物学的妥当性を高める．

限界

・多くのアウトカムに関して多くの多型を検討することで，偽陽性の懸念が生じる．

・連鎖不平衡：特定された多型は，真の原因変異と連鎖していることによるものであり，「ただの第三者」なのかもしれない．

重要なポイント

・薬剤の標的の遺伝子多型により，薬物反応が変化する可能性がある．

・偽陽性および／または連鎖不平衡の懸念があるため，再現性研究および反応機構に関する研究は依然として薬物反応の変化を起こす真の推定される変異を特定するために重要である．

・遺伝子の影響は薬物の使用パターンによって異なるものと思われ，そのため，分子薬剤疫学研究では，薬物使用のあらゆる点（用量，投与期間，投与頻度，定期性など）を考慮することが重要である．

3 ｜ 遺伝子 − 薬物相互作用と疾患の因果経路

　薬剤の薬物動態学的および薬力学的性質の変化に加えて，遺伝子多型は薬物療法の標的である疾患の状態をも変化させるかもしれない．例えば，一部の高血圧治療薬のナトリウム排泄増加といったような，ある特定の機序によって作用する高血圧治療薬は，薬剤の作用に対する患者の感受性に応じて異なる作用を現す可能性がある．αアデュシン遺伝子の多型を有する患者はナトリウムバランスの変化に対する感受性が高い．ケースコントロール研究から，αアデュシン遺伝子多型を有する患者は多型を有さない患者より利尿治療によるベネフィットを受けやすいと考えられる．

　疾患状態における遺伝的変異性もまた，疾患および薬物反応のいずれにも関連する特定の遺伝子型を有する患者に対し薬物療法を個別化するために重要である．その1例として，HER2がん遺伝子の過剰発現が認められる転移性乳がん患者の治療に用いられるヒト化モノクローナル抗体，トラスツズマブ（ハーセプチン®）がある．HER2タンパク質は，この遺伝的な関連がある過剰発現を有する患者において，トラスツズマブ療法の特有の標的であると考えられ，乳がんの女性の10〜34％で生じる．トラスツズマブは，フィラデルフィア染色体陽性白血病患者に特に有効なほかの抗がん薬であるイマチニブ

とともに，遺伝子標的療法の草分け的存在である．

　疾患状態を変化させる遺伝子多型は薬物安全性にも関与する．例えば，白人20人中約1人に存在する第V因子ライデン変異は深部静脈血栓症および塞栓症の重要な遺伝的リスクファクターであると考えられている．第V因子のキャリアで経口避妊薬の使用者では，非経口避妊薬を使用していない非キャリアと比較したときの相対リスクは約30であることが報告されている．この遺伝子−薬物相互作用は，第三世代経口避妊薬に関連する血栓症のリスクが第二世代経口避妊薬とは異なることにも関連付けられている．この強い関連性にもかかわらず，Vandenbrouckeらは，第V因子に関する集団スクリーニングの結果，この変異陽性の女性約20,000人に対しては経口避妊薬を使用しないことで1例の死亡を防止できると算定した．

　そのため，Vandenbrouckeらは，血栓症の個人および家族歴を検討し，適切である場合のみ，経口避妊薬の処方前に第V因子の検査を行うことがこの有害な遺伝子−薬物相互作用を回避するために推奨されるアプローチであると結論付けた．これは，分子薬剤疫学の別の重要な役割を強調するものである．それは，薬物療法をガイドするための遺伝子スクリーニングの有用性および費用効果の測定である（p.379，第17章も参照）．

4 ｜ 種々の機序のかかわり合い

　薬物動態および反応のさまざまな段階において遺伝子多型が薬剤に対する患者の反応にどのように影響するかを概念化することは有用である．例えば，薬物の代謝，薬物の受容体，またはその両方を変化させる遺伝子型を有する個体が存在する可能性がある．これらの遺伝子型の組み合わせに応じて，有効性および毒性のいずれについても，個体の反応は異なる．表14.1の単純化した例では，薬物代謝を変化させる1つの遺伝子変異と，関心のある薬剤に対する受容体の反応を変化させる1つの遺伝子変異がある．この例では，正常な薬物代謝および正常な受容体反応をコードするアレルのホモ接合体を有

表14.1 ● 代謝遺伝子および受容体遺伝子における変異別の薬剤に対する仮想的反応

Gene affecting metabolism*	Gene affecting receptor response*	Drug response	
		Efficacy	Toxicity
Wild-type	Wild-type	70%	2%
Variant	Wild-type	85%	20%
Wild-type	Variant	20%	2%
Variant	Variant	35%	20%

＊正常な代謝または受容体反応と関連する野生型と，代謝または受容体反応の低下と関連する変異

〔Evans and McLoed（2003）より引用〕

する個体間で，相対的に有効性は高く，毒性は低い．しかし，薬物代謝を低下させる変異体を有する個体では，標準用量での有効性は実際に高い（あり得る用量の範囲内で線形の用量－反応関係を示すと仮定）が，用量に関連する場合，毒性は増大する．受容体の反応性を低下させる変異を有する個体間で薬物効果は低下するが，毒性は受容体の反応性低下と関連しない遺伝子型のキャリアである個体と変わらないと考えられる（毒性が有効性に関与する受容体と関連しないと仮定した場合）．この両方の遺伝子変異を有する個体においては，受容体遺伝子変異のために有効性は低下し（代謝遺伝子変異によって有効用量が上昇するために，おそらく，受容体遺伝子変異が単離された個体と同等ではない），その一方で，毒性は代謝遺伝子変異のために増大すると思われる．

分子薬剤疫学研究の展開と適用

　治療系数の狭い薬剤は，分子薬剤疫学を利用し，薬剤の使用と適用を適正化するのに適した標的である．その一例としてはワルファリンがあげられ，分子薬剤疫学による薬理遺伝学の論理的進歩と，薬理遺伝学的データの臨床診療への適用の複雑さのいずれもが示されている．ワルファリンを不活性型に代謝するのに関与する主な酵素は，シトクロム P450 2C9 変異体（CYP2C9）である．**事例 14.2** に，分子薬剤疫学による薬理遺伝学の論理的展開と薬理遺伝学的データの臨床診療への適用の複雑さを示す．

事例 14.2　　分子薬剤疫学研究の展開と適用の複雑さ

背　景

・ ワルファリンは治療系数の狭い薬剤である．過少投与または過剰投与は，ごくわずかであっても，重大な疾病（出血および / または血栓塞栓症）を引き起こすことがある．

疑　問

・ ワルファリンの投与量の変更や，安全性および有益性の改善に用いる遺伝子変異を特定することができるか．

アプローチ

・ この疑問を検討するために多くの研究デザインが用いられている．

・ 第 1 に，薬理遺伝学的研究により，ワルファリン代謝における CYP2C9 多型の影響が特定された．

・ 第 2 に，低用量のワルファリンを必要とする患者と低用量のワルファリンを必要としない患者を比較するケースコントロール研究から，CYP2C9 多型は低用量と関連することが認められた．この研究デザインでは，本研究では，遺伝子型ではなくワル

ファリンの必要用量に基づいて被験者を選択しており，CYP2C9 変異を有する患者で低用量のワルファリンがより一般的に用いられていたことを明らかにした．それだけである．ほかに，低い必要用量と出血との間に関連が認められたが，遺伝子型と出血との間では関連は認められなかった．

・第 3 に，臨床的に重要な出血の問題を検討するために，後ろ向きコホート研究を行い，少なくとも 1 つの CYP2C9 変異を有する患者では出血のリスクが増大することが証明された．この研究は後ろ向きであるため，患者が変異のキャリアであることを知ることで，リスクを軽減できるように治療を変えることができるかどうかという疑問に対する答えは得られないままであった．

・最近，臨床データと遺伝子データを組み合わせてワルファリンの維持用量を予測するためのアルゴリズムが開発されたことから，投与アルゴリズムに遺伝子データを取り込むことによる治療の改善が期待される．しかし，小規模の臨床試験では，遺伝子型の有用性は証明されていない．大規模試験が進行中である．

強 み

・それぞれが強みと限界を有する一連の論理的な研究により，ワルファリンに対する反応に関連する遺伝的変異の理解が進んだ．

限 界

・いずれのランダム化試験でも，患者の遺伝子構造を知ることによってワルファリンの有害事象を低減し，有益性を高めることは示されていない．

・ワルファリン反応の変動のうち，既存のアルゴリズムによって説明できるのは約 50％にとどまる—ほかの多型または臨床的要因（例えば，アドヒアランスなど）が重要である．

重要なポイント

・薬物反応に対する多型の影響を完全に理解するプロセスでは多くの研究が必要であり，かなりの資源を必要とすることも多い．

・遺伝子変異に関する理解は急速に進んでいるため，古い疑問に対する答えが得られると同時に，臨床現場において意味のある新たな疑問が浮上することが多い．

・遺伝子データを用いて薬剤の処方を変更する前に，前向き（prospective）な評価を行う必要がある．

薬剤疫学研究が取り組むべき方法論的課題

　分子薬剤疫学において，薬剤疫学と同じ方法論的問題を検討しなければならない．具体的には，偶然および統計学的検出力，交絡，バイアス，一般化可能性の問題があげられる（p.21，第2章・p.38，第3章および p.442，第21章参照）．

　しかし，薬物反応と分子的および遺伝的要因間の複雑な関係により，分子薬剤疫学に特有の課題がいくつか生じる．これらの課題は，単一の薬剤に対する反応を変化させる潜在的遺伝子変異が多数存在すること，これらの遺伝子に小さな個別の効果が存在する可能性のあること，多くの遺伝子変異の保有率は低いこと，推定される遺伝子−薬物反応関係が研究対象集団の人種および民族間の混血によって交絡を受ける可能性があることに由来する．このため，分子薬剤疫学の方法論的課題は統計的交互作用，タイプⅠエラーとタイプⅡエラーおよび交絡の問題と密接に関連する．しかし，何よりもまず，分子薬剤疫学研究は推定遺伝子の正確な特定に依存する．さらに，このタイプのすべての研究において，ハイスループット遺伝子型決定法のような適した実験方法を用いる必要がある．同様に，適切な精度管理手順を考慮し，研究および臨床応用のために意味のあるデータを得なければならない．ここでは，遺伝子の発見についてその特性について強調しつつ，その後，相互作用，タイプⅠエラーとタイプⅡエラーの最小化，交絡，特に集団の混血（後述）による交絡という方法論的課題に焦点をあてる．

1 ｜ 遺伝子を発見するためのアプローチ： ゲノムワイドアプローチ対候補遺伝子アプローチ

　薬剤疫学の遺伝的構造に関しては，2つの学説がある．common disease-common allele（ありふれた疾患−ありふれた対立遺伝子）* 仮説と common disease-rare variant（ありふれた疾患−まれな変異）仮説である．common disease-common allele は，頻度の高い遺伝的変異が薬物反応に及ぼす影響は小さいと仮定するものである．これらのいわゆる「浸透率の低い」アレルが薬物反応の大半を説明するために仮定される．なぜなら集団の大半がこのアレルのキャリアであればこれらの変異と関連する寄与リスクが大きくなるためである．この仮説に伴い，薬物の全般的な分布と，それに伴う個人レベルで観察された薬理的反応と治療効果は，このタイプの多数のアレル変異の結果かもしれないという考えがある．これらの変異は一般的に，ゲノムワイド関連研究（genome-wide association studies；GWAS）を含むケースコントロール関連研究を介して特定される．ゲノムワイド関連研究は，最初は生物学的妥当性とは関係なく，ランダムに選択した

＊：common disease-common variants 仮説ともいう．

DNA 配列（できるだけ多くの DNA の変異を特定すべく全ゲノムから選択する）を転帰との関連性について調査する研究である（p.338，第 14 章内「利用可能な解決策」でさらに詳しく考察する）．

　GWAS を含め，そのような薬理遺伝学的関連研究の例が複数存在し，立証された関連性が明らかになっているが，これらの知見を臨床診療に応用できた例は限られている．このように成功が限定的である 1 つの理由は，疾患の原因に関する研究において，発生頻度の高い低浸透率のアレルをリスク予測に応用した経験からわかる．多種多様な疾患において多くのリスクアレルを定義することに成功したにもかかわらず，これらのうち，リスク評価，スクリーニング，治療またはほかの臨床的に重要な活動を改善するための手段として臨床診療に応用されているものはほとんどない．これは，それぞれの単一のリスクアレルの効果量が小さいことに起因する部分がある．また，これらのアレルの組み合わせを見つけることができたとしても，集団の非常に限られたサブセットに対して，効果を現す極めてまれな組み合わせのアレルに対して，臨床的な意味のある効果量が得られたというだけになってしまう．

　さらに，低浸透率のアレルの特定についての懸念は，疾患の原因に対して推定される遺伝子の関与の大半を説明できないというものである．家族または表現型変異の研究に基づくと，大半の遺伝子座によって，多くのありふれた形質の予測される遺伝率の半分未満（ときに 1% にとどまることもある）しか説明されないことが明らかとなっている．この複雑な疾患の「消えた遺伝率」から，一般的な疾患への遺伝的関与がほかの（低浸透率のアレル以外の）遺伝的変異によって説明されることが示唆される．

　この一般的な疾患の原因における「消えた遺伝率」は多数のまれな変異体によって説明される可能性があり，それぞれの変異の効果は極めて小さいと思われる．今日まで，発生頻度の高い疾患または薬物反応がまれな変異によって説明されるという仮説の検証はほとんど成功していない．これらのまれな変異を検出できる方法はコストが高い上に，このような関連性を確認するための統計学的手法のコストも高いため，データは限られている．前者は，遺伝子シークエンシング技術が安価になり，入手しやすくなったために解決されつつある．関連性を確認する方法は依然として限られているが，1）関心のある領域における連鎖不平衡を用いて，まれな変異の集積を確認する，2）発生頻度の高い変異とまれな変異を組み合わせて，ある領域における変異の効果に関して組み合わせの情報を得る，3）極端な表現型を有する個体を調査して，大規模シークエンシング活動の標的にする，4）混合（以下に定義）ゲノムの差と祖先ゲノムの差を用いて，まれな変異体（以下でさらに考察）を特定する，5）アノテーションが十分な* 家族を用いて遺伝率を調査する，6）欠損および重複を含む構造的変異を調査する，7）疫学的マッチン

＊：遺伝子についての情報が十分に説明付けられた．

グまたは調節アルゴリズムだけでなく，特定の遺伝子領域に対するマッチングも行う新規のケースコントロールマッチング手法を用いる，8）集積によりまれな変異体を調査する，9）コピー数多型（長さが1,000塩基以上で，コピー数が基準ゲノムとは異なるDNAセグメント）を用いる，といった方法がとられている．

　発生頻度の高い低浸透率の変異体またはまれな変異体によって疾患および薬理遺伝学的作用が説明されるかどうかに関しての議論があるにもかかわらず，これらの変異の分類のいずれも，大きな効果を示すまれな変異体とともに，関心のある表現型の効果に関与するものと思われる．したがって，発生頻度の高い疾患と薬理遺伝学的反応の遺伝的背景を説明するためには，これらすべての遺伝子変異の分類を検討するハイブリッド手法を開発しなければならない．

2 ｜ 相互作用

　遺伝子およびほかのバイオマーカーのアウトカムに対する直接効果を調査するとともに，薬剤使用と関心のある遺伝子またはバイオマーカーとの間の効果の修飾を調査するために，分子薬剤疫学研究を計画しなければならないことが多い．すなわち，関心のある主要評価は，薬物効果に対するバイオマーカー情報の用い方であることが多い．単純化するために，ここでは関心のある評価として遺伝的変異を用いることとする．

　遺伝子変異の有無によって薬物効果に差があれば，効果の修飾が存在することとなる．この差は乗法型または加法型のいずれかとして生じ得る．乗法型の相互作用は，遺伝子型および薬剤曝露がいずれもない場合と比較したときに，遺伝子型と薬剤曝露の組み合わせの効果が，その両方の曝露がない場合と比較したときのそれぞれ（遺伝子型単独または薬剤単独）の効果の測定値の積より大きいときに存在する．加法型の相互作用は，同じく遺伝子型および薬剤曝露がいずれもない場合と比較したときに，遺伝子型と薬剤曝露の組み合わせの効果がそれぞれ単独の効果の測定値の和より大きいときに存在する．

　2値の薬剤曝露（例えば，薬剤の使用と不使用），2値の遺伝的曝露（例えば，遺伝子変異体の存在と欠如），2値アウトカム（例えば，心筋梗塞の発生と発生なし）を調べる研究において，相互作用の存在と解析を検討するのに2つの方法が存在する．1つ目は，薬剤曝露と非曝露が2つの層（遺伝子変異体のある患者とない患者）のアウトカムに及ぼす効果を比較する層別解析である（例：**表14.2**）．2つ目は，2×4表を作成することである（これも**表14.2**に示す）．1つ目の例（層別解析）では，遺伝子変異体のある患者間の薬物効果と遺伝子変異体のない患者間の薬物効果が比較される．2つ目の例（2×4表）では，それぞれの組み合わせによる曝露（すなわち，遺伝子変異と薬剤曝露の両方がある場合，遺伝子変異はあるが薬剤曝露はない場合，薬剤曝露はあるが遺伝子変異はない場合）の効果をいずれの曝露もない場合と比較して測定する．2×4表の長所は，遺伝子変異がなく薬剤曝露もない患者と比較して，薬物効果，遺伝子およびその両方の

表 14.2 ● ケースコントロール研究をモデルとして用いて分子薬剤疫学研究における効果の修飾を示す 2 つの方法

Stratified analysis					
Genotype	Medication	Cases	Controls	Odds ratio	Information provided
+	+	a	b	ad/bc	Effect of medication vs. no medication among those with the genotype
	-	c	d		
-	+	e	f	eh/fg	Effect of medication vs. no medication among those without the genotype
	-	g	h		
2×4 Table					
Genotype	Medication	Cases	Controls	Odds ratio	Information provided
+	+	a	b	ah/bg=A	Joint genotype and medication vs. neither
+	-	c	d	ch/dg=B	Genotype alone vs. neither
-	+	e	f	eh/fg=C	Medication alone vs. neither
-	-	g	h	Reference	Reference Group

(Botto and Khoury 2004 より引用)

効果が別々に示されることである．さらに，2×4表としてのデータの提示により，乗法型および加法型の相互作用をいずれも直接計算できる．**表 14.2** に示した例では，乗法型の相互作用は，遺伝子型と薬剤曝露の組み合わせに対するオッズ比と，薬剤曝露単独のオッズ比と遺伝子型単独のオッズ比の積を比較することによって評価される．薬剤曝露と遺伝子型の組み合わせ（**表 14.2** の A）のオッズ比がいずれか単独のオッズ比の積（B × C）より大きければ，乗法型の相互作用が存在するとみなされる．遺伝子型と薬剤使用の組み合わせ（A）のオッズ比が薬剤使用単独と遺伝子型単独のオッズ比の和（B + C）より大きければ，加法型の相互作用が存在するとみなされる．2×4表では，各群で測定された効果のそれぞれの信頼区間とともに，各群の被験者の数を直接評価することもでき，これによって各群の推定値の精度を直接観察することが可能となるため，研究の検出力についても理解が深まる．さらに，それぞれの曝露の単独および曝露の組み合わせに関する寄与割合を別々に計算できる．一般に，いずれの方法によるデータ表示も最適であり，なぜなら，読者がそれぞれの曝露の効果（2×4表）も，遺伝子変異の存在下または非存在下での薬剤の効果（層別表）も理解できるためである．

3 ｜ タイプ I エラー

タイプ I エラー（真に関連がないのに関連があると結論する）の機会は 1 つのデータ

セットに関して行った統計学的検定の数とともに増加する（p.38, 第3章も参照）. 多くの遺伝的要因の効果, 多くの非遺伝的要因の効果およびこれらの因子間の相互作用を同時に検討する分子薬剤疫学研究においてタイプⅠエラーの可能性は理解されやすい. 分子薬剤疫学で得られる研究による知見が再現しないことについて挙げられる理由の1つは, タイプⅠエラーである. アウトカムに関連すると思われる特定の候補遺伝子変異のみに関連性の数を限定し検討することは, 薬剤疫学におけるタイプⅠエラーを制御するための1つの方法である. しかし, 分子薬剤疫学研究において, 遺伝子内のすべての変異（およびゲノム内のすべての変異）を特定することや, 多くの相互作用を検討することに次第に重点が置かれるようになると, このタイプⅠエラーを制御する方法を続けることはできないことが多い. 次の項で, 現在利用可能なほかの解決策のいくつかについて考察する.

4 ｜ タイプⅡエラー

　複雑な疾患の表現型発現に至る遺伝的変異の多くは, 比較的保有率が低い多くの遺伝子変異の比較的軽度の効果から生じる. そのため, 遺伝子 – 反応関係を検出できるようにするには, タイプⅡエラー（真に関連があるのに関連がないと結論する）を避けるために比較的大きなサンプルサイズを必要とすると思われる. 薬物反応に対する遺伝子の直接的な影響を検討する研究のサンプルサイズの要件は, アウトカムに対する個別のリスクファクターの直接的な影響を検討する要件と同じであるだろう. 多型の保有率が比較的低く, アウトカムの発生率も低いことが多い（特に薬物有害反応の研究において）ため, 一般に, 中等度の関連を検出するにも大きなサンプルサイズが必要である. そのような研究に対して, ケースコントロール（p.21, 第2章参照）デザインは, 関心のあるアウトカムに基づいて参加者を選択できる（その上, 同じ研究において多くの潜在的遺伝子型の影響を調査することもできる）ため, 分子薬剤疫学研究には特に有望なアプローチとなっている.

　遺伝子多型と薬剤との相互作用を検討するために計画された研究は, さらに大きなサンプルサイズを必要とすると思われる. それは, 遺伝子多型と薬剤との相互作用を検討する研究では, 遺伝子多型および薬剤曝露をいずれも有する個体といずれもない個体を比較するための検出力が必要であるためである. 1例として, 前述の高血圧の治療を受けている患者におけるαアデュシン遺伝子と利尿療法に関するケースコントロール研究において, 遺伝子多型, 利尿療法およびその両方の組み合わせによる効果が検討された. この研究の参加者は1,038例であった. 利尿薬の使用と不使用による効果を比較し, 遺伝子変異と非変異アレルの効果を比較する際, 1,038例の全参加者が比較の対象となった（**表14.3**）. しかし, 利尿療法と利尿薬不使用の効果を遺伝子変異のある者において検討する場合, 解析に含められた参加者は385例にとどまった. この研究において, **表14.3**

表 14.3 ● ケースコントロール研究における遺伝子－曝露相互作用の解析

Diuretic Use	Adducin Variant	Cases	Controls	Odds Ratio (OR) for Stroke Myocardial Infarction
0	0	A_{00}	B_{00}	1.0
		103	248	
0	1	A_{01}	B_{01}	1.56
		85	131	
1	0	A_{10}	B_{10}	1.09
		94	208	
1	1	A_{11}	B_{11}	0.77
		41	128	

変異型キャリアーにおけるケースコントロールのオッズ比：$OR_{variant} = A_{11}B_{01}/A_{01}B_{11} = 41 \times 131/85 \times 128 = 0.49$
野生型キャリアーにおけるケースコントロールのオッズ比：$OR_{wild-type} = A_{10}B_{00}/A_{00}B_{10} = 94 \times 248/103 \times 208 = 1.09$
相乗指数 $= OR_{variant}/OR_{wild-type} = 0.45$
ケースオンリーのオッズ比 $= A_{11}A_{00}/A_{10}A_{01} = 41 \times 103/94 \times 85 = 0.53$

(Psaty et al, 2002 より引用)

に示した2つの方法で相互作用のデータが発表されたことは注目に値する.

　偽陰性を最小にするために，分子薬剤疫学研究には，あらゆる努力によって適切なサンプルサイズを担保しなければならない．薬物反応の複雑な性質のために，また，少なくとも数個の遺伝子が薬物反応の変動に関与していることがあるため，複数の遺伝子－遺伝子相互作用および遺伝子－環境相互作用（ほかの薬剤，環境因子，アドヒアランスおよび臨床因子を含む）を検討するために設計された研究も，同様に大きなサンプルサイズを必要とする.

5 │ 混血による交絡

　ベースラインの疾患リスクおよび遺伝子型の頻度が民族間で異なることが明らかな場合は，集団の構造化の条件（すなわち，集団の混血または民族による交絡）を満たすかもしれない．集団の混血は単なる民族による交絡が表われる事例であり，これはベースラインの疾患リスクおよび遺伝子型頻度がいずれも民族間で異なる場合に生じる．例えば，アフリカ系アメリカ人は少なくとも3つの主な大陸系の祖先（アフリカ人，ヨーロッパ人，先住アメリカ人）の混血である．集団に含まれる民族の数が多いほど，偏りによる関連を集団の構造化によって説明できることは少なくなる．研究で得られたデータから，アフリカ系アメリカ人集団において慎重にマッチさせた中規模のケースコントロールサンプルにおいて，偽陽性の関連を有意に増加させるレベルの集団の混血は含まれないであろうことが示されている．アフリカ系アメリカ人集団には集団的な遺伝的構造が

存在し得るが，これは，最近のアフリカ系またはカリブ系移民を除外し，研究対象を在住アフリカ系アメリカ人に限定することにより排除できる．民族全体，特にアフリカ系アメリカ人において，民族による交絡の影響を評価している文献に基づくと，点推定値または不正確な推定におけるバイアスが集団の構造化によって説明される可能性があるとする経験的エビデンスはほとんどない．それにもかかわらず，分子薬剤疫学研究を計画し，データを解析する際には，このような潜在的な交絡因子について適切な調整が行えるように集団の混血を考慮しなければならない．関連性についての研究におけるバイアスの発生に関して，不十分な研究デザインのほうが集団の構造化よりも重要であることには留意しなければならない．

利用可能な解決策

1 | 遺伝子発見：ゲノムワイドアプローチと候補遺伝子アプローチ

「薬剤疫学研究が取り組むべき方法論的課題」（p.332）で考察したように，遺伝子の発見には 2 つの主なアプローチがある．候補遺伝子関連研究とゲノムワイドスクリーニング（GWAS）である．候補遺伝子関連研究では，薬物反応に対し生物学的にもっともな関連があることに基づき研究対象となる遺伝子が選択される．ゲノムワイドスクリーニングでは，最初に，生物学的妥当性に関係なく，ランダムに選択された DNA 配列とアウトカムとの関連について検討される．GWAS は，上述のように 2 つの遺伝子座におけるアレル間の相関として定義した連鎖不平衡（LD）に依存する．GWAS アプローチでは，ゲノム全体で認められる DNA 配列変異（SNP など）が用いられ，遺伝子機能に関する事前知識に頼ることはない．多数の因子がこれらの研究の成功に影響する．適切な疫学研究デザインおよび適切な統計学的検出力は依然として不可欠である．ゲノムワイド関連研究の再現には，LD の厳密な特性評価が不可欠である．ハプロタイプマッピング（HapMap）コンソーシアムやほかのグループは，LD の程度は民族によって異なり，そのことは後続する研究で結果を再現する能力に影響する可能性のあることを認めている．特に，ゲノム領域の特性評価に最もよい有益な SNP を用いると，ハプロタイプに基づく研究における実験および解析作業の量を低減できる．ゲノム領域に複数の SNP を含む LD（すなわち，ハプロタイプ）を検討する研究により，個別の SNP のみを含む解析と比べて，関連に対する検出力を 15 〜 50％高めることができるという仮説が立てられている．最終的に，ゲノムワイドスキャンによって関心のある形質と関係するマーカーを特定できるとしても，原因の SNP を特定することは難しいと思われる．

明らかに，候補遺伝子およびゲノムワイドアプローチは相互に排他的ではない．遺伝

子の発見は，次に示す事柄に基づいて SNP またはハプロタイプに焦点を合わせられることが示唆されている．それは，(i) 生物学的経路または連鎖データに関する強力な事前情報，(ii) SNP またはハプロタイプの機能的意義に関する情報，(iii) SNP を少数含む「単純な」ハプロタイプから開始する研究で，これを拡張しゲノムの特定領域においてハプロタイプを構成する SNP の数を増やすことが可能である．

2 ｜ 相互作用

　伝統的なケースコントロール研究およびコホート研究に加えて，遺伝子と薬剤との相互作用を明らかにするためにデザインされた分子薬剤疫学研究に対してケースオンリー研究を用いることができる．このデザインでは，関心のあるアウトカムまたは表現型を有する個人が研究のケースとして選択され，これらのケース間で遺伝子変異と薬剤使用との関連が調査される．薬剤の使用が遺伝子型と関連しないと仮定すると，ケースオンリー研究から，アウトカムのリスクに関して遺伝子型と薬剤との相互作用の妥当な評価結果が得られる．

　ケースオンリー研究デザインの1つの強みは，コントロールを特定する必要がないことであり，これはケースコントロール研究では方法論的および論理的に大きな課題であることが多い．ケースオンリーデザインの1つの限界は，曝露（薬剤使用）と遺伝子型とが関連しないという仮定に頼っていることである．この仮定は妥当であるかもしれないが（臨床的に遺伝子型が判明していない状況下では，薬剤の使用が患者の遺伝子型と関連しないと仮定することは妥当であると思われる），遺伝子型が特定の疾患を標的とした薬剤に対する反応を変化させることにより，患者への処方薬に影響し得る．

事例14.3　　分子薬剤疫学研究の進歩と適用の複雑さ

背　景

・遺伝子と薬剤の相互作用がアウトカムに及ぼす影響を確認するためには，大きなサンプルサイズが必要になることが多い．さらに，ケースコントロール研究におけるコントロール群の適切な選択は難しいと思われる．

疑　問

・ケースオンリー研究を用いて，薬剤と遺伝子との相互作用をより効率的に確認することができるか．

アプローチ

・関心のあるアウトカムを有するケースを選択する．
・ケース間で遺伝子変異と関心のある薬剤との関連を評価する．

結 果

- 疾患のない個体（すなわち，コントロール）間では遺伝子と薬剤曝露とは関連しないという仮定の下で，ケースにおける遺伝子変異と薬剤使用との関連のオッズ比はケースコントロール研究の乗法型相互作用の相乗指数（synergy index）に等しい．
- 相乗指数は，変異アレルのある個体における関心のあるアウトカムに対する薬剤使用のオッズ比を変異アレルのない個体における関心のあるアウトカムに対する薬剤使用のオッズ比で割ったものである（**表 14.3 脚注**参照）．

強 み

- ケースコントロール研究において方法論的および論理的に大きな課題であることが多いコントロールを特定する必要がない．
- ケースコントロール研究におけるデータの解析と比較して，相互作用を推定する際の精度を向上させることができる．
- 疾患または疾患アウトカムを有する人の大規模レジストリにおいて遺伝子と薬剤との相互作用を推定するためにケースオンリーアプローチを用いることができる．

限 界

- 薬剤の使用が遺伝子型とは関連しないという仮定に依存する．遺伝子型が特定の疾患を標的とした薬剤に対する反応を変化させることによって，患者に処方された薬剤に影響することはあり得る．
- 薬剤使用または遺伝子型のアウトカムに対する独立した影響を仮定することはできない．
- 相互作用を解釈できるのは乗法型の尺度を用いる場合に限られる．

重要なポイント

- ケースオンリー研究を用いて，遺伝子変異と薬剤との相互作用を評価できる．
- ケースオンリー研究では，コントロール群を含めることの困難さと非効率性が回避される．
- ケースオンリー研究は，疾患のない人々において薬剤使用と遺伝子変異が関連しないという仮定に依存するが，この仮定は満たされないかもしれない．
- ケースオンリー研究は，ケースコントロール研究または大規模データベースを使用する状況下で用いることができる．

3 ｜ タイプⅠエラーと再現性

　　タイプⅠエラー（真に関連がないのに関連があると結論する）の機会は，1つのデータセットに関して行った統計学的検定の数とともに増大する（p.38，第3章も参照）．候補遺伝子が生物学的に妥当な原因であり，因果的に意味のある効果も有すると結論付ける

には再現性のある関連性についての研究が必要である．分子薬剤疫学において研究結果が再現しない理由としてタイプⅠエラーがある．

タイプⅠエラーについて評価するための1つのアプローチは，「ゲノムコントロール」を使用することである．このアプローチでは，非連鎖マーカー（関心のある遺伝子の局在位置以外の領域に存在する遺伝子座における遺伝子型）に対して得られた検定統計量の分布を用いて，関心のある関連に対する通常のカイ二乗検定を調整する．例えば，関心のある候補遺伝子に加えて20の非連鎖マーカーについて調べる場合，これらのマーカーが生物学的作用のない真のランダムマーカーであれば，疾患と関連するマーカーはない．この非連鎖マーカーのうち1つまたはそれ以上のマーカーが疾患と関連する場合，これらの非連鎖マーカーの関連性は疾患との因果関係を示すものではない．したがって，偽陽性の関連にすぎず，関連性はタイプⅠエラーを表していることとなる．このため，非連鎖マーカーとの関連性を認める測定結果は潜在的なタイプⅠエラーを評価しているものと考えられる．このアプローチは，以下に考察したように，集団の混血が存在するかどうかの評価にも有用である．

4 ｜ タイプⅡエラー

タイプⅡエラー（真に関連があるのに関連はないと結論する）の低減には，適切なサンプルサイズの確保が戦略上本質的に必要不可欠である（p.38，第3章参照）．分子薬剤疫学研究においてサンプルサイズを増やす1つのアプローチは，大規模多施設共同研究を行うことである．別のアプローチとしては，別々に実施された複数のコホートを合わせることがあげられる．

タイプⅡエラーを最小にするための別の可能な解決策は，メタアナリシスを行うことであり，それにより，個別では特定の関連性（相互作用など）を検出することができない小規模研究を統合することで，そのような関連性に対する検出力を向上させることができる（p.406，第19章参照）．

5 ｜ 混血による交絡

集団の構造化が疫学関連研究における重要なバイアスの原因となることは考えにくいが，集団の構造化により人種についての補正が適切になされるものと思われる．集団の遺伝構造による問題，または，遺伝子の同定にこの構造を用いることによって引き起こされる問題のいずれかを回避するための多数の解析アプローチが存在する．「構造化された関連（structured association）」アプローチにより，異なる背景集団または民族由来のアレルを有する個体群が同定される．このアプローチは，祖先（ancestry informative marker と呼ばれることが多い）を推定し，集団の遺伝的構造を知るために，関心のある遺伝子の局在位置以外の領域に存在する遺伝子座における遺伝子型（すなわ

ち，「非連鎖マーカー」）に関する情報を用いる．さらに，これらの非連鎖マーカーから引き出されたデータを用いて，関連性についての検定統計量を補正する．これらの ancestry informative marker について補正することによって，祖先の違いを補正できる．

将来への展望

　生物学および分子生物学，特に，遺伝学およびほかのバイオマーカーの分野における科学的および臨床的な発展は，薬剤疫学の領域に大きく影響し，今後も影響し続けるものと思われる．研究室および基礎研究から臨床診療へのバイオマーカーの応用は困難な道のりであった．臨床的な薬物反応を予測するための薬物−遺伝子交互作用に関して最初に認められた有望な知見は，その後の研究において再現できないことが多い．確かに，いくつかの状況下でのランダム化比較試験を含めた，適切に管理された研究において遺伝子やほかのバイオマーカーが患者のケアおよびアウトカムを改善できるかどうかを検討する必要がある．遺伝子変異体保有の陽性および陰性的中度はアウトカムを改善する変異の可能性について重要な決定要因となると思われる．良好な検査特性を有する遺伝子変異であっても，適切に管理された試験において評価する必要があるかもしれない．そのような試験では，疾患を治療するために特定の治療分類の薬物を選択する際に，また，薬物有害反応のリスクの高い患者において特定の薬剤の使用を回避するために投与アルゴリズムにおいて，遺伝子変異を使用することを含め，遺伝子検査を臨床診療に取り入れるいくつかの方法を検討できる．これらの科学的進歩は，創薬イノベーションを正当化し，また，早期の段階で薬物療法の有効性および安全性に関して good responder（反応性の高い対象者）と poor responder（反応性の低い対象者）を特定するため，医薬品の発見および開発に活路を見い出している．遺伝子検査の追加により医療費が増えるため，そのようなアプローチの費用対効果も大きな関心事である（p.379，第17章も参照）．新規のバイオマーカーや遺伝子検査が開発された場合，その費用対効果を調べることも必要になるだろう．

　将来の薬剤疫学にとってこれは難しい問題である．遺伝子型のデータは徐々に入手できるようになっており，そのため薬剤疫学的な解析はより質の高いものになると思われる．新たな方法（例：シークエンシング）によって新たな機会が得られるだけでなく，薬剤疫学データの解析に対して新たな課題も生じるであろう．さらに，この章で行ったように，薬物−遺伝子相互作用がどのように生じるかに関して3つの異なる経路の特性評価を行うことは有用であるが，この層別化によって，薬物，遺伝子および患者アウトカムがどのように相関するかに関して，多すぎるほどの可能な機序が過度に単純化される可能性が最も高い．これらはいずれも分子薬剤疫学研究がどのように計画され，実施

され，データが解析されるかという問題であると思われる．さらに，遺伝子検査が臨床診療で適用されることが多くなるほど，そのような検査の影響を受ける薬剤曝露が多くなり，遺伝子型と薬剤曝露は独立した因子ではなくなるだろう．

最後に，すべての研究と同じく，遺伝子検査の倫理的・法的・社会的問題が考慮され，対処されなければならない（p346, 第15章も参照）．薬理遺伝学的検査から，プライバシーに対する懸念，医療ケアサービスの利用，インフォームド・コンセントの問題が浮上する．例えば，遺伝子検査の利用により，特定の患者グループ（民族または人種）のみが治療の標的とされ，ほかの患者は無視され，ある患者群に対して保険が適用されなくなるといった懸念が浮上している．最も発生頻度が高く，商業的に魅力的な遺伝子型に対してのみ医薬品が開発され，「オーファン遺伝子」という概念が生じるという懸念もある．

疾患および薬物反応の分子的基礎を検討するために行われた多くの研究から成果が得られ続けているため，これらの問題はいずれも克服することが難しい．

重要なポイント

- 遺伝子は，薬物動態，標的に対する薬力学的作用，および疾患の原因経路における遺伝子−薬物相互作用を介して薬物反応に影響し得る．
- 分子薬剤疫学は，分子バイオマーカー（遺伝子であることが多いが，これに限らない）が，集団における薬の臨床的な効果をどのように変化させるかを調べる学問である．
- 分子薬剤疫学により，次のようなことに関した疑問に対する答えが得られる．それは，1）SNPおよびほかの遺伝子変異の集団保有率，2）これらのSNPが疾患アウトカムをどのように変化させるかの評価，3）遺伝子−薬物交互作用および遺伝子−遺伝子交互作用が疾患のリスクに及ぼす影響の評価，4）薬剤に曝露された，または，曝露される予定の集団における遺伝子検査の有用性および影響の評価である．
- 分子薬剤疫学研究おいて薬物反応を変化させる遺伝子を特定するために，候補遺伝子アプローチまたはゲノムワイドアプローチを用いることができる．これらのアプローチは相互に補完的であり，排他的ではない．
- 分子薬剤疫学の方法論的課題は統計学的交互作用，タイプⅠおよびタイプⅡエラー，交絡の問題と密接に関連する．
- 遺伝子変異と薬剤との相互作用を測定するためにケースオンリー研究を用いることができ，コントロール群を含めることの困難と非効率性を排除することもできる．しかし，疾患のない個人において薬剤使用と遺伝子変異は独立であるという仮定に依存しており，この仮定は満たされないことがありうる．

- （コントロールされない交絡および連鎖不平衡のようなほかの方法論的懸念とともに）タイプⅠエラーの懸念があることから，分子薬剤疫学では，関連についての研究結果の再現性が重要な問題となる．

- 複雑な疾患の表現型の発現を誘導する遺伝的変異は，保有率が比較的低い多くの遺伝子変異の比較的軽度の効果から生じるため，遺伝子−反応関係を検出できるようにするには，タイプⅡエラーを避けるために比較的に大きなサンプルサイズを必要とすると思われる．最適なサンプルサイズを確保する方法として，大規模多施設共同研究を行うこと，複数の試験からの比較的同質な大規模集団の統合と遺伝子型の決定，メタアナリシスがあげられる．

- 集団の構造化は遺伝子−薬物反応関連性を歪め得る．よく管理された関連性に関する疫学研究における重要なバイアスの原因となることは考えにくいが，集団の遺伝構造による問題，または遺伝子の同定にこの構造を用いることによって引き起こされる問題のいずれかを回避するために多数の解析アプローチが存在する．

- 遺伝子およびほかのバイオマーカーが患者ケアおよびアウトカムを改善できるかどうかは，いくつかのケースにおけるランダム化比較試験を含め，適切に管理された研究において検討する必要がある．同様に，臨床ケアにおいて遺伝子検査の費用が増えることから，そのようなアプローチの費用対効果を正当化しなければならない．

- すべての研究と同じく，遺伝子検査の倫理的・法的・社会的問題が考慮され，対処されなければならない．

参考文献

- Aithal GP, Day CP, Kesteven PJ, Daly AK (1999) Association of polymorphisms in the cytochrome P450 CYP2C9 with warfarin dose requirement and risk of bleeding complications. Lancet 353: 717–19.
- Borges S, Desta Z, Li L, Skaar TC, Ward BA, Nguyen A, et al. (2006) Quantitative effect of CYP2D6 genotype and inhibitors on tamoxifen metabolism: implication for optimization of breast cancer treatment. Clinical Pharmacology & Therapeutics 80 (1): 61–74.
- Botto LD, Khoury MJ (2004) Facing the challenge of complex genotypes and gene–environment interaction: the basic epidemiologic units in case–control and case-only designs. In: Khoury MJ, Little J, Burke W, eds, Human Genome Epidemiology. New York: Oxford University Press, pp. 111–26.
- Caraco Y, Blotnick S, Muszkat M (2008) CYP2C9 Genotype-guided Warfarin Prescribing Enhances the Efficacy and Safety of Anticoagulation: A Prospective Randomized Controlled Study. Clin Pharmacol Ther 2008; 83: 460–70.
- Evans WE, McLeod LJ. Pharmacogenomics–drug disposition, drug targets, and side effects. N Engl J Med 2003; 348: 528–49.
- Gage BF, Eby D, Johnson JA, Deych E, Rieder MJ, Ridker PM, et al. (2008) Use of pharmacogenetic and clinical factors to predict the therapeutic dose of warfarin. Clin Pharmacol Ther 84: 326–31.
- Higashi MK, Veenstra DL, Kondo LM, Wittkowsky AK, Srinouanprachanh SL, Farin FM, et al. (2002) Association between CYP2C9 genetic variants and anticoagulation-related outcomes during warfarin therapy. JAMA 287: 1690–8.
- Israel E, Drazen JM, Liggett SB, Boushey HA, Cherniack RM, Chinchilli VM, et al. (2000) The effect of polymorphisms of the beta(2)-adrenergic receptor on the response to regular use of albuterol in asthma. Am J Respir Crit Care Med 162: 75–80.
- Khoury MJ, Flanders WD (1996) Nontraditional epidemiologic approaches in the analysis of gene–environment interaction: case–control studies with no controls! Am J Epidemiol 144: 207–13.
- Lohmueller KE, Pearce CL, Pike M, Lander ES, Hirschhorn JN (2003) Meta-analysis of genetic association studies supports a contribution of common variants to susceptibility to common disease. Nat Genet 33: 177–82.
- Mallal S, Phillips E, Carosi G, Molina JM, Workman C, Tomazic J, et al. (2008) HLA-B*5701 screening for hypersensitivity to abacavir. NEJM 358: 568–79.
- Manolio TA, Collins FS, Cox NJ, Goldstein DB, Hindorff LA, Hunter DJ, et al. (2009) Finding the missing heritability of complex diseases. Nature 461: 747–53.

- Phillips KA, Veenstra DL, Oren E, Lee JK, SadeeW(2001) Potential role of pharmacogenomics in reducing adverse drug reactions: a systematic review. JAMA 286: 2270–9.
- Psaty BM, Smith NL, Heckbert SR, Vos HL, Lemaitre RN, Reiner AP, et al. (2002) Diuretic therapy, the alphaadducin gene variant, and the risk of myocardial infarction or stroke in persons with treated hypertension. JAMA 287: 1680–9.
- Roses AD (2008) Pharmacogenetics in drug discovery and development: a translational perspective. Nature Reviews Drug Discovery 7 (10): 807–17.
- Schillevoort I, de Boer A, van der WJ, Steijns LS, Roos RA, Jansen PA, et al. (2002) Antipsychotic-induced extrapyramidal syndromes and cytochrome P4502D6 genotype: a case–control study. Pharmacogenetics 12: 235–40.
- Siddiqui A, Kerb R, Weale ME, Brinkmann U, Smith A, Goldstein DBM, et al. (2003) Association of multidrug resistance in epilepsy with a polymorphism in the drugtransporter gene ABCB1. N Engl J Med 348: 1442–8.
- Veenstra DL (2004) The interface between epidemiology and pharmacogenomics. In: Khoury MJ, Little J, Burke W, eds, Human Genome Epidemiology. New York: Oxford University Press, pp. 234–46.
- Vesell ES (1979) Pharmacogenetics: multiple interactions between genes and environment as determinants of drug response. Am J Med 66: 183–7.
- Wacholder S, Rothman N, Caporaso N (2000) Population stratification in epidemiologic studies of common genetic variants and cancer: quantification of bias. J Natl Cancer Inst 92: 1151–8.

第15章 薬剤疫学研究における生命倫理の問題

はじめに

　研究倫理は，研究者が研究を実施する際に従わねばならない一連の規範を規定する学問分野である．医学研究が急速に発展した過去50年間において，研究倫理という学問は，かなり保護主義的な立場をとっているが，一連の不幸な不祥事とそれに対する大衆からの批判がその主な理由である．結果として，研究倫理は，主に研究に伴うリスクから対象者を保護することに重点を置くようになった．その目標は，対象者と社会の両者に対するリスクを最小にしつつ，潜在的利益を最大にするというよりも，対象者に対するリスクの最小化のみであった．多くの不祥事の根底にある課題は，科学者が研究に伴うリスクと潜在的利益を適切に検討し開示しないこと，利益相反を開示しないこと，そして，対象者から明示的な許可を得ていないことである．これらの問題が生じた結果，インフォームド・コンセントに加えて施設内審査委員会（IRB）による研究プロトコルの審査，財源の厳密な開示は，対象者を研究に伴うリスクから守るための基本事項となった．

　これらの事項やほかの要件は，倫理的な研究の範囲を定義するために極めて有効であり，過去の最もひどい倫理的な過ちが繰り返される可能性はほとんどなくなっている．それらは臨床研究の実践において，おおむねその追加は歓迎されるものとみられるべきである．しかしながら，臨床研究（ここでは，患者へ直接接触し，医師による介入を行う研究と定義する）の手引きとして設けられた要件をほかの種類の研究に適用した場合，深刻な科学的および倫理的問題が浮上するかもしれない．特に，臨床研究の対象者保護の標準的な考え方を，疫学研究での問題に直接あてはめ，適用することは簡単ではない．したがって，これらの規則が薬剤疫学研究に適用された結果，一般的な倫理指針および原則は並行して修正されてきたが，同時に，これらの修正を臨床現場以外でどのように適用するかについて，驚きや混乱が増しつつある．

　本質的な問題は，人を対象とする研究では対象者保護のために倫理が構築されているが，薬剤疫学研究の多くで対象となる人の意味合いがかなり異なっているということである．実際，既存データセットを解析することで，そのデータセットに情報が含まれる

患者がどのようにして「対象者」となるのか，なぜこの研究が倫理審査委員会による審査を必要とするのかを理解することは難しいと思われる．患者が知らぬ間に対象者になっている，または，研究者と直に接することなく対象者となっていることがある，ということは直感的に理解しやすいものではない．さらに，観察研究が対象者に与えるリスクは，潜在的な健康に関する利益とのバランスを考えることのできる従来の意味での研究による健康リスクとは異なる．大半の薬剤疫学研究では健康被害は問題ではない．問題になるのは，法律や哲学の分野でいつも「悪」とされていること，すなわち，個人の権利，プライバシー，または尊厳の侵害である．研究者および倫理審査委員会は，医学的リスクや研究に伴うリスクについて，医学的利益とのバランスをとることはできるが，これらの次元の異なる問題の間でバランスをとることは難しい．

これらの問題に対処するために，研究者，政府，および専門職団体は，拡大しつつある疫学分野に倫理的枠組みを設け，普及させるための規則と指針を作成した．これらの指針の大半が薬剤疫学研究にも同様に適用されるが，薬剤疫学の分野自身の原則を策定し始めている．ガイドライン上で検討されている疫学研究の倫理的問題にかかわるカテゴリーは，社会に対する義務，資金提供者および雇用者に対する義務，同業者に対する義務，対象者に対する義務，の4つに大きく分かれる．

これらの指針は一連の倫理的義務があることを認識しているが，このうちの1つ，研究者の対象者に対する義務が，最も難しい課題であることは広く認識されている．その理由は，疫学研究において，倫理委員会の審査やインフォームド・コンセントのような臨床研究の手続きは過度に保護主義的であるか，または極めて難しいことがあるためである．したがって，薬剤疫学研究に関する倫理的懸念は，倫理委員会の審査を要するような研究と，対象者のインフォームド・コンセントを要するような研究に集中している．

研究者はかなりの難題に直面している．彼らは，研究の目標が正確かつ効率的に達成できる方法によって，患者のプライバシーと機密性も保護しなければならない．このような難題が大半の薬剤疫学研究の倫理的課題の中心に存在する．

国内外の組織が，研究の枠組みの背景となる原則を作成してきたが，中でも，1980年に経済協力開発機構（OECD）によって採択され，ごく最近，米国疫学会（American College of Epidemiology）および国際薬剤疫学会（International Society for Pharmacoepidemiology）によって採択された原則が最もよく定着している．これらの原則に基づく勧告では，特にデータに個人識別子が含まれる場合には，データ収集に制限が加えられるべきということ，データの質が重要であること，データの使用内容をあらかじめ規定すること，研究者はプロトコルにより事前に規定された使用内容に従ってデータを扱わなければならないことを提案している．最後に，OECDは「開示性」の要件，すなわち目的，使用，およびデータへのアクセスは公にされる記録事項とすること，個人は自身のデータを使用してもよいかどうか，どのように使用されるのかを決定できることを提案している．こ

れらやほかの原則については一般的な合意が得られているにもかかわらず，保護と研究遂行の適切なバランスに関して国際的なコンセンサスを得るには至っていない．

　この章の重要な目的は，研究倫理の原則をプライバシーおよび機密保持にかかわる問題に適用するときに表われる難しい課題を示すことである．また，この章では，薬剤疫学における研究の大半を占める観察研究に焦点を絞って議論する．

薬剤疫学研究が取り組むべき臨床的問題

1 ｜ 薬剤疫学研究

　対象者保護のための国家委員会（US National Commission for the Protection of Human Subjects）は，その要約報告（ベルモントレポート）において，「研究」を「一般化可能な知識を作りだし，またはそれに貢献するため」に計画された活動として定義した．

　この定義自体が大きな困難を生み出す．「一般化可能な知識」とは何を意味するのか．調査またはプロジェクトを研究とみなす前に，知識はどの程度一般化可能なのか．例えば，特定の集団における薬剤の使用パターンを調べるために，医療機関の市販後調査プログラムの一環としてデータが収集されることがある．この調査では，その集団に適用できる結果が得られ，この結果は特定の集団には一般化できるかもしれない．しかし，同じ結果を国内のほかの集団に当てはめることはできないかもしれない．この場合の調査は研究とみなされるのか．定義が「一般化可能な知識」に基づくとすると，このプロジェクトを研究，診療，あるいは質の向上を目的とした活動とみなせるかどうかは自明ではない．これらの区別は重要であり，なぜなら，プロジェクトが「研究」として識別されると，研究者は，患者（研究である場合は研究対象者と呼ぶべきだが）を保護するための，一連の要件を満たさなければならないからである．

　このように研究をどう定義するかは，薬剤疫学では特に問題であり，それは，研究と薬剤疫学の日常的な実務との区別が難しいことによるものである．これらが両極端であることは明らかである．典型的な疫学の実務は，例えば副作用または薬剤使用などに関する公衆衛生上の症例探索と調査である．これは，一般に研究とはみなされないが，公衆衛生上の判断を行うための一般化可能な知識を得るために行われる社会に利する行為である．類似の活動としては，健康保険プランや病院の質保証活動があり，それらの状況下で薬剤の使用を改善することを追求している．これらの種類の調査は倫理審査委員会の審査なしに開始され，ときに出版に値するデータが得られることさえある．これらの活動は，副作用，薬物－薬物相互作用，服薬遵守，または有効性に関する仮説を検証するために計画された「研究指向型」の薬剤疫学調査とは異なる．研究指向型の調査は

研究として識別され，倫理審査委員会による審査を受ける必要があるかもしれない．しかし，これら2種類の活動の差を区別することは難しいといえる．

---

2 │ 対象者

　研究と研究倫理について考察して研究対象者の定義を明確にすることは重要であるが，この定義は，研究の定義（そもそも対象者の定義は研究の定義に依存するが）と同様にわかりにくい．1981年に初めて公布された，研究倫理を規定する連邦規則集「コモンルール（Common Rule）」には有用な定義がある．コモンルールは「研究対象者」を「研究を実施する研究者が，（1）介入または接触してそのデータを取得したか，あるいは（2）個人を特定できる情報を取得したかの，いずれかであるような生存している個人（米国連邦規則集46.102f）として定義している．ここで薬剤疫学者にとって重要な問題は，個人とリンクできる情報の使用が，研究者と対象者の接触を意味するかどうかである．これは，情報が過去に収集され，研究者と対象者との直接の接触がない場合であっても当てはまる．したがって，情報が個人とリンクできるかどうかが根本的な問題となる．

　これは普遍的に受け入れられる定義ではないだろうが，少なくとも，米国の研究者が連邦政府の補助金を用いて実施するすべての研究にコモンルールが適用される．これらの連邦政府の補助金を受け入れている施設の大多数が，財源に関係なく，すべての研究においてコモンルールの要件を遵守するとして，連邦保証制度（FWA）と呼ばれる協定に署名しているため，大きな影響を及ぼしている．したがって，コモンルールは，米国の多くの生産的な研究施設における研究を事実上管理する法律であり，現実的な作業上の定義を示している．さらに，研究が米国以外で実施される場合であっても，米国の支援のもとに実施されるか，FWAの承認を受けた施設で実施されるのであれば，研究倫理を管理する米国の規則に従わなければならない．

---

3 │ プライバシーと機密保持

　薬剤疫学研究において，プライバシーと機密保持は最も重要な概念である．プライバシーと機密保持は同時に議論されることが多いが，異なる概念である．プライバシーは最も基本的であり，秘密保持はある意味で派生的な概念である．

　プライバシーは，研究が行われる状況下においては，個人情報や廃棄された検体の扱いなど，身体，パーソナル・スペースに対する望まない侵入からのセキュリティーのことを指す．多くの疫学研究の場合，プライバシーとは，各個人が自身の医療記録へのアクセスを拒否できる権利のことである．プライバシーの権利と，それに相当する他者のプライバシーを尊重する義務は，独りきりでいたい個人の権利によって一部正当化される．そのように考えると，プライバシーの権利は社会的交流と協調の前提条件であり，それは，プライバシーが信頼関係を可能にするとともに（信頼関係を）必要とするからである．

　機密保持はプライバシーの権利に基づく派生的な権利である．個人が医療提供者による医療情報へのアクセスを許可するとき，個人はプライバシーの権利を放棄することを選んだことになる．暗示的であろうと明示的であろうと，個人が期待を込めてこの権利の行使を選ぶ場合，患者の許可なく，誰もその情報にアクセスすることはできない．この情報の伝達を制限し，第三者による情報の二次利用を制御する権利が，機密保持の権利である．プライバシーの権利と同様に，機密保持の権利も不干渉の基本的権利に基づいており，ある意味で，機密保持の権利はそもそもプライバシーの権利がない限り存在し得ないといえる．しかし，機密保持の権利は，別の人物に関する情報の所有者にも責任を発生させる．誰かが第三者に情報を開示しないとの期待は，信頼関係を生じる．これは，個人が最初に情報にアクセスすることを承諾する時点で行われる取り決めによって，機密保持が高度に規定されることを意味する．例えば，患者は，開示した情報がどのように用いられるかについて具体的な想定がある．その想定としては，個人が特定可能または不可能な形式で情報が第三者に移転されること，医療記録内の特定の情報にアクセスされること，または第三者が情報を利用できる期間に関する制限などが含まれ得る．

　根本的な問題は，機密保持の規則が適用される臨床現場において集められた情報を，その関連の条件に該当しない研究などの理由で利用できるかどうかである．実質的な機密保持違反となるものに関して，法律および研究規則はいずれもあいまいである．事前の承諾なく医療記録を利用することは機密保持違反となるか，あるいは，違反のリスクは医療記録をどのように用いるか，その情報を用いて何を行うかに依存しているのか．

　一般に，社会はこれらの疑問に対する答えを明確にしていない．これらの疑問は，情報交換を社会がどのように規制するかについての，すでに形成された対立し合う政治的・哲学的見解に関連する，というのがその主な理由である．例えば，共同体主義者は，個人の利益は公共の利益と密接に関係すると主張する．そのため，個人を社会と対立させる倫理的な二面性（研究のために個人の臨床情報を承諾なしに使用するといった）は，個人および公共の利益の両方を考慮することによって解決すべきである．

　しかし，自由主義者，または権利に基づいた個人主義者はこれに反対している．この立場では，利益の前に権利が存在する．そうすると，個人の承諾を得ずに情報を使用することは，プライバシーの根本的権利の侵害であり，それを利用することによる潜在的利益は，権利の侵害とのバランスをとるような適切な条件ではない，ということになる．

4 ｜ インフォームド・コンセント

　最近の研究にまつわる不祥事の多くで最も憂慮されることは，インフォームド・コンセントへの完全な無視である．インフォームド・コンセントは法的に文書化された手順であり，特定の治療法や医療行為を選択する場合と選択しない場合に被るすべてのリスクと

得られる便益を，患者が把握することを保証するものである．すべての国家が本件の対処を行っており，対象者か，障害などの理由で本人による判断が困難な場合は代諾者に，研究の内容や参加しない場合の選択肢を知らせ，参加するか否かを自発的に決定する機会を提供すべきであることを認識している．したがって，研究倫理ガイドライン，勧告，および規則が，対象者のインフォームド・コンセントに関する手順上の要件に重きを置いていることは当然である．対象者に説明した上で同意を得るにあたっては，対象者は研究について理解し，誘導されることも強制されることもなく，自発的に参加に同意しなければならない．

　米国における研究のインフォームド・コンセントを規定する規則は，普遍的とまではいえないが，こうした特徴をよく説明するものである（CFR 46.116）．米国の規則は，研究者に，研究参加のリスク，便益および参加以外の選択肢，得られた情報の機密保持，補償の手順および研究責任者と連絡する手順を説明するように求めており，それにより十分な理解を促進している．自発性は，研究者が対象者に研究への参加は自由意思であること，参加をいつでも中止できる権利のあることを告げる，といった要件によって表される．状況によっては，インフォームド・コンセントは書面の代わりに口頭で実施されたり，同意を得る必要がまったくなかったりする．インフォームド・コンセントを必ず得なければならないかどうか，どのような形式で同意を文書化すべきかは，激しい議論の対象である．

　米国のガイドラインは，この問題がもたらす複雑性に対して有用な見解を示している．コモンルールは，大半の研究において書面によるインフォームド・コンセントを得ることを必要としている（CFR 46.116）．しかし，2つの注目すべき例外がある．1つ目は，研究の主なリスクが機密保持違反に限られる場合や，書面による記録が個人データと対象者を結び付ける唯一のものである場合であり，書面によるインフォームド・コンセント文書は必要でない（CFR 46.117c）．この場合，書面によるインフォームド・コンセントを行うか否かは，データと個人情報のリンクに関する同意文書への署名を，対象者が好むかどうかによって決まる．2つ目は，研究が4つの条件に適合する場合であり，インフォームド・コンセントは完全に免除される（CFR 46.116）：

1. 研究に伴う対象者に対するリスクは最小限（minimal）である
2. インフォームド・コンセントの免除または別の手段が対象者の権利・福利に悪影響を及ぼさない
3. 事実上，インフォームド・コンセントの免除または別の手段によらずして研究を行うことができない
4. 適切な場合はいつでも，参加後に対象者に追加の関連情報が提供される

　これらの基準は，しばしば薬剤疫学研究に適用される．ここでの論点は，研究リスクが最小であるかどうか，インフォームド・コンセントの免除が対象者の権利・福利に悪

影響を及ぼすかどうかである．なぜなら，医療記録の使用を含む研究では，主なリスクが対象者の機密保持違反であるからである．前述の条件を適用するためには，患者の許可なくその医療記録にアクセスすることが最小限のリスクより大きいかどうか，対象者の権利・福利を侵害する機密保持違反であるかどうかについての合意が得られていることが必要である，ということがコンセンサス（共通認識）になっている．

　この疑問に対して2つの対立する答えがある．1つ目の立場は，自律尊重の原則を厳守すべきというものである．この立場に基づくと，承諾を得ずに医療記録を使用することは機密保持違反となり，すなわち，最小限のリスクよりも高いリスクを意味し，対象者の権利・福利に悪影響を及ぼすこととなる．そのため，ヒトを対象としたすべての研究において，対象者のインフォームド・コンセントは絶対要件として判断される．この見解はいくつかの研究倫理規範の厳守により得られるが，これは現代の大半の研究者や倫理学者の見解ではない．

　それに代わり，自律尊重の原則の優先性について柔軟に考えてもよいという解釈が，2つ目の立場である．したがって，機密保持違反の可能性，または実際の機密保持違反であっても，対象者の権利・福利に悪影響が及ぼされることはなく，最小限を超えるリスクは生じない．この解釈を用いる場合，（仮にあるとすれば）どの種類の情報であれば，大半の人が自発的にアクセス権を認めるのかを，決めることできなければならない．人々が合理的に考えたとしても，承諾なしに情報を使用することにより引き起こされる権利の侵害および影響の程度について，意見が一致しないかもしれないし，実際にそのような状況が生じている．この意見の不一致を解決する有用な方法は2つある．1つ目は，さまざまな種類の合理的な見解が得られるように，倫理委員会の審査が本当の意味で学際的であることを保証する，という方法である．2つ目は，患者の機密保持が侵害される場合に，リスクと権利への悪影響を最小限にするための措置を講じるよう研究者に要求する，という方法である．これらの方法を次の項で検討する．

5 ｜ 最小限のリスク

　一般的な研究目標は社会に有益な知識を得ることであるが，研究者は対象者に対するリスクも最小にしなければならない．対象者へのリスクが増大するに従って，倫理審査およびインフォームド・コンセントのような被験者保護の度合も増すことは，自明である．最小限のリスクという概念は，対象者の保護をより厳しくしなければならないと判断されるリスクの閾値に手を加えることができるようにしようとするものである．最小限のリスクという概念は比較的理解しやすいもので，大半の薬剤疫学プロトコルに適用されるが，その定義は問題がある．

　コモンルールに規定されている米国の規則によると，「害または不快の可能性とその程度が，日常生活または通常行われている身体的・心理学的検査や試験で経験するもの

より大きくない」のであれば，研究リスクは「最小限」であると定義されている（CFR 46.102.i）．ほとんどの場合，この概念を運用するのは難しい．その主な理由は，研究に伴うリスクと比べるための明確な基準が，この定義には欠けているためである．健康または「正常」な人の日常生活とは，あるいは研究の対象者となる人の日常生活とは，どのようなものであろうか．潜在的に機密保持違反のリスクがある薬剤疫学研究では，さらなる問題がある．機密保持違反を通常の日常生活で経験するかどうか，研究の過程における違反が「最小限のリスク」かどうかを判断しなければならない，という問題である．

6 ｜ 倫理審査委員会

　過去30年間に，多くの国で，倫理審査委員会が研究の実践において中心的な役割を果たしている．この要件は，科学者や科学は研究計画書の独立した審査から恩恵を得るという共通認識の反映である．この考えは，1964年の世界医師会（World Medical Association）におけるヘルシンキ宣言で初めて明らかにされ，独立委員会がすべての研究計画書を審査することが求められるようになった．これらの勧告は速やかに取り入れられ，倫理審査委員会が普及した．その権限も明確にされており，倫理審査委員会は当該施設で実施されるか，施設の研究者が関与するすべての研究を審査し，却下する権限を有する．さらに，米国全土で，製薬企業，開発業務受託機関および独立した研究者のプロトコルを審査するために，独立した倫理審査委員会もいくつか存在する．

　米国では，一部の州においてヒトを対象とした研究を管理するための法律を定めているが，正式な審査システムは主に連邦当局と研究助成とのかかわりによって進展した．施設内審査委員会（IRB）と呼ばれる委員会は，「コモンルール」を採択した全連邦政府機関によって助成されているすべての研究を審査する必要がある．ほかの大半の国では，研究規則は，資金調達に関する規定によって制限を受けることはないが，代わりに，その国で実施されたすべての研究に適用される．

　倫理審査委員会の構成は国によってかなり異なる．しかしながら，科学コミュニティ以外の専門知識を取り入れなければならないという点は一致している．例えば，米国の規則では，研究実施施設に所属しない委員を1人以上含め，1人は研究実施施設に所属するが法律，倫理，または別の科学以外の専門分野を代表する委員を含めなければならない〔連邦規則（CFR）46.107〕．オーストラリアの規則では，委員を男女混合とし，科学以外の分野の代表を含めなければならない．これらの要件は，社会に対する説明責任を導入し，研究審査員として行動する科学者間で利益相反を最小にすることを目的としている．

　審査委員会は研究を取り巻く環境にて当たり前の姿になったが，米国連邦ガイドラインに従っていても，すべての研究が審査を要するとは限らない．ある種の研究は迅速審査，すなわち，委員会全体の代わりにIRB議長または指名された委員による審査を受け

ることができ，IRB 審査を免除されることもある．これは，IRB の資源を不必要に用いることなく，研究リスクが真に軽微であり，研究が基本的な対象者保護を満たすことを保証するための手段である．IRB の審査を必要としない研究は人の対象者を含まないプロジェクトである（CFR 46.101）．例えば，研究者が，個人を特定できるものがまったくない（例えば，識別子のない医療記録）データを用いる場合，倫理審査委員会の審査は必要でない．さらに，コモンルールによると，研究に伴うリスクが最小限であり，「既存のデータ」を扱うのであれば，すなわち研究が提案された日にすでに存在する記録を後ろ向きに解析するのであれば，その研究は迅速審査の条件を満たすかもしれない（CFR 46.110）．欧州の大半の国では，対象者へのリスクが最小限の研究で審査を簡略化するために，同じような規定が用いられている．

薬剤疫学研究が取り組むべき方法論的課題

　患者の機密保持を保護する手段として利用可能なものはいくつかある．これらの方法は，患者が情報にアクセスする者を制御させるものである．医療システムへ登録されるときなどの臨床データ収集時点で，患者は「包括同意（universal consent）」を与えることで，自身の医療記録を研究のために用いてもよいかどうかを決定できる．この用語が研究参加に対するインフォームド・コンセントを意味すると解釈してはならない．なぜなら，患者は単に自身の記録の一般的使用に同意しただけであり，実際の研究計画への参加の是否を決めた訳ではないからである．この方法では，患者が医療記録のある一部を研究に使用することも拒否できる．これは，一部の電子記録管理システムにおいて可能である．例えば，抗うつ薬などある種の薬剤については，電子的には外部から見えない場所に記録しておくことができる．最終的に，研究時点で，保存された記録の使用に対して同意を得るために患者に接触できる．しかし，これらの方法を薬剤疫学研究に適用するには 2 つの問題がある．

　第 1 に，このような方法では，研究者および倫理審査委員会が実際に望んでいる程度にはプライバシーが保護されない可能性がある．例えば，特定の研究において記録が用いられる時点で個人に連絡しなければならない場合，対象者はそのような連絡を押し付けがましいと考えるかもしれない．さらに，研究者が研究情報にアクセスし，匿名化された別の記録の使用について同意を得るために直接本人に連絡する場合，連絡を受けた個人は機密保持違反だと考えるかもしれない．個人が自身の健康とは無関係と考えているような研究に際して連絡を受けた場合，参加を拒否するかもしれない．ある疾患の研究において，その疾患であると診断されていない個人（例えば，乳がん患者と乳がんのない患者を比較するケースコントロール研究におけるコントロール群の対象者）が記録

を用いることへの同意を求められた場合も，その個人は警戒するだろう．

　第2に，このような方法は，研究結果の妥当性を損なうため，研究から恩恵を受ける集団での有用性が損なわれる可能性がある．妥当性は倫理的なすべての研究の必要前提条件であり，研究で検討する仮説に答えられないのであれば，研究を行ってはならない．アーカイブ記録を用いる薬剤疫学研究において，患者がデータにアクセスする者を制御できるような方法を用いると，実施される研究の妥当性が著しく制限される．例えば，包括同意の手順を考えると，この方法によって個々の患者が，自分自身の電子医療記録〔メディケイド（medicade）データのような〕を研究目的での使用から除外する機会が生じる．若干の患者が断ることは確かである．問題は，同意するという意思は一般にランダムではなく，研究結果にバイアスが生じるようにばらつくと考えられる．さらに，研究者がインフォームド・コンセントを得るためにデータベースのすべての患者に接触しようとするときに，死亡，転居，または健康保険の変更によって一部の患者の同意を得ることができない可能性がある．それらの患者はランダムに分布していないと考えられる．潜在的なバイアスについては，メイヨークリニックロチェスター疫学プロジェクトのデータによって示されている．50年間にわたる入手可能な全患者のデータにおいて，股関節骨折の集団発生率の低下が認められた．生存が確認され，同意を得られた患者に絞ったデータでは，股関節骨折のリスクの経時的増大を示す結果が得られた．このような同意の問題は，長期の曝露または追跡期間を要する研究，長期の潜伏期間を要する事象を評価する研究および薬剤の世代間効果の評価において，特有の問題をもたらす．

　大規模多施設共同ケースコントロール研究を実施する際には，別の問題が生じる．このような研究では，同意を得るために該当する患者に接触する前に，大量のデータにアクセスし，ケースとコントロールを特定するためのデータをみなければならない．典型的には，倫理審査委員会は最初に行われるケース特定のための記録の閲覧には同意を要求しておらず，患者に研究への参加を求めるときに，どのように同意が取得されるのかについて評価を行う．現行のコモンルールの枠組みをこれらの研究に適用すると，同一の研究計画に参加する各施設の倫理審査委員会は，別々に審査を行う必要がある．倫理審査委員会により指摘され審査過程での審議事項は，研究環境の実質的な違いではなく，各施設の審査過程の管理上の差によるものであると考えられる．現在，倫理審査委員会の審査過程に対するより合理的なアプローチがない中で，複数の倫理審査委員会による承認を得るために時間とコストがかかることから，公衆衛生上重要な意味をもつ研究の実施を阻んでいる．

　これらの問題は，倫理的要件，インフォームド・コンセント取得手順およびデータの機密保持規則が実質的に異なる複数の国で研究を実施しようとする場合には，さらに複雑になる．研究デザインの完全性を維持しながら，文化的規範，実地診療のパターンおよび規制制度の違いに応じて研究の手続きを調和させるには，世界，地域および地方レ

ベルで一人ひとりが深くかかわる必要がある.

利用可能な解決策

　上述の問題によって，薬剤疫学研究の実施に対するかなりの障害となっている．対象者が直接特定されることのないデータを用いる記録ベースの研究において，研究者は個々の実施施設内での情報の使用を管理する機密保持の指針に頼らざるを得ない．個人を特定可能な記録を用いる研究では，施設の倫理審査委員会（研究デザインの要件と将来の対象者の権利・福利のバランスをとることが責務である）と交渉する過程を通じて，研究者は手引きや指示を受ける．倫理的要件と薬剤疫学研究の要求の間の緊張関係は，このようなバランスをとる過程が必要とされるため，薬剤疫学研究の倫理は，まさに実質上研究者と1つ以上の倫理審査委員会との交渉により合意が形成された結果である．したがって，研究方法に関する問題に対し利用可能な解決策は，2つの要因に依存する．1つ目の要因は，研究者がデータを集め，扱う際に用いることのできる措置である．2つ目の要因は，審査委員会が研究に関与でき，関与すべき程度と，十分かつ効率的な方法で研究を審査する能力である．

　米国および国際的には，データプライバシーを法的に保護する手段をとる傾向がある．このような医学データの機密性を守るための法的な手段は，機密情報の生成と再利用に関する強力な保護と安全措置を提供し得る．例えば，1998年10月発効の欧州連合（EU）指令は，個人が特定されるか否かを問わず，すべての情報を対象にする．このEU指令では，情報が最初に集められたときの同意事項を超えて情報を使用する場合は，再同意を必要とする．情報の使用と移転についての安全措置も必要である．各研究実施施設は，データ管理者／データプライバシー管理者を配置しなければならず，彼らは施設内でデータの適切な管理手続きと，使用について責任を負う．さらに，EU加盟国と同等に厳格な保障措置を規定していない限り，データをEU加盟国から別のEU以外の国に移すことはできない．しかし，特筆すべきことに，公益性が極めて高い活動については，この指令の条項の一部からの逸脱を加盟国が認めることがある．すべての研究はおそらく，(i)明示的な同意によって実施される，(ii)連結不可能な記録のみを用いて実施される，または(iii)公益性が極めて高い活動の1つとして特定の加盟国によって免除される，のいずれかであろう．

　薬剤疫学にとって，このEU指令が含意する多くのことは，懸念の原因となる．例えば，現在，ファーマコビジランス活動は，個人を特定できるデータを用いて実施しなければならない．患者同意の要件により，大部分のケースのデータ収集が阻害され，それにより，薬剤安全性問題のシグナルの検出力を低下させる．さらに，患者が同意書に署

名した時点で予測されなかった研究テーマについて二次情報（臨床試験または医療事務データベースなど）の解析は，追加同意がなければ行うことはできない．直接的な患者識別子が削除されている二次資料を用いて実施できる研究は極めて少ない．この限界は，EU 指令では個人を特定できるデータと「間接的に個人を特定できる」データの定義が幅広いことによるものである．

　米国において，1996 年の医療保険の相互運用性と説明責任に関する法律（HIPAA）は議会に医療データプライバシーに関する法案を可決することを求めた．また，米国保健社会福祉省には，議会が行動を起こさなかった場合に規則を発布することを求めた．議会はより厳密な研究の監視とプライバシーの保護を約束した多くの法案を審議したが，通過した法案はなかった．そのため，2003 年にプライバシールールが発効し，プライバシーの保護の拡大，既存のデータの使用制限を提示しているほか，個人が標準的医療行為以外の個人データへのアクセスを許容する人物およびその理由を決定可能でなければならないと提示している．このルールは，個人を特定できる医療データを作成し，管理する「適用対象者」または機関に適用される．一部の研究者にはこのルールが直接適用されることはないが，一般に，研究者は適用対象者とみなされる機関から得られる情報にアクセスしなければならない．

　薬剤疫学者の特別な関心事は，機密を保持した状態で，研究者が既存のデータセットにアクセスできるようにするための方策である．この規則に従うと，匿名化されたデータセットは公開し，自由に用いることができる．プライバシールールは匿名化されたデータセットを次のように定義している：(i) 識別子とみなすことができる 18 の細目が除去されているデータセット，(ii) 個人を結果的に特定する目的のために，単独でまたはほかのデータセットとともに用いられないことを適用対象者が承知しているデータセット．適用対象者はその代わりに，データセットを匿名化するのに，18 の要素の一部を保持しつつも，納得のいく統計手法を用いることができる．

　しかし，研究者は研究に適したこれら 18 の要素が除去されたデータセットを見つけることはほとんどないと思われる．なぜなら，18 の要素は研究に必須の項目を含むからである．例えば，個人と関連する特定の日のフィールドは取り除かれている．通常，特定の日の情報は，薬剤曝露および有害事象の順および時期を評価するために必要となる．

　研究者が完全には匿名化されていないデータセットにアクセスするために用いることができる方法がいくつかある．第 1 に，患者の許諾を得ることである．第 2 に，データアクセスが制限されるといった条件や，免除がないと研究を実施できないことが確実であるといった条件に適合すれば，患者の許可を要するという要件は IRB またはプライバシー委員会（プライバシールールにおいて定義されている）のいずれかによって免除される．第 3 に，研究者が「データ使用同意書」に署名することによって，研究のために情報が適切に使用され，その情報が開示されることが保証されるのであれば，研究者に，

識別子とみなされる 18 の要素（例えば，日付や遺伝子コード）のうちいくつかを含む「制限付きデータセット」を提供できる．

研究の保護に重要なプライバシールールの特徴はさらに 2 つある．匿名化されたデータベースが個人を特定できるデータと再リンクできるコードを適用対象者が保持している場合も，データセットは匿名化されているとみなすことができる．薬剤疫学研究では，匿名化されたデータセットにリスクファクター，アウトカム，または延長された追跡期間に関する情報を補足するために，データセットをオリジナルのデータに再リンクできることは決定的に重要であるといえる．さらに，プライバシールールは，「研究の準備」活動のために，研究者によるある状況下での患者情報へのアクセスを維持してきた．例えば，医療記録の予備調査は，インフォームド・コンセントを得るために患者にアプローチする前に潜在的に研究に適格な患者を特定するのに重要であることが多い．準備作業のために個人を特定できる情報が必要であり，それを調査するときに個人を特定できる情報を適用対象者から取得しないような場合に限って，研究者はプライバシールールに従ってその情報にアクセスできる．

2009 年に，米国医学研究所健康研究・健康情報プライバシー委員会（Institute of Medicine Committee on Health Research and Privacy of Health Information）は，HIPAA 施行後の主なイベントを要約し，HIPAA プライバシールールが健康関連研究にどのような影響を及ぼしたかを説明する 1 件の報告書（Beyond the HIPAA Privacy Rule：Enhancing Privacy, Improving Health Through Research）を発表した．この委員会は，「HIPAA プライバシールールは本来あるべきほどにはプライバシーを保護せず，現在実行されている HIPAA プライバシールールは重要な健康研究を妨げる」と結論付けた．同委員会は次の 3 つの主な勧告を出した：(1) 議会は保健福祉省やほかの連邦機関が健康関連研究を保護するための新たな方策の策定を可能にすべきである，(2) 現行のプライバシールールを改訂し，このルールに関連する問題に対応する，(3) 健康関連研究のデータの機密性を保護し，倫理審査委員会の委員を民事訴訟から十分保護し，さらに，より多くの情報を普及させ，健康関連の研究に関して大衆を教育するための，保健福祉省および米国機関レベルでの変更を実行する（事例 15.1）．

加えて，保健福祉省は，ヒトを対象とした研究を管理する現行の規則が 2011 年に策定された以降に生じたあいまいさや変更の問題に対処するために，コモンルールを再検討し，それを改訂すべきとした提言を 2011 年に発表した．

倫理審査委員会の審査過程を改善し，おそらく標準化する機会もあるだろう．倫理審査は国によって大きく異なり，各国の文化およびニーズに依存し，国家間で，また，国内でも異なることがある．特に，研究計画を特別に精査する必要のある特殊な集団または環境が存在する場合，地域の問題に敏感であることは研究の倫理審査には望まれる特徴である．しかし，このバラツキは倫理審査委員会の技量および委員の質が異なる結果

でもあるかもしれない．基本的な倫理審査委員会の審査過程を標準化することは，特に複数の研究者が多国間の薬剤疫学研究に関与している場合に効率的で有効であると思われる．既存のガイドラインでは，一般的に，倫理審査委員会による研究計画の審査は原則的に価値があるという合意が形成されている．しかし，どのような種類の薬剤疫学研究がこの審査を必要とするかについてはほとんど合意が形成されていない．

倫理審査委員会が要求にかなう効率的な方法で研究を審査する能力は，委員の訓練と認定の問題，大量の新規および更新された研究計画を処理するための資源の問題への取り組みとなる．一般に，倫理審査委員会の委員に求められるスキルと知識は，各地の倫理審査委員会によって取り仕切られる．倫理審査委員会の委員が研究倫理および規則を適切に理解していることを保証する認定は存在しない．最後に，倫理審査委員会は，助成金から発生した間接経費の一般基金などといった間接的な手段によって資金を調達する．倫理審査委員会の質および効率を向上させるために可能な方法としては，委員の訓練と認定，研究計画の日常的なモニタリングに対する書類作業量の軽減，同委員会の仕事量に応じた直接的な資金調達があげられる．

結　論

倫理審査委員会のバラツキと質により，薬剤疫学研究者に顕著な難題をもたらしている．これらは，研究規制を調和させ，倫理審査委員会の能力と資金調達に関する最低限の基準を設けるために今後の努力を集中させるべきである．しかし，これらの解決策ではさらに大きな問題に適切に対処できない．倫理審査委員会は倫理審査に至る合理的な手続きによる解決を示すことはできるかもしれないが，倫理審査委員会が倫理的要件と方法論的要件の間でどのようにバランスをとればよいかについては見通しが立たない．このようなバランスをとる過程を慎重に検討しなければ，規制に関する労力，特に，倫理審査委員会による審査を標準化し，その資源を増加させる努力を行ったとしても達成できる成功は限られている．

バランスをとる，というのは新しく出てきた考え方ではない．研究の倫理的要件と方法論的要件のバランスをとるときには，研究に伴うリスクを指標とすることが伝統的なアプローチである．しかし，問題は，この関係が薬剤疫学研究の状況に比して単純すぎることである．大半の薬剤疫学研究の対象者へのリスクは，研究に伴う通常の健康リスクではなく，研究による潜在的な健康への恩恵とバランスをとることができるものではない．それらは主に機密保持違反のリスクであり，実際には，医学的リスクというよりは民法上のリスクである．

研究者および倫理審査委員会が，この関係において考慮しなければならない因子はも

う1つある．すなわち，得られる知識の価値である．このような立場で，倫理的に正当
化することが，最初に社会的サービスに関する研究事例で始められた．現在，米国の研
究規則では社会的プログラムを評価するために計画された研究に対する例外規定を設け
ている（CFR 46.101）．この例外についての背景には，これらの社会的プログラムから明
白かつ根拠のある価値が得られる，ということがある．これらの研究は，社会的な利益
を生む重要な貢献である．それらを評価するために計画された研究は，「研究」の痕跡が
あるとしても，研究の倫理的実施を管理する倫理委員会の審査とインフォームド・コン
セントの要件を免除されるものとみなされる．ある意味，倫理的研究の要件は，重要で
その価値についておおむね合意が得られた研究の場合には留保される．

　これは，研究の価値とリスクのバランスのとり方を示した極端な例である．この事例
は極端なものであるというだけでなく，薬剤疫学研究と社会的プログラムの研究は共通
する部分が大きいという点で参考になるものである．医薬品使用実態調査および副作用
の特定という薬剤疫学研究の目標は，一般化可能な知識を創出すると同等に公衆衛生の
維持にも貢献するものである．したがって，薬剤疫学研究の価値ははっきりとしており，
それは，社会的プログラムを評価するためにデザインされた研究と同様に明白である．
このような理由だけで，ある種の薬剤疫学研究のプロジェクトは，重要な社会的プログ
ラムを評価するプロジェクトと同様に，研究審査を免除すべきであるという説得力に富
む主張がなされるかもしれない．

　もちろん，この主張は，すべての薬剤疫学研究に関して等しく説得力があり，かつ納
得のいく主張ではないだろう．なぜなら，ほかの研究と同様に，薬剤疫学研究にも幅が
あるためである．確かに，副作用の研究は社会的プログラムの研究例に似ている．別の
例は，特定の薬剤を使用している個人の間で生じた副作用の研究である．この研究の結
果は，データが集められた患者または「対象者」の健康に直接的な影響を及ぼすだろう．
これ以外にも，方法論的に厳格な基準に従って民間の企業または団体のために研究を実
施することもあるかもしれない．しかし，得られた結果は公表されないか，スポンサー
以外には共有されないと思われる．民間団体が薬剤疫学のデータを得たいという望みと
プライバシーに対する懸念の間でどのようにバランスをとるかを知ることは難しい．議論
の余地はあるかもしれないが，これらのような研究には異なる倫理基準を適用すべきで
あり，なぜなら，それらの研究は関係する人々に適用可能な臨床的に意義のある知見を即
座に与える可能性はないためである．問題は，どのような種類の研究であればこのレベル
の価値を達成するかについて判断する公的および国家的機関が存在しないことである．

　薬剤疫学研究に中心となる倫理的な争点は，どのような種類のプロジェクトが広範に
利用でき高い価値のある一般化可能な知識を創出するのか，そのような研究をプライバ
シーおよび機密保持にかかわる個人の権利を保護した上で実行可能かを決定することで
ある．問題は，これら2つの争点が異質なものであるということである．薬剤疫学によっ

て得られる知識は，薬剤のリスクと便益のような健康にかかわるものである．それに対して，プライバシーの権利は民法の問題である．この２つのバランスをとることを求められることが多いが，得られる知識の量を，失われ得る機密保持およびプライバシーの量と比べて重みづけることはできないかもしれない．それに代わる最も生産性の高いアプローチは，どのような手続きや研究の実践であれば，価値のある知識を探求するときに機密保持およびプライバシーの閾値を超えるに十分であるのか，を決定することであろう．

インフォームド・コンセントの倫理的要件が絶対的かつ不可侵であるとすれば，どのようにバランスをとったとしても擁護されるものではない．しかし，このような解決策は決して支持できるものではなく，ほかの状況において価値のある情報への要求が生じたときに社会が行っている対応と一貫する解決策でもない．どのような方法であれば，プライバシー保護と機密保持のための政策および手順が，公正で，社会のほかの分野にて要請される要件と一貫しているのかを明らかにするためには，まだまだ公の議論が必要である．

謝 辞

本書の初版において薬剤疫学研究における生命倫理問題に関して執筆いただき，また，本章に合わせて改訂いただいた Kevin Haynes 氏，Jason Karlawish 氏および Elizabeth Andrews 氏と事例の編集を助けていただいた Kosuke Kawai 氏に感謝したい．

重要なポイント

- すべての人を対象とした研究とほぼ同様に，薬剤疫学研究に伴うリスクは，対象者からインフォームド・コンセントを得ることを研究者に要請する必要のあるリスクから公衆衛生学的調査の一環として許容されるレベルのリスクまで幅広く渡るものであるが，それ以上の監視や保護は必要とはしない．
- プライバシーと機密保持に対する違反が，多くの薬剤疫学研究において最も重要なリスクである．
- 倫理審査委員会および研究者は，薬剤疫学研究に伴うリスクを審査し，研究方法に適した対象者保護対策のために知識や専門技術を習得しなければならない．

| 事例15.1 | HIPAA 適合認証書と調査回答率，無回答バイアスおよびデータの質に対する影響：ランダム化地域研究（Beebe ら，2007） |

背 景

- 医療保険の相互運用性と説明責任に関する法律（HIPAA）プライバシールールは，医療機関（「適用対象者」）が保持する個人の健康情報について，連邦政府による保護を規定するものである．2003 年 4 月に，プライバシールールの遵守が求められるようになった．HIPAA プライバシールールは，個人の承諾がある場合に限って，「適用対象者」が研究目的で個人を特定できる健康情報を使用し，開示することを許している．データセットから 18 の HIPAA 識別子（郵便番号，生年月日など）がすべて削除されているのであれば，このプライバシールールは適用されない．HIPAA 適合認証が臨床研究に悪影響を及ぼしてきたかどうかはほとんど知られていない．

疑 問

- HIPAA 適合認証書（HAF）を添付することは，回答率，無回答バイアスおよびデータの質に影響するか？

アプローチ

- 研究者はミネソタ州オルムステッド郡にて地域ランダム化研究を実施した．計 6,939 人を対象として，HAF とともに調査書類一式を郵送するか，HAF を付けずに調査書類一式を郵送するかのいずれかの群にランダムに割り付けた．

結 果

- HAF を含めることで，回答率は有意に 15% 低下した（HAF あり群で 39.8%，HAF なし群で 55.0%；$p < 0.0001$）．

- 無回答バイアスの存在を検討するために，研究者は回答者の年齢，性別，人種 / 民族および教育をオルムステッド郡の全住民におけるそれらの特性と比較した．HAF あり群および HAF なし群のいずれにおいても，女性，若年者，非白人，および高等教育を受けていない住民はオルムステッド郡の全住民に対し十分な代表性がなかった．しかし，これらの差は無視できる程度のものであった．

- 健康状態全般の報告および非喫煙者であることを示唆する回答者の割合はいずれも，HAF あり群より HAF なし群のほうが有意に少なかった．HAF によって，回答者サンプル内に若干健康な集団が選択される可能性がある．

強 み

- HAF の影響を検討するためにランダム化試験デザインを用いたこと．

限 界

- 典型的な HAF の書類は 2 ページ以上に及ぶことがある．本研究で用いた HAF は 1 ページであった．したがって，HAF の潜在的影響が過小評価された可能性がある．

- オルムステッド郡の住民は固有の集団であり，医療記録を用いる研究の価値を重くみ

ている可能性がある．したがって，結果の一般化可能性は限定的かもしれない．

・この研究では参加拒否理由は調査しておらず，無回答者を追跡し，承諾しなかった理由を調査してはいない．

重要なポイント

・HAF は個人の健康情報を保護するのに不可欠である．しかし，それを疫学研究に添付することは回答率に影響し，研究対象者の選択に関する影響があるかもしれない．

・18 の HIPAA 識別子をすべて集めない場合，研究者は HIPAA 要件を除外することを選ぶかもしれない．しかし，そうすることで，研究で集められる変数の数および性質に影響が及ぶかもしれない．

参考文献

• Advisory Committee on Human Radiation Experiments (1995) Final Report, no. 00000848-9, vol. 061. Washington, DC: Government Printing Office.
• Andrews E (1999) Data privacy, medical record confidentiality, and research in the interest of the public health. Pharmacoepidemiol Drug Saf 8: 247–60.
• Beauchamp TL, Cook RR, Fayerweather WE, Raabe GK, Thar WE, Cowles SR, et al. (1991) Ethical guidelines for epidemiologists. J Clin Epid 44: 151S–69S.
• Beebe TJ, Talley NJ, Camilleri M, Jenkins SM, Anderson KJ, Locke GR III (2007) The HIPAA authorization form and effects on survey response rates, nonresponse bias, and data quality: a randomized community study. Medical Care 45 (10): 959–65.
• Beecher HK (1966) Ethics and clinical research. N Engl J Med 274: 1354–60.
• Brett A, Grodin M (1991) Ethical aspects of human experimentation in health services research. JAMA 265: 1854–7.
• Brody BA (1998) The Ethics of Biomedical Research: An International Perspective. New York: Oxford University Press.
• Epstein M (2008) Guidelines for good pharmacoepidemiology practices (GPP). Pharmacoepidemiol Drug Saf 17: 200–8.
• Grisso T, Appelbaum PS (1998) Assessing Competence to Consent to Treatment. New York: Oxford University Press.
• Hodge J, Gostin LO (2004) Public Health Practice Vs. Research: A Report for Public Health Practitioners Including Case Studies and Guidance. Available at: http://www.cste.org/pdffiles/newpdffiles/CSTEPHRes-RptHodgeFinal.5.24.04.pdf (accessed on May 10, 2012).
• Levine RJ (1986) Ethics and Regulation of Clinical Research, 2nd edn. Baltimore, MD: Urban & Schwartzenberg.
• McKeown RE, Weed DL, Kahn JP, Stoto MA (2003) American College of Epidemiology ethics guidelines: Foundations and dissemination. Science and Engineering Ethics 9: 207–14.
• Nas SJ, Levit LA, Gostin LO (2009) Beyond the HIPAA Privacy Rule: Enhancing Privacy, Improving Health Through Research. The National Academies Press, Washington DC.
• National Commission for the Protection of Human Subjects of Biomedical and Behavioral Research (1979) The Belmont Report. Ethical Principles and Guidelines for the Protection of Human Subjects of Research. Washington, DC: US Government Printing Office.
• Nuremberg Code. Reprinted in. Brody H (1998) The Ethics of Biomedical Research. An International Perspective. New York: Oxford University Press, p. 213.
• Organization for Economic Cooperation and Development (1980) Guidelines on the Protection of Privacy and Transborder Flow of Personal Data. Recommendation of the OECD Council, September 1980.
• Warren S, Brandeis L (1890) The right to privacy. Harv Law Rev 4: 193–220.

<table>
<tr><td>第16章</td><td>薬剤疫学研究での
ランダム化比較試験の利用</td></tr>
</table>

はじめに

　ランダム化比較試験（RCT）は効果をバイアスなく推定できるため，新たな薬剤の有効性を証明するためのゴールドスタンダードとみなされている（p.21，第2章参照）．一般に，RCTは有益な薬物効果を評価するために用いられるが，この研究デザインの長所は，有害アウトカムのリスクをバイアスなく推定するためにも理想的である．

　医薬品開発の市販前の段階では，RCTに組み入れられる被験者は厳選されており，その人数は多くとも計数千例である．これらの試験は，有益な臨床効果のエビデンスを得て，ありふれた有害事象のリスクの大幅な増加を否定するのに十分な規模に計画される．しかし，市販前に実施される試験はありふれた有害事象リスクの比較的小さな差を検出したり，まれなイベントのリスクを確実に推定したりするのに十分な規模であることはほとんどない．これらの潜在的に重要なリスクを識別，定量化するためには大規模な研究が必要であり，そのような研究は一般的に市販後に行われる．研究デザインの複雑性およびコストにより，概して市販後の状況下では大規模な比較試験は実施されない．小児用イブプロフェンの重篤であるがまれな副作用の最適な評価方法に関する著者らの研究とその経験は，この章の元となっており（**事例16.1**），薬の市販後安全性評価にランダム化試験を用いる動機付けとなるかもしれない．

事例16.1

背　景

・非ステロイド性消炎鎮痛薬（NSAIDs）の使用と成人における消化管出血および腎不全のリスク増大の間に関連がある．

・1989年に，イブプロフェン（NSAIDs）は，処方薬としてのみ小児への使用が承認された．

・小児において処方薬からOTC薬へのスイッチを検討する前には，イブプロフェン懸濁液によって治療された小児におけるまれではあるが重篤な有害事象のリスクを検証

しなければならない.

- 小児において処方されたイブプロフェンの観察研究では適応による交絡が生じる可能性がある.

疑 問

- 小児にイブプロフェン懸濁液を使用すると, まれではあるが重篤な有害事象のリスクが増大するか？

アプローチ

- 小児を対象としたイブプロフェン使用の大規模な単純ランダム化試験を実施する.
- 12 歳以下の熱性疾患の小児約 84,000 例を組み入れたランダム化試験を実施した.

結 果

- まれではあるが重篤な有害事象（消化管出血, 急性腎不全, アナフィラキシーおよびライ症候群による入院）のリスクは, アセトアミノフェンによって治療された小児と比べイブプロフェンによって治療された小児において有意に高いということはなかった.

強 み

- 大きなサンプルサイズにより, まれな事象を評価することができた.
- ランダム化は, 適応による交絡を含め, 交絡を効果的に制御した.

限 界

- 実薬対照治療（アセトアミノフェン）を使用したため, これらのデータを用いて, 有熱小児においてイブプロフェンのリスクとプラセボのリスクを比較できない.
- 薬剤曝露は急性疾患の期間中に限られたため, この試験を用いて小児における長期イブプロフェンのリスクを評価できない.

重要なポイント

- 適応による交絡が生じ得る場合, ランダム化比較試験は薬剤の効果を妥当に推定できる唯一の試験デザインであるだろう.
- 大規模単純ランダム化比較試験により薬剤の安全性をうまく評価することができる.
- 試験を単純に保つことにより, 医療現場での大規模試験を実施し, 現行の外来治療を反映したデータを集めることができる.

薬剤疫学研究が取り組むべき臨床的問題

　薬剤疫学的方法は, 薬剤の市販前試験段階で十分に評価できなかった薬剤のリスクと便益を定量化するのに用いられる. この章では薬剤のリスク評価のみを扱うが, それに

関する原則は薬剤の便益を市販後に評価する場面においても用いられる.

　第1章と第3章に記載されているように, 概して市販前の試験の規模はあまりに小さすぎて, ありふれた有害事象の発生率の差があまり大きくない（例えば, 相対リスクが2.0以下）ときや仮に大きな発生率差であってもまれなイベント, 例えば, 治療した患者1,000例当たり1例に生じるといった場合, 差を検出できない. 薬剤が多くの患者に使用されるであろう場合には特に, 生命を脅かすことのない有害事象のリスクの差がそれほど大きくなくとも, 公衆衛生上の重要性は大きくなり得る. 承認後に薬物の安全性に関する疑問が生じた場合, 関連するリスクを特定（または否定）するのに必要なサンプルサイズを満たすために大規模な観察研究が一般的に行われる. しかしながら, ほとんどすべての観察研究において潜在的な交絡は重要な懸念事項であり, 交絡が制御されない, あるいは制御が不完全であることは, しばしば薬物と有害な臨床イベント間の大きくない関連の原因となる（p.21, 第2章および p.442, 第21章参照）.

　弱い関連の場合には交絡が制御されていないことについて, 特に注意を払わなければならない. 重要な例外はあるものの, 一般的には, 関連が強いほど観察された関係には因果がある可能性が高いとみられている. しかしながら, 弱い関係（例えば, 相対リスク1.5以下）に決して因果関係がないということではない. むしろ, 関連が統計的に有意であっても, 交絡による結果と考えられるため, 因果関係を推測することが難しくなる. 例えば, 社会経済学的状況が潜在的な交絡因子であり, 教育をこの因子の代替として用いる解析を考える. 社会経済学的状況（潜在的交絡因子）と教育年数（代替因子）の間に関連はあっても, 完全ではなく, 教育年数で調整した解析によって制御できる交絡は一部にすぎない. したがって, 観察研究で得られた小さな相対リスクから因果関係を推測する場合は, 十分に注意を払うことが賢明である. 観察研究を開始する前に残差交絡に関して懸念がある場合, 観察研究以外のデザインを用いることを検討してみてもよい.

薬剤疫学研究が取り組むべき方法論的課題

　適応による交絡〔適応バイアス, チャネリング, 重症度による交絡, 禁忌バイアス（contraindication bias）とも称される〕は市販後の薬剤の研究に特有の問題であろう. Sloneらによると,「処方された薬剤とは独立に有害アウトカムのリスクによって処方される薬剤が異なる」場合, 適応による交絡が存在する. 一般に, 適応による交絡は, 薬剤とアウトカムとの間に観測された関連が薬剤によるものではなく, 基礎疾患（またはその重症度）に起因する場合に生じる（p.442, 第21章参照）. ほかのどのような様式の交絡も, 理論的には, 基礎疾患の重症度を確実に測定できれば, その影響を制御できる. しかしながら, 実際には, 多くの場合この制御を行うことは容易でない.

適応による交絡は多くの状況で特に懸念される事項である（p.442，第21章参照）．一般に，異なる薬剤を投与されている患者間で有害事象のリスクが類似している状況では，観察研究は最も有用である．ある疾患に対して唯一の治療が用いられ，すべての患者がその治療を受けている（すなわち，治療に「チャネルが合わされている」）場合，対照となる未治療のままの患者が存在しないため，観察研究ではまったく交絡を調整できない．無治療を含め，試験治療に対して対照として用いるための妥当な代替治療がないのであれば，コホート研究の妥当性は損なわれる．また，ケースコントロール研究は，曝露による影響を除き，発症した場合にはケースと診断されるアウトカムのリスクを同様に有するコントロールを特定できなければ，実施できない可能性がある．

ほかの治療選択肢が少なくとも1つ存在し，明らかな交絡を制御でき，そして，特に調整済みの相対リスクが大きい場合，観察研究は薬剤のリスクの理解に寄与し得る．しかし，上述のように，小さな相対リスク（例えば，1.3）は，未知の因子による交絡の結果，あるいは，交絡因子が既知であっても不完全な制御の結果としても（アーチファクトとして）容易に生じてしまう．まれなアウトカムの場合では同様に大きな相対リスクが生じる問題が起きる．

市販の医薬品の安全性評価の課題に当たっては，薬剤疫学者は検討すべき具体的な仮説を評価し，仮定された関連の大きさを推定し，適応による交絡が起こり得るかどうかを調べなければならない．交絡の制御が不完全であると思われる場合，RCTの実施を検討することが重要である．RCTには薬剤疫学者がこれらの研究を計画し，実施することを拒むような本質的な問題はない．それどころか，薬剤疫学者のもつ特別なスキルは，市販後に大規模RCTを実施するにあたって極めて有用である．

1 ｜ 従来の RCT の概観

上述のように，RCTは薬剤の有効性を証明するために（安全性に関する一般的な情報を集めるためにも）医薬品開発の市販前に最もよく用いられる手法である．交絡因子が既知，未知にかかわらず，ランダム化によりそれらの因子を群間で均等にすることが期待される．したがって，治療群間で観察された臨床アウトカム（疾患の改善または有害な臨床イベントの発生）の差は，おおむね割り付けられた治療により説明できる．当然，観察研究の参加者は治療に対しランダムに割り付けられてはいない．臨床現場では，治療の選択は疾患の病期や重症度，あるいは患者のほかの治療に対する反応不良や有害事象によって決定され，これらの因子はいずれもバイアスを引き起こし得る．

■ サンプルサイズ

一様な集団では，RCTでは比較的小さなサンプルサイズでバランスのとれた治療群が形成される．一様でない集団（例えば，12歳未満の小児）では，一般的でない交絡因子

が試験対象グループ（例えば，乳児と幼児と学童）で同様に分布することを保証するには大きなサンプルサイズを要するかもしれない．試験規模は，治療群間のバランスを担保するのに必要な症例数と検出される効果の大きさによって決定される（p.38，第3章参照）．大規模ランダム化試験は，治療群間で潜在的な交絡因子が異なる可能性を最小化し，ありふれた臨床アウトカムの小さな差，あるいは一般的でないアウトカムの大きな差の検出を可能とする（p.38，第3章参照）．

■ 盲検化

盲検化は検出バイアスを最小にするために用いられ，アウトカムが主観的である場合は特に重要である．試験参加者による主観的な症状の報告や客観的に定義されたアウトカムイベントであっても，使用された薬剤を知ることによる影響を受けるものと考えられる．例えば，患者が腹痛を訴えた場合，医師は，患者がアセトアミノフェンではなくNSAIDsによって治療されていた場合に，より便潜血について検査を行う可能性が高い．このため，追跡データは，両者（患者と研究者）が割り付けられた治療を知らない場合に限り偏りなく収集されるであろう．試験薬または対照薬のいずれかが，ある特定の症状（すなわち，副作用）や容易に観察できる生理的作用（例えば，悪心または脈拍数変化）を引き起こす場合，盲検化を行い，維持することは難しいかもしれない．

■ 対照治療の選択

検討する仮説によって，対照治療が選択される．未治療の疾患状態と比較するにはプラセボ対照が最も有用である一方で，プラセボは標準的治療に代わるものではなく，倫理に反するとして異議が唱えられてきた．さらに，上述のように，プラセボ対照試験では盲検化を維持することは難しいこともある．実薬対照を用いる試験では，通常の薬物治療が用いられることが一般的であり，それは標準治療であることが多い．これらの試験では，疾患および症状は未治療のまま放置されることはないため，より倫理的で，盲検化の維持が容易とみなされることが多いが，疾患の自然経過との比較はできない．

■ データ収集

一般に，市販前臨床試験のデータ収集には多くの資源を要する．患者の組み入れ時に詳細な記述的および臨床データが集められ，追跡期間を通して広範な臨床および臨床検査データが定期的に，頻繁に集められることが多い．臨床的有効性に関する仮説を検定するために必要なデータに加え，薬剤の市販前試験においては全般的な安全性も評価しなければならず，したがって，症状，身体徴候，および臨床検査評価に関する広範なデータを収集しなければならない．

■データ解析

　観察研究においては，潜在的な交絡因子を調整する必要があるため，データ解析は極めて複雑になり得る．それに対して，多くの臨床試験における主要な仮説の解析は単純であり，異なる治療群間でアウトカムイベントを比較する．複雑さを伴うものの，反復測定，被験者のサブグループ，あるいは不完全または無効なランダム化の調整のための解析が行われることもある．

■結果の一般化可能性

　薬剤の市販前評価の間に実施される通常の臨床試験は，ほとんどの場合，厳選された患者が対象となる．そのためこの試験の結果は，製造販売承認後にその薬剤を使用すると想定される多数の患者に一般化できない可能性がある．観察研究には，実社会における薬剤使用の経験と臨床アウトカムを反映できるという長所があり，少ないコストで多数の患者を研究に含めることができる．

2 ｜ RCT の限界

　方法論的強みはあるものの，従来の RCT の特徴のいくつかは，市販後の試験デザインとして用いることを制限するものがある．第 1 に，患者を有害な可能性がある治療に対してランダムに割り付ける試験を行うことが倫理に反すると考えられる．例えば，喫煙が心疾患のリスクを増大させるという仮説を検討する RCT は容認されないだろう．第 2 に，詳細な観察および多くの資源を消費する追跡調査を伴う従来の市販前 RCT は複雑でコストもかかることから，一般に，このタイプの大規模試験を行うことは困難である．しかし，試験を単純化し，疫学者が患者を追跡してデータを収集するための手法を用いることができれば，コストを抑えながらも大規模な試験を行うことができるかもしれない．

利用可能な解決策

1 ｜ 大規模単純試験

　大規模単純試験（LST）は，ランダム化以外の手段で交絡を完全に制御できず，データ収集の量および複雑性を最小限に保つことができる場合に最適な解決法であると思われる．1950 年代に実施された米国のソークワクチンの試験は極めて規模が大きな試験の初期の例である．最近では，特に循環器領域において治療的介入の有効性を検証するため，あるいは，心血管疾患およびがんの一次予防に対する栄養補助食品や薬剤の効果を評価するために大規模ランダム化試験が用いられている．このアプローチは，一般的な

観察研究デザインを用いることが不適切と判断された状況において，副作用のリスクを評価する際にも用いられ，功を奏している．LST は極めて大きな規模のランダム化試験であり，単一の仮説（または多くても数件の仮説）のみを検証するために必要最小限のデータのみを収集することによって簡素化される．治療のランダム割り付けがこのデザインの重要な特徴であり，既知および未知の因子による交絡を制御し，サンプルサイズを大きくすることで，まれなイベントの大きなリスクだけでなく一般的なイベントの小さなリスクを評価するのに必要な検出力が得られる．

LST は実践的試験（pragmatic trial）と類似するようにもみえるが，重要な違いがある．いずれもランダム化試験であり，実践的試験は広く一般化できる結果を得ることを目的とし，試験は大規模であるかもしれないが，必ずそうであるとは限らない．その定義どおり LST はまれなイベントと小さな相対リスクを評価するが，一般化はできないことがある．LST において除外基準がほとんどないときには，「実践的」（一般化可能）な研究となるため，この 2 つの試験デザインは類似性をもつ．

■ どのくらい単純であれば単純であるといえるか

Yusuf ら（1984）は，治療に関連する死亡を検討する極めて大規模なランダム化試験において，試験終了時に参加者の生命状態（バイタル）のみを収集することを提案している．薬剤の安全性に関しては死亡より重度でないアウトカムに対する懸念が多いため，これらの非常に単純な試験では十分でないものと考えられる．Hasford は，ベースライン，追跡，およびアウトカムデータのうち関連するもののみ集める「簡素なプロトコルによる大規模試験」を代替案として提案した．通常の RCT よりはるかに少ないデータのみを収集する点が両方のアプローチの重要な特徴である．疫学的追跡方法の長所を生かし単純化された研究計画により，薬剤疫学者にとって関心のある仮説を検証可能な非常に大規模な試験を実施できる．

■ 検出力 / サンプルサイズ

試験の検出力は試験中に観察されたイベント数の関数であり，イベント発生率，サンプルサイズ，および観察または追跡期間によって決定される（p.38，第 3 章参照）．検出力は高リスクの集団を対象とする，多くの症例を組み込む，あるいは長期間追跡することで，その要件を満たす必要がある．試験の目的および検証する仮説によって適切なアプローチは決まる．アレルギーまたは特異体質によるイベントは極めて大きな対象集団を要し，潜伏期間の長いイベントは長期間追跡することが最良であるかもしれない．しかし，検出力のみが検討すべき因子ではない．例えば，高齢者集団は胃腸出血または心血管イベントのリスクが高いが，対象をこの集団に限定した試験は一般化可能性を欠き，若年成人または小児におけるこれらのイベントのリスクに関する情報は得られないだろう．

■ データ要素

データ収集過程は,検討する主要エンドポイントをものとする客観的で,容易に識別され,検証可能なことにより単純に保つことができる.交絡はランダム化によって制御されるため,潜在的交絡因子に関するデータを集める必要はない.代わりに集団を特性付け,ランダム化が達成されたことを確認するために,登録時点で基本的な人口統計学的変数が少数集められる.

■ データ収集

データ収集過程自体を単純化することもできる:追跡データは郵送またはウェブベースの質問票,あるいは試験参加者への電話インタビューによって集めることができる.試験には医療記録のレビューまたはほかの手段によって確認できる明確かつ客観的なアウトカム(以下参照)が含まれるため,試験参加者による自己報告は追跡データの適切な情報源となり得る.ほかの追跡データの情報源として,電子医療記録(例えば,大規模医療保険の加入者に対して実施された LST,p.163,第9章参照)または致死性アウトカムに関する生存状態の記録〔例えば,米国国民死亡記録(US National Death Index)〕があげられる.

単純化する最大の利点は,大規模な対象集団を合理的なコストで追跡できることにある.しかし,単純な試験では,薬剤の安全性に関してすべての疑問に答えることはできず,1つ,あるいはそれに関連する少数の仮説に限定しなければならない.

■ 大規模ランダム化単純試験が適切な場面とは

表 16.1 に示した条件がすべて当てはまる場合には,LST が適切である.

■ 重要なリサーチクエスチョン

単純な試験では従来の臨床試験より被験者1例当たりのコストは低くなるが,大規模であるため総コスト(金銭的および人的資源による)は依然としてかなり高い.通常,重篤なアウトカムのリスクに対する明確な回答が必要な場合に限りそのコストは正当化される.頭痛や悪心といった軽微な副作用は,個々の患者にとってはささいなことではないだろうが,大規模試験を行うことは正当化されないだろう.他方,研究課題が早期

表 16.1 ● 大規模ランダム化単純試験実施に適した条件

(1) The research question is important.
(2) Genuine uncertainty exists about the likely results.
(3) The outcome risk is small.
　(a) The absolute risk is small and confounding by indication is likely, or
　(b) The relative risk is small, regardless of the absolute risk.
(4) Important effect modification (interaction) is unlikely.

死亡，永続的な障害，入院，またはほかの重篤なイベントのリスクと関係する場合，コストは十分正当化されると思われる．

■ 不確実性の存在

加えて，「不確実性の原則」が求められる．これは，もともと Gray らによって LST で被験者の適格性を評価する単純な基準として述べられた，「患者および医師のいずれもがどちらの試験治療がその患者にとって適切であるかについて十分な確信をもっていない必要がある．患者および医師がある治療またはほかの治療が不適切であると合理的に確信しているのであれば，ランダムに治療が選択されることは倫理的に適切でないであろう」である．この原則は有害な臨床イベントを検討する LST を含め，すべての RCT を実施するときのその妥当性を検討する際に適用すべきである．極めて大規模なランダム化試験は，集団における治療のリスクが真に不確実である場合に限って正当化される．便益の是非は別として，その治療によって潜在的に重篤または永続的かつ有害な臨床イベントについて，たとえ小さいとしても，高いリスクに多数の患者をさらすと合理的に考えられる治療を施すことは倫理に反するだろう．したがって，不確実性の概念は比較する治療のリスクと便益を合わせた全般的評価を含むよう拡大できる．ある治療においてより治療の便益が得られることはわかっているが，この便益を上回る副作用のリスクがあるかどうかは不明であることがある．例えば，抗エストロゲン製剤であるタモキシフェンは乳がん患者の生存を向上させるかもしれないが，子宮内膜がんのリスク増大というコストを払っているのかもしれない．この状況下にて，不確実性を解決するためにランダム化試験が着手されたが，それは適切なものであった．

■ 検出力と交絡

LST は，(i) 研究のアウトカムの絶対リスクが小さく，適応による交絡に関して懸念がある場合，あるいは (ii) 相対リスクが小さい場合（この場合，何らかの要因による残差交絡について固有の懸念がある）に限って必要であろう．それに対して，絶対リスクが大きい場合は市販前 RCT やほかの従来的な RCT が適切であると考えられ，制御できない交絡が問題とならない場合は観察研究で十分であるため LST は必要ないだろう．また，相対リスクが大きい（観察研究に固有の適応による交絡やほかの潜在的バイアスによる交絡が懸念されない）場合も，観察研究が適切であろう．

■ 治療とアウトカムとの交互作用がないこと

LST における追加の必要条件は，治療と患者特性との間で重要な交互作用（効果の修飾）が存在しないと考えられることである．すなわち，利用可能な根拠によって，患者のすべてのサブグループにおいて治療とアウトカムの関連が質的に同様である*ことが示

唆されているべきである．この関連の強さがサブグループ間で異なることは容認できるものの，いずれかのサブグループにおいて効果の完全な逆転が示唆されてはならない．真に単純な試験において入手できるデータは限られているため，交互作用があるどうかを検討できないかもしれず，収集されたデータは重要なサブグループの特定には十分でないかもしれない．ランダム化は，ランダム化された集団間でのみ比較ができるように交絡が制御されているため，これらの集団のサブセットについては1つまたはそれ以上の交絡因子に関して厳密に比較可能ではないかもしれない．したがって，臨床的に重要な交互作用があると考えられるのであれば，適切に解析できるよう追加措置を取らねばならない（例えば，層別ランダム化）．このように複雑性が追加されることにより，試験はもはや真に単純な試験ではなくなるかもしれない．

2 | LSTが適している条件とは？

表16.2の条件のすべてを満たす場合は，LSTが適している．

■ 単純な仮説

LSTは焦点を絞った比較的単純な問いに答えるのに最適である．例えば，LSTは，イブプロフェンの治療を受けた小児において，何らかの理由による入院，あるいは急性消化管出血による入院のリスクが増大するという仮説を検討するようにデザインできる．しかし，単一のLSTによって，「イブプロフェンは小児において考えられるすべてのアウトカムに関して安全か」というより一般的な問いに答えることはできないかもしれない．

■ 単純な治療

単純な治療（例えば，単一の薬剤を固定用量で短期間投与する治療）はLSTで試験するのに最もよく適応する．そのような治療は一般的に用いられるため，多数の患者を組み込むことができ，集団の大部分に結果を当てはめることができる．複雑な治療プロトコルは，管理するのが難しく，患者の服薬遵守を低下させる可能性があり，本質的に単純な試験デザインと適していないかもしれない．

表16.2 ● 大規模ランダム化単純試験を実施可能にする条件

(1) The study question can be expressed as a simple testable hypothesis.
(2) The treatment to be tested is simple (uncomplicated).
(3) The outcome is objectively defined (e.g., hospitalization, death).
(4) Epidemiologic follow-up methods are appropriate.
(5) A cooperative and motivated population is available for study.

＊：関連の方向が同じ方向を向いていること．

■ 客観的かつ容易に測定されるアウトカム

調査されるアウトカムは，客観的でありかつ定義（単純なもの），識別，思い出すことが容易であるべきである．例えば，急性消化管出血による入院があげられる．試験参加者は入院の詳細，または入院理由さえも正しく思い出せない可能性はあるが，入院したという事実，病院名，少なくともおおよその入院日は思い出せると考えられる．医療記録を入手できれば，生じた臨床イベントの詳細の記録とすることができる．このタイプのイベントは疫学的追跡方法（例えば，質問票，電話インタビュー，または生存状態に関する公的記録へのリンク）を用いて確実に記録できる．他方，本人への詳細な直接インタビュー，身体検査，または広範な生理学的検査によってのみ確実に検出できる臨床アウトカムは単純な試験では適さないだろう．

■ 協力的な集団

協力的でやる気のある試験対象集団は試験の成功確率を著しく高める．特筆すべき例は，医師の健康研究（physicians' health study）と女性の健康研究（women's health study）における大規模集団である．これらの試験の成功は，少なくとも，知識のある多数の医療従事者が自発的に参加したことによる部分がある．参加者が医学的状態および症状に関して知識があることと，米国の医療ケアシステムの一員であることにより，郵送した質問票から比較的精度の高い情報が得られ，生体サンプルも収集された．

3 | LST の運営

LST が適していて実行可能であったとしても，試験運営のすべての面が単純さを維持している場合に限って成功するであろう．一般に，LST は，"多施設共同"研究であり，研究の科学的な側面に関して責任をもつ研究者，中央のデータセンター，および参加施設のネットワーク（医師またはほかの医療従事者を連携させる事務局）が関与する．医療従事者（例えば，医師，上級看護師，および薬剤師）は適格基準を満たす患者を識別し，患者と研究者との連絡を促すことによってこの仕組みに参画できる．被験者の登録はデータセンターへの安全なインターネット接続を用いることでオンラインでも遂行可能である．これにより，適格性およびランダム化を迅速に確認できる．成功の可否は多くの医療従事者と患者の協調によって左右されるため，それぞれの医療の実践者（またはその臨床業務）に対する要求事項を減らすのに越したことはない．

患者の募集を促進し，結果の一般化可能性を最大化するために，参加者の適格基準は最小限にすべきである．もちろん，被験薬または対照薬に対する医学的禁忌に該当したり，過敏症を示したりすることが知られている患者は登録すべきではない．一方，ほかの制限は最小限にし，理想的には，典型的な臨床現場の状況に合わせた制限のみにとどめることが望ましい．

どちらの治療が割り付けられたかを知った（または推察した）後に，医師または患者が試験への不参加を選択できてしまう場合，かなりのバイアスが入り得る．したがって，適格性を確認し，試験への登録が完了した後に患者はランダム化されるべきである．

■ 完全な追跡の重要性

脱落および追跡不能はランダムに生じるのではなく，治療による副作用に関連すると考えられるため，すべての被験者の追跡データを得るためにあらゆる努力を払うことが重要である．たとえ数万人の追跡データが存在する試験であり，脱落や追跡不能となった人数がランダム化された患者の中の少数にすぎない場合であっても，主要な研究仮説に対する妥当な回答を得ることはできないだろう．追跡期間の長さが追跡収集データの完全性に影響する可能性がある．追跡期間が短すぎると，重要なアウトカムが見逃される可能性がある（すなわち，追跡期間が終了するまで診断されないことがある）．他方，追跡期間が延長されるにしたがって，追跡不能の患者または代わりの治療に曝露される（曝露の混じり合う）患者の数は増加する．極端な場合，いずれかまたは両方の治療群にいて選択的な脱落が起きるために，ランダム化試験は観察コホート研究と同じになってしまう．やる気があり，興味をもった試験対象集団を選択することに加えて，研究者はすべての試験参加者とコンタクトし続けることで追跡不能を最小化できる．定期便による医薬品配送，試験に関するニュースレター，またはe-メールによるリマインダーが有用であり，医薬品の日付ごとの包装やほかの記憶補助用具が長期にわたる治療スケジュールの遵守の維持に役立つと思われる．

■ 追跡データ収集

追跡データ収集は，中央研究スタッフの責務である．多忙な医療従事者は，多数の被験者から最小限の追跡データですら系統的に得ることは難しい．しかし，もともと被験者を試験に組み込んだ臨床医は，それがなければ追跡不能になるだろう時折来る患者の限定的な追跡データ（例えば，生存状態），現住所もしくは電話番号を提供することができるかもしれない．調査票を郵送し，必要に応じて電話インタビューを行う方法は有効である．質問が単純かつ直接的であり，調査票の回答に要する時間が最短であるとき，回答率は最も高くなるだろう．医療記録を見直すことにより，まれな有害事象などの重要なアウトカムについて検証できる．これには，関連する記録を取得し要約する作業が必要であるため，医療記録は扱いやすいほうがよい．診断の確認や症状の評価が必要であれば，少数の被験者について，その被験者を登録した医療従事者に診察について問い合わせたり，採血やほかの検査を受けてもらったりすることもできる．しかし，前述のように，それにより試験が一層複雑になる可能性もある．その他，公的記録〔例えば，米国の国民死亡記録（National Death Index）〕を調べることにより，追跡期間中に死亡し

た被験者を特定できる．

4 ｜ 解 析
■ 主要解析

　主要アウトカムの解析は通常簡単であり，単に治療群と対照群間のアウトカム発生率を比較する．ランダム化の手順によって交絡が制御されている仮定の下では，複雑な多変量解析は必要でない（潜在的な交絡因子に関するデータが限られているために実施できないかもしれない）．ランダム化の手順を検討するために試験への登録時に集められた記述データを治療群別に解析すべきである．治療群間で何らかの重要な差が認められた場合，ランダム化を行ったにもかかわらず，群間に不均衡が生じたことが示唆される．上述のように，患者特性と薬剤の効果との間に重要な交互作用はないと想定されており，このため，効果の修飾に関して検討するための複雑な統計解析を行う必要はないと考える．

■ サブグループ解析

　交絡因子は，ランダム化されたグループ間でのみ均等に分布することを承知しておくことは重要である．サブグループがもともとのランダム化したグループからのランダムな標本でないので，交絡因子の分布は類似しないかもしれない．例えば，試験に留まっている（すなわち，脱落しておらず追跡不能でもない）参加者は，最初にランダム化したグループを十分に代表するものではなく，異なる治療グループ間では交絡因子について比較可能性がないかもしれない．あらゆる努力を払ったとしても，完全な追跡が達成できることはまれであり，もともとのランダム化したグループにおいてのみ交絡の存在は否定できるため，登録されたすべての被験者を含む解析（すなわち，intention-to-treat解析）は少なくとも行うべきである．また，層別ランダム化を用いない限り，未測定の交絡因子がサブグループ間で均等に分布することは確実でなく，サブグループが小さいほど不均衡が生じる可能性は高い．したがって，サブグループ解析は観察研究と同じ限界を有するであろう（すなわち，交絡が制御されない可能性がある）．

■ データモニタリング / 中間解析

　相当な資源が投入されるとともに，多くの患者が有害アウトカムに曝される潜在的リスクを有していることから，試験中に蓄積されたデータをモニターすることは妥当である．許容できないリスクを被験者が経験した場合や，仮説が見込みよりも早く検証された場合，あるいは，統計学的に有意な差を検出できないことが明確になった場合，試験は早期に終了するかもしれない．試験の研究者と独立な立場にあるデータモニタリング委員会は，適切な解析手法を用いて定期的にデータを検討すべきである．

将来への展望

　新しい薬剤の迅速な承認とその使用の急速な増加に伴い，わずかなリスクの差を評価するための大規模ランダム化市販後試験の必要性が増すだろう．これは特に，OTC薬（一般用医薬品）への切り替えが検討される薬剤に当てはまる．なぜなら，（医師により）処方されるといった状況では容認されるまれな未知事象のリスクは，大規模かつ多様な集団に対し薬剤が自己投与される場合には容認できないことがあるためである．観察研究において適応による交絡を確実に制御する方法が存在しない中，より大きな相対リスクを評価するためにLSTの必要性が増すものと考えられる．LSTは参加者の適格性に関する制限がほとんどないため，従来のランダム化臨床試験と比べ，実際の臨床現場で薬剤を用いた場合の真の便益とリスクを反映する可能性が高い．LSTおよびほかの実践的臨床試験の結果は一般化可能であることから，特に規制当局および政策立案者にとってこれらの試験は魅力的であり，その利用は増加するかもしれない．

　大規模試験において効率を改善する可能性のある1つのアプローチは，自動化医療記録を有する非常に大きな医療システムにて診療を受ける患者を対象に試験を実施することであろう（p.156，第8章・p.163，第9章参照）．すべての試験参加者に関して，重要なアウトカム（例えば，胃腸出血による入院）の信頼できるデータが自動化医療記録から入手されるのであれば，理論的には，追跡データを集めるために患者に接触する必要はないと思われる．適格基準を満たす被験者を識別し，インフォームド・コンセントを取得し，治療をランダムに割り付ける必要性は依然として存在する．さらに，保険外診療で受診した医療機関*における患者のイベントが欠測とならないことが保証されなければならない．適切な対照治療がなく，実薬とプラセボ間でランダム化することが倫理に反する場合，LSTの代替として，例えば，新たな薬剤を使用する最初の10,000例の単一コホートを登録し追跡するという方法があるかもしれない．しかし，比較群がないため，観察されたリスクが薬剤，疾患，またはほかの因子によるものかどうかを明らかにできない．しかし，少なくとも，曝露を受けた被験者における重要なイベントの絶対リスクを正確に推定することはできるだろう．実施可能であれば，患者を異なる用量にランダムに割り付け，用量 - 反応関係を探索することもできる．

　医薬品安全性に関する極めて大きな規模の単純比較試験が成功裏に実施できることは明白である．しかし，極めて大きな規模の試験の必要性を示唆する因子（**表16.1**）がそのような試験を実施可能にする因子（**表16.2**）とどの程度一致をみるのかは不明である．薬剤疫学は，LSTを実施し，被験者募集および追跡データ収集のより効率的な方法を開

＊：米国の民間医療保険では，保険診療を受けられる医療機関は保険会社との契約がある医療機関のみであり，その他の医療機関では保険支払いは受けられない．

発することによって，これらの試験を薬剤使用による小さくも重要なリスクを評価するためのより一般的な選択肢とすることを可能とするのに十分適した学問分野である．

重要なポイント

- ランダム化は通常，適応による交絡を含め，交絡を制御する．
- 大規模試験により，ありふれたイベントの弱いもしくは中等度の関連や，まれなイベントの強い関連を評価できるほか，ランダム化により均等な治療群がつくられる．
- データ収集が単純であり，アウトカムイベントが客観的かつ検証可能であれば，大規模ランダム化比較試験は実施可能である．

参考文献

- Brass EP. The gap between clinical trials and clinical practice: the use of pragmatic clinical trials to inform regulatory decision making. Clin Pharm Ther 87: 351–5.
- Connolly SJ, Ezekowitz MD, Yusuf S, Eikelboom J, Oldgren J, Parekh A, et al. (2009) Dabigatran versus warfarin in patients with atrial fibrillation. N Engl J Med 361 (12): 1139–51.
- DeMets DL (1998) Data and safety monitoring boards. In: Armitage P, Colton T, eds Encyclopedia of Biostatistics. Chichester: JohnWiley & Sons, Ltd, pp. 1067–71.
- Fisher B, Costantion JP, Wickerham DL, Redmond CK, Kavannah M, Cronin W.M. et al. (1998) Tamoxifen for prevention of breast cancer: report of the National Surgical Adjuvant Breast and Bowel Project P-1 Study. J Natl Cancer Inst 90: 1371–88.
- Francis T Jr, Korns R, Voight R, Boisen M, Hemphill F, Napier J. et al. (1955) An evaluation of the 1954 poliomyelitis vaccine trials: summary report. Am J Public Health 45 (suppl): 1–50.
- Gray R, Clarke M, Collins R, Peto R (1995) Making randomized trials larger: a simple solution? Eur J Surg Oncol 2: 137–9.
- Hasford J, Bussmann W-D, Delius W, Koepcke W, Lehmann K, Weber E (1991) First dose hypotension with enalapril and prazosin in congestive heart failure. Int J Cardiol 31: 287–94.
- Hasford J (1994) Drug risk assessment: a case for large trials with lean protocols. Pharmacoepidemiol Drug Saf 3: 321–7.
- Hennekens CH, Buring JE (1989) Methodologic considerations in the design and conduct of randomized trials: the U.S. Physicians' Health Study. Control Clin Trials 10: 142S–50S.
- Hennekens CH, Buring JE, Manson JE, Stampfer M, Rosner B, Cook N.R. et al. (1996) Lack of effect of long-term supplementation with beta carotene on the incidence of malignant neoplasms and cardiovascular disease. N Engl J Med 334: 1145–9.
- Lee IM, Cook NR, Manson JE, Buring JE, Hennekens CH (1999) Beta-carotene supplementation and incidence of cancer and cardiovascular disease: the Women's Health Study. J Natl Cancer Inst 91 (24): 2102–6.
- Lesko SM, Mitchell AA (1995) An assessment of the safety of pediatric ibuprofen: a practitioner-based randomized clinical trial. JAMA 273: 929–33.
- Mitchell AA, Lesko SM (1995) When a randomized controlled trial is needed to assess drug safety: the case of pediatric ibuprofen. Drug Saf 13: 15–24.
- O'Brien PC (1998) Data and safety monitoring. In: Armitage P, Colton T, eds Encyclopedia of Biostatistics. Chichester: JohnWiley & Sons, Ltd, pp. 1058–66.
- ONTARGET Investigators, Yusuf S, Teo KK, Pogue J, Dyal L, Copland I, Schumacher H, et al. (2008) Telmisartan, ramipril, or both in patients at high risk for vascular events. N Engl J Med 358 (15): 1547–59.
- Rothman KJ, Michels KB (1994) The continuing unethical use of placebo controls. N Engl J Med 331: 394–8.
- Santoro E, Nicolis E, Grazia Franzosi M (1999) Telecommunications technology for the management of large scale clinical trials: the GISSI experience. Comput Methods Programs Biomed 60: 215–23.
- Slone D, Shapiro S, Miettinen OS, Finkle WD, Stolley PD (1979) Drug evaluation after marketing. A policy perspective. Ann Intern Med 90: 257–61.
- Yusuf S (1993) Reduced mortality and morbidity with the use of angiotensin-converting enzyme inhibitors in patients with left ventricular dysfunction and congestive heart failure. Herz 18 (suppl): 444–8.
- Yusuf S, Collins R, Peto R (1984) Why do we need some large, simple randomized trials? Stat Med 3: 409–20.

第17章 薬剤経済学：医薬品の経済的評価

従来の新規医療技術の評価には有効性と安全性，そして有用性の検討が含まれる．さまざまな分野のヘルスケアに関係した研究者が診療や新規技術の経済効果を評価するための方法を開発してきた．本章では，薬剤経済学の手法を論じ，研究者が薬剤経済学を研究する上で直面するであろういくつかの方法論的課題について考察する．

薬剤経済学的研究が取り組むべき臨床的問題

医薬品の費用（コスト）は購入価格に限られたものではない．調達，管理，副作用のモニタリングとその治療費用および病気の治療や治療後の関連する費用はいずれも，医薬品の臨床的および薬理学的特性による影響を受ける．そのため，有効性と安全性の差に加えて，効率性（またはその費用と比較した実際の臨床現場における薬剤の有用性）の差によって薬剤が互いに差別化される．

現在，多くの国々が，国民健康保険制度における医薬品の保険償還の適正化を図るために医薬品の製品登録時に薬剤経済学的データの提示を求めている．米国では，マネージドケア組織および価値に基づく保険プラン（value-based insurance plans）が，新規療法に対する財政上の扱いや給付の決定を伝えるために臨床経済学的研究を次第に適用するようになっている．意思決定者は，医薬品などの新規医療技術の費用効果に関するガイダンスに対する関心を高めている．このガイダンスは臨床経済学的な解析に基づき与えられるものである．

1 | 薬剤経済学的研究の傾向

医学研究におけるバイオテクノロジー革命は，薬剤経済学的研究にさらなる課題をもたらした．薬剤経済学は，新規クラスの治療法が上市される前にそれらが患者にどのような効果をもたらすのか，また，臨床開発プログラムにおける適切な臨床的および経済的アウトカムを決定するために益々用いられるようになってきている．この課題には2つの要素があり，(1) 治療法の潜在的効果を理解すること，(2)（試験段階の）有効性から

臨床現場における有用性へとどう変わるかを理解すること，である．これらは臨床開発全体にわたる課題である．新製品の潜在的効果および使用に関する知識が増すごとに，繰り返される過程でこれらの問題は再検討されるものである．最後に，製品開発サイクルの初期段階で新規の治療法を取り巻く経済的な課題に対応するために，多くの会社が事業計画の立案過程や新製品の開発過程に役立てる目的で経済学的モデルを使用し始めている．

薬剤経済学的研究は，健康保険の購入者や規制当局といった異なる情報ニーズを満たすように計画される．第Ⅲ相試験の経済データは，新規療法の最初の価格決定を裏付けるために用いられるほか，製薬企業による専門職への教育活動にも用いられる．市販後の経済学的研究は，新規療法と既存療法を比較するために用いられ，製品の最初の第Ⅲ相試験における経済学的評価の結果を確認するためにも次第に用いられるようになっている．

経済学的評価と医薬品開発過程

臨床試験の一環として経済データを作成するには，薬剤経済学を臨床開発過程に組み込む必要がある．経済分析には，臨床試験に対する経済学的評価項目の確定，臨床研究計画書をレビューし，臨床試験のデザインにより治療群で異なる資源使用が必要な場合など，経済学的バイアスのないことを確認すること，および経済学的評価のための研究計画書の作成が必要である．経済学的研究を臨床研究計画に組み込み，単一の症例報告書の一部として経済データを集めることが理想的である．臨床試験の中での費用分析の2つの例を**事例 17.1** と **17.2** に示す．

事例 17.1　**転移性乳がんに対する高用量化学療法＋自家幹細胞移植の経済学的評価**

背 景

・転移性乳がんの女性を対象として高用量化学療法＋自家幹細胞移植と通常用量の化学療法を比較する臨床試験からは，2つの治療群間で生存率に有意な差は認められなかった．このため，経済学的評価によって，2つの療法に関する重要な追加情報が意思決定者に提供されると思われる．

疑 問

・治療経過および消費される医療資源に関して，2つの治療群間でどのような差があるのか？

アプローチ

・研究者は臨床試験記録および腫瘍科のフローシートを後ろ向き調査で要約し，資源利

用を記録した.

・各患者の治療経過および資源利用を4段階で解析した. 臨床段階の結果に基づいて,
患者を3つの臨床的経過のうちの1つに分類した.

・入院費用のメディケア診療報酬表および医薬品の平均卸売価格を用いて費用を推定した.

・感度分析では, 割引率, 病院費用, および化学療法薬パクリタキセルとドセタキセル
のサイクル数を変化させて検討した.

結果

・移植を受けた患者のほうが, 主に入院治療により医療資源をより多く利用していた.

・研究者は, 臨床的経過による差を見つけ, これらの差は治療群間で一貫性はなかった.

・高用量化学療法＋幹細胞移植によって有病率および経済学的費用が上昇し, 生存は改
善しなかった.

・感度分析の結果から, 重要な費用の前提条件が変化した場合であっても結果は頑健で
あることが示唆された.

強み

・資源利用を調査し, 費用を推定することによって, 2つの治療と関連する経済学的負
担を定量化できた.

・この研究によって, 転移性乳がん患者の臨床的なパターンに関して新たな情報を得る
ことができた.

・経済的評価によって研究者に追加データ収集の負担を課すことはなかったにもかかわ
らず, 重要な二次的な調査結果が得られた.

・経済学的評価により, 介入に関連する経済学的負担を定量化できた.

限界

・臨床試験記録から資源利用データを収集したことにより, 治療費が過小評価された可
能性がある.

・資源費用は直接観察されたのではなく推定されたものである.

重要なポイント

・資源利用を調査し, 費用を推定することによって, 2つの治療と関連する経済学的負担
を定量化でき, 転移性乳がん患者の臨床的経過に関して新たな情報を得ることができた.

・多くの推定および仮定に依存する試験では, 感度分析は不可欠である.

・主要評価項目に関して, 治療群間で差が観察されなかった場合, 経済的分析によって,
意思決定者に重要な追加情報を提供できる.

事例17.2　慢性心不全患者に対するバルサルタン：多国間の経済学的評価

背　景

・心不全患者に対して ACE 阻害薬にバルサルタンまたはプラセボのいずれかを追加した臨床試験において死亡率に差は認められなかった.

疑問および問題

・国際共同試験の一環として経済学的データが前向きに集められた.

・多国間の経済学的評価においてどのような問題が存在するか？

アプローチ

・症例報告書によって資源利用データを定期的に集めた.

・入院患者および外来患者の費用推定値は米国の患者についてはメディケイド償還率, 米国以外の患者については各地域の医療経済専門家の推定値に基づいた（国内の診療報酬表または病院会計経理システムに基づいた）.

・経済開発協力機構の購買力平価を用いて, 費用推定値を 1999 年の米ドルに換算した.

結　果

・心不全による入院の平均費用はバルサルタン群の患者のほうがプラセボ群より 423 ドル少なかった.

・バルサルタン群の患者間で削減された費用の多くは心不全以外の入院費が高かったことによって相殺され, バルサルタン群の患者の入院費の削減は 193 ドルとなり, 有意な差は認めなかった.

・外来費用およびバルサルタンの費用を含め, 全体的な試験内費用はバルサルタン群のほうが 545 ドル高かった. このため, 優位性はみられなかった.

・しかし, バルサルタンを投与され, ベースラインにおいて ACE 阻害薬を服用していなかった患者のサブグループの費用は, バルサルタンの費用を含めた後であっても, プラセボを投与されている対応患者より 929 ドル低かった. このため, このサブグループでは, バルサルタンは優位な治療戦略であった.

強　み

・データは前向きに集められた.

・バイアスのない治療効果を検出するためにランダム化デザインの臨床試験を用いた.

・バルサルタンの治療効果による費用の相対的変化が明らかとなった.

限　界

・診療パターン, 資源利用, および費用は国々で顕著に異なり, 得られた結果の一般化可能性に影響する.

重要なポイント

・多国間の経済学的評価において, 複数の国で相対費用と資源利用との関係を維持する

費用見積法が利用できる．

・各国に特異な臨床パターン，費用の差，および社会政治情勢を説明するために追加の
評価が必要となるかもしれない．

・全体費用を引き上げたとしても，治療戦略がなお優位であるとみなす場合があり得る．

薬剤経済学的研究が取り組むべき方法論的課題

　医療の経済学的分析には読者が習熟する必要のある，分析の種類，分析の立場，費用
の種類といった 3 つの特徴がある（図 17.1）．

1 | 分析の種類

　一般的な経済分析として，医療費の費用便益分析，費用効果分析，および費用特定分
析の 3 種類がある．本章では，最も一般的な分析である費用効果分析に焦点を当てる．

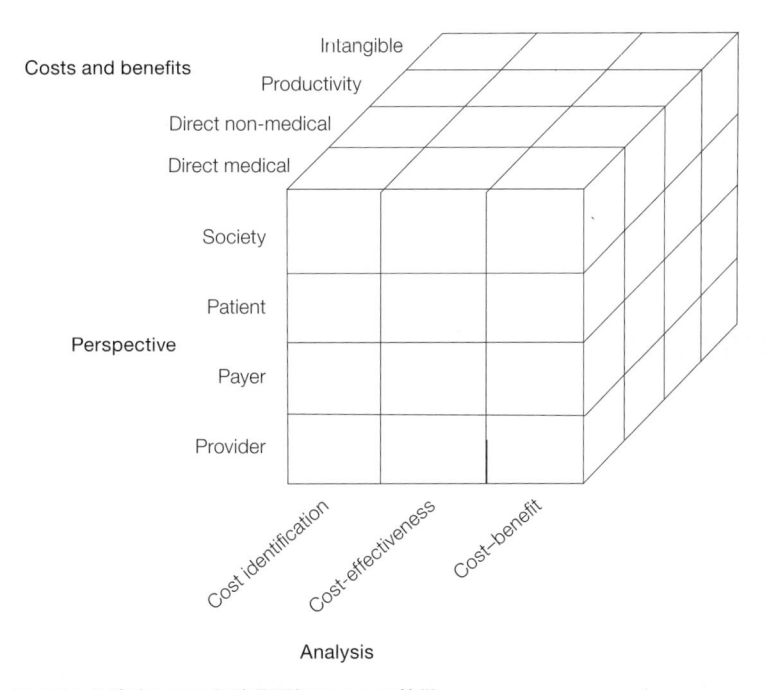

図 17.1 ● 臨床ケアの経済的評価の 3 つの特徴

〔Bombardier と Eisenberg（1985）の許可を得て The Journal of Rheumatology 誌から転載〕

■ 費用効果分析

　費用効果分析においては，費用はドル単位で算出され，効果は独立して測定され，救命数，合併症の予防，または疾患治癒といった臨床的な観点から測定される．健康アウトカムを，血中コレステロール濃度の変化1%当たりの費用といった，臨床アウトカムの中間変数の変化により報告することもできる．これらの結果は，貨幣単位で測定された費用，重要なアウトカム指標の単位当たりで測定された便益（例えば，生存1年当たりの費用）を用いて，臨床的な便益に対する費用の比として一般的には報告される．1つの医学的介入からいくつかのアウトカムが生じる場合は，それらのアウトカムの共通の測定指標が作成できる場合に限り，これらのアウトカムをまとめて費用効果分析を行うことができる．

　費用効果分析は治療における増分費用と増分効果を比較し，追加治療に対する費用1ドル当たりの追加効果が推定される．費用がより低い上に，よりよいまたは同等の治療アウトカムが証明されたプログラムは「優位（dominant）」であるとされ，採用すべきである．費用は高いが効果の高いプログラムは，増分費用効果比が許容できる閾値を下回るのであれば採用するべきと考えられる．予算の制約があれば，これも採用決定の要因としなければならない．費用は低いが臨床アウトカムの劣るプログラムは，費用およびアウトカムの変化の程度に応じて採用する可能性がある．費用が高く，臨床アウトカムも不良なプログラムは，「劣位（dominated）」であるとされ，採用するべきではない．

■ 感度分析

　費用効果研究の多くは信頼性および妥当性の異なる大量のデータを必要とし，それらのデータは研究の全般的な結果に影響すると考えられる．感度分析とは，いくつかの変数に対してとり得る他の値を用いた再計算を行い，これら変更した特性値に対する結論の感度を検討する一連の手法のことである．一般的に，感度分析は，研究の結論に影響を与える変数のうちで不確実性が高い変数に対して行われる．

2 | 費用の種類

　経済学者は直接費用，生産性費用，および無形費用の3つの種類の費用を考慮する．通常，直接医療費は金銭取引と関連し，医薬品の購入，医師の診療報酬，または診断検査に対する支払いなど，治療の提供中に発生する．料金は消費した資源を正確に反映しないことがあるため，直接費用を決定するためには，会計処理または統計学的な手法が必要になる場合がある．

　直接非医療費は，疾患や受診により発生する．例えば，病院または診療所までの移動費用，遠くの医療機関で治療を受けるための宿泊費，特殊住宅の費用などが含まれる．直接非医療費は，一般的に患者およびその家族が支払うものであるが第三者保険プラン

によってカバーされる支出も同様に直接費用である.

　直接費用とは異なり，生産性費用は商品取引またはサービスによって発生するものではなく，罹病（例えば，休職期間）または死亡（例えば，労働人口から除外されるに至る早期死亡）による費用である．価値の高い資源である生命を利用できる機会の喪失を費用という別の形式で表したものである.

　無形費用は，痛み，精神的苦痛，および悲しみにかかる費用である．これらの費用は疾患自体や疾患を治療するために用いられるサービスから発生する．それらを薬剤経済学的研究の一環として測定することは難しく，臨床経済学的研究では除外される場合が多い.

3 ｜ 分析の立場

　経済分析の3つ目の特徴は分析の立場である．費用と便益は社会，患者，支払者，および医療提供者の視点から算出できる．どの立場に立つかにより，どの費用および便益を含めるかが決定される．それぞれの立場で費用は異なるため，介入の経済的な影響は立場によって異なるが，すべての分析に社会的立場の採用が基本ケースとして推奨される．ある介入に関して社会的立場から金額に見合うだけの価値がなければ，ほかの利害関係者にとってはその介入に経済的利益があるとしても，それは社会にとって価値のある介入とはならない.

治療の薬剤経済学的評価における方法論的課題

　医薬品の経済的評価を行うための基本的アプローチは費用効果分析の一般的方法論を元にしている．ここでは，薬剤経済学的評価の研究計画，分析，および解釈において頻繁に直面する問題のいくつかを論じる.

1 ｜ 臨床試験と実臨床

　臨床試験は治療薬の有効性を評価するのに有用である．一方，有用性よりも有効性に焦点を当て，研究計画書を用いて患者を検査し治療することは，費用効果分析に関する問題を生じる．臨床試験の評価項目として薬剤の経済的影響を評価するにあたっての困難は，研究のアウトカムの有無を評価する定期的な検査の実践である.

　第1に，研究計画に起因する余分な発症，すなわち，患者が通常治療で研究計画がない場合には検出されなかったと考えられる発症が検出される可能性がある．これらの症例は通常治療を受けていた場合よりも早期に検出され，この余分または早期に検出された発症例により平均費用も減少する可能性がある．なぜなら，潜在的または早期に検出された発症例は臨床的に検出された発症例よりも治療費用が低くなると考えられるから

である.

第2に, 研究計画に基づく検査により, それを行わないと検出されない薬剤の副作用が検出される可能性がある. この場合, それぞれの副作用は軽度と考えられ, かかる平均費用は低くなると考えられる. しかし, 検出頻度は重度の副作用より高く, それらによって追加の検査および治療が発生する可能性がある.

第3に, 研究計画による検査により, 薬剤による有害事象は通常治療より少なくなる可能性がある. 研究計画に従って実施された追加の検査により, 臨床医は, 追加の検査を行わなかった場合には入手できない情報を得ることになり, 有害事象の発生やその結果生じる費用を抑制する措置を講じることができる. この潜在的バイアスにより, 通常治療と比べて, 試験において観察された治療の全体費用は低下する傾向がある.

第4に, 試験で得られるアウトカムは通常の治療より積極的な治療が行われた場合のものであると考えられる. 試験では, おそらく医師は検出された治療可能な臨床アウトカムをすべて治療するが, 通常の治療では, 医師は臨床的に重要と判断されたアウトカムのみを治療する. この潜在的なバイアスにより, 通常の治療と比べて, 試験で観察される治療費用は増加する傾向があると考えられる.

第5に, 医薬品の有効性を評価するためや, すべての副作用の発生を観察するための研究計画で規定した検査は, 概して, 試験における診断検査の費用を増加させる. その代わり, 検査が過剰に実施されている環境下では, 研究計画によってこれらの費用が削減される可能性がある. 例えば, 教育的環境下では, 一部の研修医は必要以上の検査を日常的にオーダーすることがあり, この過剰な検査が研究計画の検査の規定によって制限されるかもしれない.

第6に, 臨床研究計画は臨床現場において通常診療では利用できない追加資源を患者に提供することがある. これらの追加資源は患者に健康上の利益をもたらすことがある. このため, 試験の治療群と対照群の患者に提供されるサービスの量が異なる場合に, 研究計画におけるバイアスを生じるかもしれない.

第7に, 試験に参加する対象患者は慎重に選択されることが多く, 試験の結果をかなり高齢だったりまたは若年だったりする集団へ一般化することは容易ではない (p.364, 第16章参照). 同様に, 臨床研究計画における除外基準では, 特定の臨床症状のある多様な患者が除外される可能性がある. これらの除外により, 研究結果の一般化可能性は一層限定的になる.

臨床試験に付随して通常実施される経済学的評価は, 費用有効性分析として行われることが多く, この分析結果は, 通常診療下で実施された費用効果分析の結果とは実質的に異なる場合が多い. 臨床経済学では, 臨床研究計画書によって, また, 多施設共同臨床試験での異なる医療制度における患者の観察から得られる, 異なる資源消費による費用および便益の複雑性をはっきりと認識しなければならない.

■ 可能な解決策

　この問題の解決策の１つ目は，臨床試験に「通常治療」群を含めることがあげられる．このような試験では，通常治療群に割り付けられた患者は，研究計画書に規定に沿うというよりも，研究外で別に治療されることになり，通常治療による経済学的データおよびアウトカムデータを収集することが可能となる．これらのデータにより，通常治療において検出されるようなアウトカムの数およびアウトカムにかかる費用を定量化することが可能となるだろう．

　これらの問題を克服するために用いられる２つ目の方法は，適格基準を満たすが臨床試験に参加しない患者のデータを集め，このデータを用い，通常治療において発生する費用およびアウトカムを推定する．これらの患者は試験前に診療を受けたものであったり，〔既存対照群（historical comparison group）〕，または，試験と同時並行で，治療を受けるものであったりする〔同時対照群（concurrent comparison group）〕．いずれの場合でも，試験では入手できるデータの一部が対照群の患者で入手できない場合がある．このため，研究者は通常治療の患者データと試験参加の患者データの比較可能性を確実なものにしなければならない．

　しかしながら，通常治療を試験の結果を反映させるために同時対照を用いた場合，２つの問題が浮上する．第１に，上記の無作為化計画を用いた場合と同様に，試験での研究計画によって，試験治療群でない患者に施される治療に影響が及ぶかもしれない．もし影響するのであれば，通常治療群の患者は，試験が実施されなかった場合に受けたであろう治療と同じ治療を受けないと考えられる．このような場合，試験から得られた結果をほかの臨床状況に一般化できないだろう．第２に，試験にはある特別なタイプの患者が登録される可能性があり（例えば，研究者が最も健康な患者層を登録し「おいしいとこ取り」をする），このため，同時対照群に組み入れられる集団が偏る可能性がある．この潜在的バイアスは通常の治療で生じる治療費の推定値に影響を与える傾向があるかもしれない．

　一方，既存対照群を用いることにより（通常治療群に試験治療群が）混ざり込む問題は弱められる．なぜなら，これらの患者が治療を受けたときには試験はまだ進行していないため，実施された治療法に影響を及ぼすことはできない．また，既存対照群は選択バイアスも相殺する傾向がある．試験が既存対照群の対象となる期間に実施されていたのであれば，その試験に組み入れられていたであろう患者の部分集団は対照群の候補となる．しかしながら，既存対照群を使用することによってこのバイアスが完全に相殺されるとは考えられない．なぜなら，この対照群は後ろ向きに定義されるため，その患者特性は，試験に登録されたであろう患者の部分集団の特性よりむしろ試験に適格な平均的患者の特性を反映する可能性がある．加えて，疾患アウトカムの発生率や治療戦略に時期による傾向があるのであれば，既存対照は問題を引き起こす．

2 | 前向き薬剤経済学的研究のデザインにおける論点

　前向き薬剤経済学的研究は，その実施が困難を伴うが，新規療法に対する保険償還や医薬品リスト（formulary）への採用を決定する前に，これらの療法に関する情報を集め，分析する唯一の機会となることが多い．**表 17.1** に，経済学的分析計画を策定するために必要な手順を概略する．

■ サンプルサイズ

　提起された経済的疑問を試験において検討するのに必要なサンプルサイズは，主要な臨床的疑問に答えるために必要なサンプルサイズとは異なるかもしれない．ときに，経済学的分析に必要なサンプルサイズは臨床的疑問を検討するのに必要なサンプルサイズよりも少ない場合がある．しかしながら，費用および患者の選好に関するデータのバラツキは臨床データのバラツキよりも大きいため，実際にはその逆であることが多い．そこで，薬剤の臨床効果を立証するために必要な期間より長期にわたる研究を行うことは倫理的か，あるいは現実的かという問題がもち上がる．一方，検出力の計算においては，一定の患者集団と，費用および患者の選好に関するデータに対するさまざまな標準偏差を設定し，試験群間で検出可能な差を計算できる．

■ 患者参加

　研究計画書は，資源の消費および患者の意向に関するデータの前向きな収集を可能にすべきであり，同時に患者の経済状況に関する情報にアクセスすることを可能にする 2 つ目の同意を含むことがある．臨床評価項目の解析において患者の選択バイアスの可能性が主な懸念である場合は特に，この 2 つ目の同意は重要であろう．しかし，患者の経済状況に関する情報の提供に対する拒否率は低いことから，すべての試験データに対して同意書は 1 つとすることが望ましい．同意書を 1 つにすることにより，臨床評価項目に比べて経済学的の評価項目で生じる選択バイアスの可能性が避けられる．

表 17.1 ● 経済分析計画におけるステップ

1. Study design/summary
2. Study hypothesis/objectives
3. Definition of endpoints
4. Covariates
5. Prespecification of time periods of interest
6. Statistical methods
7. Types of analyses
8. Hypothesis tests
9. Interim analyses
10. Multiple testing issues
11. Subgroup analyses
12. Power/sample size calculations

■ データ収集

　ほぼすべての薬剤経済学的研究に対して，前向きデータの収集が必要であるが，薬剤経済学的評価のために収集するデータの量については議論されることも多い．一方，この問題を解決するための明確な手段はない．しかしながら，経済学的評価に不可欠な資源消費に関する項目決定のデータの収集のために，第Ⅱ相試験を利用できる．データ収集前にこのような機会がなければ，試験内で観察すべき資源消費に関する主な項目を提案するには専門家の意見に頼らねばならない．データ収集の実施計画によって重要なデータの項目を確実に見逃さないようにするために，二重データ収集計画（試験の症例報告書による資源消費に関する前向き評価と，病院医事会計請求に基づく資源消費の後ろ向き評価）を利用できる．しかし，異なる情報源からの情報に不一致があり得る場合にどのように対処するかは，事前に計画しておく必要がある．

■ 多施設共同試験の評価

　経済学的評価の主要な結果は通常，試験治療を受けた患者間での費用と効果のそれぞれの差の平均値または統合された値を比較する．しかし，統合された結果は，研究に参加した個々の施設や国々で観察されたであろう結果を代表しているものかどうかはわからない．統合された結果のサブグループへの外挿を検討した文献は増加しつつある．

■ 経済学的データ

　一般に，解析担当者は入院期間，実施された観察検査，および処方された医薬品といった資源利用データにアクセスが可能である．しかしながら，請求金額データよりも費用のデータが必要と考える観点で治療法を評価するときに，これらの資源利用を費用に変換することにはしばしば困難を伴う．例えば，看護にかかる時間を省く技術によって費用は削減されるか，あるいは，その技術は病院の人件費にほとんどまたはまったく影響しそうにないため看護費用は固定費用なのか，といったことである．経済学者は，社会的立場から，真の資源の消費が減少するため，看護は変動費用であると主張するだろう．会計経理や病院の立場をとる者は，変化が病院全体の人員配置または超過勤務時間のニーズに影響しない限り，それはコスト削減ではないと主張するかもしれない．この問題の一部は解析担当者がとる対象期間の考え方による．短期的には，看護費用の節減につながるとは考えにくいが，長期的にはサービスの再配分が起こり得る．この分析は，看護師が患者に対してより長時間の看護を行うことができるようになることで，ケアの質が向上するという交絡の影響を受けるかもしれない．

■ 臨床試験における測定とモデリング

　試験終了時に使用可能なデータは試験のサンプルサイズ，期間，および臨床評価項目

に依存する．薬剤経済学的分析において検討される臨床評価項目には2つの種類の評価項目，中間評価項目と最終評価項目がある．中間評価項目は，収縮期血圧のような臨床的なパラメータであり，治療の結果に応じてさまざまである．一方，最終評価項目は，生存期間または質調整生存期間の変化などのアウトカム変数である．このような最終評価変数は，臨床試験において共通なことが多く，そのため，臨床試験間で経済学的データは比較可能である．

　臨床的な有効性を証明するために中間評価項目を使用することは臨床試験では一般的である．これは，臨床開発過程の費用が削減される上に，治療の有効性を検証するのに必要な期間も短いためである．フラミンガム研究（Framingham Heart Study）において，新規の脂質低下薬の有効性を証明するために血中コレステロール濃度の変化が用いられたように，中間評価項目が関心のある臨床アウトカムに関連することが示されているのであれば，中間評価項目を用いることは臨床研究において最適であるといえる．

　臨床試験は，患者の一生涯を追跡し，臨床的および経済学的変数を評価し，生涯にわたって患者に対する治療の完全な影響を増分評価できるように計画することが理想的であるが，もちろん，このような研究はほとんど行われていない．代わりに，大半の臨床試験はかなり短期間のみ患者を評価している．このため，ほとんどの薬剤経済学的評価において，患者の生涯で適当な期間にわたる臨床的および経済学的試験の結果を反映させた疫学モデルとあわせて，臨床試験から収集されたデータを用いなければならない．

　短期間の試験結果を患者の一生涯に当てはめるにあたり，生涯にわたる治療による便益へ当てはめる多くの可能な方法のうち少なくとも2つが良く取りあげられる．一時的な効果モデル（one-time effect model）は，試験において観察された臨床的な便益が，患者が受けた唯一の臨床的便益であると仮定している．実際は，便益の測定を中止するとすぐにすべての便益が失われる可能性はないことから，この方法から得られる結果は，実際のアウトカムより悲観的なアウトカムとなる．持続的な便益効果モデル（continuous-benefit effect model）は，試験において観察された臨床的な便益は患者の一生涯を通して持続すると仮定する．このモデルでは，治療群および対照群の患者における疾患進行の条件付き確率は，臨床試験において測定されたものと同じ確率で持続する．一時的な効果モデルとは異なり，この便益効果モデルは実際の治療アウトカムと比べて楽観的になりやすい．

■ 費用データの解析計画

　費用データの解析は臨床データの解析と多くの共通した特徴を有する．最も重要な点は，解析を行う前に解析計画を作成することである．解析計画では，試験デザインとそれが費用の解析でどのように考慮されるべきかについて記述する必要がある（例えば，登録の継続や登録中止の予定日を固定するといった患者募集に関することをどのように扱うか）．解析計画では，研究の仮説や目的を明記し，主要・副次評価項目を定義し，評

価項目をどのように計算するか（例えば，試験において測定された資源利用回数を試験外で測定された1回当たりの原価で乗するなど）を記載する．加えて，解析計画では，解析に用いる潜在的な共変量を特定し，対象とする期間を明記し，用いる統計手法および仮説を検証する方法を定義する．中間解析を計画しているかどうかも明記し，検定の多重性への対処方法を示す．また，計画しているサブグループ解析についても事前に定義し，検出力およびサンプルサイズの計算結果を記述する．

　臨床的評価と経済学的評価に対して別々の解析計画があれば，可能な限り一貫性を保つことが求められる．例えば，intention-to-treat 解析や，どちらの解析にも共通して用いられる変数に対する統計学的検定の共用などである．同時に，臨床研究および経済学的研究のアウトカムは異なることがあり，臨床的評価の主要アウトカムは無事象生存率（event-free survival）に焦点を合わせているが，経済学的評価の主要アウトカムは質調整生存期間（quality-adjusted survival）に焦点を合わせている場合が例としてあげられる．この場合，2つの解析計画は同じである必要はない．

　解析計画は解析担当者に対して実施される盲検化のレベルも示さなければならない．すべてではないとしても，ほとんどの場合，解析についての決定は解析担当者が治療群を知らされない状態でなされるべきである．研究実施者が推定されるモデルを正確に特定しておらず，代わりにモデルの決定がデータ構造に依存している場合，盲検化は特に重要である．

■ 費用の解析方法

　ランダム化試験から得られる費用データを解析する場合，試験対象群ごとの費用の平均とその差，費用の標準偏差や四分位値のようなバラツキおよび精度の指標（特にデータが偏っている場合）を報告し，経済学的観点から互いに意味のある費用の差があることが示唆されるか否かを報告する．

　従来は，費用の群間差は Student の t 検定または分散分析（ANOVA）（単変量解析）および通常最小二乗回帰（多変量解析）を用いて解析されてきた．最近では，多変量解析の予測検出力を改善するために一般化線形モデルが用いられている．

■ 経済的評価の不確実性

　経済的評価の結果に関するさまざまな不確実性の要因が存在する．1つの原因は標本誤差と関連しており，確率論的不確実性である．点推定値は1つの集団から得られる単一標本の結果であるが，何度も実験を行うと，点推定値は変化すると予測される．この不確実性に対処するためのアプローチとして，費用および効果の別々の推定値に対する信頼区間とその結果の費用効果比に対する信頼区間をいずれも算出することがあげられる．

　費用効果比の95%信頼区間を推計するための一般的な方法にノンパラメトリックブー

トストラップ法がある．この方法では，研究標本から再標本を繰り返しとることによって，多数の標本のそれぞれを使って費用効果比を計算する．そのため，解析担当者は，(1) 経験分布からの復元サンプリングによって標本数 n を抽出し，それを用いて費用効果比を計算する，(2) このサンプリングと抽出された標本による費用効果比の計算を繰り返す（通常，信頼区間に対して少なくとも 1,000 回），(3) 費用効果比の反復推定値を最低から最高まで順序付ける，(4) 順序分布から 95% 信頼区間を得る．信頼区間を得るための単純な手段の 1 つにパーセンタイル法があるが，ほかの方法ほど正確ではない．パーセンタイル法では，1,000 個の反復推定値を用いた場合，26 番目と 975 番目の費用効果比を用いて信頼区間が定義される．

　確率論的不確実性に対処することに加えて，バラツキのないパラメータ（例えば，単位当たりの費用推定値や割引率），試験の調査対象以外の状況での結果の一般化可能性があるかどうか，また長期療法においては，試験中に観察された費用効果比は，試験が長期間にわたり実施された場合に観察されたであろう費用効果比を表するものかどうかといった，不確実性に対処することが望まれる．これらの不確実性の原因となる事項に対しては，感度分析を行うことが多い．

将来への展望

　これからの時代は，臨床経済学分野における試練の時期である．この分野の初期の方法論的課題の多くはすでに対処されており，研究者は多くの状況下で経済学的評価の経験を積んでいる．しかしながら，この経験によって新規の治療法の開発および意思決定過程への経済データの適用に関心のある人々にとっての，新たな論点が浮上している．

　臨床開発過程における国際共同試験の重要性が増すにつれて，今日，研究者が直面している問題の多くは国際共同下で経済学的評価を行うことと関連している．何よりまず，一般化可能性の問題があり，国際共同試験で得られた結果が単一の国で行われた試験の結果より一般化可能性があるかどうかに関して，専門家の間でほとんど合意が得られていない．この論点は多国間での経済学的評価においてさらに問題となっている．これは，経済学的評価の結果が，生物学，疫学，診療実態，および国によって異なる費用の間で生じる複雑な交互作用を反映していることに起因する．

　医師は，臨床サービスの提供における節減を求められると同時に患者の利益を代表するように求められる．また，米国やほかの国々では医療サービスに対する保険償還が集権化されるようになっている状況の中で，意思決定者は，新規治療薬の評価において疫学者と経済学者との協働作業による援助を仰がねばならない．今後は，疫学と経済学の融合を通じて，より多くの意思決定者によりよい情報を提供することが可能であり，限ら

れた資源を公衆衛生のために最も効果的に用いることができるようになると考えられる.

重要なポイント

- 臨床試験の経済学的評価においては，経済学的研究を臨床研究計画に組み込み，経済学的データは臨床的および経済学的変数に対する単一の症例報告書の一部として収集されることが理想的である.

- 一般に，費用効果および増分費用効果比がいずれも許容範囲内にあれば，費用は高いが効果も高い治療プログラム（おそらく，費用は低いが臨床アウトカムが劣る治療プログラムの一部も）を採用する.

- すべての経済学的評価は，信頼性および妥当性に関する懸念に対処するため，研究の結論に大きく影響する変数のうちで不確実性の高い変数に対して感度分析を行うべきである.

- 経済学的分析の結果は，ある介入の採用に関する意思決定過程の1要素でしかない．とりわけ，社会的，法的，政策的，および倫理的問題も重要な要素である.

参考文献

- Bombardier C, Eisenberg J (1985) Looking into the crystal ball: can we estimate the lifetime cost of rheumatoid arthritis? J Rheumatol 12: 201–4.
- Brown M, Glick HA, Harrell F, Herndon J, McCabe M, Moinpour C, et al. (1998) Integrating economic analysis into cancer clinical trials: the National Cancer Institute— American Society of Clinical Oncology Economics workbook. J Natl Cancer Inst Monogr 24: 1–28.
- Cook JR, Drummond M, Glick H, Heyse JF (2003) Assessing the appropriateness of combining economic data from multinational clinical trials. Stat Med 22: 1955–76.
- Detsky AS, Naglie IG (1990) A clinician's guide to cost effectiveness analysis. Ann Intern Med 113: 147–54.
- Drummond MF, Stoddart GL, Torrance GW (1987) Methods for the Evaluation of Health Care Programs. New York: Oxford Medical Publications.
- Eddy DM (1992) Cost-effectiveness analysis: is it up to the task? JAMA 267: 3342–8.
- Efron B, Tibshirani RJ (1993) An Introduction to the Bootstrap. New York: Chapman & Hall.
- Eisenberg JM (1989) Clinical economics: a guide to the economic analysis of clinical practices. JAMA 262: 2879–86.
- Finkler SA (1982) The distinction between cost and charges. Ann Intern Med 96: 102–9.
- Glick HA (2011) Sample size and power for cost-effectiveness analysis (part 1). Pharmacoeconomics 29: 189–98.
- Gold MR, Siegel JE, Russell LB, Weinstein MC, eds. (1996) Cost-Effectiveness in Health and Medicine. New York: Oxford University Press.
- Granneman TW, Brown RS, Pauly MV (1999) Estimating hospital costs. J Health Econ 5: 107–27.
- Laska EM, Meisner M, Seigel C (1999) Power and sample size in cost-effectiveness analysis. Med Decis Making 19: 339–43.
- Polsky DP, Glick HA, Willke R, Schulman K (1997) Confidence intervals for cost-effectiveness ratios: a comparison of four methods. Health Econ 6: 243–52.
- Reed SD, Anstrom KJ, Bakhai A, Briggs AH, Califf RM, Cohen DJ, et al. (2005) Conducting economic evaluations alongside multinational clinical trials: toward a research consensus. Am Heart J 149: 434–43.
- Reed SD, Friedman JY, Gnanasakthy A, Schulman KA (2003) Comparison of hospital costing methods in an economic evaluation of a multinational clinical trial. Int J Technol Assess Health Care 19: 396–406.
- Schulman KA, Lynn LA, Glick HA, Eisenberg JM (1991) Cost effectiveness of low-dose zidovudine therapy for asymptomatic patients with human immunodeficiency virus (HIV) infection. Ann Intern Med 114: 798–802.
- Willan AR (2001) Analysis, sample size, and power for estimating incremental net health benefit from clinical trial data. Control Clin Trials 22: 228–37.
- Willke RJ, Glick HA, Polsky D, Schulman K (1998) Estimating country-specific cost-effectiveness from multinational clinical trials. Health Econ 7: 481–93.

第18章 薬剤疫学研究における生活の質（quality of life；QOL）評価

はじめに

　薬物介入の影響を判定する際にはさまざまなアウトカムによって検討される．場合によっては，薬物の有効性に関する最も有力なエビデンスは，死亡率（心筋梗塞後の β 遮断薬）や入院率（統合失調症に対する神経遮断薬），発病率（脳卒中に対する抗高血圧薬）または疾患再発率（がんの外科的治療後の化学療法）の低下として示されることがある．その代わりに，臨床医は，疾患の重症度を直接的に示す生理学的または生化学的検査値（例えば，うっ血性心不全における左室駆出率，慢性気流制限におけるスパイロメトリーまたは糖尿病における糖化ヘモグロビンなど）や，薬物がこれら検査値にどのように影響するかで判断することが多い．

　しかし，臨床研究者は，これらの疫学的，生理学的または生化学的アウトカムでは解決できない，介入の有用性を示す別の重要な側面があることを認識している．その典型的なものに患者により報告されるアウトカム（patient-reported outcome：PRO）がある．これに含まれる領域としては，1）正常に機能できること，2）痛みや身体的，心理的，社会的な制限または機能不全がないこと，3）治療に関連した医原性の問題がないことがあげられる．また，ときには，異なるアウトカムで評価したときには得られる結論が異なることがある．例えば，生理学的な測定値が変化しても人々はよくなったように感じなかったり，生理学的機能として測定できるような変化がないにもかかわらず薬物によって症状が緩和されたり，寿命が延長することと引き換えに受け入れがたい疼痛および苦痛があるといったことである．これらの（疾患を重視する立場でなく）患者にとって重要で，かつ患者により報告される健全さ（ウェルビーイング；wellbeing）という概念の重要性の認知を通じて，健康関連 QOL（HRQL）という専門用語が導入されるに至った．

　HRQL は，多次元の概念から構成され，患者の視点から治療過程での生理的，心理的および社会的なすべての影響の最終共通経路（final common pathway）を示すものである．したがって，患者の HRQL に対する薬剤の影響を評価する場合には，あらゆる種類のドメインに関する患者の状態（または患者の状態の変化）を記述することや，異なる

ドメインを調査するために異なる方法および尺度が必要になるかもしれない.

薬剤疫学研究が取り組むべき臨床的問題

　HRQLへの効果は，薬剤の便益と有害な作用を調査し，それを実証するにあたって重要であろう．これらの薬物の効果の知識は規制当局や薬剤の処方医にとって重要であるだけでなく，薬剤の服用に同意し，その有益な作用と有害な副作用を受け入れる患者にとっても重要である．したがって，研究者は，薬剤がHRQLに対する重要な効果を示す臨床的な状況を理解しなければならない．これは，薬剤の早期開発段階で得られるデータの慎重な検討を要するものであるが，これまでは通常，第Ⅲ相試験の後期において行われてきた．例えば，Croogらは3つの確立された抗高血圧薬－カプトプリル，メチルドパおよびプロプラノロール－について，臨床現場への導入後しばらくしてから，QOLに及ぼす効果を調べた．彼らの報告は，いくつかのHRQLドメインにおいてカプトプリルが優位であることを示しており，その研究の出版時点での薬剤の処方パターンに大きな影響を及ぼした．QOLに対する影響の可能性が医薬品開発過程のより早い段階で認識されるほど，早期に適切なデータが収集され，解析できるであろう．

薬剤疫学研究が取り組むべき方法論的課題

　研究者は，薬剤疫学研究におけるHRQL測定の重要性を受け入れる意図があり，市販後試験（ときに，市販前試験のことがある）においてHRQL尺度を用いる準備を整えていても，非常に多くの課題に直面することになる．研究者は，関心のあるHRQLの領域（例えば，特定のドメインなのか一般的なHRQLなのか）をできるだけ正確に定義しなければならない．

　HRQL尺度を用いようとする目的を特定した後，研究者はその目的を達成するために必要な尺度特性を知っていなければならない．そのHRQL尺度がもともとは別の言語で開発された場合，さらに問題が生じる．なぜなら，その翻訳版を使用した結果が適切であることをだれも担保できないからである．こういった問題に十分な対処がなされた後，研究者は—どのような測定においても—面接または自記式もしくはコンピュータで実施される調査票による測定値が，厳密な（標準化され，再現性があり，バイアスのない）方法で得られることを担保する必要がある．最後に，データを解釈し，結果に臨床的な意義をもたせる作業が待っている．

利用可能な解決策

1 ｜ 新薬の評価における QOL 測定尺度：適用可能性と求められる特性

　理論的には，いずれの HRQL 尺度も，現在の身体機能または将来の予後のいずれかに従って患者を区別することや，あるいは HRQL を含む健康状態の経時的変化を評価するために用いることができる．多くの臨床試験において，QOL 尺度の主要な目的は，治療法の効果を評価することであり，治療効果はこの尺度のスコアの経時的変化として表される．ときには，尺度は患者を分類するために用いられることがある．例えば，心筋梗塞後の患者の身体機能に対する薬物治療の影響を評価する研究において，研究者は患者を中等度の機能を保持した患者と機能不良の患者に分けたいと考えるかもしれない（機能不良の患者群に対して介入する目的で）．

　研究者が尺度を用いる目的によって，QOL 尺度に対して求められる特性をある程度規定することになる．また，その使用方法にかかわらず，HRQL 測定尺度は妥当である必要がある．尺度の妥当性とは，測定しようとしているものを正しく測定できる能力のことである．HRQL を評価する場合も同様であるが，ゴールドスタンダードがなければ測定尺度についての特性を確立することは難しい．この基準関連妥当性といわれる特性を立証できないような状況下では，尺度の妥当性は表面的妥当性（または感度）および構成概念妥当性の検討を含めた段階的なプロセスにより確認されることが多い．

　表面的妥当性（感度）は，実践的，明瞭かつ平易な表現，バイアスの起こりやすさ，項目は包括的かどうか，余分な項目が含まれているかどうかなどの多くの基準に尺度が適合する程度についての直観的な評価に依存する．構成概念妥当性は，ある尺度の測定値が理論的な仮説に従って，ほかの測定尺度と関連する程度をいう．構成概念妥当性は，横断的な検討と縦断的な検討を区別する際に有用である．横断的な検討では，1 つの HRQL 尺度によるスコアがある一時点で測定されたときに，別の HRQL 尺度によるスコアや，生理学的測定値と相関するといった仮説を立てることになる．例えば，中等度から重度の機能障害を有する慢性気流制限の患者を特定するためには，患者報告に基づく呼吸困難の測定尺度は，スパイロメトリーと相関する必要がある．その一方で，スパイロメトリーは，身体機能の不良な患者と良好な患者を十分に区別し得るが，情緒的機能の不良な患者と良好な患者については，それほど区別はできないだろうと予測される．縦断的な構成概念妥当性を実証するためには，慢性気流制限のある患者における新薬の使用に関連したスパイロメトリー測定の変化量は，患者の身体機能の状態の変化量とは強い相関を示すが，情緒的状態の変化量とは弱い相関を示すという仮定を設定すること

もあるだろう．

HRQL 尺度の第 2 の特性は，測定時に生じる「ノイズ」を超えて「シグナル」を検出し得る能力である．弁別的尺度では，一時点での対象者間の差を測定するが，このとき「シグナル」は患者間での HRQL の差からもたらされる．この状況下で，シグナル－ノイズ比を定量化した方法は信頼性と呼ばれる．安定した対象者におけるスコアのバラツキをノイズとし，それよりも，シグナルとなる対象者間でのスコアのバラツキが大幅に大きければ，その尺度は信頼性があると見なされる．通常，安定した被験者での繰り返し測定時にほとんど同じ結果が得られることで，尺度の信頼性が示される．信頼性係数（一般に，級内相関係数が最も適切とされる）は，総変動（被験者間変動と被験者内変動をいずれも含む）に対する被験者間変動の比として測定され，シグナル－ノイズ比を測定するために最も頻繁に用いられる弁別的尺度の指標である．

古典的な信頼性は，同時並行観測値の一群に属するそれぞれの観測や検査の得点について焦点を当てるが，単一の真の得点を有するものとして単一の信頼性係数を得る．Cronbach らは，古典的な信頼性理論の真値モデルの限界への対応として，一般化可能性理論（G 理論）を導入し，信頼性のある観測を概念化し，検討，考案する枠組みを示した．G 理論では，いかなる状況下での測定においても，複数の，おそらく限りない数の誤差分散の起源があることを認識している．それは古典的テスト理論と同じ仮定を含むが，線形モデルが複数の誤差項を含むことを可能にする単純な拡張モデルである．G 理論を適用する際には，これらの誤差分散を特定し，測定することに焦点を当てている．

評価のための尺度は，個体内の経時的変化を測定するために設計された尺度であり，「シグナル」は介入に関連する患者内の HRQL の差から生じる．ノイズに対するシグナルの比の大きさをどのように決定するかは反応性（responsiveness）と呼ばれ，変化を検出する尺度の能力をいう．治療によって HRQL に重要な差が生じるのであれば，たとえそれが小さくとも，研究者は確信をもってその差を検出したいであろう．尺度の反応性は直接，(i) 改善した患者または悪化した患者におけるスコアの差の大きさ〔変化応答性（changeability）と呼ばれるシグナルを測定する能力〕，(ii) 変化がみられなかった患者でほとんど同じスコアが得られる程度〔再現性（reproducibility）と呼ばれるノイズを最小にする性能〕と関連する．したがって，実用に際しては，当然，尺度はそのような変化（HRQL の変化）が生じたときに変化を示す性能とともに，変化が生じない状況下での安定性を兼ね備える必要があるということになる．

これ以外に，尺度に不可欠な測定特性としては，研究によって示された治療群間の差の大きさがどの程度理解され得るのか，すなわち，尺度の解釈可能性があげられる．治療によって HRQL スコアが対照群より 3 ポイント改善すると示された場合，どのように結論付けるべきか．治療効果は極めて大きく，臨床診療の場で広く普及するのに十分であるのか，あるいは，治療効果は取るに足らないもので，その新規治療は使用すべきで

はないことを示唆しているのか．この疑問は，HRQL 質問票スコアの結果が解釈可能なものであることの重要性を示すものである．

　HRQL スコアを解釈するための多くの手法が開発されており，参照基準（アンカー）に基づく方法と呼ばれている．有用な手法には共通する 3 つの特徴がある．1 つ目は，それらが比較に用いる独立した参照基準を必要とすることである．2 つ目は，この独立した参照基準がそれ自体で解釈可能でなければならないことである．3 つ目は，質問票スコアの変化と独立した参照基準の変化との間に少なくとも中等度の関連がなければならないことである．本章の著者らは，0.5 程度の相関は，解釈可能性を示す関連の度合としては，許容できる範囲と許容できない範囲の境界であることを見出している．

　われわれは，独立した参照基準に変化の概括評価（患者自身に変化がない，または軽度，中等度，高度の改善または悪化があったと分類する）を用いることが多い．われわれは，7 ポイントの選択肢をとる疾患特異的尺度を構築し，尺度上のそれぞれの水準に対し関連する解説文を付与した．質問項目のドメインごとの合計スコアを，スコアが 1 〜 7 となるように項目数で除した．回答の選択肢をこのように設計した結果，患者が重要であると考える最小限の差は 1 設問につき約 0.5 であることが多かった．中等度の差は 1 つの設問につき約 1.0 の変化に相当し，1.5 以上の変化は大きな差に該当する．例えば，4 つの項目のあるドメインでは，患者は，2 つ以上の項目に 1 ポイントの変化があれば，それを重要と考えるだろう．このような知見は，慢性気流制限のある患者における呼吸困難，疲労，情緒的機能や，成人および小児喘息患者における症状，情緒的機能，活動制限，鼻結膜炎の成人における症状，情緒的機能，活動制限を含む，異なる領域にわたって当てはまると思われる．

　参照基準に基づく別のアプローチは，研究者が臨床的に意義のある最小差（minimal important difference；MID，**事例 18.1** 参照）をすでに確立した HRQL 尺度を（参照基準に）用いることである．研究者は，MID が確立されている既存の尺度での変化に相応した新規の尺度の変化を計算するために，回帰分析またはほかの統計手法を適用できる．例えば，われわれは，慢性呼吸器疾患質問票（CRQ）で確立された MID に基づき，慢性気流制限のある患者の HRQL を測定するほかの 2 つの尺度，感情温度計とセントジョージ呼吸器質問票（St George's Respiratory Questionnaire）の MID を計算した．状態変化を評価する（上述の）参照基準に基づくアプローチと同様に，研究者はこれらの尺度間でのスコアの変化量の相関の強さは，最低限よりは大きい（例えば，相関係数 0.5）ことを確認しなければならない．

事例18.1　HRQL アウトカムに焦点を当てた臨床試験結果の解釈

背景

・慢性閉塞性肺疾患（chronic obstructive pulmonary disease；COPD）患者を対象にする臨床試験では，患者の感じ方と生理学的測定値とは高い相関を示さないことから，健康関連 QOL の測定結果に依存することとなる．研究者は，薬物介入後に COPD 患者の呼吸困難が改善するかどうかを測定するために健康関連 QOL を用いた．慢性呼吸器疾患質問票（chronic respiratory questionnaire；CRQ）の 7 ポイント尺度の呼吸困難ドメインにおいて，介入群では平均変化量 0.8 が測定されたが対照群では変化は認められなかった．

疑問

・読者および臨床医の「CRQ の 7 ポイント尺度における平均変化量 0.8 は何を意味するか」という疑問に応えるために，研究者はどういったことをしたのだろうか．

方法

・研究者は CRQ およびほかの健康関連 QOL 尺度の解釈可能性を調査するためにいくつかの方法を用いている．変化の概括的評価との比較，解釈可能性が判明しているほかの尺度との比較，および分布に基づく統計手法を用いて，臨床的に意義のある最小差（minimal important difference；MID）を決定した．

結果

・平均的に，CRQ 呼吸困難ドメインにおける 0.5 以上の変化は，患者が重要な変化を経験したことを示唆する．この試験において介入を受けた患者の大多数が重要な改善を経験した．

強み

・多くの方法によって，CRQ における MID が同程度の大きさであることを示している．
・臨床医は，何が重要な変化を意味するかを知っていれば，健康関連 QOL 尺度における変化を解釈できる．

限界

・健康関連 QOL を測定し，かつ解釈可能性を評価するためのゴールドスタンダードがない．

重要なポイント

・健康関連 QOL は COPD のような慢性疾患における重要なアウトカムである．
・臨床医が健康関連 QOL アウトカムの結果を解釈できる必要がある．
・健康関連 QOL の変化の解釈を容易にする方法はいくつか存在し，メタアナリシスの場合には，リスク差と MID を 1 単位として QOL データを解釈するように拡張した方法がある．

　研究者らはまた，HRQL 尺度の解釈可能性を検討する方法として，分布に基づく方法を提案している．分布に基づく方法は，測定結果の効果の大きさとバラツキの度合いに関する何らかの指標の間の関係に基づいて結果を解釈する点で，参照基準に基づく方法とは異なる．効果の大きさは，個別患者における治療前後のスコアの差であったり，単一群の治療前後のスコアの差であったり，治療群と対照群の間でみられたスコアの差であったりする．研究者が分布に基づく方法を用いた場合，臨床医には治療効果の大きさを，標準偏差の大きさを 1 単位として，例えば，0.3 SD として報告することになる．分布に基づく方法の大きな長所は，バラツキに関する（統計）指標は常に複数利用できるため，ほとんどの HRQL 尺度に対してその値が容易に得られることである．この方法の問題は，単位が臨床医にとって直観的な意味をもたないことである．

　Cohen の重要な研究では，この問題を検討しており，0.2 SD の範囲の変化は小さな変化を表し，0.5 SD は中程度の変化，0.8 SD は大きな変化を表すことを示唆した．これにより，試験の結果が治療群と対照群との間で 0.3 SD の差を示していれば，患者は治療による HRQL の改善の程度は小さいと期待できると，臨床医に示すことになる．しかし，このアプローチには統計学的に限界がある（集団間で不均一性が異なると，同じ大きさの効果が異なってみえる）．このため，0.2 SD，0.5 SD および 0.8 SD が必ずしも一貫して小さな効果，中程度の効果および大きな効果を表すことはない．

　測定の標準誤差（standard error of measurement；SEM）は，もう 1 つの分布に基づく方法である．それは，個別の観察されたスコアと真のスコアとの間のバラツキとして定義され，ベースライン標準偏差に（1 − QOL 尺度の信頼性）の平方根を掛けることで計算される．

　臨床医および研究者は，治療群と対照群との間の差の平均が臨床上重要な最小限の変化よりかなり小さければ，治療の効果は取るに足らないと推定する傾向がある．これは必ずしもそうではないかもしれない．ランダム化臨床試験（RCT）にて，MID が 0.5 である質問票において，差の平均が 0.25 を示したと仮定する．この差は重要でなく，研究結果は治療を支持するものではなかったと結論するかもしれない．このときの解釈としては，治療を受けた患者のすべてが対照治療を受けたと仮定した場合より 0.25 高い得点だったものと推定している．しかし，それでは治療効果が不均一である可能性を無視することになる．真の結果の分布によれば，適切な解釈は異なるものと思われる．

　治療を受けた患者の 25% で 1.0 の大きさの改善がみられたが，残りの 75% ではまったく改善がみられなかった場合を考える．治療を受けた患者における要約量は，平均変化としては 0.25 であるが，同時に変化の中央値は 0 であり，効果は最小にすぎないことが示唆される．しかし，治療を受けた患者の 25% では介入により中程度の効果がもたらされている．研究者は，治療効果の大きさを解釈するために開発された手法である治療必要数（number needed to treat；NNT）を用いることで，臨床医が，通常は 25 ～ 50

例，多い場合は 100 例もの患者を治療し，1 件の有害な転帰を防止することができると見いだした．このような，差の平均が 0.25，NNT が 4 をとる仮想の治療法は強力な効果をもち得ることがわかる．

われわれは，この問題は仮定の域を超えていることを示してきた．喘息患者を対象にしたクロスオーバーランダム化試験において，短時間作用型吸入 β 刺激薬サルブタモールと長時間作用型吸入 β 刺激薬サルメテロールを比較した結果，喘息 QOL 調査票（asthma quality-of-life questionnaire；AQLQ）の活動性ドメインにおける平均群間差は 0.3 であることを見いだした．この平均差は個別患者にて臨床的意義のある最小差の半分よりわずかに大きいだけである．臨床的意義のある最小差が 0.5 であることを知っていることで，サルメテロールから利益を受けた患者の割合―すなわち，サルブタモール投与患者に比してサルメテロール投与で意義のある改善（HRQL ドメインの 1 つで 0.5 以上）がみられた患者の割合の増加を計算できる．AQLQ の活動性ドメインに関して，この割合は 0.22（22%）であることが示された．NNT は単純に利益を受けた患者の割合の逆数であり，この場合 4.5 である．したがって，臨床医は，1 例の患者において日常生活動作に使う能力の重要な改善を確実に得るのに，サルメテロールで 5 例以下の患者を治療することが必要になる*．

2 │ QOL 測定尺度：分類と使用可能性

われわれは，ある尺度がカバーしようとする HRQL のドメインに基づく分類法も提案する．この分類法では，HRQL 尺度は，包括的尺度または特異的尺度として分類できる．包括的尺度は，患者の機能，障害，苦痛を幅広くカバーし，多様な集団および疾患に適用できる．包括的尺度の枠組みのうち，健康プロファイル型と効用値尺度は，それぞれ概括的 QOL を測定するための 2 つの異なる手法である．これに対し，特異的尺度は，疾患，または関心のある疾患や状態に特に重要な治療の課題に焦点を絞っている．

3 │ 包括的尺度
■ 健康プロファイル型

1 つの健康プロファイル型尺度は多次元にわたる QOL を測定する．それらは通常，複数の測定結果を数個のスコアに要約する得点法を取るが，ときに単一のスコアであることもある〔この場合，指標値（index）と呼ばれる〕．包括的尺度としては，非常にさまざまな疾患状態に対して使用されるように設計されている．例えば，健康プロファイル型尺度の 1 つ，sickness impact profile（SIP）は 12 の「カテゴリ」を含み，これは 2 つの次元と 5 つの独立したカテゴリに集約でき，また，単一の全般スコアとして要約でき

---

*：NNT は，通常，治療群と対照群の間の発生割合の差の逆数と定義され，治療群の発生割合のみからでは求められない．

る．Medical outcome study からの一群の関連する尺度が次第に最も普及し広く用いられる包括的尺度となった．特に普及したものの1つは，36個の質問項目を含む SF-36 である．SF-36 は，40を超える言語にて用いることができ，多くの国々で一般集団の基準値が入手可能である．

　健康プロファイル型尺度は非常にさまざまな疾患状態に対応するように設計されているため，別々の疾患に対する異なる介入の間で HRQL への影響を比較できるものと考えられる．健康プロファイル型尺度の主な限界は，それらがある特定の介入または特定の疾患によって特異的に影響を受ける QOL の一面に適切に焦点を当てられないことである．このため，重要な領域における真の効果を検出することはできないだろう（すなわち，反応性の欠如）．実際，疾患特異的尺度では包括的尺度より大きな反応性が得られる．

■ 効用値測定

　経済および決定理論が効用値尺度の基礎となる．効用値尺度の重要な要素は，第1に，それが選好に基づく尺度であり，第2にスコアはアウトカムとしての死亡に結びつけられていることである．通常は，HRQL は，死亡（0.0）から完全な健康（1.0）の連続する範囲を単一の数値を用いて効用値尺度として測定される．臨床試験において効用値尺度を使用する場合，試験全体を通じて，患者の QOL の効用値を継続して測定する必要がある．

　臨床試験において効用値を測定するには2つの基本的なアプローチがある．1つは，機能および健全さ（ウェルビーイング）に関して患者にいくつかの質問をすることである．患者の回答に応じて，患者は複数のカテゴリの1つに分類される．各カテゴリはそれに対応する固有の効用値を有しているが，その効用値はほかのグループにおけるこれまでの評価（理想的には，一般集団のランダム標本）で確立されてきたものである．このアプローチは，the Quality of Well-Being Scale, the Health Utilities Index, the Euroqol（EQ5）という3つの広く用いられている尺度で代表される．

　2つ目のアプローチは，QOL のあらゆる面を考慮に入れて単一指標で評価するように患者に求めることである．この評価を行うには多くの方法がある．「スタンダードギャンブル法」では，現在の健康状態と，直ちに死亡するか，もしくは残りの生涯は完全な健康状態が得られるかもしれないという賭け*のいずれかを選択することを患者に求める．スタンダードギャンブル法を用いると，即時死亡または完全な健康を得る確率が変わり得るときに，その選択を行うことで患者の効用値または HRQL が決定される．別の方法は「時間得失法」であり，対象者に，現在の健康状態で過ごす時間と交換する意志がある，完全な健康状態でのより短い寿命の期間について尋ねる．

＊：例えば，今の不完全な健康状態が続くことと等価になる，完全な健康が得られるある手術の成功確率．

3つ目の手法は，温度計のように表示される単純なビジュアルアナログスケール，「感情温度計」を使用することである．感情温度計を使用する場合，患者は，自身の健康状態に関する価値を表すスコアを温度計の上に記す．最良の状態は，完全に健康（スコア100に等しい）であり，最悪の状態は死亡（スコア0）である．

効用値測定の主な長所は，費用効用分析に適していることである．費用効用分析では，介入を適用することで獲得される質調整生存年（quality-adjusted life years；QALY）の値に関連付けられて，介入のコストが示される．1QALY当たりのコストが比較され，異なる診療計画の間で限られた資源の配分の根拠となる．

しかし，効用の測定にも限界がある．効用値は測定方法によって異なるため，いずれか単一の測定方法を用いたときには，その妥当性に疑問が生じることがある．効用値を測定しても，研究者は効用値の変化がHRQLのどの一面により引き起こされたかを決定することはできず，小さいが臨床的に重要な変化に対する反応性を示さないかもしれない．

4 ｜ 特異的尺度

別のHRQLを測定するアプローチでは，主な関心がある領域に特異的な健康状態に焦点を当てる．特定の疾患（例えば，慢性肺疾患，関節リウマチ，心血管疾患，内分泌障害），患者集団（例えば，さまざまな異なる疾患を併発している虚弱高齢者），ある種の機能（例えば，情緒的または性的機能），あるいはさまざまな基礎疾患が引き起こすある一定の状態または問題（例えば，疼痛）に対して，切実かつ重要なHRQLのある一部のみを取り入れることで反応性の増大が期待され，このアプローチの根拠となる．

包括的尺度と同様，弁別的な目的で疾患特異的尺度を用いることができる．例えば，それらは主訴（呼吸困難など）が生理学的異常（運動能力など）の度合とどの程度関連するのかを評価するのに役立つであろう．疾患特異的尺度の構築にどのようなアプローチを用いても，包括的尺度と特異的尺度との多くの直接比較において，特異的尺度に高い反応性が見込まれることが示唆されている．

反応性の改善に加え，特異的尺度は医師による日常診療の領域と密接に関連するという長所がある．例えば，慢性肺疾患におけるQOLの疾患特異的尺度は日常活動中の呼吸困難，疲労およびフラストレーションや焦燥を含む情緒面での機能不全の領域に焦点を絞っている．それゆえ特異的尺度は，臨床医にとって臨床的な意義があるようだ．

特異的尺度の短所は，それらが（意図的に）包括的でないこと，そして，異なる疾患の間で，ときには，プログラム間での比較に用いることができないことである．これは，HRQLの測定で達成可能なあらゆる目標を達成し得る一連の尺度がないことを示唆している．このため，研究者は複数の尺度を用いることを選択するかもしれない．しかし，複数の尺度を用いる際には，結果が尺度間で異なる場合や，統計学的仮説検定の多重性を考慮し，結果をどのように解釈するか注意を払う必要がある．

将来への展望

　われわれが示してきた検討では，薬剤疫学研究における HRQL の課題を解決するための段階的なアプローチを提案する．臨床医はまずはじめに，患者の数と QOL について重要な治療効果を漏れなく検討しているかどうかを，研究者に尋ねなければならない．もし漏れなく検討されていないのであれば，臨床医は自身の患者に研究の結果を適用することが難しいものと考えられる．

　HRQL の課題を扱う研究であれば，適切な尺度が選択されているか．特に，用いられた尺度が妥当な HRQL 尺度であることを示唆するエビデンスはあるか，ということが重要である．尺度が妥当であり，研究で群間差が示されなかったのであれば，この状況下で用いた尺度に反応性があると考える適切な理由はあるかを考える．尺度が妥当でないなら，結果は偽陰性かもしれず，その結果，真にあり得る HRQL の差を示さなかったのかもしれない．

　群間差がどのようなものであっても，その大きさは臨床医にとって解釈可能でなければならない．HRQL における小さな差，中間の差，大きな差を表すスコアの差を知ることは，この解釈を行うのに極めて有用であろう．臨床医はさらに，群間差の平均以外も考慮し，差の分布を検討しなければならない．一例の患者が HRQL に関する重要な便益を得るのに必要な NNT の値は，臨床医が意味を見出しそうな結果の示し方の 1 つである．近年，システマティックレビューでの QOL のデータの解釈を改善する，リスク差および MID を用いた方法が発表された．

重要なポイント

- 健康関連 QOL は，臨床研究におけるすでに確立されたアウトカム測定である．
- 尺度の妥当性は測定しようと意図するものを測定する能力のことであり，一方，反応性は，ノイズに対するシグナルの比を決定し，変化を検出する尺度の能力を指す．
- 弁別的尺度は，ある一時点における患者間の違いの測定を目的とするのに対して，評価的尺度では経時的な変化を測定することを目的とする．
- 解釈可能性は，尺度の重要な測定特性であり，研究により示された治療間の差の大きさが，どの程度理解できるものであるかということと関連する．

参考文献

- Bennett K (1996) Measuring health state preferences and utilities: rating scale, time trade-off, and standard gamble techniques. In: Spilker B (ed.), Quality-of-life and Pharmacoeconomics in Clinical Trials. Philadelphia, PA: Lippincott-Raven, p. 259.
- Cohen J (1988) Statistical Power Analysis for the Behavioral Sciences, 2nd edn. Hillsdale, NJ: Lawrence Erlbaum Associates.
- Croog S, Levine S, Testa M (1986) The effects of antihypertensive therapy on the quality-of-life. N Engl J Med 314: 1657–64.
- Guyatt GH, Berman LB, Townsend M, Pugsley SO, Chambers LW (1987) A measure of quality-of-life for clinical trials in chronic lung disease. Thorax 42 (10): 773–8.
- Guyatt GH, Feeny D, Patrick D (1993) Measuring healthrelated quality-of-life: basic sciences review. Ann Intern Med 70: 225–30.
- Guyatt GH, Juniper E, Walter S, Griffith L, Goldstein R (1998) Interpreting treatment effects in randomized trials. BMJ 316: 690–3.
- Guyatt GH, Thorlund K, Oxman AD,Walter SD, Patrick D, Furukawa TA, Johnston BC, Karanikolas P, Vist G, Kunz R, Brozek J, Meerpohl J, Akl EA, Christensen R, Schünemann HJ (2012) Preparing summary of findings tables: continuous outcomes. J Clin Epidemiol (in press).
- Guyatt GH, Zanten SVV, Feeny D, Patrick D (1989) Measuring quality-of-life in clinical trials: a taxonomy and review. Can Med Assoc J 140: 1441–7.
- Jaeschke R, Guyatt G, Keller J, Singer J (1989) Measurement of health status: ascertaining the meaning of a change in quality-oflife questionnaire score. Control Clin Trials 10: 407–15.
- Jaeschke R, Singer J, Guyatt G (1991) Using quality-oflife measures to elucidate mechanism of action. Can Med Assoc J 144: 35–39.
- Johnston BC, Thorlund K, Sch€unemann HJ, Xie F, Murad HM, Montori VM, Guyatt GH (2010) Improving the interpretation of health-related quality of life evidence in meta-analyses: The application of minimal important difference units. BMC Health Qual Life Outcomes 11 (8): 116.
- Schünemann HJ, Guyatt GH (2005) Commentary— goodbye M(C)ID! Hello MID, where do you come from? Health Serv Res 40 (2): 593–7.
- Wiebe S, Guyatt G, Weaver B, Matijevic S, Sidwell C (2003) Comparative responsiveness of generic and specific quality-of-life instruments. J Clin Epidemiol 56: 52–60.

第19章　薬剤疫学における メタアナリシス

はじめに

1 ｜ 定 義

　メタアナリシスは,「得られた知見を統合することを目的とした, 一連の分析結果の統計的分析」として定義される. メタアナリシスは, 研究ごとの結果のばらつきの原因を同定するために用いることができ, (統合が) 適切である場合, それらの結果を要約した総合的な効果の指標を得ることにも用いることができる. 疫学者は, 一般的には, 対象となる各研究に固有のバイアスと, 研究デザインおよび対象者集団に大きな異質性が存在することから, メタアナリシスを採用することには慎重である. しかし, 大きなコスト・労力を必要とする大規模な一次データを収集する研究を始める前段階の研究として (またはその代替的な方法として), 既存のデータを有効かつ効率的に利用したアプローチとして積極的に利用されている.

　通常の質的な文献レビューとは対照的なメタアナリシスの大きな特徴は, その系統的および構造化された発表形態と利用可能なデータの分析である. 従来の文献レビューは, 主観的な要素が大きいという認識がますます広まっているが, メタアナリシスはより厳密で科学的な試みとして, その他の研究と同じく, 研究計画から定義の事前設定, 適格基準の設定などを必要とする. 近年では, 一般的に, 構造化されたレビューのプロセスを明示するために「リサーチシンセシス (research synthesis)」や「システマティックレビュー (systematic review)」という用語が用いられているが,「メタアナリシス (meta-analysis)」はそのプロセスの量的な側面を表すために用いられている. 本章では, より一般的な意味合いで「メタアナリシス」の用語を用いるものとする.

　本章では, メタアナリシスに関する主要な概念的および方法論的問題についてまとめ, この領域における将来的な研究のある姿について, 著者らの見解を述べる.

薬剤疫学研究が取り組むべき臨床的問題

　薬剤疫学者がメタアナリシスを行うことに関心をもつことには多くの理由がある．それには，治療によるまれな有害アウトカムについての研究であったり，過去の研究で結果が一貫しないものについて理由を調査したり，あるいは，治療効果が高い（もしくは低い）可能性のある患者の部分集団についての評価をしたりすることが含まれる．

　メタアナリシスは，複数のランダム化試験の結果を統合することによって，交絡や非実験的研究において生じるようなバイアスのない条件の下で，まれなイベントの問題を適切に取り扱い，統計学的出力の不足を解決できる可能性がある．また，薬剤によるものと疑われる副作用についての複数の調査結果の報告が，ランダム化試験・非実験的研究といったデザインにかかわらず一致しなかった場合，これらの不一致の問題の解明を支援するために，メタアナリシスを用いることができる．これらの研究間の結果の不一致は，エンドポイントの選択，曝露の正確な定義，研究対象者の適格基準，情報を得る方法の相違や，その他のプロトコルの相違，または，研究のバイアスの生じやすさに関連するほかのさまざまな理由から生じ得る．研究結果間の異質性の原因を調べることは，少なくとも，今後の研究計画に際して価値のある情報を与えるだろう．

　米国研究製薬工業協会（Pharmaceuticals Research and Manufacturers of America）の安全性計画・評価・報告チーム（Safety Planning, Evaluation, and Reporting Team；SPERT）からの重要な推奨の１つに，試験依頼者が医薬品の開発において実施された臨床試験から得られる安全性データに関して，継続的なメタアナリシスの実施を計画することがある．これらのメタアナリシスを行う上で，試験の統合の実施・統合解析の解釈を行いやすくするために，試験依頼者は特に関心のある有害事象の明確な定義を定め，データ収集および試験デザインのさまざまな面から標準化する必要がある．累積メタアナリシスの定期的な更新を含めた開発中の前向きなアプローチにより，潜在的な問題は開発プロセスの早期に発見されるかもしれない．

　根拠に基づいた医療（evidence-based medicine；EBM）では，患者のケアに関する意思決定に利用可能な最善のエビデンスを用いることが要求される．EBMの基盤となる研究手法の１つである従来のメタアナリシスでは，薬剤間の直接比較を行った試験の結果が概して入手しにくいために，プラセボ対照試験に着目することが多い．しかし，医療提供者，患者，および政策立案者が十分情報を得た上で意思決定をするにあたって必要とするのは，利用可能なすべてのエビデンスを統合した総合的にみることを可能とする解析 ─ すなわち，特定の健康状態に対する特定の薬物治療が，安全性・有効性の面で利用可能なほかの薬剤に比較してどうかということである．メタアナリシスを拡張した方法論である，薬剤間の間接比較（indirect comparison）やネットワークメタアナリシ

ス（network meta-analysis, multiple treatment meta-analyses）は，利用可能なすべて
のエビデンスを統合し，単一の解析結果を得ることを可能にする方法論である．これら
の方法は，直接比較が行われた試験があるかどうかにかかわらず，それぞれの介入を相
対的に比較した際の効果指標の推定値を与え，治療の有効性・安全性に関しての順位付
けを行うことを可能にする．これらの解析の主な欠点は，以下に述べる均一性
（homogeneity）および一致性（consistency）の仮定に合致するかどうかによって，得ら
れた知見の妥当性が左右されることである．

薬剤疫学研究が取り組むべき方法論的課題

1 ｜ 個々の研究におけるバイアスに対する感受性

メタアナリシスの初期の研究では「研究の質（study quality）」という用語が用いら
れていた．最近の事例では，バイアスに対する感受性（susceptibility to bias）やバイア
スの可能性（likelihood of bias）などという用語が使われている．この章では，以降，
新しい呼び方を用いる．「メタアナリシスのやり方」について書かれた多くの論文や
PRISMA（Preferred Reporting Items for Systematic review and Meta-Analyses）声明
では，メタアナリシスを実施する際に，各研究のバイアスに対する感受性の評価を行う
ことを推奨している．

2 ｜ 統合可能性

研究間の異質性が大きく，要約された指標の意味もないと思われるほどであれば，誰
も研究を統合することを勧めないであろう．患者集団が異なる試験を統合してよいか，
患者集団がどのくらい異なる場合に試験の統合が許容できなくなるか，非ランダム化試
験とランダム化試験を統合してよいか，これまでに非ランダム化試験がメタアナリシス
に用いられたことがあるか，対照薬に実薬を用いた比較試験とプラセボを用いた比較試
験を統合してよいか，これらの疑問は，議論を引き起こさずに答えることはできない．

3 ｜ 出版バイアス

論文として結果が公表されていない試験は，文献検索によって見つけることはでき
ず，公表論文の文献リストからも見つけることも難しい．出版バイアス（publication
bias）は，試験結果が出版されない，または，出版が遅れてしまうことによって生じるバ
イアスである．通常，統計的に有意な結果は，有意でない結果よりも出版されやすい傾
向がある．未出版の試験のデータは，ピアレビュー（訳者注 第三者的立場にある専門家

による審査）を受けていないことが多いため，単純にメタアナリシスに未出版の研究は含めないと決めることは可能であるが，一方，未出版のデータが，すべての利用可能なデータのうち，大きな割合を占めることもある．未出版の試験の結果が，特にその結果の大きさや方向について出版された試験の結果と系統的に異なるようであれば，未出版のデータをメタアナリシスに含めないことによって，要約指標の推定値にバイアスが生じるであろう．

出版バイアスと関連したほかのいくつかのバイアスも知られている．これらには，統計的に有意な結果ほど偏って引用されるバイアスとしての引用バイアス（reference bias），英語以外の言語による研究を除外することによるバイアスである言語バイアス（language bias），研究の資金源に関連したバイアスなどがある．研究内の一部のアウトカムのみが，結果の方向に応じて選択的に報告されることも大きな問題として認識されている．出版バイアスの問題を低減するため，これまでにもさまざまな試みが行われてきた．例えば，臨床試験の結果の出版を考慮する場合には，多くの学術雑誌が参加者登録の前に公的な研究登録を義務付けている．加えて，2007年のFDA改革法は，FDAが規制する薬剤および生物製剤と関係するすべての臨床試験のプロトコルを公的にアクセス可能なレジストリに登録することを求めている．この法律は，試験終了後1年以内に，その結果を登録することも求めている．

4 | データ抽出におけるバイアス

メタアナリシスは，データが利用可能になった後に実施されるため，後ろ向き研究の形式をとり，そのため，後ろ向き研究に特有の潜在的なバイアスの影響を受ける．

多くの事例において，複数件のメタアナリシスが疾病と治療法が同じカテゴリについて実施されている．具体的に，疾病と治療法がほとんど同じカテゴリであった20件のメタアナリシスをレビューしたところ，同じトピックを扱った2つのメタアナリシスで，解析に含まれた論文とそうでない論文の間に差が認められた．これは，ほとんどすべての疾患・治療法に対して確認された．選択される試験の組み合わせが異なると，結論も大きく変わることになる．メタアナリシスが，客観的で再現性のある研究活動となるように多くの努力が払われているにもかかわらず，そこには明確に研究者の判断が関与している．非ステロイド性消炎鎮痛薬（NSAIDs）による消化器系の副作用のメタアナリシスにおいて，Chalmersらは500件を超えるランダム化比較試験を評価している．彼らは，異なる研究グループによるメタアナリシスの一致度を評価しており，評価の対象となった項目の内10〜20%に不一致があることを確認した．

利用可能な解決策

　この項では，はじめに，メタアナリシスの一般的な原則と，標準的に用いられている方法論の枠組みについて解説する．続いて，前項で紹介した方法論的な問題に対する解決策を示す．最後に，薬剤疫学者の興味の対象となるいくつかの事例を示し，先にあげた臨床的・方法論的問題への対処方法を説明する．

1 ｜ メタアナリシスの実施する上での手順（表 19.1）

■ 目的の定義

　いかなる研究においても重要なことであるが，メタアナリシスの主要な目的，副次的な目的を正確に定義しておくことは重要である．よく定式化された疑問には，患者集団，介入，比較対照，そして，関心のあるアウトカムの明確な定義がある．この定式化の枠組みは，患者集団（patient），介入（intervention），比較対照（comparison），およびアウトカム（outcome）を略して PICO と呼ばれる．主たる重要な疑問は，「疼痛の治療に用いられる NSAIDs はプラセボに比べて，消化器系の副作用のリスクを増大させるか？」となるかもしれない．考慮すべき重要な点としては，問題の定義の幅が広くなりすぎると「比較にならないものを比較している（mixing apples and oranges）」との批判を招くこと，問題の定義の幅が狭すぎると対象となるデータがまったく見つからなかったり，限られたデータしか対象とならなかったりすること，あるいは，研究結果を一般化できなくなってしまうことなどがあげられる．

■ 文献検索の実施

　これまでに，いくつかの研究が電子的な文献検索の利用に伴う問題を調査している．あまりに非特異的な検索用語を使用すると，ほとんどが関連のない多くの文献を，その重要性を特定するために確認しなければならない．多すぎる条件を使用した検索を行うと，関連する文献を多数見逃すことになる．すべての重要な，または，候補となり得るようなランダム化試験もしくは準ランダム化試験に関する文献を正しく識別するための

表 19.1 ● メタアナリシスを実施する上での一般的な手順

1. Define purpose
2. Perform literature search
3. Establish inclusion/exclusion criteria
4. Collect the data
5. Perform statistical analysis
6. Formulate conclusions and recommendations

検索方法が開発されている.

　その他の検索方法として，得られた関連文献の引用文献をレビューするといった方法や，重要な学術雑誌の手動検索を行うことも推奨される.

■ 選択基準・除外基準の設定

　メタアナリシスにおいて，対象となる研究の選択基準・除外基準は，計画段階で定められるべきであり，解析で検討される特異的な仮説に基づくべきである. 幅広い選択基準が設定された場合，その研究では，幅広くより一般化可能性の高い仮説が評価されることになるだろう. さらに，幅広い選択基準を用いることにより，研究デザインとアウトカムとの関連を評価すること（例えば，ランダム化試験と非ランダム化試験は異なる治療効果を示す傾向があるか）や，部分集団における治療効果を探索的に評価できる.

　重要なポイントは，除外基準は個々の試験のデザインや報告の完全性といった事前の考慮に基づき定められるべきであって，ことに，試験の結果に基づいて定められるものであってはならないということである. 他の多くの試験結果と反する結果を示すことに基づき，除外基準を定めてしまうと，明確にバイアスを引き起こすことになる. ただし，統合した結果に対する個々の研究の影響を評価するために，データを見た後に個別の研究を除外した場合の結果を評価することは，筋の通った感度分析の基本として行われる. しかしながら，これを主要な除外基準として定めることは，許容されない.

■ データの収集

　対象となる研究を特定し入手した後，試験デザインおよびアウトカムに関する重要な情報を，そこから抽出する必要がある. データの収集には，バイアスの生じる可能性に対する評価を含めるべきである. しかし，一般的な研究の質を評価するスコアリングは恣意的で，試験デザインについてのある特定の面に偏って重みを置いていたり，情報の損失が生じるリスクがあったり，誤った解釈を導く可能性さえあるとの主張もある. 例えば，Jüni らは，術後血栓症の予防において，低分子量ヘパリンと標準的ヘパリンを比較した研究を調査した. 彼らは，25 種類の研究の質を評価するスケールを用いて，対象となる試験を評価した. このうち，6 つのスケールで，「質の高い試験」とされた複数の試験から，低分子量ヘパリンの有益性はほとんどまたはまったく認められなかったが，7 つのスケールでは，「質の高い試験」から低分子量ヘパリンの有意な優越性が認められた. この明らかな評価の不一致により，研究の質を評価するための方法として，そのようなスケールを利用することの妥当性についての疑問が浮上した. これらのデータから，質の高い試験を特定するために，先述のような研究の質に関する要約スコアを使用することは避けるべきであり，重要な試験デザインの方法論的特徴を個別に評価し，効果サイズに対するそれらの影響を評価するべきである. 例えば，アウトカムを評価する際に，

割り付け治療が盲検化されているか否か，盲検化の有無が治療効果の大きさと関連しているかどうかなどを評価すべきである．

これに関連して，あるメタアナリシスにおいて，試験デザインにおける臨床的・統計的な状況に特有な，重要な特徴を調べたいという研究者もいるだろう．例えば，Schulzらは，ランダム割り付けの盲検化が不適切であった試験は，適切な盲検化が行われた試験に比べて，平均的に大きな治療効果の推定値が得られる傾向があることを示している．

コクラン共同計画では，解析に含められた個々の研究の質を調べるために6つの領域において評価を行うことを推奨している．これら6つの領域とは，① 治療の割り付けを決めるために用いられた方法，② 割り付けの盲検化が実行されたか，③ アウトカム評価における盲検化が行われたか，④ アウトカムのデータの完全性の程度，⑤ アウトカムの選択的な報告の可能性があるか，⑥ その他の研究にバイアスを生じるリスクが高くなる問題を研究者が特定し他の領域には該当しないときである．

実際の文献からのデータ抽出法に関しては，次の2つの手順が推奨されている．1つ目は，2人の評価者が独立してデータ抽出を行うことである．これは，メタアナリシスにおいても，中等度でも重大な評価者間の不一致が生じたメタアナリシスが知られているためである．2つ目は，評価者に，論文の著者や試験が実施された施設が特定されるような情報を知らせず，また，治療の割り付けについても遮蔽した（マスクした）上で，データ抽出を行わせることである．評価者に対する遮蔽化は，直感的には非常に興味深いが，遮蔽化にバイアスを避ける上での具体的な有効性があることは，いまだ実証されていない．現段階では，遮蔽化によるメタアナリシスの結果への効果を評価するために行われたランダム化試験が1つ存在するのみである．この試験では，「遮蔽化されたチーム」と「遮蔽化されていないチーム」は，5つのメタアナリシスの評価で，ほとんど同じ結果を出しており，遮蔽化の必要性を支持するような結果は得られていない．

■ 統計解析
▌効果指標の選択

関心のあるアウトカムが2値アウトカム（例えば，疼痛が緩和した被験者の割合）である場合，メタアナリシスで用いることができる効果の要約指標は3つある．リスク比（relative risk, risk ratio；RR），オッズ比（odds ratio；OR），そしてリスク差（risk difference；RD）である．いずれの要約指標でも，一般的に結果の統計的な有意性は変わらないが，効果の指標の選択がメタアナリシスの結果の臨床へのフィードバックに影響を及ぼす可能性はある．どの指標を選択するかは，特定の効果の指標が用いられたときの解釈のしやすさ，数学的な性質，および結果の一貫性に依存する．ここでは，特にメタアナリシスに関連する点に着目して解説する．

ベースライン（治療を行わなかった場合）におけるイベント発生リスクが，試験間で

共通である場合，または，共通であると考えられるような場合，リスク差は，公衆衛生的に意味のある指標（例えば，対象となる治療によって予防される，または，引き起こされるイベント数）である．しかしながら，メタアナリシスにおいてリスク差を用いることの欠点は，多くのメタアナリシスの経験的な評価において，リスク差はオッズ比よりも試験間での不一致を示すことが多いということである．すなわち，試験間での結果の一貫性は，リスク差のほうが低いことが多い．リスク比とオッズ比はリスク差よりも一貫性があるため，この観点においては，リスク比およびオッズ比のほうが望ましい指標であるといえる．

▌統計手法の選択

近年，多くの文献がメタアナリシスの高度な統計手法について議論をしているが，多くの場合，各試験の結果を実際に統合するための統計手法はそれほど複雑なものではない．例えば，オッズ比または相対リスクの他の推定値の統合に関心がある場合，何らかの形で試験ごとの推定値の重み付き平均をとることが自然であるが，この重み付けについてはいくつかの方法がある．よく知られている例は，Mantel-Haenszel 法である．Mantel-Haenszel 法では，試験ごとのオッズ比の分散の逆数を重みとして試験間でオッズ比の統合がなされる．その他のアプローチとしては，試験ごと多変量調整後相対リスク推定値の逆分散重み付け法や層別解析におけるオッズ比の正確な推定法がある．

多くの解析方法における1つ目の基本原則は，一般的に試験を統合する前に治療（曝露）患者と未治療（非曝露）患者の比較がそれぞれの試験で行われていることである．ランダム化試験の結果を統合する場合，統合前の各試験でランダム化が保持されていることが前提となる．層別解析におけるすべての統計手法において，「試験」は層別変数の役割を果たす．一般的に，規模の大きな試験ほど精度が高いため，小さな試験よりも大きな重みが付けられる．

2つ目の基本原則は，これらの方法のいくつかは，対象となる試験における共通する単一の治療効果（例：共通オッズ比）を推定しているということである．いい換えれば，（有益・有害のいずれにせよ）すべての試験において推定している共通する治療効果は同じであるという仮定を設けることである．試験間での結果のばらつきは，すべてランダムなものであるという仮定が置かれ，要約された効果の指標の推定値を得る際には無視される．この「試験ごとの治療効果が共通である」という仮定を置かない方法を用いるほうが望ましいときもあり，このような場合に用いられるのがいわゆる変量効果（random-effects）モデルである．変量効果モデルは，たとえ試験デザイン，プロトコル，および患者集団が類似していても，それぞれの試験で推定されている真の治療効果がすべての試験で共通でないことをモデル化することができる方法である．変量効果モデルによって，重み付け平均による要約指標を計算する際に，潜在的もしくは未測定の試験間の結果の

バラツキの要因（異質性）は，それに起因する結果の違いを重み付けに加えることで考慮できる．

変量効果モデルによる解析からは，一般的に，従来の方法で得られる信頼区間よりも広い信頼区間が得られる．特に試験間で結果の異質性がある場合，探索的な解析で観察された異質性の元となる既知の要因が見つからなかったときに，この方法は有用であると考えられる．しかしながら，変量効果モデルが，説明できない異質性の万能薬であるとは考えるべきではない．リスクとしては，異質性のある試験の要約指標は，実際には，どのような対象集団または試験デザインにも適用できない可能性があるということである．すなわち，これらの要約指標では，潜在的に重要な研究ごとおよび集団ごとの特性に関する情報が平均化により失われてしまう．

■ 試験間の結果の異質性の評価と解析

メタアナリシスにおける根本的な問題は，平均的な治療効果を推定することが，臨床的かつ統計的に意味があるかどうかである．仮に，誤って試験を多く組み入れ過ぎてしまい，対象となる試験が大きく異質なものになり過ぎるような場合，平均的な効果が患者のどの特定の部分集団にもあてはまらないものとなる可能性がある．逆にいえば，試験デザインや結果の多様性によって，薬剤の有効性（あるいは毒性）を修飾するような因子についての知見が得られるかもしれない．

異質性は，統計学的な検定により評価できる．重要な注意点は，異質性の検定は，検出力が低いことで有名である．そのため，有意な異質性の結果は，対象となる試験の間で同じパラメータを推定していないと問題なく解釈できる．しかし，有意にならなかった場合には，単に検出力不足であったという可能性も大いにあり，データセットでは異質性が重要でない，あるいは，変動に関連する要因を調べる必要がないことを意味するものではない．

I_2 統計量は試験間の変動を定量的に評価する統計的な指標として広く用いられている．I_2 統計量は，標本誤差以外の異質性による，点推定値の変動の割合の推定値である．

異質性の原因を探索するための方法に関して，多くの手法が利用可能である．1つの方法として，患者特性または試験デザインの特徴によってサブグループ解析を行い，各サブグループ内およびサブグループ間での異質性を評価するというものがある．このサブグループ化によって異質性が説明される程度にサブグループ間で統合結果は異なり，サブグループ内の異質性は全体と比べて小さなものとなる．このサブグループ解析に加えて，重み付け最小二乗回帰（メタ回帰，meta-regression といわれる）のような回帰分析の方法を用いて，異質性の原因を評価することもできる．

まれなイベントの解析

　多くの試験の結果を統合することによって，メタアナリシスではまれなイベントの問題にも対処できると述べたが，メタアナリシスにおけるまれなイベントの解析は依然として難しい．メタアナリシスにおいてデータを統合する方法の多くは大標本近似に基づくものであり，イベントがまれな場合には適切でないと考えられる．さらに，データ統合に用いる方法によって結果が大きく異なる可能性がある．どのような条件下でどの方法を用いるのが勧められるかについては，研究者がつくり出した「真の」まれなイベントを評価したシミュレーション研究の結果が示されている．これらの研究結果からは，変量効果モデルよりも固定効果モデルを用いるべきであること，分散逆数重み付け法は避けるべきであることが示されている．

　まれなイベントの解析を行う場合，多くの試験においていずれかの治療群に1例のイベントも観測されず，リスク比またはオッズ比のような相対的指標を計算できないことがある．それでも相対的指標を用いるのであれば，解析者はそれらの試験を除外する必要があるが，これは純粋に数学的な理由であり，メタアナリシスを行う者が除外することを選択するわけではない．しかし，これらの条件下でも，リスク差は推定できる．問題となるのは，まれなイベントを対象とした解析では，リスク差のモデルはしばしばバイアスのある結果となり，また，検出力も著しく不足する．

　1つの治療グループにのみ，イベントが観測されないという場合には，相対的指標を計算できる．多くの方法で，連続修正（continuity corrections），すなわち，2×2表のすべてのセルに小さな数を加える．Mantel-Haenszel法ではこのアプローチが用いられることが多い．慣習的に，すべてのセルに0.5を加えられ，一部の統計パッケージではこれが自動的に行われる．しかし，まれなイベントが存在する場合には，そのような連続修正はバイアスを生じさせることになるため，この場合には，Mantel-Haenszel法でも連続修正は不要である．また，従来の連続修正とは異なり，対となる治療グループのサンプル数の逆数を加えるといったより小さな修正により，バイアスのない結果が得られることもある．

　Peto法およびBayesian法のような，連続修正を用いる必要のない方法も存在する．Peto法は1段階法（one-step model）としても知られ，試験介入グループに観測されるイベント数に着目し，そのイベント数の期待値と観測値を比較する固定効果モデルである．Peto法はイベント数の期待値を使用するため，イベントが1例も観測されなかった個別の投与群についても，試験の少なくとも1つの投与群で少なくとも1つのイベントが観察されている限り解析に加えることができる．Peto法では，試験内の治療群と対照群のサンプル数がおおむねアンバランスではなく，また，治療効果が極端に大きくなければ（オッズ比がおおむね5未満），バイアスのない結果を得られることが知られている．Bayesian法では，治療効果の推測についての仮定を加えないようにするために，無情報

事前分布が用いられることが多い．また，マルコフ連鎖モンテカルロ法（Markov Chain Monte Carlo techniques）を用いることで，イベントが1例も観測されていない投与群のある試験を含めることができる．Bayes流固定効果モデルでは，治療グループごとのサンプル数がアンバランスであっても，バイアスのない結果が得られるため，まれなイベントを扱う場合によい方法といえる．

　まれなイベントについてのメタアナリシスを行う場合，異なる方法を用いての綿密な感度分析を行うことが推奨される．また，そのような解析の結果は，論文の読者が結果の頑健性を評価できるように報告されるべきである．

▌その他の問題点

● 結論と提言をまとめる

　すべての研究と同様に，メタアナリシスの結論は，そのメタアナリシスの強みと弱みを適切な解釈とともに明確にまとめるべきである．著者らは，その結果がどの程度一般化可能であるか，それらがどの程度信頼できるものであるかを述べ，将来の研究が必要とされる領域を概説するべきである．メタアナリシスによって生成された仮説もそのように述べられるべきであり，結論として述べてはならない．

● 出版バイアス

　上述のように，メタアナリシスのデータの主な入手源が出版されたデータである場合，まず，出版されている試験は実際に行われたすべての試験のうちの偏った部分集合となっていることを考慮する必要がある．一般的に，経験的なエビデンスから，統計的に有意な結果を得た試験は，有意な結果が得られなかった試験よりも論文として公表されやすいことが知られている．出版バイアスの可能性を調べるための実践的な方法にはLightとPillemerが初めに提案したファンネルプロット（funnel plot）がある．この方法では，2次元平面上に，サンプルサイズまたは効果の指標の推定量の分散の逆数などの試験の規模の指標に対して，効果サイズ（例えば，リスク差）の大きさを図示する．仮に，出版バイアスがなければ，試験を表す点は左右対称な漏斗型（ファンネル型）の分布をとることになる．推定される効果量の真値を中心としてデータはばらつくことになり，分散が小さくなるにつれてばらつきも小さくなる．出版バイアスがあるようであれば，漏斗型の分布は非対称なものとなり，無効を示す点（例，オッズ比1）のあたりに大きな分散を示す試験を表す点はあってもほとんどなく，真値を中心としてデータは分布しない．この方法では，データの分布が漏斗型に視覚化できるようになるためには，十分な数の試験を必要とする．また，出版バイアスはファンネルプロットの非対称性を説明する要因の1つとして考えられるものであり，出版バイアスというよりも，小規模試験効果（small study effects）を推定するものとみなすこともできる．

　加えて，結果の統合における変量効果モデルの使用と関連した出版バイアスにより引

き起こされる方法論的問題もある．変量効果モデルによって，異質性のある試験の結果を統合する場合，モデルの性質で前述したとおり，従来のデータ統合方法で割り当てられるよりも小規模な試験に相対的により高い重み付けをすることになる．解析を行うデータセットにおいて，出版バイアスが問題となる場合に，ファンネルプロットが示す一つの特徴としては，小規模な試験のほうが大規模な試験よりも大きな効果量を示すことが多いということである．つまり，出版バイアスが存在するならば，試験結果の異質性の原因の一つは，小規模な試験が系統的に大規模試験より大きな効果を示すことである．変量効果モデルでは，出版バイアスが存在すると小規模な試験に相対的に大きな重みを付けることにより，バイアスがかかった要約指標の推定値を与えてしまう可能性がある．

2 │ 特定の疾患に対する治療法の間接比較と同時比較

医療提供者，患者，政策立案者および保険者は，十分な情報を得た上で意思決定を下すために，"head-to-head" の比較による直接的なエビデンスがない場合であっても，薬剤間の比較・評価を行う方法をしばしば必要とする．対象の治療がプラセボのような汎用される対照と比較されている場合，間接的なエビデンスを通し，これらを比較した情報を得ることが可能である．

間接的エビデンスとは，薬剤「A」と薬剤「B」を比較している試験および薬剤「A」と薬剤「C」を比較している試験のデータを用いて，薬剤「C」に対する薬剤「B」の効果について結論を導くことである（**図 19.1**）．間接比較に基づく推定を行う場合，その解析にはランダム化が重要な要素となる．これは，間接比較が，それぞれの試験内で観測された治療効果の差に基づいて行われるからである．対象となる試験のさまざまな治療群の結果を単純に治療群間の比較を無視して試験間で統合してしまうと，それぞれの試験におけるランダム化が無視されてしまうことになり，バイアスの入った，過度に精度の高い推定値を得ることになる．薬剤「B」と薬剤「C」を正しく比較するためには，薬剤「A」と薬剤「B」を比較したすべての試験を解析してメタアナリシスにおける適切なオッズ比を計算し（2値アウトカムの場合），次に，薬「A」と薬剤「C」を比較した試験

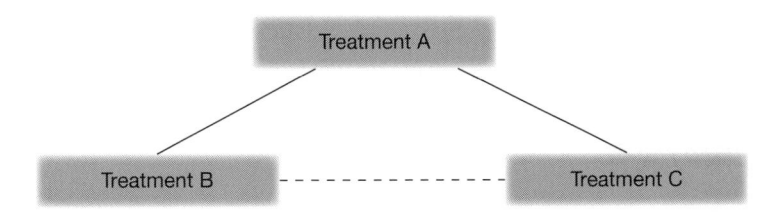

図 19.1 ● 間接的なエビデンスとは，薬剤「A」と薬剤「B」を比較している試験と，薬剤「A」と薬剤「C」を比較している試験のデータを用いて，薬剤「C」に対する薬剤「B」の効果（点線）に関しての結論を導くことである．

に対して同様の計算をし，その後，これら2つのオッズ比（OR）の割り算を行えばよい〔すなわち，OR（B vs C）＝ OR（A vs B）／OR（A vs C）〕.

　しかしながら，統計的学的精度の損失は発生する．実際，B対Cの間接比較の分散は，A対BとA対Cの2つの直接比較の推定量の分散の和となり，直接比較による推定量よりも間接比較の推定量の精度は低い.

　特定の疾患に対するすべての利用可能な治療法を比較することを求められる場合には，より柔軟な解析を行うことが適切である．メタアナリシスを拡張した方法としてのネットワークメタアナリシス（network meta-analysis, mixed treatment comparison, multiple treatment meta-analysis）は，薬剤疫学者がすべての治療の同時比較を行うことを可能とする．これらの方法は，直接比較と間接比較のエビデンスの間の不一致，つまり非一貫性（inconsistency）も評価できる．また，これらの方法によって，対象となる治療の確率的な順位付けを行うこともできる.

■ 理論的仮定

　間接比較メタアナリシスおよびその拡大手法であるネットワークメタアナリシスの妥当性は，従来のメタアナリシスの仮定と類似した理論的仮定に合致するかどうかに依存する.

　第1の仮定は均一性（homogeneity）である．例えば，先ほどの例における治療Aがプラセボであれば，治療Bを評価したプラセボ対照試験の結果は統合するのに十分な均一性をもたなければならず，治療Cを評価したプラセボ対照試験の結果についても同様に統合するのに十分な均一性をもたなくてはならない.

　第2の仮定は類似性（similarity）である．治療効果に影響するような要因，いわゆる効果の修飾を起こす要因（effect modifiers）はすべて，対象となる試験で同じような分布をしていなければならない．これには，対象となるネットワーク上の試験で，患者特性や試験のセッティング，追跡および評価されたアウトカムなどの臨床的な要因が類似したものとなっている必要があるということである．加えて，各試験は方法論的にも類似している必要がある.

　妥当性を担保するための最後の仮定は一貫性（consistency），すなわち，直接比較と間接比較のエビデンスが一致することである．これは，直接比較による推定値と，間接比較による推定値を統合する前に，事前に確認される必要がある.

3 ｜ 副作用の調査

　前述のとおり，既存の治療における有害作用または望ましくない作用の評価は，メタアナリシスの重要な応用の対象である．医薬品と関連する有害事象はたびたび，ありふれていないイベントであることが多く，評価が難しい問題である．特に，通常の市販前

のランダム化試験では，まれな有害事象の発生に関する有用な情報を得るためには患者数が少なすぎる（p.38，第 3 章を参照）．同様に，個別の試験は，特定の疑問を解決するのに十分な検出力がないこととなる．メタアナリシスは，有害事象を評価するための検出力を高めるという利点をもつ．

4 | 患者のサブグループ間で異なる効果 （事例 19.1 参照）

抗うつ薬の添付文書には，治療中の小児および青年における自殺のリスクの上昇に関する警告が記されているものがある．成人における同様のリスクを評価するために，FDA は個人レベルのデータに基づくメタアナリシスを行った．12 種類の抗うつ薬を製造販売している 8 つの企業は，成人における何らかの適応症に対して実施された，1 群当たりの対象者が 20 人以上のすべての二重盲検ランダム化比較試験のデータを提出するように求められた．薬剤の反応が認められる患者に限定された試験（ランダム化治療中止デザインなどを用いた試験）は除外された．

企業は，割り付けられた治療の二重盲検の期間中に報告された有害事象について，テキスト文字列を使用して電子データベースを検索するよう求められた．偽陽性として誤って検出されたものを除いて，すべてのイベントが潜在的に自殺に関連するものとして検討された．対象となるイベントは，企業によって判定された．

イベントは，次の 7 つの互いに排他的なカテゴリに分類された．1. 自殺完遂，2. 自殺企図，3. 切迫した自殺行動に向かう準備行為，4. 自殺念慮，5. 自殺意思不明の自傷行動，6. 情報不十分（致死），7. 情報不十分（非致死）．主要アウトカムは自殺念慮またはそれより悪い状態（カテゴリ 1，2，3，4）であった．副次的なアウトカムは自殺行動（カテゴリ 1，2，または 3）とされた．

解析は，試験について条件付けを行った（すなわち，試験によって層別した），条件付きロジスティック回帰，正確な層別解析の方法（exact stratified methods），Mantel-Haenszel 法，Bayesian 法，非条件付きおよび変量効果ロジスティック回帰を用いてオッズ比およびリスク差を計算した．これらの複数の方法による解析で，使われた統計手法の違いによる結果の頑健性も評価された．また，自殺のリスクに対する年齢の影響を評価するために，年齢および年齢と治療の交互作用を含めたモデルでの解析も行われた．

解析は，372 試験，合計 99,231 人を含んだ．試験のほとんどは未出版のものであり，出版された試験においても，論文中には自殺に関する情報はほとんど含まれていなかった．

すべての解析方法から，おおむね類似した結果が得られた．適応症が非精神神経系の参加者では，自殺行動および自殺念慮は極めてまれであった．適応症が精神神経系の参加者では，自殺の相対リスクは治療と関連し，年齢により異なるという結果であった．25 歳未満の参加者で相対リスクは増大し，25 歳以上 64 歳未満ではほとんど影響はなく，65 歳以上ではリスクは減少した．

このメタアナリシスは，ある薬物クラスが，まれではあるが重篤なアウトカムのリスクを増大させるかどうか，また，曝露された対象者の特性によってその影響が変化するかどうかを評価するために，複数の企業が実施した多数の薬剤についての多くのランダム化比較試験からの個人データを収集し管理する上で，費やされたエフォート，また，規制当局がなすべきことを示したよい事例であるといえる．このメタアナリシスから，有害事象を高リスクで発生させるサブグループを同定するために，個人データに基づくメタアナリシスの有用性が示された．加えて，個々の試験で対象のアウトカムが事前に規定されていない，または，文献中にも報告されていない場合に，どのように有害事象を中央判定をすべきかのプロセスも明示された．

事例19.1　成人を対象とした抗うつ薬の臨床試験における自殺のリスクの評価：米国食品医薬品局(FDA)に提出されたデータの解析 (Stone ら, 2009)

背 景

- 抗うつ薬の添付文書では，治療中の小児および青年で自殺のリスクが高くなることに関する警告が記載されている．
- 成人におけるリスクは不明である．

問 題

- 抗うつ薬に曝露された成人における自殺のリスクはどうか．

方 法

- 個人データに基づくメタアナリシス．
- FDA は抗うつ薬の製造販売企業に，その製品に関してのこれまでに完了したすべての二重盲検ランダム化比較試験の個人データを提出するように求めた．

結 果

- 適応症が非精神神経系疾患の患者では，自殺行動および自殺念慮は極めてまれであった．
- 適応症が精神神経系の患者では，異なる年齢群の治療に関連する自殺の相対リスクは異なった．すなわち，リスクは若年成人群で高く，高齢者群で低かった．

強 み

- このメタアナリシスは，有害事象が発現するリスクの高い患者のサブグループを同定する上での個人データに基づくメタアナリシスの有用性を示した．また，個々の試験で対象となるアウトカムが事前に規定されていない，または文献中にも報告されていない場合に，どのように有害事象の中央判定をするべきかのプロセスについても明示された．

限 界

- 自殺のリスクは，対象となった試験において，事前に規定された評価項目ではなかった．

重要なポイント

・この事例により，ある薬物クラスが，まれではあるが重篤なアウトカムのリスクを増大させるかどうか，また，曝露された対象者の特性によってその影響がどう変化するかを評価するために，複数の企業が実施した多くのランダム化比較試験からの個人データを収集し管理する上で，費やされたエフォート，また，規制当局がなすべきことが明確に示された.

■ 有害シグナルを早期に検出するための方法としての累積メタアナリシス（事例 19.2 参照）

ある著明な研究グループが，累積メタアナリシス（cumulative meta-analysis），すなわち，新規の臨床試験の結果が出版されるたびにそれを加えた新たなメタアナリシスを行い，エビデンスを更新していくことを定期的に行うことを提案している．累積メタアナリシスは，安全性シグナルを早期に検出するための方法として用いることができる．ロフェコキシブ〔シクロオキシゲナーゼ-2（COX-2）阻害薬〕は，心血管系の有害作用により，2004 年 9 月に販売が中止された．市場から撤退する前に，ロフェコキシブの有害作用に関する頑健性のあるエビデンスが得られるかどうかを調べるために，ランダム化比較試験の累積メタアナリシスが実施された．著者らは，文献データベースと FDA の関連するファイルを検索し，慢性筋骨格障害の患者を対象としてロフェコキシブと他の NSAIDs またはプラセボを比較した試験をすべて組み込んだ．主要アウトカムは心筋梗塞とした.

著者らは，18 件のランダム化比較試験を対象として累積メタアナリシスを行い，2000 年の終わり（販売中止の 4 年前）の時点での相対リスクは 2.30（95 % 信頼区間 1.22, 4.33），さらに 1 年経過後の相対リスクは 2.24（95 % 信頼区間 1.24, 4.02）という結果が得られた．著者らは，相対リスクは対照治療の種類（プラセボ，ナプロキセン以外の NSAIDs，もしくはナプロキセン），または試験期間に応じて異なるというエビデンスを認めなかった．ロフェコキシブの有害な心血管系作用は，累積メタアナリシスを用いていれば，実際には数年早く検出されており，適切な措置が取られていたと結論した.

安全性シグナルを評価するための累積メタアナリシスにも，従来のメタアナリシスと同様の潜在的な方法論的問題がある．第 1 に，臨床的に均一でない試験を統合することの妥当性である．例えば，先述の例では，著者らは，かなり異質な対照治療（プラセボ，ナプロキセン，またはナプロキセン以外の NSAIDs）による試験の結果を統合している.

第 2 に，対象となる介入について，その他の適応症に対して，同じ有害事象を評価した試験を除外したことの妥当性についても疑問が残る．例えば先の例では，慢性筋骨格

痛を評価した試験にのみ着目し，アルツハイマー病を評価した試験を除外している．後者のような試験を組み入れていたら，早期のシグナルは消失していたであろう．

第3に，有効性および安全性を同じ方法論的基準によって評価すべきかどうかという問題がある．有効性について，累積メタアナリシスでは，共通のデータを含むデータセットを繰り返し評価することで，偽陽性を生じ得るため，p 値を調整すべきである．一方で，安全性を評価する場合，p 値は有効性の評価に対する値と同じでなくてよいとする議論がある．

第4に，累積メタアナリシスによって早期のリスク検出が系統的に可能であるかどうかは不明である．まれな有害事象，あるいは曝露を受けた後に時間を置いて起こるような有害事象については，臨床開発中に実施されるランダム化比較試験では認められないことがある．したがって，累積メタアナリシスにより常にリスクが早期に検出されると期待できるわけではない．

事例19.2 　心血管イベントのリスクとロフェコキシブ：累積メタアナリシス
（Juni ら，2004）

背 景

- シクロオキシゲナーゼ-2（COX-2）阻害薬，ロフェコキシブは心血管系有害作用により市販が中止された．

問 題

- ランダム化比較試験の累積メタアナリシスによって，市場からの撤退前に，ロフェコキシブの有害作用に関するエビデンスを示すことができたか．

方 法

- 著者らは，文献データベースおよび FDA のファイルを検索し，慢性筋骨格障害の患者を対象としてロフェコキシブとほかの NSAIDs またはプラセボを比較したランダム化臨床試験をすべて対象とした．評価したアウトカムは心筋梗塞であった．

結 果

- ロフェコキシブの有害心血管作用は，実際には数年早く特定できた．

強 み

- 累積メタアナリシスによって，従来のメタアナリシスよりも早くリスクを検出できる．

限 界

- 臨床的に均質でなかった試験を統合することの妥当性．著者らは，かなり異質な対照治療（プラセボ，ナプロキセン，およびナプロキセン以外の NSAIDs）を用いた試験を統合している．
- 著者らはアルツハイマー病を評価した試験を除外した．今回の事例では，それらの試験を組み入れていた場合，早期のシグナルは消失していただろう．

重要なポイント

・累積メタアナリシスは医薬品の安全性を評価するためのツールとなる.

■ 同じ適応症に対する治療法の間接比較および同時評価

ネットワークメタアナリシスを用いて, 大うつ病に対する新世代抗うつ薬の有効性および忍容性が評価された. このメタアナリシスの著者らは, 12種類の新世代抗うつ薬を比較したランダム化比較試験を含むメタアナリシスを行った. 全体として, 直接比較・間接比較のエビデンスは一貫していた. 著者らは, すべての抗うつ薬が等しく有効であるとは限らず, 忍容性も等しく良好であるとは限らないとしている. また, 有効性および忍容性について12種類の抗うつ薬を対比較したマトリックス表を提示し, 有効性と忍容性のそれぞれについて, 対象薬剤を順位付けした結果を報告した.

当然ながら, この手の研究は多くの注目を集めた. 大きな批判の1つは, プラセボ対照試験のデータを除外したこと, 複数の用量が評価された場合に1つの用量群のみを含めたことで, 抗うつ薬の順位付けに影響する選択バイアスが引き起こされる可能性があった点である. 実際, この研究で得られた順位は, ほかの研究において得られた順位とは異なっていた.

5 ｜ FDA の規制上の役割

近年, FDAはある薬剤の使用に関連した有害事象の評価にメタアナリシスを用いている. これらのメタアナリシスの結果が, 実際に, 製品表示の記載の変更を要求する規制上の判断の根拠として利用されている.

抗うつ薬と先述の自殺と類する例の1つとして, 抗てんかん薬と自殺の潜在的な関連についてレビューをするために, FDAは抗てんかん薬の製造販売を行う企業に, これまでに行われたすべてのプラセボ対照比較試験のデータを提出するように要請した. FDAは11種類の抗てんかん薬に関する199件のプラセボ対照試験をレビューし, 自殺行動または自殺念慮を経験した患者は, プラセボ群の患者と比較して抗てんかん薬群の患者のほうが1,000人当たり1.9人 (95%信頼区間:0.6, 3.9) 多いことを認めた. この結果に基づき, FDAは抗てんかん薬の製造販売を行う企業に, 短期間の使用の適応薬を除き, 自殺思考または自殺行為のリスク増大に関して製品表示に新たな情報を加え, このリスクについて患者が理解するのを助けるためにメディケーションガイドを作成するように求めた. なお, アウトカムがまれであることから, 複数の化合物および適応症の間でデータを統合することは不可欠であった.

メタアナリシスは, 承認された薬剤の製品表示の記載を変更または改訂する際の判断

の根拠に利用され，ときには，薬剤の販売・使用を継続してよいかという問題に対するエビデンスも与える．

将来への展望

メタアナリシスは治療や政策指針の策定においてますます重要な役割を果たすようになっている．しかし，メタアナリシスにはさらなる研究が必要とされる領域がある．

1つは，医薬品開発の段階において，安全性を評価する方法論に関連する問題である．特に，多重性をどのように取り扱うべきかという問題は，解決されていない．医薬品開発の段階においては大量の有害事象がルーチンで集められるため，その評価にはある意味での多重性が生じる．また，開発過程の試験が終了するたびに累積メタアナリシスを更新する方策を採る場合，（たとえ本格的な検定のためにイベントを事前に決めていても）検定の繰り返しによって多くの偽陽性シグナルを生じ得る．折衷案的な調整法は提案されているものの，これらは主に p 値に焦点を当てた方法であり，効果の大きさや対象となるイベントの臨床的な重要性についての直接的な検討を無視したものである．

メタアナリシスにおいて，結果の異質性が存在するときに，製造販売を行う企業または規制当局の立場から，どのように対応すべきかという問題もまだ解決されていない．試験間で結果の異質性がほとんどない，またはまったくない場合には，メタアナリシスによるエビデンスは積極的に受け入れられるだろう．一方，説明できない本質的な異質性が存在する場合は，メタアナリシスの結果をどのように扱うかは難しい．一部の試験で有害な作用が認められ，ほかの試験からはまったくそのような作用が認められなかった場合，その結果をどのように解釈すべきか．これは単純にすべての試験で有害な作用は認められないが，一部の条件下で有害な作用があることを示唆しているのか．あるいは，単にランダムなバラツキを反映しただけの結果なのか．また，このような結果の異質性が認められた場合，何らかの対策をとるための基準は，有効性のエンドポイントと安全性のエンドポイントで異なるかもしれない．しかしながら，そのような状況で評価を行うためには透明性のある基準を設定する必要がある．

政策および臨床的な意思決定の関心の対象は，比較有効性（comparative effectiveness）の方向に移ってきているため，研究の方針をどのように策定するかも難しい問題である．原則としては，対象となる適応症に対する全ての薬剤（または治療法）での直接比較を行うことが望ましい．間接比較を行う上での妥当性を担保するための原則については先述のとおりである．しかし，実際の研究を実施するような条件下で，間接比較メタアナリシスとネットワークメタアナリシスがいずれも妥当かつ有用である条件を，具体的に探索するような研究は，まだこれから行う必要がある．間接比較の結果は，常にではない

ものの，直接比較の結果と一致することが多い．"head-to-head"の比較ではない間接比較の情報を，どのように，また，どのようなときに組み入れるかについては，さらなる実証的研究が必要とされる．

最後に，まれであるが重大な有害事象を評価するために，非実験的な観察研究をメタアナリシスに組み入れることはほとんど不可欠である．新薬の承認申請のために実施された臨床試験の対象集団は，承認後に薬剤が使用される集団とは異なる傾向があるため，開発中に行われた安全性評価は，実際の臨床現場で行われた研究によって補完される必要がある．開発中の研究はサンプルサイズにも制約がある傾向があるため，まれではあるが重大な有害事象のリスクを評価するために大規模な集団を評価することが必要となる．

重要なポイント

- メタアナリシスは，慎重に行えば，研究間の結果の変動を説明する要因を同定でき，また，総合的な効果の指標を推定できる強力な手法である．
- 異なる試験デザインおよび試験対象集団間でエビデンスを統合することは，より一般化可能な結果を与えるものと考えられる．
- 出版バイアスおよび統合される研究のデザインに不備がある場合，メタアナリシスの解釈は慎重に行うべきである．
- 間接比較やネットワークメタアナリシスのようなメタアナリシスを拡張した手法は，より多くのデータに基づいて行われるため，治療の評価に関する推定をより強力なものにする可能性がある．
- メタアナリシスは，医薬品の安全性評価においてますます重要な役割を果たすようになっている．

参考文献

- Bradburn MJ, Deeks JJ, Berlin JA, Russell LA (2007) Much ado about nothing: a comparison of the performance of meta-analytical methods with rare events. Stat Med 26: 53–77.
- Bucher HC, Guyatt GH, Griffith LE, Walter SD (1997) The results of direct and indirect treatment comparisons in meta-analysis of randomized controlled trials. J Clin Epidemiol 50: 683–91.
- Cochrane Collaboration (2010) The Cochrane Collaboration's tool for assessing risk of bias. Available from: URL: http://www.ohg.cochrane.org/forms/Risk%20of%20bias%20assessment%20tool.pdf
- Colditz GA, Burdick E, Mosteller F (1995) Heterogeneity in meta-analysis of data from epidemiologic studies: a commentary. Am J Epidemiol 142: 371–82.
- DerSimonian R, Laird N (1986) Meta-analysis in clinical trials. Controlled Clin Trials 7: 177–88.
- Dias S, Welton NJ, Caldwell DM, Ades AE (2010) Checking consistency in mixed treatment comparison metaanalysis. Stat Med 29: 932–44.
- Greenland S (1994) Quality scores are useless and potentially misleading. Am J Epidemiol 140: 300–1.
- Higgins J, Green S.Cochrane (2009) Handbook for Systematic Reviews of Interventions Version 5.0.2. Available from: URL: www.cochrane-handbook.org.
- Juni P, Nartey L, Reichenbach S, Sterchi R, Dieppe PA, Egger M (2004) Risk of cardiovascular events and rofecoxib: cumulative meta-analysis. Lancet 364: 2021–9.

- Juni P, Witschi A, Block R, Egger M (1999) The hazards of scoring the quality of clinical trials: lessons for metaanalysis. JAMA 282: 1054–60.
- Liberati A, Altman DG, Tetzlaff J, Mulrow C, Gotzsche PC, Ioannidis JP, et al. (2009) The PRISMA statement for reporting systematic reviews and meta-analyses of studies that evaluate health care interventions: explanation and elaboration. Ann Intern Med 151: W65–W94.
- Light RJ, Pillemer DB (1984) Summing Up: The Science of Reviewing Research. Cambridge, MA: Harvard University Press.
- Song F, Loke YK, Walsh T, Glenny AM, Eastwood AJ, Altman DG (2009) Methodological problems in the use of indirect comparisons for evaluating healthcare interventions: survey of published systematic reviews. BMJ 338: b1147.
- Stone M, Laughren T, Jones ML, Levenson M, Holland PC, Hughes A, et al. (2009) Risk of suicidality in clinical trials of antidepressants in adults: analysis of proprietary data submitted to US Food and Drug Administration. BMJ 339:b2880. doi: 10.1136/bmj.b2880.:b2880.
- Sterne JAC, Egger M, Smith GD (2001) Investigating and dealing with publication and other biases in meta-analysis. BMJ 323: 101–5.
- Sweeting MJ, Sutton AJ, Lambert PC (2004) What to add to nothing? Use and avoidance of continuity corrections in meta-analysis of sparse data. Stat Med 23: 1351–75.

第20章 服薬アドヒアランス研究

はじめに

　この章では，薬剤疫学研究におけるアドヒアランス測定の重要性，服薬アドヒアランスを測定する方法，アドヒアランスを測定したときに生じる方法論的課題，およびこの分野に関する将来の方向性について述べる．この章では多くの薬物−疾患の例を示すが，最近のアドヒアランス研究の最前線にあることから，特に HIV 疾患に対する抗ウイルス療法の例に焦点を当てる．

　全患者のうち半数もの患者が処方されたとおりに薬剤をすべて服用しておらず，その結果，回避可能な入院にかかるコストは 1,000 億ドルを超えると推定されている．しかしながら，正確なアドヒアランス測定手法が研究および医療現場で用いられない限り，正しく評価することは難しく，十分な対処もなされないままであろう．

　対象となる行動を記述するために用いられる定義はわかりにくい．コンプライアンスは，「処方されたレジメンに患者の服薬履歴が従う度合い」として定義されている．患者が受動的に「従う」という概念は，その課題に対して一方的に判断する枠組みを押し付けているかもしれない．したがって，アドヒアランスという用語がコンプライアンスという用語に取って代わっている．アドヒアランスは，治療のための連携を意味し，患者は医療提供者の治療方針を積極的に実践することとなる．

　アドヒアランスは，患者が実際に薬剤を服用するまでのいくつかの段階を包含する．受容（acceptance）とは，処方薬の初期の導入段階を指す．持続（persistence）とは，患者がレジメンに従う期間の長さを指す．遂行（execution）とは，患者が治療導入期間中に処方されたレジメンに従う程度を表す．これらの段階のいずれかを実行できないと，ノンアドヒアランスが生じる．これらの用語は，おそらく薬剤費を理由に決して調剤を受けないような患者は，時折服薬を忘れる患者とは異なり，また，治療開始当初は服薬していたものの時間とともに服薬を中止した患者とは異なるという事実を強調する．ある期間の薬剤の平均消費率に基づいて，これら3種類の患者をアドヒアランス不良者として定義することは，それぞれの治療アウトカムが異なるかもしれず，また，アドヒアラン

スを改善するために異なる介入を要する可能性を無視するものである.

　処方された薬剤を指示どおりに服用することに関係する実際の行動は,それぞれの段階を考慮することでさらに複雑になる.これは,アドヒアランスに関する研究において遭遇する多くの限界の1つであり,アドヒアランスを測定し,向上させる試みが難しい理由の1つでもある.それにもかかわらず,アドヒアランスを測定し,解析するための実用的なアプローチが開発されている.種々のアプローチの有用性と残された課題について考察する.

薬剤疫学研究が取り組むべき臨床的問題

　アドヒアランスの測定は,薬剤の有益および有害な作用に関する研究を解釈する際に生じるいくつかの問題に対処するのに不可欠である.ランダム化比較試験において,アドヒアランスは試験のアウトカムおよび薬剤の有効性と安全性の推定に影響する重要な因子となり得る.アドヒアランスが不良であれば,試験薬の有効性が過小評価されることになる.さらに,薬剤が服用されない場合に毒性は生じ得ないため,アドヒアランスの情報によって毒性の発生率をより正確に評価できる.臨床試験参加者であっても,常に完全なアドヒアランスを期待できるわけではないため,アドヒアランスの測定により,当該薬剤の無効の理由が薬剤の効果がなかったためか,服用されなかったためかを知ることができる.

　臨床試験ボランティアはおそらく,医療現場で治療された患者より服薬に対して動機があるものと思われる.したがって,薬剤の有益性および毒性に関する観察研究におけるアドヒアランスの測定は臨床試験よりさらに重要である.その上,観察研究でのアドヒアランス評価は,人工的な臨床試験の環境よりも臨床現場の集団におけるアドヒアランスのより現実的な推定値を与える.また,アドヒアランスは有効な薬剤で管理されている慢性疾患の治療アウトカムを決定する主要な要因であるため,アドヒアランス自体が薬剤疫学研究の焦点となり得る.

　ノンアドヒアランスは患者の意思により,あるいは意思によらず生じる.過去数十年間の観察研究から,アドヒアランスに対するの多くの潜在的な障壁が特定されている.これらは,患者レベルの要因,制度レベルの要因,および薬剤に特異的な要因として分類できる.患者レベルの障壁としてよくみられるものは,飲み忘れ,副作用を避けるための服用不遵守,うつおよび社会的支援の欠如といった心理社会的要因である.制度レベルの障壁としてよくみられるものは,調剤者からの薬剤の調達困難や散発的な薬剤入手不可能(「在庫切れ」)がある.薬剤に特異的な障壁としてよくみられるものは,服薬頻度および副作用である.観察下にある患者の服用漏れは臨床試験の参加者と同じ理由

で生じるが，彼らは臨床試験ボランティアとは異なるため，信頼性の欠如や動機付けの不足によっても影響を受けるかもしれない．さらに，患者は，さまざまな理由で処方どおりに服薬するかどうかを服薬のたびに決定する可能性がある．例えば，患者は特定のタイミングで副作用を避けるために間欠的に服薬することがある（例えば，公共交通機関を利用する必要があるときの下痢の回避）．さらに，アドヒアランスは経時的に低下し，市販後観察研究において一般的な臨床試験に対してより長い期間患者を追跡した場合に服薬疲れ（pill fatigue）が認められることがある．このため，観察デザインでのアドヒアランス研究からは，臨床試験では入手できない特有のデータを得ることができる．

　服用不遵守は一般的なアドヒアランスの問題であるが，過剰服用も一部の状況下で問題となることがある．一例として，抗凝固のためのワルファリンがあげられる．もちろん，不十分な疼痛緩和または嗜好目的のために，患者は疼痛治療のために処方された鎮痛薬を余分に服用することもある．

　アドヒアランスは患者の臨床アウトカムの評価のために重要であるだけでなく，公衆衛生上，特に感染症において影響を及ぼす．結核やHIVにおいて，ノンアドヒアランスは治療抵抗性病原生物を選別することにより疾患自体を変化させる．これらの疾患は伝染性であり，また，耐性の伝播が確認されているため，個人に対するノンアドヒアランスの測定およびノンアドヒアランスを改善させるための介入は公衆衛生上極めて重要になる．

　アドヒアランスの測定は，期待される臨床アウトカムを得るために服用しなければならない薬剤量の閾値を決定するためにも有用である．例えば，高血圧では，処方された薬剤の80％の服用が許容できる基準である．しかし，HIVでは，この基準は治療を成功させるには不十分であることが多い．残念ながら，ほとんどの薬剤および疾患に関して，そのような詳細な情報はない．したがって，患者には処方された薬剤を正しい用法・用量でできるだけ服用するよう奨励することを目標とすべきである．

薬剤疫学研究が取り組むべき方法論的課題

1 │ アドヒアランスの測定における課題

　薬物療法に対するアドヒアランスの測定のゴールドスタンダードは，直接監視下治療である．しかしながら，この手法はコントロールされた環境下での新薬の投与といった，限られた状況下でのみ現実的である．アドヒアランスに関する医療提供者の予測は，通常単なる見込みにすぎず，用いるべきではない．また，目立たないように行わない限り，対象者がアドヒアランスを監視されていることを認知することで，測定対象の行動に影

響を及ぼす危険がある（すなわち，ホーソン効果）．さらに，日常活動を記録することは，患者が自身のノンアドヒアランスに気づいているか否かに関係なく，負担となる．したがって，アドヒアランスの測定にあたっては，さまざまな患者が1日に数回行う日常行動を評価するための独創的な手法を必要とする．

2 | アドヒアランスデータの解析における課題

　一度アドヒアランスが測定されると，データ解析への最適な手法が中心的な課題となる．臨床試験においてアドヒアランスについて結果を調整することは，実薬またはプラセボのいずれが投与されたかにかかわらず，アドヒアランス自体がよりよい健康アウトカムと関連するという事実によって複雑になる．例えば，Beta-Blocker Heart Attack Trial（BHAT）という心筋梗塞後のプロプラノロールの投与に関するランダム化二重盲検プラセボ比較試験で，アドヒアランス良好な患者に対するアドヒアランス不良な患者の死亡オッズ比は，実薬群内とプラセボ群内で同じであった．おそらく，プロプラノロールかプラセボかに関係なく，服薬アドヒアランスはほかの死亡と関連する因子（例えば，生活習慣）と強く関連したものと考えられる．このような状況は特に，食事や運動のようなほかのコントロールされない因子がアウトカムの決定に役割を果たす場合に生じる．

　その他の解析上の課題として，アドヒアランスの測定期間および時期があげられる．アドヒアランス行動は経時的に変化する．したがって，長期治療では，観察期間のうち一部の期間でアドヒアランスが良好で，別の期間にはアドヒアランスが不良となることがある．例えば，HIV療法中の患者は生涯にわたる治療レジメンに従って処方を受ける．ある1年間で，最初のアドヒアランスは最後の12週間のアドヒアランスとは異なることがある．単純に，全治療期間のアドヒアランスを合計することで，一連の治療に対するアドヒアランスの平均が求められる．しかし，短期間のノンアドヒアランスはアウトカムに大きな影響を及ぼし得る．さらに，どの期間を選択しようと，その期間中のアドヒアランスデータはさまざまな方法で集計可能である．最も単純な服薬の割合は，臨床的に最も重要な指標とはいえないこともある．薬物動態および薬力学特徴に応じ，服薬をしていない期間の長さやアドヒアランスの経時的な変動のほうが重要となるかもしれない．この現象を解析する際の重要な論点は，アドヒアランス測定間隔の長さを定義すること，治療アウトカムに関係すると考えられる測定期間を決定すること，および対象となる基準値を定義することである．

　さらに，高血圧や結核のような多くの疾患は併用療法によって治療される．これらの薬剤の効果は多くの場合，併用下で研究されるが，薬剤間での異なるアドヒアランスに対する重み付けについては困難である．

利用可能な解決策

1 │ アドヒアランスの具体的な測定方法

■ 自己報告

　服薬アドヒアランスの自己報告は，単純で，相対的に安価，実行可能，かつ医療現場でよく用いられている．自己報告についての情報は，電話や面談，あるいは紙，もしくは電子的な調査法により得られる．自己報告に基づくアドヒアランスに関して，数種の方法の妥当性が確認されている．成人 AIDS 臨床試験グループ（Adult AIDS Clinical Trials Group）の測定尺度では，過去 4 日間の服薬漏れ，週末における服薬漏れ，最後の服薬漏れ，食事指導に対するアドヒアランスに関して被験者に質問する．HIV 患者の大規模コホートにおいて検証され，ほかの薬剤でも使用されている単純だが，包括的な測定尺度には，Simplified Medication Adherence Questionnaire（SMAQ）がある．SMAQ は，過去 24 時間，過去 1 週間，前週末，過去 3 ヵ月間の服薬忘れまたは不注意な服薬，および服薬漏れに関する特異的な質問を含む．ほかの研究ではビジュアルアナログスケールのような単一尺度が用いられ，参加者は，0％から 100％までの直線上に最近の所定の期間に服用した薬剤の量を示す位置を記すよう求められる．さらに，それ以外の研究では，参加者は服用した薬剤の量を数値として推定するように求められる．これらの方法は，読み書きの能力の高い参加者に対しては自己記入法で行うことができ，面接者により行うこともできる．しかしながら，いずれも服薬漏れを思い出す患者の能力による限界があり，社会的望ましさ（きまりの悪さを避けるために医師の指示に従っていると報告すること）によって偏りが生じる．社会的望ましさは，「指示したとおりの時間に服薬することが時折難しいことは承知しています」というように許容することを述べることにより低減できる．

　単純な面接法は，言語の壁，読み書きの能力，面接者の時間，社会的望ましさ，および複雑なレジメンや薬剤名の伝達が困難なことなどの複数の因子によって制限を受ける可能性がある．音声・コンピュータ支援自己面接（audio computer assisted self-administered interview；ACASI）の使用により，これらの障壁を低減できる．ACASI は指示および質問を読み上げる音声を用い，読み書き能力の低い参加者を支援するために薬剤の高解像度写真を含めることができる．経験的データから，コンピュータにより支援された自己報告によるアドヒアランスの過大評価はより少なそうではあるが，誤った思い出しの問題は排除されないことが示唆されている．

■ リフィル*データ

　さまざまな慢性疾患におけるアドヒアランスを測定するために，薬局のリフィルデータが広く用いられている．質の高い薬局のリフィルデータは，その正確性に対する肯定的および否定的なインセンティブを前提としてなり立っている．リフィル処方箋を調剤した上で記録をしない場合，調剤者はその薬剤に対する償還を受け取ることができない．リフィルを処方箋には記録したものの調剤しない場合，調剤者は詐欺罪に問われることになる．自己報告とは異なり，薬局リフィルによる測定はごまかしが生じにくく，不十分な想起による偏りもなく，コンピュータ記録から得られ，そして，後ろ向きに評価できる．

　アドヒアランスに関する薬局リフィルでの測定では，実際の服薬行動を評価することなく，所定の期間に患者が保有している薬剤を平均量または1日量のいずれかとして推定する．そのため，期間中に服薬漏れのあった時期に極めて重要な意味がある場合には用いることはできない．しかしながら，この方法はリフィルからリフィルまでの間の曝露測定が臨床的に重要である期間についての長期的な薬物治療に対するアドヒアランスの妥当な尺度である．例えば，アドヒアランスのtime-to-refill（リフィルまでの時間）での測定値はHIVウイルス量の変化や高血圧の変化と関係する．さらに，この測定値は，自己報告されたアドヒアランスデータに対する追加情報となる．抗レトロウイルス療法の研究において，アドヒアランスを100％と自己報告した患者の治療反応はリフィルによるアドヒアランスに依存した変化を示した．予測どおり，リフィルに基づくアドヒアランスの高い患者の治療奏効率は高かったが，完璧なアドヒアランスを自己報告した患者には，治療奏効率について両方の群を含んでいた．

　このアドヒアランスの尺度は患者の薬剤保有量に基づいているため，患者のアドヒアランスの推定値の最大値が得られるだけである．この尺度は，単一の薬局でリフィル処方箋が調剤される場合，または，マネージドケア保険で用いられるようなデータリポジトリのように情報が一点に集積される場合に最も適している．アドヒアランスを測定するための薬局リフィルデータの正確性も，患者が薬剤を得るのに友人または家族のようなほかの入手方法，あるいは入院といった可能性によって制限され得る．また，処方された用量がモニタリング期間中に変更されることもある．特に，調剤者に対する依頼がなく自動的にリフィルが患者に郵送される場合，この尺度は有用でない．

　アドヒアランスに関する薬局リフィルによる尺度は，いくつかの異なる定義が示され，用いられている．それぞれのアプローチは，新たなリフィルが得られるまでに前の投薬瓶の全服用量が消費されていると想定している．さらに，最初の処方箋のリフィルで長期使用のための薬剤が処方される必要がある．最もよく適用される手法では，次の数式を用いて当該期間中の服薬率が計算される：調剤日数／（最後のリフィル日－最初のリ

＊：米国などの処方箋では，1枚で一定期間医師の再診なしに薬局で複数回薬を受けとること（リフィル）ができるものがある．

フィル日）．これ以外に，入手したリフィル調剤の回数を当該期間に想定されるリフィル薬剤の回数で割ることによって計算する，あるいはアドヒアランスの空白期間としてリフィル間隔の超過期間を計算する手法がある．計算は容易であるが，単純な尺度ほど有用性は限定的である．例えば，1ヵ月分のリフィルの調剤回数を追跡調査期間の月数で除したものは，短い期間では使用することが難しい．さらに具体的には，3ヵ月のリフィル間隔を評価する場合，30日分のリフィルが3回予測される．この状況下で，アドヒアランスは100%（3/3），66%（2/3），33%（1/3），または0%（0/3）としてのみ分類され得る．最終リフィルに1日遅れで戻った患者は66%のアドヒアランスとして分類される．この問題は，リフィルまでの時間に基づく手法で対応できる．3ヵ月間にわたって1回30日分の調剤で3回のリフィルが予測されると，患者のアドヒアランスは90/91，つまり99%となり，66%よりも実際の薬剤消費をよりよく反映する．この尺度はより精度の高い予測をもたらし，HIV疾患のアウトカムのように66〜100%のアドヒアランスが極めて重要である場合，特に有用であるといえる．この問題は，評価間隔が長くなるほど重要ではなくなる．

リフィルに基づいた尺度は，必ずリフィルされない問題に対処しなければならない．この測定法では調剤日数を決定し，その後，対象となる期間で割る必要がある．しかし，患者が服用を中止したときは，中止日の記録は不正確，あるいは入手できない．このシナリオでは，期間の終了時点となる最終リフィルの日付を人為的に割り当てる必要がある．可能な手法には，最終リフィル日を追跡終了時または最終リフィル後のある固定時点に設定することが考えられる（例えば，1ヵ月分の調剤に対して2ヵ月後）．いずれの方法を選択しようと，この人為的な中止日に異なる時点を振ったときの感度分析が，結果の頑健性を評価するのに重要である．

■ 残薬数（Pill counts）

アドヒアランスは薬剤数によっても測定することが可能である．残薬数は，使用された調剤日数分を観察日数で割ることによってアドヒアランス率が算出される点において，薬局リフィルデータと類似している．リフィルデータと同様，残薬数によって薬剤が実際に服用されたかどうかということや服薬パターンを決めることはできない．しかしながら，残薬がある場合には，薬剤が服用されなかったという直接的なエビデンスとなる．錠剤数は，患者による誤魔化しの影響を受けやすく，残薬数を確認するための来院の途中で薬剤を「捨てる」ことは簡単であり，来院前に衝動的に行われる可能性がある．直接または電話による予告なしの残薬数の確認は，この種の誤分類を低減するための代替法である．

この方法の潜在的短所は，薬剤を計数するスタッフおよび薬剤の容器を持参する参加者のいずれにとっても時間をとる面倒なことであり，誤差の発生源が加わることとなる．

スタッフによって強化される正確さの重要性は，この尺度の妥当性の確保に必須である．

■ 服薬日誌

　前述の尺度では所定の期間に服用された薬剤の総量は得られるが，服薬漏れの時期や服薬時期に関する詳細は得られない．薬物動態および薬力学を踏まえると，1ヵ月のうち数日の服薬漏れは，それが連続して生じたか，あるいはその月の間に散発的に生じたかによって異なる結果をもたらす可能性がある．この特性は，アドヒアランスの分類にとって極めて重要であると思われる．服薬日誌は，参加者が服薬のたびに日時を記録し，食事とともに服用したか否かも記録する方法である．それらにより，ほかの尺度を用いて追跡することが難しいインスリンのような薬剤の結果を解釈するために重大な情報が得られる．

　服薬日誌はアドヒアランスの過大・過小報告が生じやすい．社会的望ましさは，患者に服用していないのにもかかわらず服用したという報告を誘導する．しかし，この誤魔化しの可能性は，詳細な虚偽の記録を作るという負担によって幾分低下する．実際，服薬のたびに記録するという負担は過小報告のリスクを増加させ，薬剤は日誌に記録されることなく服用され得る．

■ 電子服薬モニター

　電子服薬モニター（electronic drug monitors；EDMs）には服薬日誌と同じ長所があり，誤魔化し，飲み忘れや服薬データの記録漏れは生じにくい．複数のハードウェアオプションがあるが，すべての電子服薬モニターが，薬を取り出すために容器を開けるかブリスターパックを押し出すことによって起動される電子タイムスタンプ技術を用いている．データは，コンピュータにダウンロードされ解析される．長期にわたり実際に服薬することなく服薬したように記録するために，モニターを開閉しシステムを操作する患者はまれであると考えられる．EDMs は服薬日誌よりも過小報告による影響を受けにくく，それは処方された薬剤を服用すること以外に何かを行うよう患者に要求しないためである．さらに，EDMs は薬剤が容器内に保持されていなくとも服薬日誌として使うことができる．

　EDMs のパッケージには手間がかかる．薬入れ（ピル・ボックス）を使用できないことも多く，服用されるまでパッケージ中に薬剤がなければならない．したがって，アドヒアランスの過小評価が生じやすい（例えば，1週間分の供給量が容器から一度に取り出された場合，1回の服用とみなされる）．これ以外のこの手法の限界としては，モニターおよびデータを解析するためのハードウェアおよびソフトウェアを購入する費用があげられ，このため医療現場での使用は限定的である．

■薬物濃度

　血漿またはほかの組織中の薬物を検出することで，薬剤を服用したという証拠が得られる．しかしながら，アドヒアランスの測定に薬物濃度を使用することは，薬の処理過程（すなわち，吸収，分布，代謝およびクリアランス― p.52，第4章および p.322，第14章参照）が患者間でばらつくために制限される．また，これらの段階での患者間のばらつきが大きいほど，薬物濃度とアドヒアランスとの関係は弱くなる．さらに，コンパートメント（例：血漿）での半減期が短いと，短期間の使用についての情報しかとらえられない．そのため，この手法は測定から測定までの期間に打ち切りが生じるという問題による限界がある．

　毛髪中の薬物濃度を液体クロマトグラフィによって測定し，タンデム・マス・スペクトロメトリによって確認することは長期的な薬剤への曝露に関する有用な指標となり得る．例えば，抗レトロウイルス薬の毛髪中濃度からは過去数週間〜数ヵ月間の薬剤への曝露の平均値が得られるため，HIV ウイルス反応を予測する際に血清薬物濃度よりも有用である．毛髪中および血清中の薬物濃度によって測定された薬物曝露期間はヘモグロビン A1c と単回の血清グルコース測定値との関係と類似する．毛髪中濃度は非処方箋薬の乱用による曝露を測定するためにも用いられる．

　残念ながら，これらの分析の多くは市販されていない．さらに，その他の薬物については作用部位が異なるため，血清薬物濃度は重要尺度ではない．加えて，これらの分析は所要時間が短くない限り，臨床的に有用ではない．そして，それぞれの薬物に関する分析はおそらく利用できないため，併用レジメンの評価は難しい．また，それぞれの薬物濃度に差異があれば，アドヒアランスの分類も難しい．

　薬物濃度を評価する別のアプローチは，製剤に容易に追加でき，対象となる実際の薬物より容易に測定できるマーカー薬を使用することである．主な例として，臨床試験において服薬アドヒアランスを評価するために尿中代謝物薬物マーカーとして実薬中にリボフラビンを加えることがあげられる．蛍光分光分析法を用いてその濃度を評価する．もちろん，この戦略は，当該製剤が研究者の管理下にある状況（例：臨床試験）でのみ適当とされる．

■錠剤以外の製剤に対するアドヒアランス

　錠剤以外の製剤による薬物療法のアドヒアランスを確認するために，服薬日誌および自己報告を用いることができ，前述の同じ議論が当てはまる．ある特定の状況下では，錠剤以外の製剤によるアドヒアランスの測定に対しいくつか特有な課題が生じる．例えば，C型肝炎に対するペグインターフェロン注射剤による治療のアドヒアランスの測定は，薬局でのリフィル日およびリフィル時に調剤されたインターフェロンシリンジの本数を用いることが適している．これは，調剤日数が決まっている，そして／または，プレ

フィルドシリンジ製剤であることによる．しかし，インスリンの注射剤のように必要に応じて投与量を調節する可変用量で投与される場合，リフィルデータを用いたアドヒアランスの測定は妥当でないかもしれない．

　局所治療にも特有の課題がある．経皮的に吸収される貼布剤（例えば，ニコチン，テストステロン）に関して，調剤量は一般的に固定されているため，リフィルによるアドヒアランス測定は実行可能な選択肢の1つである．しかし，クリームや軟膏では，1回に塗布する量が治療される病変部位の大きさや体格またはその他の特性によって異なるため，現時点では，自己報告と治療日誌が唯一の現実的な選択肢である．

　定量噴霧式吸入器および点眼液には，EDMs が用いられている．このモニターでは包装の嵩がかなり増加する．しかし錠剤とは異なり，これらの製剤は包装容器から取り出すことはできない．そのため，モニター下の包装容器中に錠剤を保持する必要による患者負担はこれらの製剤では当てはまらない．

2 | 解析の問題
■ 臨床試験の解釈におけるアドヒアランスデータの使用

　臨床試験において，一般的に服薬漏れによって実薬の効果は低下し，プラセボとの比較で観察された差は小さくなる．この影響を補い，薬物曝露のバラツキに対処するため，臨床試験のサンプルサイズを大幅に増やすことがある．また，臨床試験におけるアドヒアランス不良を最小限にするため，導入期間（run-in period）を設けることがある（第16章参照）．

　ノンアドヒアランスが生じた試験を解析する際の標準的アプローチは，intention-to-treat に変わりない．このアプローチでは，バイアスが入ることを限定し，結果をより医療現場に一般化可能なものとする（p.364，第16章参照）．また，アドヒアランス良好者だけを含む部分集団に対して二次解析を行うことができる．残念ながら，生活習慣を変えることを薬物治療との併用介入としている状況下（例えば，うっ血性心不全の治療の試験）において，そのような部分集団に対する二次解析は生活習慣の変化による影響を上回る分の薬物による効果が引き出されるだけであり，薬物の有効性の正確な測定とはならない．最も重要なことは，ランダム化の利点が失われ，結果の解釈が難しくなることである．

　治療が奏効しない場合，試験の解析にアドヒアランスデータを含めることは特に重要である．奏効しない理由には，生物学的作用の欠如またはアドヒアランスの欠如が含まれるかもしれない．アドヒアランスが測定され奏効しない原因として確認されない限り，臨床試験の結果は部分的にしか有用でない．規制当局は，調査された適応症のアウトカムを改善することが認められた場合に，その適応症に対してのみ承認を与えるが，開発者にとっては，当該化合物がさらなる適応に向けた可能性があるかどうかを知ることも

重要である．例えば，Lipid Research Clinics Coronary Primary Prevention Trial において，冠動脈性心疾患イベントの発生率が，脂質レベルを低下させるコレスチラミンまたはプラセボ投与群のいずれかにランダムに割り付けられた高コレステロール血症の参加者で比較された．治療群の副作用の影響により，アドヒアランスはプラセボ群よりも低かった．低いアドヒアランスが治療群での脂質低下反応および心疾患イベントの減少を抑え，2群間で比較したイベント発生率の差はアドヒアランスが高い場合に得られたであろう差より小さくなった．アドヒアランスを測定したことにより，認容しがたい副作用の高い発現率がアドヒアランスを低下させ，そしておそらく，低い治療効果をもたらしたと判断できた．

■ アドヒアランスの時間変動性とアドヒアランス測定間隔

　アドヒアランスは動的現象である．したがって，患者をアドヒアランス良好または不良と分類する場合，対象となる時間間隔を規定をする必要がある．前述のように，長期にわたる薬物治療のアドヒアランスを分類するために，単一のアドヒアランス尺度を用いることは適切でないと考えられる．例えば，抗ウイルス療法中の患者は，わずか2週間治療を中断しただけでもウイルス学的無効を経験する可能性がある．しかしながら，1年間のアドヒアランスを集約した尺度を用いると，完全なアドヒアランスからのわずかな逸脱が示されるのみである（アドヒアランス良好な期間50週間／観察期間52週間＝96％）．一方で，1ヵ月間を選択した場合，11ヵ月間のアドヒアランスは完全であり，1ヵ月間のアドヒアランスが50％となる．このアドヒアランスの低い月は，96％のアドヒアランスより明らかに治療の失敗を説明することになる．

　アドヒアランス測定間隔の選択は，2つの重要な因子，薬物動態／薬力学とアドヒアランス測定の精度に依存する．半減期が短く，作用消失時間が短い薬物に対しては，半減期が長く，作用消失時間が長い薬物よりも短い測定間隔が臨床的により適していそうである．EDMs のような短期間についてのアドヒアランスを正確に評価できるアドヒアランス測定では，より短い測定間隔について算出可能である．対照的に，薬局リフィル尺度を用いる場合，評価できるのは予測される調剤間隔と同じ短い間隔のみである（例：30日間）．

　アドヒアランスとアウトカムとの関係は，抗レトロウイルス療法および経口避妊薬の事例でよく説明されている．リフィルデータにより，1年間という長いアドヒアランス測定間隔と30日間という短いアドヒアランス測定間隔が，抗レトロウイルス療法によるウイルス量の結果と関連することが示されている．直接的な比較では，90日間隔の（アドヒアランス）測定値は30日間隔の測定値よりウイルス量と強く関連することが明らかとなった．経口避妊薬では，連続2日間のノンアドヒアランスが容認できないほどの高い確率で治療の失敗をもたらす．

　残念ながら，大多数の薬剤に関して，適切なアドヒアランス測定間隔は不明である．糖尿病，高血圧，および高コレステロール血症のような慢性疾患におけるアドヒアランスの評価を最適化するために多くの研究が必要である．測定間隔の選択は研究目標に依存するが，一般的に短期間のアドヒアランスをモニターすることが望ましい．アドヒアランスの確認間隔が短いほど，アドヒアランスに対する障壁を容易に評価でき，速やかに介入を実行できる．しかし，このような利点がある一方で，アドヒアランス行動に関する正確性は低下する．実例として，極端な場合，時間間隔（測定間隔）を１日としたときの１回の服薬漏れによって，ある個人はアドヒアランス不良者として分類されることになる．そのような短い間隔は，明らかに生物学的に意義のあるアドヒアランスの状態を誤分類しやすい．しかし，対象となる薬剤の服薬アドヒアランスと治療アウトカムとの関係に関する情報がないとき，研究者は明確な指針なしに選択を行う必要がある．このような場合，アドヒアランスの測定間隔の選択は薬物動態および薬力学データに基づいて行うべきである（p.52，第４章参照）．

■アドヒアランスの測定尺度

　アドヒアランスを要約するための最も単純な手法は服薬率である．しかしながら，この測定尺度では潜在的に適切なアドヒアランスパターンはとらえられない．これ以外の手法，特に，EDMs およびリフィルデータでは（潜在的に適切なアドヒアランスパターンをとらえることが）可能である．EDMs では，毎回の服用時期が入手できるため，「時間どおりに服用した」服薬率，服用間隔の標準偏差，服用から服用までの最大時間差に加えて，ほかにも多くの測定値を算出できる．リフィルデータの測定尺度は利用可能な薬剤の割合か，またはリフィルの空白期間のいずれかに焦点を合わせている．自己報告は，患者の服薬率または最終の服薬漏れからの経過時間に焦点を合わせている．

　どの測定尺度を用いようとも，アドヒアランスは連続変数または二値変数で測定できる―どの測定尺度を選択するかは課題による．閾値は，治療無効の可能性およびその臨床的帰結をいずれも考慮に入れねばならない．エビデンスに基づいて設定される閾値はほとんどない．むしろ，専門家の見解に基づき，高いアドヒアランス良好または不良に分類するために 80％の服薬率が頻繁に用いられる．ほかの状況下では，高いアドヒアランスは治療の奏効または無効により密接に関連してきた．併用療法は，この問題を著しく複雑にする可能性がある．ノンアドヒアランスはレジメン中の薬剤間で異なることがあり，患者のアドヒアランスの分類法は本質的に無限にあり得る．幸い，同時に服用される薬剤に関するエビデンスは，１剤に対するアドヒアランスがほかの薬剤に対するアドヒアランスと高い相関を有することを示唆している．しかし，ノンアドヒアランスについては，異なる報告がなされている．

　患者がアドヒアランス不良者であるか，薬剤が医師によって中止されたかどうかを判

断することはどのような測定方法であっても難しいだろう．この患者がアドヒアランス不良者であるかどうかを判断するためには，医師が薬剤の中止を提案した記録が必要である．さらに，たとえ提案が記録されその記録が入手可能であっても，正確な日付を決定することは難しいであろう．

将来の方向性

　1日1回の治療はノンアドヒアランスの問題を解決せず，単純な介入は有効でなく，そして，ノンアドヒアランスに対する正確かつ再現性のある予測モデルは存在しない．したがって，ノンアドヒアランスのよりよい検出方法やノンアドヒアランスへのよりよい対処方法が開発されることは歓迎されるであろう．

　アドヒアランスの測定に関して，新たな戦略はマイクロエレクトロニクス技術を用いており，ノンアドヒアランスを識別し報告する通信システムと接続していることが多い．携帯電話の技術は，ショートメッセージシステム（SMSまたは「テキストメッセージ」）や双方向音声メッセージシステムを含め，アドヒアランスのトラッキング（追跡）および介入のための技術の大きな進展をもたらした．現在使用可能なEDMsの改良版は，アドヒアランスを高める〔例えば，リマインダ（自動通知）システムまたはオーガナイザー（薬剤整理）システム〕とともに電子的に追跡できるより利便性の高いパッケージを含むことになるであろう．さらに，これらのシステムは，データを収集し，自動的にカスタマイズされたフィードバックを提供するための双方向通信を盛り込む可能性がある．

　まったく新しいアプローチが出現する可能性もある．複数の研究者が，薬剤をコーティング可能で胃液によって活性化される摂取可能なセンサーを設計した．センサーは，患者が装着したデバイスに信号を送り，イベントを記録する．別の新しいアプローチは，錠剤のコーティングにマーカーを使用し，マーカーを呼気センサーによって検出することである．

　いまだに多くの課題が残されている．錠剤以外の薬剤，特に液剤および局所治療のアドヒアランスの客観的測定は難しい．解析に関して，実質的にすべての薬剤-疾患の組み合わせに対応できる最適なアドヒアランス測定尺度は不明のままである．これは，併用レジメンにおける一部の薬剤へのアドヒアランスのあり得る組み合わせが極めて多いことからさらに複雑になる．うまくいけば，ノンアドヒアランスの重要性がより認知されることで，これらの問題のいくつかを解決し，また，アドヒアランスを改善するよりよい手法の開発のための今後数十年にわたる研究の増加につながり，それによって有効な薬剤は最大限の効果を発揮することができるようになるだろう．

重要なポイント

- 全患者のうち半数もの患者でノンアドヒアランスが生じ，その結果，回避可能な入院にかかるコストは 1,000 億ドルを超えると推定される．研究および医療現場に正確なアドヒアランス測定を取り入れなければならず，さもなければ，問題は正しく評価されず，十分な対処もなされないままであろう．

- アドヒアランスの潜在的な障壁は，患者レベルの要因，制度レベルの要因，および，薬剤に特異的な要因として分類できる．

- 服薬漏れはより一般的なアドヒアランス問題であるが，抗凝固薬や鎮痛薬などのいくつかの状況下では過剰な服薬も問題となる．

- アドヒアランスは，患者の臨床アウトカムにとって重要であるだけでなく，公衆衛生，特に，結核や HIV のような感染症における耐性の伝播に関しても影響を及ぼす．

- アドヒアランスの測定は，望まれる臨床アウトカムを得るために服用しなければならない薬剤の量の閾値を決定するのに用いることもできる．

- 目立たないようにアドヒアランスを測定することは，さまざまな個人が 1 日に数回の異なる頻度で行う日常の行動を評価する独創的な手法を必要とする課題である．

- 現在使用可能なアドヒアランスの測定方法として，自己報告，薬局リフィル尺度，残薬数，服薬日誌，EDMs，および薬物濃度がある．錠剤以外の製剤のアドヒアランスを測定することは特に難しい．

- アドヒアランス行動は経時的に変化するため，データの解析には適切な期間，測定間隔，およびアドヒアランス測定尺度を考慮する必要がある．

- 臨床試験および試験結果の解析を計画するにあたってアドヒアランスデータを使用することは，アドヒアランスに関して調整される共通因子や，バイアスの導入の可能性および一般化可能性の限界といった，特別な課題がある．特に治療が無効であった場合は，臨床試験の解析にアドヒアランスデータを含めることが重要である．

- 1 日 1 回の治療はノンアドヒアランスの問題を解決してこなかった．単純な介入は有効でなく，そして，ノンアドヒアランスに関して正確かつ再現性のある予測モデルは存在しない．したがって，ノンアドヒアランスのよりよい検出方法やノンアドヒアランスへのよりよい対処方法が開発されることが歓迎されるであろう．

参考文献

- Acri T, Grossberg R, Gross R (2010) How long is the right interval for assessing antiretroviral pharmacy refill adherence? JAIDS 54 (5): e16–e18.
- Amico KR, Fisher WA, Cornman DH, Shuper PA, Redding CG, Konkle-Parker DJ, et al. (2006) Visual analog scale of ART adherence: association with 3-Day self-report and adherence barriers. Journal of Acquired Immune Deficiency Syndromes 42:

455–9.

- Chesney MA, Ickovics JR, Chambers DB, Gifford AL, Neidig J, Zwickl B, et al. (2000) Self-reported adherence to antiretroviral medications among participants in HIV clinical trials: the AACTG adherence instruments. AIDS Care 12: 255–6.
- Coronary Drug Research Group (1980) Influence of adherence to treatment and response of cholesterol on mortality on the coronary drug project. New Engl J Med 302: 1038–41.
- Cutler DM, Everett W (2010) Thinking outside the pillbox– medication adherence as a priority for health care reform. New Engl J Med 362: 1553–5.
- Feldman HI, Hackett M, BilkerW, Strom BL (1999) Potential utility of electronic drug compliance monitoring in measures of adverse outcomes associated with immunosuppressive agents. Pharmacoepidemology and Drug Safety 8: 1–14.
- Gross R, Bilker WB, Friedman HM, Strom BL (2001) Effect of adherence to newly initiated antiretroviral therapy on plasma viral load. AIDS 15: 2109–17.
- Grossberg R, Zhang Y, Gross R (2004) A time-to-prescription- refill measure of antiretroviral adherence predicted changes in viral load in HIV. Journal of Clinical Epidemiology 57: 1107–10.
- Haynes RB, Taylor DW, Sackett DL (eds) (1979) Compliance in Health Care. Baltimore: Johns Hopkins University Press. Horwitz RI, Horwitz SM (1993) Adherence to treatment and health outcomes. Arch Intern Med 153: 1863–8.
- Ickovics JR, Meisler AW (1997) Adherence in AIDS clinical trials: a framework for clinical research and clinical care. J Clin Epidemiol 50: 385–91.
- Lipid Research Clinics Program (1984) The lipid research clinics coronary primary prevention trial results: Reduction in incidence of coronary heart disease J Am Med Assoc 251: 351–64.
- Low-Beer S, Yip B, O'Shaughnessy MV, Hogg RS, Montaner JS (2000) Adherence to triple therapy and viral load response. Journal of Acquired Immune Deficiency Syndromes 23: 360–1.
- Lu M, Safren SA, Skolnik PR, Rogers WH, Coady W, Hardy H, et al. (2008) Optimal recall period and response task for self-reported HIV medication adherence. AIDS Behav 12: 86–94.
- Osterberg L, Blaschke T (2005) Adherence to medication. New Engl J Med 353: 487–97. Simoni JM, Kurth AE, Pearson CR, Pantalone DW, Merrill
- JO, Frick PA (2006) Self-report measures of antiretroviral therapy adherence: a review with recommendations for HIV research and clinical management. AIDS Behav 10: 227–45.
- Steiner JF, Earnest MA (2000) The language of medication- taking. Ann Intern Med 132: 926–30.
- Steiner JF, Koepsell TD, Fihn SD, Inui TS (1988) A general method of compliance assessment using centralized pharmacy records: description and validation. Medical Care 8: 814–23.
- Thompson MA, Mugavero MJ, Amico KR, Cargill VA, Chang LW, Gross R, et al. (2012) Guidelines for improving entry into and retention in care and antiretroviral adherence for persons with HIV: evidence-based recommendations from an International Association of Physicians in AIDS Care Panel. Ann Intern Med. Mar 5. (Epub ahead of print.).
- Urquhart J (2000) Defining the margins for errors in patient compliance. Pharmacoepidemiology and Drug Safety 9: 565–8.

第21章

薬剤疫学研究における交絡をコントロールするための高度なアプローチ

過去 20 年間で，疫学研究のデザインおよび解析に進歩がみられた．この章では，薬剤疫学における主な方法論的課題の 1 つである，交絡調整に焦点を合わせていくつかの手法を紹介する．

薬剤疫学研究が取り組むべき臨床的問題

薬剤疫学研究の解析は，ほかの疫学の解析と原則的には異ならず，因果効果の推定が主たる関心事である．薬剤疫学に特有のいくつかの問題は二次データ源における制約，特に，膨大な縦断的な電子化医療データベースの限界に由来する（p.163，第 9 章参照）．ほかにも，健康状態，疾患の重症度および予後と治療選択との密接な相互依存性が関係する．薬剤疫学者は，研究デザインおよび解析手法を適切に選択することによってバイアスを減らそうとしている．この章では，一般的な薬剤疫学研究におけるデータソースと研究課題に適したいくつかの選択肢について概説する．

薬剤疫学研究が取り組むべき方法論的課題

大規模かつ縦断的な患者レベルの医療データベースが電子カルテなどより入手可能となったことから，治療のランダム割り付けは行われないが，古典的な並行群間比較試験に似せた研究デザインである新規使用者コホートデザイン（new-user cohort design）が初めに自然と選択されるデザインとなる（**図 21.1**）．そのようなコホートの中での研究対象の効率的なサンプリング手法には，2 段階サンプリングデザイン（2 stage sampling designs）やケースコントロールデザイン（case-control designs），ケースコホートデザイン（case-cohort designs）があり，重要な展開手法である．

適切なデザインの選択によりバイアスを減少させることができる．曝露の変化の理由を検討することにより，適切な研究デザインを決定できる．仮説に基づいたある因果関

係を立証する実験を行おうとするならば，まず患者を薬剤に曝露させアウトカムを観察し，その後時間を巻き戻して，ほかのすべての因子は一定に保ちながら，患者を非曝露のままとする反事実（counterfactual）を経験させ観察する．しかしながら，こういった実験は現実的には不可能であるため，次の論理展開として同じ患者内における経時的な曝露の変化を，観察したりランダムに割り当てたりすることがある（**図21.2**）．例えば，一人の患者で薬剤の散発的な使用によって経時的な曝露状態の変動が観察され，薬剤のウォッシュアウト期間が短く，対象となる有害事象が短期に発現する場合には，ケースクロスオーバーデザイン（case-crossover design）またはそれに関連した手法が考慮される（後述）．また，別の選択肢として，異なる患者における治療のランダム割り付けを行

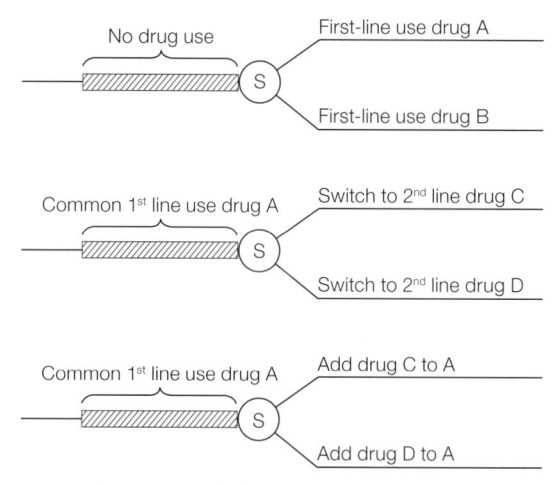

図21.1 ● セカンドライン治療 (second-line treatment) を調査する際の新規使用者デザインの原則と応用

〔John Wiley & Sons Ltd. の許可を得て Schneeweiss（2010）より転載〕

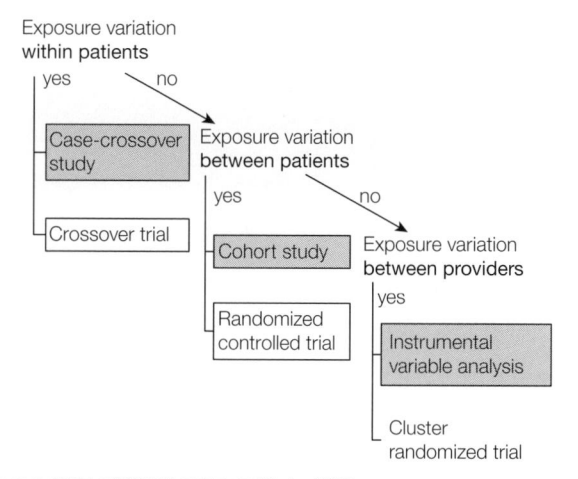

図21.2 ● 曝露の種類別の研究デザイン選択

〔John Wiley & Sons Ltd. の許可を得て Schneeweiss（2010）より転載〕

うこともある．多くの薬剤疫学研究においては個々の患者間で曝露状態の違いを利用するコホート研究のデザインが用いられる．また，より上位構造（医療提供者，地域など）での曝露の違いに関しては操作変数法が用いられることもある（後述）．

コホート研究では新規に薬剤を開始する患者を同定できるため，いくつかの利点がある．研究薬群および比較対照群のいずれの患者においても薬剤が新規に開始されたときに，これらの患者が新たに処方された薬剤から利益を受ける可能性があると，医師が評価し結論付けている．このため，治療群ごとの属性は類似する．新規使用者デザイン（incident user design）において，治療開始前の交絡因子の時系列を明確に確認することにより，治療の結果について誤った調整がなされることを避けられる．新規に市販された薬剤と既存の薬剤を比較する研究を行う場合，新規使用者を研究対象とすることは有用であるが，長期間治療を続けている患者はアウトカムの発現の影響を受けにくくなる可能性があるため，バイアスが生じやすくなることもある．

新規使用者デザイン（incident user design）のよくある反論は，既使用者（prevalent user）を除外するため研究の規模が縮小してしまうことである．たとえそれが正しいとしても，研究者は，既使用者を含めた場合には，妥当性を代償に精度を確保しているかもしれないということを認識するべきである．データベースの二次利用で新規使用者を同定する際には特段のコストはかからない．特定の状況，例えば慢性疾患におけるセカンドライン治療（second-line treatment）の研究においては，未治療の患者はほとんどおらず，ある薬剤から別の薬剤に切り替えた患者のみを対象として研究することになるが，このような切り替えはランダムではないことが多い．したがって，新たに研究対象薬または比較対照薬に切り替えた患者を比較することによって，より適切な治療の比較がなされるだろう（**図 21.1**）．

しかしながら，適切なデザインを用いたとしても，やはりすべての観察薬剤疫学研究においては，潜在的な交絡に対処する方法を慎重に検討しなければならない．

利用可能な解決策

薬剤疫学のデータベース研究において交絡を減らすためには，大きく分けて次のような解決策がある：(1) 潜在的な交絡因子に関してより多くの情報を集めつつ，研究完遂に要する時間および資源を節約するために，効率的なサンプリング方法を用いる手法と，(2) 既存のデータを有効活用し，よりよい交絡調整を目指した解析的手法である．

1 ┃ コホート研究における効率的なサンプリング方法

コホート研究で，すべてのコホートの対象者に関するデータを集めるには法外な労力を要する．電子化されたデータベースから作成したコホートを使用したとしても，病院情報やその他の情報源からデータを補完し，妥当性を担保する必要があるだろう．また，コホートサイズが大きい場合，前述のような追加データを集めることは手に負えない作業になるだろう．さらに，追加データが必要なかったとしても，特に，コホートサイズが大きく，アウトカムイベントの数が多い場合に，複数回かつ時間依存性の薬剤曝露についてのコホート解析は，技術的に不可能である．

これらの制約に対処するためには，コホート内の対象者をサンプリングするデザインがある．これらのデザインでは，まずアウトカムを起こした全ケース（症例）をコホートから選択するが，「（アウトカムを起こしていない）非ケース（症例）」についての小さな部分集団の選択方法がそれぞれ異なる．一般に，これらのデザインを用いることにより，微細な無視できるほどの精度の低下を伴うが，正確な相対リスク（relative risk）の推定が可能になる．以下では，コホートの構造的特徴について考察し，コホート内での3つのサンプリングデザイン〔ネステッドケースコントロール（nested case–control），マルチタイムケースコントロール（multi-time case-control），およびケースコホート（case-cohort）〕を示す．

■ コホートの構造について

図21.3に，1995 〜 2010 年に新規に診断された糖尿病患者 21 例の仮想コホートを示した．このコホートを暦時間でプロットし，診断日または治療開始日との対応づけが可能なコホートへの登録日の順で対象者を並べた．ほかに，この同じコホートは疾患発症を

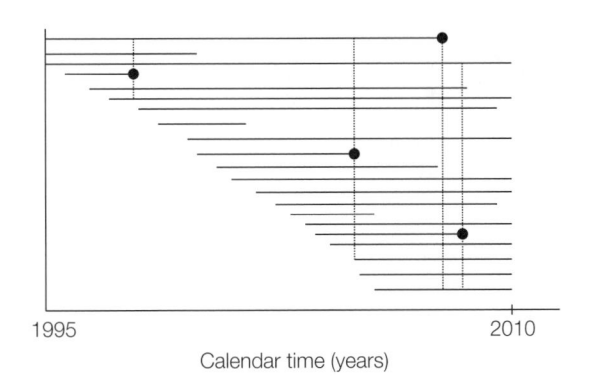

図 21.3 ● 1995 〜 2010 年まで追跡した対象者 21 例の暦時間コホートにおけるケース発生 4 例（●）とリスク集合（ー）

起点とした別の表現もできる．この例では新たな時間軸として追跡調査時間を用いているため，同じデータを用いて作成した前の図とは大幅に異なる（**図21.4**）．追跡調査時間に主眼をおいたコホートでは，対象者の診断または治療開始時点を起点とする追跡調査時間の長さに従って順番に並べられている．

この2つの図のうちいずれを用いるべきかについては，2つの時間軸のどちらがより重要かという判断に基づく．この判断はとても重要である．なぜならばコホート研究のデータ分析やサンプリング方法の基礎となる「リスク集合（risk-set）」の設定に影響するためである．リスク集合とは，指標日（index date）と呼ばれる，その時点でアウトカムを有さずにコホートに属しているある任意の日に，アウトカム発症のリスクに曝されている（at risk）コホートの対象者によって構成される．

次に，薬剤曝露の測定は指標日（index date）時点を起点とする．このコホートの2つの図示では，**図21.3**と**図21.4**で同じコホートの同じケースについてのリスク集合の違いを明確に示している．これは，同じケースの発症時点から垂直に破線を引き交差した対象者の集合が異なることによって示される．**図21.3**において，暦時間で最初に発生したケースに対するリスク集合は，この時点ですでにコホートに組み入れられた対象者6例だが，**図21.4**では，追跡調査時間が一番短い最初のケースがアウトカムを発生した時点では，コホートの全21例がリスク集合となる．罹病期間に基づいた2つ目の方法が用いられることが多いが，薬剤の曝露状況は暦時間に従って変化するため，1つ目の方法によるリスク集合の構成やデータ解析が同様に適切なこともある．いずれにせよ，コホート全体のデータを取得していれば，ある解析には暦時間を用いたり，別の解析には罹病期間や薬剤曝露期間を用いたりして，解析の際にほかの時間軸の効果についてそれぞれ調整しながら，研究課題に応じて基本の時間軸を変えられることが利点となる．

■ ネステッドケースコントロールデザイン

近年のネステッドケースコントロールデザインは，以下の4つのステップからなる．

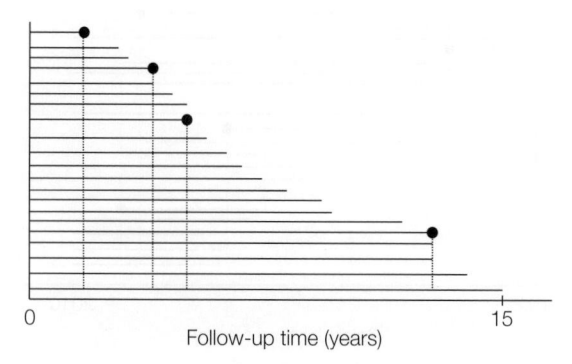

図21.4 ● 図21.1 のコホートを追跡調査期間で並べた際の，ケース4例の新規リスク集合（一）

1. 上述のようにコホートの時間軸を定義する.
2. コホート内のすべてのケース，すなわち，関心のあるアウトカムイベントが生じた対象者すべてを選択する.
3. 各ケースに対してリスク集合を構成する.
4. 各リスク集合からそれぞれ1例以上のコントロールをランダムに選択する.

　図21.5 ではネステッドケースコントロールのサンプリング方法でケース1例に対してコントロール1例（1：1マッチング）が選択されている．リスク集合の定義から明らかではあるが，将来ケースになるものは過去のケースのコントロールとして適格であり，図中の4番目のケース（最後に黒丸がある症例）の事例は（アウトカム発生まで）何度もコントロールとして選択され得ることを示す．もしも，コントロールをアウトカムが発症していない非ケースからのみ選択しなければならず，また，対象者を2回以上用いることができないのであればバイアスが生じる.

　ただし，対象者が2回以上コントロールとして選択されるかもしれないという特性のために，曝露や共変量が時間依存性であるとき（例えば，経過中に対象者が質問票に複数回解答する必要がある場合など）には解析が困難なこともある（p.274，第12章参照）.

　ネステッドケースコントロールデザインは，主に異なる薬剤間の曝露を比較するために用いられる．しかし，時に薬剤の曝露と非曝露を比較することが興味の対象であり，例えばコホートにおけるアウトカムの発生率と，外部集団における発生率を比較する外部比較がなされる．その結果，通常標準化死亡比（SMR）または標準化罹患比（SIR）と呼ばれる測定値が得られる．対象者がアウトカムに基づいてサンプリングされているため，ネステッドケースコントロールデザインから直接前述のような値を算出することは適切でない．**図21.4** から明らかなように，追跡調査時間が最も長い対象者はすべてのリスク集合に属しているため，彼らがネステッドケースコントロールサンプルとして選択される可能性はほかの対象者に比べて高くなる．ネステッドケースコントロールデザインの

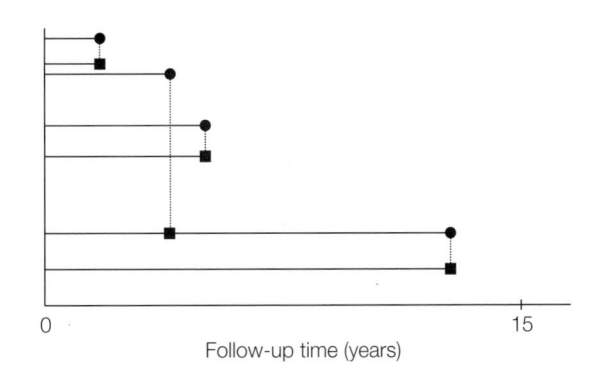

Follow-up time (years)

図21.5 ◉ 図21.4 のコホートにおけるケース（●）1例に対してコントロール（■）
1例をマッチングしたネステッドケースコントロールのサンプル

データを用いて外部比較を行うための適切な方法が開発されており，サンプリング構造に関する知識を用いて標準化比の不偏推定値を求めることとなる.

■ ケースコホートデザイン（case–cohort design）

ケースコホートデザインは以下2つのステップからなる.

1. コホート内の全ケース，例えば有害事象が生じた全症例を選択する.
2. アウトカム発症の有無を問わず，コホートから事前に決定された数のサンプルをランダムに選択する.

図21.6では事例のコホートからのケースコホートの6例のサンプリングを示している. 図の上から4例目のケースのように，ステップ1で選択されたケースがステップ2でのサンプルとして再度選択される可能性があることに留意する.

ケースコホートデザインはコホートを縮小したものと似ているが，すべてのケースを含んでいる. ケースコホートサンプルの解析方法においては，このサンプリング戦略によって選択されるリスク集合間での対象者の重複を考慮している.

ケースコホートデザインの1つ目の長所は，さまざまな種類のイベントを調査する際に，同じサンプル集団を用いることができることである. それに対して，ネステッドケースコントロールデザインでは，それぞれのイベントに対して異なるコントロールが必要となる. 例えば，β作動薬のリスクをネステッドケースコントロール研究で検討する場合には，2つの異なるコントロール群が必要となる. すなわち，1つは44例の喘息死に対する233例のコントロールであり，もう1つは，85例の致死性の喘息に対する422例のコントロールである. また，ケースコホートデザインを用いることによって，想定されるモデルや標的としたアウトカムに応じて解析に利用する基本の時間軸を暦時間から罹病期間へ，またはその逆に変更できることも長所である. ネステッドケースコントロール研究ではあらかじめ基本時間軸を設定してリスク集合を構築するため，このような変更は不

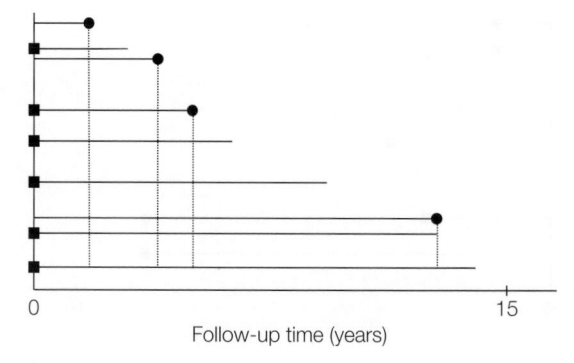

図21.6 ●図21.4のコホートにおけるケース（●）4例とコントロール（■）6例のケースコホートサンプル

可能である. さらに, サンプリングが単純であるという長所があり, これは理解のしやすさおよびコンピュータプログラミングの簡単さのいずれの点でも有益である.

一方, ネステッドケースコントロールデザインにもケースコホートデザインより優れている点がある. 1つ目は, 検出力の計算が単純であることである. ネステッドケースコントロールデザインの検出力計算はそのコホートサイズとは無関係であるが, ケースコホートデザインでは, リスク集合での重複に関する知識が不可欠であり, 計算も極めて複雑になる. 2つ目は, 時間依存性の曝露および共変量に関するデータは, ネステッドケースコントロール研究ではリスク集合となる時点までに収集するだけでよいが, ケースコホート研究では徹底的な収集が求められる.

■ 対象者内デザイン (Within-subject designs)

薬剤の一過性の影響などによる急性有害事象のリスクを検討するにあたって, Maclure M. は, ケースが得られた元の集団を最も代表しているのは, ケースである対象者自身であると主張している. これが, ケースクロスオーバーデザイン (case-crossover design) の前提である. このデザインでは対象者内で曝露の違いを比較するため, 対象者内の不変の因子による交絡は生じない. ケースクロスオーバーデザインを拡張したケースタイムコントロールデザイン (case-time-control design) についても, 後に示す.

▍ケースクロスオーバーデザイン (case-crossover design)

ケースクロスオーバー研究は, ケースのみで検討する単純なクロスオーバー観察研究である. 研究対象のすべての対象者が, 有害事象を経験するまでの間, 対象となる薬剤の曝露と非曝露をさまざまな頻度で交互に受ける. そのため, すべての対象者はケースとして定義される. 有害事象発現のタイミングに関しては, 各ケースに対し曝露, または非曝露のどちらかを得るが, これは解析時には1例ごとに作られる2×2分割表の1列目を表すデータである. 各ケースが比較のためケース自身にマッチングさせられるため, 対応のある解析手法を用いて, 各ケースについての別々の2×2分割表を作成しなければならない.

コントロールの情報に関して, 薬剤の効果期間 (time window) における一般的な曝露の確率を決めるためには, (薬物の) 平均的な使用パターンに関するデータが必要である. これは, 十分に安定した期間のデータを研究対象とすることによって得られる. 例えば, 喘息に対して吸入型β作動薬を使用した後4時間以内に心電図上にQT延長が観察された場合, 薬剤の使用と心室性頻脈のリスクについて研究をしたいと思うかもしれない. 表21.1に, 心室性頻脈を起こした10例における過去1年間のβ作動薬の1日平均使用回数などのデータを示した. 1日を4時間ずつ計6期間 (効果期間) に分け, 各喘息患者が効果期間のうち通常どおり過ごした時間, つまり潜在的に心室性頻脈の「リス

クがある」期間の割合を計算した．この割合は，「リスクのある」期間で過ごした時間に基づき曝露の期待値を導くために用い，アウトカムを発症したケース自身の最後の4時間の実際の曝露と比較した．上述のように定義された対応するコントロールのデータを用いて症例ごとに2×2分割表を作成し，Mantel-Haenszel法を用いて統合解析した．

　ケースクロスオーバー研究を実施するには，3つの重要なポイントがある．第1に，研究のアウトカムは，一過性の薬剤効果によるものと考えられる急性イベントでなければならない．したがって，長期または定期的な薬剤の使用パターンの個体間および個体内での変動が最小限であるような場合は，このデザインは適さず，また潜在性の有害事象の検討にも適さない．第2に，一過性の薬剤効果が研究対象となるため，効果期間を正確に仮定しなければならない．例えば，喘息患者における吸入型β作動薬の急性心毒性に関する研究においては，この効果期間は常用量の吸入後4時間であると仮定されている．この時間の幅の設定が不正確である場合，相対リスク（relative risk）の推定値は重大な影響を受けるだろう．第3に，各ケースに対する通常の薬剤曝露パターンに関する信頼できるデータを十分長期にわたって得なければならない．

▌ケースタイムコントロールデザイン（The case-time-control design）

　ケースクロスオーバーデザインの限界の1つは，曝露率が時間の経過とともに変化す

表 21.1 ● β作動薬曝露後 4 時間と関係する喘息患者での心室性頻脈のリスク：ケースクロスオーバー研究に含まれた心室性頻脈が生じた架空の対象者 10 例のデータ

Case#	β -agonist use in last 4 hours[*] (E_i)	Usual β -agonist use in last year	Periods of exposure (N_{1i})	Periods of no exposure (N_{0i})
1	0	1/day	365	1825
2	1	6/year	6	2184
3	0	2/day	730	1460
4	1	1/month	12	2178
5	0	4/week	208	1982
6	0	1/week	52	2138
7	0	1/month	12	2178
8	1	2/month	24	2166
9	0	2/day	730	1460
10	0	2/week	104	2086

[*] Inhalations of 200 mcg: 1=yes, 0=no.
Note: Rate ratio estimator is $(\sum E_i N_{0i}) / (\sum (1-E_i)N_{1i})$

る傾向がないと仮定されることである．このような時間的傾向について調整するアプローチの1つがケースタイムコントロールデザインであり，曝露の時間的傾向を調整するために，ケースの集団（ケースシリーズ）に加えて，コントロールとして一連の対象者を利用し，ケースクロスオーバー解析を拡張した手法である．ケースタイムコントロールデザインは，従来のケースコントロール研究のケースとコントロールを自身の自己対照として用いることによって，時間的傾向の仮定に対処する．

この手法は，吸入型 β 作動薬の使用と関連するリスクを調査した Saskatchwan Asthma Epidemiologic Project のデータによる事例がある．1980 〜 1987 年に追跡された喘息患者 12,301 例がコホートとして扱われ，喘息死または致死的喘息を起こしたケース 129 例とコントロール 655 例が同定された．曝露としては，指標日（index date）の前年に使用された β 作動薬の量が用いられた．**表 21.2** では，ケースおよびコントロールについてそれぞれ β 作動薬使用量が少ない群（≤ 12 キャニスター／年）と多い群（> 12 キャニスター／年）を比較している．β 作動薬の使用量の多い群に対する粗オッズ比は 4.4（95% 信頼区間：2.9, 6.7）であった．重症度に関連するすべてのマーカーで調整すると，オッズ比は 3.1（95% 信頼区間：1.8, 5.4）まで低下した．

ケースタイムコントロールデザインを適用するには，まず最近 1 年間およびその前 1 年間の対照期間における β 作動薬の曝露量を確認する必要がある．最初に，ケース 129 例のうち前後で使用量が一致しない対象者において，ケースクロスオーバー解析が行われた．すなわち，現在の β 作動薬の使用量が多く対照期間の β 作動薬の使用量が少なかったケース 29 例と，現在の β 作動薬の使用量が少なく対照期間の β 作動薬の使用量が多かったケース 9 例が同定された．次にコントロール 655 例に対しても同様に解析し，このうち 90 例で前後の曝露量が一致していなかった．すなわち，現在の β 作動薬の使用量が多く対照期間における使用量が少なかったケースは 65 例，現在の β 作動薬の使用量が少なく対照期間の β 作動薬の使用量が多かったケースは 25 例であった．ペアマッチング

表 21.2 ● 喘息死または致死的喘息のケース 129 例とマッチしたコントロール 655 例からなるケースコントロール研究のデータを用いたケースタイムコントロール解析の結果および現在の β 作動薬の使用

	Cases		Controls		OR	95% CI
	high	low	high	low		
Current beta-agonist use (case-control)	93	36	241	414	3.1*	1.8–5.4
Discordant[a] use (case-crossover)	29	9			3.2	1.5–6.8
Discordant[a] use (control-crossover)			65	25	2.6	1.6–4.1
Case-time-control	29	9	65	25	1.2	0.5–3.0

* Adjusted estimate from case-control analysis
[a] Discordant from exposure level during reference time period.

した解析において，これらの不一致ペアの頻度を用いて求めたケースタイムコントロールのオッズ比は，(29/9)／(65/25) = 1.2（95%信頼区間：0.5, 3.0）であった．この推定結果は，経時的に変化する喘息の重症度による潜在的な交絡を調整していない，薬剤による最低限のリスクを示している．

ケースタイムコントロールの手法は，対象者内の解析（対象者自身をコントロールとした解析）であるため，適応を含む時間不変型の因子による交絡が存在していてもオッズ比の不偏推定値（unbiased estimate）を得ることができる．薬剤の適応や先の事例では，固有の疾患重症度などが不明であっても問題はない．また，薬物使用の時間的傾向についてもコントロールされる．しかし，その妥当性は，喘息の重症度の経時的上昇（疾患が最も重症となった場合，新たな薬剤が使用されやすいと考えられるため，重要な問題となり得る）といった時間によって変わる交絡因子は存在しないなどのいくつかの仮定による影響を受けることから，ケースタイムコントロールの手法は慎重に使用することが望ましい．

2 ｜交絡の調整を改善するための解析手法

■ 患者特性のバランス

治療群間における患者のリスク因子のアンバランスによって生じる交絡は，非ランダム化試験における妥当性を脅かすものとしてよく知られている．そして，交絡を低減するための多くの方法が利用可能である．いくつの手法は縦断的医療データベースの特徴に適しており，薬剤疫学解析における重要な懸念に対処するために用いられる．

▐ 傾向スコア解析（Propensity score analyses）

傾向スコア（PS）解析は多くの交絡因子を調整するための簡便かつ有効なツールとなっている．PSとは，新規使用者コホートデザイン（incident user cohort design）において，治療開始前に観察されたすべての患者属性で条件付けたときの薬剤Bに対して薬剤Aを開始する推定確率である．PSは，薬剤疫学においてしばしばみられる，まれなアウトカム発現であっても，効率的に多数の共変量の均衡を取ることができる多変量のバランシングツールである．ロジスティック回帰を用いてPSを計算することは簡単であり，変数選択のための戦略も十分確立されている．治療選択のみに対する予想因子であり，独立したアウトカムの予測因子でない変数を含めると，より不正確な推定値になる．また，極端な場合ではバイアスが生じる．P値に基づいた変数の選択は，この方法が研究の規模に依存するため好ましくない．観察された共変量に基づいて傾向スコアを算出した後，次のステップでは，交絡を低減するためPSを利用するいくつかの手法がある．しばしば行われるのが，PSの四分位による層別解析（トリミングを行う場合と行わない場合がある），PSを用いた回帰モデルやPSによるマッチングである．マッチングは特に，

PSの仕組みをわかりやすく提示するものである.

　1：1または1：4マッチングのように比率を固定したPSマッチングでは，すべての適格患者がマッチされなかった場合に一部のデータが利用されないという欠点はあるが，それを補って余りある長所もある．マッチングを行った場合，治療選択の場において臨床的判断を迷うことがほとんどないような極端なPS値の範囲にある患者は除外される（**図21.7**）．これらのPS分布の両裾部分（**図21.7**）に含まれる患者は，医療現場における多くの患者を代表しない極端な状況であることが多く，残余交絡に起因すると考えられる．一般に，このような極端なPSを除外することによって，残余交絡を低減できる．もう1つの長所は，固定比マッチングを行った後に実際の曝露状態に基づく患者特性の

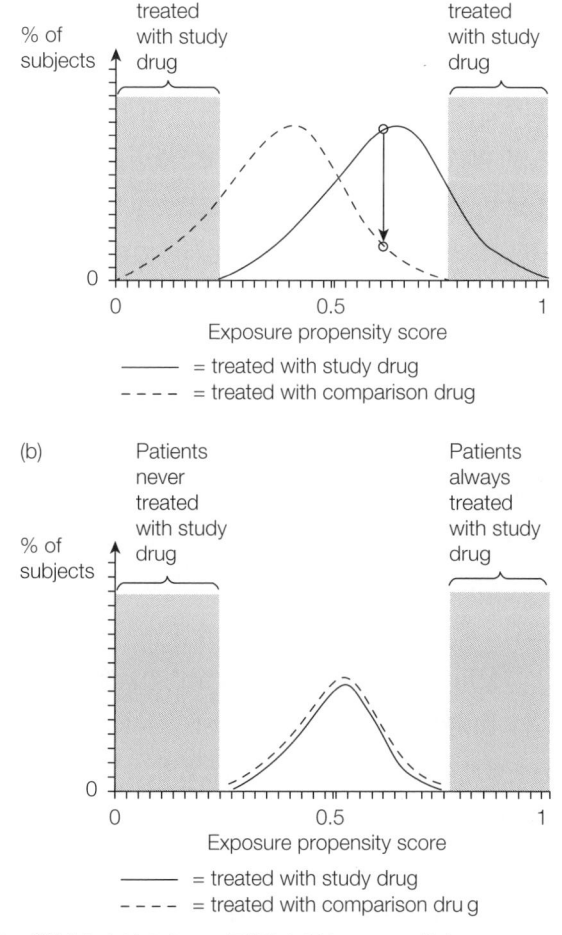

図21.7 ● マッチング前後における2つの仮想的な傾向スコアの分布

（a）：マッチング前：2つの傾向スコア分布の一部が重複し，多変量パラメータスペースにおいて比較群間の類似性が示されている．（b）：1対1傾向スコアマッチング後：すべての患者において多変量の特性について十分に類似する対照がみつかるわけではない．PSの分布の間での非重複部分は完全に脱落している．

〔John Wiley & Sons Ltd. の許可を得て Schneeweiss（2010）より転載〕

クロス集計表を作成することにより，潜在的な交絡因子のら多変量でのバランスが確認できる．コホート研究における固定比マッチングでは，マッチングを考慮した解析の必要はないが，比率を変動させるマッチングの場合，マッチングを考慮した解析が必要である．マッチングしたデータセットを条件とし，この状況に用いられる解析技術には，モデルによって条件付きロジスティック回帰または層別化 Cox 回帰がある．

　要約すると，傾向スコア解析はアウトカム発症がまれな場合でも多くの共変量で調整できる便利なツールである．多くの変数による交絡調整はほとんどの薬剤疫学の応用において重要であり，特に医療データベースの二次利用においては多くの共変量を定義することが多い．従来のアウトカムのモデルとは異なり，PS マッチングを用いることによって最終的な対象集団において共変量のバランスを達成することができる．PS の推定は，ロジスティック回帰分析を用いて 2 種の薬剤間での治療選択の予測確率を計算するために非常に発達してきた．3 種類以上の薬剤や用量の場合は，多項回帰モデル（multinomial regression models）で PS を計算し，共通の対照群に対し実際はペアワイズマッチング（pairwise matching）または多次元マッチング（multidimensional matching）を適用する．重要なことは，PS を用いた解析は同時に多くの変数を調整することを可能にするが，測定された変数しか調整できないということである．さらに，1 つの変数について 1 回ずつ調整した場合の効果を確認できない．

　曝露がまれな状況においては，PS 解析に代わって疾病リスクスコア（disease risk scores）を用いたほうが適切な場合もある．疾病リスクスコアは，多変量回帰を用いることで，非曝露の集団に属する患者においてアウトカムと患者因子の関連性を推定し，曝露とは独立した形でそれぞれの患者におけるアウトカムの推定発現確率の関係を要約する．

▎患者の比較可能性に着目した解析

　対象集団の限定は，集団をより均質にして残余交絡を減らすため，薬剤使用者群の比較可能性を高める一般的かつ有効な方法の 1 つである．明確な基準によって対象集団が限定されている場合，その方法は極めてわかりやすい．例えば，認知症を有する高齢者の行動異常に対して使用される抗精神病薬の安全性の研究を行う際の対象集団を，認知症を有する高齢者に限定することである．しかし，対象集団の限定はより明確でなく，研究デザインと解析戦略の間であいまいなこともある．

　比較対照群の選択：薬剤疫学研究のデザインにおいて，比較対照群の設定が最も重要な選択であることはおおむね間違いなく，結果に劇的な影響を及ぼすと考えられる．理想的には，比較集団を比較対象となる薬剤の使用者と同じ適応症を有する患者に限定することが望ましい．ロシグリタゾンとピオグリタゾンはそのような薬剤同士のペアである．両薬剤はほぼ同時期に市販され，いずれも糖尿病のセカンドラインの治療（second line treatment）の適応を有する．また，同じ化合物分類に属し，市販後早期には両薬剤の有

効性と安全性プロファイルは類似すると考えられていた．このような場合，患者特性に関しても治療選択は主にランダムに選択され，治療群は意図的に比較可能となり，その結果，PS の分布はおおむね重なり，交絡はほとんどなくなる．

新規使用者（incident users）**への限定**：研究対象集団を研究対象の薬剤または比較対照薬の新規使用者に限定すれば，おそらくいずれの群も開始直前に医師の診察を受けていることを暗に要求することになる．この診察に基づき，医師は適応となる疾患が薬理学的治療を開始する必要がある状態になったと判断し，薬剤を開始している．それゆえ，新規使用者を薬剤非使用者あるいは別の薬剤の継続使用者と比較するよりも，観察可能な点も観察不可能な点も含めて患者特性が類似していると考えられる．

患者特性に基づくマッチング：多変量解析による PS が示す分布が重ならない領域には，ベースライン特性が同等となる対照患者を特定できない．そのため，これらの患者は推定に役立たないだけでなくバイアスを生じさせる可能性があり，解析から除外することが望ましい．これらの患者を除外したり〔**図 21.7 (b)**〕，PS や特定の重要な患者属性を用いてマッチングを行うことによって，対象集団を限定できる．

対象集団を限定することは内的妥当性を高める重要な方法である一方で，結果の一般化可能性を低下させる可能性がある．しかし，薬剤疫学では通常，外的妥当性を犠牲にしたとしても，内的妥当性に高い価値がおかれる．研究者はこのトレードオフを知り，状況に応じた選択を行う必要がある．

■ 観測されていない患者特性と残余交絡

いったん研究が実施されると，交絡を減らすための戦略は観測可能な疾病のリスク因子に制限される．電子医療データベースのような二次データは，健康状態や疾患のリスク因子に関する詳細な情報が含まれないことが多く，それによって，残余交絡が生じる可能性がある．

▌代用値による調整（Proxy adjustment）

縦断的な電子医療データベースは，財政的制約下における医療社会学の一面を示していると同様に，患者に施された医療について集積した記録であり，間接的に患者の健康状態を記述する一連の代用値（proxy）として解析できる．この患者の健康状態は，医療提供者の目を通じて所見および介入はコーダーにより記録され，特定の医療システムの制約下で運用されたものとして示される．例えば年齢が高いことは，患者の併存疾患，フレイル，および認知機能の低下など，多くの因子の代用値として用いられる．また，酸素の吸入器の使用は虚弱体質の徴候であり，定期的に健康診断を毎年受けることは健康志向の生活習慣と高いアドヒアランスを示唆する．測定されていない因子を完全に代用値で調整することは，この測定されていない因子で調整することと同じ意義をもつ．

薬剤疫学研究において用いられることが多い代用値は，調剤された処方薬の数，受診回数，指標となる薬剤曝露を受ける前の入院の有無などである．このような医療の利用強度に関する尺度は健康全般および医療アクセスに関する有用な代用値であり，交絡調整の意義においても有用である．

　研究対象となる薬剤の使用開始前に行われた診断，処置，医療機器購入，その他処方薬の調剤を記録するコードを系統的に検索するアルゴリズムを用いて，潜在的交絡因子またはそれに関する代用値を同定することにより，代用値による調整（proxy adjustment）を活用できる．そして，特定される多くの代用値は，大規模な PS を用いたモデルにおいて調整に用いることができる．多重共線性（collinearity）が生じ得るが，考慮しなくてよい．なぜなら，大規模 PS 回帰分析で推定された個別のパラメータは結果の解釈に利用されず，治療の予測にのみに用いられるためである．このような高次元 PS を用いた解析手法は，多くの場面で交絡調整を改善すると経験的に示されているが，いまだ完全な評価はなされていない．理論的には，曝露とのみ関連しアウトカムと関連しない変数（操作変数）で調整することはバイアスを生じさせると考えられるが，実際には，潜在的交絡因子で調整する有用性は，めったにない操作変数を用いて調整するリスクに勝る．

▎操作変数解析法による治療選択におけるランダム性を考慮する

　上述のように，交絡をより完全に調整するために，観察可能な交絡因子について調整した後に残存するランダムな曝露の変動を同定することが興味深い．しかしながら，二次データの場合には，臨床的に重要なアウトカムに関連するリスク因子がすべて記録されているとは限らない．この限界に対処するために，日常診療において自然に生じる準ランダム（quasi-random）な治療選択を特定することを試みている．このような治療選択の準ランダムさを決定する因子は操作変数（instrumental variables：Ⅳ）と呼ばれ，Ⅳ解析ではいくつかの仮定が満たされるのであれば（後述），交絡因子をまったく観測することなくバイアスのない効果の推定値が得られる．

　操作変数の教育的な事例として病因の採用医薬品集（フォーミュラリー）がある．例えば一部の病院はある適応症に対して薬剤 A のみを採用し，ほかの病院では薬剤 B のみ採用していたとする．患者がその医薬品の採用医療品集に基づいて好みの病院を選択することはなく，むしろ病院の所在地や誰かからの勧めで病院を選択するだろう．したがって，これらの限られた採用医薬品集の病院では，薬剤 A または薬剤 B のいずれかの選択は患者特性とは無関係に定まる．このように，適切な解析手法を用いて，薬剤 A の病院と薬剤 B の病院での患者のアウトカムを比較することで，薬剤 B に対する薬剤 A のバイアスのない効果が得られるだろう．このような研究の一例として，心臓手術中に出血を低減させるために投与される抗線維素溶解薬（アプロチニン）と死亡リスクを検討した

研究がある．この研究では，必ずアプロチニンを使用する外科医と，代替薬であるアミノカプロン酸を必ず使用する外科医が同定され，アウトカムの発症が比較された．薬剤の使用とは独立して医師の技術レベルおよび実績が平均的に施設間で同等であれば，妥当な結果が得られるだろう．他方，もちろんこのような仮定が妥当でないこともあり，例えば，大学病院の採用医薬品集に制約が少なければ，より重症な患者が診察を受けたり，より熟練した医師が担当したり，両方とも実際にあることもある．

　Ⅳ解析においては，治療とは関連するが，アウトカムとは直接的にも間接的にも関連しないと想定される因子である有効なⅣを同定することが重要である．ランダムな治療選択に類似した曝露の変動原因もしくは曝露のマーカーである変数がⅣである．一般的に，妥当なⅣによる推定を行うためには，次の3つの仮定を満たす必要がある．（1）Ⅳは治療に影響を及ぼすか，共通する原因によって治療の選択に関連する．この関連性の強さは操作変数の強さとしてとらえられる，（2）Ⅳはランダム割り付けと同様な性質をもつ患者特性とは無関係な因子である，（3）Ⅳは治療との関連を通じて以外にはアウトカムと関係しない．このように，Ⅳ解析は，ノンコンプライアンスを伴ったランダム化試験と非常によく似ている．硬貨を投げることによって操作された状態であるAまたはBのいずれかによる治療を決定し，ランダムなノンコンプライアンスの量がその操作の強さを規定する．しかし，非ランダム化研究において，妥当な操作変数を同定することは難しく，Ⅳ解析が上手くいくことはまれである．もし治療ガイドラインが迅速かつ大幅に変更されるのであれば，治療選択は原則的に時間の影響を受けるので，このような治療パターンの急な変化の前後におけるアウトカムの比較は，合理的な操作法となるかもしれない．

▌感度分析（Sensitivity analysis）

　一連の感度分析は，構造化された仮説に対して研究結果がどの程度頑健かを研究者がよりよく理解するのに有用である．以下に提示した一部の感度分析は一般的なものであり，その他はデータベース研究で特異的に使用されているものである．

　非ランダム化試験の結果の妥当性に対する未観測の交絡因子の影響に関して，重要だが十分に活用されていない診断方法に，定量的感度分析があげられる．観察された効果を説明するため，薬剤カテゴリー間で交絡因子がどの程度強力であるか，不均衡状態にあるかを検討するために残余交絡の基本的な感度分析が試みられている．このような「外的に」調整した相対リスク（RR_{adj}）は，未調整の相対リスク（RR_{unadj}），疾患アウトカムに関する未測定交絡因子の独立した相対リスク（RR_{CD}），および両方の薬剤の曝露カテゴリーにおける交絡因子の保有率（$P_{C|E}$）の関数として表すことができる．

$$[式] \quad RR_{adj.} = \frac{RR_{unadj}}{\left[\dfrac{P_{C|E=1}(RR_{CD} - 1) + 1}{P_{C|E=0}(RR_{CD} - 1) + 1}\right]}$$

　最近のコホート研究において，関節リウマチ治療に使用される免疫調節薬の一つである TNFα 阻害薬と重篤な細菌感染症の発生率との間に予想された関連が認められなかった．これは，医師がより病勢の進行した患者に選択的に TNFα 阻害薬を処方した可能性があるためと考えられた．感度分析によりそのようなバイアスの方向と強さが示されたが，研究の臨床的意義を変えるものではないだろうと結論付けられた．このタイプの感度分析はデータベース研究では特に有用であるが，十分活用されていない．なお，このような感度分析を容易に実行するために表計算ソフトウェアがある（drugepi.org）．また，Lash と Fink は，いくつかの系統誤差を同時に検討し，1つの作業で交絡，誤分類，および選択バイアスに関する感度分析を行うことができる手法を提案している．

　後ろ向きのデータベースを用いるとき，新規使用者コホートデザイン（incident user cohort design）を行うために患者に連絡をとり，薬剤を初めて使用し始めた時期を尋ねることは面倒か不可能である．したがって，定義された期間に先行する同じ薬剤の調剤がないことで，初めての薬剤の調剤を特定し経験的に新規使用者を同定する．このウォッシュアウト期間はすべての患者で同一であり，一般的に 6ヵ月間である．感度分析では，この間隔を 9ヵ月や 12ヵ月に延長することもある．ブリティッシュ・コロンビア州の小児を対象として抗うつ薬の比較安全性を検討した研究においては，研究対象の小児が初回薬剤使用前には無治療であったことを担保するためにこの間隔は 1年から 3年に延長された．これにより比較群とのバランスがとれ，交絡は低減された．ウォッシュアウト期間を延長することにより患者が真の新規使用者である可能性は高まるが，研究に適格な患者の数は減少する．このトレードオフは，特に加入者の入れ替わりが激しい健康保険では重要となる．

　研究対象の薬剤の曝露によるリスクを有する時間（risk window）が，臨床薬理データに基づいた設定かについては不確かであることが多い．薬剤の中止日は最終調剤／処方箋における調剤日数によって代用されるため，医療データベースにおいてはさらにわかりにくくなる．このため，曝露によるリスクを有する時間（risk window）を変化させることは示唆に富むものであり，コホート研究において容易に行うことができる．

結　論

　薬剤疫学研究において，交絡を最小にするための手法の開発は現在も進行中である．縦断的な医療データベースの解析は大きな進展をみせたが，医学上の意思決定に十分な

役割を果たすのに確実なバイアスのない推定値を得るためには，多くの改善すべき点が残されている．1つは，医療システムのマルチレベル構造を用い解析するⅣ解析の利用である．ほかには，高次元の代替値（proxy）調整を行うためのデータマイニング手法を併用した拡張された PS を用いる手法があげられる．さらに，電子カルテ，疾患レジストリ，患者調査，および / または，臨床検査結果のレポジトリからリンクされた補完的な臨床データで既存のデータ環境を強化することも重要さを増している．これらの情報は交絡調整を改善するよい機会となるかもしれないが，一方でこれらの情報は最も恩恵を受けると考えられる患者において日常診療の中で収集され，選択的に請求・記録される可能性がある．そのため，同様に重大な方法論的課題が生じてくるかもしれない．交絡を確実にコントロールするための満足し得る解決策を見つけるためには，今なお検討しなければならないことが多くある．

重要なポイント

- 薬剤疫学研究は妥当性が高い情報を迅速に提供する効率性が必要である．
- 電子化されたデータベースは，特有の方法論的課題のある薬剤疫学研究において貴重なデータ源となる．
- 追加データを集めるのであれば，ネステッドケースコントロールおよびケースクロスオーバーのような疫学研究デザインは，薬剤のリスクと便益を評価するための効率的な手段になる．
- 交絡バイアスは，データの一部を用いることで効率よく評価できる．

事例21.1

背景

- 多発性硬化症の再発は多様であり，予測できない事象である．ワクチン，特にＢ型肝炎ワクチンは多発性硬化症の再発を引き起こすことが疑われている．

疑問

- ワクチン接種によって多発性硬化症の再発率が上昇するのか？

アプローチ

- 欧州の多発性硬化症データベース（European Database for Multiple Sclerosis network）を用いたケースクロスオーバー研究．12ヵ月間の無再発期間後に再発したケースに対して，ワクチン接種に関する質問をした．相対リスクを推定するために，再発直前2ヵ月間のリスク期間におけるワクチン曝露の有無を先行する4つの2ヵ

月の対照期間におけるワクチン曝露の有無と比較した.

結 果

・2ヵ月間のリスク期間中の曝露率は4つの対照期間の曝露率とほぼ同じであった.

・ワクチン曝露に関連する再発の相対リスクはすべて一様であった.

強 み

・電子化された広範な情報をもつ大規模な患者集団である.

・一過性の薬剤曝露と急性イベントを起こしたケースのみを用いた効率的な研究デザインである.

・経時的に変化しない交絡因子は対象者内マッチングにより本質的な調整が行われている.

限 界

・この患者集団においてワクチン接種率が低いことから,一週間のような短い効果期間におけるリスクを評価できない.

・感染のように経時的に変化する因子による交絡は調整できない.

重要なポイント

・多発性硬化症は経時的に大きな変動を伴うため,コホートまたはケースコントロール研究デザインを単純に適用しにくい.

・ケースクロスオーバーデザインはワクチンの安全性を調査するのに有効な手法である.

事例21.2

背 景

・ランダム化プラセボ比較試験のメタアナリシスから,抗うつ薬（AD）を開始した小児間で自殺のリスクが高いことが報告されているが,これらの研究では比較安全性,すなわち,このリスクがAD間で有意に異なるかどうかを明らかにすることはできなかった.

疑 問

・自殺完遂を含む自殺行為のリスクは,三環系ADと選択的セロトニン再取り込み阻害薬（SSRI）において同様であるのか？

アプローチ

・小児および若年（10～18歳）を対象として,人口動態統計情報とリンクしたブリティッシュ・コロンビア州の医療利用データベースを用いてPSでマッチングした新規使用者コホート研究.自殺行為とは,意図的自傷による緊急入院および自殺完遂として定義された.過去3年以内にADの曝露がなく,三環系ADが新規に投与された人と,フルオキセチンの新規使用者を比較した.フォローアップ期間は,ADの初回

調剤の翌日から，コホートを構成するのに必要な薬剤曝露の最終調剤日から 14 日後
とした．

結 果

・未調整または不十分な調整の解析から，三環系 AD は，SSRI と比べて 50％の偽のリ
スク比の低下が認められた．自殺念慮のある患者には，高用量で有害であることが知
られている三環系 AD の使用が避けられたことが示唆された．

・多くの変数を用いた（nonparsimonious）高次元 PS マッチングを行った後では，三
環系 AD とフルオキセチンとの間で自殺行為のリスクに差はみられなかった．

強 み

・すべての医療サービス明細書および人口動態統計に関する情報を含んだ小児および若
年成人の安定した大規模集団である．

・新規使用者デザインにより，すべての患者特性が曝露開始前に評価される．また，曝
露開始後まもなくの自殺行為を考慮した上で，使用期間依存性リスク関数をグラフで
示すことにより最も感受性の高い患者の減少を図示できる．

・重病患者をより安全な SSRI の適用に強く向かわせる（channeling）といった交絡因
子によって，結果が偏る可能性があるが，多くの変数を用いた（nonparsimonious）
高次元 PS による調整はこの事例であげたこれらの問題を改善させることができる．

限 界

・大規模な集団であるにもかかわらずアウトカムの数は限られており，不正確な推定値
となる．また，多くの潜在的な交絡因子に対するアウトカム回帰モデルの調整にはリ
スクが伴う．

・患者の治療適応に関するアウトカムのリスク因子による交絡は強力であり，調整が難
しい．

重要なポイント

・新規に治療された小児および若年成人において，自殺行為のリスクは 2 つの主な AD
の分類間で類似している．

・新規使用者コホートデザインは，多くの変数を用いた（nonparsimonious）高次元
PS による調整と組み合わせた場合，医療データベースの二次利用に完全に依存した
研究に対し適応性のある頑健な手法である．

参考文献

- Blais L, Ernst P, Suissa S (1996) Confounding by indication and channelling over time: the risks of betaagonists. Am J Epidemiol 144: 1161–9.
- Brookhart MA, Rassen JA, Schneeweiss S (2010) Instrumental variable methods in comparative safety and effectiveness research. Pharmacoepidemiol Drug Saf 19: 537–54.
- Brookhart MA, Schneeweiss S, Rothman KJ, Glynn RJ, Avorn J, Sturmer T (2006) Variable selection for propensity score models. Am J Epidemiol 163: 1149–56.
- Collet JP, Schaubel D, Hanley J, Sharpe C, Boivin JF (1998) Controlling confounding when studying large pharmacoepidemiologic databases: a case study of the two-stage sampling design. Epidemiology 9: 309–15.
- Confavreux C, Suissa S, Saddier P, Bourde`s V, Vukusic S for the Vaccines in Multiple Sclerosis Study Group (2001) Vaccinations and the risk of relapse in multiple sclerosis. New Engl J Med 344(5): 319–26.
- Farrington CP, Nash J, Miller E (1996) Case series analysis of adverse reactions to vaccines: a comparative evaluation. Am J Epidemiol 143: 1165–73.
- Hallas J (1996) Evidence of depression provoked by cardiovascular medication: a prescription sequence symmetry analysis. Epidemiol 7: 478–84.
- Maclure M (1991) The case-crossover design: a method for studying transient effects on the risk of acute events. Am J Epidemiol 133: 144–53.
- Ray WA (2003) Evaluating medication effects outside of clinical trials: new-user designs. Am J Epidemiol 158: 915–20.
- Rothman KJ, Greenland S, Lash TL (eds) (2008) Modern Epidemiology. 3rd edn. Philadelphia, PA: Lippincott Williams &Wilkins.
- Schneeweiss S (2010) A basic study design for expedited safety signal evaluation based on electronic healthcare data. Pharmacoepidemiol Drug Saf 19: 858–68.
- Schneeweiss S, Avorn J (2005) A review of uses of health care utilization databases for epidemiologic research on therapeutics. J Clin Epidemiol 58: 323–37.
- Schneeweiss S, Patrick AR, Sturmer T, Brookhart MA, Avorn J, Maclure M, et al. (2007) Increasing levels of restriction in pharmacoepidemiologic database studies of elderly and comparison with randomized trial results. Med Care 45 (10 Suppl 2): S131–42.
- Schneeweiss S, Rassen JA, Glyn RJ, Avorn J, Mogun H, Brookhart MA (2009) High-dimensional propensity score adjustment in studies of treatment effects using health care claims data. Epidemiology 20: 512–22.
- Schneeweiss S, Seeger JD, Maclure M, Wang PS, Avorn J, Glynn RJ (2001) Performance of comorbidity scores to control for confounding in epidemiologic studies using claims data. Am J Epidemiol 154: 854–64.
- Spitzer WO, Suissa S, Ernst P, Horwitz RI, Habbick B, Cockcroft D, et al. (1992) The use of beta-agonists and the risk of death and near death from asthma. N Engl J Med 326: 501–6.
- Sturmer T, Rothman KJ, Avorn J, Glynn RJ (2010) Treatment effects in the presence of unmeasured confounding: dealing with observations in the tails of the propensity score distribution–a simulation study. Am J Epidemiol 172: 843–54.
- Suissa S (1995) The case–time–control design. Epidemiology 6: 248–53.
- Suissa S, Edwardes MD, Boivin JF (1998) External comparisons from nested case–control designs. Epidemiology 9: 72–8.
- Wacholder S (1991) Practical considerations in choosing between the case–cohort and nested case–control designs. Epidemiology 2: 155–8.
- Walker AM (1996) Confounding by indication. Epidemiology 7: 335–6.

PART IV

専門的な応用

第22章 | 薬剤疫学の専門的な応用

　本章では，薬剤使用実態研究，医師の処方の評価および改善，ワクチンの安全性に関する薬剤疫学における専門的な方法論的課題，医療機器の薬剤疫学研究，薬剤性先天性欠損の研究，薬剤疫学とリスク管理，投薬過誤研究への薬剤疫学の使用，FDA のセンチネル・イニシアチブ（Sentinel Initiative）および効果比較研究を含む薬剤疫学に特化した専門的な応用について説明する．本章でも，臨床的および方法論的問題，解決策の例ならびに将来の展望に焦点を当てた標準的な構成に従い，これらの情報を提示する．最後に，事例と重要なポイントを各応用の項に示す．

薬剤使用実態研究

1 | はじめに

　薬剤使用実態は，世界保健機関（WHO）によって「社会における医薬品の販売，流通，処方および利用であり，それがもたらす医学的，社会的および経済学的な結果に重点を置く」と定義された．薬剤使用実態研究は，薬の処方，調剤，投与および服用に影響を与える医学的および非医学的側面だけではなく，あらゆるレベルの医療制度における薬剤使用の影響も扱う．

　薬剤使用実態研究には量的研究と質的研究がある（**表 22.1**）．量的薬剤使用実態研究の目的は，薬剤使用の現状，開発の傾向および経時的変化について，国，地域，地方，施設などさまざまなレベルの医療制度において定量化することである．当該研究から得られた定期的に集計した薬剤統計または薬剤使用データを用いれば，年齢，性，社会階級，罹患およびほかの患者特性別の集団における薬剤使用を推定でき，過剰または過小使用の可能性がある分野を特定できる．また，これらのデータは，1) 報告された副作用の発生割合の算出に用いる分母データとして（第7章参照），2) 特有の問題が予期される特定の治療カテゴリーについて監視するため〔麻薬性鎮痛薬，睡眠薬および鎮静薬，ほかの向精神薬など〕，3) 情報および規制活動の影響を監視するため〔有害事象につい

表 22.1 ● 薬剤使用実態研究の全体像：運用上の概念

	Drug statistics	Drug utilization study	Drug utilization review program
Synonyms (therapeutic)	Drug utilization data	Drug utilization review or drug utilization review study	Drug audit
Quantitative approach	Yes	Usually	Usually
Qualitative approach	No	Maybe	Yes
Continuous (ongoing)	Usually	No	Yes

ての警告，therapeutic formularies（採用医薬品集）からの薬の除外など〕，4）有病率の大まかな推定値のマーカーとして（パーキンソン病に対する抗パーキンソン病薬など），5）薬の輸入，生産および流通の計画のため，ならびに，6）薬剤費を推定するために使用できる．

　質的研究では，通常，薬の処方理由と処方データを結び付けることによって，薬剤使用の適切性を評価する．また，薬の処方の質，医学的必要性および適切性について比較できるよう，系統的な基準をあらかじめ作成する．薬の使用基準は，効能，1日用量および治療期間のようなパラメータ，または，次に示す例のようなほかのパラメータを用いることがある．例としては，1）利用可能なのに有効性の高い，または危険性の低い薬を選択しなかった，2）固定の配合剤のうち一方の配合成分のみしか適応がない疾患である，または，3）より安価で同等な薬が入手できるにもかかわらず高価な薬を使用することがあげられる．北米では，これらの研究は薬剤使用レビュー（drug utilization review；DUR）または薬剤使用評価（drug use evaluation；DUE）研究として知られている．例えば，抗菌薬をはじめとした薬剤の不適切な処方の程度，関連する臨床的，生態学的，経済学的な悪影響について数多くの研究が論文化されてきた．

　問題の検出および定量化を目的とした DUR および DUE 研究は通常，1回限りのプロジェクトである．（DUR および DUE 研究は，）定期的に行われるわけではなく，関係する処方者に最小限のフィードバックのみを提供する．最も重要なこととしては，薬物療法の変更が生じたかどうかを確認するためのフォローアップは含まれていないことがあげられる（**表 22.1**）．一方，DUR または DUE 計画は，特定の医療機関内の薬剤使用の質を改善するために権限を与えられた体系的かつ進行中の形態をとるシステムとしての介入である（**表 22.1**）．

2 ｜ 薬剤疫学研究が取り組むべき臨床的問題

　薬剤が上市されるまでには，適正使用された場合，すなわち，正しく診断された患者に適切な用量および間隔で，適切な期間にわたって使用されることにより効果的に疾病の自然経過を修飾する，または，症状を緩和できることが示されなければならない．不適正に使用すれば，その薬は期待された効果を示さず，結果として疾病罹患および死亡を招くことすらある．適正に使用しても，薬は害を及ぼすおそれがある．ただし，その副作用の多くは予測可能であり，予防可能である．

　副作用（特にタイプ A 反応）と治療に対するノンアドヒアランスは，回避可能な成人および小児の入院を引き起こす重要な原因である．予防可能な副作用および薬剤性の疾患を引き起こし得る状況には，1）誤った適応に対する薬の使用，2）毒性リスクがより低く，同様に有効な薬がある場合の毒性を示す可能性がある薬の使用，3）有害な薬物相互作用の可能性を高める過剰な数の薬の併用投与，特に小児または高齢患者に対する過剰な用量の使用，ならびに，4）重大な毒性に関するエビデンスが得られた後の薬の継続使用が含まれる．また，これまでにも多くの要因が提唱されてきた．例えば，1）医師による過剰な処方，2）薬物治療の目的を定義しないこと，3）強い効果のある処方箋薬および非処方箋薬の増大，4）公衆が薬に関する情報に触れる機会の増大，5）違法製剤の入手可能性，ならびに，6）処方薬の薬効薬理および薬物動態に関する処方者の知識の欠如があげられる．また，投薬過誤（p.522，第 22 章内「投薬過誤研究における薬剤疫学の利用」で説明），服薬アドヒアランスの不良（p.427，第 20 章），治療の中止，ならびに現代の患者ケアの細分化によるコミュニケーションの問題も罹病および死亡を増加させる可能性がある．

　関係専門機関，学術研究者およびオピニオンリーダーが推奨するように，まずは市販前臨床試験のデータに基づいて治療を行う．市販後の臨床経験および研究による補足データによって，特に適応症（例えば，ある抗菌薬が薬剤耐性により選択肢ではなくなること），投与期間（例えば，5 歳未満の小児の市中肺炎に対する抗菌薬の投与期間を短縮すること），レジメン（例えば，経口血糖降下薬に対する耐性に基づきレジメンを変更すること），ならびに，使用上の注意および禁忌〔例えば，胃腸出血に対し非ステロイド性消炎鎮痛薬（NSAIDs）を使用すること〕に変更が生じる可能性がある．治療の推奨は，ガイドラインやその他のアプローチによってアップデートされるため，薬剤使用実態研究では推奨される治療方法と臨床実態との関連性に対処しなければならない．

3 ｜ 薬剤疫学研究が取り組むべき方法論的課題

　薬の使用データはいくつかの情報源から得られ，その有用性は目前の研究の目的によって左右される．いずれのデータにも直接的な臨床的妥当性にある程度の限界がある．定量的研究では，所定の集団において特定の期間に対象薬を服用した患者を抽出し数え

ることが理想的である．しかしながら，入手可能なデータはこの近似値にすぎず，その提示および解釈について多くの疑問が生じる．質的研究では，所定の集団において特定期間中にある薬の投与を受けた全患者のうち，当該集団において当該期間中にその薬を不適切に使用した患者数を数えることが理想的である．入手可能な薬への曝露および診断データは必ずしも最適なものではない．また，「適切さ」の定義に使用する基準は任意に決められる．

　薬剤消費統計のほとんどは医療事務上または商業的理由で行われてきたため，データは費用または量の観点から表されていることが多い．薬剤使用実態に関するデータは，薬剤消費統計とは異なる量的情報としていくつか入手できる．1つは総コストまたは単位コスト（箱，錠剤，用量，治療コース単位のコスト）である．当該データは，薬剤使用の経済的影響の測定および比較に有用なことはあるが，これらの単位から集団における薬剤の曝露量に関する情報は得られない．さらに，費用データは経時的な価格変動，流通経路，インフレーション，為替レートの変動，価格統制措置などの影響を受ける．

　もう1つの量的情報である流通ボリュームデータは，販売された薬の全重量または販売された単位用量（販売された錠剤，カプセルまたは1回分の数など）として，製造業者，輸入業者または販売業者から入手できる．これは曝露された患者数により近い．ただし，錠剤サイズは多様であるため，重量を錠剤数に変換することは困難である．また，処方量も異なるため，錠剤数を曝露患者数に変換することは困難である．

　処方数は薬剤使用実態研究で最も多く使用される尺度である．しかしながら，異なる患者が規定の時間間隔に異なる数の処方を受けている．処方数を患者数に変換するためには，患者当たりの平均処方数で除すか，初回処方とリフィル（繰り返し）処方の区別を行わなければならない．当然ながら，後者のほうが新薬治療の研究にはよいが，慢性薬物療法を受けている患者が除外されることになる．また，各処方における薬剤数の差によってさらなる問題が引き起こされる可能性がある．最後に，これらの単位はすべて真の薬剤消費の概算にすぎないことに注意すべきである．後者は，最終的に患者の実際の薬の服用（すなわち，アドヒアランスの程度：p.427，第20章）によって変化する．

　診療の質の観点から，薬剤使用データを適切に解釈するためには，そのデータと薬の使用理由を結び付ける必要がある．罹患率および死亡率に関するデータは，1）国のレジストリ（一般または専門），2）医療費償還制度が機能している国のサンプル，3）アドホック調査および特別研究，4）病院の記録，医師の記録，ならびに，5）患者または世帯調査から得られる．使用の「適正さ（appropriateness）」は，適応症，患者特性（年齢に関連した生理学的状態，性別，習慣），薬の投与量（過量投与または過小投与），（選択した治療が禁忌である，または当該治療を妨げる可能性がある）併存疾患，ならびに，ほかの薬剤の使用（相互作用）の点から評価しなければならない．しかしながら，すべての情報が一元的に得られる情報源は一般的に存在しない．さらに，医療記録は不完全

であるため，薬剤使用データの極めて有用な情報源にはならないかもしれない．

---

4 │ 利用可能な解決策の例
■ 現在のデータソース

薬剤使用実態研究は重要であるため，欧州および北米の DUR 研究には多くのコンピュータデータベースが使用されてきた（**表 22.2**）．これらのデータソースの多くは罹患に関する情報が欠如しており，主に薬剤統計および薬剤消費パターンの記述的研究を行

表 22.2 ● 薬剤使用実態研究のための電子化されたデータベース

Not diagnosis-linked	Diagnosis-linked
North America	
National Prescription Audit[a]	National Disease and Therapeutic Index[a]
US Pharmaceutical Market—Drugstores[a]	Kaiser Permanente Medical Plan[a]
US Pharmaceutical Market—Hospitals[a]	Group Health Cooperative[b]
Medicaid Management Information Systems	The Slone Survey[c]
Saskatchewan Health Plan[b]	
Europe	
Swedish National Corporation of Pharmacies	Sweden's Community of Tierp Project
Sweden's County of J€amtland Project	United Kingdom's General Practice Research Database
Norwegian Institute of Public Health	The Netherlands' Integrated Primary Care Information Database
	PHARMO Record Linkage System
United Kingdom's Prescription Pricing Authority	
Spain's Drug Data Bank (National Institute of Health)	
Denmark's Odense	
Pharmacoepidemiologic Database	
Denmark's County of North Jutland	
Pharmacoepidemiologic Prescription Database	
Danish Registry of Medicinal Product Statistics	
Finnish Prescription registry	
Norwegian Prescription database	
Swedish Prescribed Drug Register	
Icelandic Pharmaceutical Database	

[a] IMS America, Ltd.
[b] Patient-specific data available for longitudinal studies.
[c] Reason for use.

うために使用されている．一部のデータソースは，薬の売上高，薬の流通経路のさまざまなレベルにおける薬の動向，薬剤または医療費請求データ，あるいは調剤されたすべての処方の形でデータを収集している．

　北米および欧州以外の国では健康保険データベースの使用も報告されているが，ほとんどの開発途上国では医療および薬剤データベースは一般に利用できない．International Network for Rational Use of Drugs（国際医薬品合理的使用ネットワーク，INRUD）とWHO は薬の処方，調剤および患者の診療の変化を測定するための標準化された基準／指標を用いた手法を開発し，これによって開発途上国における薬剤使用実態研究が促進されてきた．これには，研究の目的に応じた，主要および補足的指標，最小サンプルサイズ，サンプリング方法およびデータの収集方法に関する推奨が含まれる．

■ 測定の単位

　Defined daily dose（DDD）法は，容易に入手できる販売統計または薬局の在庫データからの流通量データを医学的に意味のある単位に変換・標準化し，特定の薬剤または薬剤クラスに曝露された人数を大まかに推定するために開発された．DDD とは，ある医薬品の主な適応症に対する成人の1日当たりの仮想平均維持投与量のことである．慢性的に使用される薬について，1日当たり，住民 1,000 人当たりの DDD として表され，任意の日に特定の薬剤の投与を受ける可能性がある集団に対する割合として解釈できる．病院での使用については，単位は（稼働率で補正された）100 ベッド－日数当たりの DDD として表される．これは，1DDD の投与を受ける入院患者の割合を意味する．抗微生物薬などの短期的に使用される薬剤については，単位は1年当たり，住民1人当たりの DDD として表される．これは，各人が1年間に特定の薬剤の投与を受ける日数の推定値を示す．

　DDD 法は，容易に入手できる薬の全量の統計による研究に役立ち，比較的容易かつ安価に使用できる方法である．しかしながら，DDD 法は慎重に使用し，解釈すべきである．DDD は，推奨用量や処方用量ではなく，比較に用いる技術的単位で，通常，文献レビューの結果およびさまざまな国で使用に関する利用可能な情報である．したがって，DDD は実際の処方量と比べ高かったり低かったりすることがある．小児の用量は確立された DDD よりもかなり低いため，調整しなければ，集団の曝露について過小評価を招くおそれがある．これは，小児人口が多い国では顕著である．また，小児の DDD も提唱されてきたが，その概念と適用可能性については，WHO の方法に組み入れられてこなかった．最後に，DDD は服薬アドヒアランスのバラツキを考慮していない．

　Prescribed daily dose（PDD）は，DDD の妥当性を確認する手段として開発されたもう1つの単位である．PDD とは，処方の代表サンプル集団から得られる1日当たりの平均処方用量である．処方における明瞭かつ正確な投与量の指示の欠如および処方間の口頭指示による投与量の変更による影響から PDD を計算する上で問題が発生する可能性

がある．経口糖尿病薬などの特定の薬剤グループについては，平均 PDD が対応する DDD よりも低いことがある．国際比較により，平均 PDD においては 2 倍までのバラツキが記録されてきた．DDD と PDD は，集団の薬剤への曝露の「治療強度（therapeutic intensity）」の推定に使用できるが，この方法は薬剤使用の頻度および普及率の推定，あるいは，有効で安全と考えられる用量よりも低いまたは高い用量を摂取している患者を定量化または特定するには有用ではない．

■ 分類法

分類法を用いて，標準化されたグループに薬剤を分類する．例えば，解剖治療化学（anatomic therapeutic chemical；ATC）分類法は一般に DDD 法と併せて使用される．ATC 分類法には，解剖学的部位に基づくメイングループ，治療法に基づく 2 つのサブグループ，化学－治療法に基づくサブグループ，化学物質に基づくサブグループという 5 つの階層レベルがある．医薬品は，主要有効成分に対する主な適応に応じて分類される．薬剤消費統計の報告および薬剤使用実態比較研究の実施においては，ATC 分類法の使用が推奨される．WHO International Drug Monitoring Program では，副作用のモニタリングにおける薬剤のコード化にこの分類法を使用しており，一部の開発途上国では必須医薬品の分類に ATC 分類法の使用を開始したことから，最終的には薬剤使用実態統計の準備につながるものと考えられる．

米国では Iowa Drug Information System（IDIS）を使用しているが，これは American Hospital Formulary Society（AHFS）の 3 つの薬効分類に基づいた階層的な薬剤コーディングシステムに個別の薬剤成分をコード化するために 4 番目のレベルを追加したものである．National Drug Code や Veterans' Administration Classification などのほかのコーディングシステムは，薬の成分に対する固有のコードを提供しない．

5 ｜ 将来への展望

公衆衛生上の観点から，国内および国際間の薬剤使用パターンに認められた相違についてはさらなる研究が必要である．このような相違の医学的影響および相違についての説明は依然として十分になされていない．性別および年齢群ごとの薬剤使用の分析を行うことで，重要な関連が示唆されるかもしれない．集団に基づくデータ資源の入手可能性が増すことによって，年齢別および性別の薬剤使用の頻度および普及率の研究が促される．

数々の研究が薬剤の処方に影響する要因を取り扱ってきた．しかし，適正な処方に対する多くの決定要因に関する相対的な重要性は，依然として十分に解明されていない．処方に影響を与えることを目的とした多くの戦略が提案され，適用されてきた．最新のエビデンスから，郵送された教材だけでは処方に影響を与えるには不十分であることが示されている．薬剤処方の改善に有効であることが示されている介入については，薬剤

使用を最適化するための包括的戦略における相対的有効性および適切な役割をさらに明らかにする必要がある．適切な方法論を用いていまだ対処されていない疑問点は，医薬品情報誌（Drug Bulletin）などの印刷体の薬剤情報の役割，外来患者および入院患者を対象とした集団討論，講義，セミナーなどの教育的介入の効果持続期間および対面的な方法の一般化可能性である．

外来患者のケアにおいて薬剤によって引き起こされる入院を予防するために行われる患者固有の薬歴を電子的にスクリーニングするような，臨床的な適用可能性の高い薬剤使用レビュープログラムのための手法に対しては，依然としてさらなる開発および評価が必要である．このような研究においては，薬剤使用の質に関する患者のアウトカム指標およびプロセス指標を含まなければならない．

薬剤使用データを診断に結び付けられる大規模な電子化されたデータベースを利用できることは，この研究分野の拡大に寄与している．WHO／INRUDの指標に基づく薬剤使用実態研究というアプローチは，開発途上国および過渡期にある国における薬剤使用実態研究の実施を促進している．薬剤使用レビュープログラム，特に，患者アウトカム指標を第一に考慮した手法は，今後の綿密な研究と進展が期待される．薬剤使用実態研究の機会を十分に活かしきれていないが，医療記録の機密性および資金と人材の制限に関する制度的課題が薬剤使用実態研究の発展速度を左右するであろう．

6 ｜ 薬剤使用実態研究に関する重要なポイント

- 薬剤使用実態研究は，薬剤使用の問題の定量化および特定，薬剤使用パターンの変化の確認または介入の影響評価のために実施できる．
- 薬剤使用実態研究は，薬剤使用の質の改善のプログラムにて継続的に実施してもよい．
- 薬剤使用の適正さの評価には，治療適応，患者特性，投薬レジメン，併存疾患および薬剤の併用に関するデータが必要である．そのような場合でも，「適切さ（appropriate）」を定義する基準は任意に決められる．
- 診療の質を評価する場合，薬剤使用実態研究は複数のデータソースを必要とすることが多い．

事例22.1 　高齢男性における最適でない可能性のある薬剤使用の割合と有害な転帰との関連

背 景

- 薬剤関連の症状はプライマリ・ケアサービスおよび救急科の受診の理由であることが多く，入院，罹患および死亡の一般的な原因である．虚弱な高齢者では，転倒，錯乱（老年症候群）および股関節部骨折と薬剤使用が関連していることがある．また，副作用およびポリファーマシー（多剤併用）についても高齢者で多くみられる．

疑 問

・65 歳より高齢の男性における最適でない薬剤使用の割合はどの程度であり，また，
有害な転帰に関連しているか？

アプローチ

・地域在住の高齢男性を対象とした前向きコホート研究.

・血液サンプルの生化学およびホルモン分析を含む男性の健康調査から得られた自己報告
の後向きデータを連結させた全般的な集団ベースのデータリンケージシステムの使用.

・有害な転帰には，自己報告のまたは記録に基づく転倒歴，老年症候群，データベース
に記録された心血管イベントによる入院および死亡が含まれた.

・適切でない薬剤使用のマーカーとして，過剰使用の可能性，過少使用の可能性および
不適切な可能性がある薬剤使用について定義した.

結 果

・不適切な可能性がある薬剤使用（48.7％），ポリファーマシー（5 剤以上，35.8％）
および過少使用の可能性（56.7％）の割合は高く，全体では参加者の 8.3％が何らか
の形で適切でない可能性がある薬剤使用を報告した.

・ポリファーマシーは 4.5 年間の追跡調査にわたり全入院，心血管イベントおよび全死
亡に関連していた.

・薬剤の過少使用はおそらく，その後の心血管イベントに関連していた.

・1 つまたは複数の潜在的に不適切な薬剤使用の報告は，入院についてのハザードの増
大に関連していた.

・転倒による入院は，適切でない処方についてのいずれのマーカーにも関連していな
かった.

強 み

・研究対象集団における地域ベースのサンプリング.

・大きなサンプルサイズ.

・全般的なデータリンケージシステムによって収集された罹患および死亡に関する評価
項目についての信頼できるデータ.

限 界

・研究は過去の集団ベースの研究からランダムに選択したボランティアを対象としてい
た.

・有害事象の過小評価の可能性─例えば，入院に至らなかった転倒は包括的データベー
スに含まれず，自己報告において，想い起されなかった可能性がある.

・自己報告の薬歴の正確性については，検証されていなかった.

・薬剤投与量データが入手できないため，過剰投与による不適切性の判断が制限される.

・過少使用の可能性については，特定の心血管疾患と治療だけに焦点を合わせている.

・薬剤使用実態に関する変数は，有効なすべての薬剤の適応／禁忌を説明するものではなかった．

重要なポイント

・追加のデータ収集のアプローチとして，包括的なデータ連動システムと（研究データを）組み合わせてもよい．

・研究結果から，薬剤の過剰使用，過少使用のいずれも高齢男性ではよく認められ，重大な有害臨床アウトカムに関連することが示唆された．

・過少使用を減らすことは，過剰使用および不適切な薬剤使用を減らすことと同じように重要である．

医師処方の評価および改善

　最も重要でありながら正しく評価されていない薬剤疫学の目標の１つは，エビデンスに基づく処方をよりよく行うための方法を発展させていくことである．しかし，治療に関する入手可能なエビデンス（「わかっていること」）と日々の臨床診療（「行うこと」）の間に大きなズレがあることは明らかである．このいわゆる処方における診療ギャップには，早急に対処する必要がある．医師やその他の医療関係者が特定の処方パターンのアウトカムに関する新しいエビデンスに応じて知識および実務を更新しなければ，薬剤疫学研究は臨床診療にほとんど影響を与えないと考えられる．したがって，処方の評価および改善に関する科学は急成長してきた．その成長の大部分は，受動的な知識の普及（論文の出版，診療ガイドライン，従来より続いている医学教育など）は一般的に，臨床診療を改善するには不十分であり，普及学（diffusion of innovations），説得的コミュニケーション（persuasive communications），成人学習理論（adult learning theory）およびナレッジトランスレーションに関連する理論に基づく補足的な行動変容を促す介入なしではなしえない，という認識に立脚したものである．

1 ┃ 薬剤疫学研究が取り組むべき臨床的問題

　薬剤の過少および過剰な使用，誤用に関連する問題はすべて処方「エラー」の分類に属する．最適でない処方の原因となる要因には，1）臨床医が新しいエビデンスに遅れを取ること，2）製薬業界による過剰な販売促進，3）怠慢によるエラー，4）患者の要求，および，5）臨床的な惰性（clinical inertia）があげられる．このような多様な原因は，ナレッジトランスレーションのモデルに基づき，ある行動に影響する鍵となる要因に対して，

介入戦略を個別化する必要性を示唆している．服薬アドヒアランスの不良は，診療ギャップに寄与するもう1つの重要な要因である（p.427，第20章において議論している）．

2 ｜ 薬剤疫学研究が取り組むべき方法論的課題

■ 内的妥当性

薬剤処方介入における非対照研究（単群の介入後のみの，または対照群を伴わない介入前後デザインなど）は，誤解を与える（通常，誇張された）効果推定値をもたらすことがある．多くの介入内容ではない要因は，経時的に薬剤使用に影響を与えることがある．実際，多くの非対照研究の「成功」は，研究期間中の介入ではなく，すでに存在する長期的または一時的に認められる変化の傾向に起因することが多い．処方の質は経時的に改善する傾向があるため，極めて緩徐に，または極めて偶発的にこのようなことが生じる傾向がある．ランダム化比較試験（RCTs）が実現可能ではない（例：単一施設内での対照群の混濁），または倫理的でない（例：対照群において品質保証プログラムを行わない）ことがある．そのため，一般に因果推論が不可能な弱い単群介入後のみのデザイン，または前後比較デザインを用いる代わりに，ほかの準実験デザイン〔例：比較シリーズを伴うまたは伴わない分割時系列（interrupted time-series），同時対照前後比較（pre-post with concurrent comparison group）研究〕を用いるべきである．

■ 平均への回帰

事前に決められたある観測値の閾値を超えることで選択された集団では，次の観測値で平均に近づく傾向がある，これはよくみられる現象で，かつ見落とされがちな問題である．このことは，品質改善プログラムでの日常的な作業に取り入れる前に，その介入の有用性を示すRCTおよび十分にコントロールされた準実験デザインを行う必要性を今一度支持する．

■ 解析の単位

医師の行動に関する研究における一般的な方法論的問題は，誤って患者を解析の単位として使用することである．個々の患者に対する処方行動は個々の医師の診療の中で相関があると考えられるため，これは基本的な統計学的仮説の独立性に反する．このような階層的「ネスティング」または統計学的「クラスタリング」は，しばしば正確な効果の点推定値を与えるが，医師，診療，設備といった正しい解析上の単位を用いた場合と比較すると誇張された有意水準と不適切に狭い信頼区間を与えることが多い．したがって，結果が示すことが正当でない場合であっても，介入が処方の「統計学的に有意な」改善をもたらすとみえることがある．幸いにも，クラスタ化されたデータを解析するための手法を活用することで患者，医師および設備レベルでの観測のクラスターを同時に調整できる．

■ランダム化臨床試験の実施を妨げる倫理的・法医学的問題

　　提案された介入が有益であることを明確に想定しているときに，処方の改善のために計画された介入を「控えること」に関する倫理的・法医学的問題については，議論が続いている．実際，多くの介入の有益性については，まさに探求されるべき疑問である．有益性に関する十分な証拠を伴わない介入を命じることは，非倫理的であると主張している人もいる．重要なことは，広く（社会に）実装する前に，このような介入が安全であり，有効であり，費用対効果が優れていることを実証することである．

■患者アウトカムに対する影響の検出

　　プロセスの改善と死亡率などの患者アウトカムの関連など，処方の変更と患者のアウトカムの改善を結び付けた大規模で十分に管理された試験はわずかしかない．患者のアウトカムのわずかな変化を検出するためには，膨大なサンプルサイズが必要になることもある．しかし，プロセスアウトカム（例：根拠に基づく診療ガイドラインで推奨されている急性心筋梗塞に対する薬剤の使用）は，しばしば精度が高く，臨床的に妥当で，適切な治療の質の指標であることが多く，最近，治療プロセスの改善が臨床アウトカムの改善に直接関連しているという経験的な実例がいくつか示されている．

3 | 利用可能な解決策の例

■概念的な枠組み

　　処方改善のための介入をデザインするにあたっての有用な出発点は，臨床的行動の望ましい変化を促す，または，妨げるような臨床的および非臨床的要因を構造化する枠組みを開発することである．「計画的行動理論（theory of planned behavior)」や教育診断と評価のための前提，強化，実現要因（predisposing, reinforcing, and enabling constructs in educational diagnosis and evaluation；PRECEDE）など，既存の枠組みは多数ある．この後者のモデル－PRECEDE モデル*－は，成人の健康教育プログラムとして開発され，行動変容の3つの逐次的なステージに影響を与える要因，すなわち，前提要因，実現要因および強化要因を提案している．前提要因としては，ガイドラインの認知，根底となるエビデンスに関する知識，または，治療の有効性に対する信念などの変数が含まれる．しかしながら，郵送された医薬品情報誌は一部の医師をその気にさせるかもしれないが，行動変容のためには新規の実現スキル（例：新しい治療を行うスキル，あるいは，根拠のない治療に対する患者または家族の要求を乗り越えるスキル）がなければ不可能であろう．新しい行動パターンをいったん試みた後は，積極的かつ複数の強化（例：臨床現場での即時通知または監査とフィードバック）が新しい行動を完全

＊：健康教育プログラムの系統的な開発と評価を行うための枠組みとして提唱されたモデル.

に確立するために必要になると考えられる．このような枠組みにより，前提，実現または強化のみの一面的な介入よりも，行動変化の全ステージを含む多面的な介入のほうが医師の処方行動を改善できる可能性が高いという一般的な観察が説明されることになる．

■ 処方を改善するための介入の有用性に関する経験的エビデンス

最もよく研究されている介入の有用性を評価する統合的研究は多数ある．具体的には，教材およびガイドラインの配布，集合教育，プロファイリング，監査とフィードバック，リマインダーおよびコンピュータによる意思決定支援システム，オピニオンリーダーまたは教育上影響力の大きい医師，対面教育支援活動，金銭的インセンティブと罰金などがあげられる．

処方行動の改善を目的とした教材の配布は，依然として処方に関する教育の最も普遍的な形である．残念ながら，配布された教材の使用は，処方の素因となる変数の一部（知識や態度など）には影響を及ぼし得るが，実際の処方行動にはほとんどまたはまったく影響しない．集合教育の方法として，大人数での講義による生涯教育（生涯医学教育；continuing medical education）が伝統的に行われているが，それらは臨床の指導者が行う少人数のグループディスカッションほど有効ではない．

医師のパフォーマンスを改善するためのもう１つのよく知られているアプローチは，同僚との実務パターンの比較，または医療ガイドラインなどの既定の標準参考資料，あるいは，過剰な，重複した，または相互作用を生じ得る薬剤の使用を強調することを意図した患者レベルの薬歴のいずれかの形で，医師に処方行動に関する臨床的なフィードバックを行うことである．ほとんどのタイプのフィードバックは処方にわずかな影響を及ぼすが，薬歴そのものでは一般に効果がない．一方，電子的なコンピュータによるリマインダーを用いると，臨床検査所見または診断などの患者レベルの情報に応じて特定の行動をとるよう警告されるため，医師は見落としてしまう誤りを減らすことができる．ただし，過度なリマインダーは「リマインダー疲れ」を生み出すことがある．さらに，リマインダーの研究は一般に肯定的な結果を示しているが，リマインダーの「秘書的」機能を超えるべく厳密に検討されたコンピュータによる意思決定支援システムには及ばない（事例 22.2）．

現地のオピニオンリーダーの特定は，新しい薬物の選定に役立つもう１つのアプローチである．このアプローチには，オピニオンリーダーの関与に加えて，研究成果に関する簡単なオリエンテーション，および教材や，平等で継続的な関係で自然に発生する形式張らない「教育のよい機会」にてガイドラインの使用を推奨することが含まれる．

Academic Detailing プログラムは，専門的な説明資料と大学を拠点に活動する薬剤師または同格の者による短時間の面会を組み合わせたものであり，禁忌またはごくわずかしか有効でない処方を減らすという観点で一貫して成功を収めてきた．Academic

Detailing が企業によるディテーリングと違う点は，前者によるメッセンジャーおよびメッセージは独立したものであり，入手可能なエビデンス全体に基づいていることである．

最後に，金銭的なインセンティブは医師の医療行為に影響を与え，懲罰を課すことよりも有力であることが多くの観察研究によって示されてきた—残念ながら，このような手法が，思いがけない影響がなく，有効または安全であることを示す適切なランダム化比較試験はない．

事例22.2 　医師処方の評価および改善

背 景
・多くの専門家がコンピュータによる意思決定支援は医師の処方を改善する特効薬になると考えているため，厳密な評価を行わずして，莫大な資源が広範な実装に投じられている．

疑 問
・コンピュータによる意思決定支援は，虚血性心疾患や喘息などの慢性疾患に対する外来診療の質を改善できるか？

アプローチ
・英国における60件のプライマリケア診療所のクラスターランダム化比較試験；心疾患と喘息にそれぞれ30件の診療所がランダムに割り付けられ，各診療所が割り付けられていない疾患についての対照となった．診療所においてはすでに電子化された健康記録があり，多くで電子システムによる処方が行われていた．
・意思決定支援システムの導入1年後に，介入群とコントロール群の間でのガイドライン遵守に関する40個の尺度について比較を行った（処方，検査および患者が報告したアウトカム）．

結 果
・心疾患または喘息のいずれのガイドライン遵守のいかなる尺度に対してもコンピュータによる意思決定支援の影響はなかった．
・想定された効果が認められなかった理由は，意思決定支援ツールが医師によってほとんど使われておらず，ツールに対する不満もあったことである．

強 み
・クラスターランダム化試験デザインは，診療の質のあらゆる長期的な改善をコントロールしながら，選択およびボランティア（志願者）バイアスを排除するものである．
・コンピュータによる意思決定支援の過去の研究のデザインおよび解析の欠点をほぼすべて克服している．

・診療スタッフの立ち会い，あるいは，学術的診療の範囲または病院環境ではなく，「リアルワールド」下で試験を行った．

限 界

・より新しい技術またはより優れた供給システムが，プライマリ・ケア医により受け入れられやすいと考えらえる．

・介入の受容性および使用に影響を与える非技術的要因に十分な注意が払われていなかったと考えらえる（例：エンドユーザーによる先行投資が行われないこと，システムの使用を促す動機に欠くこと，実際のガイドライン開発プロセスにかかわっていないことなど）．

重要なポイント

・ほかの医薬品や医療機器と同じように，処方を改善するための介入は広く実装する前に比較試験により検討すべきである．

・専門の学術機関または病院環境で実施された（意思決定支援を含む）介入の結果は，多忙なプライマリ・ケア医療の「リアルワールド」に必ずしも当てはまらないものと考えられる．

4 │ 将来への展望

　一般的に，臨床診療の長期的な変化は，望まれる行動をしたいという気持ちを前もって抱かせ，可能にし，強化する複数の戦略によって決まることは明確である．これまでに成功を収めた介入においては，以下の特性が認められる．

・調査またはフォーカスグループにより得られる，処方の決定に影響を与える主要因の特定を支援する理論的または概念的な枠組みの使用

・教育を必要としている医師に対象を絞り込むこと（例：処方データのレビュー）

・現地のオピニオンリーダーの採用および参加

・信頼できる客観的なメッセンジャーおよび資料の使用

・特にプライマリ・ケア環境における対面によるやり取り

・（もしそれが役立つのであれば）達成可能なベンチマーク，同じ専門性をもつ者との比較および患者特有のデータを含む監査とフィードバック

・一度に送るメッセージは少数，繰り返しと強化（reinforcement）を実施

・メッセージの前提となり，それを強化する簡潔な教材

・最良の診療（実践）に対する複数の障害に対処するための複数の戦略の使用

・質の改善の名の下にコストを最小化するだけでなく，処方の質および患者の安全性に対する改善目標を重視

　現在，処方の問題が存在することはわかっているが，その存在割合や決定要因についてはほとんどわかっていない．診療全体の75％が薬剤の処方に留まることを考えれば，このようなデータの不足がいかに注目に値するかがわかる．将来的な研究活動においては，問題の本質や存在割合，処方比率，薬剤の過剰な使用や誤用および過小な使用に伴う処方の問題の重要性をより詳しく説明することに注力する必要がある（p.464，第22章内「薬剤使用実態研究」も参照）．最後に，介入と臨床アウトカムとの関連性を検討する研究がこの分野を発展させるものと考えられる．

　処方改善のための既存もしくは新しい方法に関する注意深くコントロールされた研究や，処方ガイドラインを地域において迅速に実装するために，さまざまなエビデンスに基づいた戦略を統合することに対する計り知れない需要もある．特定の問題の種類に対して最も有効なタイプの介入を予測するための新しいモデルが求められており，また，機会費用および費用対効果に関連する問題を含めた広範な問題に対して答えを出していく必要がある．

　臨床試験により，多くの健康アウトカムに対する薬剤の重要な作用が示されてきた．したがって，いくつかの薬剤のより適切な使用によって罹患率および死亡率が低下し，患者の機能が向上し，生活の質（QOL）が改善するだろうという仮説を立てることは理にかなっている．処方の改善は，代替尺度であっても，それ自体がアウトカムであっても，根本的に重要であることに変わりがないが，綿密に計画された研究および調査において比較的顧みられない分野である．

5 ｜ 医師処方の評価および改善における重要なポイント

- 処方の質の問題は，薬剤の過剰な使用（例：ウイルス性気道感染症に対する抗菌薬），誤用（例：上部消化管出血のリスクが極めて高い患者に対する胃の保護を伴わないNSAIDs）および過少な使用（例：骨粗しょう症による骨折の二次予防におけるビスホスホネートまたは反応性気道疾患に対する吸入コルチコステロイド薬）というレベルで存在する．

- 処方の問題の大半は，有効性が証明された治療における薬剤の過少な使用に関連している．

- 印刷物または電子メールへの添付によるガイドラインの頒布，薬剤使用実態のレビューおよび薬歴，または伝統的に行われている生涯教育（生涯医学教育；continuing medical education）などの受動的介入は，診療を改善することはあまりない．

- より能動的な介入戦略（例：臨床現場での即時通知，教育支援活動，監査およびフィードバックを伴う達成可能なベンチマークの提供）は，特にシステム，医師および患者レベルの障壁を乗り越えるために組み合わせると，処方の質を多少改善できる．

- ほかの医薬品および医療機器の採用とまったく同じように，医師の処方を改善する介入法は，その実装には多額の費用を要するため，その広範な使用の前に綿密に計画さ

れた比較試験において検討する必要がある．特に研究者は，何が機能し，何が機能しないのか，その理由を含めよりよく理解するため，それらの介入の評価について「混合研究法（mixed-method）」（すなわち，定量的データ，処方者に対する調査，介入を取り入れることに対する障害および促進要因に関する定性的質問）の実施を考慮すべきである．

ワクチンの安全性に関する薬剤疫学研究における専門的な方法論的課題

　ワクチンは利用可能な方法のうちで最も費用対効果が高い公衆衛生学的介入の1つであるが，完全に安全または有効なワクチンはない．予防接種後有害事象（adverse events following immunizations；AEFIs）は，予防接種プログラムの安定性をしばしば脅かしてきた．このようなプログラムは，「成熟し」，ワクチン接種率が高く，ワクチンの標的となり予防され得る疾患がほぼ排除されたことにより，特に現代のメディアでは，ワクチンによって引き起こされるおよびワクチンの接種と同時に起こる偶発的な AEFI が目立つようになったものと考えられる．

1 | 薬剤疫学研究が取り組むべき臨床的問題

　健常者—特に健常乳児—に投与されたワクチンの AEFI に対する認容性は，病気の人に投与される医薬品よりも低い．曝露される人数が多く，その一部は公衆衛生上の理由で法律または規制によって接種が義務付けられているため，ワクチンにはより高い安全性基準が求められる．これらの問題は，FDA および WHO によるワクチンの厳しい規制管理およびその他の監視・監督の根拠である．また，これらの懸念から，薬剤よりはるかにまれなワクチン接種後の有害事象について調査が行われることも多い．しかし，AEFI を調べるコストと難しさは（当該有害事象が）まれであるほど高まり，このようなまれなイベントを対象とした疫学研究から確定的な結論を導き出すことは困難である．さらに，ワクチンの安全性研究はワクチン接種の政策上の方針に多大な影響を及ぼす可能性があるため，正確性および適時性の高い基準が必要とされる．

　ほかの有効な治療法で代用できる多くの薬剤クラスとは異なり，ワクチンは一般に代わりの選択肢がほとんどなく，市場からワクチンを回収する決定は広範な問題を引き起こす可能性がある．ワクチンと有害事象との関連の確立と寄与危険度（attributable risk）の迅速な定義は，AFEI を正しいリスク／便益の視点からとらえる上で極めて重要である．ワクチンは比較的広く曝露されるため，重篤な真のワクチン副反応は比較的まれであり，ワクチン接種との因果関係を示す報告はほとんどないにもかかわらず，米国で1年間に寄せられる AEFI の合計報告数は現在平均約 27,000 件（約8%が重篤）にのぼる．

ワクチンの安全性モニタリングはリスクと便益の動的な釣り合いに依存する．ワクチン予防可能疾患はほぼ根絶されているため，（ワクチンによって予防される）疾患の情報と比べてワクチン接種による合併症に関する情報が，ワクチンによる合併症が便益に勝るという認識につながり，ワクチンの使用中止または使用の減少を招く可能性がある．

ワクチンの安全性に関する研究は，真のワクチン副反応を偶発的なイベントと区別して寄与危険度を推定し，リスク因子を特定することで，妥当な使用上の注意および禁忌の確立に役立つ．また，病態生理学的メカニズムが判明すれば，より安全なワクチンの開発にもつながり得る．

2 │ 薬剤疫学研究が取り組むべき方法論的課題

1991年に行われた医学研究所（Institute of Medicine；IOM）によるワクチンの安全性に関するレビューでは，米国の知識および研究能力が次の理由で制限されてきたことが明らかになった．具体的には，1）有害事象の根底にある生物学的メカニズムの不十分な理解，2）症例報告およびケースシリーズ（症例集積）からの不十分なまたは一貫性のない情報，3）多くの集団ベースの疫学研究の追跡調査の不十分なサイズまたは期間，ならびに，4）因果関係についての有力なエビデンスを提供するための既存のサーベイランスシステムの限界である．これらの限界については，IOMのレビュー（2011年出版），Adverse Events of Vaccines：Evidence and Causality でも再び引用された．この報告書には，極めて大規模な疫学研究でもまれなイベントを検出または除外できず，症例報告の使用は，含まれる多様な情報によって事態を複雑にする一方で，有害事象に対するほかの潜在的原因の排除に不十分であることが多いと記載されていた．これらの限界を克服するために，ワクチンの安全性評価のための綿密な科学的手法として疫学および創造的な方法論が不可欠とされてきた．

■ シグナル検出

ロタウイルスワクチン接種後の腸重積症などの注目を集めるワクチン有害事象（**事例22.3**）は，潜在的な異常をタイムリーに検出できるサーベイランスシステムの必要性を提示している．しかしながら，いくつかの要因が真のシグナルの特定を困難にしている．例えば，多くのワクチンは，多くの有害な健康アウトカムのベースラインリスクが高い幼児期に接種される．近年の自発報告に対するデータマイニングを含む自動的なデータの系統的解析が登場するまで，ワクチンの安全性シグナルの特定はデータ解析から得られるものと，患者からの持続的な訴えから生じたものが同程度あった．

事例22.3　ワクチン研究の薬剤疫学研究における専門的な方法論的課題

背景

- アカゲザルーヒトロタウイルス再集合体4価ワクチン（rhesus-human rotavirus reassortant-tetravalent vaccine；RRV-TV），RotaShield®（Wyeth Laboratories, Inc）の接種者において腸重積症が報告された．

疑問

- 1つのアカゲザルロタウイルス（血清型3）と3つのアカゲザルーヒト再集合体ウイルス（血清型1，2および4）の4つの生ウイルスを含むワクチンはRRV-TVワクチン接種者の腸重積症に関連しているか？

アプローチ

- 腸重積症の報告に関するワクチン有害事象報告システム（Vaccine Adverse Events Reporting System；VAERS）の自発報告サーベイランスの情報を解析する．
- RRV-TV接種者のケースコントロールおよびコホート研究を実施する．
- 市販後ワクチンサーベイランスを実施する．
- RRV-TV接種と腸重積症に関連するリスクを定量化する．

結果

- 15件の初期のVAERS報告〔合計では112件のVAERS腸重積症報告：1998年8月31日の認可から1999年12月31日まで），うち（医療記録のレビューによって確認された）95例のRRV-TV接種後腸重積症確認例を含む
- ケースコントロール研究では，RRV-TV接種を受けた乳児が初回投与の3〜7日後に腸重積症を発現する確率はRRV-TV接種を受けなかった乳児の37倍であることが確認された（95%信頼区間：12.6, 110.1）．
- マネージドケア団体（managed care organization）の463,277人の小児を対象とした後向きコホート研究では，ワクチン接種を受けた56,253人の乳児が初回投与の3〜7日後に腸重積症を発現する確率は，ワクチン接種を受けなかった乳児の30倍になることが認められた（95%信頼区間：8.8, 104.9）．
- RRV-TV接種者と腸重積症との因果関係は，市販後に最新のサーベイランスツールによって検出できる頻度（ワクチン接種者約5,000人中1人から10,000人中1人）であった．

強み

- 複数の研究によってRRV-TVと腸重積症との関連が確認された．
- 2種類の研究デザインによって同様の結果が得られ，自発報告システムにおけるシグナルの妥当性が確認された．
- 受動的サーベイランスの限界があるにもかかわらず，VAERSはワクチン有害事象の

警告を発することに成功した.

限 界

- VAERS などの受動的サーベイランスシステムは，過少報告およびバイアスのある報告，一時的な関連または確証のない診断についての報告，分母となるデータの欠如，偏りのない比較群の設定などの複数の限界がある．通常，VAERS では因果関係は評価できない.

重要なポイント

- 初期の 15 件の VAERS 報告を受けて，疾病対策予防センター（Centers for Disease Control and Prevention；CDC）は RRV-TV の使用を一時停止することを勧告した.
- この勧告が 1999 年 7 月 16 日に発出された後，ワクチン接種を受けた乳児において RRV-TV 関連腸重積症の症例は発生していない.
- VAERS における所見がより信頼性の高い研究の予備的所見によって裏付けられることで，製造業者は自主的にワクチンを回収した.
- 米国の予防接種の実施に関する諮問委員会（Advisory Committee on Immunization Practices）の RRV-TV ワクチン接種に関する勧告は，1999 年 10 月に撤回された.
- CDC のワクチン安全性データリンク（Vaccine Safety Datalink；VSD）プロジェクトによって，ワクチンの安全性シグナルをよりタイムリーに検出するための新しい「rapid cycle」イニシアチブが形成されてきた．このプロジェクトでは，1999 年 5 月中旬までの VSD 内における RRV-TV 腸重積症シグナルのシミュレーションを行い，後向きにシグナルを「検出」することに成功した.
- これらの新しいワクチンが RotaShield® より安全であることを示すため，次世代ロタウイルスワクチンのその後の臨床試験および市販後研究では，Brighton Collaboration による標準化された腸重積症の定義を使用した.

■ 因果関係の評価

　ワクチン特有の臨床症候群（例：天然痘ワクチンの接種を受けた健常若年成人における心筋心膜炎），再投与時の再発（例：脱毛症と B 型肝炎ワクチン接種），または，ワクチン特有の臨床検査所見（例：占部株おたふくかぜワクチンウイルスの分離）が確認できない限り，有害事象が実際にワクチンによって引き起こされたかどうかを評価することは一般に不可能である．また，ワクチンを接種していない場合にも有害事象（例：発作）が発生した場合，ワクチン接種者のリスクが非接種者よりも高いかを評価するための疫学研究が必要である．接種者のリスクについて，（特に小児における）少数のワクチン非接種集団，ワクチン非接種者と接種者の差による潜在的な交絡，ならびに頻繁に混合ワクチンまたは複数のワクチンが同時に投与されるため，イベントが特定のワクチンに起

因しているかの判断は複雑となる.

■ 測定精度

　ワクチン接種に関する記録の作成が不十分であると, 曝露（ワクチン接種）の誤分類が生じる可能性がある. 曝露（ワクチン接種）についての記録は学齢期にはかなり良好であるものの, 高齢者における確認の難しさに直面している. また, 電子化されたデータベースから得た ICD － 9 コードに依存する観察研究では, アウトカムの誤分類も生じることがある. このような傷病名コードは, 手作業の医療記録の確認によって妥当性が確認されることが多い.

■ サンプルサイズ

　有害事象（adverse health events）（例：脳症）の懸念が生じることは極めてまれであることが多いため, 意味のある研究に十分な症例数を特定することは難しいだろう. また, 十分な検出力を有する研究を行うことの難しさが, 少数の曝露集団（例：特別な適応を有する部分集団）におけるまれなイベントの評価をさらに複雑にしている. まれなアウトカムの研究には, ケースコントロールおよびセルフコントロールデザインが最も効率的である. ケースコントロールデザインは, 一般にケースの源泉集団（source population）からサンプルを抽出し, 適切なコントロール群を特定し, 曝露に関連するリスクを推定するために両群での曝露状態を評価する（p.21, 第2章参照）. 一方, セルフコントロールデザインは, 一般に源泉集団においてワクチン接種を受けたケースを見つけ, ワクチン接種後の規定の期間中（リスクインターバルとしても知られる）のワクチン接種後有害事象の発生率と, 同じ人でワクチン接種の時期と密接な関係にないさまざまな長さのコントロール期間中（ワクチン接種前またはワクチン接種後のいずれか）の有害事象の発生率を比較する.

■ 交絡およびバイアス

　小児期ワクチンは一般に決まったスケジュールに従って投与され, 小児は特定イベントの発生について発育による傾向を示す可能性がある. そのため, 年齢は, MMR ワクチンと熱性発作や肺炎球菌ワクチンと乳幼児突然死症候群（sudden infant death syndrome；SIDS）といった, の曝露とアウトカムの関係の交絡要因になるかもしれない. したがって, このような原因は研究デザインおよび解析において調整する必要があり, これはマッチングによって行われることが多い.

　さらにコントロールが難しいのは, ワクチン接種の遅延またはワクチン非接種をもたらす原因である. このような原因（例：社会経済的地位の低さ）は AEFI の研究で交絡を起こし, 真の相対リスクの過少評価を招く可能性がある. ワクチン非接種者は有害事象

リスクの点でワクチン接種を受けている集団と大きく異なると考えられるため，疫学研究におけるコントロール群としては不適切である．ワクチン非接種者は，ワクチン接種が医学的に禁忌とされる人，または，検討されているアウトカムに対するほかのリスクを有する可能性がある人（例：社会経済的地位が低い集団に属する人）と考えられる．同様に，ワクチン接種者は，基礎的な医学的状態により優先的にワクチン接種の対象になっている場合があり，真の相対リスクは過大評価され得る．さらに，親の選択によってワクチン接種を受けない小児もいる．これらの小児は十分にワクチン接種を受けている小児とは異なる医療利用パターンを示すため，これが研究結果にバイアスを与える可能性がある．

3 ｜ 利用可能な解決策の例

■ シグナル検出

潜在的な新しいワクチンの安全性の問題（「シグナル」）の特定には，臨床と疫学の両方の専門知識が必要である．データマイニングは，自発報告システムにおける不均衡な報告の評価に使用されることが多い．ワクチンの安全性プロファイルを比較するための1つの不均衡性評価ツールには，任意のワクチンに報告された症状の総数のうち特定の症状が占める割合と，別のワクチンまたはワクチングループに関する報告において（その症状が）認められた割合との比較が含まれる．この比例報告比（proportional reporting rate ratio；PRR）は，実装および解釈が容易であるため，米国のワクチン有害事象報告システム（Vaccine Adverse Event Reporting System；VAERS，p.132，第7章参照）などの自発報告システムにおけるワクチンの安全性シグナルの検出に広く使用されてきた．ただし，一般に使用されている統計学的なデータマイニングまたは不均衡な報告に対する分析手法はいくつかある．当然ながら，いかなるシグナルについてもより本格的な疫学研究で確認する必要がある．

■ 疫学研究

歴史的にみて，1回きりで完了する疫学研究は潜在的なAEFIの評価に使用されてきた．しかしながら，大規模に連結され自動化されたデータベースは，アドホックな疫学研究よりフレキシブルな仮説検定の枠組みを提供するものである．さらに最近では，新しい方法が考案され，ワクチン安全性サーベイランスや仮説検定に，大規模に連結されたデータベースを使用できるようになった．CDCは，1990年にワクチン安全性データリンク（Vaccine Safety Datalink；VSD）プロジェクトに着手し，これがワクチンの安全性のサーベイランスおよび研究の標準になってきた．VSDプロジェクトでは，複数の医療機関（medical care organizations；MCOs）において共同プロトコールに従ってワクチン接種，医学的アウトカム（例：退院，外来通院，救急外来受診，死亡）および共変

量データ（例：出生証明書，国勢調査）を前向きに収集する（第9章内「米国健康維持機構／ヘルスプラン」参照）．VSD プロジェクトは，毎週または毎月更新されるデータセットを用いてリアルタイムに近いサーベイランスを提供している．このサーベイランスは，新たに認可されたワクチンおよび新たな勧告が行われる可能性がある既存のワクチンを監視するために一般に利用される．事前に決められた関心のあるイベント（通常，認可前の臨床試験，その他の情報源から得られたシグナル，または，ギラン・バレー症候群のような歴史的な懸念点に基づいて選択される）は，ヒストリカルデータまたは同時コホート（同時コントロールを伴うコホート）のいずれか適切な比較群を用いたサーベイランスにおいてワクチン接種後のイベント発生リスクの増大が定期的に（毎週または毎月）調べられる．また，VSD では，サーベイランスの所見の妥当性が確認でき，従来の疫学的方法を用いて，さらに最近では（経時的に変化しないことを仮定）個人レベルの要因および併存疾患による潜在的な交絡を回避できるセルフコントロールデザインを頻用することで，新しいアドホックなワクチンの安全性に関する仮説を検定できるようになっている．MCOs においては，ほとんどのワクチンについて適用率が高く，ワクチン非接種の対照はわずかしか得られないため，VSD においてワクチン接種と遅発性または潜行性の有害事象（例：神経発達または行動アウトカム）との関連性を評価するには限界がある．

　VSD は，米国で現在行われているワクチンの安全性評価に対する極めて重要な，強力な，費用効果が比較的高い補足情報を与えるものである．その後，デンマーク，英国，台湾などの国でも同様のシステムが開発されてきた．

4 | 将来への展望

　ワクチンの安全性のモニタリングおよび研究はかなりの進歩を遂げてきたが，依然として科学的および非科学的ないくつかの課題が残っている．分析に関する1つの課題は，ワクチン接種後の最適なリスクウィンドウ（risk window）の特定であり，これにはAEFI の生物学的メカニズムの理解が必要であるが，これはやや恣意的なものである．リスク間隔を明らかにするデータに基づく手法の開発が現在進んでいる．同じワクチンまたはワクチン成分に対する複数回の曝露に対する生涯の用量反応の検出，混合および同時ワクチン接種におけるワクチンの安全性に関する研究の実施可能性の判断および電子医療記録を用いた未知の AEFI に関するデータマイニングは，いずれもワクチン安全性研究における困難な分野である．また，ワクチンの安全性に関する科学は信頼性の課題にも直面している．ワクチン予防可能疾患は減少し続けているため，多くの人がワクチン接種の必要性について懐疑的であり，政府（多くのワクチンは義務付けられているため）と製造業者の両方の動機を疑っている．そして，ワクチン接種の意義が疑わしいことを証明しようとしている研究者からは，欠陥のある研究が提示され得る．さらに，特にイベントがまれである場合，AEFI が偶然に起きたことを証明することは困難である．

ワクチンの安全性のサーベイランスおよび研究には，厳密な科学性の提示，国民の教育および頑健なワクチン安全性システムの整備を持続的に行っていくことが求められる．

5 │ ワクチン研究の薬剤疫学研究における特別な方法論的課題に関する要点

- ワクチンの安全性に関する多くの問題に関して，私たちの知識には依然としてかなりのギャップと限界がある．
- 曝露される人数が多く，その一部は法律または公衆衛生学的な規制によって接種が義務付けられているため，ワクチンには高い安全性基準が求められる．
- ワクチン安全性データリンク（VSD）などの新たな研究基盤は，多くの安全性上の懸念に対処するための強力なツールを与えるものである．

植込み型医療機器に関する疫学研究

ここ数十年，医療機器技術の劇的な成長が目撃されてきた—米国の医療機器市場は2008年に1,000億ドルを超え，これはおおよそ世界市場の42％を占めていた．従来の医療機器の新世代版に加えて，ナノテクノロジー，遠隔医療，低侵襲的／非侵襲的処置および高度な医療情報技術といった画期的なイノベーションが患者と臨床医に新しい診断および治療の選択肢を提供し続けている．

このような多様な技術の拡大が，医療機器の便益とリスクを検討するための有効なアプローチに対する前例のない需要を生み出してきた．医療機器に関する疫学は，医療機器の利用，ならびに特定のアウトカムの発生率を検討することに適している．検討に際しては，増えつつある異質な情報源から得られたデータを統合する方法が必要とされている．

1 │ 医療機器とは何か，また，医薬品とどう違うのか？

米国政府は医療機器を以下のように定義している．

機器，器具，医療機器，機械，装置，インプラント，体外診断薬（*in vitro* reagent）またはその他の類似または関連する品目であり，以下に該当する部品や付属品も含まれる．

1. 公式の国家採用医薬品集（National Formulary）または米国薬局方（United States Pharmacopeia），あるいはそれらの付録で認められているもの
2. ヒトやその他の動物の疾患やその他の状態の診断，疾患の治癒，緩和，治療または予防の目的で使用するもの
3. ヒトやその他の動物の身体の構造または機能に影響を与えることを目的とし，ヒトや

その他の動物の体内または体表の化学的作用によってその意図される主目的が達成されるものではなく，その意図されるいずれの主目的の達成が代謝に依存しないもの．

医療機器の定義および分類については国家間で類似性がみられるが，承認の要件については相違点が存在する．例えば，ある医療機器が米国市場への参入を認められる前には，その安全性および有用性が合理的に保証されていなければならない．便益／リスクのレベルに基づき，医療機器は3つの規制クラスに分類される．クラスIの医療機器は，患者に害を及ぼす可能性が極めて低く，臨床研究も特別な管理も必要ない（例：弾性包帯，手袋，手動の手術器具）．クラスIIの医療機器は，リスクがより高く，特別な管理および臨床研究を含む追加の規制管理の対象となる（例：輸液ポンプ，超音波診断装置）．リスクレベルが最も高い医療機器は，クラスIIIに分類される．これらの医療機器の有用性および安全性は，妥当な科学的エビデンスに基づいて判断しなければならない〔例：植込み型深部脳刺激装置，冠動脈ステント，股関節表面置換システム（hip resurfacing system）〕．クラスIIおよびIIIの植込み型医療機器は，公衆衛生上重大な影響を及ぼし，有害事象を引き起こすリスクが高く，長期曝露についてその影響が不確かであるため，私たちはこれらの医療機器に焦点を当てる．

植込み型医療機器は，時間をかけて少しずつ変化するものの，（設計から機器を体内から取り外すまでの）製品ライフサイクルは長く，数年から数十年に及ぶことが多い．植込み型医療機器は，複数のコンポーネントからなる場合（例：全人工股関節インプラント）とコンポーネントが1つだけの場合（例：ペースメーカーリード）がある．このような医療機器への曝露は一般に長期にわたり，曝露開始は植込み時と明確に定義される．医療機器を摘出すれば曝露は終了するが，医療機器の一部が体内に残っている場合，曝露の終了として扱うことはできないだろう（例：乳房インプラントの破裂によるシリコンの漏出）．

植込み型医療機器に関連するアウトカムは，基本的な患者および医療機器に関する要因（例：生体材料）だけでなく，ユーザーインターフェース（例：オペレーターの技術や経験）の影響も受ける．植込み型医療機器の副作用は一般に局所性であるが，全身性の場合もある（例：毒性，アレルギー，自己免疫作用に続発するもの）．人的要因（例：ペースメーカーの間違ったプログラミング）やインターフェース（例：MRIと深部脳刺激装置のリードとの相互作用）に関連した障害が加わることがある．最後に，故障は製造の問題，設計に起因するエラー，構造的または工学的影響などのいくつかの原因によって生じ得る．

2 | 医療機器の疫学研究で取り組むべき臨床的問題

医療機器技術の拡散は，医療機器の複雑さ，既存治療と比べた相対的な利点，オピニオンリーディング組織の地位，診療報酬償還の決定，販売競争および診療ガイドライン

を含む多くの要因の影響を受けている．したがって，新しい医療機器の採用はそれぞれに異なり，時には予測できないパターンをたどることが多い．これらのパターンは患者のアウトカムおよび有害事象の頻度における違いを作り出すかもしれない．採用に影響する要因を疫学的に評価することで，レギュラトリーサイエンスに役立つ情報を与えることができる．さらに，レギュラトリーサイエンスへの情報提供に際して次の2つの重要な問題が考慮されるべきである．

　1. リアルワールドにおける便益と害の評価

　2. 長期アウトカム評価

■ リアルワールドにおける便益と害

　2009年米国再生・再投資法（American Recovery and Reinvestment Act：p.554，第22章内「効果比較研究」参照）およびその後の医療制度改革法によって，効果比較研究（comparative effectiveness research；CER）への国民の関心が高められ，リアルワールドでの評価研究についての方法論および基盤の構築に国民の注目が当たっている．リアルワールドでの植込み型医療機器の評価は主に観察研究手法に依存する．このように着目された主な理由の1つはRCTの限界に関連するものである．外科用医療機器のRCTに参加している術者は，典型的なアーリーアダプター（早期に新しい技術を取り入れる者）であり，高度な技術を有し，物覚えが早く，このことは「学習曲線」に影響を与える．従来より，学習曲線は手術件数とアウトカムとの関連性についての観察研究により研究されている．これまでに，手術件数とアウトカムに着目したいくつかの研究によって，手術件数の増加は有害な転帰の発生と反比例の関係を有することがわかってきた．一方，手術件数がそれ以上増加してもアウトカムの改善が認められなくなる手術件数の閾値を示した別の研究がある．手術件数とアウトカムとの関連性において研究すべき要素は3つあり，1) 生涯における経験（術者の手術件数），2) 単位時間（例：年）当たりの術者の手術件数および，3) 術者が診療を行う病院の患者数である．学習曲線に関連するその他の要素には，手技の種類と診療所の種別（例：大学病院）が含まれると考えられる．学習曲線の十分な研究により，医師の診療科に関する背景専門知識に基づいた熟練度の閾値を確立できる．例えば，頸動脈のステント留置術に対する閾値は術者の各診療科（例：放射線科医，心臓内科医，脳神経外科医）によって異なる．

　限定された臨床医が関与していることに加え，RCTは，等質かつ一般患者を代表しない患者集団を対象とすることが多い（p.21，第2章およびp.364，第16章参照）．市販前の医療機器の治験では，重要な患者集団に対する十分な代表性を欠くことが多く（女性，小児，高齢者，少数人種および民族など），これが結果の一般化可能性を低下させている．よくデザインされた観察研究は，日常診療下で興味のある部分集団での医療機器の性能に関するより多くの情報を提供できる．観察研究の有用性は，医療記録，電子データベー

スおよび前向きレジストリにおける医療機器のデータ収集の進歩，ならびに分析ツールの開発および普及に伴って増えつつある．

■ 長期安全性および有益性

医療機器の市販前の臨床試験は一般に短期間の試験であり，長期安全性および有用性に関しては限られた情報しか生み出さない．植込み型医療機器に特有の複雑さのため，非臨床試験および市販前の臨床試験だけに基づいて医療機器の長期安全性および有用性を予測することは困難な場合が多い．米国では，FDAの関心は，市販後において長期的に発生する問題を予測し理解を深めるために，市販後環境下で十分な規模および追跡調査期間の研究を確実に行うことに向けられつつある．ほかの数ヵ国では，長期的な患者アウトカムおよび医療機器の性能に関する情報を収集すべく，植込み型医療機器を用いる手技に対する国レベルのレジストリを確立してきた（例：スウェーデン，英国，オーストラリア，カナダ）．

3 ｜ 医療機器の疫学研究で解決すべき方法論的課題

前述のとおり，植込み型医療機器に関するエビデンスを創出するには，薬剤の調査では生じることのなかった問題を考慮する必要がある．このような問題には，医療機器，術者および医療機器が使用される介入部位の相互作用が含まれる．医療機器のデザイン，複雑さおよび特異的な機械的特性は，治療を受けている病変のタイプ，重症度，併用療法などの臨床上の詳細と同程度に重要であると考えられる．汎用されている研究データベースでは，これらの詳細は一部しか観察されていない，あるいは，欠測していることが多い．

■ 個々の患者の曝露評価における課題

医療機器への個人の曝露の確認には大きな障害が2つある．1つ目は，全米医薬品コード（National Drug Code；NDC）ディレクトリーが確立されている薬剤とは異なり，医療機器においてはすべてのステークホルダーが使用している共通の用語体系はない．医療機器のグループ用語とつながりのある製造業者，商標，型番などの医療機器の情報を定期的に入手することで，正確な識別およびより容易なデータ管理ができると考えられる．2つ目に，医療機器はいくつかの部品を含むシステムとして承認または使用されていることが多い．また，医療機器の部品は同じまたは異なるブランドの部品と組み合わせて使用されることが多い．したがって，完全な曝露情報を入手するのは薬剤よりも医療機器のほうがはるかに複雑である．頑健かつ幅広く（用語を）取り入れた医療機器の用語体系は，いったん採用されれば，医療機器の安全性および有益性のサーベイランスを前進させるだろう．

■国民の曝露評価における課題

電子健康記録（electronic health records）を含むデータシステムへの医療機器固有識別子（unique device identifier；UDI）の組み入れおよび医療機器の使用とその使用に伴う患者の問題を定期的に記録することが課題である．米国の調査環境では，集団での医療機器曝露データは診療報酬請求額管理データ，レジストリ，全国調査，医療提供者についての国を代表する標本，マーケティングデータを含むさまざまな情報源から得なければならない．これらのデータソースは，医療機器特有の詳細さ，デザイン（後向き対前向き）およびデータ収集（患者報告，売上高など）の点で異なる．これらの情報源は，完全性および信頼性のレベルの点で異なるが，互いに補完することになるかもしれない．

■比較研究における課題

疫学研究は，非実験データに依存しており，医薬品の安全性および有用性に関するエビデンスを構築する．（ランダム化試験と比較した）非ランダム化試験の欠点はよく知られているが，2つの事実を認識しなければならない．最初に，薬剤の試験において高い内的妥当性の主要な構成要素として知られる方法論的アプローチ（例：ランダム化，割り付けの秘匿化，マスキング／盲検化，中止／追跡調査，intention-to-treat 解析）のうち，医療機器のエビデンスの構築に適用できるのは一部のみである．臨床試験での限界（例：被験者選択，小さなサンプルサイズ，短い試験期間）に加えて，学習曲線の問題，製品の改良および製品の機械的不具合に関連した未知の有害事象のリスクのため，日常診療で観察されたデータの必要性が提起されている．

■サンプルサイズとリアルワールドにおける性能に関する問題への対処

市販前の臨床試験は，有用性のアウトカムに関する十分な統計学的検出力を有するようにデザインされている．ほとんどの場合，あまり一般的でない，または，まれであるが重篤な副作用について RCT で十分な検出力を与えることは不可能である（p.38，第3章参照）．医療機器の RCT は，小さなサンプルサイズおよび選択された参加者を対象とするため，サンプル集団で実施された試験からの結果や結論を全人口に拡大することと定義される一般化可能性（または，外的妥当性）を欠如していることが多い．

メタアナリシスを伴う系統的レビュー（p.406，第19章参照）では，各試験内の詳細なデータ収集を十分に生かすことが試みられる．系統的レビューは，RCT における小規模試験の問題に対処するための1つのメカニズムでもある．メタアナリシスを伴う系統的レビューは，医療機器および手術の個々の RCT のほとんどが重要な臨床アウトカムを丁寧に記録することを想定し，十分な数の試験が利用可能となったときに，エビデンスの吟味と統合を行うきっかけを与えるものである．

よくデザインされた観察研究は大規模であることが多く，連続的な患者の組み入れお

よび包括的なデータ収集が行われる．それらは日常診療における医療機器の安全性および有用性を評価するための最適なツールである．大規模な観察研究では，重要な部分集団での効果，ならびにRCTでは通常収集できないまれな安全性および有用性の評価項目を評価できる．

■ 研究グループの比較可能性の担保

コホートデザインによって研究対象となる異なる医療機器に曝露された患者グループを作り出すことができる．理想的には，前向きかつ連続的に患者を組み入れ，前向きにデータを収集するデザインに基づき仮説主導型の研究であることが望ましい．このような観察研究には，測定された交絡因子を調整するための統計学的手法や未測定交絡の結果に対する影響の特徴を知るのに役立つ方法を適用すべきである（p.442，第21章参照）．

観察された患者特性（予測因子）での不均等な分布に対処するための優れたツールがある．ほとんどの調整方法は研究群間のベースライン因子の不均一性に対処するものである．治療の選択因子と交絡への対処には，いくつかの解析方法を利用できる．これらの方法には，層別化，回帰モデル，または，この2つの方法と組み合わせた傾向スコアを用いた方法が含まれる．各アプローチは各研究の統計学的な仮定に依存しており，特定の状況において適切な場合とそうでない場合がある．収集された情報で説明される以外の未測定の交絡が存在すると考えられる場合，独自の仮定および限界はあるが，操作変数に基づく方法（instrumental variable-based methods：p.442，第21章参照）はもう一つの可能性のある手法である．

4 ｜ 利用可能な解決策の例
■ 受動的サーベイランス

いったん（医療機器が）承認されると，製造業者は，規制当局への有害事象報告の送付を含めて製品の安全性を監視しなければならない．米国では，製造業者は医療機器関連の死亡，重篤な有害事象および不具合の報告をFDAに提出することが求められている．また，医療提供者および消費者は自発的に報告を提出する．受動的サーベイランス（p.132，第7章参照）から得られたこれらの報告は，1996年に構築されたManufacturer and User Facility Device Experience（MAUDE）データベースに保存される．MAUDE（年間約200,000人）の報告の大半は製造業者からのものであり，利用施設，自発的な情報源および輸入業者から寄せられる報告の割合は低い．

受動的な報告システムには次のような重大な弱点がある．a）データは不完全または不正確な可能性があり，一般に自己点検を受けていない，b）データはイベントの重症度や特異性，あるいは評判や訴訟の状況によって左右される報告バイアスを反映したものとなり得る，c）因果関係は，一般的にどの個別報告からも確実に推論することはできない．

d）一般的にイベントは過小報告されており，このことは分母（曝露）データの欠如と相まって，イベント発生率または有病率の決定を不可能にしている，などである．最後の点は植込み型医療機器にとって特に重要であり（p.132，第7章参照），その理由は，報告には発生率の推定が最も重要となる医療機器関連イベント〔血栓症，感染，脳卒中，改良（revision）または交換など〕の情報がとらえられるかもしれないためである．

報告データの有用性を高めるべく，安全性シグナルの検出を支援するために統計学的ツールが用いられる．ベイズ流およびその他のデータマイニング手法を用いて，同じグループのほかの医療機器すべてのイベントの精度と比較して，特定の有害事象と医療機器の組み合わせの相対的報告頻度を推定する．

■ 強化サーベイランス

Medical Product Safety Network（MedSun）は，米国の350の医療機器利用施設の代表的な部分集団に基づいた全米レベルの医療機器サーベイランスを目的として構築された．さらに，MedSun内において電気生理医療機器（HeartNet）や小児ICU機器（KidNet）といった専門ネットワークが登場してきており，これは，これは，重要な臨床領域における医療機器に特有な問題に焦点を合わせたものである．この強化サーベイランスネットワークは，標的調査，問題解決や報告書の投稿を通じてリアルタイムな潜在的な安全性シグナルの増強に役立つ．

■ 能動的サーベイランス

FDAは，能動的サーベイランスを用いてハイリスク医療機器の監視を行っており，植込み型心室補助装置に対する国家レジストリや承認後研究の要件を満たすための「新たな」研究にて実施される．

進化しつつあるもう1つの能動的サーベイランスの取り組みでは，介入心臓学分野のアウトカムデータレジストリを監視するためにData Extraction and Longitudinal Time Analysis（DELTA）サーベイランスシステムが使用されている．FDAは，学術研究機関と協力してマサチューセッツ州における止血機器および冠動脈ステントのサーベイランスにDELTAを適用するとともに，既存の国全体の心血管および整形外科レジストリにおけるDELTAの利用を促し続けている．

さらに，FDAは，病院の救急診療部（ED）で診察される消費者製品およびその他の製品に関する傷害についての情報を入手するために設計された監視システムである消費者製品安全委員会（Consumer Product Safety Commission；CPSC）の全国電子傷害監視システム（National Electronic Injury Surveillance System；NEISS）を有効に利用している．また，EDでの受診をもたらす医療機器関連の有害事象について最初の国レベルの推定値を得るために，FDAはCPSCと協力してNEISSを使用した．さらに最近の取

り組みでは，小児集団における医療機器に関連した ED 受診理由を検討することに焦点が当てられている．

　より頑健な国全体の医療製品のサーベイランスを提供するため，FDA は 2008 年にセンチネル・イニシアチブ（Sentinel Initiative）を開始した（p.531，第 22 章内「FDA のセンチネル・イニシアチブ：安全性監視の強化」参照）．センチネル・イニシアチブの主な目的は，医療関連製品の能動的サーベイランスに関する国全体での統合電子医療基盤によりサーベイランス能力を向上させることである．サーベイランスでは，FDA からの検索コードを実行することが可能な共通データモデル（common data model）に変換された（合計 1 億 3,000 万人以上の集団を含む）国レベルの分散型の情報源を利用する．ほかの国々では，植込み型医療機器を用いた手技に関する国家レジストリがその国のサーベイランスの取り組みを著しく拡大させてきた．

■ 必須の市販後研究

　FDA は，承認条件として，または，市販後期間に入った後に「正当な理由によって」市販後研究を義務付ける独自の法的権限を有している．FDA が直面している主な規制／公衆衛生上の課題は，医療機器の承認の遅延を防ぎ，安全かつ有効な医療機器だけを確実に市場に送り込むために市販前に入手する臨床データの最適なバランスを見つけることである．義務付けられた承認後の市販後研究で回答できる適切な問には，長期的な安全性および有用性，広範なユーザー集団（臨床医と患者）に使用された際の医療機器のリアルワールドでの使用経験，トレーニングプログラムの有益性と学習曲線効果および市販前の臨床試験で十分に検討されなかった特定の患者サブグループにおける医療機器の性能が含まれる．しかし，植込み型医療機器の研究においては，科学的な健全さを保ちながらも実際的な研究をデザインしつつ，その一方で十分な患者と医師の組み入れ率を達成することは課題となり得るだろう．

　2005 年には，FDA の医療機器・放射線保健センター（Center for Devices and Radiological Health；CDRH）は，市販前認可（premarker approval；PMA）時の指示ですべての医療機器に対して課せられた，承認後の研究に関するレビュー，追跡および監視機能を統合する Medical Device Post-Approval Studies（PAS）Program を確立した．それ以来，CDRH は新しい PAS の質に対する期待を著しく高めており，PAS 電子追跡システムおよび研究状況を掲載する公開ウェブサイトをつくり，特定の研究の査察を開始するとともに，Advisory Panels（諮問機関）に対する定期的な情報のアップデートを始めている．同時に，CDRH の疫学者は PAS に適した頑健な基盤と新しい革新的な疫学的方法論を構築するための著しい努力を払っている．

　また，法的および規制的権限によって，FDA は次の事項に該当するクラスⅡおよびクラスⅢの医療機器の市販後サーベイランス研究を求めることも認められている．それに

は，1）1年以上にわたり体内に植込まれることが意図されているもの，2）生命を維持する，または，生活を支えるもの〔そして医療機器利用施設（user facilities）以外で使用されるもの〕，3）不具合が健康に重大な影響をもたらす見込みが高いと合理的に考えられるもの，4）特に小児集団においての使用が顕著であると見込まれるもの，である．考えられる研究デザインは，苦情の既応と文献の詳細なレビュー，非臨床試験，レジストリの使用，観察研究デザインおよびランダム化臨床試験といったようにさまざまである．

■レジストリ

RCT が植込み型医療機器の臨床的なエビデンスギャップをすべて埋められるわけではないという認識は特に新しいものではないが，レジストリが観察研究の可能性を最大限に活かす強力な資源として新たな関心を集めてきた．

医療研究・品質調査機構（Agency for Healthcare Research and Quality）は，アウトカム評価のための患者レジストリを「観察研究の方法を用いて（臨床情報やそれ以外の情報を含めた）均一なデータを収集し，ある疾患，状態または曝露により定義される集団の特定のアウトカムを評価するために組織化されたシステムであり，あらかじめ設定された科学的，臨床的または政策的な目的を果たすもの」と定義している．

患者レジストリは，大規模な医療機器の研究を行う上で重要な基盤となる．医療機器の固有識別コードがない場合，レジストリによる医療機器のサーベイランスのための付加価値を与えるためには，シグナル検出および有効性／安全性比較試験に不可欠なブランド／モデルに固有の情報をとらえることが含まれる．レジストリの複雑性および科学的な厳密性は，1）提供された医療の質を評価するために計画されたもの，2）特定の処置の持続的な効果や安全性を検討するために確立されたもの，3）特定の集団におけるリスクファクター，臨床イベントおよびアウトカムを含むさまざまなタイプの治療に関する長期的なデータを系統的に収集するために計画されたものといった特性によって異なるものである．レジストリの枠組みが整えば，レジストリデータを用いてさまざまなデザインの研究を実施することができる〔例：コホート，ケースコントロール，横断（cross-sectional），準実験研究〕．

レジストリの主な限界は，その多くは自発的な性質をもち，そのために患者の追跡調査期間が短いということである．特に植込み型医療機器については，追跡調査方法が重要である．これらのレジストリは，診療報酬請求データを含むほかのデータベースにリンクされていることがある．臨床情報が豊富なレジストリと診療報酬請求データベース〔メディケアやメディケイドのデータベースなど（p.163，第9章参照）〕から得られる追跡データをリンクさせると，レジストリの価値は著しく高まる．

■ 診療報酬請求データ

疫学研究に診療報酬請求データベースを使用する強みは，幅広い臨床現場の多種多様な特徴を有する患者の情報を含み，リアルワールドの診療から縦断的に情報を取り込んでおり，影響を受けやすい集団に対する代表性があることで，外的妥当性（一般化可能性）が高められるということである（PART Ⅱ参照）．多数のさまざまな患者が含まれることで，医療機器の効果の不均一性を検討する機会とともに，高次元プロペンシティスコアや操作変数法などの手法を改良する機会が与えられる．現在の診療報酬請求データベースの限界としては，医療機器の固有識別コードが含まれていないこと，診断コードが不正確かもしれないこと，併存症と合併症との区別が困難であること，および実施された再置換術の種類が含まれる．診療報酬請求データに欠けている臨床情報については，レジストリデータや臨床情報を多く取得できるほかの情報源と突合することで補足できる．

■ 植込み型医療機器のアウトカム評価のための方法論的枠組み

植込み型医療機器の疫学およびサーベイランスのための方法論的枠組みには，1）医療機器の植込みの決定に影響を与える要因を理解し，2）比較群を特定し，3）別の戦略と比較して医療機器の安全性および有効性を推定することが含まれる．これまで言及してきた複数の臨床的問題および方法論的課題に照らして，これらの目標に取り組む上での重要な問題は植込み型医療機器を使用する上での複数の変動の原因と関連している．これらの原因は，患者，外科医または術者，医療センターおよび医療機器自体による体系的かつランダムな変動との関連がある．

測定可能な患者特性により，臨床および医療機器のアウトカム（患者の変動）だけでなく，どのタイプの植込み型医療機器がよいかの予測ができる．例えば，人工股関節全置換術の場合，高齢，心不全や糖尿病などの併存疾患および予定外入院が不良なアウトカムに関連する．ただし，高齢者に対しては，メタル・オン・ポリエチレン人工股関節システムがほかの摺動面(しょうどうめん)で構成された股関節システムと比較して使用頻度が高いということも関連している．

外科医および施設のスキル（医療提供者の変動）は，人工股関節置換術において使用されるどのタイプの植込み型医療機器がよいか，術式および臨床アウトカムに大きな影響を与え得る．医療機器が植込まれる外科手術手技の特徴にもバラツキがある．例えば，一部の整形外科医は，ほかの外科医より人工股関節全置換システムの植込み時に侵襲性の低いアプローチ／アクセスで施行することがある．外科医が学習曲線の初期段階にある場合は，合併症および医療機器の不具合が増加する可能性があり，外科医および施設の年間手術件数が手技の成功に関連しているものと考えられる．

医療機器自体のいくつかの測定可能な特性によって医療機器の使用およびアウトカムが

予測可能であることも示されてきた（医療機器のバラツキ）．同じく人工股関節置換システムを例とすると，摺動面の種別が再置換率に関連している．特に，メタル・オン・メタルやセラミック・オン・セラミックなどのハード・オン・ハード摺動面では再置換率が高まる（**事例22.4**）．加えて，大腿骨頭の径が大きい場合は，脱臼する症例が少なくなると考えられる．また，骨への植込み固定のプロセスも臨床アウトカムのバラツキをもたらす．股関節システムは，骨内でインプラントの固定を促す骨セメントを用いたり，骨表面に骨の成長を促進させる多孔質表面を有するシステムを用いたりして植込まれる．

事例22.4　医療機器の薬剤疫学研究について

背 景

- 米国では1976年より前からメタル・オン・メタル人工股関節インプラントが使用可能であった，最近までほとんど使用されていなかった．
- 米国では2003年にセラミック・オン・セラミック人工股関節の使用が承認された．
- 2010年には，英国整形外科学会（British Orthopaedic Association）および英国の規制当局が，股関節再置換術を必要とするメタル・オン・メタル人工股関節の摩耗粒子に対する副作用を懸念するようになった．
- FDAはさまざまなメタル・オン・メタル人工股関節のベアリング表面（摺動面）に関連するエビデンスのレビューを開始した．

解決するべき問題

- 米国の各種ベアリング表面（摺動面）を有するメタル・オン・メタル人工股関節を使用して全人工股関節置換を受けた患者の人工股関節再置換術のリスクを測定する．
- ベアリング表面（摺動面）のタイプと再置換率の関連性を明らかにする．
- 米国には使用可能なレジストリはないが，他国にはいくつかのレジストリがある．
- 2005年，病院の請求データにベアリング表面（摺動面）のデータコードが導入された．

アプローチ

- 人工股関節インプラントは高額であり，入院下で手術が行われる．米国の病院請求データから曝露情報が取得できる．人工股関節再置換術も入院が必要で，高額である－米国の病院請求データからアウトカム情報が取得できる．
- 個人が継続的に保険に加入しているか，完全な追跡が可能な情報とリンク可能である必要がある．
- 米国内外のデータソースを調査し，人工股関節際再置換率が交換可能と想定され，臨床的に一貫しており，個人を識別できない十分な大きさの患者およびベアリング表面（摺動面）の種類での層別化に利用できた．
- データ所有者に患者の詳述を配布し，層別の要約を求めた．

結 果

- 米国のメディケア医療費請求データおよび 2 つの前向きレジストリ（米国およびオーストラリア）を用いて，変形性関節症のために 2001 〜 2009 年までの間に人工股関節置換術を受けた 510,944 例の退院患者について 2 年間の股関節再置換術の割合を求めた．
- 補正後の再置換率は，セラミック・オン・ポリエチレン股関節の植込みを受けた 65 歳を超える男性の 1.72%〔95%事後区間：1.12，2.43〕からメタル・オン・メタル股関節の植込みを受けた 65 歳未満の女性の 2.53%（95%事後区間：1.45，3.62）という高値までの幅があった．
- メタル・オン・メタル，メタル・オン・ポリエチレンおよびセラミック・オン・セラミック人工股関節置換術では，いずれもセラミック・オン・ポリエチレンより術後 2 年間での再置換術のリスクが高まった．

長 所

- 大規模で多様な患者集団．
- 患者を特定でき，個別の股関節でサブグループ化できる．
- いくつかの限界はあるが，請求コードのベアリング表面（摺動面）の情報によって患者分類が可能であった．

限 界

- ベアリング表面（摺動面）コードの信頼性，完全性は不明である．
- 混合型研究デザイン─レジストリは前向きに収集されたデータであるが，請求データ情報は後ろ向きに収集されている．
- 米国で取得したデータは主にメディケア集団で，65 歳未満の患者に対するデータは主にオーストラリアから取得されていた．

重要なポイント

- 個人のレベル別のデータが得られず，注目すべきアウトカムがまれであっても，医療機器に関する疫学研究は可能である．
- 医療機器が国際的に使用され，他国からの情報を取り入れることによって，より有害事象についての知見が得られやすくなる．

5 ｜ 将来への展望

■疫学とエビデンス情報に基づく実践および政策

疫学は，多様なエビデンスから得られる知識の爆発的な需要と医療政策および診療現場において下される決定との重要なつながりになりつつある．より大きな公衆衛生の観

点からは，医療機器の疫学は，近い将来多種多様な情報源から得られる大量の多次元データを統合し推測することになるだろう．その際，電子医療記録，電子的なデータ収集，標準分類，医療機器の固有識別コード，国際的な患者識別コード，統合的なセキュリティおよびプライバシーサービスの進歩を続けるだろう．現代の医療機器の疫学研究は，基礎科学と臨床データを組み合わせた新しい方法によって健康科学のトランスレーショナルリサーチの進歩を促し，特定の患者集団に対する最善の治療選択を可能にする．

■ 疫学とレギュラトリーサイエンス

2010年に，FDA は学術界やほかの利害関係者との戦略的連合を通じて，医療機器の臨床アウトカムおよび性能をよりよく理解すべく，エビデンス上のギャップや疑問，データセット，頑健な分析研究を行う手法を特定するために，Medical Devices Epidemiology Network（MDEpiNet）イニシアチブを開始した．この取り組みは重点的に医療機器に焦点を合わせており，近年の技術的な発展とともに特に好機を迎えている．技術的な発展の具体例としては，UDI システムの確立から医療機器ベースのレジストリの構築と拡張，電子医療記録の普遍的な実装に向けた大きな前進といったことがあげられる．これらは，医療機器の疫学研究にとって新たな，そして，有望な機会を与えるものである．MDEpiNet の構造は，医療機器を取り巻く規制責任を果たすことと，公衆衛生上のニーズへの対処との共通部分に重点が置かれている．MDEpiNet の重要なタスクとしては，市販前の基礎研究，動物実験および臨床試験，市販後調査および有害事象報告を含めて，医療機器のリスク／便益プロファイルに関するすべての入手可能なエビデンスを系統的に評価するための新しい手法の開発と検討が含まれている．その目的は，特定の医療機器の製品ライフサイクルの任意の時点における包括的な最新のリスク／便益プロファイルを明らかにすることである．その結果として，最適な情報に基づく判断を下すことが可能となり，加えて，医師，患者および産業界により有用な情報を提供することもできる．

■ 疫学と国際的基盤

新たな医療技術の加速度的な進歩と情報科学の発展によって，情報技術に基づく医療が世界的に形成されていくものと考えられる．疫学研究による植込み型医療機器に関する理解への将来にわたる影響は，一貫性のある国際的な情報源，規制および方法論的アプローチに至るための技術的，政策的な解決策によって左右されるものと考えられる．

共同研究によって，個別の国では研究基盤の構築が難しい臨床領域におけるギャップを埋められる可能性がある．1つの例としては，コーネル大学（Cornell University）が主導し，FDA が開始した International Consortium of Orthopedic Registries（ICOR）があげられる．このような国際的な研究基盤の構築によって，疫学研究の新しい方法が開発される

機会も生まれる．調和，共有，データ統合のための方法は十分に開発されてはおらず，革新的なアプローチが必要である．さらに，医療機器の性能が国によって異なる場合，研究を結論付け，政策を推し進めていくことは，統計手法や現在の疫学のパラダイムを超える課題である．

6 ｜ 医療機器の薬剤疫学研究における重要なポイント

- 医療機器は公衆衛生上極めて重要である．
- 医療機器やその使用者は多様であり，それぞれに特徴があるため，医薬品の研究とは異なる課題が存在する．
- 医療機器の使用に関しては，習慣的な記録の作成がなされていないため，既存の情報源を利用して疫学研究を行うには限界がある．
- 医療機器には全米医薬品コード（National Drug Code）のような詳細な分類システムがなく，これが医療機器の性能を評価する上での障壁となっている．
- 利用可能な電子化された情報源が増えたことにより，多様なデータソースからの情報抽出および評価方法が必要になるだろう．

薬剤に起因する出生時奇形の研究

　深刻な出生時奇形は生命を脅かすが，大手術を必要としたり，または重大な障害を呈するものと一般に定義され，出生児の約 2 ～ 4%にみられる．小奇形は臨床的な重大さは少ないが，その定義，検出および有病率にはかなり変動がみられる．

　催奇形性は投薬対象（母親）よりも生物（胎児）に影響を及ぼす，薬剤の副作用のうちでも特異的なものである．どのような便益／リスクが母親に生じても，出生児奇形のリスクがあるのは胎児のみである．

　通常，薬剤が最初に市販されたときには，その催奇形性の可能性に関してはまったくわからない．発生学的メカニズムに関する解明が不十分であり，*in vitro* での予測テストは困難であり，動物実験においてもほとんど予測できない．市販前の臨床研究からもこの情報は得られない．従来，特に催奇形性の可能性への懸念から，出産適齢期にある女性は臨床研究から除外されていた．最近のガイドラインではその組み入れが促されているが，ほとんどの試験では妊娠するリスクがない女性を対象としている．

1 ｜ 薬剤疫学研究が取り組むべき臨床的問題

　前述のように，胎児はその母親の治療に関しては「無関係な第三者」である．さらに，（少なくとも米国では）ほぼ半数の妊娠は計画外であるため，催奇形性の懸念は服薬期間

中に妊娠する可能性がある女性にも及ぶ. 最後に, ほかの有害アウトカムとは異なり, 催奇形作用は妊娠を回避すれば防ぐことができ, 奇形児の出生は妊娠中絶によって回避できる. したがって, 薬剤の催奇形リスクに関するわれわれの理解は, そのような薬剤がどのように臨床的に用いられるかという重要な問題につながっている.

■ 催奇形性が既知の薬剤

ヒトの催奇形性薬剤は2つの大きなカテゴリーに分類される傾向がある. 曝露された妊娠のかなりの割合（ほぼ25%）に重大な欠損を引き起こす薬剤は「ハイリスク」催奇形性薬剤とされる（サリドマイドやイソトレチノインなど）. より多いのは「中等度」催奇形性薬剤であり, これは特定の出生児奇形の発生率を場合によっては5～20倍に高める（カルバマゼピンと神経管欠損症など）. ハイリスク催奇形性薬剤と中等度リスク催奇形性薬剤の違いは, これらの薬剤が臨床現場においてどの程度リスクを考慮されているかに関連している.

ヒトへの催奇形性が知られている数少ない薬剤に対してはさまざまなアプローチが適用される可能性がある. この種の薬剤は, 1960年代のサリドマイドの場合もそうであったように, 治療上の便益を相殺することのない高い催奇形性リスクによって, 一般市場から販売禁止または回収される可能性がある.

カルバマゼピンやバルプロ酸などのほとんどの既知の催奇形性薬剤は, 臨床上の便益があり, リスクとのバランスが保たれている. 医師には便益とリスクについて患者と十分に議論することが期待される. 場合によって, 特定の医師による処方に制限される薬剤もある.

さらに最近の3番目のアプローチは, 医師と患者の教育を盛り込み, 場合によっては薬剤（イソトレチノインなど）使用制限とを組み合わせた本格的なリスク管理プログラム（p.511, 第22章内「リスク管理」も参照）がある.

■ 催奇形性リスクが未知の薬剤

ほとんどの処方薬および非処方薬は, 催奇形性リスクが不明である大きなカテゴリーに分類される. 製品表示には妊娠中の使用に関する一般的な警告が示されていることがあるが, これらは適正な薬物療法にほとんど寄与しない. 真の催奇形性リスクがない場合, これらの警告によって有用な可能性がある治療が拒否されることになる一方, 真のリスクが高まった場合, 標準的な警告によって妊婦への使用を実際に阻止する影響力は弱い.

■ 催奇形性疑惑の薬剤と臨床的な結果

一度ならず, 多くの薬剤が重大な臨床的問題を生じる催奇形性の疑惑が示されてきた. 例えば, 約30年前には, 一般に使用されていた制吐剤であるBendectin® (Debendox®,

Lenotan®）がさまざまな出生児奇形を引き起こすと主張された．これらの疑惑の裏付けはなかったものの，法的な懸念から製造業者はこの薬剤を市場から回収した．皮肉なことに，Bendectin® の催奇形性のリスクに関して集計されたデータは，妊娠中のいかなる治療にも安全であるという確固たるエビデンスが提示されてきた（**事例 22.5**）．その他にも証明されていない疑惑による影響は，奇形児を出産する女性のたまらない罪悪感と妊娠中の女性の不安を生じ，その不安のために，医師への相談，診断的検査（羊水穿刺など），選択的妊娠中絶まで多岐にわたる臨床的な結果をもたらし得る．

■ クラス作用による催奇形性の誤り

　特定の薬剤分類（クラス）に属する薬剤が共有する構造と活性との関連性は，一般集団におけるクラスに属する特定の薬剤の有効性および副作用の予測に役立つ可能性はあるが，原因構造が「クラス」であるのか，クラスに属するある薬剤をほか薬剤と区別する薬剤の構造の当該部分であるのかがわからないため，これによって催奇形性を推測することはできない．したがって，クラスに属するある薬剤の催奇形性（または安全性）を別の薬剤に基づいて予想することはできない．

2 ｜ 薬剤疫学研究が取り組むべき方法論的課題
■ サンプルサイズの検討

　「出生児奇形」は単一の均一のアウトカムではなく，催奇形性薬剤はすべての出生児奇形の割合を一様に増加させるわけでもなく，ある特定の奇形の割合を増加させる．奇形は，妊娠の時期，胎児の組織発生，発達のメカニズムなどさまざまである．したがって，薬剤によって引き起こされる奇形は，曝露の時期，薬剤の影響を受ける臓器（すなわち，胎児の組織），催奇形性の機序によって異なると予測される．

　特定の出生児奇形先天性欠損に注目する必要があれば，サンプルサイズに大きな影響を与える．例えば，曝露された数百件の妊娠のコホート研究は「出生児奇形」の全体の割合が2倍になることを特定するには十分であるかもしれない．全体の割合が2倍にならないことを確認するためにはより多くの件数が必要になるが，依然として桁数は同じである．しかし，出生児 1,000 人中 1 人（口唇裂・口蓋裂など）から，出生児 10,000 人中 1 人以下（胆道閉鎖症など）かそれより少なく発生する出生児奇形もある．比較的よくみられる特異的な奇形（1,000 人中 1 人など）のリスクが2倍になることを検出するためのコホート研究には，20,000 件超の妊娠中曝露が必要になる．同じ奇形のリスクが2倍にならないことを確認するためには，よりかなり大きなサンプルサイズが必要になると考えられる．

事例22.5　薬剤に起因する出生児奇形の研究について

背 景

・1970年代後半には，制吐剤である Bendectin®，Debendox®，Lenotan®（ドキシラミン，ジサイクロミンおよびピリドキシン）が妊娠中の悪心および嘔吐の治療のために広く使用された．

・薬剤の催奇形性の疑惑に基づく法的要求がなされ，最終的に製造業者はこの薬剤を市場から回収した．

問 題

・この薬剤の催奇形性の可能性への懸念は，妊娠初期にこの薬剤を服用した母親の新生児における特定の心欠損および口唇裂・口蓋裂のリスクの増大を示唆した研究によって生じた．

・いずれの研究でも，ケースの母親の曝露と健常児の母親の曝露が比較されたが，曝露情報の収集に関する厳密さと対称性について疑問が生じた．

アプローチ

・妊娠中の薬剤の使用に関連する特定の先天性欠損についての進行中のケースコントロールサーベイランスプログラムのデータを利用して，研究者らは特定の心欠損を有するケースと2種類の口唇裂・口蓋裂を有するケースを特定し，ケースの母親とほかの種類のさまざまな奇形を有するコントロールの母親の Bendectin® への曝露について比較した．

結 果

・奇形を有する970人のコントロールのうち，妊娠初期の母親の薬剤の曝露は21%であった．

・ケース群の乳児数の範囲は98〜221人であった．

・リスク推定値の範囲は0.6〜1.0であった．

・95%信頼上限はすべて1.6以下であった．

長 所

・ケースコントロールサーベイランスデータベースの存在によって，さらなるデータ収集を必要とすることなく，仮説を検証する上で十分な（この一般的な曝露の）検出力が得られた．

・サンプルサイズは狭い信頼限界を得るのに十分な大きさであった．

・研究対象者の母親への直接のインタビューによって，重要な潜在的交絡変数に関する情報が得られた．

・奇形を有する研究対象者をコントロールとしたことにより，思い出しバイアスのリスクを最小化できた．

・コントロールの曝露割合は薬剤の売上データから特定された値と類似していた．

限界

・奇形を有するコントロールには，対象の薬剤によって引き起こされた異常が含まれる可能性がある．

・ごくわずかなリスクの可能性は排除できないことがある．

・残余交絡の可能性は残る．

重要なポイント

・曝露情報が厳密かつ対称的に収集されていない場合，特に奇形児と健常児の比較では，思い出しバイアスがケースコントロール研究の結果に影響を与える可能性がある．

・詳細な曝露および共変量データがある多数の特定の奇形を有する研究対象者の蓄積によって，進行中のケースコントロールサーベイランスは，完了するのに数年を要する新たな研究を開始する必要なしに，仮説を十分に検証できる．

・催奇形性研究の結果が偽陽性の場合の影響は多大な可能性がある．

■ 曝 露

‖ 処方箋薬

　ほとんどの薬剤疫学研究では，妊娠直前または妊娠中における薬剤の処方に焦点を合わせてきた．実際，処方に関する情報は薬剤疫学研究において重要な点であり，処方箋薬または処方箋の存在が曝露として仮定されることが多いが，服薬アドヒアランスに関する詳細な研究が増えてきたことで，それが必ずしも真実ではないことがわかっている（p.427，第20章参照）．服薬アドヒアランスは，患者の状況やそれぞれの薬剤などの要因によって異なるが，原因が何であれ，正しく服薬されていない場合は曝露の誤分類の問題が生じる．これに関連するのは，インフルエンザワクチンは妊婦への使用が推奨されるようになってきたため，女性のための医療提供者だけではなく，薬局，スーパーマーケット，職場の保健センターなどといった従来とは異なる場所まで含めて接種の提供元が拡大した．医療記録に基づく研究においては，当該曝露が患者医療記録に記録された以外の多くの女性は，非曝露と分類されることになる．

　以前から臨床医と研究者は服薬アドヒアランスが問題であると認識しており，最近になって他人の処方薬の譲渡は驚くほど多いことがわかってきたが，このような曝露は医療提供者に報告される可能性が低いため，医療記録に記録される可能性も低い．

‖ 非処方箋薬

　一般用医薬品（OTC医薬品）には独特の状況がある．当然ではあるが，一般用医薬品の使用には医師の関与が必要ない．ほかの消費者と同じように，妊娠適齢期の女性も一

般用医薬品は処方薬より安全であると考え，妊娠中のこれらの薬剤使用についても同じように思い込む可能性がある．一般に，処方薬は広範な使用状況や安全性情報に基づいて一般用医薬品に転換されるが，人での催奇形性の可能性に関する系統的な情報はほとんど含まれていない．数十年前に一般用医薬品になった薬剤については特にそうである．

最近まで，一般用医薬品の催奇形性に関してはほとんど検討されてこなかったが，これらの薬剤は数十年間にわたり妊娠中に広く使用され，さらに最近増加している妊婦のハーブ製品の使用が新たな懸念をもたらしてきた．これらの曝露に焦点を当てて，薬剤疫学研究を行う必要がある．

▌思い出しバイアス

サンプルサイズの問題により，特定の出生児奇形の研究にはケースコントロールアプローチが支持される．母親のインタビューから曝露情報を得る場合，思い出しの精度と潜在的バイアスへの懸念が生じる（p.274，第12章参照）．罪悪感のため，奇形児をもつ母親は健常児をもつ母親より妊娠中の曝露を正確に思い出す可能性が高いと考えられ，思い出しの精度の違いが偽陽性の関連をもたらす可能性がある．ただし，思い出しバイアスの可能性だけでインタビューに基づく研究が無効になるわけではなく，この問題を最小限に抑えるためのさまざまなアプローチがある．

（ケースかコントロールを問わず）奇形児をもつ母親に限定して分析を行うと，奇形児の母親における偏った思い出しによる偽陽性結果の可能性は限定される．1つの薬剤がほとんどの特異的欠損のリスクを増大させる可能性は低いため，コントロールをさまざまなほかの奇形を有する集団にすることによって偽陽性の可能性はさらに最小化される（**事例22.5**）．

自由回答形式の質問は奇形児をもつ母親と健常児の母親の思い出しのちがいを招くのに対して，的を絞った質問では完全な情報を得ることができそうである．また，さまざまな適応に応じた薬剤使用について質問したり，薬剤の具体的な名称で質問した場合，思い出されることが多い．思い出しバイアスは，すべての欠損に対し一貫したリスクの増加（またはおそらくはリスクの減少）を示す可能性が高いため，ある薬剤といくつかの出生児奇形との関連について事後的に検討している場合，効果推定値のかなりのバラツキの観察（関連性がない場合とある場合がある）があれば思い出しバイアスの存在の反論になる．しかし，奇形を有するコントロール群を使用しても，薬剤の使用について特定の質問を行っても，思い出しバイアスの可能性を完全になくすことはできない．

■アウトカム

出生児奇形は，器官系別（「筋骨格系」など）に分類されることが多いが，できる限り，その欠損の発生学的原因に基づき分類されるべきである．例えば，神経堤の細胞は顔や

耳，心臓および神経管のさまざまな構造を形成し，神経堤の細胞の移動や発生を妨げるレチノイドであるイソトレチノインが耳，心臓および神経管の奇形を生じる.

■ 交 絡

催奇形性に関する研究において必ず考慮される潜在的交絡因子には，母親の年齢，人種，地理および社会経済的地位が含まれている. ただし，特定の奇形についての疫学を理解するためには，追加の交絡因子を検討する必要がある. このうち顕著であるのは，いくつかの奇形のリスクを軽減することが知られている妊娠前後の葉酸への曝露である（一般的なマルチビタミンと，いくつかの葉酸で予防可能な奇形の発生の臨界期後に服用される「胎児期の」葉酸を含有したマルチビタミンの曝露は区別するべきである）. また，薬剤の使用はさまざまな健康習慣に関連している可能性があるため（例えば，非喫煙者のほうがビタミン剤の使用が多い），特定の曝露とそのアウトカムの研究では，喫煙，飲酒および栄養を含むさまざまな健康習慣を考慮する必要があるかもしれない. さらに，「適応による交絡（confounding by indication）」として知られる薬剤を服用する状態に関連するリスクと薬剤に起因するリスクを区別することが極めて重要である.

最後に，妊娠中絶という重大な可能性に関して論じる必要がある. 奇形は妊娠の初期段階に検出される（さらに，このような妊娠のほうが中絶されることが多い）ため，出生児と死産児の研究では，奇形の有病率がますます過小評価されるようになり，中絶の可能性は研究対象アウトカムと特定の薬剤の使用の両方に関連する可能性がある.

■ 生物学的妥当性

出生児奇形において新たに認められた関連が生物学的に確からしいかをどのように評価するのか？ 薬剤の安全性に関するほかの分野の研究とは異なり，出生児奇形の発生に関するメカニズムについてはほとんどわかっておらず，特定の曝露後のリスク増大の結果が，既知の生物学的な説明に結び付けられないのはよくあることである. 実際，このような結果が一貫して認められれば，生物学的メカニズムを特定するためにほかの分野（実験研究など）の研究が促されるはずであると主張する人は多いだろう. 観察されたすべてのリスク増大は特定可能な生物学的メカニズムを有するという必要条件は，最も受け入れられた人での催奇形物質の追放につながるだろうが，生物学的妥当性のいくつかの面は満たされなければならない. 例えば，妊娠中のある欠損の発生後に初めて生じた曝露によって引き起こされたということは信じがたい. また，受胎前から妊娠後期までの曝露の期間と，発生学的な器官形成において，曝露による奇形と説明できないこともある. したがって，生物学的に妥当な説明ができないことだけでは仮説を棄却できないが，これらの仮説が今後の研究によって支持されるまでは，生物学的な根拠のある仮説と比べて，より推量に近いとみなさなければならない.

3 ｜ 利用可能な解決策の例

コホートおよびケースコントロールデザインは，薬剤と出生児奇形に関する仮説を立て，検証するために使用される手法として適している．

■ コホート

出生児奇形の薬剤疫学研究に関連する3種類のコホートとして，多種類の要因に曝露された大規模集団を追跡するように計画された研究，ほかの目的のために作成されたデータセットの使用，および特定の曝露の追跡研究が含まれる．多くのコホートは出生児奇形全体のリスクを評価する上では十分な大きさであるが，1,000人中1人〜10,000人中1人の発生頻度の特定の奇形を有する曝露数が十分であるコホートはわずかしかない．

▍多種類の薬剤に曝露された大規模集団の追跡のために計画された研究

この手法には妊婦集団の追跡が含まれ，曝露，アウトカムおよび共変量に関するデータが収集される．その一例が米国の Collaborative Perinatal Project（CPP）であり，1959〜1965年までに58,000人以上の女性が組み入れられ，妊娠に関する詳細情報が得られ，子どもが7歳になるまで追跡調査が行われた．この研究の強みは，多様な集団における幅広い種類の薬剤曝露に関する情報や多数の交絡因子に関する情報および良質なアウトカム情報を，前向きに系統的に繰り返し取得できることである．ただし，この大きさのコホートでも大きな欠点として，特定の奇形を有する乳児が相対的に少ないことである．例えば，「大奇形」を有する乳児が約2,200例みられても，口蓋裂（CP）はわずかに31例，気管食道瘻（TEF）は11例であった．この欠点は，ほとんどの薬剤で曝露された女性の人数が少ないことでより厄介になっている．ある薬剤について10%の女性が服用していたとしても，曝露した新生児のうち奇形の発生する期待値は，CPおよびTEFで，それぞれ3例および1例になる．3%の女性が服用していた薬剤についての期待値は，1例および0.3例になる．このようなコホートは一部のハイリスク催奇形性薬剤の特定には十分な大きさである可能性があるが，検出力は一般的に使用されている薬剤の中から中等度リスク催奇形性薬剤を特定するのに不十分であり，ほかの大半の薬剤の中から催奇形性薬剤を特定するのにはさらに不十分である．

さらに，費用が非常に多くかかることから，登録数とデータ収集を数年間まで制限せざるを得ない．時間とともに薬剤使用のパターンは変わるために，利用可能なデータの臨床的意義は薄れてしまう．

▍ほかの目的のために作成されたデータセットの使用

医療関連の組織または政府により疫学研究以外の目的のためで作成された医療事務

データベースによるコホートへの注目が高まっている（p.156，第8章および p.163，第9章参照）．データセットの特性によって長所と短所は異なっている（p.156，第8章および p.163，第9章参照）．いずれにもアウトカム情報とは独立して曝露を特定できるという利点があり，全国的にリンクされ，診療報酬請求に基づくものや，その他のデータセットには大規模な集団が含まれる．奇形に関してよく報告されているデータセットがある一方で，診断データの質がかなり限られているデータセットもある．全体のサイズにもかかわらず，これらのデータベースには子宮内で特定の薬剤に曝露され，特定の奇形を有する患者がわずかしか含まれていない可能性があり，妊娠発生を高い精度で検知することが難しく，妊娠期間中の曝露であったかどうかを確認することが困難な可能性がある．（インフルエンザワクチンや他人の薬剤を服用することなど）服薬管理がされていないまたは記録されていないなどのいずれかに原因があっても，曝露情報の妥当性には限界がある．さらに，重要な交絡変数（妊娠前後の葉酸への曝露，喫煙，飲酒，食事，一般用医薬品など）に関する情報はほとんどない．データはハイリスク催奇形性薬剤を特定する上で価値がある可能性があるが，より一般的な中等度リスク催奇形性薬剤を特定する上での価値はまだ明らかにされていない．

▌選択された曝露の追跡

　特定の薬剤に曝露された女性のコホートとしては，医師または女性自身が組み入れられる妊娠レジストリがある．製造業者または催奇形性物質の情報サービスのいずれにおいても，レジストリによって妊娠初期に注目すべき薬剤に曝露された女性が特定でき，最も重要なことには，妊娠のアウトカムがわかる前に女性を特定し，組み入れている点である．また，レジストリにおいては，妊婦と直接コンタクトできるため，ほかの曝露や重要な交絡因子に関する情報を前向きに収集できる．

　数十から数百の単位での曝露された妊婦のコホートは，ハイリスクの催奇形性物質か否かの特定には効率的かつ有効である．一方，当該コホートは中等度リスクのある催奇形性物質に関してはかなり限界がある．

　レジストリは自己紹介バイアスおよび追跡不能の問題によって制限される可能性がある．さらに，対照薬がないまたは不適切であることもあり，レジストリデータによって適応による交絡を調査することは不可能な場合もある．

■ ケースコントロール研究

　曝露された割合が十分に高い場合，出生児奇形全体，特に特定の奇形がまれであることからケースコントロール研究のデザインを用いることが支持される（p.21，第2章参照）．このような研究はアドホックベースで行われることや，ケースコントロールサーベイランスの枠組みで行われることがある．後者の例には長期にわたる Slone

Epidemiology Center の「Birth Defects Study」とより最近確立された National Birth Defects Prevention Study が含まれるが，後者にはいくつかの州での出生児奇形のサーベイランスプログラムが含まれ，CDC が調整を行っている．ケースコントロール研究は，特定の出生児奇形の観点におけるリスクと安全性の両方の評価に必要な統計的検出力を得ることができる．このような研究では，母親から情報を直接得るため，（処方されたもしくは調剤された処方箋ではなく）実際の曝露を特定でき，どこから得たものであれ，ほかから譲り受けた薬剤への曝露も同様に特定できる．また，これらの研究で使用された消費者向け直接広告（direct-to-consumer）手法では，妊娠前後の葉酸への曝露，喫煙，飲酒，食事，非処方箋薬の使用などのほかの情報源からは得られない重要な共変量に関する情報も得られる．

　統計的検出力はケースコントロール手法の主要な長所であるが，検出力は妥当性を保証するものではない．前述のように，この手法で懸念されるのは思い出しバイアスである．ただし，このようなバイアスの可能性だけでケースコントロール研究が無効になることはない．むしろその可能性によって研究対象集団におけるバイアスについて考慮し，それを最小限に抑えるための慎重な取り組みが必要になる．

4 ｜ 将来への展望
■ 疫学と生物学の統合

　分子生物学と遺伝学の進歩によって，われわれがよりよく出生児奇形を生物学的に意味のあるカテゴリーに分類することができるようになり，生物学的に妥当な仮説を立てることが促される．最もよく知られる人への催奇形性物質でもすべての（またはほとんどの）曝露胎児に奇形を引き起こすわけではなく，この「不完全浸透度（incomplete penetrance）」は宿主の薬剤の処理などの宿主感受性の差に起因している可能性が高い．出生前の特定の薬剤への曝露による奇形のリスク増大の主な原因となる薬物代謝の調節にかかわる単一遺伝子はまだ特定されていない．しかし，遺伝子研究の急速な進歩とそれに伴う劇的な費用効果が相まって，特定の出生児奇形のリスクが増大した部分集団と，環境との相互作用を生じやすくする遺伝因子を有する患者に特定のリスクをもたらす薬剤の両方を明らかにすることが可能になるとわれわれは楽観している．この知識を利用すれば，妊娠に先立ち，特定の薬剤への曝露について，胎児が特定の出生児奇形の影響を受けるリスクが高まるかを遺伝学的に判断するために女性のゲノムを評価できるようになる可能性がある．この種の情報は，妊婦または妊娠するリスクがある女性の治療において，特定の薬剤を選択（および回避）する上で明らかに有用である．

■ 司法および規制環境

　催奇形性の薬剤疫学研究では，妊娠した女性，その薬剤曝露，およびそれらの妊娠のアウトカムの詳細を特定する情報へのアクセスが必要になる．多くの国で，研究者へのこのような情報の開示についてはかなりの議論がなされてきた．特にケースコントロール研究の場合，研究者が奇形のある対象者や健常者の組み入れには，適格な参加者にコンタクトし，インタビューへの参加を求めるために識別情報を入手することが必要になる．

　この分野の医療研究者が守秘義務を守らなかったという証拠はほとんどないが，疫学研究はプライバシー／機密保持の規制によって制限や取りやめざるを得ない可能性がある（p.346，第15章参照）．疫学研究の公衆衛生上の価値およびプライバシーに対する懸念と妊娠中に服用された薬剤のリスクと安全性に関する重要情報を提供する必要性について，研究者が社会と議論することが極めて重要である．

■ 統合的アプローチに対する期待

　出生児奇形に関する今後の研究では，処方箋薬（ワクチンを含む）だけではなく，一般用医薬品およびハーブ製品に関連する使用の経時変化についても考慮すべきであり，妥当性および統計的検出力の問題に注目が集まることは間違いない．サリドマイド事件によって研究や規制が大いに刺激され薬剤の副作用に注目するようになったが，その催奇形の大惨事から50年間，薬剤の潜在的催奇形性のリスクの体系的な研究はまだ行われていない．その結果，妊婦とその医療従事者が妊娠中の薬剤の安全性について入手できる情報はまったく不十分である．この状況が必ずしも続くわけではなく，この重要な領域での薬剤疫学研究への体系的な手法は，疫学研究のために計画されたわけではないデータの新規利用の検討や，より単純にはこれまで証明された方法を適合させることで確立することができる．例えば，米国では，妊娠中のインフルエンザワクチンの安全性の研究について達成されてきたように，すでに確立されているコホートとケースコントロールサーベイランス基盤の相補的な長所を統合した既存の包括的なサーベイランスを活用することによって，かなり高い費用効率で各薬剤の胎児に対するリスクと安全性に関する知見を劇的に改善し得る．

---

5 ｜ 薬剤に起因する出生児奇形の重要なポイント

- 催奇形性は，母親への曝露が，母親自身ではない胎児の発生に影響を与えるため，薬剤疫学研究においては，特有の問題が生じる．
- 既知の催奇形性物質はすべての出生児奇形のリスクを増加させるわけではなく，1つまたはいくつかの特定の奇形のリスクを増加させる．それは約1,000人中1人〜10,000人中1人に発症し，特定の奇形はまれなアウトカムである．
- 妊娠レジストリ（小さなコホート）はハイリスクの催奇形性物質（イソトレチノインな

ど）の特定には有用であるが，より低いリスクの特定には検出力が不十分である．

- 大規模なデータベース（大きなコホート）は十分な検出力があるが，通常，曝露，アウトカムおよび共変量について得られる情報には限界がある．
- ケースコントロール研究，特にケースコントロールサーベイランスは，さまざまな出生前の曝露との関連で出生児奇形のリスクを評価するのによく適している．
- 出生児奇形の発生の生物学的メカニズムに関する知識がないままで，曝露と特定の出生児奇形との間のおそらく確かで一貫して観察される関連を生物学的妥当性が示さない，という理由では却下すべきでない．

リスク管理

注：ここに表明するのは著者らの見解であり，必ずしも米国食品医薬品局または欧州医薬品庁の見解ではない．

医学において，リスク管理は薬剤の潜在的便益が潜在的リスクを上回ることを保証し，それらのリスクを最小限に抑えるために利用される．薬剤のリスク管理は，目新しいことではなく，過去20年間に注目が高まってきた．薬剤のリスクについての最近の理解は，薬剤の固有の性質のみならず，複雑な医療システムにおける薬剤の不適切な使用によっても生じる可能性があるという前提に基づいている．

米国では人の医薬品について，食品医薬品局（FDA）がリスク管理を以下のように定義している．

(1) 製品の便益とリスクのバランスを評価し，(2) 便益を維持しながら，リスクを最小限に抑えるツールを開発し提供して，(3) ツールの効果を評価し，便益とリスクのバランスを再評価し，(4) リスクを最小化して，便益とリスクのバランスをさらに改善するために適宜調整を行うという反復プロセス．この4つのパートからなるプロセスは製品のライフサイクルを通して継続し，リスク評価の結果がリスク最小化に関するスポンサーの意思決定に反映されるべきである．

欧州では，リスク管理の概念が法律で定められている．改正後のEU指令（Directive）2001/83 EC の Article 1（28b）では，リスク管理システムについて「医薬品に関連するリスクの特定，特徴付け，予防または最小化のために計画された一連のファーマコビジランス活動および介入であり，それらの介入の有益性の評価が含まれる」と定義している．したがって，欧州では，リスク管理に (1) 薬剤のリスクについてわかっていること

とわかっていないことの概要，(2) 追加リスクを特定し，リスクを特徴付ける（すなわち，重篤性，頻度，リスクファクターおよび公衆衛生への影響）ための安全性監視計画の立案，(3) リスクを最小化するための手段とその有効性の評価を含み，(4) リスクまたはリスク最小化に関する新たな情報が全体に組み込まれ，それに応じて調整された医薬品安全性監視およびリスク最小化活動に反映されるようなフィードバックプロセス，を組み込んでいる．

1 │ 薬剤疫学研究が取り組むべき臨床的問題

どのような薬にもリスクはある．処方箋薬のリスク管理に使用されてきた従来のツールは，処方に関する認可種別そのもの（すなわち，薬剤が処方箋薬として承認されているのか，処方なしで入手できるのか），医療関係者向けの製品表示，および薬剤がいったん市販されれば，製造業者が薬剤の使用に伴って発生する有害事象を監視し，規制当局に報告するという要件であった．特定の薬剤のリスクをより積極的に管理するために過去 20 年間にわたり講じられてきた追加のステップには，患者ならびに医療関係者とのコミュニケーションの増大，および特定の薬剤の使用をさまざまな方法で制限するための手段が含まれてきた．

■ 薬剤使用システムの複雑さ

薬剤使用システムは，患者，その家族，医師，看護師，薬剤師，その他の医療関係者，医療組織および機関（病院，クリニックなど），保険者，製造業者，および規制当局を含む利害関係者の複雑なネットワークである．それぞれが薬剤の安全な使用の保証に関与しているだけではなく，それらの相互関係も関与している．

製品が承認された時点で薬剤のすべてのリスクがわかっているわけではないため，リスク管理の取り組みは薬剤のライフサイクルを通して継続しなければならない．

■ 医薬品がもたらすリスクの起源

医薬品がもたらすリスクの起源はいくつかある．製品の既知のリスクは，過去の経験，また，場合によっては薬剤の薬理学的特性またはその他の特性に基づいている．これらのリスクは予防可能な場合とそうでない場合がある．予防可能なリスクは，異なる使用条件下では存在しないであろうリスクが，ある使用条件下で明るみになり，製品を投与した場合に生じる可能性がある．例えば，薬剤 A と薬剤 B を併用するといずれかの単剤投与時には存在しない許容できないリスクが生じる場合，薬剤 A と薬剤 B を決して併用投与しないことを確実にすればこの許容できないリスクは予防できる．併用を禁忌とすることは併用しないように警告するために使用できる規制手段であり，医療関係者がこの推奨を遵守することによってのみ併用処方が実際に回避できる．リスク管理の取り組

みを用いれば，予防可能な有害事象を確実に最小限に抑えられる．

予防不可能なリスクは，製品の安全な使用に必要であることがわかっている全条件に従っても生じるリスクである．リスクファクターがいったん特定されれば，予防不可能なリスクが予防可能なリスクになることがある．わかっていても予防できないリスクは必ずいくつかある．このような状況では，リスク最小化活動は，より深刻な害を予防することを目的として，できるだけ早く悪影響を特定することに向けられるかもしれない．例えば，ある薬剤が肝障害を引き起こすことがわかっていても，特定患者における発生は予測できない，または予防できない可能性がある．リスク最小化活動は，できるだけ早く肝障害を特定し，重篤な肝炎または肝不全を予防できるように，肝酵素値の定期的なモニタリングに向けられる可能性がある．

さらに，リスク管理の取り組みを用いれば，薬剤は重篤な有害事象のリスクが比較的高い患者には投与しない，または便益が予防不可能なリスクを上回る患者だけへの投与を確実に担保できる．すべての薬剤の使用からリスクを取り除くことは，達成可能な目標ではなく，正しく，個々薬剤のリスク管理の全体的な目標は，達成可能なことでもない．正しく，個々の患者と標的集団の両方に関連するリスクと便益のバランスを慎重に考慮することがリスク管理の重要な点である．

リスク管理は科学的であることを目指す

リスク管理の科学的なアプローチには，まとめると，薬剤の安全かつ有効な使用を促進するさまざまな研究と学問から得られたデータの統合が必要である．また，科学的なアプローチによって，製造業者と規制当局は，薬剤のライフサイクルを通して，存在する知識の重大なギャップの検討を余儀なくされる．このようなギャップは，薬剤の薬理学的特性，その使用に関連する臨床アウトカム（リスクが比較的高い集団におけるアウトカムを含む），または実際に薬剤が使用される方法に関係している可能性がある．このいずれの領域も承認後のさらなる研究を必要とする可能性があり，その結果によって製品表示の変更や薬剤の安全かつ有効な使用を促すかもしれないその他の変更が生じると考えられる．ただし，製品表示が変更されても，必ずしも処方行動が変わるわけではない．

リスク管理は予防的プロセスである

リスク管理は最善の効果を得るために予防的でなければならない．承認前期間中にリスクを特定できれば，製造業者は薬剤開発段階においてリスク管理計画について規制当局と協力できる．承認前段階の予防的アプローチでは，製造業者，規制当局および医師が新しいリスクを特定し，リスク管理の取り組みの有益性を評価し，必要に応じてその修正を行うためのシステムを構築することが求められる．慎重に立案されたリスク管理計画を用いれば，予防的にリスクを特定し，

これらの取り組みの有益性を評価できる.

■ リスク管理は複数の関連する活動を含む反復プロセスである

　薬剤のリスク管理は，単一の活動，あるいは単一の職業または利害関係者グループの領域のものではない. 正しくは，相互に関連する一連の活動を含む反復プロセスである. 広義のカテゴリーでは，リスク評価，リスク緩和，およびリスク緩和措置の評価がこれらの活動に含まれる. これらの活動は製品のライフサイクルを通して行われ，新たなリスク評価によって新たな情報が得られた場合，また，リスク緩和活動の評価によってリスク緩和活動の改善または修正の根拠となるデータが得られた場合に調整および改良される.

┃ リスク評価

　リスク評価には，薬剤の使用に伴うリスクの特定，特徴付けおよび定量化が含まれる. リスクの内容，頻度および重症度が評価される. さらに，可能であれば，リスクが生じやすい条件が特定される.

　リスク評価は製品の市販前段階から市販後段階までを通して行われる. 市販前，または承認前のリスク評価は，一般に極めて広範囲にわたるプロセスであり，前臨床安全性評価（動物毒性試験など），臨床薬理評価，および臨床試験が含まれる.

　大規模な臨床開発プログラムでも製品に伴うすべてのリスクを特定できないため（p.38，第3章および p.364，第16章参照），臨床試験では存在しなかった併存疾患を有するまたは併用薬を使用している多くの患者を含む多数の患者が薬剤に曝露される承認後期間も，リスク評価を継続しなければならない. 承認後のリスク評価は，非実験データまたは臨床試験データのいずれかに基づき行うことができる. 非実験データには，副作用の疑いの個々の症例報告（自発報告），当該報告のケースシリーズ，自発報告のデータベース，疾患ベースのレジストリ，薬剤ベースのレジストリ，電子的医療記録システム，診療報酬請求額管理データベース，薬剤使用データベース，ポイズンコントロールセンターデータベース，および薬剤使用を追跡するその他の公衆衛生データベースが含まれる.

　また，製品のライフサイクルを通して，リスク評価によって投薬過誤（p.522，第22章内「投薬過誤研究における薬剤疫学の利用」も参照），および投薬過誤の可能性を特定することも重要である.

┃ リスク緩和

　リスク緩和とは，薬剤の便益を維持しながら，そのリスクを最小限に抑えるために計画された一連の活動を指す. リスク緩和活動の範囲は国または地域によって異なるが，一定の共通のテーマが浮上する.

　ほとんどの処方箋薬については，処方状況，医療従事者向けの製品表示，および患者

向けの情報が，薬剤の便益がそのリスクを確実に上回ることを担保する十分なリスク緩和措置になる．1つ，または多くても2～3の特定の重大なリスクに対処するために追加の措置が必要になる場合もある．これらの措置は一般に以下の3つのカテゴリーのいずれかに分類される：(1)患者に焦点を合わせた情報，(2)医師に焦点を合わせた追加情報，および(3)何らかの方法で薬剤の使用を制限する措置．リスク緩和戦略ではこれらの措置の1つまたは複数が使用される．

追加のリスク緩和措置では1つまたは2～3の重大なリスクにのみ焦点を合わせるため，医療従事者と患者の両方に焦点を向けたコミュニケーションではこれらのリスクについて詳細に言及し，同時に，薬剤の全体的なリスクと便益のプロファイルに照らしてこれらの特定の重大なリスクを位置付けなければならない．そのコミュニケーションでは主に重大なリスクの内容に焦点を合わせる場合もあるため，個々の状況において潜在的便益が潜在的リスクを上回れば，患者と処方者は十分な情報を得た上で意思決定が行える．また，リスクの緩和またはその早期の認識のために講じられる具体的な手段に焦点を合わせたコミュニケーションもある．

薬剤の処方，調剤または使用方法を制限するための措置は複雑であり，ほかのリスク緩和措置以上に薬剤の流通および使用制度での複雑な意思疎通が求められる．

これらの追加のリスク緩和措置はかなり焦点が絞られているため，明確に定められ，十分に考え抜かれた目標設定が重要である．明確な目標がなければ，適切な介入は計画できず，これらの介入の影響は測定できない．

リスク緩和活動の評価

リスク緩和活動の評価はリスク管理の重要な要素である．リスク緩和活動の評価はリスク評価活動に密接に関連しているが，いくつかの点では異なる．従来のリスク評価はこれまで知られていなかったリスクを特定して特徴を明らかにし，定量化するために計画されているのに対して，リスク緩和活動の評価はこれらのリスク緩和活動の影響を調べるために計画されている．したがって，リスク緩和活動の評価に使用される措置はリスク緩和活動の目標に焦点を合わせることが重要である．

リスク緩和措置の評価はいくつかのレベルで行われる．1番目に，リスク緩和活動の評価では，リスク緩和戦略で定められた特定のプロセスが遵守されているかどうかが評価できる．例えば，リスク緩和戦略に特定のリスクを最小限に抑えるために講じられる措置に関し，具体的な情報を患者に提供することが含まれている場合，評価には情報提供を受けた患者の割合を明らかにすることが含まれる可能性がある．2番目に，一定の行動が遵守されているかどうかを評価することである．上記の例では，行動の測定によって，患者が提供された情報を読んでいるかどうか，その情報を理解しているかどうか，情報によって推奨される具体的なことを行っているかどうかを評価することなどがある．3番

目の評価では，リスク緩和戦略が最小限に抑えることを意図した対象のヘルスアウトカムの頻度を測定する．この3種類の評価は，評価を実施するために必要なデータの点でもデータを解析するための方法の点でも互いにまったく異なるものである．特定のプロセスの遵守の評価がほかのタイプの評価より容易な場合もある．ただし，プロセスの遵守は対象となるヘルスアウトカムの達成を必ずしも保証するものではないため，注目すべき最終的なヘルスアウトカムを評価することが重要である．

医薬品製造業者はその製品の安全性に責任を負うため，通常リスク評価を実施したり，あるいはそのために資金提供を行い，リスク緩和戦略を導入し，それらの戦略の有効性を評価する．規制当局は，製造業者の行ったテスト，提案されたリスク緩和戦略，およびリスク緩和戦略の評価をレビューする．また，規制当局は薬剤の安全性について，独立した評価も行うことがある．薬剤疫学の学術分野が成長してきたため，大学ベースの研究者も製造業者や規制当局とは無関係に，または彼らと協力して薬剤安全性研究を行っている．

特に対象となる実際のヘルスアウトカムに関する全般的な成功または失敗，あるいはリスク緩和戦略を明確にすることが重要であるため，リスク緩和戦略の目標の定義および設定にはいくつかの課題がある．1番目に，対象のヘルスアウトカムの実際の頻度に関するデータは，容易に入手できない，あるいは信頼できない，または薬剤を服用している集団全体を代表していない可能性がある．2番目に，同様のリスク緩和戦略による過去の経験がなければ，リスク緩和戦略の量的目標を設定するのは困難である．特定の回避可能なリスクの緩和に強く望まれる目標はゼロであるが，薬剤使用システムの複雑さ，およびあまりにも多くの人々の行動に依ってしまうため，そのような目標は実現が困難になっている．

リスク管理計画は評価が必要であるが，有効な措置を継続し，無効な措置を排除できるように，プロセス，行動，および最も重要なことだがヘルスアウトカムに対する特定のリスク緩和措置およびその構成要素の影響を評価する最新の方法を開発する必要がある．

リスク緩和措置のいくつかの特徴，特に薬剤の使用について制限を加える手法は，医療制度の重荷となり，予期せぬ結果をもたらす可能性がある．予期せぬ結果の1つとしてリスク緩和措置によって課せられた負担のため，医師はある薬剤が最適な治療選択肢と考えられる患者への当該薬剤の処方を思いとどまることが考えられる．現時点では，この考えられる予期せぬ結果の影響を明らかにするためのデータはほとんどない．

■ リスクコミュニケーション

薬剤の便益とリスクに関する情報のコミュニケーションは薬剤のリスク管理の中核をなす．リスクコミュニケーションは幅広い分野であり，本章では本格的な議論は割愛する．従来，リスクコミュニケーションは医療従事者に向けられてきたが，近年，患者およ

び消費者に向けたコミュニケーションにも徐々に注意が払われてきた.

医療従事者へのコミュニケーションの主な形は，製品の承認された医療従事者向けの表示（添付文書）であり，そこには製品の処方に必要な医療従事者向けの情報が提示されている．欧州では，この医療従事者向けの情報は製品概要（summary of product characteristics；SmPC）として知られている．リスク最小化を促すため，医療従事者向けのラベルには，薬剤を使用すべきでない，または必ず細心の注意を払って使用すべき臨床的状況に関する情報，つまり，薬剤の既知のリスクに関する情報，ならびに適切な投与（該当する場合，腎および肝障害のために必要な用量調整，あるいは年齢に基づく用量調整を含む），薬物・薬物相互作用，薬物・疾患相互作用，妊婦および授乳婦への使用，ならびにその他の特定の臨床的状況における使用など，薬剤の安全な使用の条件に関する情報が含まれる．ただし，製品表示の変更は必ずしも処方行動の変更をもたらすわけではない.

医療従事者への追加のコミュニケーションは，いわゆる「Dear Healthcare Professional Letters」または「Dear Doctor Letters」の形で行われる．これらのレターは主に薬剤の製造業者が発行し，一般に新たに確認された特定の安全性情報に焦点を合わせている．リスクの内容が説明され，製品表示の変更の要約が含まれることが多い．また，このレターは医療従事者が製品の処方および調剤において講じる措置，ならびに製品の安全かつ適切な使用の保証に役立つその他の措置も強調し得る．欧州では，これらのレターの内容が担当の規制当局とともに合意されることが多く，医療従事者へのその提供が販売承認の条件になることもあった.

患者向けの情報はさまざまな形で提供される．患者向けの製品固有情報が一般的な形の1つである．これは，製造業者が作成し，FDAがレビューして承認する承認済みの患者向けの製品表示の形をとる．承認済みの患者向けの製品表示の例には，医薬品ガイド（medication guide）または患者向け添付文書（patient package insert）が含まれる．患者および消費者向けの製品表示では，製品の安全な使用に必要な基本情報が強調され，特定の症状が存在する場合に講じる措置に関する指示が提示されることが多い.

欧州では，薬剤にはすべて患者に提示しなければならない添付文書（患者情報リーフレットと呼ばれることもある）を付けなければならない．このリーフレットは医師に提供される情報，SmPCに基づいているが，患者が理解しやすい言語で書かれている．患者／消費者の適切な標的集団に対する添付文書の読みやすさを試験し，承認前に所轄官庁に結果を提示するという要件がある.

2 | 薬剤疫学研究が取り組むべき方法論的課題
■ リスク管理における薬剤疫学の役割

薬剤疫学はリスク管理においていくつかの役割を果たす．最も基本的な役割は薬剤の
リスクを特定し，定量化することである．リスクの特定および定量化は，臨床試験，自
発報告，ケースシリーズ，観察的薬剤疫学研究を含むさまざまな薬剤疫学的手法を用い
て行われる．リスク評価に対するこれらの手法の使用については，本書のほかの部分で
説明する．

リスク緩和戦略の開発における薬剤疫学の重要な用途は，特に有害な転帰を招く可能
性がある条件下で使用される場合，薬剤が実際にどのように使用されているのかを評価
することである．製品が適切に使用されていないことを示す可能性がある薬剤疫学的所
見の例には，薬剤が併用禁忌薬と同時に処方されているという結果，潜在的便益が潜在
的リスクを上回らない患者集団に薬剤が使用されているという結果，および重篤な有害
事象のリスク増大に関連する投与期間中に薬剤が頻繁に処方されているという結果が含
まれる．

薬剤疫学のもう1つの応用は，薬剤による既知の害が生じる可能性がある原因および
背景について集団ベースの評価を行うことである．これらの解析については，1つまたは
複数の公衆衛生データベースが集団における特定の薬剤に関連する毒性の負担の推定に
特に役立つ可能性がある．一般に，これらのデータベースは新しいリスクの特定よりも，
既知の薬剤のリスクの特徴付けおよび定量化に役立つ．

薬剤疫学はリスク緩和の取り組みの評価において重要な役割を果たす．薬剤疫学がリ
スク管理に使用されるすべての方法のうち，リスク緩和の取り組みを評価する最善の方
法はあまり発達していない．その課題は多数ある．1番目に，有効な評価については，成
功または失敗のあらかじめ定められた基準が確立されていない場合でも，活動は適切か
つ測定可能な明確に定められた目標を有していなければならない．あいまいなまたは不
正確な評価基準に基づく目標は一般に測定できず，測定可能であっても，所見の解釈は
難しいと考えられる．2番目に，前述のように，リスク緩和戦略の有効性の評価は，プロ
セス，行動およびヘルスアウトカムを含むいくつかのレベルで行われる．薬剤疫学の従
来の方法は3番目のレベル（ヘルスアウトカム）の評価に使用できるが，最初の2つの
レベル（プロセスと行動）には，社会学および健康政策・管理分野で使用される方法な
ど，追加の方法が必要になる可能性がかなり高い．3番目に，リスク緩和戦略を構成する
もの同士の関連性，および望ましいヘルスアウトカムについて理解することが重要であ
る．医師および患者がリスク緩和戦略で求められているプロセスを遵守し，行動を示し
ても，注目すべきヘルスアウトカムが改善しない（すなわち，特定のリスクが緩和されな
い）可能性がある．また，医師および患者がプロセスを遵守しない，または望ましい行

動を示さなくても，おそらくリスク緩和戦略に含まれていなかったほかの介入または要因のため，望ましいヘルスアウトカム（特定のリスクの緩和など）が達成される可能性もある．いずれのケースでも，リスク緩和戦略の批判的な検討が必要であると考えられる．最終解析では，リスク緩和戦略の焦点である特定のリスクの緩和がみられた場合に限り，当該戦略は成功とみなされる．

リスクコミュニケーションの評価は幅広い試みであり，多くの学問および手法が含まれる．そのアプローチには，薬剤のリスクおよび安全な使用に関する患者および医療提供者の理解度調査が含まれることがある．リスクコミュニケーション活動と測定可能なヘルスアウトカムを結び付けるエビデンスはほとんど存在しないが，ほかには，フォーカスグループ，質問票，インタビュー，読みやすさ，理解を評価するために使用されるその他の方法が含まれることがある．

3 │ 利用可能な解決策の例

米国でも欧州連合でも，薬剤のリスク管理を正式化するための特定の法律が制定されてきた．これらの各管轄区域における法律および規制の枠組みの説明は，本章では割愛する．米国では，一定の基準が満たされれば，FDA はリスク評価・リスク緩和戦略（REMS）を求めることが法律で定められている．欧州連合では，製剤にはリスク管理計画（RMP）が求められる．その違いにもかかわらず，REMS と RMP は，必要に応じて使用でき，法律または規制によって認められている共通の特徴として，患者へのコミュニケーション，医療従事者へのコミュニケーション，および薬剤のリスクを管理するための一定の制限の権限を共有している．米国では，その目標を達成していることを確実にするために REMS の評価が求められる．EU では，リスク管理システムの定義にリスク最小化活動および介入の有効性の測定が含まれる．

4 │ 将来への展望

薬剤のリスク管理は，複雑な薬剤使用システムに多数の利害関係者が関与し，構築されている現行のシステムを改良する多くの機会を有する進化する領域である．

将来の動向で重要な1つの領域はリスク緩和戦略の影響の測定である．政策立案者やその他の利害関係者がリスク緩和戦略の目標が満たされているかどうかを判定できるため，この影響の測定は重要である．リスク緩和戦略の影響を測定する最善の方法は十分に開発されておらず，ほかの領域とともに，薬剤疫学が重要な役割を果たす領域である．この分野の課題には，リスク緩和戦略とヘルスアウトカムを関連付けるモデル，ならびに全体的なアウトカムへの戦略の個々の成分の寄与を特定する方法の開発が含まれる．さらなる課題はリスク緩和戦略そのものが悪影響があるかどうかを評価することである．

リスク管理計画は複雑な薬剤使用システム内で実施されることが多い．リスク管理計

画の現在の課題は，現行の薬剤使用システムにできるだけ容易に組み入れられるように開発することである．患者への情報提供など，リスク管理のいくつかの面は，多くの薬剤使用システムに少なくともある程度すでに組み入れられている．リスク緩和措置のその他の特に薬剤の使用に関する制限を加える手法は，現行の薬剤使用システムに容易に組み入れられない．これらのリスク緩和戦略が現在より幅広く使用されるようになれば，または幅広く使用されている薬剤に利用されるようになれば，薬剤使用システムに組み入れられるシステムの開発が不可欠になる．

リスク管理計画は複数の国および地域で進化しているため，これらの取り組みの国際的な調和にかなりの関心が寄せられている．現時点では，調和の実現を妨げる多くの課題がある．医療制度および薬剤使用システムが国によって異なるため，数ヵ国間でまったく同一，または類似する個別のリスク緩和戦略を導入する程度に制限が加わる．ただし，国および地域によるリスク管理活動の違いは，利害関係者がリスク管理に対する異なる手法によるの相対的な影響を自然と明らかにできる機会を生み出す．

5 | リスク管理に関する重要なポイント

- 薬剤のリスクは，その特有の薬理学的特性と薬剤の使用方法の両方によってもたらされる．
- 薬剤のリスクは複雑な薬剤使用システムのどのポイントでも生じ得るため，薬剤のリスク管理には薬剤使用システム全体を含む必要がある．
- リスク管理は，製品のライフサイクルを通して進行する，複数の関連しあう活動を含む反復プロセスである．
- リスク緩和とは，薬剤の便益を維持しながら，そのリスクを最小限に抑えるために計画された一連の活動を指す．
- リスクコミュニケーションはリスク管理の重要な要素である．
- リスク管理活動を評価することが極めて重要である．

事例22.6　薬剤疫学とリスク管理について

背景

- ビガバトリンは患者の高い割合に両側性周辺視野狭窄を引き起こす可能性がある抗てんかん薬である．潜在的便益が視野喪失の潜在的リスクを上回る点頭てんかんを有する小児患者に対する単剤療法，およびいくつかの代替療法に十分な反応を示してこなかった難治性複雑部分発作を有する成人患者に対する補助療法として適応される．

質問

- 米国における潜在的視力喪失の可能性のリスク管理方法

アプローチ

- 視力喪失の可能性のため，ビガバトリンはリスク評価・リスク緩和戦略（REMS）とともに米国で承認された．視力喪失のリスク管理に向けられた REMS の目標は以下のとおりである：

1. 適切な患者集団に便益をもたらしながら，ビガバトリンによって引き起こされる視力喪失のリスクを軽減する
2. すべての患者がベースライン時の眼科的評価を確実に受けることを担保する；患者の50%がビガバトリン投与開始後 2 週間以内，100%が 4 週間以内にこの評価を受ける
3. 不十分な臨床反応であった患者はビガバトリン療法を中止する
4. ビガバトリンによって引き起こされる視力喪失をできるだけ早く検出する
5. 継続的な便益―リスク評価を促すために確実に定期的な視覚モニタリングを行う
6. 視力喪失を含めて，ビガバトリンに伴う重大なリスクを患者／保護者または法定後見人に伝える

- 承認済みの REMS には以下の要素が含まれる：

1. 症状の一部およびこれらの症状が発生した場合に医師の診察を受けるための指示を含めて，視力喪失の可能性に焦点を合わせた患者向け医薬品ガイド（medication guide）による患者へのコミュニケーション
2. 眼科医向けの Dear Healthcare Professional Letter を含むコミュニケーション計画．このレターでは，ビガバトリンによる視力喪失のパターン，ビガバトリンの投与を受けた成人および小児に求められる必須の視野モニタリング，および小児の視野欠損の評価の課題が記述される
3. 流通制限システムの一種として機能する「安全な使用を保証するための要素（elements to assure safe use）」．この場合の特定の要素には以下が含まれる：
   - ビガバトリンを処方する医療提供者の認定
   - ビガバトリンを調剤する薬局の認定
   - ビガバトリンを患者に調剤するには，定期的な視野評価を含む安全な使用の条件のエビデンスやその他の資料が必要であるという要件
   - および，ビガバトリンを使用する各患者のレジストリへの登録
4. REMS に定められた運用上の要素および責務が製薬企業にどのように実施されるのかを記述した実装システム
5. REMS の有効性の評価の予定表

結 果

- ビガバトリンは現在導入されている上記の REMS とともに承認された．計画の成功は評価待ちである．

長 所

・リスク管理の取り組みは，特定のリスクの緩和に焦点を合わせることができる．

短 所

・リスク管理計画では患者の視力喪失をモニターできるが，視力喪失を完全に予防することはできない．

重要なポイント

・すべての重篤な有害事象を完全に排除できるリスク緩和戦略はない．

・薬剤のリスクは極めて重大であるが，便益が依然としてそのリスクを上回っている場合，医療提供者はそのリスクの内容を十分に理解し，適切な投与前後のモニタリングを確実に行うことが重要である．

・薬剤のリスクをコミュニケーションする対象には，薬剤を処方する医師だけでなく，治療の合併症を診察するかもしれない医師も含まれる．

・リスク緩和戦略がリスク緩和に有効であるかどうかを明らかにするため，当該戦略の実施時に頑強な計画を準備しなければならない．

投薬過誤研究における薬剤疫学の利用

投薬は現在最も一般的に使用されている形態の内科的治療である．成人の場合，一般開業医および内科医の受診の約75％は薬剤の使用継続または開始を伴っており，病院では，日々各患者に複数の投薬指示が出される傾向がある．投薬過誤（medication error）とは，実際に障害が発生したか，もしくは障害が起こる可能性があったかにかかわらず，「オーダリング，調剤，または投与の過程におけるあらゆるエラー」と定義されてきた．機構上は，投薬過誤は行動計画時の過誤（すなわち，知識ベースの誤りまたは規則ベースの誤り）あるいは正しく計画された行動の実行時の過誤（すなわち，行動ベースの見落としまたは記憶ベースの過失）によって生じる．臨床現場では，薬の処方，伝達，製造，調剤，投与，および投薬監視を含む薬物療法のいかなる段階でも発生する可能性がある．害を生じる可能性がある投薬過誤は，ニアミス（near miss）または潜在的な薬物有害事象（adverse drug event；ADE）と呼ばれ，これらの過誤は患者に至る以前に修正される場合と，患者には至ったが，影響がなかった場合がある．ただし，一般に約10件中の投薬過誤1件は患者に害が生じている．投薬過誤がADEを伴う場合，ADEは予防可能と考えられる．

投薬過誤は頻繁にみられるが，幸いにも害を受ける患者の割合は小さい．ただし，処

方薬の使用の多さを考えれば，予防可能な ADE が予防可能な医原性傷害の最も多いタイプの1つであるのは意外なことではない．IOM の報告書「To Err Is Human」では，医原性傷害による死亡は全国で少なくとも 44,000 〜 98,000 件にのぼることが示された．これが正しければ，ADE によって年間約 8,000 人が死亡し，薬剤使用によって 100 万人が損傷を受けていることを意味すると考えられる．

1 ｜ 安全理論

　心理学および人間工学から取り入れられたある理論では，マンマシンインターフェースに焦点を合わせており，押し寄せる妨害によってストレスを受けつつ，複数のモニタリングシステムから得たデータを用いて医療提供者が意思決定を行わなければならない．

　産業品質理論では，ほとんどの事故は，その操作者ではなく，生産工程自体に関連する問題によって発生することが示唆される．この理論では，問題は誤った原因のせいにされることがあり，「人為的ミス」はよく起こっているが，事故の真の原因は操作者の過誤によって事故を引き起こさせる根本的なシステムにあることが多いことが示唆される．根本原因解析を用いれば，欠陥の原因を明らかにできることがある．一群の過誤の責任を有する個人がいることは比較的まれであり，ほとんどの場合，害をもたらす過誤は全般的な仕事に問題がない労働者らによって犯される．病院をより安全な場所にするための重要な第一段階は，「責め」の風土を排除し，安全性の風土を構築することである．過誤および有害な転帰は，規律上の手続きを開始するためのシグナルではなく，システム変更によるケアプロセスの改善の機会として扱われるべきである．

　実際に，過誤を減少させるためのシステムの変更は過誤の可能性を大幅に減少させ，おそらく同様に有害な転帰の可能性も大幅に減少させる可能性がある．医学では，研究の大半は安全性に大幅な改善がみられた麻酔によるものである．薬剤配給のシステム変更の成功例には，医師オーダーの電子化（computerized physician order entry；CPOE）の導入，臨床診断意思決定支援システム（clinical decision support system；CDSS），一包化，薬剤のバーコード，およびどの薬剤が供給されているのかを認識できる「スマートポンプ（smart pumps）」の導入が含まれる．これらのテクノロジーによって薬剤使用が追跡でき，さらに重要なことには，それらが伝えた警告の頻度およびタイプも追跡できる．

　概して，安全の分野は古典的な疫学とは異なる価値観およびいくつかの異なるツールを有する．安全を改善するには，文化が極めて重要であり，根本原因解析および—それらが発生する前にプロセスに関連するどのような問題があったのかを予想するために使用できる—故障モード影響解析（failure mode and effects analysis）などのツールが極めて役立つ．疫学データと組み合わせれば，当該ツールは診療の安全性を改善する上で極めて効果的な可能性がある．

2 ｜ 薬剤疫学に適用される患者安全の概念

　薬剤疫学の手法は薬剤のリスクと便益を検討するために使用されることが最も多かったが，投薬過誤および予防可能な有害事象（すなわち，過誤によるもの）にも使用できる．投薬過誤を検出するアプローチには，請求データ，診療報酬管理データベース，医療記録，電子健康記録の手動または自動スクリーニング，主に病院の医療提供者による事故報告，患者のモニタリング，多くの場合は薬剤師による直接観察，および自発的（自己報告）アプローチが含まれる．これらのアプローチにはいずれも固有の長所と危険があり，投薬過誤または有害事象の検出のゴールドスタンダードと考えられる単一のアプローチはない．投薬過誤または有害事象の特定に影響を与える可能性がある要素には，状況（外来患者対入院患者；日常治療対調査研究），予想される投薬過誤のタイプ（処方過誤対投与過誤），ならびに推定される検出費用が含まれる．さらに，検出方法のタイプは，どのタイプの投薬過誤が認められるのか（例えば，患者に害を与えるものだけ），およびどのような頻度で認められるのかに影響を与える．

　請求データ，診療報酬管理データベース，医療記録，および電子健康記録のスクリーニングは大規模なデータセットの評価に使用されるが，一般に後ろ向きに行われる．ただし，入手可能な情報の質はデータソースによって異なり（p.156，第 8 章および p.163，第 9 章参照），このことが投薬過誤を包括的に検出する機会を制限し，ある程度はほかより多いこともある．特に外来患者の場合，請求データは非常に多くの人について得られる可能性がある．弱点には，患者が実際に薬剤を摂取したかどうかを確実に判断できないこと，およびほかの情報源と関連がない場合，臨床上の詳細がわずかしか得られないことが多い（例えば，体重や腎機能に関する情報が欠けている可能性がある）ことが含まれており，これによって患者の臨床状態に関連する質問に答えることが難しくなる．

　入院患者の場合，手作業によるカルテの確認が有害事象および投薬過誤を検出するための確立した方法である．特に適切性などの問題を評価する場合，資料がまだ不完全であるかもしれないが，手元にある最も関連性の高い患者情報を用いれば，薬剤の処方および投与の適切性が評価できる．カルテの確認に伴う主な問題は，時間と費用がかかることである．電子健康記録が整っていれば，紙ベースの情報の手作業によるスクリーニングが半自動アプローチに置き換えられる．標準化のレベルと臨床情報が統制用語を用いて保存されている程度によって，有害事象および投薬過誤のアルゴリズムに基づくの自動データ解析の実現可能性および有益性が判定できる．

　電子健康記録に臨床診断意思決定支援を伴う電子処方アプリケーションが含まれている場合，処方段階における多くのタイプの投薬過誤を検出するためにこれらのアプリケーションから得られたデータが容易に使用できる．ただし，これらのシステムの特異性は電子健康記録を介してアクセスできる情報の入手可能性によっても左右される．

　入院患者でも外来患者でも，投薬過誤の自発報告（自己報告）は導入および維持が比較的容易である．ただし，有害事象も投薬過誤もかなり過小報告される（p.132，第7章も参照）．実際に，病院が懲罰のない方針を追及していても，報告が規律上の措置に関連するかもしれないというスタッフの認識が投薬過誤の報告に対する大きな障害になっている．したがって，自発報告は過誤の事例を得る場合にのみ有用であり，標本での基本的な投薬過誤率の評価には使用できない．ただし，有害事象の自己報告を用いた患者のモニタリングは成功を収めており，カルテ調査より多くの有害事象を特定できる．

　直接観察は主に入院施設での調査研究中に行われ，薬剤の調剤および投与過誤の包括的評価を可能にする．直接観察はコストも人材も要するが，複雑な投薬過誤の分類にうまく確実に使用されており，ほかの検出方法の感度が低い段階（薬剤の調製や薬剤の投与など）では特に有用である．

　初期の投薬過誤および有害事象の研究の多くは病院において実施された．成人の入院患者は，疾患の重症度，疾患経過および投薬レジメンの複雑さ，時には年齢（例えば，高齢者は特に影響を受けやすい）のために投薬過誤を受けやすい．小児の薬剤使用では，ニアミス率の上昇の一因となる可能性がある組織的な要件には，体重ベースの投与および保管薬剤の希釈の必要性，ならびに幼児の低いコミュニケーション能力が含まれる．

　外来患者については，診療所を出た後はアクセスするのが難しいため，研究は入院患者に遅れを取っているが，外来患者における過誤に関する知識は増加している（**事例22.7**）．病院から外来環境への移行時の過誤に関するある程度の研究はすでに行われており，逆もまた同じである．患者の臨床ケアがある医療提供者または組織から別に移される引き継ぎ時は常に過誤を受けやすい．ただし，データの品質および方法にバラツキがあるため，研究間の比較は困難である．

3 ｜ 薬剤疫学研究が取り組むべき臨床的問題

　投薬過誤は処方，転記，調剤，投与，および投薬監視を含む薬剤使用プロセスのあらゆる段階で起こり得る．これらの段階のうち，いかなる段階の過誤もそうなる可能性はあるものの，病院内では処方過誤が最も大きな害を引き起こすことが実証されており，病院外では投薬監視過誤（すなわち，適切な投薬監視の欠如に起因する過誤）がかなり顕著である．薬物処方段階での有害な投薬過誤の割合が高いのは，これらの研究で採用されたデータ収集方法の結果である可能性があるが，これらの研究は多角的であったが，投与過誤検出のための最も感度の高い手法である直接観察は除外した．

　過誤の重要なタイプには，投与，経路，頻度，薬剤アレルギー，薬物・薬物相互作用，薬剤・検査所見〔腎機能に応じた薬物投与量設定（renal dosing）を含む〕，薬剤・患者特性，および妊娠中の投薬が含まれる．これらの過誤は薬剤のオーダリング段階で最も多く発生するが，薬剤使用プロセスのいかなる段階でも生じ得る．

　数件の研究では，投薬過誤（dosing error）が最も頻度の高いカテゴリーとなってきた．投薬過誤が存在するかどうかを明らかにするためには，患者の年齢，性別，体重，腎機能レベル，当該薬剤に対する過去の反応（過去に使用されていた場合），ほかの同様の薬剤に対する反応，臨床状態，さらに多くの場合は治療の適応症など，ある程度の臨床状況がほとんどの場合に必要である．これらのデータ要素の多くはカルテ調査によって得られ，多くは請求データのみから通常得られるものではない．

　投与経路問題もよくみられる過誤のタイプである．多くの薬剤は1つまたは少数の経路から投与され，ほかの多くの経路から投与することはできない．このような過誤の一部—浮遊物質を含むベンザチンペニシリンを筋肉内投与ではなく静脈内投与した場合など—は死亡を招くことが多いと考えられ，実際に死亡を招いてきたが，幸いにも極めてまれである．ほかの経路過誤—チューブから投与するために（薬剤の徐放特性を打ち消す可能性がある）徐放製剤を粉砕した場合など—ははるかに頻度が高く，深刻な結果を招く可能性がある．経路過誤は特に薬剤使用プロセスの投与段階で問題になり，投薬過誤は検出が難しく，処方過誤より防ぐことがはるかに少ない．投薬過誤を検出する最善のアプローチは長年にわたって直接観察とされてきた．

　投与回数過誤は処方，調剤，または投与段階のいずれかで発生する可能性がある．累積的にはこれらの過誤は用量または経路過誤より害が少ない可能性が高いが，問題になることもある．処方または調剤段階の一部の回数過誤は請求または処方データでも検出できる．このような過誤は，薬剤が意図するより高い頻度で投与された場合，害を与える可能性が高まる．ただし，あまりにも低い回数で投与すると治療上の便益が認められない可能性があり，一部の薬剤については重大な悪影響が生じることもあり，例えば，抗レトロウイルス薬は低い回数で投与すると耐性が発現する．

　既知のアレルギーを有する患者に薬剤を投与したほとんどの場合に患者に問題がなくても，アレルギー過誤は特に深刻なタイプの過誤である．患者のアレルギー情報は入手できないため，アレルギー過誤は一般に請求データでは検出できない．したがって，これらの過誤は多くの時間と労力を要するカルテ調査，またはより多くの場合は電子医療記録データから検出しなければならない．

　薬物・薬物相互作用曝露は，研究および介入の両方によって過誤を減少させることが困難な興味深い領域である．多くの相互作用が報告されてきたが，重症度には軽微なものから生命を脅かすものまでかなりのバラツキがみられる．2つの薬剤が相互に作用することを知りながら，これらを患者に投与する意識的な決断が下された場合は，例えば，メペリジンとモノアミンオキシダーゼ阻害薬の場合など，極めて限られた状況を除いて，これは過誤と考えられない．またよい代替手段がない場合は，または用量変更が行われる場合，または追加のモニタリングが行われる場合，重大な結果を伴う明らかな相互作用があっても，多くの薬剤の併用投与は合法である（例えば，ワルファリンと多くの抗

菌薬）．ただし，重大な結果をもたらす可能性がある投与に必要な変更または追加のモニタリングは除外されることが多い．大規模な請求データセットでは，同時曝露が生じたとみられる状況を検出できるが，医師がいずれかの薬剤の使用中止を患者に指示している可能性があるため，これが実際に生じているかどうかを判断することはできない．

薬剤・検査所見過誤（例えば，カリウムのモニタリングなど）は過誤の重要なカテゴリーであるが，検査所見と薬局の情報間の橋渡しは機能していないため，電子的に検出することは困難な可能性がある．これらのデータが同様に入手できない限り，ここでも臨床アウトカムの評価は困難であるが，大規模な薬局と検査所見のデータベースがリンクできれば，このような過誤は比較的容易に特定できる．

Renal dosing 過誤は薬剤・検査所見過誤の特定サブタイプであり，特に重要である；これらの過誤は投薬過誤でもある場合があり，投薬過誤とみなされることが多い．ある大規模な入院患者の研究（Chertow ら，2001）では，入院患者のほぼ40％に少なくとも軽度の腎機能不全があり，糸球体濾過率の低下がみられる場合に投与調節を必要とする薬剤は多い．その研究では，臨床診断意思決定支援がなければ，患者が適切な用量および回数の薬剤投与を受ける確率は 30％にすぎなかった．

薬剤・患者特性を確認した多くの研究は，特定疾患の存在下での薬剤の使用に焦点を合わせてきた．しかし，多くの遺伝子が薬物代謝に大きな影響を及ぼすため，今後はゲノム検査が必ず中心となる（p.322，第14章参照）．現在のところ，遺伝子型情報と結び付けられる大規模なデータセットはほとんどないが，これは臨床試験において次第に頻度を増しており，いくつかのコホートも確立されている．

もう1つの重要なタイプの過誤は，情報技術の導入などのシステムベースの介入によって意図せずに生じる可能性がある．例えば，ワークフローの変更，機能性の誤解，ならびに CPOE および CDSS の不適切な取り扱いは新たなリスクを招く可能性があるため，情報技術の日常的な使用は慎重に計画し，厳重に監視すべきである．

事例22.7　投薬過誤研究での薬剤疫学の使用

背　景

・有害事象の頻度に関するデータのほとんどは入院患者から得られており，多くの外来患者の研究は有害事象の検出のためにカルテ調査または請求データに依存してきた．地域社会の生活集団における有害事象の頻度に関する Gandhi の 2003 年の研究には別の手法が使用された．

問　題

・研究の目的は一次医療を受ける外来患者集団における有害事象の頻度を評価することであった．

アプローチ

- 有害事象の頻度は，薬剤が処方された来院後に患者に電話をかけ，有害事象が発生したかどうかを確認し，さらに 3 ヵ月後にカルテ調査を行って評価した．

結 果

- 有害事象は 100 例中 20.9 例の患者に発現した．
- 患者に電話をかけると，カルテ調査の約 8 倍もの有害事象が確認された．
- 全体の有害事象の重症度はかなり低く，約 1/3 は予防可能であり，6％は重篤かつ予防可能であった．

長 所

- このアプローチの主な長所は，患者に電話をかけることによって，カルテには記載されていない多くの有害事象を特定できたことであった．

短 所

- このアプローチの主な短所は，患者が薬剤のせいにした影響の多くが薬剤にはまったく起因しておらず，基礎疾患などのほかのことに起因していた可能性があることである．著者らは，症状が薬剤に関連していると考えられるかどうかを事例ごとに患者の医師に質問することによってこれに対処しようとした．

重要なポイント

- 患者に電話をかけると—費用と時間はかかるが—カルテ調査では確認できない多くの有害事象を確認できる．
- ほぼどの来院も有害事象の存在を示唆する ICD-9 コードに関連しておらず，請求データは外来患者のいかなるタイプの有害事象の頻度の推定にも使用すべきでないことが示唆される．
- 特定の患者の愁訴が薬剤に関連しているかどうかの評価を促すためにはさらなる研究が必要である．

4 | 薬剤疫学研究が取り組むべき方法論的課題

■情報バイアス

　処方解析を行う際，現在の慣習では，いくつかの点で 1 日総投与量の決定が妨げられる．医師は処方期間に必要とされる量を上回る薬剤を処方する可能性がある．例えば，患者に 1 日 50 mg のアテノロールが必要である場合，医師は実際には 1 日 100 mg のアテノロールの処方箋を書き，錠剤を割るように患者に口頭で指示することがある．これは適切な治療量に調整しなければならない薬剤では特に問題になる（ワルファリンなど）．医師または薬剤師のいずれかに対し，正確な 1 日総投与量を文書に記録することが求め

られれば，研究を行う能力が改善されると考えられる．

　もう1つの重要な方法論的問題は患者の服薬遵守の測定である（p.427，第20章も参照）．処方データと調剤データを同時に入手できることはほとんどないため，患者の服薬遵守状況を判断するのは極めて困難である．薬局の電子処方データを利用することや，薬剤給付保険者のデータへの臨床医のアクセスを改善することは極めて有用な可能性がある．

　妊娠中は多くの薬剤が禁忌とされる．ここで，患者が曝露時に実際に妊娠しているかどうかは，出産日を特定し，満期妊娠を推測することで，逆算して後ろ向きに評価できるが，研究者にとって最も難しいことである．薬剤曝露および出産に関するデータは容易に入手でき，連結可能なことも多いが，対象のアウトカムは解析の実施を容易にするような様式で示されないことが多い．

　小児に関するもう1つの重要な臨床情報は，小児の体重である．ほとんどの小児用薬剤は体重に基づいて用量が決められる．この情報の標準化された資料は入手できず，これにより小児への投与実態の分析だけなく，小児科医による実際の治療も妨げられている．

　最後の問題はアレルギーのコード化である．臨床ケアにとっても研究にとっても，フリーテキストではなくコードによって，アレルギーと過敏症または不耐性を鑑別することが重要である．薬剤感受性存在下での継続的な薬剤使用は完全に適切であることもあるが，アレルギー存在下での同じ治療は誤りである可能性がある．アナフィラキシーなどの重度の反応は明確にコード化し，医療記録で識別できるようにしておくことが特に重要である．新たなアレルギーはよりよい方法で記録する必要がある．最終目標は，複数の異なるリストではなく，患者ごとに電子フォーマットで1つの普遍的なアレルギーリストを作ることである．

■ サンプルサイズの問題

　投薬過誤および有害事象の研究ではサンプルサイズが小さいことが多いが，その主な理由は一次データを収集する研究にかかるコストが高いことにある．電子データベースは費用効果の高い方法でサンプルサイズを改善するための重要なツールになる．医師オーダーの電子化システム，電子健康記録，検査結果表示システム，電子薬歴システム，バーコーディングシステム，薬剤給付保険者，および請求システムはすべて重要な当該データソースになる．これらのシステムを実際に構築し使用する前に，対処が必要な重要な規制上の課題がある．

■ 一般化可能性

　多くの既存の投薬過誤の研究は，環境または方法により一般化可能性は限定的である．

例えば，多くの研究は三次医療施設，大学病院において実施されてきた．この環境で得られた知見が，ほかの環境にどのように置き換えられるかは不明である．また，方法は研究によって大きく異なるため，比較を困難にする．

■ 利用可能な解決策の例

いくつかのデータソースを用いて，投薬過誤の頻度を評価できる．これらのデータソースには，請求データ，臨床検査データなどのほかのタイプの臨床情報と結び付けられた請求データ，電子化オーダーまたは薬局システムからの情報を含む電子医療記録情報，カルテ調査，および直接観察が含まれる．自発報告も用いられるが，過小報告が多すぎるため，過誤の事例を得る場合にのみ有用であり，集団における基本的な投薬過誤率の評価には使用できない（p.132，第7章参照）．

請求データには，非常に多くの人のデータが得られるという大きな利点がある（p.156，第8章参照）．しかしながら，患者が実際に薬剤を服用したかどうかは確実に判断できず，詳細な臨床情報はわずかしか得られないことが多いため，患者の臨床状態に関連する質問を行うことは難しくなる．特定の診断に関する検索は行えるが，対象の診断の多く，例えば，腎不全およびうつ病，ならびに腎機能不全などのアウトカムについては，コード化の精度が限られている．

請求データとほかのタイプのデータ―特に臨床検査結果―を連結することで，検出できる投薬過誤の範囲が大幅に拡大する可能性がある．例えば，特定の薬剤に曝露された患者のうち，どのくらいの割合の患者で初回曝露時の血清クレアチニンが特定レベルを上回っているのかを評価できる可能性がある．それでもなお，詳細な臨床データの欠如によって，依然としてこれらの連結されたデータセットの有用性は制限されることがある．

カルテ調査は有益な追加臨床情報を提供し，請求情報による研究および請求情報と臨床検査情報を結び付ける研究を補足するために行われる．カルテを用いれば，臨床状況，例えば，推測できることもあるが，より限られたデータソースでは確実に判定できることがほとんどない投薬開始時の適応症を理解できる．ただし，カルテ調査には時間とコストがかかる．

電子医療記録は，紙ベースのカルテ調査で得られる詳細な臨床情報を提供できるが，コストははるかに安い場合が多い．また，特定の診断，臨床検査，およびアウトカムの存在を示唆するキーワードについて，電子医療記録を検索することもできる．現在，このような記録は外来診療所のごく一部でしか使用されていないが，英国をはじめとするほかの多くの国々の一次医療では標準になってきており，世界的に増加している．これらの記録を用いれば，以前よりはるかに安いコストで投薬過誤とADEの両方を検出できるようになる．

5 ｜ 将来への展望

　薬剤疫学研究の将来には，処方情報と臨床および請求データの連結を可能とする大規模データベースが含まれる．これらのタイプのデータベースは投薬過誤や有害事象の研究を促す．また，まれな有害事象の検出にも重要になる．これらのデータベースのデータソースには，電子化医師オーダーシステム，電子薬歴システム，バーコーディング，薬剤給付保険者，および電子健康記録のシステムが含まれる．標準コード化データ，つまり薬剤名，ならびに用量，濃度の統一されたコード化は，容易な解析を可能にするための重要な発展的要素となる．

　対処しなければならないほかの重要な問題は，1日総投与量の確認ができるような処方の提示，患者の服薬遵守状況の確認を可能にする処方と調剤データの結合記録，妊娠のような状態や小児患者の体重に関する明確な資料，およびアレルギーのコード化の改善である．

6 ｜ 投薬過誤の研究における薬剤疫学の使用に関する重要なポイント

- 有害事象と比較して，投薬過誤は非常によくみられ，健康被害に至ることは比較的少ない．
- ほとんどの研究では，約1/3の有害事象が予防可能である．
- 投薬過誤および有害事象の疫学は，成人入院患者についてはよく記述されてきたが，特定の集団や外来患者について得られている情報は少ない．
- 現在，大規模な請求データベースを用いて多くの投薬過誤の検出が可能であり，特に臨床検査および診断データを含むより多くのタイプの臨床データとこれらのデータを連結できるようになれば，集団を超えて投薬過誤の頻度をより正確に評価できるによるになる．
- 電子健康記録の使用が増加すれば，薬剤疫学的手法を用いて当分野の研究を行う私達の能力に劇的な影響が生じるはずである．

FDAのセンチネル・イニシアチブ：安全性監視の強化

　2008年，米国保健社会福祉省は，2007年FDA改革法（FDAAA）において議会によって命じられた医薬品安全性監視のための全国電子システムを作成するため，FDAのセンチネル・イニシアチブの開始を発表した．ここでは，センチネル・イニシアチブの目標とそれに伴う方法および運用に関する課題について説明する．

1 | 概 要

FDA はヒト用医薬品，生物学的製剤，および医療機器ならびにその他の FDA が規制する製品の安全性および有効性を保証することによって，健康を守り，促進する責任を負う．市販後安全性監視―市販後の医薬品の安全性のモニタリング―はこの取り組みの主要な要素である（p.132，第 7 章参照）．数十年間にわたり，FDA は主に自発報告システムに依存してきた（p.132，第 7 章参照）．しかし，FDA がこれらのシステムから受け取る情報には大きなバラツキがあり，かなりの過小報告がみられる．データシステムや情報技術（IT）の発展，および安全性科学の進歩に伴い，積極的サーベイランスの枠組みが作りやすくなってきた．2007 年に画期的な出来事が起こり，第 905 項で市販後医薬品の能動的安全性監視を求めた FDAAA を議会が承認した．

当初から，センチネル・イニシアチブは，FDA が規制する医薬品の安全性のモニタリングに用いる全国電子システムであるセンチネルシステム（Sentinel System）の開発方法を検討し，そして実装する共同的な取り組みとしての構想であった．このシステムでは，ほかの目的（すなわち，医療費の償還，臨床ケア，および品質評価）のために収集された診療報酬請求額管理データ，電子健康記録（EHR）データ，およびレジストリを含む既存の自動化医療データが利用される（p.156，第 8 章および p.163，第 9 章参照）．その役割は，FDA が規制する医薬品の市販後安全性情報を前向きに収集し，評価するためのツールを FDA に供与することで，FDA の既存の市販後安全性監視システムを強化することである．

本章でさらに詳述するが，重大な科学的，技術的および政策的な課題にもかかわらず，2008 年の本イニシアチブの開始以来，著しい進歩がみられてきた．ミニ・センチネルパイロットプログラムが 2011 年にその迅速な応答機能を実装したとき，重大な節目を迎えた．このパイロットプロジェクトは FDA と 30 を超える共同研究機関の共同研究で，このうち 17 機関は全国のデータパートナー*であり，1 億 3,000 万人を超える患者のデータを有している．ミニ・センチネルは医薬品の安全性に関する問題の迅速な解析をすでに実現している（**事例 22.8**）．FDA の科学者は，従来の監視方法を用いれば数ヵ月，場合によってはそれ以上の期間を要したのに比べて，ほんの数週間で検索依頼への回答を得ており，能動的サーベイランスシステムの主な便益を実感している．

■ センチネルシステム：能動的サーベイランスの実行

能動的サーベイランスは対照群を用いて特定の集団の評価を可能にし，さまざまな方法論的アプローチを用いて実施される．積極的サーベイランスには，ある製品を使用し

＊：センチネルプロジェクトに利用可能な質が確認された電子化健康情報を保有する Health Mentenance Organization や大学病院等の機関（2019 年 8 月現在で 18 機関）．

た患者における有害事象を特定する医薬品に基づいて観察するものや，患者がその治療を受けると思われる特定の状況における有害事象を特定する場所に基づくもの（例えば救急部），医薬品に関連する可能性がある有害事象を特定するイベントに基づくもの（例えば急性肝不全）があり得る．

センチネル・イニシアチブパイロット（例えばミニ・センチネル）で検討されている最初のアプローチは，医薬品に基づくアプローチとイベントに基づくアプローチを組み合わせたものである．市販後医薬品安全性の積極的サーベイランスには，シグナル生成，シグナル強化，およびシグナル評価を含む一連の手順が一般に含まれる．FDA は安全性シグナルを製品の使用と関連すると推定されるよりも有害事象が多いという懸念として定義してきた．この議論を進める上で，有害事象は，薬剤に関連していると考えられるかどうかにかかわらず，人への薬剤の使用に伴うあらゆる好ましくない医療上の出来事を意味する．シグナル生成は，統計手法を用いて可能性のある安全性シグナルを特定するアプローチの 1 つであり，特定の医薬品への曝露または有害事象を事前に設定せずに行うことが多い．シグナル強化とは，特定された安全性シグナルをさらに評価し，曝露とアウトカムの間の関係を支持するエビデンスが存在するかどうかを決定するプロセスである．製品のライフサイクルのどの時点で，どのようにして安全性シグナルが特定されたのかに応じて，シグナル強化のいくつかの手法（例えば，臨床開発プログラムから得たデータの再検討または薬剤疫学研究の実施）が追求される．シグナル強化の評価によって製品への曝露と有害事象との関連性を裏付けるエビデンスが得られた場合，シグナルをさらに評価するために追加の解析を実施する必要があるかもしれない．シグナル評価は，医薬品と有害事象の関連性が誤りではないことを保証するために実施する；特に原資料との照合が含まれている場合，このプロセスによって安全性シグナルに関するより多くの情報が得られる可能性もある．

センチネルシステムを含むあらゆるソースから得られた情報は，市販前の開発プログラム，自発報告，および FDA のスタッフが規制上の判断を下す上で役立つそのほかの市販後研究を含むさまざまなソースから得られた安全性シグナルに関するすべてのデータとともに検討する．

■ センチネルシステムの基礎的事項を特徴付ける調査

センチネル・イニシアチブの開始によって，管理上，組織上，および手続上のいくつかの課題が提起されてきた．当初から，FDA はすべての利害関係者の参加を促しており，その成功は国内の専門知識を連動させ，すべての関係者のコミットメントを確保する能力によって左右されると認識してきた．FDA がセンチネルの開発に取り組んできた過程で，指針には以下の内容が含まれるようになった：

• 完全性：センチネルの管理構造およびデータ解析のコンポーネントは不適切な影響を

受けてはならない.

- プライバシー保護とデータセキュリティ：直接識別可能なデータや FDA が受け取るすべての情報のプライバシーおよびセキュリティを守ることは，センチネルでもそうであるように，FDA が公衆の健康を守るというその使命を果たす際の FDA の継続的な責務の基本である.

- システムズアプローチ：医薬品の有効なライフサイクルの安全性監視には，すべての利害関係者の参加を含むシステムズアプローチが求められる.

- 透明性：センチネルの管理構造およびプロセスには幅広い専門知識と経験を組み込み，形式上と実質上の両方の利益相反に対処すべきである.

初期のアウトリーチ活動から得られた重要な発見は，分散型データシステムが積極的サーベイランスシステムを構築するための望ましいアプローチになるということであった．集中型アプローチが 1 つの物理的な場所にデータを統合するのとは対照的に，分散型システムでは現場の環境でデータを維持できる．この分散型アプローチの便益には，その既存の保護された環境において，現地のファイアウォールで直接識別可能な患者情報が守られ，患者のプライバシーが保たれることが含まれる．さらに，データパートナーはその医療制度に十分に精通しているため，分散型システムによって解析の実施に関与でき，結果の解釈にあたって情報に基づくアプローチが保証される.

FDA は 2009 年にセンチネルを構築するための第一歩を踏み出し，ミニチュアセンチネルシステム（ミニ・センチネル）のパイロットを開始するために，競合の上で，Harvard Pilgrim Health Care Institute（HPHC）と，契約を結んだ．パイロットの一環として，HPHC は分散型データシステムを使用している．ミニ・センチネルパイロットの目標は，疫学および統計手法について調べ，センチネルシステムの構築を妨げる内外の障害および問題の一部について知識を深める機会を FDA に提供する研究室を作ることである．ミニ・センチネルのもう 1 つの重要な目標は，参加しているデータパートナーに FDA が探索要求（クエリー）を提出し，それに応じてデータパートナーが通常は割合や計数値の形でデータを返せるような調整センターモデルを試行することである.

ミニ・センチネル調整センター（MSCC）と参加しているデータパートナーは，解析手法の基礎として共通データモデルを使用している．このアプローチでは，データパートナーはデータを標準フォーマットに変換する必要がある．共通フォーマットの全データを用いて，MSCC は提出されたクエリーに対するコンピュータプログラムを書き，参加している各データパートナーがそのデータセットにおいてクエリーを実行する．参加機関は，さらなる評価のために，MSCC に結果の要約のみを送り，その後 FDA に送る所見を集める．共通解析プログラムの使用により，データパートナー間の結果に差が生じる可能性を最小限に抑えられる．HPHC は，データ使用は医療保険の相互運用性と説明責任に関する法律（Health Insurance Portability and Accountability Act；HIPAA, p.346, 第 15 章

参照）に従っていることを保証している．現在想定されているように，すべてのデータ解析はデータパートナーが安全な環境で行うものとし，直接個人が識別可能なデータの転送は，たとえあったとしても最小限に抑えられる．

事例22.8　**FDA のセンチネル・イニシアチブについて**

背 景

・アンジオテンシンⅡ受容体遮断薬（ARB）であるオルメサルタン（Benicar®）は，単剤またはほかの降圧薬との併用剤として高血圧の治療に承認されている．いくつかの有害事象報告システム（AERS）の報告でオルメサルタン使用に伴うセリアック病の症例が確認された．ほかの ARB の使用では同様の症例は認められなかったことから，オルメサルタンによるセリアック病のリスクの潜在的シグナルが示される．

質 問

・オルメサルタンの新規使用者におけるセリアック病の発生率は，同じクラスの他剤使用者より高いか？

アプローチ

・プログラミング効率を改善し，ミニ・センチネルデータパートナーが保持するデータへの迅速なクエリ対応を促進するため，ミニ・センチネル運営センターは共通タスクを遂行するためのモジュラープログラムを開発した．各プログラムにはいくつかの必須入力パラメータが含まれ，出力にはさまざまなパラメータ（年齢層，性別，年など）によって層化された要約レベルの計数値が含まれる．

・使用するモジュラープログラムでは，（ICD-9-CM 診断コードによって定められた）既往歴の有無を問わず，（全米医薬品コード，NDC によって定められた）外来患者薬局調剤ファイルの特定製品の新規使用者における（ICD-9-CD 診断コードによって定められた）特定アウトカムの発生率を評価する．

・新規使用者を特定できるように，過去 365 日以内に処方を受けた患者は除外した．また，91 日および 183 日のウォッシュアウト期間を用いて解析を実施した．

・新規症例を特定するため，過去 365 日以内にセリアック病（ICD-9 コード 579.0）の診断を受けた患者は除外した．

結 果

・セリアック病の発生率は，オルメサルタン群とほかの ARB 群で，ほぼ同じであった．

・これらの結果から，有害事象報告で検出されたシグナル（オルメサルタンとセリアック病）は，診療請求データによっては裏付けられないことがある程度再確認できる．

長 所

・ミニ・センチネルの迅速な結果は，潜在的な安全性の問題に関する FDA の全般的な

知識および評価に役立つ有用な情報を提供する.

限　界

・セリアック病の症例を特定するために用いられたアルゴリズムの予測値を保証するための原資料のバリデーションは行われなかった.したがって,イベントの検出は不完全であるか,無関係のイベントが含まれている可能性がある.

重要なポイント

・モジュラープログラムを用いたミニ・センチネルの評価では,潜在的な安全性の問題の理解に役立つ有用な情報が FDA に提供された.

2 ｜ 薬剤疫学研究が取り組むべき臨床的問題

　市販されている医薬品は対象集団において意図された使用が安全であることが連邦法によって求められている.予想される便益の大きさと利用できる代替手段を考えると,安全な医薬品とは合理的リスク(reasonable risk)があるものである.米国の厳しい薬剤開発と承認プロセス(p.2,第 1 章および p.82,第 6 章参照)にもかかわらず,適切に実施されたランダム化比較臨床試験でも医薬品関連の安全性の問題をすべて明らかにすることはできず,またそれを期待することもできない.ほとんどの場合,臨床試験は製品の性能および安全性に関する情報をすべて提供するには規模や多様性が十分ではなく,また期間が十分でない.臨床試験では,市販前開発プログラムの集団サイズで発生が予想されない比較的希少で重篤な有害事象が検出される可能性が低く,潜伏期間が長く有害事象または試験に参加していない部分集団における有害事象も特定できないと考えられる.さらに新しい医薬品が市場に参入すれば,ほかの薬剤,生物学的製剤,医療機器,および食品との相互作用の可能性が増える.市販後に,より多数のより多様な患者が曝露されるため,医薬品の変わりゆく安全性プロファイルの評価や更新は大きな臨床的課題となる.FDA は患者や医療提供者が医薬品の安全な使用として報告が必要となる最新情報をもっていることを確認しなければならない.

　過去 10 年の間,分子レベルの疾患の原因の理解と薬剤の代謝機序で遺伝子が果たす役割についての知識が増え,医薬品が意図せぬ作用を引き起こす機序やその理由について理解が進められた(第 14 章参照).積極的なサーベイランスに関する統計的および疫学的方法の進歩と医療情報学の進歩が合わさり,研究者は規定された集団における特定製品による安全性シグナルの存在および原因に関する仮説を作り確認できるようになった.FDA は医薬品が最初に開発されてから申請とマーケティング段階を通じて,医薬品の性能や安全性モニタリングのプロセスにこれらの新しい技術を適用し始めた.このライフサイクルによるアプローチを用いれば,開発またはマーケティング中のいずれかの時点

で生成された安全性シグナルが便益とリスクを考慮して検討され，規制上の判断および患者ケアの情報として提供できる．FDA は，便益−リスク解析における定量化の改善を安全性の科学の重要な側面の 1 つとみなし，緊急に追加開発が必要であるとしている．

　安全性の科学は，基礎的ジレンマ，すなわち安全性と薬剤アクセスのトレードオフに対処する新しい機会をも提供する．安全性シグナルの解析後，FDA が安全上の理由から薬剤を市場から回収するかどうかを検討する際に，このわかりやすい事例が起こっている．回収をすればさらなる有害事象の可能性はなくなるが，リスクは伴いながらもその薬剤が有益となるかもしれない患者からも奪われることになる．現在開発されている方法を用いて，有害事象が集団の小さな特定できるセグメントに限定されることがわかれば，薬剤，生物学的製剤または医療機器は市場に留まり，イベントに影響されない患者に便益を与え続ける可能性がある．

3 │ 薬剤疫学研究が取り組むべき方法論的課題

　センチネルシステムの複雑な要件はいくつかの技術的方法論的，運用面での課題を提起してきた．特に重要な方法論に関する課題には，リアルタイムや準リアルタイムのサーベイランスの目標の達成，すなわち，妥当な期間内に実用的な情報を生み出す能動的サーベイランス評価の計画，潜在的安全性シグナルの妥当性の確認，複数の観察データソースから得た集約尺度の解釈の不確実性の管理，ならびに新しいシグナル生成方法の開発が含まれている．また，データ関連の課題もいくつかある．これは統一データ基準の開発と実行，観察期間を増すためのデータソースのリンク，ならびに，現地のデータベースで収集されない可能性があるアウトカムへのアクセスの許可（医療機器レジストリ，National Death Index など）である．対処を必要とする運用に関する課題には，問題と関連政策の確立に関する国内の対話の促進，管理手法の開発と，プライバシーやデータセキュリティの保証を含んでいる．

■ 準リアルタイムサーベイランスの実施能力に影響する因子

　市販後期間の安全性評価の時期は医薬品によって異なる．一部の製品は市販前開発データベースによって，特定のシグナルに基づき市販直後の評価が必要であると思われる．ほかの製品では，製品販売後で予期されなかった安全性シグナルが現れたときに評価が必要になる．センチネルシステムを用いた準リアルタイムサーベイランスの実施能力においては，どれだけ早く医薬品が市場で普及し，新たな曝露やアウトカムの発生についてどれくらいの頻度でデータソースが更新されているかにより影響を受けると考えられる．

■ 安全性シグナルの確認

　偽陽性結果への機会を最小限に抑えることが重要となる．ワクチン関連の有害事象のリアルタイムモニタリングのため開発された Maximized Sequential Probability Ratio Test（maxSPRT）を適用する際には（p.480，第22章内「ワクチンの安全性に関する薬剤疫学研究における専門的な方法論的課題」参照），研究者は2種類のコントロール群を使用することが多く，これらはマッチングしたコントロール群と既存情報からの期待発生数である．モニタリングのため週1回提出される診療報酬請求データは，時間を経てより完全なものとなるので，その後の確認分析はより完成したデータを利用する評価期間の後半で実施されることがある．安全性シグナルの潜在的な生物学的妥当性を評価するために適用されてきたもう1つの手法は，曝露後の期間での時間的なクラスタリング検定のための経時スキャン統計の使用である．また潜在的な関連性の評価のために関連のある共変量を調整したロジスティック回帰分析が実施されることもある．また原資料に照らしコード化された診断の確認が行われることもある．シグナルが持続すれば，研究者は追加の解析を行うか，シグナルによって提起された仮説を検定するために本格的な研究を計画することがある．

　薬剤，生物学的製剤と医療機器について実施した積極的サーベイランス評価から安全性シグナルが現れた場合，多くの同様の問題を検討しなければならない．（一般に健常者に投与されるワクチンとは異なり）疾患患者に使用される医薬品の安全性シグナルの評価は，さらなる方法論的問題を示し，特に適応による交絡がある．

　取り組まなければならないさらなる問題は，シグナル生成とシグナル評価の両方に同じデータベースが使用できるかどうかという疑問である．1つの方法は，データベースを分割しシグナル生成用と仮説確認用に別々のデータを使用することである．ただし仮説検定のために独立したデータソースの使用を主張している研究者もいる．この複雑な問題への最適な手法を明らかにするため研究が続けられている．

■ 複数の観察データソースからの要約指標の解釈

　分散型システムでは，データパートナーがデータ評価のコードを実行し，調整センターに要約のみを返送する．安全性シグナル評価に使用される方法は計数値を生成しそれが調整センターにより集計されるのに対して，ほかの方法では個別施設単位で相対的な発生率の推定値を生成する．

　個々の施設からの安全性シグナル強度のさまざまな推定値についての解釈法は，依然として不明瞭である．前述のようにサーベイランスに利用されるデータはほかの目的（保険償還，臨床ケアなど）のために収集されている．各施設にはその採用医薬品集を使用し，実際の診断コードを運用する独自の方法があるため，安全性シグナルの評価結果の多様性は，施設の方法の多様性により引きずられることがある．

　また，このような結果の統合の可能性やその方法を考える際，観察研究のメタ解析に関するガイドラインが1つの情報源になる（p.406, 第19章参照）．どのような形式のデータのメタ解析でもさまざまな重要課題の検討が必要である．観察研究はランダム化試験では問題にならない特定の交絡やバイアスを受けやすいので一層複雑となる．重大な懸念の1つである研究デザインの不均一性は，共通データモデルによる標準化データを実行する集中型解析アプローチを用いることで対処し得る．ただし，ほかの不均一性の起源（患者集団，採用医薬品集のちがい，処方実践，診断コード化の手法など）は評価すべきである．最終的に，安全性シグナルの強度の統合推定値は有益である．またデータパートナー間で不均一な結果が生じた場合も，その理解は有益となるであろう．

■ シグナル生成のための新規方法の開発

　FDAは戦略的かつ資源の検討に基づき，当初はシグナル強化能力の開発に重点を置くことを決めた．結果的には，この構想はシグナル生成に注力することになる．

　シグナル生成の統計的手法は多くの分野で使用されている．例えばスパムフィルタの開発とクレジットカードの悪用の特定の2つの例がある．医薬品の安全性に関するシグナル生成の取り組みに伴うリスクは，偽陽性シグナルによる公衆衛生への影響である．真陽性シグナルと偽陽性シグナルを識別するために必要な財源と人的資源とともに，シグナル生成法を用いて特定された安全性シグナルを伝達する時期を判断する際には結果を伴うことを考慮しなければならない．自らの薬物療法の安全性リスクが評価されていることを知った患者は，不適切に治療を中止する可能性がある．安全性に対する懸念が実証されていないため，またはその特定のリスクがあっても，患者への潜在的な便益により潜在的なリスクは正当化されるため，この中止は不適切となる可能性がある．さらに昨今の情報アクセスが増大することによって，警告に対する疲れ（alert fatigue）による医療関係者への影響に留意しなければならない．FDAは，偽陽性安全性シグナルを伝えないことによって公衆衛生上重要な警告に対して医療関係者や大衆が鈍感になるリスクを最小限に抑えたいと考えている．

　過去10年間でファーマコビジランスに従事する人々（FDA, 製薬企業，学術研究機関，ベンダーなど，p.82, 第6章参照）は，自発的な報告を解析する自らの取り組みの一部にてシグナル生成のためのデータマイニング法が開発した．さらに最近では，これらの方法が医療データベースに適用されている．FDAは偽陽性の発生を最小限に抑えながら，シグナル生成法から意思決定に必要な情報を最大限に収集するための研究について検討する予定である．

■ 積極的サーベイランスを行うためのデータ基盤のニーズ

　近代的な健康情報環境に到達するため，私達は3つの主要な情報管理ドメインを強化

し統合する必要がある．これらのドメインは（1）情報へのアクセス，（2）情報を知識に効率的に変換するための頑健な IT 構造によって支えられたインターフェース，または使いやすいツール，（3）情報交換を促進する全員が使用する基準，である．この3つのドメインは相互に作用し，情報の受領，管理および伝達効率に影響を与える．

▌データ構造

センチネルシステムはローカル環境において保たれたデータを用いる分散型システムであることを意図しているため，FDA はそのようなシステムに想定されるデータベースモデルの最適な特性について評価した．その結論は共通データモデルが積極的サーベイランス評価の実施を促すとのことであった．共通データモデルはサーベイランスに使用される特定データ要素を標準化し，参加しているデータパートナーの環境において実行できる集中解析プログラムの開発を可能にする．共通データモデルには，複雑なメタデータやデータマッピング作業の必要性の低減，すなわち，すべてのデータパートナーが同じ概念を説明するために同じ言語を使用する保証，および評価に用いるデータソース全体に使用する共通語の作成などのいくつかの利点がある．ただし，準リアルタイムの積極的サーベイランスでは定期的にデータ要素を更新する必要があるため，かなりの量の取り組みとデータ更新を行う継続的な資源が必要となる．

▌データ標準

センチネルシステムは，医薬品の安全性の理解を深めるために既存の自動化医療データの二次的使用に基づく．データ保存と交換のための標準フォーマットの欠如によって主要な利害関係者間の情報共有は遅くなり，それを扱い難くまた多大なマニュアル作業を要するものとしている．センチネルシステムで使用される重要なデータ要素に対する，特に電子健康記録（EHR）の用語基準の開発および使用は，解析ツールの作成を非常に促進する．データ要素や用語の標準化は，医薬品安全性のモニタリングに対する最新の電子的アプローチを達成する試みにとって重要となる．

▌データベースのリンケージ

センチネルシステムへ情報入力するために FDA が実施している基本的業務の一部には，当局が収集するデータの種類，患者の観察期間，またデータの完全性を理解しなければならないことがある．これは，米国人が無数の機関から医療を受ける細分化された医療制度において，特に重要である．（保険業者を切り替えるときに）医療保険会社システムと（医療提供者を切り替えるときに）EHR システム間で個人が結び付けることができれば，長期的な追跡調査が可能になり，日常的に収集される医療情報を用いた現在の観察研究の大きな限界が取り除かれる．またこれらの個人が複数の医療制度や診療報酬

請求額管理データベースに現れることにより，患者が重複してカウントされるリスクが減少することも考えられる．医療従事者とシステムのリンク以外に，診療報酬請求管理データベースまたは EHR 以外の患者データを収集するため，センチネルシステムが人口動態統計データベースやレジストリ〔例えば全米保健医療統計センター（National Center for Health Statistics），出生および死亡レジストリ，腫瘍レジストリ〕などの外部データソースにリンクする必要もある．

　複数の異なる情報源の統合は，各患者が医療を受診することで，患者の理解を改善する可能性があるが，システム間のこのような統合にはかなりの規制やプライバシーおよび技術上の課題を克服する必要がある（p.346，第15章も参照）．センチネルシステムがその完全な潜在能力を発揮するためには，患者レベル情報のリンケージに関連するこれらの障害を克服しなければならない．

■ 運用における課題

　上記の方法に関する課題に加えて，構想されたとおりにシステムを開発するにあたっての運用上の課題も多数ある．FDA は，パブリックインプットにより，情報に基づく安全な医薬品使用の改善を支援するために価値ある国家資源となることが望まれる財団の創設を開始した．

┃ 管　理

　すでに述べたように，FDA はセンチネル・イニシアチブの推進役であるが，協力体制は重要であり専門知識や資源は可能な限り共有する必要がある．FDA はまた法によって必須とされる特定の活動に対して十分な管理を行ってきたとしている．よってセンチネルの運営の一部は当局の管理下になければならない．またこのモデルはミニ・センチネル契約の一部としてテストされている．今後数年間の主な課題は幅広い参加を確保し持続可能なビジネスモデルとなる国家資源の管理の枠組みを構築することである．

┃ プライバシーとセキュリティ

　センチネル・イニシアチブの開始以来，FDA はプライバシーとセキュリティ分野の有識者を巻き込んできた．このイニシアチブにおいて結ばれた最初の契約の1つは潜在的なプライバシーの問題の特定や解析にかかわるものであった（p.346，第15章参照）．データパートナーが現地のファイアウォールによって直接識別可能な患者情報を守ることで，どのように分散型システムアプローチが患者のプライバシーを保持しているのかはすでに上述してある．

　しかし，私たちは医薬品の能動的サーベイランスの実際に取り組み始めたため，匿名化データセットが十分で局面が低頻度に発生することがあると理解するようになってき

た．例えば原資料に照らしコード化されたアウトカムの妥当性を確認する必要が生じた場合，保護医療情報（PHI）にアクセスする必要があるかもしれない．ときには診療報酬請求データが評価に使用される場合，PHIのいくつかの要素（曝露の月，年など）を医療が提供された医療環境から，データの妥当性の評価が行われている請求上の環境に移す必要があるかもしれない．また，前述のように，データパートナーと調整センターの間で，またはデータパートナー間で，情報を共有しなければならない場合もあるかもしれない．FDAは，ある特定のことの評価のニーズを満たすために，最小限のPHIだけをローカル環境に残すことを保証するための方法や技術を積極的に探索している．

　HIPAA（**ボックス22.1**）に加えて，センチネルシステムにはほかのプライバシーやセキュリティに関する規制も適用される．センチネルシステムは，2002年に公布された連邦情報セキュリティマネジメント法（Federal Information Security Management Act；FISMA）に従って保護されなければならない．FDAは，クエリーや結果概要の伝達に関してコンピュータセキュリティにも注意を払う必要があることを認識しており，プロセスの各段階での当該セキュリティの保障のための政策や手続きの実施を求めている．

ボックス22.1　HIPAAの匿名化

HIPAAでは，本人または親族，雇用主，または本人の家族の以下の識別子の除去によるデータセットの匿名化を認めている．

（A）氏名

（B）郵便番号，それと同等の地理コード，地区，郡，市，番地を含む州より下位のあらゆる地理的情報．ただし，国勢調査局から現在公表されているデータに基づいて以下に該当すれば，郵便番号の上位3桁は除去しなくてもよい

　（1）すべての郵便番号と同じ上位3桁を合わせた地域の人口が2万人を超える場合および

　（2）人口が2万人以下である上記のあらゆる地域の郵便番号の上位3桁は000に変更する．

（C）誕生日，入院日，退院日，死亡日を含む個人に直接関連するすべての日付データ（年を除く），および，90歳以上の年齢層を単一カテゴリーとして集計する場合を除き，90歳以上のすべての年齢と90歳以上の年齢を示すすべての日付データ（年を含む）

（D）電話番号

（E）ファックス番号

（F）電子メールアドレス

（G）社会保障番号

（H）医療記録番号

（I）健康保険者番号

（J）口座番号

（K）証明書／免許書番号

（L）ナンバープレート番号を含む車両識別子と通し番号

（M）デバイス識別子と通し番号

（N）ウェブユニバーサルリソースロケータ（URL）

（O）インターネットプロトコル（IP）アドレス番号

（P）指紋および声紋を含む生体認証情報

（Q）正面を向いた顔の写真画像およびそれに相当するあらゆる画像，ならびに特定の条件が満たされている場合，匿名化のために認められているものを除き，Ⓡ あらゆるそのほかの固有の識別番号，特徴またはコード

　上記の識別子の除去に加えて，対象事業者は情報の対象者を特定するために残りの情報が単独またはほかの情報と併せて使用され得るような実知識を有していない可能性がある．

*45 CFR 164.514（b）（2）

4 ｜ 利用可能な解決策の例

　今日 FDA は，市販後調査の実施のためにいくつかのプログラムやツールを使用しているが，有害事象報告システム（AERS）（p.132，第7章参照），ワクチン有害事象報告システム（VAERS）（p.480，第22章内「ワクチンの安全性に関する薬剤疫学研究における専門的な方法論的課題」を参照），および Manufacturer and User Facility Device Experience；MAUDE データベース（p.487，第22章内「植込み型医療機器に関する疫学研究」を参照）からなる受動的システムの自発有害事象報告システムに重点を置く取り組みをしてきた．FDA はセンチネルシステムの開発努力は続けながら，センチネルシステム開発の情報提供に役立てるため，すでに実施されている能動的サーベイランスからの学びへの関心が高まっている．ワクチン安全性データリンク（VSD）などのプログラムでは，センチネルシステムが今後直面するデータインフラ，方法，および運用に関する課題に取り組んできた．FDA はこれまでに学んできた教訓から恩恵を受けながらそれら教訓からセンチネルシステムの開発を促進するためこれらプログラムを詳細に検討している．

5 ｜ 将来への展望

　センチネルは必要に迫られて段階的に実施されている長期的で複雑なイニシアチブで

ある：このイニシアチブは，能力，方法，公衆の意識，公衆の支持，およびデータ標準化が増大にするにつれ進化している．このイニシアチブはすでに重要な新しい能力をFDA に提供しているが，向上への意欲と行きすぎた現在の能力に内在する，まさに本質的なリスクとのバランスをとることが重要である．センチネルシステムの重要な課題は，医療制度が急速に進化している国家の変化するニーズを十分速やかに満たしていることを保証することである．これは，センチネルシステムが医療データの二次使用を目的としたほかの国内の取り組みへの統合への準備が整っていなければならないことを意味している．そのような状況において，国家が臨床診療と臨床研究の統合方法を学ぶまで，この取り組みが最適な形では公衆のために役立たないことに注意しなければならない．ただし，慎重に実行されれば，このイニシアチブは，e ヘルスの改革が国の幅広い公衆衛生問題に対処するというその約束を確実に果たす上で重要な役割を担う可能性がある．

6 | FDA のセンチネル・イニシアチブの重要なポイント

- いくつかの科学的，技術的，および政策的な課題にもかかわらず，センチネル・イニシアチブはミニ・センチネルパイロットプログラムが迅速な応答能力を実装した 2011 年に重大なマイルストーンに達し，このパイロットプログラムはその参加者に対する医薬品の安全性に関する問題の迅速な解析をすでに実現している．

- センチネルシステムの管理の枠組みは，FDA が国家資源として共有するために最も論理的かつ効率的である構成―研究方法および IT インフラストラクチャ―に関して提携できるようにしながら，センチネルシステムの一部が完全に FDA の管理下にあるように構築しなければならない．

- この分野とその関連分野の次世代の専門家の訓練を行うことが重要である．

効果比較研究

1 | 米国における効果比較研究の歴史

　臨床上の判断に用いられる科学的エビデンスの使用を増やす努力は，アウトカム研究，効果研究，科学的根拠に基づく研究，健康技術評価，さらに最近では効果比較研究（comparative effectiveness research；CER）などにより特徴付けられる．CER を推進する主な背景は医療費の低減であるという認識に対抗するため，議会はこれを患者中心のアウトカム研究（patients-centered outcomes research；PCOR）であるとする再ブランド化を行った．CER の主な目的は，患者や臨床医に対し医療上の判断を助ける科学的な情報を提供することである．本章では，本書出版時点でより広く認められている CER を

用語として用いながら説明する.

　効果研究に対する米国の初期の政府イニシアチブは，最初に議会技術評価局（Congressional Office of Technology Assessment）で試行され，その後，国立保健医療技術センター（National Center for HealthCare Technology），医療政策研究局〔Agency for Health Care Policy and Research，後に医療研究・品質調査庁（Agency for Healthcare Research and Quality；AHRQ）と改称〕にて行われた．その後，2003年にメディケア処方箋薬改善近代化法（Medicare Prescription Drug, Improvement, and Modernization Act；MMA）が施行され，これによりAHRQは，「アウトカム，比較臨床効果，医療ケアサービス・薬剤（処方箋薬を含む）といったヘルスケア項目についての適切な使用」を焦点にそれらの制度，管理，提供の方法について，科学文献の系統的レビューや統合による研究をサポートする権限が与えられた．また連邦政府による相当額の資金も提供された．これとは別に，退役軍人省（Department of Veterans Affairs；VA）とメディケア・メディケイドサービスセンター（Centers for Medicare and Medicaid Services）はCERプログラムを展開した．民間セクターのブルークロス・ブルーシールド技術評価センター（Blue Cross/Blue Shield Technology Evaluation Center）なども同様にエビデンスを根拠とする医療のプロジェクトを開始し，CERの刊行物は少なくとも1980年代初頭より増加してきた.

　議会は，連邦政府内でCERの調整を行う効果比較研究に関する連邦調整委員会（Federal Coordinating Council for Comparative Effectiveness Research）を設立し，生産的な研究基金の配分を行うために，CERの国家的な優先順位の策定を医学研究所（Institute of Medicine；IOM））に託し，CERを推進した．連邦調整委員会および医学研究所の報告書には，CERの実務的な定義と100の研究の優先順位のリストが示された．2010年の患者保護並びに医療保健改革法（Patient Protection and Affordable Care Act）の一環として，議会は公的および民間資金の提供を受けた国家的なCERのアジェンダを実施するために患者中心のアウトカム研究所（Patient Centered Outcomes Research Institute；PCORI）を設立した.

2 ｜ 米国以外における効果比較研究の歴史

　CERはまた欧州圏の政府にも正式に採用されている．1999年に設立された英国の国立保健医療研究所（National Institute for Health and Clinical Excellence；NICE）はCERを用いて政策研究と運用に情報を提供する1つの代表モデルである．臨床現場での多様性を軽減し治療の質を標準化するため，NICEは，医療技術，手術および診断方法，ならびに疾患予防のための公衆衛生的介入を評価し，これらに関する根拠に基づく臨床ガイドラインを作成することを第一の使命とする.

　ほかの欧州政府もこれらの取り組みを組織化するさまざまなアプローチを利用し，

CER を健康施策決定に組み込む多くの努力をしてきた．これらの国々では，CER を「産み出す」，すなわち，エビデンスの統合，系統的レビュー，ならびに臨床および経済研究の実施への関心の度合いが高い英国，ドイツ，スウェーデン，あるいは，主に製造業者が提出したエビデンスに基づき既存の CER を「使用」することへの関心が高いデンマーク，フランス，オランダといったように差がある．これらの国はランダム化臨床試験から得られる比較によるエビデンスを好み，薬剤および医療技術の評価を独立の組織で行い，最終的にこれらからの評価をまとめて保険償還の判断を行っている．

3 | 有用性の定義

　薬が意図した効果をもたらすかどうかについての調査（すなわち，理想的な社会で完璧な服薬遵守があり，ほかの薬またはほかの疾患との相互作用がない状況で，薬が期待される効果を達成できるかどうか）とは異なり，薬の有用性を問う調査では，リアルワールドで薬が実際に望まれた有用性を達成するかどうかについて調べる．例えば，実験的な条件（訳者注，介入研究）下で投与した薬は血圧を低下させるかもしれないが，それに重度の鎮静作用があるために患者が摂取を拒めば有効ではなくなる．したがって，効果がある薬が有用性に欠くことはある．

4 | 効果比較研究の定義

　米国議会予算局（Congressional Budget Office）の 2007 年 12 月のレポートにおいて，効果比較研究は以下のように定義された：

> 特定の患者グループのある病状の治療に利用可能なさまざまな選択肢の影響についての厳密な評価．この研究では，競合薬などの類似治療を比較することもあれば，手術と薬物療法のようにまったく異なる治療法を分析することもある．

　医学研究所（IOM）の 2010 年 12 月のレポートでは，CER は以下のように定義された：ある病状の予防，診断，治療，経過観察および医療提供の状況の改善に向けた異なる方法の利益と害を比較したエビデンスの生成および統合．CER の目的は，患者，医師，購入者，政策立案者，および一般人が，個人もしくは集団を対象としたヘルスケアを改善するための判断を情報に基づいて行えるようにすることである．

　米国連邦調整委員会の 2010 年 12 月のレポートでは，同様に以下のように定義された：リアルワールド（現実社会）での健康状態の予防，診断，治療，および経過観察を行うためのさまざまな介入や手法の利益と害を比較する研究の実行と統合．この研究の目的は，特定の環境下での患者にどの介入が最も有効であるかについて，患者，医師，およびそのほかの意思決定を行う者に対し，彼らが示すニーズに応えつつ，科学

的根拠に基づく情報を生成し発信することで，健康アウトカムを改善することである．

　これらの定義では，CER の 3 つのキーとなる要素が含まれている．（1）エビデンスの統合（課題解決のための既存データの特定と要約），（2）エビデンスの生成（課題解決のための新しいデータの創造），また（3）エビデンスの普及（患者ケアの改善を目的とするデータの提供）．これらのキーとなる要素には，効果ではなく有用性についての研究を含み，いくつか選択肢となる手法の間で比較を行う．

　最近の米国の CER における取り組みはもう 1 つのキーとなる要素をもたらした．それは研究過程に参加者を取り込むことである．この要素には，米国医学研究所が推奨する「国を挙げて強力に推進する CER 事業」で表されるように，現在の疾病と病状についての知識ギャップを解決するために行われる CER 研究と資金について，取り上げる課題の考慮と優先順位付けを行う継続的なプロセスであり，かつ人々が懸念する課題に関する意見を提出するためにも介護者，患者，および消費者の継続的な参加を含むプロセスであるべきである．2010 年 Slutsky らは，CER 研究の優先順位は，ヘルスケアを取り巻くすべての利害関係者の考えに基づくべきであり，研究とデータ統合がヘルスケアサービスに幅広く適用され，その結果はさまざまな聴衆がアクセスできるものでなければならないと述べている．しかしながらほかのほとんどの国では，利益追求によるバイアスを避けるため，CER により評価対象となる技術を提供するベンダーを排除してきた．

　今日までの多くの CER は医薬品の効果について検討しており，これは当該分野に薬剤疫学者が大きな関心をもつ理由の 1 つである．しかし CER の全体像はもっと広く，一連の医学的介入の解決や，有益または有害なアウトカムと経済的効果についても網羅的に追及することに加え，新規データの使用や既存データを用いた新しい解析，またすでに発表されたもしくは未発表の研究報告の系統的レビューを奨励するだけでなく，知識の創生とともに実装する戦略にも焦点を当てている．

5 ｜ 薬剤疫学研究が取り組むべき臨床的問題

　ある意味では，CER は薬剤疫学よりも狭義である．それは現実社会で CER はクラス最良の治療を特定するために診断や治療方法の安全性と利益について，ある方法と別の方法を 1 対 1 で比較することを重視するが，一方で薬剤疫学はしばしば使用者と非使用者の比較を行うからである．しかし CER は非薬物的介入を含んでおり，類似した治療との比較のみならず異質な比較である診断検査や医療の提供システムなども比較するので，その領域は薬剤疫学の範疇を超えて拡がっている．

　CER の到達点は，すなわち，（a）臨床上の選択肢の決定のための情報を与えること，（b）古い技術に対する新しい技術の適切な位置付けを提示すること，（c）より有効な臨床

上の選択肢の使用を増やし，より有効でない治療の使用を減らすこと，(d)ほかの患者よりある治療により反応しやすい患者のサブグループを特定すること，である．これらを達成することで，ほかの選択肢よりも有効でないまたは効果のない治療を回避することを通じたヘルスケア費用の削減もまた可能となる．

　現在のヘルスケアで不十分な点によって，CER により対処することができる貢献が強調されている．2007 年の米国医学研究所（IOM）のレポートによると現在のところ新しい介入が医療市場に導入される速さは，最適な使用がもたらす有用性やそういった環境についての情報が作られる速さに勝っており，有用性についての十分なエビデンスにサポートされた，または基づいた医療ケアはその総数の半分以下であるとされている．

　Slutsky は，治療介入についての現時点での知識基盤の主なギャップは，臨床試験の不自然な状況での治療の作用に対して，実際の臨床現場で治療がどのように作用を示すのかについての情報が欠如しており，または治療選択肢間での有用性比較についての情報，あるいは患者背景の多様性がどのように治療効果に影響を与えるのかについての情報の欠如にあるとしている．病院，医療提供者，または地理的立地によるさまざまな治療の利用度の格差はこれらの知識のギャップに一部原因があると思われる．

　CER 調査は，関連するすべての利害関係者と意思決定者を考慮しつつ，これら情報ギャップを解消することを目的としている．しかし優先順位を決めるプロセスや研究デザイン，または成果の実装に，意思決定者と利害関係者を含むことは，過度に割り切りすぎか，逆効果を生み出しかねない．このような広い範囲の背景，方向性，価値判断をもつ参加者を関与させることで，対立によって行き詰まる厄介なプロセスを生むかもしれないし，情報開示のプロセスを引き延ばし商業化バイアスを誘因するだろう．「包含性」対「バイアスのない結果を迅速に」という競合する目標をどのように打開するかは解決すべき課題となっている．

　同じく IOM のレポートに示されるように，CER は患者にとって重要である利益と害を測り，集団レベルもしくは部分集団レベルでの結果と，介入から利益を受けるであろう患者群を特定するための臨床予測規則を作り出す．従来の有効性の研究では通常，患者の反応の多様性を無視し，平均的な有効性が報告される．しかし医療提供者は，有効性試験への参加者が示す平均的なプロフィールとは異なる患者の治療選択を決定しなければならない．CER の重要なゴールの 1 つは，反応の不均質性を調査する，つまりある介入からより多く（またはより少なく）利益を受ける患者の部分集団を探すことである．CER は患者の多様性を調査するために用いられるべきであり，また分子生物学の進歩に伴って，それは徐々に可能なものとなっている（p.322，第 14 章参照）．

　CER は，一般化可能性を上げるために，幅広い医療環境の患者と医師から得られるデータを含めるべきである．従来の臨床試験は三次医療圏の病院に所属する研究者らが通常実施する．CER の展望には，地域病院・地域診療を巻き込む機会を提供することがある．

6 | 薬剤疫学研究が取り組むべき方法論的課題

■ エビデンス統合に関する課題

新規または既存の情報の統合が CER の定義での顕著な特徴である．メタアナリシスは，公表データについて構造化された系統的レビューを行う方法を規定するものであり，必要に応じて，これらの結果を要約する全体の効果量を得るために，定型的な統計解析を用いて分析結果を統合するアプローチである．結果を結合することの利点は，複数の研究を併合することで得られる多大な患者数による利点を生かした，治療効果の統計学的有意性の検出力と推定値の精度の向上である．複数の人口集団に基づく研究で得られる大きなサンプルサイズは，部分集団の患者での効果の検出を可能にするという利点もある．メタアナリシスは，研究デザインや研究の場，解析方法の違いも考慮することにより，研究結果間の違いを生み出す可能性のある原因や文献での矛盾する結論を説明する．メタアナリシスが最も活用するために，出版されていないデータを含め幅広くデータを集めるべきである．

しかしながらメタアナリシスの強みは，それ自体の方法論的問題によって弱められてしまう．Simmonds ら（2005 年）が指摘したように，これらには，専門家の間でのメタアナリシスに含めるべきもしくは除外すべき研究の不一致があり，どのアウトカム評価を考慮すべきか，どのようにデザインや方法の異なる研究を併合するか，これらのすべてはメタアナリシスの要約結果に影響し得る．またそれぞれの研究の限界が併合後の研究結果にも影響し得る．さらに，同一の研究のレビューを担当する者が，専門知識や判断基準の違いによって異なる結論に達することもある．加えて，新しい情報は継続して入手されるので，メタアナリシスを臨床ガイドラインの参照とするためには定期的な更新が必要である．また統計学的に有意な結果や大きい治療効果を示す研究が優先的に出版される選択性が働くために，公表された結果を併合して得られる結論はバイアスがかかりがちである．

■ エビデンス生成の課題

┃ 非実験的研究

今日までのほとんどの CER 研究は，非実験的な研究デザインを用いて行われてきた．確かに CER はリアルワールドにおける介入の効果を検討するため，非実験的なアプローチは特段有用である．さらに，介入群と非曝露群の比較ではなく，異なる介入の影響を比較しているため，より小さい差を検出しようと試みており，そのため，より大きなサンプルサイズが必要となる．この点でも，非実験的な研究デザインがよりふさわしい方法論である．

IOM のレポートに記述されたように，CER 研究は一次データソース（医療および薬局

記録, 電子医療記録, ならびに臨床試験や観察研究から得られた新規データ) と二次デー
タソース (診療報酬および診療レジストリ) を含むさまざまな形式のデータソースを利
用すべきである. リンクされた複数のデータソースはより強力なツールとなり, 研究の
データをより豊かにし, サンプルを増やす. しかし複数のソースから得たデータをリンク
する際の課題は, データソースを問わず, 同一のクエリーが送付され, コンピュータで
実行されることを可能にする標準化された変数, ならびに異なるデータソースから回答
を返すための標準化されたフォーマットが必要になることである. データにアクセスし,
データの解析結果を正確に解釈できるためには異なるデータベースの内容や論理構成に
精通することが必要である. またこれらのデータソースにアクセスする上で, データの
所有権, 審査委員会の承認を得る難しさ, インフラ, 管理, データセキュリティ, およ
びプライバシーを含めた手続上の問題がある.

　治療意図のある効果の非ランダム化効果比較研究は, 治療意図のない効果の非ランダ
ム研究よりも適応による交絡の影響を受けやすい. 治療意図がある薬剤の効果の研究に
は, 治療の適応による交絡の特殊な方法論的問題がある. このような状況下での, 研究
におけるリスク因子は評価される薬剤であり, 結果変数は薬剤によって変化するであろ
う臨床的状況 (治癒, 改善, または予防) である. 臨床現場で処方者が合理的な処方を
行うと仮定するならば, 治療を受けた患者は治療への適応があるため, 治療を受けてい
ない患者と異なることが予想される. 適応が結果変数に関係する程度に応じて, 適応が
交絡要因として機能することになる.

　研究が治療意図のない薬剤の効果や副作用, または有害か有用性について焦点を当て
ている場合, 治療の適応による交絡はそれほど問題ではない. この状況下では, 治療の
適応が研究中のアウトカム変数に関連している可能性は低い.

　治療の適応による交絡は, 代替療法間で比較する場合においても, 両方の研究群が治
療への適応をもつためそれほど問題ではないように思われるかもしれない. しかしこれ
は代替療法間で比較をする非ランダム化研究は必ずしも適応による交絡がないといって
いるわけではない. 治療の本来の適応症は, 単に規制側が承認した適応症よりももっと
繊細である. 例えば, 高血圧の初期治療としてカルシウムチャネル拮抗薬の処方を受け
た人達は, 糖尿病をもつ可能性が低く, また既存の狭心症がある可能性が高いことから,
利尿薬の処方を受けた人達とは異なるだろう. 選択肢の中での選択が十分にランダムで
ない限り, 適応による交絡は比較研究における問題のまま残存する. 確かに, 曝露群と
非曝露群の対象者で比較する研究に比べて, より小さくなりそうな差異の検出を試みる
研究では, わずかな適応による交絡ですらより一層大きな問題となる可能性がある.

　これまで病院事務データやその他の観察データに基づいた研究において, 傾向スコア
や操作変数法など, 交絡の調整のためのより効果的な方法の開発に相当の努力がなされ
てきた. しかし (傾向スコアを含む) ほとんどのアプローチが, 治療選択の真の予測因

子となるこれらの変数を特定し測定することに，いまだに依存することを念頭に置くことが重要である．あらゆる重要な変数を特定，測定，および調整することはしばしば不可能である．操作変数法のような方法は，今後期待される選択肢である．しかし薬剤疫学分野において有効な操作変数を見つけることは極めて困難である．効果比較研究分野の発展には，これら領域におけるより多くの研究が必要とされる．

観察研究の実施および報告の基準は，いくつかの学術専門団体から提供されている．

▌実験的研究

上述した理由から，臨床試験デザインの使用は CER で新たなエビデンスを生成する上で常に最も重要となる．しかし，従来のランダム化盲検プラセボ対照臨床試験とは対象的に，CER は，柔軟性，適応的，現場に則した，実践的かつ効率的といった，新しいデザインを表すためのあらゆる異なる用語で表される臨床試験デザインの使用に焦点を当てている．

従来の臨床試験は端的に比較有用性を検討するには不十分である．従来のランダム化臨床試験の主な限界は，その厳密なプロトコルにある．これらの厳密さは併存疾患のある患者，妊婦，民族的少数派を除外する適格基準や，少数のアウトカムのみや短期間のアウトカムに絞っていること，リアルワールドでの診療現場と一致しない，またはリアルワールドで推奨される治療レジメンでの患者アドヒアランスとは一致しない人為的な研究セッティングである．

従来の臨床試験もまた複雑で時間がかかるが，検討される治療と疾患の自然経過に関するエビデンスはより長い時間をかけて蓄積されるため，従来の臨床試験でこのような介入を比較することは現実的でない．これに対して，実践的臨床試験は，併存疾患をもつ患者や多様な背景を有する患者，三次医療圏施設の代わりに地域の医療提供者，（プラセボ対照ではなく）臨床現場で使用される比較治療，あるいは患者が異なった反応をするような治療法の柔軟性や，研究者や製薬企業よりも患者や臨床医にとって重要となるアウトカムを含んでいる．実践的臨床試験のこういった特性は日常的なリアルワールドの状況を表すものである．

実践的臨床試験には，それ自身が提起する問題がある．この研究デザインの特性である寛大な選択基準によって，対象集団のより高い代表性が確保される一方で，このために集団の不均一性が増大し，治療が統計的に有意であることを検出する確率を減らす可能性がある．実践的臨床試験におけるより大きなサンプル数は，より小規模な試験より費用がかかる．実践的臨床試験は，長期的なアウトカムの評価に重きを置くことから，長期間の対象集団の追跡を必要とし，より大きなリソースが必要になる．長期にわたる追跡不能，および／または服薬非遵守がバイアスを招く可能性がある．実践的臨床試験では盲検化を行わないことで，観察結果にバイアスがかかり，内的妥当性を脅かす可能性が生じる．このタイプの試験のもう1つの限界は，好んで使われる柔軟性のある治療プロトコ

ルに起因する．具体的には，これらの試験には通常診療を行う地域医療を担当する医療従事者が参加する．したがって，彼らは治療へのさまざまな反応に応じて個別の患者の治療内容を変更し，同じ患者でも経過に応じて用量およびレジメンを変更する可能性がある．このような柔軟性は複合治療のアウトカムの評価を可能とするが，治療経過中のある特定の要素の評価は困難である．

　その他の限界はすべての臨床試験に固有のものと同じである．ある介入の評価は，臨床試験のほうが科学的に好ましくとも，倫理的な配慮から臨床試験では調査できない．さらに臨床試験の長所がその短所の1つにもなる．すなわち，臨床試験は焦点を当てた質問のみにしか回答できないが，私達の治療の選択肢の中で治療を適切に位置付けるためには，同様に必然的に回答しなければならない質問がほかにも多数ある．最後に，臨床試験のコストを考えると，ほとんどの CER で扱う研究課題を臨床試験で解決することは実用的でない．このように当面の間はほとんどの CER は非実験的薬剤疫学の手法を利用し続けるが，結果を解釈する際にはその限界についても留意しなければならない．

事例22.9　Strom らによる ZODIAC 研究（2008 年）

背景

・統合失調症および双極性躁病の治療において有効性が示されている新規抗精神病薬（ジプラシドン）は，その開発以来，重篤な心血管イベントのリスクファクターになる可能性がある QT 延長を引き起こすことが知られている．

質問

・既知のわずかな QT 延長作用は重篤な心血管罹患率および死亡率のリスクを高めるか？

アプローチ

・ランダム化大規模単純試験を用いて，18 ヵ国で組み入れられた統合失調症患者をジプラシドンまたはオランザピン（QT 延長作用のエビデンスがない第二世代抗精神病薬）のいずれかの投与を受けるように割り付けた．

・2 つの投与群へのランダム割り付け以外，医師と患者は割り付けられた薬剤に対する患者の反応に基づいてレジメンおよび投与を自由に変更でき，併用薬の使用も自由であった．

・幅広い選択基準を用いて，患者を組み入れた．

・医師にも患者にも投与の割り付けを知らせていた．

結果

・ベースライン時には，この患者集団において高血圧，高脂血症，糖尿病，肥満および喫煙を含む心血管リスクファクターが高頻度で認められた．

・降圧薬またはスタチンの使用はごく一部の患者にしか報告されておらず，高血圧およ

び高脂血症の過小治療が示唆された.

長　所

・自然な「リアルワールド」下でのやり方で日常医療を受けている患者を対象としたリアルワールド下での研究.

・試験中のデータ収集が限られていたことが医師および患者の負担にならなかった.

・患者のランダム割り付けによって選択バイアスまたはチャネリングバイアスが最小限に抑えられた.

短　所

・ベースライン時の詳細な患者特性の情報が収集されず,代わりに,バランスのとれた試験群を作るためにランダム化に依存していた.

・注目すべき主要試験アウトカム以外のアウトカムは体系的に記録されなかった.

重要なポイント

・同じ適応に使用した QT 延長に対する既知の作用がある薬剤と QT 延長に対する作用がない薬剤のここでの比較では,治験薬とプラセボの比較より心血管疾患との関連性に関する有用な情報が得られる.

■ エビデンス周知に関する課題

　周知は明確ないくつかの目標のために行われる.1つ目の目標の事例として,コクラン共同計画レビュー（Cochrane Collaboration reviews）が示すように,優先的な課題とこれらの課題について得られる情報の特定,およびこの情報の客観的解釈の生成が含まれる.研究から得られた結果は,臨床医,患者,および政策立案者への周知のための情報ソースとなる.もう1つの目標には知識活用が含まれ,この情報を用いて臨床ガイドラインを起草する.医学研究所（IOM）は信頼できる診療ガイドラインを作成するための基準を提案した.3番目の目標には,最新知識およびベストプラクティスについて臨床医,患者,および政策立案者を教育する目的で,実際の情報提供を通じ達成される知識の交換とその利用が含まれる.最後の目標には,上記の取り組みが実際の優れた医療の実践につながるかどうかのモニタリングと評価,ならびにどの周知の手法が影響をもたらす可能性がより高いのかを特定することを含む.これらの各目標は,成功するために独創的なアプローチが必要となるようなチャレンジがあることを示している.

7 | 利用できる支援事例

■ 組織的なアプローチ

1997 年以来, 医療研究・品質調査庁（AHRQ）の Effective Health Care（EHC）プログラムはエビデンスの統合に焦点を当てた Evidence-Based Practice Centers（EPC）を支えてきた. これらのセンターは, 薬剤, 医療機器, その他の医療サービスに関する有用性比較のレビューを行っている.

医療研究品質庁のジョン M. アイゼンバーグセンター（John M. Eisenberg Center for Clinical Decisions and Communications Science）は, EHC プログラムによって作成された有用性比較レビューおよび研究報告書を, 消費者, 臨床医, および政策立案者が使用できる簡潔で読みやすいガイドやツールにしている.

医療研究品質庁の EHC プログラムはまた, 2005 年に構築された研究センターの集まりである DEcID ネットワーク（Developing Evidence to Inform Decisions about Effectiveness Network）も支えてきた. これらのセンターは特定の治療に関する新しい知識や情報を収集している. DEcIDE ネットワークは, 医療およびサービスのアウトカム, 有益性, 安全性, および有用性に関する研究を行っている.

医療研究品質庁の Centers for Education and Research on Therapeutics（CERTs）は, 教育や研究を通じ, 新規, 既存の治療法（薬剤, 医療機器, また生物学的製剤）の利用や, またはそれらの併用の利益と害の認識を増やすための国家的な取り組みである.

国立衛生研究所（NIH）も CER にかかわってきた. 歴史的には国立衛生研究所の CER 財源の使用は, 主に臨床試験に資金を提供するためにであったが, 非実験的研究にもいくつか資金を提供している. NIH の規模（年間予算 300 憶ドル超）とその非集中的な組織形態より, NIH の 27 の研究機関・研究所のほとんどが関与してきたといえるので, CER における NIH のすべての業績を簡潔にまとめることはできない. NIH の CER の新たな展開としては, そのような業績にますます関心をもつようになってきた Clinical and Translational Science Awards（CTSAs）のネットワークである. CTSAs は, CER の概念の実行, 特に臨床研究や橋渡し研究の結果を臨床現場や公共政策に生かすことを推進する白書を作成した. また NIH は多様なさまざまな臨床試験研究ネットワークに資金提供を行い, それらには例えば HIV・AIDS, 喘息, 白血病, 薬剤性肝障害, 周産期胎児医学などさらに多くの資金提供をしている. 前述のように, CER 推進法で利用できる予算 11 憶ドルの内, 4 億ドルは NIH に充てられ, これはすでに実施されていた CER 活動を支援することとなった.

加えて, 患者中心のアウトカム研究所（PCORI）は, 疾患, 障害およびその他の健康状態をどのように有効かつ適切に予防, 診断, 治療, 経過観察, および管理するのかに役立つエビデンスを提供する研究プロジェクトへの資金提供を委ねられた非営利組織で

ある．PCORI の理事会メンバーは学術研究機関，病院，医療産業，および患者団体から選ばれてきており，政府関係者は NIH と AHRQ から 2 人だけ含まれている．また，研究の実施，および研究結果の現場への応用を有益かつ理解しやすい方法で行うための基準と方法の開発のために，議会によって PCORI の方法論開発委員会の設立が命じられた．PCORI は，患者中心のアウトカム研究信託基金（PCORI Trust Fund）から今後も資金提供を受けるが，2010 年には 1,000 万ドル，2011 年には 5,000 万ドル，2012 年には 1 億 5,000 万ドルが配分された．今後，この信託基金には，メディケア信託基金（Medicare Trust Fund）から移される Medicare 加入者 1 人当たり年間 2 ドルの料金，および民間健康保険での評価による医療費の上昇に応じて調整された被保険者 1 人当たり年間 2 ドルの料金が含まれる．合計では，PCORI に対する年間資金は 6 億 5,000 万ドルを上回る可能性がある．

　最後に，誰が CER に資金を提供すべきかという問題が厄介な論点となっているが，一部は政治的イデオロギーだったり，一部はビジネスの理由にその動機があるものもあった．政府が CER に資金を提供すべきでないという主張もある．その目的が代替となる製品または医療技術間で利益と害を比較することであるため，そのような研究のスポンサーシップは民間産業で行うべきという主張がある．ただし，政府がこういった研究に資金を提供しなければ，この種類の研究はおそらく実施されないだろうし，またはバイアスのない研究ではなくなるという反論もある．概して，自社製品と競合他社の製品を直接比較する危険を冒すことは，この競争に負ける可能性があるため，製造業者の利益にならないことが多い．さらに，こういった比較は，元来利益相反がない組織によって資金提供，計画，および実施された場合，商業的なバイアスはかからなさそうである．

■ CER の現在の応用

　最近発表された有用性比較の研究についての Hochman と McCormick による調査では，薬剤を評価した研究の 1/3 しか CER として十分でなく，薬物療法と非薬物療法を比較した研究はほんのわずかであり，CER 拡大の必要性が強調される．医学研究所（IOM）の委員会も指摘するように，米国は研究を通してヘルスケア提供から学んだことに対する国のインフラが欠如している．

8 ｜ 将来への展望
■ 資金提供

　現在，米国における CER に対する主たる資金源は連邦政府であるが，PCORI も資金提供を始めている．臨床有効性の研究への資金提供のほとんどは産業界であるとしている．今後業界が市販を目指す製品を用いて比較試験を標準的に実施し出資すれば，CER 事業はさらに拡大されるだろう．この CER を取り巻く新しい環境では，CER の結果が

保険者および医療従事者によって使用されるとすると，企業も投資することが可能になり，マーケティング能力だけで競争するというよりも，製品の有用性の点でも競争できるだろう．

このような CER における資金提供拡大の見通しを考慮すると，CER の将来は有望とみられる．ただし，このプログラムの有用性は長期的に CER を継続させるインフラ構築にも拠ることになるだろう．

■ 人材開発

連邦調整委員会（Federal Coordinating Council）が指摘するように，CER の専門的な方法を適用し，CER の方法を開発する新たな研究者の訓練が必要になる．従来のランダム化臨床試験および新たな実践的試験を実施する，正規のメタ解析および非実験的研究を実施する，さまざまなデータベースにアクセス・リンクする，結果に基づき診療ガイドラインに組み込み，普及する，これらには専門的スキルが必要である．CER が強調する地域社会の参加と組み入れには，多数の異なる分野や背景をもつ専門家が必要であり，互いに生産的にコミュニケーションをとるための共通言語を見つける必要がある．したがって CER にキャリアの道を捜す研究者のためのトレーニング・プログラムを開発し支援することが必要である．

■ コスト抑制

今後の主要な課題は，医療費を調整するための CER の結果の利用である．CER への批判は，CER の結果が，医療サービスの割り当てに使用される公共と民間の保険者による保険償還の判断に必然的な影響を与えることを憂慮する．しかし実際には，医療の割り当ては非明示的または明示的にすでに行われている．よって配分は臨床データに基づくほうがよいと思われる．

いずれにせよ，CER の主要な目的は，よりよい診療につなげることであり，必ずしもより安い診療ではない．CER の目的はより有効なものを見つけ出すことである．比較研究に重きが置かれているので，CER は特定の状況に介入しないことを決定するのではなく，むしろそれらの状況にどのように介入すれば最適であるかを決定する．この結果，より費用のかからない選択肢と差異のない高額な技術が廃棄されることがある．しかしエビデンスによってより優れていることが示されれば，より高額な技術に支払いが行われることもある．

結果として CER はそれだけで世界の医療費の問題を解決しない．研究によってより高額な治療が最もよいとわかるケースもある．しかし時を経ることで，効果の小さい治療への無駄な支出を防ぐことでコスト削減が見込まれるだろう．

■CERへの合理的な期待

　研究コミュニティは活気づいてはいるが，現実にCERが解決できることに対するいくつかの制限があり，期待は抑えられなければならない．医療はあまりに複雑であるため，CERがあらゆる治療上の問題を解決できるという期待はできない．すなわち，完全に医療行為が科学に基づくことが可能であれば，複雑な病態生理だけでなく，リスクへの価値観，感じ方，および態度，生活の質の優先事項，費用とのトレードオフなどの行動要因も考慮することとなる．しかし，現在の医療行為の根底にある科学は十分に完全なものではないため，主観的判断が必要である場合，技能が実践される．したがって，臨床判断を導く完全な科学的根拠に基づく情報が入手できる状況にあっても，医療従事者または患者は，依然として科学に関係ない彼らが高く評価する個人的選択に基づく判断を選ぶかもしれない．

　最後に，科学的エビデンスの過剰な重視は，そのようなエビデンスが得られない場合には停滞を招く可能性がある．不確実性に直面した際にも，合理的であるが証明されていない選択肢の間でばらついて選ばれることで後の評価を促すため，これは許容され推奨されるべきである．このことは，十分に完全な知識状態が個々の患者レベルに有効な介入方法のあらゆる判断を助けるという考えに反するものである．また科学的エビデンスがない場合，そのエビデンスの要求により医療行為が停滞しないことを確かにする必要である．このような状況下で結果的に生じた診療の多様性が，将来のCERの基礎となるデータを提供する可能性がある．

9 │ 重要なポイント

- CERは治療選択肢について臨床判断に用いる情報を提供するため，科学的エビデンスの利用度を増やすことによって患者ケアの改善を目指す．
- CERの主要な要素には，エビデンスの統合（課題を解決する既存データの特定と要約），エビデンスの生成（課題を解決する新たなデータの生成），エビデンスの周知（患者ケアの改善を目標とする利用可能データの提供）があげられる．
- CERは目的として「リアルワールド」下であらゆる医学的選択肢（薬剤，生物学的製剤，医療機器，手術，診断検査，伝統医学，予防戦略，医療提供システムを含む）の科学的比較と，これらの医療選択肢の相対的有用性に焦点を合わせている．
- CERは研究の優先順位の設定，適切な研究デザインの選択ならびにCERの結果の周知と実践にかかわるすべての利害関係者と意思決定者の参加を推奨する．
- これらに焦点を合わせた活動を通じてCERは医療を合理化し医療費の削減を目的とする．

参考文献

薬剤使用実態研究

- Beer C, Hyde Z, Almeida OP, Norman P, Hankey GJ, Yeap BB, Flicker L (2011) Quality use of medicines and health outcomes among a cohort of community dwelling older men: an observational study. Br J Clin Pharmacol 71: 592–9.
- Brown TR (ed.) (2006) Handbook of Institutional Pharmacy Practice, 4th edn. Bethesda, MD: American Society of Health System Pharmacists.
- Dartnell JGA (2001) Understanding, Influencing and Evaluating Drug Use. Australia: Therapeutic Guidelines Limited.
- Hennessy SM, Bilker WB, Zhou L, Weber AL, Brensinger C, Wang Y, Strom BL (2003) Retrospective drug utilization review, prescribing errors, and clinical outcomes. JAMA 290: 1494–9.
- Kauffman DW, Kelly JP, Rosenberg L, Anderson TE, Mitchell AA (2002) Recent patterns of medication use in the ambulatory adult population of the United States: the Slone survey. JAMA 287: 337–44.
- Kidder D, Bae J (1999) Evaluation results from prospective drug utilization review: Medicaid demonstrations. Health Care Financ Rev 20: 107–18.
- World Health Organization (1993) How to Investigate Drug Use in Health Facilities: Selected Drug Use Indicators. WHO/DAP/93.1. Geneva:World Health Organization.
- World Health Organization (2009) Medicines Use in Primary Care in Developing and Transitional Countries: Fact Book Summarizing Results from Studies Reported between 1990 and 2006. WHO/EMP/MAR/2009.3. Geneva, Switzerland:World Health Organization.
- World Health Organization International Working Group for Drug Statistics Methodology, WHO Collaborating Centre for Drug Statistics Methodology, WHO Collaborating Centre for Drug Utilization Research and Clinical Pharmacology (2003) Introduction to Drug Utilization Research. Geneva:World Health Organization.

医師処方の評価および改善

- Auerbach AD, Landefield CS, Shojania KG (2007) The tension between needing to improve care and knowing how to do it. N Engl J Med 357: 608–13.
- Black AD, Car J, Pagliari C, Ananddan C, Cresswell K, et al. (2011) The impact of eHealth on the quality and safety of healthcare: a systematic overview. PLoS Med 8: 387–97.
- Cabana MD, Rand CS, Power NR, Wu AW, Wilson MH, Abboud PC, et al. (1999) Why don't physicians follow clinical practice guidelines? JAMA 282: 1458–65.
- Donner A, Birkett N, Buck C (1981) Randomization by cluster—samples size requirements and analysis. Am J Epidemiology 114: 906–14.
- Eccles M, McColl E, Steen N, Rousseau N, Grimshaw J, Parkin D, et al. (2002) Effect of computerized evidence based guidelines on management of asthma and angina in adults in primary care: a cluster randomized controlled trial. BMJ 325: 941–8.
- Farmer AP, Legare F, Turcot L, Grimshaw J, Harvey E, McGowan JL, Wolf F (2009) Printed educational materials: effect on professional practice and healthcare outcomes. (Cochrane Database of Systematic Reviews). In: The Cochrane Collaboration, Issue 2. New York: John Wiley & Sons, Inc.
- Fordis M, King JE, Ballantyne CM, Jones PH, Schneider KH, Spann SJ, et al. (2005) Comparison of the instructional efficacy of internet-based CME with live interactive CME workshops: a randomized controlled trial. JAMA 294: 1043–51.
- Godin G, Belanger-Gravel A, Eccles M, Grimshaw J (2008) Healthcare professionals' intentions and behaviours: a systematic review of studies based on social cognitive theories. Implement Sci 3: 36–46.
- Gonzales R, Steiner JF, Lum A, Barrett PH (1999) Decreasing antibiotic use in ambulatory practice: impact of a multidimensional intervention on the treatment of uncomplicated acute bronchitis in adults. JAMA 281: 1512–19.
- Greer AL (1988) The state of the art versus the state of the science: the diffusion of new medical technologies into practice. Int J Technol Assess Health Care 4: 5–26.
- Grimshaw JM, Shirran L, Thomas R, Mowatt G, Fraser C, Bero L, et al. (2001) Changing provider behavior: an overview of systematic reviews of interventions. Med Care 39 (suppl 2): 2–45.
- Kiefe CI, Allison JJ, Williams OD, Person SD, Weaver MT, Weissman NW (2001) Improving quality improvement using achievable benchmarks for physician feedback: a randomized controlled trial. JAMA 285: 2871–9.
- Majumdar SR, McAlister FA, Furberg CD (2004) From knowledge to practice in chronic cardiovascular disease–a long and winding road. J Am Coll Cardiol 43: 1738–42.
- Rousseau N, McColl E, Newton J, Grimshaw J, Eccles M (2003) Practice based, longitudinal, qualitative interview study of computerized evidence based guidelines in primary care. BMJ 326: 314–22.
- Serumaga B, Ross-Degnan R, Avery AJ, Elliot RA, Majumdar SR, Zhang F, Soumerai SB (2011) Has payfor-performance improved the management and outcomes of hypertension in the United Kingdom? BMJ 342: 322–9.
- Soumerai SB, McLaughlin TJ, Gurwitz JH, Guadagnoli E, Hauptman PJ, Borbas C, et al. (1998) Effect of local medical opinion leaders on quality of care for acute myocardial infarction: a randomized controlled trial. JAMA 279: 1358–63.
- Spinewine A, Schmader KE, Barber N, Hughes C, Lapane KL, Swine C, Hanlon JT (2007) Appropriate prescribing in the elderly: how well can it be measured and optimized. Lancet 370: 173–84.

ワクチンの安全性に関する薬剤疫学研究における専門的な方法論的課題

- Baggs J, Gee J, Lewis E, Fowler G, Benson P, Lieu T, Naleway A, Klein NP, Baxter R, Belongia E, Glanz J, Hambidge SJ, Jacobsen SJ, Jackson L, Nordin J, Weintraub E (2011) The Vaccine Safety Datalink: a model for monitoring immunization safety. Pediatrics 127: S45–S53.
- Bate A, Evans SJW (2009) Quantitative signal detection using spontaneous ADR reporting. Pharmacoepidemiology and Drug Safety 18: 427–36.
- Baylor NW, Midthun K (2008) Regulation and testing of vaccines. In: Plotkin S, Orenstein WA, Offit P, eds, Vaccines, 5th edn.

Philadelphia, PA: W.B. Saunders, pp. 1611–28.

- Centers for Disease Control and Prevention (1999) Intussusception among recipients of rotavirus vaccine–United States, 1998–1999. MMWR Morb Mortal Wkly Rep 48: 577–81.
- Evans SJ, Waller PC, Davis S (2001) Use of proportional reporting ratios (PRRs) for signal generation from spontaneous adverse drug reaction reports. Pharmacoepidemiology and Drug Safety 10: 483–6.
- Fine PE, Chen RT (2001) Confounding in studies of adverse reactions to vaccines. Am J Epidemiol 136: 121–35.
- Glanz JM, McClure DL, Magid DJ, Daley MF, France EK, Salmon DA, et al. (2009) Parental refusal of pertussis vaccination is associated with an increased risk of pertussis infection in children. Pediatrics 123: 1446–51.
- Glanz JM, McClure DL, Xu S, Hambridge SJ, Lee M, Kolczak MS, Kleinman K, Mullooly JP, France EK (2005) Four different study designs to evaluate vaccine safety were equally validated with contrasting limitations. J Clinical Epidemiology 59: 808–18.
- Greene SK, Kulldorff M, Lewis EM, Li Rong, Yin R, Weintraub ES, Fireman BH, Lieu TA, Nordin JD, Glanz JM, Baxter R, Jacobsen SJ, Broder KR, Lee GM (2010) Near real-time surveillance for influenza vaccine safety: proof-of-concept in the Vaccine Safety Datalink Project. Am J Epidemiol 171: 177–88.
- Halsell JS, Riddle JR, Atwood JE, Gardner P, Shope R, Poland GA, et al. (2003) Myopericarditis following smallpox vaccination among vaccinia-naive US military personnel. JAMA 289: 3283–9.
- Howson CP, Howe CJ, Fineberg HV, eds (1991) Adverse Effects of Pertussis and Rubella Vaccines: A Report of the Committee to Review the Adverse Consequences of Pertussis and Rubella Vaccines. IOM (Institute of Medicine). 1991 Washington, DC: National Academy Press.
- Huang WT, Chen WW, Yang HW, Chen WC, Chao YN, Huang YW, et al. (2010) Design of a robust infrastructure to monitor the safety of the pandemic A(H1N1) 2009 vaccination program in Taiwan. Vaccine 28: 7161–6.
- Kramarz P, France EK, DeStefano F, Black SB, Shinefield H, Ward JI, et al. (2001) Population-based study of rotavirus vaccination and intussusception. Pediatr Infect Dis J 20: 410–16.
- Larson HJ, Cooper LZ, Eskola J, Katz SL, Ratzan S (2011) Addressing the vaccine confidence gap. Lancet. 378 (9790): 526–35.
- Murch SH, Anthony A, Casson DH, Malik M, Berelowitz M, Dhillon AP, et al. (2004) Retraction of an interpretation. Lancet 363: 750.
- Murphy TV, Gargiullo PM, Massoudi MS, Nelson DB, Jumaan AO, Okoro CA, et al. (2001) Intussusception among infants given an oral rotavirus vaccine. N Engl J Med 344: 564–72.
- Schonberger LB, Bregman DJ, Sullivan-Bolyai JZ, Keenlyside RA, Ziegler DW, Retailliau HF, et al. (1979) Guillain–Barre syndrome following vaccination in the National Influenza Immunization Program, United States, 1976–1977. Am J Epidemiol 110: 105–23.
- Stratton K, Ford A, Rusch E, Clayton EW (eds) (2011) Adverse Effects of Vaccines: Evidence and Causality. IOM (Institute of Medicine). Washington, DC: The National Academies Press.
- Walker AM (2010) Signal detection for vaccine side effects that have not been specified in advance. Pharmacoepidemiology and Drug Safety 19: 311–17.
- Xu S, Zhang L, Nelson J, Zeng C, Mullooly J, McClure D, et al. (2010) Identifying optimal risk windows for selfcontrolled case series studies of vaccine safety. Stat Med 30: 142–52.

植込み型医療機器に関する疫学研究

- Resnic FS, Gross TP, Marinac-Dabic D, Loyo-Berrios N, Donnelly S, Normand S-LT, Matheny ME (2010) Automated surveillance to detect post procedure safety signals of approved cardiovascular devices. JAMA 304 (18): 2019–27.
- Sedrakyan A, Marinac-Dabic D, Normand S-LT, Mushlin A, Gross T (2010) A framework for evidence evaluation and methodological issues in implantable device studies.
- Medical Care 48: S121–S128. Normand S-LT, Marinac-Dabic D, Sedrakyan A, Kaczmarek R (2010) Rethinking analytical strategies for surveillance of medical devices: the case of hip arthroplasty. Medical Care 48: S58–S67.
- Sedrakyan A, Normand S-LT, Dabic S, Jacobs S, Graves S, Marinac-Dabic D (2011) Comparative assessment of implantable hip devices with bearing surfaces: systematic appraisal of evidence. British Medical Journal 343: d7434.

薬剤に起因する出生時奇形の研究

- Chambers C, Braddock SR, Briggs GG, Einarson A, Johnson YR, Miller RK, et al. (2001) Postmarketing surveillance for human teratogenicity: a model approach. Teratology 64: 252–61.
- FDA (2012) Guidance for industry: establishing pregnancy exposure registries. Available from http://www.fda.gov/downloads/ScienceResearch/SpecialTopics/WomensHealthResearch/UCM133332.pdf (accessed July 10, 2012).
- Heinonen OP, Slone D, Shapiro S (1977) The women, their offspring, and the malformations. In: Kaufman DW, ed. Birth Defects and Drugs in Pregnancy. Littleton, MA: Publishing Sciences Group.
- Holmes LB (2012) Common Malformations. New York: Oxford University Press.
- Holmes LB (1983) Teratogen update: Bendectin. Teratology 27: 277–81.
- Hook EB, Healy KB (1976) Consequences of a nationwide ban on spray adhesives alleged to be human teratogens and mutagens. Science 191: 566–7.
- Kelley KE, Hernandez-Diaz S, Chaplin EL, Hauser R, Mitchell AA (2012) Identification of phthalates in medications and dietary supplement formulations in the U.S. and Canada. Environ Health Perspect 120: 379–84.
- Lenz W (1962) Thalidomide and congenital abnormalities. Lancet 1: 45.
- Louik C, Gardiner P, Kelley K, Mitchell AA (2010) Use of herbal treatments in pregnancy. Am J Obstet Gynecol 202: 439.e1–10.
- Mitchell AA (2010) Proton-pump inhibitors and birth defects–some reassurance, but more needed (editorial). N Engl J Med 363: 2161–3.
- Mitchell AA (2012) Studies of drug-induced birth defects. In: Strom BL, Kimmel SE, Hennessy S, eds. Pharmacoepidemiology. 5th edn. West Sussex, UK: Wiley-Blackwell, pp. 487–504.
- Mitchell AA (2003) Systematic identification of drugs that cause birth defects—a new opportunity. N Engl J Med 349: 2556–9.
- Mitchell AA, Cottler LB, Shapiro S (1986) Effect of questionnaire design on recall of drug exposure in pregnancy. Am J

Epidemiol 123: 670–6.

- Mitchell AA, Gilboa SM, Werler MM, Kelley KE, Louik C, Hernandez-Dıaz S, and the National Birth Defects Prevention Study (2011) Medication use during pregnancy, with particular focus on prescription drugs: 1976–2008. Am J Obstet Gynecol 205: 51.e1–8.
- Schatz M, Chambers CD, Jones KL, Louik C, Mitchell AA (2011) The safety of influenza immunizations and treatment during pregnancy: the Vaccines and Medications in Pregnancy Surveillance System. Am J Obstet Gynecol 204: S64–8.
- Slone D, Shapiro S. Miettinen OS, Finkle WD, Stolley PD (1979) Drug evaluation after marketing. Ann Intern Med 90: 257–61.
- Warkany J (1974) Problems in applying teratologic observations in animals to man. Pediatrics 53: 820.
- Werler MM, Mitchell AA, Hernandez-Dıaz S, Honein MA, and the National Birth Defects Prevention Study (2005) Use of over-the-counter medications during pregnancy. Am J Obstet Gynecol 193: 771–7.

リスク管理
- Directive 2001/83 EC, Article 1 (28b).
- European Medicines Agency and Heads of Medicines Agencies (2012) Guideline on Good Pharmacovigilance Practices, Module V – Risk Management Systems (published July 2012. http://www.ema.europa.eu/docs/en_GB/document_library/Scientific_guideline/2012/06/WC500129134.pdf
- Institute of Medicine. Kohn LT, Corrigan JM, Donaldson MS (eds) (2000) To Err Is Human: Building a Safer Health System. Institute of Medicine, Washington DC: National Academies Press.
- National Coordinating Council for Medication Error Reporting and Prevention website, http://www.nccmerp.org/aboutMedErrors.html.
- Ovation Pharmaceuticals, Inc. Advisory Committee Briefing Document. Sabril1 (vigabatrin) Tablet and Powder for Oral Solution For Adjunctive Treatment of Refractory Complex Partial Seizures in Adults (NDA 20-427), For Monotherapy Treatment of Infantile Spasms (NDA 22-006). Peripheral and Central Nervous System Advisory Committee January 7–8, 2009. Available at http://www.fda.gov/downloads/AdvisoryCommittees/CommitteesMeetingMaterials/Drugs/PeripheralandCentralNervousSystemDrugsAdvisoryCommittee/UCM153780.pdf
- US Food and Drug Administration. Guidance for Industry (2005) Development and Use of Risk Minimization Action Plans.
- US Department of Health and Human Services. Food and Drug Administration. Guidance. Drug Safety Information–FDA's Communication to the Public. March 2007. Available at http://www.fda.gov/downloads/Drugs/GuidanceComplianceRegulatoryInformation/Guidances/UCM072281.pdf

投薬過誤研究における薬剤疫学の利用
- Aronson JK (2009) Medication errors: definitions and classification. Br J Clin Pharmacol 67: 599–604.
- Bates DW, Boyle DL, Vander Vliet MB, Schneider J, Leape LL (1995) Relationship between medication errors and adverse drug events. J Gen Intern Med 10: 199–205.
- Bates DW, Cullen D, Laird N, Petersen LA, Small S, Servi D, et al. (1995) Incidence of adverse drug events and potential adverse drug events: implications for prevention. JAMA 274: 29–34.
- Bates DW, Leape LL, Cullen DJ, Laird N, Petersen LA, Teich JM, et al. (1998) Effect of computerized physician order entry and a team intervention on prevention of serious medication errors. JAMA 280: 1311–16.
- Berwick DM (1989) Continuous improvement as an ideal in health care. N Engl J Med 320: 53–6.
- Chertow GM, Lee J, Kuperman GJ, Burdick E, Horsky J, Seger DL, Lee R, Mekala A, Song J, Komaroff AL, Bates DW (2001) Guided medication dosing for inpatients with renal insufficiency. JAMA 286: 2839–44.
- Cypress BW (1982) Drug Utilization in Office Visits to Primary Care Physicians: National Ambulatory Medical Care Survey, 1980. Department of Health and Human Services publication (PHS) 82–1250. Public Health Service.
- Falconnier AD, Haefeli WE, Schoenenberger RA, Surber C, Martin-Facklam M (2001) Drug dosage in patients with renal failure optimized by immediate concurrent feedback. J Gen Intern Med 16: 369–75.
- Forster AJ, Murff HJ, Peterson JF, Gandhi TK, Bates DW (2003) The incidence and severity of adverse events affecting patients after discharge from the hospital. Ann Intern Med 138: 161–7.
- Gandhi TK, Weingart SN, Borus J, Seger AC, Peterson J, Burdick E, et al. (2003) Adverse drug events in ambulatory care. N Engl J Med 348: 1556–64.
- Hazlet TK, Lee TA, Hansten PD, Horn JR (2001) Performance of community pharmacy drug interaction software. J Am Pharm Assoc 41: 200–4.
- Hennessy S, Bilker WB, Zhou L, Weber AL, Brensinger C, Wang Y, et al. (2003) Retrospective drug utilization review, prescribing errors, and clinical outcomes. JAMA 290: 1494–9.
- Institute of Medicine. Kohn LT, Corrigan JM, Donaldson MS (eds) (1999) To Err Is Human: Building a Safer Health System. Washington, DC: National Academy Press.
- Kaushal R, Bates DW, Landrigan C, McKenna KJ, Clapp MD, Federico F, et al. (2001) Medication errors and adverse drug events in pediatric inpatients. JAMA 285: 2114–20.
- Kopp BJ, Erstad BL, Allen AM, Theodorou AA, Priestley G (2006) Medication errors and adverse drug events in an intensive care unit: direct observation approach for detection. Crit Care Med 34: 415–25.
- Koppel R, Metlay JP, Cohen A, Abaluck B, Localio AR, Kimmel SE, et al. (2005) Role of computerized physician order entry systems in facilitating medication errors. JAMA 293: 1197–1203.
- Krähenbühl-Melcher A, Schlienger R, Lampert M, Haschke M, Drewe J, Kraehenbuehl S (2007) Drugrelated problems in hospitals: a review of the recent literature. Drug Saf 30: 379–407.
- Kuperman GJ, Gandhi TK, Bates DW (2003) Effective drug-allergy checking: methodological and operational issues. J Biomed Inform 36: 70–9.
- Montesi G, Lechi A (2009) Prevention of medication errors: detection and audit. Br J Clin Pharmacol 67: 651–5.
- Peterson JF, Bates DW (2001) Preventable medication errors: identifying and eliminating serious drug interactions. J Am Pharm Assoc 41: 159–60.

- Potylycki MJ, Kimmel SR, Ritter M, Capuano T, Gross L, Riegel-Gross K, et al. (2006) Nonputitive medication error reporting: 3-year findings from one hospital's primum non nocere initiative. J Nurs Adm 36: 370–6.
- Schiff GD, Klass D, Peterson J, Shah G, Bates DW (2003) Linking laboratory and pharmacy: opportunities for reducing errors and improving care. Arch Intern Med 163: 893–900.
- Seidling HM, Storch CH, Bertsche T, Senger C, Kaltschmidt J, Walter-Sack I, et al. (2009) Successful strategy to improve the specificity of electronic statin-drug interaction alerts. Eur J Clin Pharmacol 65: 1149–57.

FDA のセンチネル・イニシアチブ：安全性監視の強化

- Behrman RE, Benner JS, Brown JS, McClellan M, Woodcock J, Platt R (2011) Developing the Sentinel System — a national resource for evidence development. New England Journal of Medicine 364: 498–499.
- FDA's Sentinel website http://www.fda.gov/Safety/FDAs-SentinelInitiative/default.htm?utm_campaign¼Google2utm_source=fdaSearch&utm_medium=website&utm_term=Sentinel%20initiative&utm_content=1
- Mini-Sentinel website http://mini-sentinel.org/
- Platt R, Carnahan R (2012) The U.S. Food and Drug Administration's Mini-Sentinel Program. Pharmacoepidem. Drug Safe, 21: 1–303. doi: 10.1002/pds.3230. Public Law 110-85. 110th Congress. US Food and Drug Administration Amendments Act of 2007, September 2007.

効果比較研究

- Benner JS, Morrison MR, Karnes EK, Kocot SL, McClellan M (2010) An evaluation of recent federal spending on comparative effectiveness research: priorities, gaps, and next steps. Health Aff (Millwood) 29: 1768–76.
- Chalkidou K, Walley T (2010) Using comparative effectiveness research to inform policy and practice in the UK NHS: Past, present and future. Pharmacoeconomics 28: 799–811.
- Congressional Budget Office (2007) Research on the comparative effectiveness of medical treatments Nov 2007. Available at: http://www.cbo.gov/ftpdocs/88xx/doc8891/12-18-ComparativeEffectiveness.pdf (accessed January 2011).
- Conway PH, Clancy C (2010) Charting a path from comparative effectiveness funding to improved patient-centered health care. JAMA 303: 985–6.
- Federal Coordinating Council for Comparative Effectiveness Research (2009) Report to the President and the Congress. Washington, DC: Department of Health and Human Services, June 2009. Accessed December 14, 2010. Available at http://www.hhs.gov/recovery/programs/cer/cerannualrpt.pdf
- Institute of Medicine (2007) Learning what works best: The nation's need for evidence on comparative effectiveness in health care. September 2007. Available at: http://www.iom.edu//media/Files/Activity%20Files/Quality/VSRT/ComparativeEffectivenessWhitePaper-ESF.pdf
- Institute of Medicine (2008) Knowing what works in health care: A roadmap for the nation. January 2008. Available at: http://www.iom.edu/Reports/2008/Knowing-What-Works-in-Health-Care-A-Roadmapfor-the-Nation.aspx
- Institute of Medicine (2009) Initial national priorities for comparative effectiveness research. Washington, DC: National Academies Press, 2009. Accessed December 14, 2010; Available at http://www.iom.edu/Reports/2009/ComparativeEffectivenessResearchPriorities.aspx
- Institute of Medicine (2011) Clinical Practice Guidelines We Can Trust.Washington, DC: The National Academies Press.
- Institute of Medicine (2011) Finding What Works in Health Care: Standards for Systematic Reviews. Washington, DC: The National Academies Press.
- Kerridge I, Lowe M, Henry H (1998) Ethics and evidence based medicine. BMJ 316: 1151–3.
- Luce BR, Drummond M, J€onsson B, Neumann PJ, Schwartz JS, Siebert U (2010) EBM, HTA, and CER: clearing the confusion. Milbank Q 88: 256–76.
- Luce BR, Kramer JM, Goodman SN, Connor JT, Tunis S, Whicher D, Schwartz JS (2009) Rethinking randomized clinical trials for comparative effectiveness research: the need for transformational change. Ann Intern Med 151: 206–9.
- Manchikanti L, Falco FJ, Boswell MV, Hirsch JA (2010) Facts, fallacies, and politics of comparative effectiveness research: Part I. Basic considerations. Pain Physician 13: E23–54.
- National Pharmaceutical Council. A brief history of comparative effectiveness research and evidence-based medicine. Available at: http://www.npcnow.org/Public/Issues/i_cer/cer_toolkit/A_Brief_History_of_Comparative_Effectiveness_Research_And_Evidence-Based_Medicine.aspx (accessed January 14, 2011).
- Selker HP, Strom BL, Ford DE, Meltzer DO, Pauker SG, Pincus HA, Rich EC, Tompkins C, Whitlock EP (2010) White paper on CTSA consortium role in facilitating comparative effectiveness research: September 23, 2009 CTSA consortium strategic goal committee on comparative effectiveness research. Clin Transl Sci 3: 29–37.
- Slutsky JR, Clancy CM (2010) Patient-centered comparative effectiveness research. Arch Intern Med 170: 403–4.
- Strom BL, Faich GA, Reynolds RF, Eng SM, D'Agostino RB, Ruskin JN, Kane JM (2008) The Ziprasidone Observational Study of Cardiac Outcomes (ZODIAC): design and baseline subject characteristics. J Clin Psychiatry 69: 114–21.
- Teutsch SM, Berger ML, Weinstein MC (2005) Comparative effectiveness: asking the right questions, choosing the right method. Health Affairs 24: 128–32. Available at: http://content.healthaffairs.org/content/24/1/128.

第23章 薬剤疫学の将来

「私たちは，将来について憂慮すべきである．なぜなら，私たちは残りの人生をそこで過ごさなければならないからである.」

1949年　Charles Franklin Kettering

　将来について思案することは，少なくとも危険であり，場合によっては愚かともいえる．しかし，薬剤疫学の将来は，過去の傾向および最近の出来事から判断すると，いろいろな意味で明らかなようにみえる．製薬業界，政府機関，新たにトレーニングを受けた者，および公衆のこの分野に対する関心はまさに急速に高まりつつあり，薬剤疫学が貢献できることに対する認識も同様である．実際に，薬剤安全性に対する国際的な注目度は依然として高く，幅広く使用されている薬剤に関する重大な安全性の問題は継続的に現れ，薬剤の承認および安全性モニタリングシステムの有益性に関する問題は依然として存在する．

　学術界，産業界および政府の役割が次第にグローバルになってきたが，薬剤疫学の分野でも同様のことがいえる．国際薬剤疫学会議（International Conference on Pharmacoepidemiology）の年次会議の出席者数は1980年代初めには約50人であったが，2012年には1,200人以上に増加している．1991年に設立された国際薬剤疫学会（International Society for Pharmacoepidemiology；ISPE）も成長し，54ヵ国の1,400人以上の会員を擁している．ISPEは1996年に米国においてGood Epidemiologic Practices for Drug, Device, and Vaccine Researchの一連のガイドラインを作成し，直近では2008年にこれらのガイドラインを改訂した．同様に多くの国において薬剤疫学会が設立されてきた．米国の主要な臨床薬理学の学術誌であるClinical Pharmacology and Therapeuticsは薬剤疫学の原稿を積極的に求めており，これは，Journal of Clinical Epidemiologyにおいても同様である．この分野の主要な学術誌であり，ISPEの公式の学術誌であるPharmacoepidemiology and Drug SafetyはMedlineに収載されており，2009年にはJournal of Clinical Epidemiologyとほぼ同じ2.527のインパクトファクターに達したが，これはニッチな分野においては著しく高い値といえる．

　この分野に入りたい者は増加し続け，彼らのトレーニングのレベルもまた向上してい

る．医学部，公衆衛生学部および薬学部では，薬剤疫学を学ぶためのプログラムの数が増加している．1980年代には，University of Minnesota で薬剤疫学の単発の夏期短期講習が行われており，あまり興味を惹かずにキャンセルになることもあったが，その後，University of Michigan School of Public Health の薬剤疫学の夏期講習が夏期プログラム全体の全生徒の10%を惹きつけ，その後，McGill University，Erasmus University in Rotterdam および Johns Hopkins Bloomberg School of Public Health のすべてが薬剤疫学の夏期短期講習を実施している．これ以外にも，ISPE によるものを含めて，いくつかの短期講習が実施されている．また，世界中の規制当局が内部の薬剤疫学プログラムを拡大してきた．

また，教育機関の支援および外部の薬剤疫学研究への資金提供とともに，独自の薬剤疫学の部署を有する製薬企業の数も増加してきた．保険償還のために，場合によっては薬剤の利用可能性についての根拠を示すために，多くの国の医療制度，州の医療制度およびマネージドケア組織（p.163，第9章参照）に薬剤の費用対効果が高いことを示すという要件が追加されてきた．薬剤使用レビューは広く適用されており，多くの病院が小規模な薬剤疫学の実践の場，あるいは，研究室として機能するようになっている．米国連邦議会は薬剤疫学の重要性を認識するようになり，医薬品の潜在的な副作用を評価するため，少なくとも1億人を含む新しいデータ資源を構築するように FDA に要請している（p.531，第22章内「FDA のセンチネル・イニシアチブ：安全性監視の強化」参照）．

したがって，この分野の関係者の視点からは，多くの重要な課題は残っているものの，薬剤疫学におけるトレンドは非常に前向きである．本章では，学術界，医薬品業界，規制当局，および司法の観点からみた薬剤疫学の将来に関するわれわれの独自の見解を簡単に説明する．

学術界の視点

1 │ 科学の発展
■ 方法論の進歩

薬剤疫学研究に適用できる一連の方法論的アプローチは成長し続けるであろう．PART Ⅲ で議論した方法論の問題は，それぞれ今後の研究開発の対象になると予想される．疫学分野は拡大および成長し続けており，将来はすべての意義ある領域において今まで以上に進歩した疫学研究が行われ，同様に進歩した解析方法がみられそうである．当然，これらの新しい手法の一部は特に薬剤疫学の研究者にとって有用である（p.442，第21章参照）．今後数年の間に傾向スコア，操作変数，感度分析ならびに時間依存性の

曝露および交絡因子に関する新規の解析方法が多く適用されるだろう．さらに，特に観察研究と介入研究との間での結果の不一致に関する議論や効果比較研究の台頭を考慮すると（p.464，第22章参照），ランダム化試験デザインの使用の増加のみならず，臨床試験の実施において薬剤疫学的な見方を取り入れることが増加するとわれわれは考えている（p.364，第16章参照）．

規制当局は治療リスク管理を積極的に取り入れてきた（p.464，第22章参照）．しかし，この取り組みはまだ始まったばかりであり，薬剤使用に伴うリスクと便益の測定，コミュニケーションおよび管理のための新しい手法を開発するためには膨大な労力が必要である．リスク管理プログラムの有用性の綿密な研究（すなわち，プログラム評価）は依然として一般的ではない．この領域の発展には，ほかの領域の研究者のみならず，薬剤疫学者によるかなりの努力が求められる．

私たちは，個々の症例報告から因果関係を評価するために使用されるプロセスの進展をみることになるかもしれない（p.132，第7章および p.307，第13章参照）．データマイニング（Data Mining）アプローチは，自発報告データベースにおける副作用の早期シグナルを探索するために使用が増加するとみられる．使用が増加するとみられる．また，当該アプローチの有用性を評価する研究の実施が期待される．診療報酬請求データまたは医療記録データを用いる方法など，潜在的な薬剤の副作用の有無を調べるための新しい方法が必要であることも明らかである（p.464，第22章参照）．

薬剤の承認に関する政策的課題への薬剤疫学者からの情報提供も増加するとみられる．特定の薬剤が特定のイベントのリスク増大に関連しているかどうかを評価する研究から，リスクに影響を与える患者およびレジメン特有の因子を調べる研究に重点が移動するものと見込まれる．安全上の危機が生じる前または危機の初期段階で副作用のリスクファクターを見出すことができれば，薬剤の臨床使用を再検討することが可能かもしれず，有用な薬剤を失うことを回避できる可能性があるため，この種の研究は極めて重要である．

分子生物学およびバイオインフォマティクス分野の最近の進歩や薬理遺伝学へのそれらの応用を受けて，患者が薬剤の有害または有益な作用を受けやすくなる生物学的因子を特定する研究者の能力が著しく向上してきた（p.322，第14章参照）．ただし，患者のケアの改善に有用であることはこれらの発見のごく一部でしか示されておらず，遺伝子検査の臨床的有用性を明らかにするためには新しい研究および手法の開発を進めなくてはならない．薬理遺伝学は，副作用の一因としての緩徐な薬物代謝の評価尺度の研究から分子遺伝子マーカーの研究に変化してきた．これは，集団に基づく遺伝学的研究を可能にする新しい非侵襲的な生体サンプルの採取および分析方法の開発によって促されてきた．個々の患者に対する治療アプローチの調整は，最終的に生物学的因子の臨床的な測定により補完できるとわれわれは考えている．ただし，遺伝子型が特定の患者にとっ

て最適な薬剤や用量を決定する唯一の，また，場合によっては重大な因子になる可能性は低い．今後は，この薬剤疫学と分子生物学との交流がはるかに多くみられるようになると考えられる．研究の見通しから，われわれは潜在的な副作用の評価プロセスに追加される遺伝薬理学的研究を容易に想像できる．また，薬剤曝露および臨床アウトカムが電子的に記録された大規模な患者コホート，さらには，本書の第9章（p.163）に記載した自動化されたデータベースから選択された患者に関する遺伝子型情報を入手するということも期待できる．

■ 注目すべき新たな領域

さらに探求され，発展するであろう新たな興味深い領域がいくつかある．薬剤使用実態研究は今後も続けられ，より革新的になるものと考えられる（p.464，第22章参照）．特に，医療業界は薬剤の過剰投与，過小投与および不適切な使用の可能性とそれぞれに伴うリスクにより敏感になるため，分子薬剤疫学の技術を組み込むことで，診療の改善を求める薬剤使用レビュープログラムの頻度が高まるとともに高度化がみられるだろう（p.322，第14章参照）．学会は現在利用されている薬剤に対する耐性菌の出現についてこれまで以上に懸念しているため，これは特に抗菌薬の誤用の研究に当てはまるものと考えられる．

米国の医療施設認定合同審査会（Joint Commission on Accreditation of Healthcare Organizations）は，すべての病院において副作用サーベイランスおよび薬剤使用評価プログラムを求める基準を設けることで米国の病院の薬剤疫学を激変させた．また現在，病院はコンピュータによる臨床判断サポートの使用および患者ケアチームへの薬剤師の追加など，薬剤の使用を改善するための薬剤供給システムのさまざまな構築方法も試みている．

薬剤経済学分野，すなわち，薬剤効果の研究への医療経済学の原理の適用への関心は変わらずに続いている（p.379，第17章参照）．学会は，薬剤の取得原価はその経済的影響のごくわずかな部分しか占めないことが多く，その有益および有害な作用のほうがはるかに重要であることを認識しつつある．さらに，薬剤の保険償還を認める前に，より多くの政府および保険制度が経済学的な正当性を次第に求めるようになっている．結果として，経済学的正当性を検討する研究の数が増加している．薬剤経済学の手法は次第に洗練され，その有用性は明白であるため，薬剤経済学は今後も人気のある研究分野であり続けるものと予想される．

非実験的研究を行うことができると現場が認識するようになるにつれて，特に，薬剤の有益性に関する非実験的研究の増加が予想される．これは測定された共変量の補正のための傾向スコアの使用が急増することで促されている．ただし，この方法を使用している研究者は必要以上にその手法を信用していることが多く，適応による交絡を制御す

る力が，研究者が曝露の真の決定因子を測定する力に依然として依存していることを認識していない研究者もいる（p.442，第21章参照）．また，非実験的研究は効果比較研究の発展によっても促されている（p.464，第22章参照）．交絡をコントロールするためのほかのアプローチもさらに開発されているため，同様にますます一般的になるものと思われる（p.442，第21章参照）．

さらに，薬剤の承認に先立ち，例えば，最終的に新薬の投与を受ける患者に認められると予想される有害事象のベースライン発生割合を推測するため，薬剤疫学的アプローチの使用が増加するとみられる（p.106，第6章内「規制当局からの視点」参照）．

近年，ハーブやその他補完代替医療の使用が世界的にも激増している．これらは本質的には薬であるが一般的な標準化（conventional standardization）を行うことなく販売されており，安全性または有効性に関する市販前の臨床試験も求められていない．ある意味でこれらの製品にとって，この動きは規制前時代への回帰ともいえる．学会はこれらの製品の使用および効果の評価を促すため，薬剤疫学者を頼りにすることになるだろう．

処方薬レジメンに対する患者のアドヒアランス不良というトピック全体に研究的関心が抱かれたのは1960年頃にさかのぼるが，個々の外来患者における薬剤曝露の確認方法が極めて不十分であったため，1990年頃まで有益な研究はほとんど行われなかった．方法論的な行き詰まりはまったく異なる2つの進展によって打開された．最初の進展は，化学マーカーとして，半減期が極めて長い薬剤であるフェノバルビタールを極めて低用量で使用することであった；血漿中フェノバルビタールの1回の測定で過去2週間の総服薬量が示される．もう1つの進展は，より最近のものであるが，容器が開けられるたびに日時が記録される薬剤容器への時間を刻印する超小型回路を組み込むことであった．おそらくその固有の単純さおよび経済性のため，電子モニタリングは外来患者の投与歴を収集するための事実上のゴールドスタンダードとして頭角を示しつつあり，それにより，処方薬レジメンのアドヒアランスを評価できる．将来的には，研究，そしておそらく実臨床において，この手法および技術の使用が増加し改良がなされるだろう（p.427，第20章参照）．

また，今後数年の間に，適切な患者を標的とした薬物療法を行うための技術の向上もみられるだろう．これには，統計的手法と上記のようなほかの生命科学から得た実験技術の双方の使用増加が影響を及ぼすだろう．統計的アプローチによって研究に予測モデルを使用できるようになることで，集団の観点から薬剤の便益を最も受けやすい人と有害アウトカムのリスクが最も高い人を明らかにできるようになる．実験科学によって個人の遺伝子型を測定し，薬物療法に対する反応（すなわち，感受性）を予測できるようになる．承認前試験の観点からは，これらの技術的発展によって研究者は試験に組み入れる特定の患者タイプ，最も薬剤が奏効しそうな対象者を標的にできる．臨床の観点からみれば，医療提供者はレジメンの選択の個別化に際して，生物学的因子を組み入れるこ

とができる.

過去数年の間に,薬剤がより多くの患者に使用されれば,よりまれで重篤な副作用のリスクが増大すると推定され,サロゲートマーカーの使用が増加してきた.サロゲートマーカーは,重篤な肝毒性の予測因子として使用される軽度の肝機能検査異常から死亡に至ることもある不整脈を患うリスクのマーカーとしての心電図の QTc 延長まで多岐にわたる.実際,これらのサロゲートマーカーの存在のため,一部の薬剤は市場または開発から撤退してきた.しかし,重篤な臨床アウトカムの予測因子としてのこれらのマーカーの有用性はあまり検討されていない.今後数年の間に,重要な臨床アウトカムの検討のため,市販後の極めて大規模な観察研究および大規模かつ単純な臨床試験の両方が増加するものとみられる(p.364,第 16 章および p.464,第 22 章内「効果比較研究」参照).

さらに,患者安全に対する懸念の増大に伴い(p.522,第 22 章内「投薬過誤研究における薬剤疫学の利用」および p.511,第 22 章内「リスク管理」参照),薬物動態試験で薬物濃度の上昇または低下の原因となる薬剤の併用への注目が高まってきた(p322,第 4 章参照).しかし,薬物間相互作用の臨床上の重要性および薬理学的側面についての情報を提供する集団調査は過去数年間しか行われていない.今後数年の間に,このような問題に対処するためのより多くの研究が出現するものと考えられる.

最後に,過去数年の間,学会は重大な政策決定への情報提供を求めて薬剤疫学に徐々に目を向けてきた.例えば,薬剤疫学は,米国国立科学アカデミーの炭疽菌ワクチン(既存のワクチンが安全に使用できるかどうか,また,それによって軍のワクチンプログラムを再開すべきかどうかを判断する上で)および天然痘ワクチンプログラムの評価(当初,全米国国民へのワクチン接種を目的としたプログラムの形を判断する上で)において大きな役割を果たした.今後,このようなことはさらに頻繁に起こることになるだろう.

■ 研究運営の進歩

研究運営(ロジスティックス)の点では,社会全般,特に医療分野におけるデータのコンピュータ化の拡大や薬剤疫学のための電子化されたデータベースの使用への注目度の増大に伴い(p.131,PART Ⅱ参照),いくつかのデータ資源は失われ〔例えば,はるかに大規模な健康維持機構(HMO)のデータベースの出現により,Rhode Island Drug Use Reporting System および本書の前版で論じた入院患者データベースはすでになくなり,新たに加わったいくつかのデータベースや Group Health of Puget Sound はデータ資源としてあまり使用されなくなってきた〕,いくつかの新しい電子化されたデータベースが薬剤疫学研究の主要な資源として現れてきた〔例えば,商用保険データベース(p.163,第 9 章参照),医療記録データベース(p.163,第 9 章参照),ならびにカナダ,オランダおよびデンマークのデータベース(p.163,第 9 章参照)〕.薬剤疫学におけるこ

れらのデータベースの重要性は現在明らかである．これらのデータベースを用いれば，研究者は薬剤曝露に関する優れた品質のデータを用いて，大きなサンプルサイズを必要とするさまざまな状況において薬の影響に関する問題に速やかに，比較的安価に対処できる．また，薬剤疫学研究ではレジストリの重要性も増している．米国のメディケア受給者に処方薬の費用の保障を行う米国のメディケア・パート D が 2006 年に開始されたが，このデータ資源はほかの資源よりあまりに大規模であるため，このデータが使用できるようになることで仮説検定の研究を潜在的に「一変させた」（game changing）；2009 年には 2,700 万人近くのメディケア受給者がパート D の保障をすでに申し込んでいた（p.163，第 9 章参照）．これによって薬剤疫学によって行えることに対する米国政府による関心が高まってきたことに加え，薬剤疫学のための新たな膨大なデータ資源が生み出されてきた．同様に，最終的には仮説生成を意図していた FDA のセンチネル・イニシアチブ（p.464，第 22 章参照）の進展も膨大な新たなデータ資源を提供することとなるだろう．

　しかし，データベースの使用が増加したとしても，新たにデータを収集する研究の重要性は覚えておかなければならない（p.237，第 10 章および p.256，第 11 章参照）．PART Ⅱ で説明したように，薬剤疫学へのそれぞれのアプローチには利点と限界がある．すべての状況において理想的であるアプローチはなく，特定のリサーチクエスチョンに答えるためにはいくつかの補完的アプローチが必要になることが多い．また，任意のデータベースに固有のいくつかの問題に対処するため，アドホック研究を実施する能力も維持しなければならない．おそらく，今後は薬剤疫学におけるアドホックデータ収集のより優れた，より費用の安い補完的アプローチが開発されるであろう．例えば，幅広く使用されることのなかった潜在的アプローチは地域および国の中毒事故管理センターのネットワークである．特に，中毒事故管理センターは用量依存的な薬の副作用に関する有用な情報源になると考えられる．また，例えば，電子カルテを利用したその他のアプローチも開発されるであろう．

　新しい種類の研究の機会が現れる可能性も高い．例えば，米国は最終的に高齢者向けの健康保険であるメディケアの一環として薬剤給付を行ったため，2007 年の米国政府の薬剤費は突然 495 億ドル増加した．また，米国以外でも，データベースを作成する多くのさまざまな機会が生じている．また，発展途上国においても薬剤疫学の重要性への関心が高まっている．発展途上の多くの国々が不当に多くの医療資源を薬剤に費やしているが，これらの薬剤は不適切に使用されていることが多い．WHO による「必須医薬品（essential drugs）」リストの開発など，これに応じたいくつかの取り組みがなされてきた．

2 ｜ 財源提供

　長年にわたり，学術界において薬剤疫学にする財源は限られていた．1980 年代初め，この分野に対して唯一行われた米国の財源は FDA からの年間総額 100 万ドルの外部資

金提供プログラムであった．産業界の関心および支援も同様に限られていた．この分野への関心の高まりを受け，この状況は急速に変化しているとみられる．FDA はその内外の薬剤疫学プログラムを著しく拡大しており，米国国立衛生研究所（National Institutes of Health; NIH）も薬剤疫学研究への財源を増やしている．この分野の産業界におけるニーズの増大が認知され，産業界からより多くの財源が得られている（後述）．特に FDA が独自の薬剤疫学プログラムを拡大しているため，市販後研究の実施が産業界に求められることがさらに多くなり，財源は増加するであろう．

　当然のことながら，研究への疑問と信頼性の両方の点から，産業界の資金提供にあまりにも依存するようになってきた学術界グループに関連するリスクも存在する．幸いにも，米国では，医療研究品質局（Agency for Health Care Research and Quality；AHRQ）が薬剤アウトカム研究のイニシアチブの一環として，薬剤疫学研究への資金提供を開始した．特に，AHRQ の Centers for Education and Research on Therapeutics（CERTs）プログラムは，現在進行中の薬剤疫学活動に対して連邦政府の支援を提供するものである（p.2，第 1 章参照）．産業界の支出における研究に対する支出の割合は依然として低いが，これまで薬剤疫学に対して行われてきた米国の連邦政府の資金提供に比べれば大きい（p.464，第 22 章内「効果比較研究」の項参照）．

　さらに，米国 NIH はより頻繁に薬剤疫学プロジェクトへの資金提供を開始している．NIH は米国における最も基本的な生物医学研究における主要な資金源であるように，当該支援を行う主要な米国の資金源として理にかなっている．また，同じ申請手続きによって，その資金は米国以外の研究者にも提供される．ただし，NIH の現在の組織構造は薬剤疫学への支援の障害になっている．概して，NIH 内の組織は器官系ごとに編成されている．薬剤疫学の黎明期においては，米国立総合医科学研究所（National Institute of General Medical Sciences; NIGMS）が，当該分野に対する米国政府の支援のほとんどを担っていた．NIGMS は特定の器官系に関するものではないプロジェクトへの資金提供を目的とする組織であり，臨床薬理学研究に資金を提供する組織である．そのため，理論上は薬剤疫学分野に対する支援の提供元であると考えられる．ただし，過去数年の間，疫学研究に対する NIGMS からの資金提供は限られていた．注目すべき例外は，より大規模な薬理遺伝疫学研究を進めてきた NIGMS が資金提供する薬理遺伝学研究ネットワーク（Pharmacogenetics Research Network; PGRN）である．さらに，NIGMS は現在，その臨床薬理学トレーニングの一環として，1 つの薬剤疫学トレーニングプログラムに資金を提供している．しばらくは，ある器官系に合わせてプロジェクトを調整できれば，または何かほかの方法で個々の組織のいずれかの優先事項に適合すれば，NIH の資金は継続して得られるだろう．

　最後に，極めて重要なことに，多くの国で患者のプライバシーへの懸念が高まっている．臨床研究の規制の枠組みはそのプロセスで活発に変化している．第 15 章（p.346）

で検討したように，データベース研究の医療記録へのアクセスであっても，アドホックなケースコントロール研究に組み入れられる可能性がある疾患をもつ症例リストへのアクセスであっても，プライバシーへの懸念が薬剤疫学研究をより困難なものにし始めている．電子カルテがいっそう一般的なものとなってきたことで，今後数年の間にこのことは大きな関心を呼び，急速な動きがあるだろう．そして，薬剤疫学の分野も活発であり続ける必要があるが，活動に対するかなりの干渉に対して覚悟しなくてはならない．

3 | 人 材

　資金提供の機会の増加に伴い，薬剤疫学分野への関心が大いに高まってきたが，深刻化している残された重要な問題は人材不足である．学術界，産業界および政府機関で雇用機会が生じ，この分野のよりよく訓練された人が切望されている．これに対処するため，これまでにいくつかの試みが行われてきた．Burroughs Wellcome Foundation はこの分野に新しい人々を参加させるために計画されたファカルティデベロップメント賞（faculty development award）である Burroughs Wellcome Scholar Award in Pharmacoepidemiology を作り出した．このプログラムは，現在は中止されているが，初心者のためのトレーニングの機会は提供せず，より経験豊富な研究者のために考案されたものであった．残念ながら，これはもはや行われていないプログラムである．

　政府を別として，トレーニングの機会は限られている．米国では，NIH が科学的なトレーニングを支援する主要な資金源である．前述のように，臨床薬理のトレーニングプログラムに資金を提供している NIGMS が，現在は薬剤疫学の 1 つのプログラムを支援している．また，国立小児保健発達研究所（National Institute of Child Health and Human Development）も小児薬剤疫学のトレーニングに資金を提供している．しかしながら，特にこのような資金提供を受けるのが困難になりつつあるときには，いまだに連邦政府以外の資金源にかなり依存している．現在，NIH の Clinical and Translational Science Award（CTSA）および器官系別トレーニング助成金などの支援を受ける臨床研究トレーニングプログラムを含め，薬剤疫学に興味をもつ教員がいる大学などのトレーニングを行うことのできる機関が増えている．ただし，薬剤疫学のトレーニングを受けることに関心がある若い科学者たちは，当該プログラムからの支援を受けるのにふさわしい資格がたまたまある場合のみトレーニングを受けられる．薬剤疫学のトレーニング自体のためにこれらのプログラムから継続的な支援は通常得られない．これは，主にいくつかの製薬企業のリーダーシップおよび気前のよさによって行われてきた．しかしながら，さらに多くの支援が必要である．幸いにも，効果比較研究（p.464，第 22 章参照）への関心が急速に高まっていることを受け，NIH と AHRQ の両者からの追加のトレーニング支援が始まりつつある．

産業界の視点

　産業界における薬剤疫学の役割は，現在も今後も急速に拡大し続けるとみられる．こ
れまでに薬剤疫学の将来について科学的に述べたことはすべて学術界に関連しており
（p.82，第6章参照），明らかに産業界にも関連している（p.82，第6章参照）．産業界に
とって薬剤疫学が必要であることは，産業界の多くの人の目に明らかなことである．製
薬企業は，薬剤疫学が自社の薬剤の効果を検討する上で有用であることに加えて，この
分野が問題の特定だけでなく，薬剤の安全性の記述やリスク管理プログラムの開発およ
び評価にも寄与できることを認識し始めている．また，危機が起こる前に安全性データ
を入手できるよう，「予防的に」薬剤疫学研究に着手している製薬企業の数が増加してい
る．適正な実践では，慢性疾患に使用される新たに発売されたすべての薬剤，および薬
理学的に新規であるかまたはブロックバスターのいずれかと見込まれるすべての薬剤に
おける市販後研究を行うことをこのような状況で生じる固有のリスクを理由として，支
持するだろう．また，薬剤疫学は，記述的調査およびマーケティング活動の効果分析の
形で，有益な薬効の測定，さらにはマーケティングのためにも使用できる．おそらく産業
界の利益のために最も重要なことだが，薬剤疫学研究は，公衆にとって必要なよい薬剤
を保護し，新薬の開発に際して多額の投資を守るために副作用に関するいわれのない告
発に備えて使用できる．さらに，ある薬剤の安全性に問題があることが認められた場合で
も，企業が最初からその薬剤のリスクを突き止めようと正面から取り組んでいれば，企業
の法的責任は軽減されるかもしれない．最後に，第1章（p.2）に示したように，FDAは
現在，市販後における薬剤疫学研究の実施を求める新たな権限を有しているため，規制
当局によってより多くのことが産業界に求められると予想される．

　これらの利点を踏まえて，ほとんどの大手製薬企業が独自の薬剤疫学部署を作ってき
た．当然ながら，このことは，業界が上に述べたような十分なトレーニングを受けた人
材の不足に直面することを意味し，実際にこの問題は悪化している．多くの製薬企業は，
危機が生じたときに研究に利用できるよう，外部の薬剤疫学データ資源への投資を増や
した．しかし，これは減少しつつある．産業界において薬剤疫学研究の数が増えること
のリスクは，薬剤の副作用に関する誤ったシグナルの生成が増加することである．これ
は，薬剤疫学分野の十分なトレーニングを受けた者を雇用し，これらの問題が生じた時
に迅速かつ責任をもって，有効にそれに対処できる人材およびデータ資源を準備するこ
とによって最もうまく対処できる．

規制当局の視点

　規制当局における薬剤疫学の役割も拡大しているとみられる（p.82，第6章参照）．科学的に薬剤疫学の将来について上に述べたことはすべて，学術界のみならず，明らかに規制当局にも関連している．さらに，これまでに重大な薬剤の危機が多数あり，本書を通してその多くを説明してきた．これらの危機の多くは市場からの薬剤の撤退につながった．薬剤疫学研究の必要性および重要性は明らかになってきた．これは，将来的にも継続することが予想される．さらに，ジドブジンのように，特定の状況では市販後の薬剤疫学研究が，一部の市販前の第Ⅲ相試験に取って代わることも示唆されている．前述のように，規制当局は市販後にそのような研究を要求する権限をもちつつある．また，規制当局は薬剤疫学の人材配置も拡大しており，当局にすでに雇用されている者に対する薬剤疫学のトレーニングも求めている．

　さらに，われわれは規制機関の従来の範囲を超えて，政府の薬剤疫学分野における活動および関心の増大を目にしている．例えば，米国では，薬剤疫学は現在，AHRQ，疾病対策予防センター（Centers for Disease Control and Prevention）およびNIH内で重要な役割を果たしており，独立した新しい薬剤サーベイランスセンター（Center for Drug Surveillance）の設立が賢明かどうかについて30年間にわたり断続的な議論が行われてきた．

　前述のように，治療リスク管理アプローチ（p.464，第22章参照）の使用は世界中の規制当局によって積極的に採用されてきた．その経験が積まれることにより規制が変化していくであろう．

　最後に，薬剤の安全性への関心が非常に高まっており，ごく最近では，COX-2阻害薬，さらには従来の非ステロイド性消炎鎮痛薬，加えて，糖尿病治療に使用されるチアゾリジンジオンで明らかにされた薬剤の安全性に関する問題が関心を高めるきっかけになったといえる．最終的には大幅な規制の変更が生じ，新しい法律さえ制定されている．

司法の視点

　最後に，司法における薬剤疫学の重要性も高まってきた．薬の副作用に関連する訴訟によってもたらされる製薬企業への潜在的な経済的リスクは極めて大きい．一部の支払金は莫大であり，実際，大手多国籍企業が危機に曝されている．したがって，これに応じて薬剤疫学分野への関心およびこの分野の真の専門家の必要性が一層高まることは明らかである．

結 論

「本当に「安全な」生物学的活性を有する薬剤は存在しない．存在するのは"安全な"医師だけである．」

1963 年　Harold A. Kaminetzsky

　どのような薬剤にも副作用はある．薬剤疫学がその予防に成功することは決してない．薬剤疫学によって唯一できるのは，願わくは早期にそれらを発見し，それによって医療提供者と公衆を教育し，その結果，薬剤使用を改善することである．また，薬剤疫学は薬剤のリスクと便益のバランスに影響を与える因子の理解を深めることによって，薬剤のより安全な使用につながる．薬剤疫学分野の活動が増加すれば，最終的に産業界および学術界だけでなく，最も重要なことである公衆の健康にとっても望ましい結果が得られる．薬剤疫学によって次の薬害を防ぐことはできない．しかしながら，薬剤疫学によってそれが早期に発見されることで，公衆の健康への悪影響が最小限に抑えられる．同時に，真の役割がある薬剤の使用が改善され，有用な薬剤の喪失を防ぐことができる．過去数十年間でこの分野の有用性が示されてきた．また，その問題の一部も指摘されてきた．今後数年の間に薬剤疫学の有用性がさらに理解されるとともに，それらの問題は改善されていくであろう．

重要なポイント

- 薬剤疫学分野は成長しており，学術界，産業界および政府において成長し続けると考えられる．
- 薬剤疫学研究およびリスク管理プログラムや分子薬剤疫学などの最新のアプローチを支援するため，今後も方法論の進歩が期待されている．
- 薬剤疫学，服薬アドヒアランス，リスク管理，サロゲートマーカーなどの関心領域は，興味と必要性に応じて成長する．
- 自動化データベースや新規研究もこの分野にとって重要であり続け，互いに補完し合いながら重要な役割を果たすだろう．
- 薬剤疫学が直面している課題としては，資金調達の機会が限られていること，臨床研究に関する規制当局による制限およびプライバシーの懸念，限られたトレーニングの機会，ならびに人材不足があげられる．
- 学術界，産業界および政府を含む公衆衛生に対する責任を負うすべてのセクターは薬

剤疫学が直面している課題に対処し，すべての薬剤および医療機器に固有の便益を最大限に高め，リスクを最小限に抑えるため，薬剤疫学の継続的な発展を支援しなければならない．

参考文献

- Andrews EB, Avorn J, Bortnichak EA, Chen R, Dai WS, Dieck GS et al. (1996) Guidelines for good epidemiology practices for drug, device, and vaccine research in the United States. Pharmacoepidemiol Drug Saf 5: 333–8.
- Bates DW, Leape LL, Cullen DJ, Laird N, Petersen LA, Teich JM, Burdick E, Hickey M, Kleefield S, Shea B, Vander Vliet M, Seger DL (1998) Effect of computerized physician order entry and a team intervention on prevention of serious medication errors. JAMA 280: 1311–16.
- Classen DC, Pestotnik SL, Evans RS, Burke JP (1991) Computerized surveillance of adverse drug events in hospital patients. JAMA 266: 2847–51.
- Committee on Smallpox Vaccination Program Implementation, Board on Health Promotion and Disease Prevention; Baciu A, Anason AP, Stratton K, Strom B (eds) (2005) The Smallpox Vaccination Program: Public Health in an Age of Terrorism. Washington, DC: The National Academies Press.
- Food and Drug Administration, eHealth Foundation, and the Brookings Institute (2008) Sentinel Initiative: structure, function and scope. Washington, D.C. December 16, 2008. http://www.fda.gov/oc/initiatives/criticalpath/transcript121608.pdf
- Howard NJ, Laing RO (1991) Changes in the World Health Organization essential drug list. Lancet 338: 743–5.
- Institute of Medicine (2005) The Smallpox Vaccination Program: Public Health in an Age of Terrorism. Washington, DC: National Academies Press.
- ISPE (2008) Guidelines for good pharmacoepidemiology practices (GPP). Pharmacoepidemiol Drug Saf 17: 200–8.
- Joellenbeck LM, Zwanziger LL, Durch JS, Strom BL (eds) (2002) The Anthrax Vaccine: Is it Safe? Does it Work? Washington, DC: National Academies Press.
- Leeder JS, Riley RJ, Cook VA, Spielberg SP (1992) Human anti-cytochrome P450 antibodies in aromatic anticonvulsant-induced hypersensitivity reactions. J Pharmacol Exp Ther 263:360–7.
- Lunde PKM (1984) WHO's programme on essential drugs. Background, implementation, present state and prospectives. Dan Med Bull 31 (suppl 1): 23–7.
- Pullar T, Feely M (1990) Problems of compliance with drug treatment: new solutions? Pharm J 245: 213–15.
- Spielberg SP (1992) Idiosyncratic drug reactions: interaction of development and genetics. Semin Perinatol 16: 58–62.
- Strom BL, Carson JL (1990) Use of automated databases for pharmacoepidemiology research. Epidemiol Rev 12: 87–107.
- Strom BL, Gibson GA (1993) A systematic integrated approach to improving drug prescribing in an acute care hospital: a potential model for applied hospital pharmacoepidemiology. Clin Pharmacol Ther 54: 126–33.
- Strom BL, West SL, Sim E, Carson JL (1989) The epidemiology of the acute flank pain syndrome from suprofen. Clin Pharmacol Ther 46: 693–9.
- Urquhart J (1997) The electronic medication event monitor– lessons for pharmacotherapy. Clin Pharmacokinet 32: 345–56.
- Woosley RL, Drayer DE, Reidenberg MM, Nies AS, Carr K, Oates JA (1978) Effect of acetylator phenotype on the rate at which procainamide induces antinuclear antibodies and the lupus syndrome. N Engl J Med 298: 1157–9.
- Young FE (1988) The role of the FDA in the effort against AIDS. Public Health Rep 103: 242–5.
- Yudkin JS (1980) The economics of pharmaceutical supply in Tanzania. Int J Health Serv 10: 455–77.
- Yudkin JS (1984) Use and misuse of drugs in the Third World. Dan Med Bull 31 (suppl 1): 11–17.

サンプルサイズ

表 A1 ● コホート研究のための標本サイズ*

非曝露群での発症割合	検出したい相対リスク															
	0.2	0.3	0.5	0.75	1.25	1.5	2.0	2.5	3.0	3.5	4.0	5.0	7.5	10.0	20.0	50.0
0.00001	1,970,717	2,788,497	6,306,290	29,429,320	37,837,603	10,510,431	3,153,120	1,634,946	1,051,034	756,742	583,904	394,133	211,445	142,727	61,134	22,318
0.00005	394,133	557,684	1,261,219	5,885,657	7,567,179	2,101,980	630,585	326,965	210,189	151,334	116,768	78,816	42,280	28,538	12,220	4,458
0.0001	197,060	278,832	630,585	2,942,699	3,783,376	1,050,923	315,268	163,467	105,083	75,657	58,376	39,401	21,135	14,264	6,106	2,225
0.0005	39,401	55,751	126,078	588,332	756,333	210,078	63,015	32,669	20,999	15,117	11,662	7,870	4,219	2,845	1,215	439
0.001	19,694	27,865	63,015	294,037	377,953	104,973	31,483	16,320	10,488	7,549	5,823	3,928	2,104	1,418	603	216
0.005	3,928	5,557	12,564	58,600	75,249	20,888	6,257	3,240	2,080	1,495	1,152	775	412	276	114	37
0.01	1,957	2,769	6,257	29,170	37,411	10,378	3,104	1,605	1,028	738	568	381	201	133	53	15
0.05	381	538	1,212	5,627	7,140	1,969	582	297	188	133	101	65	32	19	4	–
0.10	184	259	582	2,684	3,357	918	266	133	82	57	42	26	10	4	–	–
0.15	118	166	372	1,703	2,095	568	161	79	47	32	23	13	–	–	–	–
0.20	85	120	266	1,212	1,465	393	109	52	30	19	13	6	–	–	–	–
0.25	65	92	203	918	1,086	287	77	35	19	12	7	–	–	–	–	–
0.30	52	73	161	722	834	217	56	24	12	6	–	–	–	–	–	–
0.35	43	60	131	582	654	167	41	16	7	–	–	–	–	–	–	–
0.40	36	50	109	477	519	130	30	11	–	–	–	–	–	–	–	–
0.45	30	42	91	395	414	101	21	6	–	–	–	–	–	–	–	–
0.50	26	36	77	329	329	77	14	–	–	–	–	–	–	–	–	–
0.55	22	31	66	276	261	58	8	–	–	–	–	–	–	–	–	–
0.60	19	27	56	231	203	42	2	–	–	–	–	–	–	–	–	–
0.65	17	23	48	194	155	29	–	–	–	–	–	–	–	–	–	–
0.70	15	20	41	161	113	17	–	–	–	–	–	–	–	–	–	–
0.75	13	17	35	133	77	7	–	–	–	–	–	–	–	–	–	–
0.80	11	15	30	109	46	–	–	–	–	–	–	–	–	–	–	–
0.85	10	13	25	87	18	–	–	–	–	–	–	–	–	–	–	–
0.90	8	11	21	68	–	–	–	–	–	–	–	–	–	–	–	–
0.95	7	9	17	51	–	–	–	–	–	–	–	–	–	–	–	–

*：α＝0.05（両側），β＝0.10（検出力＝90%），非曝露群：曝露群＝1：1．提示した標本サイズは，曝露群として必要な対象者数である．等しい人数の対象者が非曝露群に含められる必要がある．

表A2 ● コホート研究のための標本サイズ*

非曝露群での発症割合	検出したい相対リスク															
	0.2	0.3	0.5	0.75	1.25	1.5	2.0	2.5	3.0	3.5	4.0	5.0	7.5	10.0	20.0	50.0
0.00001	1,529,057	2,153,636	4,825,616	22,279,822	28,149,090	7,764,537	2,302,889	1,183,563	755,529	540,883	415,381	278,329	147,626	99,000	41,938	15,197
0.0001	152,896	215,349	482,527	2,227,804	2,814,625	776,367	230,258	118,337	151,093	108,167	83,068	55,659	29,520	19,795	8,384	3,036
0.0005	30,570	43,057	96,475	445,402	562,673	155,196	46,024	23,651	75,539	54,077	41,528	27,825	14,756	9,895	4,189	1,516
0.001	15,280	21,521	48,218	222,602	281,179	77,550	22,994	11,815	15,095	10,805	8,297	5,558	2,946	1,974	834	300
0.005	3,047	4,292	9,613	44,362	55,984	15,433	4,571	2,346	7,540	5,396	4,143	2,774	1,469	984	414	148
0.01	1,518	2,138	4,787	22,082	27,834	7,668	2,268	1,163	1,496	1,069	820	548	288	192	79	26
0.05	295	415	927	4,258	5,315	1,456	426	216	740	528	404	269	141	93	37	11
0.10	142	200	444	2,030	2,500	680	196	97	136	95	72	47	23	14	3	–
0.15	91	128	283	1,287	1,561	421	119	58	60	41	31	19	8	3	–	–
0.20	66	92	203	916	1,092	291	80	38	35	23	17	9	–	–	–	–
0.25	50	70	155	693	811	214	57	26	22	14	10	–	–	–	–	–
0.30	40	56	123	545	623	162	42	18	14	9	5	–	–	–	–	–
0.35	33	46	100	439	489	125	31	12	9	4	–	–	–	–	–	–
0.40	27	38	82	359	388	97	22	8	5	–	–	–	–	–	–	–
0.45	23	32	69	297	310	76	16	–	–	–	–	–	–	–	–	–
0.50	20	27	58	248	248	58	11	–	–	–	–	–	–	–	–	–
0.55	17	23	49	207	196	44	5	–	–	–	–	–	–	–	–	–
0.60	15	20	42	173	154	32	–	–	–	–	–	–	–	–	–	–
0.65	13	17	36	145	117	22	–	–	–	–	–	–	–	–	–	–
0.70	11	15	31	120	86	13	–	–	–	–	–	–	–	–	–	–
0.75	9	13	26	99	59	–	–	–	–	–	–	–	–	–	–	–
0.80	8	11	22	80	35	–	–	–	–	–	–	–	–	–	–	–
0.85	7	10	18	64	–	–	–	–	–	–	–	–	–	–	–	–
0.90	6	8	15	49	–	–	–	–	–	–	–	–	–	–	–	–
0.95	5	7	12	36	–	–	–	–	–	–	–	–	–	–	–	–

＊：$\alpha = 0.05$（両側），$\beta = 0.10$（検出力＝90%），非曝露群：曝露群＝2：1．提示した標本サイズは，曝露群として必要な対象者数である．2倍の人数が非曝露群に含められる必要がある．

表A3 ● コホート研究のための標本サイズ*

非曝露群での発症割合	検出したい相対リスク															
	0.2	0.3	0.5	0.75	1.25	1.5	2.0	2.5	3.0	3.5	4.0	5.0	7.5	10.0	20.0	50.0
0.00001	1,369,471	1,930,847	4,322,614	19,888,657	24,913,372	6,843,626	2,014,756	1,029,014	653,418	465,696	356,275	237,254	124,571	83,030	34,793	12,510
0.00005	273,886	386,158	864,495	3,977,589	4,982,452	1,368,657	402,927	205,788	130,673	93,131	71,248	47,445	24,910	16,602	6,955	2,499
0.0001	136,938	193,072	432,230	1,988,706	2,491,087	684,286	201,449	102,885	65,330	46,560	35,619	23,719	12,452	8,299	3,476	1,248
0.0005	27,380	38,603	86,418	397,599	497,995	136,790	40,266	20,563	13,055	9,303	7,117	4,738	2,486	1,656	692	247
0.001	13,685	19,294	43,192	198,711	248,859	68,352	20,118	10,272	6,521	4,646	3,554	2,365	1,240	825	344	122
0.005	2,729	3,847	8,611	39,600	49,549	13,603	4,000	2,040	1,294	921	703	467	244	161	66	21
0.01	1,359	1,916	4,288	19,711	24,636	6,759	1,985	1,011	640	455	347	230	119	78	31	9
0.05	264	372	830	3,800	4,705	1,284	373	188	117	82	62	40	19	12	2	—
0.10	127	179	398	1,811	2,213	600	171	85	52	36	26	16	7	3	—	—
0.15	81	114	254	1,148	1,383	372	104	50	30	20	14	8	—	—	—	—
0.20	58	82	181	817	968	257	71	33	19	12	8	4	—	—	—	—
0.25	45	63	138	618	719	189	50	23	13	7	4	—	—	—	—	—
0.30	36	50	109	485	552	143	37	16	8	4	—	—	—	—	—	—
0.35	29	41	89	391	434	111	27	11	4	—	—	—	—	—	—	—
0.40	24	34	73	319	345	86	20	7	—	—	—	—	—	—	—	—
0.45	20	28	61	264	275	67	14	—	—	—	—	—	—	—	—	—
0.50	17	24	52	220	220	52	9	—	—	—	—	—	—	—	—	—
0.55	15	21	44	184	175	39	—	—	—	—	—	—	—	—	—	—
0.60	13	18	37	154	137	29	—	—	—	—	—	—	—	—	—	—
0.65	11	15	32	128	105	19	—	—	—	—	—	—	—	—	—	—
0.70	10	13	27	106	77	10	—	—	—	—	—	—	—	—	—	—
0.75	8	11	23	87	53	—	—	—	—	—	—	—	—	—	—	—
0.80	7	10	19	71	31	—	—	—	—	—	—	—	—	—	—	—
0.85	6	8	16	56	—	—	—	—	—	—	—	—	—	—	—	—
0.90	5	7	13	43	—	—	—	—	—	—	—	—	—	—	—	—
0.95	4	6	11	31	—	—	—	—	—	—	—	—	—	—	—	—

＊：α＝0.05（両側），β＝0.10（検出力＝90%）．曝露群：非曝露群＝3：1．提示した標本サイズは，曝露群として必要な対象者数である．3倍の人数が非曝露群に含められる必要がある．

表 A4 ● コホート研究のための標本サイズ*

非曝露群での発症割合	検出したい相対リスク																
	0.2	0.3	0.5	0.75	1.25	1.5	2.0	2.5	3.0	3.5	4.0	5.0	7.5	10.0	20.0	50.0
0.00001	1,285,566	1,815,876	4,068,209	18,690,665	23,293,643	6,381,472	1,869,238	950,463	601,217	427,061	325,766	215,895	112,429	74,554	30,945	11,048
0.00005	257,106	363,164	813,616	3,737,999	4,658,521	1,276,231	373,825	190,079	120,234	85,404	65,147	43,174	22,482	14,907	6,186	2,207
0.0001	128,548	181,575	406,791	1,868,916	2,329,131	638,076	186,899	95,031	60,111	42,697	32,569	21,583	11,238	7,451	3,091	1,102
0.0005	25,702	36,304	81,332	373,649	465,619	127,552	37,358	18,993	12,013	8,532	6,507	4,311	2,244	1,487	615	218
0.001	12,846	18,145	40,650	186,741	232,680	63,737	18,665	9,488	6,000	4,261	3,249	2,152	1,119	741	306	107
0.005	2,562	3,618	8,104	37,214	46,329	12,684	3,711	1,884	1,190	844	643	425	220	145	58	19
0.01	1,276	1,802	4,035	18,523	23,035	6,303	1,842	934	589	417	318	209	107	70	27	8
0.05	248	349	781	3,571	4,399	1,198	346	174	108	76	57	36	17	10	2	–
0.10	119	168	374	1,702	2,070	560	159	78	48	33	24	15	6	2	–	–
0.15	76	107	238	1,079	1,294	347	97	47	28	19	13	7	–	–	–	–
0.20	55	77	171	767	905	240	66	31	18	11	8	3	–	–	–	–
0.25	42	59	130	580	672	177	47	21	12	7	4	–	–	–	–	–
0.30	33	47	103	456	517	134	34	15	7	–	–	–	–	–	–	–
0.35	27	38	83	366	406	103	25	10	3	–	–	–	–	–	–	–
0.40	23	32	69	300	323	81	18	6	–	–	–	–	–	–	–	–
0.45	19	27	58	248	258	63	13	–	–	–	–	–	–	–	–	–
0.50	16	23	48	206	206	48	8	–	–	–	–	–	–	–	–	–
0.55	14	19	41	172	164	37	–	–	–	–	–	–	–	–	–	–
0.60	12	16	35	144	128	27	–	–	–	–	–	–	–	–	–	–
0.65	10	14	30	120	98	18	–	–	–	–	–	–	–	–	–	–
0.70	9	12	25	99	72	7	–	–	–	–	–	–	–	–	–	–
0.75	8	10	21	81	50	–	–	–	–	–	–	–	–	–	–	–
0.80	6	9	18	66	29	–	–	–	–	–	–	–	–	–	–	–
0.85	6	8	15	52	–	–	–	–	–	–	–	–	–	–	–	–
0.90	5	6	12	39	–	–	–	–	–	–	–	–	–	–	–	–
0.95	4	5	10	28	–	–	–	–	–	–	–	–	–	–	–	–

*：$\alpha = 0.05$（両側），$\beta = 0.10$（検出力＝90%），非曝露群：曝露群＝4：1．提示した標本サイズは，曝露群として必要な対象者数である．4倍の人数が非曝露群に含められる必要がある．

サンプルサイズ

表A5 ● コホート研究のための標本サイズ*

非曝露群での発症割合	検出したい相対リスク															
	0.2	0.3	0.5	0.75	1.25	1.5	2.0	2.5	3.0	3.5	4.0	5.0	7.5	10.0	20.0	50.0
0.00001	1,472,091	2,082,958	4,710,686	21,983,178	28,264,016	7,851,105	2,355,325	1,221,276	785,104	565,273	436,166	294,411	157,946	106,615	45,666	16,672
0.00005	294,411	416,580	942,108	4,396,481	5,652,548	1,570,142	471,036	244,238	157,008	113,044	87,224	58,875	31,583	21,318	9,129	3,330
0.0001	147,201	208,283	471,036	2,198,144	2,826,115	785,022	235,500	122,108	78,496	56,515	43,606	29,433	15,788	10,656	4,562	1,663
0.0005	29,433	41,645	94,178	439,474	564,968	156,925	47,071	24,404	15,686	11,292	8,712	5,879	3,152	2,126	908	329
0.001	14,711	20,816	47,071	219,641	282,325	78,413	23,518	12,191	7,835	5,639	4,350	2,935	1,572	1,060	451	162
0.005	2,935	4,152	9,385	43,774	56,210	15,604	4,675	2,421	1,554	1,117	861	579	309	207	86	28
0.01	1,463	2,069	4,675	21,790	27,946	7,752	2,319	1,199	769	552	425	285	151	100	40	12
0.05	285	402	906	4,204	5,334	1,471	435	222	141	100	76	49	24	15	3	–
0.10	138	194	435	2,005	2,508	686	200	100	62	43	32	20	8	4	–	–
0.15	89	125	278	1,273	1,566	425	121	59	36	24	17	10	–	–	–	–
0.20	64	90	200	906	1,095	294	82	39	15	15	10	5	–	–	–	–
0.25	49	69	152	686	812	215	58	27	10	9	6	–	–	–	–	–
0.30	40	55	121	540	623	163	42	19	6	5	–	–	–	–	–	–
0.35	33	45	99	435	489	125	31	13	6	–	–	–	–	–	–	–
0.40	27	38	82	357	388	97	23	8	–	–	–	–	–	–	–	–
0.45	23	32	69	295	309	76	16	5	–	–	–	–	–	–	–	–
0.50	20	27	58	247	247	58	11	–	–	–	–	–	–	–	–	–
0.55	17	24	50	207	195	44	7	–	–	–	–	–	–	–	–	–
0.60	15	20	42	173	152	32	2	–	–	–	–	–	–	–	–	–
0.65	13	18	36	145	116	22	–	–	–	–	–	–	–	–	–	–
0.70	11	15	31	121	85	13	–	–	–	–	–	–	–	–	–	–
0.75	10	13	27	100	58	6	–	–	–	–	–	–	–	–	–	–
0.80	9	12	23	82	35	–	–	–	–	–	–	–	–	–	–	–
0.85	8	10	19	66	14	–	–	–	–	–	–	–	–	–	–	–
0.90	7	9	16	51	–	–	–	–	–	–	–	–	–	–	–	–
0.95	6	8	14	38	–	–	–	–	–	–	–	–	–	–	–	–

*：α = 0.05（両側），β = 0.20（検出力 = 80%）．非曝露群：曝露群 = 1：1．提示した標本サイズは，曝露群として必要な対象者数である．等しい人数の対象者が非曝露群に合わせられる必要がある．

表 A6 ● コホート研究のための標本サイズ*

非曝露群での発症割合	検出したい相対リスク																
	0.2	0.3	0.5	0.75	1.25	1.5	2.0	2.5	3.0	3.5	4.0	5.0	7.5	10.0	20.0	50.0
0.00001	1,190,356	1,663,432	3,680,447	16,792,779	20,878,641	5,726,194	1,683,582	859,799	546,209	389,547	298,242	198,909	104,767	69,986	29,458	10,630
0.00005	238,065	332,677	736,066	3,358,436	4,175,543	1,145,183	336,697	171,948	109,233	77,903	59,643	39,777	20,950	13,994	5,889	2,124
0.0001	119,028	166,332	368,018	1,679,143	2,087,655	572,556	168,336	85,967	54,611	38,947	29,818	19,886	10,473	6,995	2,943	1,061
0.0005	23,799	33,257	73,580	335,708	417,346	114,455	33,648	17,182	10,914	7,783	5,958	3,973	2,091	1,396	586	210
0.001	11,895	16,622	36,775	167,779	208,557	57,193	16,812	8,584	5,452	3,887	2,975	1,983	1,043	696	292	104
0.005	2,372	3,315	7,332	33,436	41,526	11,382	3,343	1,705	1,082	771	589	392	205	136	56	19
0.01	1,182	1,651	3,651	16,643	20,647	5,656	1,659	845	536	381	291	193	100	66	26	8
0.05	230	321	707	3,208	3,944	1,075	312	157	99	69	52	34	17	10	2	–
0.10	111	154	339	1,529	1,856	503	144	71	44	30	23	14	6	3	–	–
0.15	71	99	216	969	1,160	312	88	43	26	17	13	7	–	–	–	–
0.20	51	71	155	689	812	216	60	28	17	11	8	4	–	–	–	–
0.25	39	54	118	522	603	159	43	20	11	7	4	–	–	–	–	–
0.30	31	43	93	410	464	121	32	14	7	4	–	–	–	–	–	–
0.35	26	35	76	330	365	93	23	10	4	–	–	–	–	–	–	–
0.40	21	29	63	270	290	73	17	6	–	–	–	–	–	–	–	–
0.45	18	25	52	223	232	57	13	–	–	–	–	–	–	–	–	–
0.50	15	21	44	186	186	44	9	–	–	–	–	–	–	–	–	–
0.55	13	18	38	155	148	34	5	–	–	–	–	–	–	–	–	–
0.60	11	16	32	130	116	25	–	–	–	–	–	–	–	–	–	–
0.65	10	13	27	108	89	18	–	–	–	–	–	–	–	–	–	–
0.70	9	12	23	90	66	11	–	–	–	–	–	–	–	–	–	–
0.75	8	10	20	74	46	–	–	–	–	–	–	–	–	–	–	–
0.80	7	9	17	60	28	–	–	–	–	–	–	–	–	–	–	–
0.85	6	7	14	47	–	–	–	–	–	–	–	–	–	–	–	–
0.90	5	6	12	36	–	–	–	–	–	–	–	–	–	–	–	–
0.95	4	5	9	26	–	–	–	–	–	–	–	–	–	–	–	–

*：$\alpha = 0.05$（両側），$\beta = 0.20$（検出力＝80％），非曝露群：曝露群＝2：1．提示した標本サイズは，曝露群として必要な対象者数である．2倍の人数が非曝露群に含められる必要がある．

サンプルサイズ

表 A7 ● コホート研究のための標本サイズ[*]

非曝露群での発症割合	検出したい相対リスク															
	0.2	0.3	0.5	0.75	1.25	1.5	2.0	2.5	3.0	3.5	4.0	5.0	7.5	10.0	20.0	50.0
0.00001	1,088,323	1,516,254	3,330,831	15,057,392	18,412,768	5,014,203	1,456,566	736,622	464,207	328,848	250,342	165,451	85,870	56,861	23,565	8,410
0.00005	217,658	303,242	666,145	3,011,370	3,682,391	1,002,792	291,297	147,315	92,835	65,764	50,064	33,087	17,171	11,370	4,711	1,681
0.0001	108,825	151,615	333,059	1,505,617	1,841,094	501,366	145,638	73,651	46,413	32,879	25,029	16,541	8,584	5,684	2,355	839
0.0005	21,759	30,314	66,590	301,015	368,057	100,225	29,111	14,721	9,276	6,570	5,001	3,305	1,714	1,134	469	166
0.001	10,875	15,151	33,281	150,439	183,927	50,082	14,545	7,354	4,634	3,282	2,498	1,650	855	566	233	82
0.005	2,169	3,021	6,635	29,979	36,623	9,968	2,892	1,461	920	651	495	326	168	111	45	15
0.01	1,080	1,505	3,304	14,922	18,210	4,954	1,436	725	456	322	245	161	83	54	21	6
0.05	210	292	639	2,876	3,480	942	271	135	84	59	44	29	14	8	2	–
0.10	101	140	306	1,370	1,638	441	125	62	38	26	19	12	5	2	–	–
0.15	65	90	195	868	1,025	274	76	37	22	15	11	6	–	–	–	–
0.20	46	64	139	617	718	190	52	25	14	9	6	3	–	–	–	–
0.25	36	49	106	466	534	140	37	17	10	6	4	–	–	–	–	–
0.30	28	39	84	366	411	107	28	12	6	3	–	–	–	–	–	–
0.35	23	32	68	294	323	83	21	9	4	–	–	–	–	–	–	–
0.40	19	26	56	240	257	65	15	6	–	–	–	–	–	–	–	–
0.45	16	22	47	199	206	51	11	–	–	–	–	–	–	–	–	–
0.50	14	19	39	165	165	39	8	–	–	–	–	–	–	–	–	–
0.55	12	16	33	138	132	30	–	–	–	–	–	–	–	–	–	–
0.60	10	14	28	115	104	23	–	–	–	–	–	–	–	–	–	–
0.65	9	12	24	96	80	16	–	–	–	–	–	–	–	–	–	–
0.70	8	10	20	79	60	9	–	–	–	–	–	–	–	–	–	–
0.75	7	9	17	65	42	–	–	–	–	–	–	–	–	–	–	–
0.80	6	7	14	52	26	–	–	–	–	–	–	–	–	–	–	–
0.85	5	6	12	41	–	–	–	–	–	–	–	–	–	–	–	–
0.90	4	5	10	31	–	–	–	–	–	–	–	–	–	–	–	–
0.95	3	4	8	22	–	–	–	–	–	–	–	–	–	–	–	–

[*]：$\alpha = 0.05$（両側），$\beta = 0.20$（検出力＝80%），非曝露群：曝露群＝3：1．提示した標本サイズは，曝露群として必要な対象者数である．3倍の人数が非曝露群に含められる必要がある．

表 A8 ● コホート研究のための標本サイズ*

非曝露群での発症割合	検出したい相対リスク															
	0.2	0.3	0.5	0.75	1.25	1.5	2.0	2.5	3.0	3.5	4.0	5.0	7.5	10.0	20.0	50.0
0.00001	1,034,606	1,440,316	3,154,116	14,188,116	17,178,604	4,657,092	1,342,104	674,194	422,454	297,814	225,764	148,182	76,019	49,975	20,438	7,223
0.00005	206,915	288,054	630,802	2,837,520	3,435,570	931,374	268,406	134,830	84,485	59,558	45,149	29,633	15,201	9,993	4,086	1,443
0.0001	103,454	144,022	315,388	1,418,696	1,717,691	465,659	134,194	67,410	42,238	29,776	22,572	14,815	7,599	4,995	2,042	721
0.0005	20,685	28,795	63,057	283,636	343,387	93,087	26,824	13,473	8,442	5,950	4,510	2,960	1,518	997	407	143
0.001	10,338	14,392	31,515	141,754	171,599	46,516	13,402	6,731	4,217	2,972	2,253	1,478	757	497	203	71
0.005	2,061	2,870	6,282	28,248	34,169	9,259	2,665	1,338	837	590	446	292	149	98	39	13
0.01	1,027	1,429	3,128	14,059	16,990	4,601	1,323	663	415	292	221	144	73	48	19	6
0.05	199	277	605	2,709	3,247	876	250	124	77	53	40	26	12	8	2	–
0.10	96	133	289	1,290	1,529	410	115	57	35	24	17	11	5	2	–	–
0.15	61	85	184	817	957	255	71	34	20	14	10	6	–	–	–	–
0.20	44	61	132	581	670	177	48	23	13	9	6	3	–	–	–	–
0.25	34	47	100	439	499	130	35	16	9	5	3	–	–	–	–	–
0.30	27	37	79	344	384	99	26	11	6	–	–	–	–	–	–	–
0.35	22	30	64	277	302	77	19	8	3	–	–	–	–	–	–	–
0.40	18	25	53	226	241	60	14	5	–	–	–	–	–	–	–	–
0.45	15	21	44	186	193	47	10	–	–	–	–	–	–	–	–	–
0.50	13	18	37	155	155	37	7	–	–	–	–	–	–	–	–	–
0.55	11	15	31	129	124	28	–	–	–	–	–	–	–	–	–	–
0.60	9	13	26	108	97	21	–	–	–	–	–	–	–	–	–	–
0.65	8	11	22	89	75	15	–	–	–	–	–	–	–	–	–	–
0.70	7	9	19	74	56	7	–	–	–	–	–	–	–	–	–	–
0.75	6	8	16	60	39	–	–	–	–	–	–	–	–	–	–	–
0.80	5	7	13	48	24	–	–	–	–	–	–	–	–	–	–	–
0.85	4	6	11	38	–	–	–	–	–	–	–	–	–	–	–	–
0.90	4	5	9	28	–	–	–	–	–	–	–	–	–	–	–	–
0.95	3	4	7	20	–	–	–	–	–	–	–	–	–	–	–	–

*：α = 0.05（両側），β = 0.20（検出力 = 80%），非曝露群：曝露群 = 4：1．提示した標本サイズは，曝露群として必要な対象者数である．4倍の人数が非曝露群に含められる必要がある．

サンプルサイズ

表 A9 ● ケースコントロール研究のための標本サイズ*

コントロール群での曝露割合	検出したいオッズ比															
	0.2	0.3	0.5	0.75	1.25	1.5	2.0	2.5	3.0	3.5	4.0	5.0	7.5	10.0	20.0	50.0
0.00001	1,970,728	2,788,519	6,306,363	29,429,793	37,838,497	10,510,715	3,153,225	1,635,011	1,051,081	756,780	583,937	394,159	211,464	142,743	61,147	22,330
0.00005	394,143	557,705	1,261,292	5,886,130	7,568,072	2,102,264	630,690	327,029	210,236	151,372	116,801	78,842	42,300	28,555	12,234	4,469
0.0001	197,070	278,853	630,659	2,943,172	3,784,269	1,051,207	315,373	163,532	105,130	75,696	58,409	39,427	21,155	14,281	6,120	2,237
0.0005	39,412	55,772	126,151	588,806	757,227	210,362	63,120	32,734	21,046	15,155	11,695	7,896	4,238	2,862	1,228	451
0.001	19,704	27,887	63,088	294,510	378,847	105,257	31,588	16,384	10,535	7,587	5,856	3,954	2,124	1,435	617	228
0.005	3,939	5,579	12,638	59,074	76,145	21,173	6,363	3,304	2,127	1,533	1,184	801	432	293	128	49
0.01	1,968	2,790	6,331	29,646	38,309	10,663	3,210	1,669	1,076	777	601	407	221	150	67	27
0.05	391	560	1,288	6,111	8,059	2,261	690	363	237	172	135	93	52	37	18	9
0.10	195	281	659	3,181	4,302	1,219	379	202	133	98	77	54	32	23	13	8
0.15	129	189	451	2,215	3,072	879	278	150	100	75	60	43	26	19	11	8
0.20	97	143	348	1,741	2,476	716	230	126	85	64	52	37	23	18	11	8
0.25	77	116	287	1,465	2,137	624	203	113	77	59	48	35	23	18	12	9
0.30	64	98	248	1,289	1,930	569	188	106	73	56	46	34	23	18	13	10
0.35	56	86	222	1,174	1,802	536	180	103	72	56	46	35	24	19	14	11
0.40	49	77	203	1,097	1,727	519	177	102	72	56	47	36	25	20	15	12
0.45	44	70	191	1,048	1,694	513	178	104	74	58	49	38	27	22	17	14
0.50	40	66	182	1,023	1,696	519	182	108	77	61	52	40	29	24	19	16
0.55	38	62	178	1,019	1,732	535	191	114	82	66	56	44	32	27	21	18
0.60	36	61	177	1,035	1,806	562	203	123	89	72	61	49	36	31	25	21
0.65	35	60	180	1,077	1,927	605	222	135	99	80	69	56	42	36	29	25
0.70	34	61	188	1,149	2,110	669	248	153	113	92	79	64	49	43	35	31
0.75	35	64	203	1,268	2,390	764	287	178	133	109	94	77	59	52	43	38
0.80	37	70	230	1,465	2,831	913	348	218	164	135	117	97	75	66	55	49
0.85	43	82	278	1,811	3,591	1,168	451	285	216	179	156	129	101	90	75	68
0.90	54	108	379	2,527	5,143	1,687	659	420	320	266	233	195	154	137	116	105
0.95	93	190	690	4,717	9,851	3,257	1,288	828	635	531	466	391	313	280	238	217

*：$\alpha = 0.05$（両側），$\beta = 0.10$（検出力＝90%），コントロール：ケース＝1：1．提示した標本サイズサイズは，ケース群として必要な対象者数である．等しい人数がコントロール群に含められる必要がある．

表 A10 ● ケースコントロール研究のための標本サイズ*

コントロール群での曝露割合	検出したいオッズ比															
	0.2	0.3	0.5	0.75	1.25	1.5	2.0	2.5	3.0	3.5	4.0	5.0	7.5	10.0	20.0	50.0
0.00001	1,529,065	2,153,652	4,825,672	22,280,178	28,149,758	7,764,749	2,302,966	1,183,610	755,564	540,911	415,405	278,348	147,639	99,012	41,948	15,205
0.00005	305,811	430,731	965,148	4,456,162	5,630,233	1,553,041	460,628	236,743	151,128	108,194	83,091	55,678	29,534	19,807	8,393	3,044
0.0001	152,904	215,366	482,583	2,228,160	2,815,293	776,578	230,335	118,385	75,573	54,105	41,552	27,844	14,770	9,906	4,199	1,524
0.0005	30,578	43,073	96,531	445,759	563,340	155,407	46,101	23,698	15,130	10,833	8,321	5,577	2,960	1,986	843	307
0.001	15,288	21,537	48,274	222,959	281,846	77,761	23,072	11,862	7,574	5,424	4,167	2,793	1,483	996	424	155
0.005	3,055	4,308	9,669	44,719	56,653	15,644	4,649	2,393	1,530	1,097	844	567	302	204	88	34
0.01	1,526	2,154	4,843	22,440	28,505	7,880	2,346	1,210	775	556	428	289	155	105	46	19
0.05	303	431	984	4,623	6,001	1,674	506	264	171	124	97	66	37	26	13	7
0.10	150	216	503	2,405	3,207	904	279	148	97	71	56	39	23	17	9	6
0.15	100	145	343	1,673	2,292	653	205	111	74	55	44	31	19	14	8	6
0.20	74	110	265	1,313	1,849	533	170	93	63	47	38	28	17	13	8	6
0.25	59	89	218	1,104	1,597	465	151	84	57	44	35	26	17	13	9	6
0.30	49	75	188	971	1,443	425	140	79	55	42	34	26	17	14	9	7
0.35	42	65	168	883	1,349	401	135	77	54	42	34	26	18	14	10	8
0.40	37	58	154	825	1,294	388	133	77	54	42	35	27	19	15	11	9
0.45	33	53	144	788	1,270	385	133	78	56	44	37	28	20	17	13	10
0.50	31	50	137	768	1,272	389	137	81	58	46	39	31	22	19	14	12
0.55	28	47	133	764	1,301	402	144	86	62	50	42	33	24	21	16	14
0.60	27	45	133	775	1,357	423	154	93	68	55	47	37	28	24	19	16
0.65	26	45	135	805	1,449	456	168	103	76	61	52	42	32	28	22	19
0.70	26	45	140	859	1,588	505	188	116	86	70	61	49	38	33	27	23
0.75	26	47	151	947	1,799	577	218	136	102	84	72	59	46	40	33	29
0.80	28	51	170	1,092	2,133	690	265	166	125	104	90	74	58	51	42	38
0.85	31	60	205	1,349	2,708	884	343	218	165	137	120	100	78	70	58	53
0.90	39	78	279	1,880	3,881	1,278	503	322	246	205	180	150	119	107	90	82
0.95	66	137	506	3,505	7,438	2,472	984	635	489	410	360	303	243	218	186	169

*：$\alpha = 0.05$（両側），$\beta = 0.10$（検出力＝90%），コントロール：ケース＝2：1．提示した標本サイズは，ケース群として必要な対象者数である．2倍の人数がコントロール群に含められる必要がある．

サンプルサイズ

表A11 ● ケースコントロール研究のための標本サイズ*

コントロール群での曝露割合	検出したいオッズ比															
	0.2	0.3	0.5	0.75	1.25	1.5	2.0	2.5	3.0	3.5	4.0	5.0	7.5	10.0	20.0	50.0
0.00001	1,369,478	1,930,861	4,322,663	19,888,975	24,913,964	6,843,813	2,014,824	1,029,056	653,448	465,720	356,295	237,271	124,583	83,040	34,800	12,517
0.00005	273,893	386,172	864,545	3,977,907	4,983,044	1,368,844	402,996	205,830	130,703	93,155	71,268	47,461	24,922	16,612	6,963	2,506
0.0001	136,945	193,086	432,280	1,989,023	2,491,679	684,473	201,517	102,927	65,360	46,584	35,640	23,735	12,464	8,309	3,483	1,254
0.0005	27,387	38,617	86,468	397,917	498,587	136,977	40,334	20,604	13,086	9,328	7,137	4,754	2,498	1,666	700	253
0.001	13,692	19,309	43,242	199,028	249,451	68,540	20,186	10,314	6,551	4,671	3,574	2,382	1,252	836	352	128
0.005	2,736	3,862	8,661	39,918	50,143	13,790	4,068	2,082	1,324	945	724	484	256	171	73	28
0.01	1,367	1,931	4,338	20,030	25,231	6,947	2,054	1,053	671	480	368	246	131	88	39	16
0.05	271	387	881	4,125	5,313	1,477	444	231	149	108	84	57	32	22	11	6
0.10	134	194	450	2,145	2,841	799	245	129	85	62	49	34	20	14	8	5
0.15	89	130	307	1,491	2,031	577	180	97	64	48	38	27	16	12	7	5
0.20	66	98	236	1,171	1,639	471	150	82	55	41	33	24	15	12	7	5
0.25	53	79	195	984	1,417	412	133	74	50	38	31	23	15	12	8	6
0.30	44	67	168	865	1,281	376	124	70	48	37	30	23	15	12	8	6
0.35	38	58	150	786	1,197	355	119	68	47	37	30	23	16	13	9	7
0.40	33	52	137	734	1,149	345	118	68	48	37	31	24	16	14	10	8
0.45	30	47	128	700	1,128	342	119	69	49	39	32	25	18	15	11	9
0.50	27	44	122	682	1,131	346	122	72	52	41	35	27	19	16	12	10
0.55	25	42	119	679	1,156	357	128	76	55	44	38	30	22	18	14	12
0.60	24	40	118	689	1,207	377	137	83	60	49	41	33	25	21	17	14
0.65	23	40	119	715	1,289	406	150	91	67	55	47	38	28	24	20	17
0.70	23	40	124	762	1,414	450	168	104	77	63	54	44	33	29	24	21
0.75	23	42	133	839	1,602	515	195	121	91	75	65	53	41	36	29	26
0.80	24	45	150	968	1,900	616	236	149	112	93	80	66	52	45	38	34
0.85	27	52	180	1,194	2,413	789	307	195	148	123	107	89	70	62	52	46
0.90	34	68	245	1,664	3,459	1,142	450	288	220	184	161	134	107	95	80	72
0.95	57	119	444	3,100	6,632	2,208	881	569	438	367	323	271	217	194	165	150

*：α＝0.05（両側），β＝0.10（検出力＝90%），コントロール：ケース＝3：1．提示した標本サイズは，ケース群として必要な対象者数である．3倍の人数がコントロール群に含められる必要がある．

表 A12 ● ケースコントロール研究のための標本サイズ*

コントロール群での曝露割合	検出したいオッズ比															
	0.2	0.3	0.5	0.75	1.25	1.5	2.0	2.5	3.0	3.5	4.0	5.0	7.5	10.0	20.0	50.0
0.00001	1,285,573	1,815,890	4,068,256	18,690,963	23,294,197	6,381,647	1,869,301	950,501	601,245	427,084	325,786	215,910	112,440	74,563	30,952	11,054
0.00005	257,112	363,178	813,662	3,738,297	4,659,075	1,276,406	373,889	190,118	120,262	85,427	65,166	43,189	22,493	14,916	6,193	2,213
0.0001	128,555	181,589	406,838	1,869,214	2,329,685	638,251	186,963	95,070	60,139	42,720	32,588	21,599	11,249	7,461	3,098	1,108
0.0005	25,709	36,318	81,379	373,947	466,173	127,727	37,422	19,032	12,041	8,554	6,526	4,326	2,255	1,496	622	224
0.001	12,853	18,159	40,697	187,039	233,234	63,912	18,729	9,527	6,028	4,284	3,269	2,167	1,130	750	313	113
0.005	2,568	3,632	8,151	37,513	46,884	12,860	3,775	1,923	1,219	867	662	440	231	154	65	25
0.01	1,283	1,816	4,082	18,823	23,592	6,479	1,906	973	618	440	337	224	118	79	34	14
0.05	255	363	829	3,876	4,969	1,378	412	214	137	99	77	52	29	20	10	5
0.10	126	182	423	2,015	2,658	746	228	120	78	57	45	31	18	13	7	4
0.15	83	122	289	1,401	1,901	539	168	90	60	44	35	25	15	11	7	4
0.20	62	92	222	1,099	1,534	440	140	76	51	38	31	22	14	11	7	5
0.25	50	74	183	923	1,326	385	125	69	47	36	29	21	14	11	7	5
0.30	41	63	158	812	1,200	352	116	65	45	34	28	21	14	11	7	6
0.35	35	55	140	738	1,122	333	111	63	44	34	28	21	14	12	8	6
0.40	31	49	128	688	1,077	323	110	63	45	35	29	22	15	13	9	7
0.45	28	44	120	657	1,058	320	111	65	46	36	30	23	17	14	10	8
0.50	25	41	114	640	1,060	324	114	67	48	38	32	25	18	15	11	10
0.55	23	39	111	636	1,084	335	120	72	52	41	35	28	20	17	13	11
0.60	22	38	110	645	1,132	354	128	78	57	46	39	31	23	20	15	13
0.65	21	37	111	669	1,209	381	140	86	63	51	44	35	26	23	18	16
0.70	21	37	116	713	1,326	422	158	97	72	59	51	41	31	27	22	19
0.75	21	39	125	786	1,504	483	183	114	85	70	61	50	38	33	27	24
0.80	22	42	140	905	1,784	579	222	140	105	87	75	62	48	42	35	31
0.85	25	48	168	1,117	2,266	742	289	183	139	115	101	83	65	58	48	43
0.90	31	63	228	1,556	3,248	1,073	423	271	207	173	151	126	100	89	75	67
0.95	52	110	412	2,897	6,229	2,076	829	536	412	345	303	255	203	182	154	139

*：α = 0.05（両側），β = 0.10（検出力 = 90%），コントロール：ケース = 4：1．提示した標本サイズは，ケース群として必要な対象者数である．4倍の人数がコントロール群に合められる必要がある.

表 A13 ● ケースコントロール研究のための標本サイズ*

コントロール群での曝露割合	検出したいオッズ比															
	0.2	0.3	0.5	0.75	1.25	1.5	2.0	2.5	3.0	3.5	4.0	5.0	7.5	10.0	20.0	50.0
0.00001	1,472,099	2,082,974	4,710,741	21,983,531	28,264,683	7,851,317	2,355,404	1,221,324	785,139	565,302	436,191	294,430	157,960	106,627	45,676	16,681
0.00005	294,418	416,596	942,163	4,396,835	5,653,216	1,570,354	471,115	244,286	157,043	113,073	87,248	58,894	31,598	21,330	9,139	3,339
0.0001	147,208	208,299	471,091	2,198,497	2,826,782	785,234	235,579	122,156	78,531	56,544	43,631	29,452	15,803	10,668	4,572	1,671
0.0005	29,440	41,661	94,233	439,828	565,636	157,137	47,150	24,452	15,721	11,321	8,736	5,899	3,166	2,138	918	337
0.001	14,719	20,831	47,126	219,994	282,992	78,625	23,596	12,239	7,870	5,668	4,375	2,954	1,587	1,072	461	171
0.005	2,943	4,168	9,441	44,128	56,879	15,816	4,753	2,469	1,589	1,146	885	599	323	219	96	37
0.01	1,470	2,085	4,730	22,145	28,617	7,966	2,398	1,248	804	581	449	305	165	113	50	20
0.05	293	419	962	4,566	6,020	1,690	516	272	177	129	101	70	39	28	14	7
0.10	146	211	493	2,377	3,214	911	283	151	100	74	58	41	24	18	10	6
0.15	97	142	337	1,655	2,295	657	208	113	75	56	45	32	20	15	9	6
0.20	73	107	260	1,301	1,850	535	172	95	64	48	39	28	18	14	9	6
0.25	58	87	215	1,095	1,597	466	152	85	58	44	36	27	17	14	9	7
0.30	49	74	186	964	1,442	425	141	80	55	42	35	26	18	14	10	8
0.35	42	65	166	877	1,346	401	135	77	54	42	35	26	18	15	11	9
0.40	37	58	152	820	1,291	388	133	77	54	42	35	27	19	16	12	10
0.45	33	53	143	784	1,266	384	133	78	56	44	37	29	20	17	13	11
0.50	31	50	137	765	1,267	388	137	81	58	46	39	31	22	19	15	12
0.55	29	47	133	761	1,294	400	143	85	62	50	42	33	25	21	16	14
0.60	27	46	133	774	1,350	421	152	92	67	54	46	37	28	24	19	16
0.65	26	45	135	805	1,440	453	166	101	75	61	52	42	32	27	22	19
0.70	26	46	141	859	1,577	500	186	115	85	69	60	49	37	32	26	23
0.75	27	48	152	948	1,785	571	215	134	100	82	71	58	45	39	33	29
0.80	28	53	172	1,095	2,115	682	260	163	123	101	88	73	57	50	42	37
0.85	32	62	208	1,353	2,683	873	337	213	162	134	117	97	76	68	57	51
0.90	41	81	283	1,888	3,842	1,260	493	314	240	200	175	146	116	103	87	79
0.95	70	142	516	3,524	7,359	2,433	962	619	475	397	349	293	234	210	179	162

*：$\alpha = 0.05$（両側），$\beta = 0.20$（検出力 = 80%），コントロール：ケース = 1：1．提示した標本サイズは，ケース群として必要な対象者数である．等しい人数がコントロール群に含められる必要がある．

表 A14 ● ケースコントロール研究のための標本サイズ*

コントロール群での曝露割合	検出したいオッズ比															
	0.2	0.3	0.5	0.75	1.25	1.5	2.0	2.5	3.0	3.5	4.0	5.0	7.5	10.0	20.0	50.0
0.00001	1,190,363	1,663,444	3,680,489	16,793,046	20,879,138	5,726,351	1,683,639	859,834	546,235	389,568	298,260	198,923	104,777	69,995	29,465	10,635
0.00005	238,071	332,689	736,108	3,358,703	4,176,039	1,145,339	336,754	171,983	109,259	77,923	59,660	39,791	20,960	14,003	5,896	2,129
0.0001	119,034	166,344	368,060	1,679,410	2,088,152	572,713	168,393	86,001	54,637	38,967	29,835	19,899	10,483	7,004	2,950	1,066
0.0005	23,805	33,269	73,622	335,976	417,842	114,612	33,705	17,216	10,939	7,803	5,975	3,986	2,101	1,405	593	216
0.001	11,901	16,635	36,817	168,047	209,054	57,349	16,869	8,618	5,477	3,907	2,993	1,997	1,053	705	298	109
0.005	2,378	3,327	7,374	33,704	42,024	11,540	3,400	1,740	1,107	791	607	406	215	145	63	24
0.01	1,188	1,664	3,693	16,911	21,146	5,814	1,717	880	561	402	308	207	211	75	33	14
0.05	236	333	750	3,482	4,455	1,237	371	193	125	91	70	48	27	19	10	5
0.10	117	167	383	1,810	2,383	669	205	109	71	53	41	29	17	13	7	5
0.15	77	112	261	1,258	1,704	484	152	82	54	41	32	23	14	11	7	5
0.20	58	84	201	987	1,376	396	126	69	47	35	28	21	13	10	7	5
0.25	46	68	166	829	1,190	346	112	62	43	33	27	20	13	10	7	5
0.30	38	57	143	729	1,076	316	105	59	41	32	26	20	13	11	7	6
0.35	33	50	127	662	1,006	299	101	58	40	31	26	20	14	11	8	7
0.40	29	45	116	618	966	290	99	58	41	32	27	21	15	12	9	7
0.45	26	41	108	590	949	288	100	59	42	33	28	22	16	13	10	8
0.50	24	38	103	574	951	292	103	61	44	35	30	24	17	15	11	10
0.55	22	36	100	571	973	301	108	65	47	38	32	26	19	16	13	11
0.60	21	34	99	579	1,016	318	116	70	52	42	36	29	22	19	15	13
0.65	20	34	101	601	1,085	343	127	78	58	47	40	33	25	22	18	16
0.70	20	34	105	640	1,190	380	143	89	66	54	47	38	29	26	21	19
0.75	20	35	112	705	1,350	435	166	104	78	64	56	46	36	32	26	23
0.80	21	38	126	812	1,601	520	201	127	96	80	70	58	45	40	34	30
0.85	23	44	152	1,002	2,034	667	261	167	127	106	93	77	61	55	46	42
0.90	29	58	205	1,395	2,916	965	383	246	189	158	139	117	94	84	71	65
0.95	48	100	371	2,598	5,592	1,868	750	487	376	316	279	236	190	171	147	134

*：$\alpha = 0.05$（両側），$\beta = 0.20$（検出力＝ 80%），コントロール：ケース＝ 2：1．提示した標本サイズは，ケース群として必要な対象者数である．2 倍の人数がコントロール群に含められる必要がある．

サンプルサイズ

表 A15 ● ケースコントロール研究のための標本サイズ*

コントロール群での曝露割合	検出したいオッズ比															
	0.2	0.3	0.5	0.75	1.25	1.5	2.0	2.5	3.0	3.5	4.0	5.0	7.5	10.0	20.0	50.0
0.00001	1,088,329	1,516,265	3,330,869	15,057,631	18,413,208	5,014,341	1,456,616	736,652	464,229	328,865	250,357	165,463	85,879	56,868	23,570	8,415
0.00005	217,664	303,253	666,182	3,011,608	3,682,831	1,002,930	291,347	147,345	92,856	65,782	50,079	33,098	17,180	11,377	4,717	1,685
0.0001	108,831	151,626	333,096	1,505,856	1,841,534	501,504	145,688	73,681	46,435	32,896	25,044	16,553	8,592	5,691	2,360	844
0.0005	21,764	30,325	66,628	301,253	368,496	100,363	29,161	14,751	9,298	6,588	5,016	3,316	1,723	1,141	474	171
0.001	10,881	15,162	33,319	150,678	184,367	50,220	14,595	7,384	4,655	3,299	2,513	1,662	864	573	239	87
0.005	2,174	3,032	6,672	30,218	37,064	10,107	2,943	1,491	942	668	510	338	177	118	50	19
0.01	1,086	1,516	3,342	15,161	18,652	5,093	1,486	755	478	340	259	173	91	61	27	11
0.05	215	303	678	3,120	3,932	1,085	323	167	107	77	60	41	23	16	8	4
0.10	107	152	345	1,620	2,105	588	179	94	62	45	35	25	15	11	6	4
0.15	70	101	235	1,125	1,507	426	132	71	47	35	28	20	12	9	6	4
0.20	52	76	181	882	1,218	349	111	60	41	31	25	18	11	9	6	4
0.25	42	62	149	741	1,053	305	99	55	37	29	23	17	11	9	6	5
0.30	35	52	128	650	954	280	92	52	36	28	23	17	12	9	7	5
0.35	30	45	114	590	892	265	89	51	36	28	23	18	12	10	7	6
0.40	26	40	104	550	857	257	88	51	36	28	24	18	13	11	8	7
0.45	23	36	97	525	843	256	89	52	37	30	25	19	14	12	9	7
0.50	21	34	92	511	846	259	92	55	39	32	27	21	15	13	10	9
0.55	19	32	89	507	866	268	97	58	42	34	29	23	17	15	12	10
0.60	18	30	88	514	905	283	104	63	46	38	32	26	19	17	13	12
0.65	18	30	89	533	967	306	114	70	52	42	36	30	23	20	16	14
0.70	17	30	92	567	1,061	339	128	80	60	49	42	35	27	23	19	17
0.75	17	31	99	624	1,204	389	149	93	70	58	51	42	32	29	24	21
0.80	18	33	111	718	1,429	466	181	115	87	72	63	52	41	37	31	28
0.85	20	38	132	884	1,817	598	235	151	115	96	84	70	56	50	42	38
0.90	25	50	179	1,230	2,607	867	345	223	172	144	127	107	85	77	65	59
0.95	41	85	323	2,288	5,002	1,678	678	442	342	288	255	215	174	157	134	123

*：$\alpha = 0.05$（両側），$\beta = 0.20$（検出力＝80％）．コントロール：ケース＝3：1．提示した標本サイズは，ケース群として必要な対象者数である．3倍の人数がコントロール群に合められる必要がある．

表 A16 ● ケースコントロール研究のための標本サイズ*

コントロール群での曝露割合	検出したいオッズ比															
	0.2	0.3	0.5	0.75	1.25	1.5	2.0	2.5	3.0	3.5	4.0	5.0	7.5	10.0	20.0	50.0
0.00001	1,034,611	1,440,327	3,154,151	14,188,340	17,179,015	4,657,221	1,342,151	674,222	422,474	297,830	225,778	148,193	76,026	49,982	20,443	7,227
0.00005	206,920	288,065	630,838	2,837,745	3,435,981	931,503	268,452	134,858	84,505	59,574	45,162	29,644	15,209	9,999	4,091	1,447
0.0001	103,459	144,032	315,424	1,418,920	1,718,102	465,788	134,240	67,438	42,259	29,792	22,585	14,825	7,607	5,002	2,047	725
0.0005	20,690	28,806	63,092	283,861	343,799	93,216	26,870	13,501	8,462	5,966	4,524	2,970	1,525	1,003	412	147
0.001	10,344	14,403	31,551	141,978	172,011	46,645	13,449	6,759	4,237	2,988	2,266	1,489	765	504	207	75
0.005	2,067	2,880	6,318	28,473	34,581	9,388	2,712	1,366	858	606	460	303	157	104	44	17
0.01	1,032	1,440	3,164	14,285	17,404	4,731	1,370	691	435	308	234	155	81	54	23	10
0.05	205	288	641	2,938	3,670	1,009	298	153	98	70	54	37	20	14	7	4
0.10	101	144	327	1,525	1,966	547	166	87	57	41	32	23	13	10	5	3
0.15	67	96	222	1,059	1,408	397	123	66	43	32	26	18	11	8	5	4
0.20	50	72	171	830	1,138	325	103	56	38	28	23	17	10	8	5	4
0.25	39	58	140	696	985	285	92	51	35	26	21	16	10	8	6	4
0.30	33	49	121	611	892	261	86	48	33	26	21	16	11	9	6	5
0.35	28	42	107	554	836	248	83	47	33	26	21	16	11	9	7	5
0.40	24	38	97	517	803	241	82	48	34	26	22	17	12	10	7	6
0.45	22	34	91	492	790	240	83	49	35	28	23	18	13	11	8	7
0.50	20	32	86	479	793	243	86	51	37	30	25	20	14	12	9	8
0.55	18	30	83	475	812	252	91	55	40	32	27	22	16	14	11	9
0.60	17	28	82	481	849	266	97	59	44	35	30	24	18	16	13	11
0.65	16	28	83	498	908	288	107	66	49	40	34	28	21	18	15	13
0.70	16	28	86	530	997	319	121	75	56	46	40	33	25	22	18	16
0.75	16	29	92	583	1,131	366	140	88	67	55	48	39	31	27	22	20
0.80	17	31	103	670	1,343	439	171	108	82	68	60	50	39	35	29	26
0.85	18	35	123	826	1,708	564	222	143	109	91	80	67	53	47	40	36
0.90	23	45	166	1,148	2,452	817	327	211	163	137	120	101	81	73	62	56
0.95	37	78	298	2,133	4,707	1,583	641	419	325	273	242	205	165	149	127	116

*：$\alpha = 0.05$（両側），$\beta = 0.20$（検出力＝80%），コントロール：ケース＝4：1．提示した標本サイズは，ケース群として必要な対象者数である．4倍の人数がコントロール群に含められる必要がある．

サンプルサイズ

表 A17 ● ポアソン分布に従う変数の推定値の 95％信頼限界計算のための係数表

観察された イベント数*(n)	信頼区間 下限係数 (L)	信頼区間 上限係数 (U)	観察された イベント数*(n)	信頼区間 下限係数 (L)	信頼区間 上限係数 (U)	観察された イベント数*(n)	信頼区間 下限係数 (L)	信頼区間 上限係数 (U)
1	0.0253	5.57	21	0.619	1.53	120	0.833	1.200
2	0.121	3.61	22	0.627	1.51	140	0.844	1.184
3	0.206	2.92	23	0.634	1.50	160	0.854	1.171
4	0.272	2.56	24	0.641	1.49	180	0.862	1.160
5	0.324	2.33	25	0.647	1.48	200	0.868	1.151
6	0.367	2.18	26	0.653	1.47	250	0.882	1.134
7	0.401	2.06	27	0.659	1.46	300	0.892	1.121
8	0.431	1.97	28	0.665	1.45	350	0.899	1.112
9	0.458	1.90	29	0.670	1.44	400	0.906	1.104
10	0.480	1.84	30	0.675	1.43	450	0.911	1.098
11	0.499	1.79	35	0.697	1.39	500	0.915	1.093
12	0.517	1.75	40	0.714	1.36	600	0.922	1.084
13	0.532	1.71	45	0.729	1.34	700	0.928	1.078
14	0.546	1.68	50	0.742	1.32	800	0.932	1.072
15	0.560	1.65	60	0.770	1.30	900	0.936	1.068
16	0.572	1.62	70	0.785	1.27	1,000	0.939	1.064
17	0.583	1.60	80	0.798	1.25			
18	0.593	1.58	90	0.809	1.24			
19	0.602	1.56	100	0.818	1.22			
20	0.611	1.54						

＊：推定値（発生割合など）の元となるイベント数など

用語集

Accuracy：測定の正確性とは測定が真の値からずれている程度のことである．

Ad hoc study：アドホック研究とは一次データ[*1]の収集を要する研究のことである．

Active surveillance：能動的サーベイランスとは，特定の集団を継続的に，あらかじめ定められた手順により観察することであり，いくつかのアプローチが用いられる．すなわち，ある製品を使用した患者における有害事象を特定する医薬品に基づいて観察するものや，患者がその治療を受けると思われる特定の状況における有害事象と特定する場所に基づくもの（例えば救急部），医薬品に関連する可能性がある有害事象を特定するイベントに基づくもの（例えば急性肝不全）があり得る．

Actual knowledge：現認とは，法律上，文字通り事実を認識していることと定義される．実際に認識していることは，例えば，あるリスクを示唆する合理的な情報について，製造業者が知っていることを示すことにより証明することができる．

Adverse drug event, adverse drug experience, adverse event, adverse experience：有害事象とは，診療においてその薬を使用する間またはその後に起こった好ましくないアウトカムのことである．治療と因果関係があるとは限らない．予防できるものとできないものがある．

Adverse drug reaction：副作用とは，その薬が原因と判断される有害事象のことである[*2]．

Adverse effect：副作用の研究では，有害事象が本当に先立つ薬への曝露が原因なのかどうかを主観的に判断するために，症例報告が調べられる．

Agreement：一致性とは，異なる方法または情報源から同じ答えを与えることである．2つの情報源または方法間での一致性は，いずれかの方法または情報源が妥当である（valid）または信頼できる（reliable）ことを意味しない．

Analyses of secular trends：傾向分析では，経時的または異なる地域間での疾患発生の傾向を調べ，薬の使用率など想定される曝露の傾向との相関を検討する．観察の単位は集団のサブグループであって個人ではない．また，生態学的研究（ecological study）とも呼ばれる．

---

*1：研究の目的で収集されるデータのこと．
*2：本来は「薬物有害反応」と訳すべきであるが，ICH で合意されている日本語訳である「副作用」とした．同義語として，adverse reaction, suspected adverse（drug）reaction, adverse effect, undesirable effect が本書では用いられている．

Analytic study：分析（疫学）研究は，コントロール群を設定する研究である．ケースコントロール研究，コホート研究，ランダム化臨床試験が例である．

Anticipated beneficial effect：予期される有益作用とは，その薬が原因と考えられる好ましい効果のことである．それは通常，薬を処方したり服用したりする理由となる．

Anticipated harmful effect：予期される副作用とは，既存の知識のもとに予測できた望ましくない効果のことである．

Association：関連とは，偶然により生じると期待できる以上に頻繁に，2つの事象が同時に起こることである．

Autocorrelation：自己相関とは，任意の個々の観察がある程度それ以前の観察の関数になっていることである．

Bias：バイアスとは，研究における（ランダムではなく）系統的な誤差のことである．

Biological inference：生物学的推論とは，集団でみられた関連性（に関する言明）を生物学的な因果関係（についての言明）として一般化する過程のことである．

Case-cohort study：ケースコホート研究とは，疾患をもつ（訳者注，すべての）ケースを，ケースが属するコホート全体からランダムに選択したサンプルと比較する研究である．

Case-control study：ケースコントロール研究とは，疾患を有するケースと疾患がないコントロールを比較し，先立つ曝露の違いを探す研究である．

Case report：症例報告とは，個々の患者の経験の報告である．薬剤疫学の分野では，症例報告は通常，ある薬に曝露し，特定のアウトカム（通常は有害事象）を生じた患者について記述する．

Case series：ケースシリーズとは，全員が同じ曝露を受けた複数の患者についての報告であり，その臨床アウトカムはどのようなものだったかを調べるものである．それとは別に，共通の疾患をもつ複数の患者について報告し，先立つ曝露がどのようなものだったかを調べることもある．コントロールグループはない．

Cause：曝露がある健康事象の原因となるとは，個人集団においてそれが真にイベントの確率

を増加させることである．言い換えると，曝露があったのでイベントが発生したが，曝露がなければイベントが生じなかったであろう個人が存在するということである．

Changeability：可変性とは，改善または悪化した患者における得点の差を測定できる測定尺度の能力のことである．

Channeling bias：チャネリングバイアスとは，選択バイアスの1つであり，ある薬が安全だとされたために，ほかの薬には忍容性のないハイリスク患者に使用されたときに生じる．それはしばしば適応による交絡（confounding by indication）と同じ意味で用いられる．

Clearance：薬のクリアランスとは，ある特定の時間内に薬が消失する「みかけの」分布容積の率のことである．その単位は時間当たりの体積であり，例えばリットル毎時である．全身クリアランスは異なる経路（例えば，腎臓，肝臓，肺など）のクリアランス合計である．

Clinical pharmacology：臨床薬理学とは，人における薬の効果に関する学問である．

Cohort study：コホート研究とは，定義に基づき集団を特定し，前向きに追跡し，疾患の頻度（例えば，発生率，累積発生率）を調べる研究である．コホート研究では，一般的に曝露された患者が特定され，曝露されていない患者やほかの曝露を受けた患者との比較がなされる．

Confidence interval：信頼区間とは，ある確率で母集団の真値を含んでいるような値の範囲のことである．

Confidentiality：守秘義務とは，個人情報の移転や開示を制限する患者の権利のことである．

Confounding variable：交絡変数またはconfounder：交絡因子とは，研究におけるリスク因子とアウトカムのどちらでもなく，独立にリスクファクターとアウトカム両方に関連があるような変数のことである．ある交絡因子は，曝露とアウトカムとの関連の大きさを，みかけ上増やしたり減らしたりする．適応による交絡は，処方理由となった診断やほかの臨床特性がある薬の使用に影響を与え，それがさらに研究のアウトカムにも関連するようなときに生じる．

Construct validity：構成概念妥当性とは，ある測定尺度の結果が，理論上の仮説から想定される通りに，別の測定の結果と一致する程度のことである．

Constructive knowledge：推定上の知識とは法律用語で，ある個人がもっていなかったとし

ても，合理的な注意を払うことにより獲得できたであろう知識のことである．

Cost：<u>コスト</u>は，ほかの用途にも用いられる資源の消費量をいう．

Cost-benefit analysis：医療（ケア）の<u>費用便益分析</u>とは，医療介入のコストとその便益を比較するものである．コストと便益はともに同じ貨幣単位（例えばドル）で測られなければならない．

Cost-effectiveness analysis：医療ケアの<u>費用効果分析</u>とは，とは，医療介入のコストとその効果を比較するものである．コストは貨幣単位で示されるが，効果は独立に決定され，どのような臨床的に意味がある単位で測られてもよい．通常費用効果分析は効果の増加に必要な追加コストを調べる．

Cost-identification analysis：<u>コスト特定分析</u>とは，医療ケアにかかわるコストをあげることであり，そのケアから生じるアウトカムは考慮されない．

Criterion validity：<u>基準関連妥当性</u>とは，参照となる基準（ゴールドスタンダード）との一致性により評価される，ある尺度の測るべきものを測る能力を意味する．

Cross-sectional study：<u>横断研究</u>とは，ある一時点の集団における曝露とアウトカムを調べるものである．時間という概念がない．

Defined daily dose（DDD）：<u>規定1日量</u>とは，ある医薬品の成人における主な効能のための，通常の1日当たりの維持投与量のことある．

Descriptive study：<u>記述研究</u>とは，コントロール群がない研究であり，すなわち，ケースレポート，ケースシリーズおよび傾向分析のことである．それらは分析（疫学）研究と対比される．

Detection bias：<u>検出バイアス</u>とは，疾患を確認，診断または検証する手順が研究グループ間で系統的に異なることから生じる研究結果の誤差のことである．

Differential misclassification：<u>差異誤分類</u>とは，ある変数（例えば，薬剤使用）の誤分類の程度が別の変数（例えば，疾患状態）のレベルに従って変化するときに生じる．

Direct medical cost：<u>直接医療費</u>とは，医療を提供するときに生じるコストのことである．

Direct nonmedical cost：直接非医療費とは，疾患や医療ケアを求める際に発生する医療ケアに関係のないコストのことである．病院や医師のオフィスまでの交通費，疾患のために必要な特別な衣類のコスト，ホテル代と特別な住居費（例えば，患者向けの住宅リフォーム）が含まれる．

Discriminative instrument：判別尺度とは，ある一時点の集団間の差異を測るものである．

Disease registry：疾患登録とは，共通の疾患状態の診断に基づいて対象者を集めることを特徴とするレジストリのことである．

Drug：薬とは体外から投与され，生理的作用を発揮するあらゆる物質のことである．

Drug utilization：薬剤使用実態とは，世界保健機関（WHO）により定義される通り，「社会での薬の販売，流通，処方及び使用のことであり，医学的，社会的及び経済的結果に特に関心がある」ものである．

Drug utilization evaluation（DUE）program：薬剤使用評価プログラムとは，不適切な薬の使用が検出されたとき，介入して医薬品の使用を改善するためにデザインされた，継続的で系統的なシステムのことである．薬剤使用レビュープログラムを参照．

Drug utilization evaluation study：薬剤使用評価研究とは，薬剤使用が適切に行われているかどうかを調べるアドホックな調査のことである．薬剤使用に関する問題の頻度を検出し定量化するためにデザインされる．

Drug utilization review program：薬剤使用レビュープログラムとは，不適切な薬の使用が検出されたとき，介入して医薬品使用を改善するために設計された，継続的で系統的なシステムのことである．

Drug utilization review study：薬剤使用レビュー研究とは，薬剤使用が適切に行われているかどうかを調べるアドホックな調査のことである．薬剤使用に関する問題の頻度を検出し定量化するためにデザインされる．「薬剤使用評価プログラム」を参照．

Drug utilization study：薬剤使用実態研究とは，薬の使用を定量化する記述研究である．その目的は現状，開発傾向，薬剤使用の経時的傾向について，国，地域，施設などさまざまな医療ケアシステムのレベルにおいて定量化することである．

Ecological study：生態学的研究では，経時的または異なる地域間での疾患発生の傾向を調べ，薬の使用率など想定される曝露の傾向との相関を検討する．観察の単位は集団のサブグループであって個人ではない．「傾向分析」も参照すること．

Effect modification：効果の修飾は薬のアウトカムに与える効果の大きさが，薬またはアウトカム以外の変数（例えば，性別，年齢層）のレベルによって変化するときに生じる．効果の修飾は，足し算または掛け算のスケールで評価され得る．「交互作用」を参照．

Effectiveness：薬の有用性の研究とは，実臨床において，処方したときに期待された効果が実際に得られるのかどうかを調べる研究である．

Efficacy：薬の有効性の研究とは，理想的な環境において，処方したときに期待される効果を与える能力があるかどうかを調べる研究である．

Efficiency：薬の効率性の研究とは，ある薬が許容できるコストで期待された効果が得られるかどうかを調べる研究である．

Epidemiology：疫学とは，人間集団における疾患・健康状態の分布と原因を調べる研究である．

Evaluative instrument：評価尺度とは，個人内の経時的な変化を測定するために設計されるものである．

Experimental study：実験研究とは，個々の参加者が受ける治療を研究者が制御するもので，参加者を研究グループにランダムに割り付けることが一般的である．

Face validity：表面的妥当性とは，実施可能性，明確さと簡潔さ，バイアスの可能性，包括性，余分な項目が含まれているかどうか，といった複数の基準を満たす程度を直観的に評価し，それに基づいて尺度の妥当性を判断することである．

Fixed cost：固定費用とは，活動の量にかかわらず発生するコストである．

General causation：一般的因果関係とは，法律上，ある製品が原告に類似した患者集団において，特定の障害を発生させ得るかどうかを意味する．

Generic quality-of-life instrument：包括的 QOL 尺度とは，患者の機能，障害，心理的負担の

すべての概念を含めるもので，さまざまな集団に使用できる．

Half time, T$_{1/2}$：半減期とは，薬物血中濃度が半減するまでの時間のことである．半減期は薬のみかけの分布容積とクリアランス両方の関数である．

Hawthorne effect：ホーソン効果とは，研究手順または介入に関係なく，研究対象者が研究に参加することそれのみによって，行動を変えるときに生じる．

Health profile：健康プロファイルとは，QOL の複数の異なる性質を測定する単一の尺度のことである．

Health-related quality of life：健康関連 QOL とは，多因子からなる概念であり，患者の視点からの，疾患の生理学的，心理学的，社会的影響および治療プロセスすべての最終結果を表すものである．健康関連 QOL はさまざまなレベルで考えられる．幸福の総合評価；生理的，機能的，心理的，社会的，経済的状態のいくつかの広域ドメイン；これらの個別ドメインの下位要素としての，例えば，身体的または機能的ドメインにおける痛み，睡眠，日常生活動作，性機能など．

Human research subject：研究対象者とは，米国の規制では，「生存する個人のことであって，研究を実施する研究者（専門職と学生のどちらであっても）が，1）個人への介入または接触を通じてデータを得るか，または2）個人が特定できるプライバシー情報，のいずれかを得る対象のこと」［Title 45 US Code of Federal Regulations Part 46.102（f）］．

Hypothesis-generating study：仮説生成研究とは，その後の分析研究で調べられるべき薬の効果に関する研究課題を見出す研究である．

Hypothesis-strengthening study：仮説強化研究とは，確実なエビデンスを提供するのではなく，既存の仮説を強化する研究である．

Hypothesis-testing study：仮説検定研究とは，別の研究から示唆された仮説を詳細に評価する研究である．

Incidence/prevalence bias：罹患者／有病者バイアスとは，選択バイアスの一種で，新規発症患者ではなく，有病者が研究に選択されるような研究で生じる可能性がある．有病率との強い関連性は，発生率というよりも，その疾患の罹病期間かもしれない．なぜなら，有病率はその疾患の発生率と罹病期間の両方に比例するからである．

Incidence rate：疾患発生率とは，その疾患がどの程度の頻度で発生するのかの尺度である．特に，特定の期間に特定のリスク集団の中で新たに発生する疾患の症例数を，リスク集団の人数（訳注：正確には人年）で割ったものである．

Indirect cost：間接費とは，物またはサービスの取り引きで直接的に生じる費用ではなく，ある有価の資源を別の方法で利用する機会損失を表す．それは，罹患（例えば失われた労働時間）や死亡（早期死亡による労働力の損失）によるコストを含む．

Information bias：情報バイアスとは，曝露またはアウトカムの測定の精度が，調査群間で系統的に異なることに起因する研究結果の誤差である．

Intangible costs：無形費用とは，痛み，苦痛，悲しみの費用のことである．

Interaction：交互作用．「効果の修飾（effect modification）」を参照．

Interrupted time-series design：介入時系列デザインでは，介入前後の対象集団に対して複数の観察（通常 10 以上）が行われる．

Knowledge：知識とは，許訟上の用語であり，現認でも推定上の知識のいずれでもあり得る．

Medication error：投薬過誤とは，実際に障害が発生したか，もしくは障害が起こる可能性があったかにかかわらず，薬の処方，転記，調剤，投与，または投薬監視中の過程におけるあらゆるエラーのことである．

Meta-analysis：メタアナリシスとは，結果を統合するためのもので，系統的で構造的な文献レビューと，一連の分析結果の本格的な統計解析からなる．メタアナリシスでは研究結果の変動源が調べられ，適切であれば，これらの結果の要約として，全体を通じた効果の指標が示される．

Misclassification bias：誤分類バイアスとは，対象者を分類するときに実際に曝露していない対象者を曝露群として分類したり，またはその逆を行うことにより生じる誤差である．また，誤分類バイアスは対象者を疾患があると間違えて分類したり，またその逆の場合にも生じる．

Molecular pharmacoepidemiology：分子薬剤疫学とは，分子バイオマーカーが薬の臨床効果をどのように変化させるかを調べる研究である．

　N-of-1 RCT：*N*-of-1 試験とは，1 人の患者内でのランダム化比較試験で，実験治療期間または
コントロール期間を繰り返し割り付ける.

　Near miss：ニアミスとは，害を生じる高い可能性があったが実際は害を生じなかった投薬過
誤のことで，患者に至る以前に過誤が修正された場合でも，過誤が患者を巻き込んだが幸いそ
の患者では有害な後遺症を生じなかった場合でも該当する.

　Nondifferential misclassification：非差異誤分類とは，ある変数の誤分類がほかの変数の水準
間で変わらないときを指す．非差異誤分類は通常関連がなくなる方向へのバイアスを生じる.

　Nonexperimental study：非実験的研究とは，研究者が治療をコントロールせず，あるがまま
の医療の結果を観察し評価する研究である．用いられる研究デザインはランダム化を用いない
もので，例えば症例報告，ケースシリーズ，傾向分析，ケースコントロール研究およびコホート
研究である.

　Observational or nonexperimental study：観察研究または非実験的研究とは，研究者が治療
をコントロールせず，あるがままの医療の結果を観察し評価する研究である．用いられる研究
デザインはランダム化を用いないもので，例えば症例報告，ケースシリーズ，傾向分析，ケース
コントロール研究およびコホート研究である.

　Odds ratio：オッズ比とは，疾患グループでの曝露オッズを，非疾患グループでの曝露オッズ
で割ったものである．疾患の背景リスクが低い〔約 10％以下（一般的には 10％未満，訳者注)〕
とき，それは相対リスクのバイアスのない推定量である．また，ケース発生時にコントロールが
リスク集団からランダムに選択されるようなネステッドまたは母集団ベースのケースコントロー
ル研究では，率比のバイアスのない推定量でもある.

　One-group, post-only design：単群事後データデザインとは，治療にすでに曝露されている単
一のグループに 1 回のみの観察を行うものである.

　Opportunity cost：機会費用とは，一旦消費されてしまってもはや利用できない，ある資源消
費の次善の策から得られる価値のことである.

　P-value：*p* 値とは，真に関連が存在しないとき，研究で観測されたものと同じかそれより大
きい差が，純粋に偶然によって生じる確率のことである.

　Pharmacodynamics：薬力学とは，薬物濃度と効果の関係に関する研究である．それには特定の薬物濃度への体内の標的組織の反応に関する研究が含まれる．

　Pharmacogenetic epidemiology：遺伝薬理学疫学とは，大規模集団を対象とし薬物反応を決定する遺伝的要因のアウトカムへの効果に関する研究である．

　Pharmacoepidemiology：薬剤疫学とは，大規模集団における医薬品や医療製品の使用と効果に関する研究である．また，臨床薬理学に含まれる領域への臨床疫学の方法論の応用でもあり，薬剤安全性監視を公衆衛生の場で実践する際の主要な基礎科学である．

　Pharmacogenetics：薬理遺伝学とは，薬への反応の遺伝的決定因子に関する研究である．「薬理ゲノミクス」と同義に用いられることがあるが，こちらはゲノムワイドアプローチではなく，候補遺伝子アプローチのことを指すことが多い．

　Pharmacogenomics：薬理ゲノミクスとは，薬への反応の遺伝的決定因子に関する研究である．「薬理遺伝学」と同義に用いられることがあるが，こちらは候補遺伝子アプローチではなく，ゲノムワイドアプローチのことを指すことが多い．

　Pharmacokinetic compartment：薬物動態学的コンパートメントとは，薬物分子が分布すると考えられる理論上の空間のことで，対数濃度対時間曲線における特定の線形成分で表される．それは実際の解剖学的または生理学的空間ではなく，類似した血流と薬物親和性をもつ組織または組織群と考えられることがある．

　Pharmacokinetics：薬物動態学とは，薬の投与量と血液中，血清中，作用部位で得られた濃度との関係に関する研究である．薬物吸収，分布，代謝，排泄の過程に関する研究を含む．

　Pharmacovigilance：ファーマコビジランスとは，薬剤安全シグナルを特定し評価することである．最近では，薬剤疫学と同じ意味で使うこともある．WHO はファーマコビジランスを，副作用やその他の起こり得る薬剤に関係する問題の検出，評価，理解，防止に関連する科学と活動と定義している（WHO. Safety monitoring of medicinal products. The importance of pharmacovigilance. Geneva, World Health Organization, 2002）．Mann はファーマコビジランスを「大規模集団における実臨床の使用実態下での市販薬の安全性に関する研究」と定義した．

　Pharmacology：薬理学とは，生体システムにおける薬の効果に関する研究である．

　Pharmacotherapeutics：薬物治療学とは，適正な処方，臨床試験の実施，実際の医療現場におけるアウトカムの評価への臨床薬理学の理論応用のことである．

　Pharmionics：薬使用学とは，外来治療で患者がどのように処方箋薬を使用または誤用するかに関する研究である．

　Population-based databases or studies：集団ベースのデータベースまたは研究とは，特定できる集団（地理に基づく必要はない）があり，医療提供者とは無関係にその集団でのすべての医療行為はそのデータベースに含まれるようなものである．これにより疾患の発生率を決定し，同時にあらゆる患者が受けるすべての医療を把握していることを，より確実にすることができる．

　Postmarketing surveillance：市販後調査とは，薬の市販後に行われる，薬の利用と効果に関する研究のことである．この用語はしばしば「薬剤疫学」と同じ意味で使用されるが，こちらは市販される前の研究にも用いられる．逆に，「市販後調査」という用語はしばしば系統的に薬の有害事象をスクリーニングする市販後の研究のみを示すようである．しかし，これは本書で使われているよりずっと限定的な使用法である．

　Potency：効力とは，特定の反応を生じる薬の量のことを指す．より効力の高い薬であるためには，それより効力の低い薬に比べ，より少ないミリグラム量で同じ反応を生じなければならないが，必ずしもその薬の効果が高いとは限らない．

　Potential adverse drug event：潜在的な薬物有害事象とは，障害を発生させる可能性が高いのに，障害が発生しなかった投薬過誤のことであり，その理由は患者に影響するまでに過誤が修正されたか，過誤が患者を巻き込んだが，幸い患者にいかなる観察し得る健康被害がなかった場合でも該当する．

　Statistical power：検出力（統計学的検出力）とは，（研究集団間または治療期間に）真に差が存在するとき，その研究で差を検出する確率のことである．

　Precision：精度とは，ランダム誤差が存在しない度合いである．精確な推定値は狭い信頼区間を有する．

　Pre-post with comparison group design：前後・群比較デザインでは，非ランダムに選択された治療群（例えば，医師が特定の処方行為からフィードバックをもらう，など）における治療前後の観察と，治療を受けないが類似した特徴をもつ（比較）群における治療前後の観察が行

われる.

Prescribing error：処方エラーとは，処方薬の過小使用，過剰使用，誤使用に関係する問題事項のことで，これらのすべては薬物療法を適切に行っていないことに繋がる.

Prevalence：疾患の有病率とは，疾患の頻度の尺度の1つである．具体的には，ある集団における特定時点または特定の期間を通じて疾患を有する患者の数を，その集団の人数で割ったものである.

Prevalence study bias：有病研究バイアスとは，選択バイアスの一種で，新しく発症した患者ではなく，有病者が研究に選択されるような研究で生じる可能性がある．有病率と強い関連をもつのは，発生率ではなく，その疾患の罹病期間にかかわっているかもしれない．なぜなら，有病率はその疾患の発生率と罹病期間の両方に比例するからである.

Privacy：プライバシーとは，研究においては，意に反して個人情報の調査やアクセスが権限のないものによってなされることがないという個人の権利のことである.

Procedure registry：手術レジストリとは，手術などの特定のサービスの実施や入院に基づいて対象者を選択するようなレジストリのことである.

Product registry：製品レジストリとは，ある治療領域における特定の製品（医薬品または医療機器）や関連製品の使用に基づいて対象者を選択するようなレジストリのことである.

Propensity score：傾向スコアとは，観察された変数により曝露を予測する数学的モデリングを行い，マッチングや調整の根拠になる予測曝露確率を用いるような，交絡をコントロールするためのアプローチの1つである.

Prospective drug utilization review：前向き薬剤使用レビューとは，個々の患者が薬を投与される前に薬物療法の問題を検出するために計画される.

Prospective study：前向き研究とは，調査対象の事象と同時進行で実施される研究で，すなわち，研究開始時点では患者アウトカムはまだ発生していない.

Protopathic bias：初発症状バイアスとは，実際には曝露の決定要因であるような因子を，曝露の結果と解釈してしまうことであり，調べている疾患の初期の兆候がその薬の処方につなが

るときに生じる.

　Publication bias：出版バイアスとは，研究結果がその結果のせいで公表されなかったり遅れたりするなど，研究結果の公表が結果に依存するときに生じる.

　Qualitative drug utilization studies：質的薬剤使用研究とは，薬剤使用の適切性を評価する研究である.

　QOL（quality of life）：生活の質とは，患者にとって重要で切実な身体的，社会的および情緒的健康の各領域（ドメイン）を記述するものである.

　Quantitative drug utilization study：量的薬剤使用実態研究とは，薬剤使用の頻度に関する記述研究である.

　Random allocation：ランダム割付とは，偶然を用いた方法で研究に組み入れられた対象者を研究グループに割り付ける手法のことである.

　Random error：ランダム誤差とは，偶然により生じた誤差である.

　Random selection：ランダム抽出とは，偶然を用いた方法で適格集団から研究対象者を選択することである.

　Randomized clinical trials：ランダム化臨床試験とは，研究者が患者を無作為に異なる治療法に割り付ける研究で，その1つはコントロール治療である.

　Recall bias：思い出しバイアスとは，過去の曝露，あるいは健康事象の記憶の精度や完全性が研究グループ間で系統的に異なることに起因する研究結果のエラーである.

　Referral bias：紹介バイアスとは，患者への医療ケアを求める理由が曝露状態に関連するとき，例えば薬剤の使用が診断過程に影響するようなときに生じる研究結果のエラーである.

　Registry：レジストリとは観察研究の方法を用いて（臨床やそれ以外の）標準化されたデータを収集し，ある疾患，状態または曝露により定義される集団の特定のアウトカムを評価する組織化されたシステムであり，1つ以上の事前に決められた科学的，臨床的または政策的な目的を果たすものである．レジストリには，研究で得られるデータを収集する過程とすでに存在する

データベースの利用の両方の意味がある.

Regression to the mean：平均への回帰とは，異常値に基づいて選択された集団の観測値が，その後の観察で正常に近づく傾向のことである.

Relative rate：相対率とは，非曝露グループのアウトカムの発生率に対する曝露グループのアウトカムの発生率の比である．率比や発生率比という用語と同じ意味である.

Relative risk：相対リスクとは，非曝露グループのアウトカムの累積発生率に対する曝露グループのアウトカムの累積発生率の比である．累積発生率比という用語と同じ意味である.

Reliability：信頼性とは，ある測定手順から得た結果が再現できる度合のことである．2つ以上の測定値間の一致の度合いだけで評価されるので，信頼性の評価にはゴールドスタンダードは必要ない.

Reporting rate：報告率とは，自発報告システムにおける関心のある有害事象の報告症例数を，推定される薬剤使用の指標（通常は調剤された処方数）で割ったものである．これは，報告されたケースの率と呼んだ方がよいかもしれない.

Reproducibility：再現性とは，変化のない患者における反復測定において同じスコアを得る尺度の能力のことである.

Research：研究とは，米国の定義によると，「一般化しうる知識の生成やそれに貢献する」ために計画されたあらゆる活動である［Title 45 US Code of Federal Regulations Part 46.102（f）］.

Research subject：研究対象者とは，「生存する個人のことであって，研究を実施する研究者（専門職と学生のどちらであっても），1）個人への介入または接触により得られるデータ，または2）個人が特定できるプライバシー情報，のいずれかを得る研究の対象のこと」［Title 45 US Code of Federal Regulations Part 46.102（f）］.

Responsiveness：反応性とは，変化を検出する尺度の能力である.

Retrospective drug utilization review：後ろ向き薬剤使用レビューとは，過去の薬剤使用を予め定めた基準に照らし合わせて，異常な処方パターンや患者特定の明示された基準からの逸脱を特定する.

Retrospective study：後ろ向き研究とは，調べているイベントが発生した後に行われるような研究のことである．曝露とアウトカムの両方が研究開始時点にすでに発生している．

Risk：リスクとは，何かが生じる累積確率のことである．安全性の判断とは，あるリスクが許容できる程度に関する個人または社会の判断のことである．

Safety：安全性の判断とは，あるリスクが許容できる程度に関する個人または社会の判断のことである．

Safety signal：安全性シグナルとは，製品（医薬品または医療機器）の使用に関連し，期待されるよりも多い有害事象についての懸念のことである．

Service registry：サービス（医療行為）レジストリとは，手術など特定のサービスの実施や入院に基づいて対象者を選択するようなレジストリのことである．

Sample distortion bias：サンプル歪みバイアスとは，選択バイアスの別名である．

Scientific inference：科学的推論とは，ある集団についての関連についての記述を，科学理論に関する因果関係の記述に一般化するプロセスである．

Selection bias：選択バイアスとは，研究へ選択されたものと選択されていないものの間でその特徴に系統だった違いがあることに起因するエラーである．

Sensibility：適切性とは，実施可能性，明確性と簡潔性，バイアスの可能性，包括性，余分な項目が含まれているかどうか，といった基準に合致する度合いを直観的に評価し，それに基づいて尺度の妥当性を判断することである．

Sensitivity：感度とは，ある特徴を真に有するもののうち，診断検査が正しく「ある」として分類したものの割合である．

Sensitivity analysis：感度分析とは，設定を変えた際の結果への影響の程度を調べるために，研究に用いている変数の値を変えて結果を再計算する一連の手続きのことである．

Serious adverse experience：重篤な有害事象とは，用量を問わず，死亡，生命を脅かす有害事象，入院または入院期間延長，永続的または重大な障害／機能不能，先天異常先天性欠損，

のいずれかの転帰を生じた有害事象のことである.

　Signal：シグナルとは，その仮説を評価するためにさらなる研究を要するような仮説のことである.

　Signal detection：シグナル検出とは，ソースがいずれであってもシグナルを探すまたは特定するプロセスのことである.

　Signal generation：シグナル生成は，しばしばデータマイニングと呼ばれ，統計手法を用いて安全シグナルを特定するアプローチの1つである.特定の医薬品への曝露または有害事象を事前に設定せずに行う.

　Signal refinement：シグナル強化とは，特定された安全性シグナルをさらに評価し，曝露とアウトカムの間の関係を支持するエビデンスが存在するかどうかを決定するプロセスである.

　Specific causation：特定の原因とは，法律用語では，問題となっている製品が個々の原告において実際に申し立てられた障害を生じたかどうかである.

　Specific quality of life instrument：（疾患）特異的な QOL 尺度とは，目前の課題に特化した疾患または治療の問題に焦点を絞ったものである.

　Specificity：特異性とは，ある特徴を真にもたないもののうち，診断検査が正しく「ない」として分類したものの割合である.

　Spontaneous reporting system：自発報告システムは，世界中の規制当局により維持管理されており，臨床研究の方法によらずして発生した臨床上の観察結果を自発的な報告に基づき収集している.

　Statistical inference：統計的推論とは，研究対象者からなる1つのサンプル集団から，対象者が理論的に抽出された母集団全体へ一般化するプロセスである.

　Statistical interaction：統計学的交互作用は，「効果の修飾（effect modification）」を参照.

　Statistical significance：統計学的有意差とは，2つの研究グループの間の単に偶然によって発生しそうもない違いのことである.

Steady state：定常状態とは，薬物動態の用語であり，投与される薬剤の量が体から排出される薬剤の量と同じである状態を意味する．

Systematic error：系統誤差とは，ランダム変動によるもの以外の研究結果のあらゆるエラーのことである．

Therapeutic ratio：治療比とは，毒性を生じる薬物濃度と期待される治療効果を生じる薬物濃度との比である．

Therapeutics：治療学とは，適正な処方，臨床試験の実施，実際の医療現場におけるアウトカムの評価への臨床薬理学の原理の応用のことである．

Type A adverse reaction：タイプ A 副作用とは，予測可能な薬の薬理学的効果が過剰に発揮された結果である．よくみられ，用量反応性がその特徴である．

Type B adverse reaction：タイプ B 副作用とは，特異的な薬剤の効果のことである．まれにみられ，用量反応性はなく，予期し得ないといった傾向がある．

Type I statistical error：タイプ I エラーとは，真に関連がないのに関連があると結論する，すなわち誤って帰無仮説を棄却することである．

Unanticipated beneficial effect：薬の予期しない有益な効果とは，既存の知識からは予測できなかった好ましい効果のことである．

Uncontrolled study：非対照研究とは，比較群がない研究のことである．

Unexpected adverse experience：未知の有害事象とは，現時点の製品表示にあげられていないあらゆる有害事象である．製品表示に記載されているある事象と症候的かつ病理生理学的に関連があるが，より重症であるまたは特異性に関し異なる場合も含む．

QOL の utility measure：効用値尺度では，例えば死亡（0.0）から完全な健康（1.0）までを，総体的に連続する 1 つの数値によって測定する．効用値尺度は選好に基づくものであることがその根幹にある．

Validity：妥当性とは，ある評価方法（例えば質問票または他の尺度）が目的とする対象を（正

確に）測ることができる度合いである.

Variable costs：変動費とは，活動の量が増えるにつれて増加するコストである.

Volume of distribution（VD）：みかけの分布容積とは，薬が完全に吸収された後のみかけの容積である．通常，薬のすべてが体内にあり，均一に分布していると仮定し，ある時点での理論上の血漿濃度から計算される．静脈内投与後の血漿濃度時間曲線をゼロ時点に向かって後ろ向きに外挿することで計算される.

Voluntariness：任意性とは，研究倫理の概念であり，研究者は対象者に研究参加は任意であり，いつでも参加を取りやめる権利をもっていることを必ず知らせなければならない.

索 引

外国語索引

日本語索引

ストロムの薬剤疫学

2019 年 10 月 22 日　1 版 1 刷　　　　　　　　　　©2019

監修者
かわかみこうじ　　うるしはらひさし　　たなかしろう
川上浩司　　漆原尚巳　　田中司朗

監訳者
いでかずき　　こかんあきら
井出和希　　古閑　晃

発行者
株式会社 南山堂　　代表者 鈴木幹太
〒 113-0034　東京都文京区湯島 4-1-11
TEL 代表 03-5689-7850　　www.nanzando.com

ISBN 978-4-525-18391-2　　　定価（本体 10,000 円＋税）

A1839110101-A